国家卫生和计划生育委员会"十二五"规划教材
全国高等医药教材建设研究会"十二五"规划教材
专科医师核心能力提升导引丛书
供临床型研究生及专科医师用

泌尿外科学

Urology

第 2 版

主　审　郭应禄

主　编　杨　勇　李　虹

副主编　金　杰　叶章群

人民卫生出版社

PEOPLE'S MEDICAL PUBLISHING HOUSE

图书在版编目（CIP）数据

泌尿外科学/杨勇,李虹主编.—2版.—北京:人民
卫生出版社,2015
　　ISBN 978-7-117-21046-1

　　Ⅰ.①泌…　Ⅱ.①杨…②李…　Ⅲ.①泌尿外科学-
医学院校-教材　Ⅳ.①R69

　　中国版本图书馆 CIP 数据核字(2015)第 167804 号

| 人卫社官网 | www.pmph.com | 出版物查询,在线购书 |
| 人卫医学网 | www.ipmph.com | 医学考试辅导,医学数据库服务,医学教育资源,大众健康资讯 |

泌尿外科学
第 2 版

主　　编：杨　勇　李　虹
出版发行：人民卫生出版社（中继线 010-59780011）
地　　址：北京市朝阳区潘家园南里 19 号
邮　　编：100021
E – mail：pmph @ pmph. com
购书热线：010-59787592　010-59787584　010-65264830
印　　刷：北京中新伟业印刷有限公司
经　　销：新华书店
开　　本：850×1168　1/16　　印张：39　　插页：4
字　　数：1179 千字
版　　次：2008 年 7 月第 1 版　2015 年 10 月第 2 版
　　　　　2015 年 10 月第 2 版第 1 次印刷（总第 2 次印刷）
标准书号：ISBN 978-7-117-21046-1/R・21047
定　　价：125.00 元

编 者 (以姓氏笔画为序)

马建辉　中国医学科学院肿瘤医院
丰贵文　郑州大学第一附属医院
王　平　中国医科大学第四医院
王　刚　吉林大学第一医院
王　玮　首都医科大学附属北京朝阳医院
王　忠　上海交通大学附属第九人民医院
王坤杰　四川大学华西医院
王晓峰　北京大学人民医院
方　强　第三军医大学第一附属医院全军泌尿
　　　　外科研究所
孔垂泽　中国医科大学第一医院
甘秀国　哈尔滨医科大学附属第一医院
叶章群　华中科技大学同济医学院附属同济医院
付伟金　广西医科大学第一附属医院
白文俊　北京大学人民医院
毕新刚　中国医学科学院肿瘤医院
乔庐东　首都医科大学附属北京同仁医院
刘　侃　中国医学科学院肿瘤医院
刘　瑛　中国医学科学院肿瘤医院
刘修恒　武汉大学人民医院
刘嘉铭　四川大学华西医院
齐　琳　中南大学湘雅医院
安瑞华　哈尔滨医科大学附属第一医院
许传亮　第二军医大学长海医院
孙颖浩　第二军医大学长海医院
杜　鹏　北京大学肿瘤医院
李　虹　四川大学华西医院
李　玲　中国医学科学院肿瘤医院
杨　勇　北京大学肿瘤医院
肖云翔　北京大学泌尿外科研究所
吴士良　北京大学泌尿外科研究所
余　虓　华中科技大学同济医学院附属同济医院
沈　宏　四川大学华西医院
宋　波　第三军医大学第一附属医院全军泌尿

　　　　外科研究所
张　宁　北京大学肿瘤医院
张　凯　北京大学泌尿外科研究所
张　鹏　首都医科大学附属北京朝阳医院
张　骞　北京大学泌尿外科研究所
张小东　首都医科大学附属北京朝阳医院
张晓春　北京大学泌尿外科研究所
张新华　广西医科大学第一附属医院
陈　山　首都医科大学附属北京同仁医院
陈　宇　中国医学科学院肿瘤医院
陈　忠　华中科技大学同济医学院附属同济医院
陈万青　中国医学科学院肿瘤医院
陈志强　华中科技大学同济医学院附属同济医院
陈绍基　四川大学华西医院
金　杰　北京大学泌尿外科研究所
郑　闪　中国医学科学院肿瘤医院
郑大超　上海交通大学附属第九人民医院
赵　炜　上海交通大学附属第一人民医院
胡小鹏　首都医科大学附属北京朝阳医院
宫大鑫　中国医科大学第一医院
莫曾南　广西医科大学第一附属医院
夏术介　上海交通大学附属第一人民医院
徐万海　哈尔滨医科大学附属第四医院
席志军　北京大学泌尿外科研究所
黄翼然　上海交通大学附属仁济医院
梁朝朝　安徽医科大学第一附属医院
彭　靖　北京大学泌尿外科研究所
韩文科　北京大学泌尿外科研究所
韩瑞发　天津医科大学第二医院
温　力　中国医学科学院肿瘤医院
管考鹏　中国医学科学院肿瘤医院
廖利民　首都医科大学附属北京博爱医院
戴宇平　中山大学附属第一医院
魏　强　四川大学华西医院

主 编 简 介

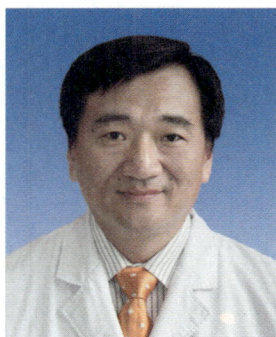

杨 勇 北京大学肿瘤医院泌尿外科主任,主任医师及教授。现任《中华泌尿外科杂志》副主编,中国医师协会泌尿外科分会常委兼总干事,北京抗癌协会泌尿外科分会委员。曾任国际尿失禁咨询委员会委员,中华医学会泌尿外科分会尿控学组副组长。《吴阶平泌尿外科学》副主编及《坎贝尔—沃尔什泌尿外科学》副主译。

1986 年毕业于北京大学医学部(原北京医科大学医疗系)获学士学位,1986～1992 年就读于北京大学泌尿外科研究所获医学博士学位,在研究生期间被原国家教委选派至英国爱丁堡大学学习近 2 年。1992～2004 年历任北京大学泌尿外科研究所暨北京大学第一医院泌尿外科主治医师,副主任医师,副教授及主任医师。2002～2004 年任澳门仁伯爵综合医院泌尿外科主任医师。2004～2012 年任首都医科大学附属北京朝阳医院泌尿外科主任,教授及博士生导师,兼任首都医科大学泌尿外科研究所所长。2012 年至今任北京大学肿瘤医院泌尿外科科主任,主任医师及教授。作为第一作者或通讯作者,在核心刊物发表论文 39 篇,SCI 收录论文 12 篇。获得 2 项国家自然基金项目。长期从事临床一线工作,在泌尿系肿瘤、前列腺疾病及膀胱尿道功能障碍性疾病诊治方面具有较深造诣。

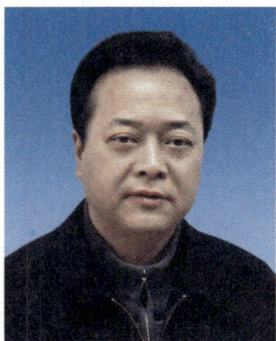

李 虹 教授,博士生导师。四川大学常务副校长。享受国务院政府特殊津贴专家,中华医学会泌尿外科学分会副主任委员、中国医师协会泌尿外科分会副主任委员、中华医学会泌尿外科学分会结石学组副组长、中华医学会泌尿外科学分会西南泌尿系结石病防治中心主任,中华医学会泌尿外科分会西南泌尿外科微创培训中心主任,四川省泌尿外科专委会主任委员、成都市泌尿外科专委会主任委员、《中华泌尿外科杂志》编委、《现代泌尿外科杂志》副主编、《实用肿瘤杂志》常务编委、《实用医院临床杂志》编委。

长期从事泌尿外科临床、科研和教学工作。是中华医学会泌尿外科分会全国泌尿系疾病治疗指南——泌尿系损伤编写组组长,中华医学会泌尿外科分会全国泌尿系疾病治疗指南——泌尿系结石编写组副组长。发表论文 94 篇(SCI 或统计源期刊),参编全国性及省级学术专著 9 部。相关研究获四川省科技进步一等奖 1 项、省部级科技进步奖 2 项、中国人民解放军科学技术二等奖 1 项。获 2006 年中华医学会泌尿外科分会钻石奖、2009 年全国泌尿外科年会优秀论文奖、2013 年获全球华人泌尿外科突出贡献奖。负责科研基金课题 23 项,其中国家科技重大专项 2 项,基金经费总额 6398.5 万元。培养博士及硕士研究生近五十名。

全国高等学校医学研究生规划教材
第二轮修订说明

为了推动医学研究生教育的改革与发展,加强创新人才培养,自 2001 年 8 月全国高等医药教材建设研究会和原卫生部教材办公室启动医学研究生教材的组织编写工作开始,在多次大规模的调研、论证的前提下,人民卫生出版社先后于 2002 年和 2008 年分两批完成了第一轮五十余种医学研究生规划教材的编写与出版工作。

为了进一步贯彻落实第二次全国高等医学教育改革工作会议精神,推动"5+3"为主体的临床医学教育综合改革,培养研究型、创新性、高素质的卓越医学人才,全国高等医药教材建设研究会、人民卫生出版社在全面调研、系统分析第一轮研究生教材的基础上,再次对这套教材进行了系统的规划,进一步确立了以"解决研究生科研和临床中实际遇到的问题"为立足点,以"回顾、现状、展望"为线索,以"培养和启发研究生创新思维"为中心的教材创新修订原则。

修订后的第二轮教材共包括 5 个系列:①科研公共学科系列:主要围绕研究生科研中所需要的基本理论知识,以及从最初的科研设计到最终的论文发表的各个环节可能遇到的问题展开;②常用统计软件与技术介绍了 SAS 统计软件、SPSS 统计软件、分子生物学实验技术、免疫学实验技术等常用的统计软件以及实验技术;③基础前沿与进展:主要包括了基础学科中进展相对活跃的学科;④临床基础与辅助学科:包括了临床型研究生所需要进一步加强的相关学科内容;⑤临床专业学科:通过对疾病诊疗历史变迁的点评、当前诊疗中困惑、局限与不足的剖析,以及研究热点与发展趋势探讨,启发和培养临床诊疗中的创新。从而构建了适应新时期研究型、创新性、高素质、卓越医学人才培养的教材体系。

该套教材中的科研公共学科、常用统计软件与技术学科适用于医学院校各专业的研究生及相应的科研工作者,基础前沿与进展主要适用于基础医学和临床医学的研究生及相应的科研工作者;临床基础与辅助学科和临床专业学科主要适用于临床型研究生及相应学科的专科医师。

全国高等学校第二轮医学研究生规划教材目录

13	医学分子生物学实验技术（第3版）	主　编	药立波		
		副主编	韩　骅	焦炳华	常智杰
14	医学免疫学实验技术（第2版）	主　编	柳忠辉	吴雄文	
		副主编	王全兴	吴玉章	储以微
15	组织病理技术（第2版）	主　编	李甘地		
16	组织和细胞培养技术（第3版）	主　审	宋今丹		
		主　编	章静波		
		副主编	张世馥	连小华	
17	组织化学与细胞化学技术（第2版）	主　编	李　和	周　莉	
		副主编	周德山	周国民	肖　岚
18	人类疾病动物模型（第2版）	主　审	施新猷		
		主　编	刘恩岐		
		副主编	李亮平	师长宏	
19	医学分子生物学（第2版）	主　审	刘德培		
		主　编	周春燕	冯作化	
		副主编	药立波	何凤田	
20	医学免疫学	主　编	曹雪涛		
		副主编	于益芝	熊思东	
21	基础与临床药理学（第2版）	主　编	杨宝峰		
		副主编	李学军	李　俊	董　志
22	医学微生物学	主　编	徐志凯	郭晓奎	
		副主编	江丽芳	龙北国	
23	病理学	主　编	来茂德		
		副主编	李一雷		
24	医学细胞生物学（第3版）	主　审	钟正明		
		主　编	杨　恬		
		副主编	易　静	陈誉华	何通川
25	分子病毒学（第3版）	主　编	黄文林		
		副主编	徐志凯	董小平	张　辉
26	医学微生态学	主　编	李兰娟		
27	临床流行病学（第4版）	主　审	李立明		
		主　编	黄悦勤		
28	循证医学	主　编	李幼平		
		副主编	杨克虎		

29	断层影像解剖学	主 编	刘树伟
		副主编	张绍祥 赵 斌
30	临床应用解剖学	主 编	王海杰
		副主编	陈 尧 杨桂姣
31	临床信息管理	主 编	崔 雷
		副主编	曹高芳 张 晓 郑西川
32	临床心理学	主 审	张亚林
		主 编	李占江
		副主编	王建平 赵旭东 张海音
33	医患沟通	主 编	周 晋
		副主编	尹 梅
34	实验诊断学	主 编	王兰兰 尚 红
		副主编	尹一兵 樊绮诗
35	核医学(第2版)	主 编	张永学
		副主编	李亚明 王 铁
36	放射诊断学	主 编	郭启勇
		副主编	王晓明 刘士远
37	超声影像学	主 审	张 运 王新房
		主 编	谢明星 唐 杰
		副主编	何怡华 田家玮 周晓东
38	呼吸病学(第2版)	主 审	钟南山
		主 编	王 辰 陈荣昌
		副主编	代华平 陈宝元
39	消化内科学(第2版)	主 审	樊代明 胡品津 刘新光
		主 编	钱家鸣
		副主编	厉有名 林菊生
40	心血管内科学(第2版)	主 编	胡大一 马长生
		副主编	雷 寒 韩雅玲 黄 峻
41	血液内科学(第2版)	主 编	黄晓军 黄 河
		副主编	邵宗鸿 胡 豫
42	肾内科学(第2版)	主 编	谌贻璞
		副主编	余学清
43	内分泌内科学(第2版)	主 编	宁 光 周智广
		副主编	王卫庆 邢小平

44	风湿内科学（第2版）	主　编	陈顺乐　邹和健

45	急诊医学（第2版）	主　编	黄子通　于学忠
		副主编	吕传柱　陈玉国　刘　志

46	神经内科学（第2版）	主　编	刘　鸣　谢　鹏
		副主编	崔丽英　陈生弟　张黎明

47	精神病学（第2版）	主　审	江开达
		主　编	马　辛
		副主编	施慎逊　许　毅

48	感染病学（第2版）	主　编	李兰娟　李　刚
		副主编	王宇明　陈士俊

49	肿瘤学（第4版）	主　编	曾益新
		副主编	吕有勇　朱明华　陈国强　龚建平

50	老年医学（第2版）	主　编	张　建　范　利
		副主编	华　琦　李为民　杨云梅

51	临床变态反应学	主　审	叶世泰
		主　编	尹　佳
		副主编	洪建国　何韶衡　李　楠

52	危重症医学	主　编	王　辰　席修明
		副主编	杜　斌　于凯江　詹庆元　许　媛

53	普通外科学（第2版）	主　编	赵玉沛　姜洪池
		副主编	杨连粤　任国胜　陈规划

54	骨科学（第2版）	主　编	陈安民　田　伟
		副主编	张英泽　郭　卫　高忠礼　贺西京

55	泌尿外科学（第2版）	主　审	郭应禄
		主　编	杨　勇　李　虹
		副主编	金　杰　叶章群

56	胸心外科学	主　编	胡盛寿
		副主编	孙立忠　王　俊　庄　建

57	神经外科学（第3版）	主　审	周良辅
		主　编	赵继宗　周定标
		副主编	王　硕　毛　颖　张建宁　王任直

58	血管淋巴管外科学（第2版）	主　编	汪忠镐		
		副主编	王深明	俞恒锡	
59	小儿外科学（第2版）	主　审	王　果		
		主　编	冯杰雄	郑　珊	
		副主编	孙　宁	王维林	夏慧敏
60	器官移植学	主　审	陈　实		
		主　编	刘永锋	郑树森	
		副主编	陈忠华	朱继业	陈江华
61	临床肿瘤学	主　编	赫　捷		
		副主编	毛友生	沈　铿	马　骏
62	麻醉学	主　编	刘　进		
		副主编	熊利泽	黄宇光	
63	妇产科学（第2版）	主　编	曹泽毅	乔　杰	
		副主编	陈春玲	段　涛	沈　铿
			王建六	杨慧霞	
64	儿科学	主　编	桂永浩	申昆玲	
		副主编	毛　萌	杜立中	
65	耳鼻咽喉头颈外科学（第2版）	主　编	孔维佳	韩德民	
		副主编	周　梁	许　庚	韩东一
66	眼科学（第2版）	主　编	崔　浩	王宁利	
		副主编	杨培增	何守志	黎晓新
67	灾难医学	主　审	王一镗		
		主　编	刘中民		
		副主编	田军章	周荣斌	王立祥
68	康复医学	主　编	励建安		
		副主编	毕　胜		
69	皮肤性病学	主　编	王宝玺		
		副主编	顾　恒	晋红中	李　岷
70	创伤、烧伤与再生医学	主　审	王正国	盛志勇	
		主　编	付小兵		
		副主编	黄跃生	蒋建新	

全国高等学校第二轮医学研究生规划教材
评审委员会名单

前　言

　　正如第一版所述,研究生教材应该成为我们医学研究生教育的思想源泉和创新理论基础。对于经过五年学习的医学本科生而言,尽管熟记了多数医学基础知识,但面对临床上的各种疾病,仍然是一筹莫展,相信是绝大多数医学生走向临床时最为深刻的体验。因此对于刚走入临床的研究生(尤其是临床研究生),最为迫切的教育应在于临床思维及科研思维的培养。但何为临床思维和科研思维,不同作者可能有不同的理解。第一版参加编写的作者和第二版编委会的专家一致认为临床思维是一种对疾病发生发展规律的认识,只有如此,医生们才能用所学的基本医学知识(如解剖学、生理学、生物化学、药理学等)去理解疾病,才能找到疾病发生发展的最基本规律,才能制订有效的治疗手段(或药物或手术方式);而科研思维的最为基本的要素是采用批判的角度看待目前所掌握的基本知识,不但要充分理解目前对某种疾病发生发展的基本规律,还要看到目前的知识存在的缺陷和值得研究的方向。因此本书传承了第一版的基本思路,从回顾、现状和展望来阐述作者们对泌尿外科疾病的理解和认识。

　　与第一版相比,首先增加了临床医学基础相关的内容,如泌尿外科基本症状的理解一章,不但如同其他教科书一样详细描述了泌尿外科基本症状的定义,还从症状产生的基本病理生理改变着手,详述这些基本病理生理改变的相关机制,使得学生能更好地理解为什么不同的病因可导致相同的病理生理改变,而产生相似的泌尿系统症状,使得学生们能从更为深层的角度分析产生症状的原因,从而找到导致这些症状的病因。还同时增加了尿动力学基础一章,以便学生理解膀胱尿道基本病理生理变化和下尿路症状的关系。第二版还增加了泌尿影像学和泌尿内镜检查两大内容。前者介绍了目前常用泌尿外科影像学成像的原理,和目前常见疾病的影像学表现。后者则介绍了目前泌尿外科常用内镜的种类、检查适应证和技术要点等。

　　循证医学是近20年来影响临床决策的最重要的临床思维之一,基于证据的决策应比基于经验的决策更为科学,但如何理解和运用循证医学一直是临床医生讨论的热点问题。本书所增加的"如何理解循证医学及其应用"拟解释循证医学的基本原理,并结合泌尿外科临床阐述循证医学在泌尿外科应用的基本原则。希望以上所增加的章节能为刚进入临床的研究生们提供一种最为基础的临床思维能力,而能更好地理解本书相关疾病的内容。

　　读者还可能发现本版研究生教材更换不少作者,并非现版作者更为优秀,而是我国有太多的优秀医生,希望能每版更新部分作者来展现他们的才华,也希望能有越来越多的中青年临床医生加入到研究生教学行列,为我国研究生教学贡献他们的智慧。

尽管我们很努力,为此书贡献了自己全部的经验和智慧,但仍存在很多不足之处,望同行能提出真诚的批评,只有如此我们的研究生教育才能走上一个新的阶段。

郭应禄　院士
杨勇　教授
2015 年 5 月

目　录

17

第三篇 泌尿系统损伤

第四篇 泌尿系统感染与炎症

第五篇　泌尿系统结石

第六篇　泌尿生殖系统肿瘤

第七篇　良性前列腺增生

第八篇　膀胱尿道功能障碍性疾病

第九篇　男　科　疾　病

第十篇　肾上腺疾病

第十一篇　肾　移　植

第六章　肾移植病理检查的重要性及肾移植

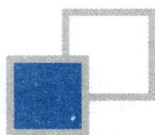

第一篇

泌尿外科疾病诊治的基本方法和原则

第一章　泌尿外科基本症状的理解

一、采集病史

病史的采集是了解患者主诉、症状、体征等基本信息的主要手段。毫无疑问，完整的病史采集是准确诊断的第一步。与患者沟通并采集到有用的信息（即病史）是一门艺术，其中不但需要医生对泌尿系统疾病有丰富的理论知识和实践，也同时需要医生有高超的沟通能力。患者初诊时一般比较焦虑，同时患者的教育程度、语言能力和认知能力均可能会对患者的准确表述产生极大的影响。但医生不能因此责怪患者的表达能力，因为医生是专业人员，就应该有能力通过患者的只言片语了解患者症状和体征的基本现象。病史的采集通常从患者的就诊原因开始，对于患者叙述，医生应该记住患者的表述是不专业的（所以称之为主诉而非症状），需要医生进行仔细地询问或鉴别。如患者主诉尿频，医生应了解昼夜尿的次数、每次排尿大概的容量和促使患者频繁排尿的原因，只有确定患者夜尿大于2次，每次尿量较平时少，常有急迫排尿感觉，医生才能确定患者可能存在与膀胱过度活动症相关的症状。从患者主诉到我们所判断的症状，不但需要医生有很丰富的临床经验，更需要耐心和爱心。

对于症状，我们还需了解产生症状的时间、诱因、持续时间、严重程度及对生活的影响等。完整的病史还应包括患者的现病史、既往史和家族史等，尤其是家族史，往往流于形式，但很多时候阳性的家族史往往对一些疾病的诊断决策起决定作用，如血清 PSA 略升高者，对于有家族史者，活检的必要性要显得更为迫切。

二、泌尿系统症状

尽管泌尿系统症状有其特异性，但对多数泌尿系统的症状其背后的基本病理生理机制大多相同，而引起的病因可能有所不同。如尿急症，指突发的排尿感而很难被延迟，多与逼尿肌过度活动有关，逼尿肌过度活动是一种基本病理生理改变，引起的病因有下尿路梗阻、中枢神经的损伤和肌源性的病变等，甚至泌尿系统感染也伴随这类病理生理改变，因此对于症状需要进一步的分析，了解其背后的病理生理机制及其可能的病因，才能获得更为准确的诊断，或制定更有效的治疗措施。

1. 下尿路症状　下尿路症状是泌尿系统症状中最为常见的症状群，可单独存在或合并其他症状和体征，后者可能会伴有更为复杂的病理生理改变或病因。下尿路症状由三大组症状组成，其中包括储尿期症状、排尿期症状和排尿后症状等（表 1-1-1）。下尿路症状名词提出有其一定的背景，最初对老年男性前列腺增生患者的症状称之为前列腺增生症状，其中包括以上三大组症状。但自 20 世纪 80 年代尿动力学研究发现，很多患者并无因前列腺增生所致的梗阻，仍有相关症状，而此时这类症状多与逼尿肌功能改变有关，并非前列腺增生导致膀胱出口梗阻所为。一味将这三组症状归罪于前列腺增生，既不利于对良性前列腺增生的病理生理改变的理解，更不利于患有这类症状的老年患者的治疗。提出下尿路症状意义在于在除外其他可能的膀胱局部器质性疾病的情况下，通常用来描述前列腺增生或膀胱功能改变所致的特异症状，此统称为下尿路症状（lower urinary tract symptoms）。以下将对下尿路症状组成做进一步阐述，以便更好的理解和诊断下尿路症状。

表 1-1-1　下尿路症状的组成

	储尿期	排尿期	排尿后
膀胱过度活度症	尿频	排尿踌躇	排尿后滴沥
	尿急	尿线变细	尿不尽感
	夜尿增多	间断排尿	
	急迫性尿失禁	腹压排尿	
膀胱疼痛		终末滴沥	
其他类型尿失禁			

（1）储尿期症状

1）尿频：根据 2002 年国际尿控学会标准委员

会有关标准定义的报告,并未对尿频作出排尿次数多少的规定。对于不同职业、文化背景和生活方式的患者,尿频多少对其影响可能有很大差异,因此只强调排尿次数的增加而影响了其生活方式即可诊断为尿频。在研究中为了定量分析的便利,通常把夜尿>1次及昼夜排尿次数≥8次作为尿频的入组标准。在临床实践中对于尿频的评估更为重要的是要了解患者频繁排尿的原因,每次排尿的尿量和是否存在与尿频相关的其他下尿路症状。产生尿频的病理生理机制有多种,如为炎症所致,患者常因憋尿时不适(尿道或膀胱区)而频繁排尿;如为逼尿肌过度活动症所致,患者常因逼尿肌过度活动所导致的尿急症而频繁排尿;膀胱顺应性明显减低(或称之为膀胱纤维化)也会产生尿频,这类患者往往尿急症状不明显,多因膀胱内压力更短时间内超过尿道压导致尿道感觉异常(或有尿意,这类患者膀胱感觉往往会有所减低)而排尿;如仅尿量增多(多尿症患者),往往因膀胱更短时间内充满而有尿意而频繁排尿(此时患者尿量多为正常)。因此对尿频的诊断不能仅仅满足于了解患者的排尿次数,还应进一步询问促使其频繁排尿的伴随症状。

2)尿急或尿急症:严格来说尿急一词只是患者的主诉,并非标准症状名词。如患者尿急与一种突发排尿感及其很难被延迟的现象有关,标准症状名词为尿急症。尿急可以出现在正常人膀胱胀满时,尽管很急但多能忍住而找到适当的时机排尿,而尿急症的出现提示患者控制逼尿肌收缩的能力明显减低,其基本的病理生理改变为逼尿肌过度活动。尿急症多伴有尿频,尤其是夜间排尿次数增多,而尿频发生机制有多种,并非一定伴有尿急症。

3)急迫性尿失禁:急迫性尿失禁是一种与尿急症相关的尿失禁,多于尿急症后出现。由于急迫性尿失禁发生的机制与患者控制逼尿肌能力下降有关,故一旦发生往往会一次排空膀胱,因此常产生大量逸尿现象,此点与压力性尿失禁有明显不同(见压力性尿失禁症状)。

由于尿频、尿急和急迫性尿失禁通常共有相同的病理生理机制即逼尿肌过度活动,因此目前常把这三种症状统称为膀胱过度活动症,膀胱过度活动症是否能成为单独的疾病并无定论,但可以肯定的是很多疾病如良性前列腺增生所致的膀胱出口梗阻、泌尿系统感染、甚至膀胱内其他局部病变均可能导致膀胱过度活动症,从临床看更可能为一种症状群。

4)夜尿增多:夜尿增多通常指自入睡后因尿意而醒并排尿。正常时一般不会超过一次。因此多将夜尿增多定义为每夜排尿1次以上。夜尿增多是一种多机制的症状。如夜尿增多伴有昼夜尿频和尿急,通常与膀胱过度活动症有关,夜尿增多伴有膀胱疼痛(憋尿痛)通常与下尿路炎症有关,以上的夜尿增多多指排尿次数增多并伴有每次排尿量的减少。仅夜尿增多且每次排尿量正常通常与代谢有关,如糖尿病所致的渗透性利尿和垂体功能障碍所致的多尿症,以上两者均伴有昼夜尿量和排尿次数的增加和烦渴现象。充血性心力衰竭和垂体分泌节律的紊乱常因夜尿量增加而仅导致夜尿次数增加,一般不伴有其他下尿路症状。

5)压力性尿失禁:压力性尿失禁多见于女性或前列腺术后的男性患者,指一种因腹压增高所致的经尿道溢尿现象。因此,压力性尿失禁的特点与腹压关系密切:腹压增高同时出现溢尿,腹压消失溢尿即消失。压力性尿失禁基本病理生理机制与尿道固有控尿机制减弱或盆底松弛导致膀胱颈、后尿道过度下移后压力传导受限有关。

6)膀胱疼痛:指一种与膀胱充盈相关,排尿后多能缓解的膀胱区不适、压迫感或疼痛。有这类症状的患者也常主诉"尿急",但这类"尿急"与尿急症有明显不同,也不同于正常膀胱充满状态下的尿急。患者通常表示排尿后不久就出现尿意,随着憋尿的增加,尿意逐渐强烈致一种不适或压迫感,严重者甚至疼痛,但一般都能忍住而不至于尿失禁。产生膀胱疼痛的机制通常与膀胱黏膜、黏膜下和肌层存在某种炎症有关,多涉及膀胱感觉神经,如有害物质增多导致膀胱C纤维增生等,使得膀胱感觉异常过敏。因为憋尿不适而频繁排尿以缓解症状,此类患者尿频尿急主诉并非逼尿肌过度活动所致。

(2)排尿期症状:排尿期症状无论患者或医生都比较容易理解。排尿踌躇指患者已准备好排尿至尿液排出的时间明显延长,对于多长时间为异常并无具体规定,患者自认为明显延长并影响其排尿即可称之为排尿踌躇。尿线变细也是一种比较主观的定义,多采用患者自认为与没有排尿异常时比较是否存在变细现象作为尿线是否变细的判断标准。间断排尿指排尿时出现一次以上无不适停顿现象,而腹压排尿指患者排尿时常不自主性的需要增加腹压以协助排尿,终末滴沥则指排尿末出现滴沥现象。需要强调的是排尿期症状并非仅仅与下尿路梗阻有关,无论是下尿路梗阻或逼尿肌收缩力减弱的排尿期症状均无特异性。排尿踌躇和尿线变细多为排尿期症状早期,而间断排尿、腹压排尿和终末滴沥多提示排尿期症状比较严重。

（3）排尿后症状：排尿后症状包括排尿后滴沥及尿不尽感。这两种症状一般难以确定为储尿期症状或排尿期症状，因为无论是逼尿肌过度活动或膀胱尿道炎症等疾病均可导致这两种症状的发生。由于排尿后症状一般不会单独存在，需要结合其他下尿路症状或需做尿动力学等进一步诊断才能确定引起以上两种症状的疾病病理生理改变。

2. 疼痛 泌尿系统疾病所致的疼痛多与尿路梗阻和炎症有关。不同的病因和部位疼痛的严重程度和特点可能完全不同。以下将对泌尿系统不同器官疾病引起的疼痛做简要介绍。

（1）肾源性疼痛：多位于患侧肾脏，也可能沿输尿管放射。最为典型的为肾绞痛，因结石梗阻后肾盂或上段输尿管平滑肌痉挛所致，表现为突发和阵发性严重疼痛。由于伴随输尿管痉挛和神经牵扯机制，疼痛常沿输尿管向下腹部放射。肾源性疼痛多位于腰背部，患侧肋脊角和第十二肋缘的深面。肾脏的慢性疼痛多与肾积水或肿瘤导致肾被膜牵拉或炎症所致。肾脏慢性疼痛的特点系体位改变或休息并不会减轻疼痛，此点与腰背肌肉或骨骼疾病引起的疼痛特点有明显不同。肾脏疼痛有时需要与腹部疾病鉴别，如胃不适或胆囊炎等。

（2）输尿管源性疼痛：也多与梗阻或炎症有关。急性梗阻可导致肾绞痛样症状，其发生机制与肾盂扩张压力过高导致上段输尿管或肾盂平滑肌痉挛有关。急性肾绞痛时应注意了解和观察与血尿的关系；通常肾绞痛后因结石摩擦输尿管或肾盂黏膜，常导致黏膜出血而出现绞痛后血尿；而肾盂输尿管肿瘤出血时也常因血块导致梗阻而出现肾绞痛，但一般表现为血尿后绞痛，因为血管常阻塞在输尿管内，因此血尿后绞痛常表现在输尿管部位。

（3）膀胱疼痛：引起膀胱疼痛的机制也多与梗阻或炎症有关。膀胱急性疼痛多为急性梗阻（如尿潴留）和急性炎症（膀胱炎）所致，除疼痛以外，前者有排尿困难症状，后者则多伴有尿频、尿急和尿痛。临床上较难以诊断的是膀胱慢性疼痛。尽管慢性尿潴留也能造成膀胱慢性疼痛，但因伴有明显的排尿困难和残余尿量的增多而容易鉴别。急性炎症如细菌性膀胱炎引起的疼痛常伴有急性发作的尿频、尿急和尿痛，尿常规和尿培养可以做出准确判断。与慢性炎症相关的膀胱疼痛有其特点，患者常主诉憋尿时下腹不适，憋尿多时或症状严重时表现为下腹疼痛，通常排尿后有所缓解，患者常伴

有尿频尿急。多种病因均可导致慢性炎症，如反复泌尿系统感染、泌尿系统结核、嗜酸细胞浸润（常与过敏有关）、膀胱间质炎症甚至膀胱肿瘤等，因此慢性膀胱疼痛需要做详尽的检查才能获得准确的诊断（详见膀胱疼痛综合征/间质性膀胱炎一节）。

（4）前列腺疼痛：基本病理生理改变为前列腺组织内的炎症反应。但这类炎症反应也是多病因所致，如细菌性前列腺炎或非细菌性前列腺炎等。患者也可能同时主诉阴茎、肛门周围疼痛。对于非细菌性前列腺炎所致的前列腺疼痛有时难以区别是否为膀胱疼痛放射所致，常用的疼痛定位方法是麻醉试验，即经气囊尿管往膀胱内注入利多卡因，如果疼痛消失则提示为膀胱源性疼痛，反之为前列腺疼痛。前列腺炎症严重时可因前列腺水肿而导致梗阻，这也是急性细菌性前列腺炎出现尿潴留的主要原因之一。

（5）阴茎疼痛：除检查了解有无包茎、包皮炎、尿道炎或阴茎硬结等所致的阴茎局部疼痛外，临床上更为多见的为膀胱或前列腺疼痛放射所致。

（6）睾丸疼痛：睾丸疼痛临床也较为常见。突发一侧睾丸疼痛应高度怀疑患者睾丸扭转。急性睾丸明显疼痛并伴有阴囊肿大应高度怀疑睾丸炎。睾丸扭转治疗不及时也会出现炎症反应，此时与睾丸炎鉴别需要依靠多普勒彩色超声检查。严重的精索静脉曲张常导致患者睾丸的隐痛。阴囊内其他疾病如鞘膜积液、附睾炎、睾丸肿瘤等均可引起阴囊的疼痛，结合体检一般均能做出准确判断，必要时需要超声检查加以鉴别。由于从胚胎发育来说睾丸自肾水平下降入阴囊，因此肾脏疾病如肾输尿管结石引起的肾绞痛往往放射至睾丸，此时主要特征是尽管主诉睾丸疼痛，但睾丸的体检并无异常。

3. 血尿 血尿是泌尿外科最为重要的症状和体征之一。镜下血尿的定义为每高倍镜视野红细胞≥3个。一旦患者主诉肉眼血尿，需进一步询诊，尽可能弄清楚以下问题。①血尿颜色：洗肉水样常为外科血尿，即指正常红细胞混于尿液中；酱油色多为溶血尿，即溶血性疾病所致的血红蛋白混于尿液中。暗红色血尿多为陈旧性血尿，也提示尿路可能存在有血凝块。②血尿同时是否伴有疼痛症状：先有疼痛后有血尿可能与尿路结石有关，而先有血尿后疼痛，不能除外血凝块所致的肾绞痛。而血尿同时无其他不适，称之为无痛性肉眼血尿，常与尿路肿瘤或肾肿瘤出血有关。③是否伴有血块：伴有血块者通常提示出血较为严重。需关注是否存在细长条或蚯蚓状血块，因为这类血块只能形成于

输尿管,提示上尿路出血导致的血尿。④血尿出现的时机:初始血尿提示病变位于尿道,终末血尿提示病变位于膀胱颈附近,全程血尿提示病变位于膀胱或上尿路。

泌尿外科多数疾病均可造成血尿,但内科疾病如肾病或肾炎也可表现为血尿(多为镜下血尿)。常通过观察红细胞形态来判断血尿的内外科性质,如红细胞多为变形性,提示红细胞通过肾小球进入尿液,多为肾病或肾炎所致;如红细胞形态正常,提示红细胞直接通过破损血管进入尿液,多为肿瘤、结石和外伤等外科疾病所致。对于尿液中潜血阳性,但无红细胞者,提示血红蛋白尿,多为溶血性疾病所致。

4. 尿失禁 严格来说尿失禁应属于下尿路症状范畴。但由于尿失禁发生的机制更为复杂,故在此重点阐述。

压力性尿失禁(stress urinary incontinence,SUI):指腹压增高时出现经尿道不自主漏尿现象。对此定义应关注两点:①腹压增高时而非逼尿肌压力升高所致的尿失禁。逼尿肌压力是需要尿动力学判断的,因此文献所述尿动力学性压力性尿失禁(urodynamic SUI)只是强调了是腹压升高而非逼尿肌压力升高的尿失禁,而尿动力学本身其实只是除

外了急迫性尿失禁,并非依靠尿动力学诊断压力性尿失禁。②经尿道漏尿。此点通常需要做相关的检查才能确定。最为直接判断的方法为压力诱发试验确定是否从尿道漏尿。

急迫性尿失禁(urgency urinary incontinence):指尿急症出现时因不能延迟排尿而出现的尿失禁现象。急迫性尿失禁发生的机制与逼尿肌过度活动有关,因此通常伴有尿频和尿急主诉。

充盈性尿失禁:(overflow urinary incontinence):指膀胱过度充盈不能排空时出现的漏尿现象。通常表现为尿道口尿液滴沥,夜间较为严重。其基本的发病机制与慢性尿潴留有关,而引起慢性尿潴留的机制或与严重的膀胱出口梗阻有关,或为逼尿肌收缩力严重受损所致,因此这类患者多同时伴有严重的排尿困难。

完全性尿失禁(complete urinary incontinence):指患者尿道括约肌机制完全消失而持续漏尿现象,临床表现与充盈性尿失禁类似,但患者膀胱空虚而无正常排尿。

持续性失禁(continuous incontinence):指非尿道漏尿现象,为尿瘘的一种临床表现。如膀胱阴道瘘和输尿管阴道瘘等所致的持续性漏尿。

(杨 勇)

参 考 文 献

1. Abrams P,Cardozo L,Fall M,et al. The standardisation of terminology of lower urinary tract function:report from the Standardisation Sub-committee of the International Continence Society. Neurourol Urodyn,2002,21(2):167-178.
2. Randich A,Uzzell T,DeBerry JJ,et al. Neonatal urinary bladder inflammation produces adult bladder hypersensi-tivity. J Pain,2006,7(7):469-479.
3. Glenn S,Gerber,Charles B,et al. Evaluation of the urologic patient:history physical examination,and urinalysis// Alan J. Wein. Campbell-Walsh Urology. 10th ed. Philadelphia:W. B. Saunders Co. ,2011.

第二章 泌尿外科影像学诊断

由于泌尿系统脏器深在,往往无法通过单纯体格检查评估患者的疾病状态,所以影像学检查就成为了诊断和治疗泌尿系统疾病不可缺少的工具之一。随着影像学检查的广泛应用,越来越多没有临床症状的肾脏肿瘤和肾上腺肿瘤患者被发现,更进一步说明了影像学检查在泌尿外科临床实践中的重要性。从普通的 X 线检查到计算机 X 线断层摄影(computed tomography,CT)和磁共振检查(magnetic resonance imaging,MRI);从单纯了解解剖结构到进一步反映泌尿器官的生理功能改变;从单纯的前后位 X 线检查到可以进行横断、矢状和冠状面等不同层面检查;从两维图像到三维图像,从单纯检查到目前可以在影像检查指引下进行治疗,泌尿影像学走过了很长的发展之路,内容极其丰富,本章仅就临床常用的影像学检查指征、特点作简要介绍。

第一节 影像学检查的双向防护

在临床工作中,虽然影像学检查给予了我们巨大的帮助,但同时也需要注意其应用指征,避免过度检查给医生和患者带来的双重损害。

一、放射防护

自 1895 年伦琴(Röntgen)发现 X 射线后,X 线检查就逐步广泛应用于临床。而长期接触放射线,身体会逐渐积累很多损害。大家所熟知的居里夫人,在发现镭和钍后,就是因为长期接触放射性物质,死于白血病。

放射对身体的损害是不分医生和患者的,所以对医生来说要学会如何进行防护,对患者来说要避免不必要的检查。影响放射后损害的危险因子非常复杂,这里仅简述一些基本原则。首先,一般将患者在接受治疗时所吸收的射线能量用格里(Gray)来表示,而医生和患者在诊断时暴露于射线的能量应用西弗特(Sieverts,Sv)来表示。其次,在接受检查和治疗时暴露于射线的量越大,身体所受的损伤就越大,其最大的危害是可能诱发肿瘤。推荐每年暴露于放射线的量不超过 50mSv,但是由于身体不同组织对射线的敏感度不同(射线对眼睛和腺体的生物学损害最大),所以推荐的最低危害放射剂量没有统一标准,依据身体部位不同而不同。一般认为,每年接受 10mSv 的有效放射量后,1/1000 的人会发生恶性肿瘤。而接受一次腹部和盆腔三维 CT 扫描(无论是平扫还是增强)的放射量为 25～40mSV。可想而知,过度的放射检查会给患者带来什么样的损害。为此,特摘录放射相关等级表(relative radiation level,RRL)如下(表 1-2-1)。作为医疗工作者,为了更长时间、更好地服务于患者,在工作中更要注意保护自己。其基本方法包括尽量减少暴露于放射线的时间、尽量增加与放射源之间的距离,以及规范的应用防护设备。而对于甲状腺、性腺和眼睛的防护则更为重要。

表 1-2-1 常规检查的放射相关等级评估

放射相关等级	成人有效检查剂量等级	儿童有效检查剂量等级	检查方式
0	0mSv	0mSv	超声,磁共振
	<0.1mSv	<0.03mSv	胸片,手部平片
	0.1～1mSv	0.03～0.3mSv	盆腔和乳腺放射
	1～10mSV	0.3～3mSv	腹部 CT 和骨扫描
	10～30mSV	3～10mSv	腹部平扫或增强 CT 和全身 PET
	30～100mSv	10～30mSv	经颈内静脉、肝静脉、门静脉检查或动脉支架治疗

二、对比剂的利与弊

影像学检查时,将对比剂应用于人体内,可以增加普通影像学所获得的信息、进一步明确病变的性质及身体特定器官的功能,目前已广泛应用于临床。但凡事有利就有弊,在应用对比剂的过程中也需要注意其本身的副作用。据报道,目前静脉应用对比剂的总体并发症发生率约为5%。以下就常用对比剂的副作用进行简单描述。

对普通放射及CT常用的含碘造影剂来说,如果静脉应用,面临着两类并发症:一类是异物过敏反应,该类并发症一般在应用药物过程中或者是应用后立即出现,对以往曾经对造影剂过敏、哮喘、糖尿病、肾功能损害、心功能不全或服用β受体阻滞剂的患者,该类并发症更为常见;另一类与含碘对比剂相关的并发症是剂量相关性并发症。众所周知,相对于体内碘含量来说,检查过程中所需的碘量很高,对于体内的主要含碘器官甲状腺来说,其总含碘量仅为0.01g,其每日转化碘量仅为0.0001g。而进行一次肾脏增强扫描CT,需要的碘量为25~50g。虽然这对大多数受检者来说无害,但是对于甲状腺功能低下者来说,这种检查剂量显著高于其耐受剂量,当这种剂量高于正常剂量5倍时,就有可能会损伤红细胞、内皮细胞,导致血管舒张、血容量增多,抑制心脏功能,影响血-脑屏障。所以对于地方性甲状腺肿大的患者来说,尤需注意此点。

MRI所需的对比剂包括铜、锰和钆等顺磁性物质,它们可以改变MRI过程中T1和T2相的弛豫时间,增强T1相的组织信号,但是对于T2相的影响不大。以往认为该对比剂对人体影响不大,但越来越多的研究发现,它可以诱发肾源性系统性纤维化,肾功能不全的患者发生率尤高。

在超声检查中,应用声诺维(六氟化硫微泡)可以提高血液的回波率,提高信噪比,在大血管和小血管的检查中提高多普勒成像质量以更准确地为疾病定性。但该对比剂也可能会使患者出现皮肤红斑、心动过缓、低血压或过敏性休克等过敏症状,并可能导致伴有冠状动脉疾病患者的心率减慢和血压降低,进一步诱发心肌缺血和(或)心肌梗死。

恰当、合理的应用对比剂可以帮助影像学检查,提高检查的精确度和准确度。但如果忽略了其本身的危害性,则可能对患者造成不可逆转的损害。

第二节 常用的临床影像学检查方法

一、腹部平片

最简单的泌尿影像检查,是排泄性尿路造影前的准备,可显示腹部不正常钙化,以作为泌尿道结石诊断和治疗前后的参考,可显示肾脏的大小、形状、长轴变化和位置,作为进一步诊断肾脏病变的参考(图1-2-1)。此外,还可通过显示腰大肌的清

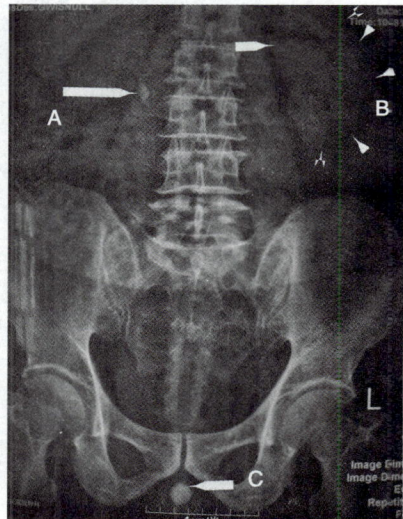

图1-2-1 泌尿系统腹平片
A. 可见右侧腰大肌影旁高密度影,右输尿管结石;B. 左肾影;C. 会阴区高密度影,尿道结石

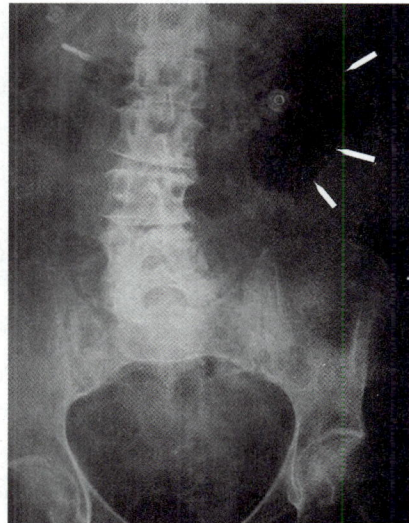

图1-2-2 泌尿系统腹平片
左肾周异常积气,为气肿性肾盂肾炎的表现

晰与否而判断腹膜后病变的可能,并显示骨盆和腰椎的病变情形而进一步诊断泌尿道的可能病变(如前列腺癌造成骨盆或腰椎骨转移)。评估输尿管内引流管或支架的位置和状态,也可通过肾区或骨盆区见到不正常气体作为诊断气肿性肾盂肾炎(图1-2-2)或气肿性膀胱炎的依据。

二、排泄性尿路造影

最常被应用于诊断泌尿病变的影像学检查。方法是在周围静脉注射50ml的含碘显影剂后,在注射后1分钟、5分钟、15分钟和30分钟共摄6张X线片。可用于显示肾脏集合系统和输尿管结构(图1-2-3)、显示输尿管梗阻等级和分侧肾脏功能、明确尿石症状态,并且可以结合体外冲击波碎石、显示透光结石,或者是经皮穿刺肾集合系统时显示集合系统状态。在特殊情况下(例如肾下垂、尿流改道手术后)明确肾脏和输尿管的解剖情况等。当存在腹膜后肿瘤或女性生殖器肿瘤时,可以根据显影所示的泌尿道移位,明确泌尿道外的病变存在。

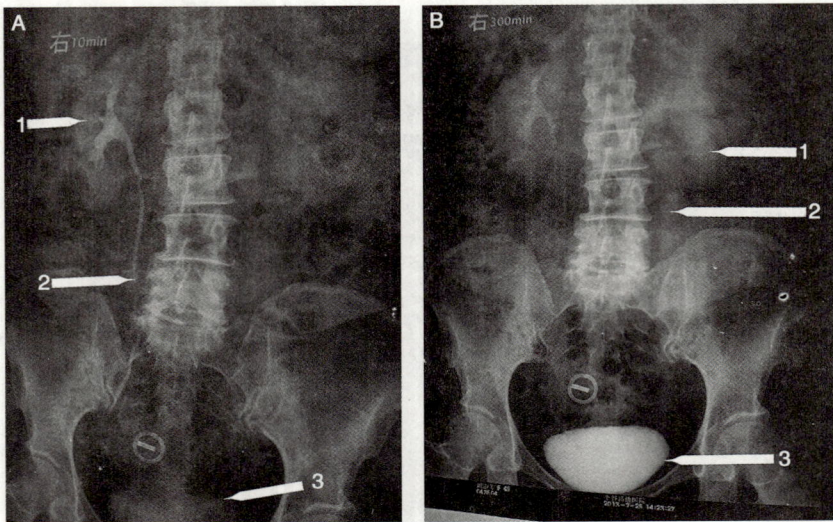

图1-2-3 排泄性尿路造影

A. 10分钟时可见右侧肾盂、输尿管和膀胱显影,图中1为肾盏、2为输尿管、3为膀胱,而左肾未见明显集合系统成像;B. 患者在注射造影剂300分钟后拍片,可见左侧集合系统影响,显示左肾积水,该图中1为肾盏、2为输尿管、3为膀胱

三、逆行性尿路造影

将对比剂通过逆行方法、注入输尿管以显示集合系统和输尿管的方法。当排泄性尿路造影的结果不确定时(如尿路不显影或显影不佳时),或患者对显影剂过敏时,需施行此项检查。可以用于评估先天性或继发性输尿管梗阻、评估输尿管和肾集合系统的充盈缺损情况(图1-2-4)、帮助经皮肾穿刺过程中定位和扩大肾盂积水状态、检查血尿原因或监测尿路上皮癌的复发、也可以在输尿管镜手术或者是输尿管支架管留置过程中应用。在逆行性尿路造影过程中,除可以获得上尿路的解剖性信息、还可以将抽出的尿液加以检查(如细胞学检查、细菌及生化检查),明确血尿来源的侧别。

四、尿流改道后的肠袢造影

在尿流改道后,如果患者反复出现尿路感染、血尿、肾功能不全或疼痛时,可以进行肠袢造影以明确上尿路梗阻的原因、监测上尿路肿瘤的复发情况并评估肠袢和流出道的完整性(图1-2-5)。可以

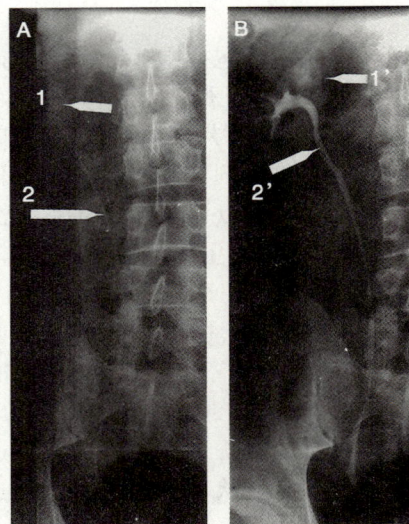

图1-2-4 逆行尿路造影

A. 显示右侧输尿管内留置输尿管导管,图中1为肾区致密影,2为已经留置的输尿管导管;B. 逆行造影显示,左肾区致密影无显著增强,考虑为肾脏憩室结石

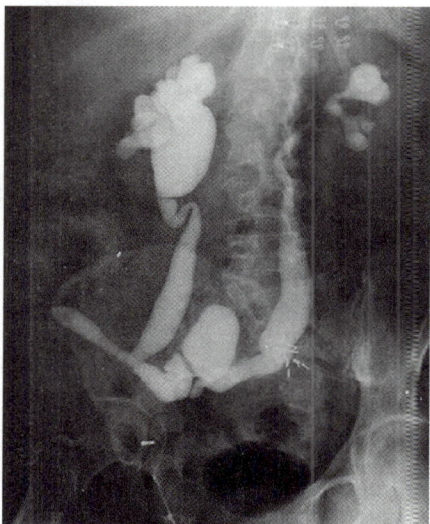

图 1-2-5　尿流改道后肠袢造影

可见输尿管肠道吻合口反流,双侧输尿管扩张,右肾重度积水

结合顺行或者是逆行输尿管镜检查时应用,具有一定价值。

五、肾盂穿刺造影

当排泄尿路造影及逆行性尿路造影的结果不确定、上尿路积水严重、肾功能受损严重但病因不明时,可施行此项检查(图 1-2-6)。此检查通常在超声波指引下,将穿刺针经腰背部进入肾盂的集尿系统后抽出一定量的尿液(进行细胞学检查、细菌及生化检查),再注入与抽出的尿液等量显影剂摄 X 线片。可明确尿路不显影或显影不佳的原因。

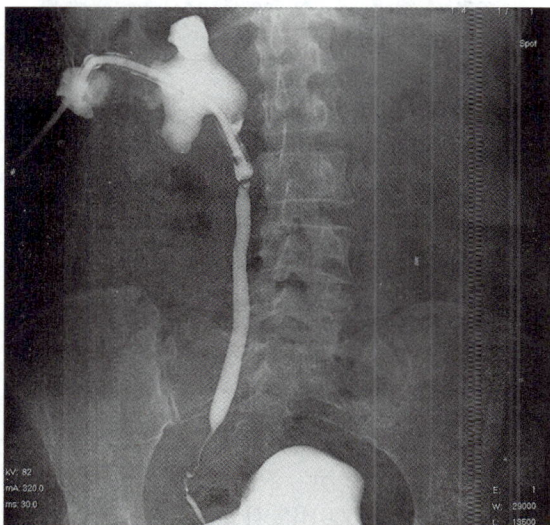

图 1-2-6　肾盂穿刺造影

也称为顺行尿路造影,可见患者输尿管中段显著狭窄

六、排泄性膀胱尿道造影和逆行性膀胱尿道造影

主要用于诊断膀胱及尿道的病变。虽然近年来超声波检查及 CT 广泛应用于泌尿道的影像检查,但对于尿道病变及膀胱输尿管逆流的影像学诊断仍以此两种检查为主。直接向膀胱或尿道内注入造影剂(图 1-2-7),可以评估膀胱内的病理情况、膀胱憩室、与膀胱相关的内疝、膀胱直肠瘘或膀胱阴道瘘,评估术后膀胱解剖状态的完整性,评估膀胱钝性损伤等。在向膀胱注入造影剂,让患者在排尿状态下进行摄像检查(图 1-2-8),还可以评估患

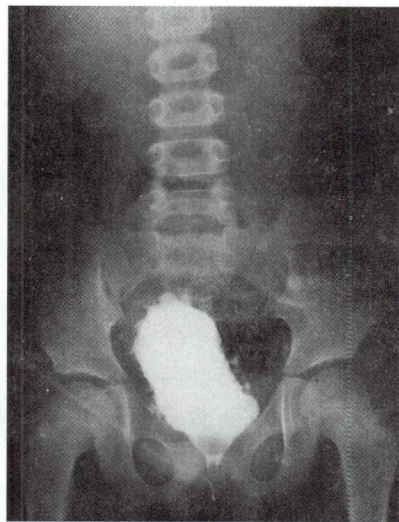

图 1-2-7　逆行性膀胱尿道造影

向膀胱内灌注造影剂时影像,可见膀胱呈桶装,周围大量小膀胱憩室形成

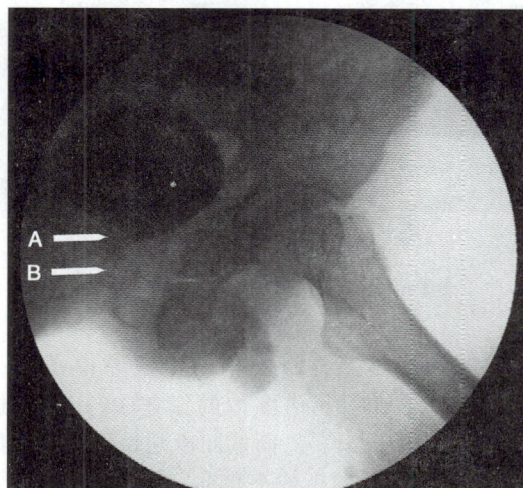

图 1-2-8　排泄性膀胱尿道造影

患者排尿时摄像,可见膀胱颈口开放良好,尿道球部狭窄

者的膀胱、尿道功能,是否存在膀胱输尿管反流,并评估尿道状态。在进行尿道造影时,应用双气球囊可以更好地显示尿道状态,对于女性尿道憩室的检查尤为有益。

七、超声波检查

超声检查是通过压电效应产生的机械波穿过耦合剂到达皮肤,进入人体;这些超声波在人体内纵向垂直传导,对人体组织产生压缩和拉长作用,部分超声波反射回传感器,而传感器则将这些机械信号改为电信号重新传回机器,迅速重建并实时更新图像。超声检查安全、经济、有效,并可在手术过程中辅助应用,目前已经广泛用于泌尿外科所有脏器的检查。临床常用的超声检查方式包括灰阶超声、多普勒超声、谐声超声和三维超声等。在检查方面各有所长。常用的 B 型超声可以反映多数器官的二维图像(图 1-2-9),而谐声超声通过谐声原理,可以将常规灰阶超声减噪,增加图像的清晰度,多普勒超声则可以反映器官的血流(见文末彩图 1-2-10),或者是尿液流动的信号,在检查一个脏器时,将它们联合使用往往可以获得更多的信息。三维超声目前已经广泛用于妇产科学,它可以对目的图像自由旋转,更好的反映一个脏器的结构(见文末彩图 1-2-11),但目前暂未广泛用于泌尿外科检查。

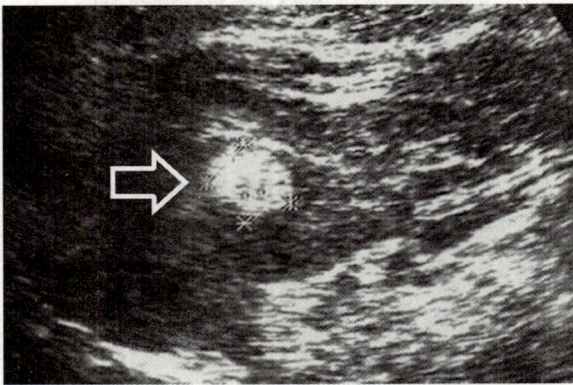

图 1-2-9 灰阶超声
图中箭头所示可见肾下极高回声肿物

泌尿外科超声检查常用的声波频率范围为 3.5 ~ 12MHz。在对超声图像的描述中,一般将肝脏作为超声的基准信号,而低回声则是指灰暗和黑色信号,高回声指白色或亮信号,等回声指与肝脏信号相似,无回声指黑色信号。对于不同器官检查时可以应用不同超声频率的超声传感器,通过腹

部、尿道或直肠进行检查,以获得最佳的图像。

目前随着超声广泛应用于健康检查,使肾脏、肾上腺偶发瘤的检出率大为增加。对于肾脏错构瘤来说,高回声结节是其重要特点(图 1-2-9),但是部分肾癌也表现为高回声结节,所以结合 CT 扫描,明确肿瘤中是否含有 CT 负值的脂肪成分,才能更进一步确定肿瘤的性质。

八、X 线计算机体层成像(CT)

由于在发明和发展计算机辅助 X 线断层扫描技术中的巨大贡献,Cormack AM 和 Hounsfield 获得了 1979 年的诺贝尔医学和生理学奖。CT 也是目前检查肾脏、上尿路集合系统和输尿管的最佳影像学选择。近年来多通道螺旋 CT 检查的出现,使我们可以利用计算机重建冠状面影像,进而发展出 X 线计算机体层尿路造影(CT urography,CTU)(图 1-2-12),可用于诊断无法以排泄性或逆行性尿路造影诊断的尿路疾病;CT 同时也非常适用于急诊室肾绞痛患者之诊断(图 1-2-13),除茚地那韦结石外,所有成分的结石均可以在平扫 CT 中显影,目前已经在很多方面替代了排泄性尿路造影。

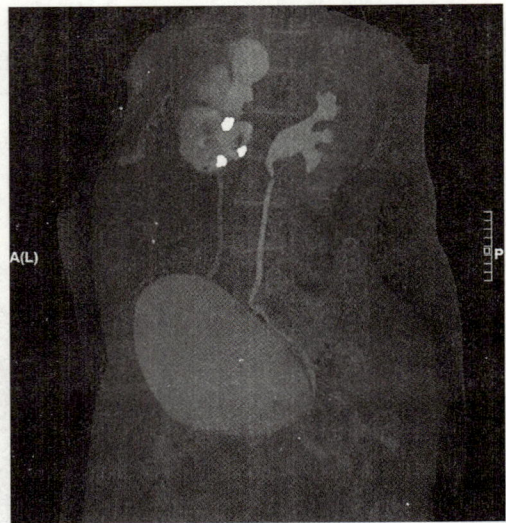

图 1-2-12 X 线计算机体层尿路造影(CTU)
可见重建后的尿路,其中肾盂、输尿管内高密度影为结石

CT 能清晰显示人体横断切面解剖,提供泌尿道病变影像诊断信息。CT 扫描图像的灰阶值应用 HU(hounsfield units,HU)表示,一般将水的密度作为 0HU,空气为 −1000HU,骨骼为 +1000HU。联合平扫和增强 CT 检查,可以更全面地评估疾病状态。对肾肿瘤的诊断和肿瘤分期尤为重要。如果在增

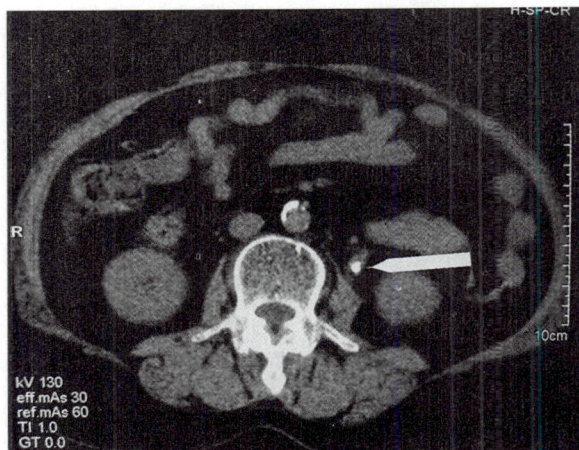

图 1-2-13 平扫 CT

腹部平扫 CT 诊断结石的敏感性和准确率均很高，图中箭头所示为左侧输尿管小结石

强 CT 扫描时，肿瘤的 CT 值升高 15～20HU 以上，则肾脏肿瘤恶性可能性很大；如果扫描肾脏肿瘤时发现了其内部存在负值，则可能为含有脂肪成分的良性肿瘤（图 1-2-14）。此外，对于筛查上尿路肿瘤、传统 X 检查及超声波检查无法诊断的睾丸未降，CT 检查也有很大帮助。

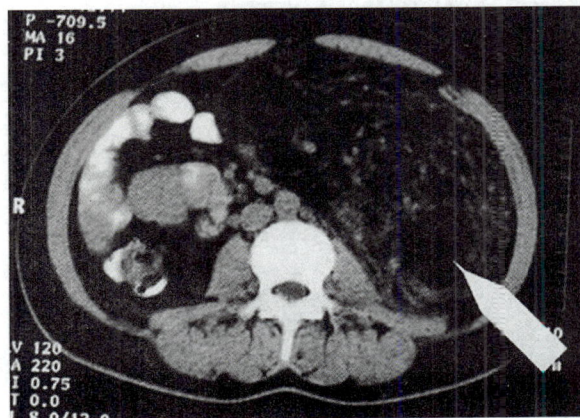

图 1-2-14 平扫 CT

腹部平扫 CT 发现左肾巨大肿物，图中箭头所示部位为肿物内部，其 CT 值为负

X 线计算机体层血管造影（CT angiography，CTA）还可用于诊断肾血管性疾病，并对肾移植供肾、保留肾单位肾脏手术的患者进行术前肾血管评估（图 1-2-15）。还可明确肾脏血管的正常解剖变异，降低手术时间及并发症。

九、磁共振成像（MRI）

近年来 MRI 已广泛应用于泌尿道病变的诊断，

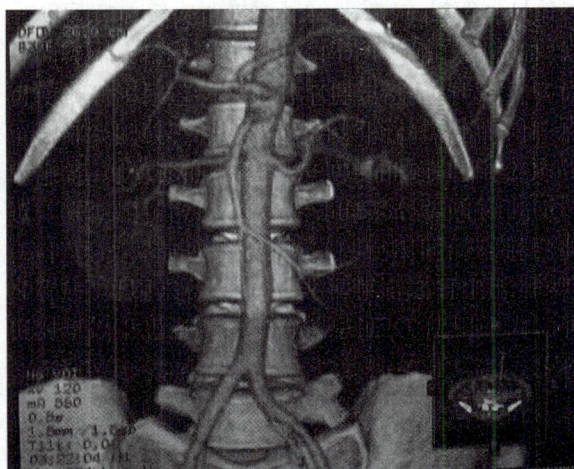

图 1-2-15 X 线计算机体层血管造影（CTA）

可以重建血管，图中可见正常的右肾动脉及其分支，左肾动脉异常

特别是肾脏、肾上腺、前列腺和睾丸病变。在患者无法应用碘对比剂进行增强扫描，应用 CT 或者超声无法确定泌尿系统的病变性质时尤为适用。对于肾功能不全、肾癌合并肾静脉或腔静脉瘤栓的患者，效果优于 CT 检查。其机制为在磁场能量足够强时，人体内自由水阳离子会按照磁场的 Z 轴排列，通过检查部位线圈射频波的释放和停止，质子会释放能量，从而获得磁共振图像，反映人体内结构的情况。MRI 扫描的 T_1 相，液体显示低信号，色黑；T_2 相，液体呈高信号，色白。这样反映在肾脏上，在 T_1 相时，肾皮质高信号，偏亮，肾髓质低信号，偏黑。对于恶性肾脏肿瘤，应用钆对比剂后在 T_1 相肾脏肿物增强提示为恶性，虽然对于肾血管平滑肌脂肪瘤来说，肿物应用钆对比剂后在 T_1 相也增强，但是可以在其中观察到明显的脂肪信号以资区别。但是对于肾脏嗜酸细胞瘤来说，CT 和 MRI 检查均没有良好的方法来鉴别。此外，对于肾上腺嗜铬细胞瘤、肾上腺皮质癌和肾上腺转移肿瘤在 MRI 检查 T_2 相均为高信号。但对于良性的肾上腺髓质脂肪瘤来说，由于其中含有脂肪，所以与周围组织对比，在 T_1 相信号明显增高。

磁共振成像可使用不同的脉冲程序和使用各种的线圈来检查，或使用 Gd-DPTA 加上动态研究，可使诊断泌尿道病变更有把握。例如，使用直肠内置局部线圈或整排排列线圈来检查怀疑前列腺癌的患者，可使诊断及肿瘤定期更准确（图 1-2-16），近年来使用扩散加权影像（diffusion weighted image，DWI）可改善前列腺癌之定位；使用同向和逆向脉冲程序，可用来鉴别腺瘤或非腺瘤之肾上腺肿瘤。但对于以下患者属于绝对禁忌证：①使用颅内动脉瘤外科夹的患者(除非确定使用非铁质磁性的外科夹);②使用眼眶内金属性物质的患者;③使用任何电性、磁性或机械性激活的体内内植物的患者(如心脏起搏器、助听器等)。

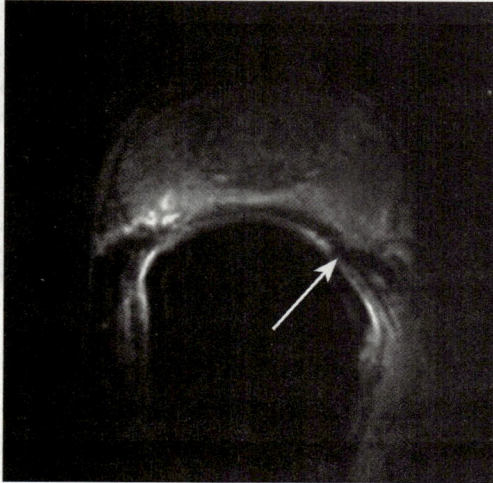

图1-2-16 直肠内线圈行 MRI 检查前列腺
可以提高前列腺癌的检出率、精确确定分期,图中箭头为左侧外周带前列腺肿物,术后证实为前列腺癌,直径2mm

十、放射线核素检查

将特定的核素注入人体,在一定时间内经闪烁照像机摄取影像,既可提供泌尿道解剖上的评估,也可提供泌尿道功能上的评估,以及全面肾功能检查,测量肾功能(图1-2-17)。放射性核素不会损伤肾脏的功能,没有延迟的毒性作用,人体吸收的放射线也很少,与逆行肾盂造影相比较,是一种无创检查。同时应用0.5mg/kg的呋塞米(速尿),也就是所谓的利尿性肾核素扫描,可以进一步的评估上尿路的梗阻状态。此外不同的核素功能不同,检查适应证也不同,例如:NP-59应用于检查肾上腺皮质功能性病变(如库欣综合征或Conn综合征),MIBG应用于检查肾上腺髓质功能性病变(如嗜铬细胞瘤)。

在泌尿系统肿瘤检测方面,应用全身核素骨扫描对于骨转移肿瘤的检测非常敏感,如果检查阳性,可以进一步行平片、CT或者是MRI检查,以便与外伤、炎症等区别。而目前的正电子发射扫描(PET),可以通过核素示踪剂明确细胞的功能状态,发现高代谢的肿瘤细胞,结合CT扫描(PET-CT),可以提高我们对原发和继发肿瘤的检出率

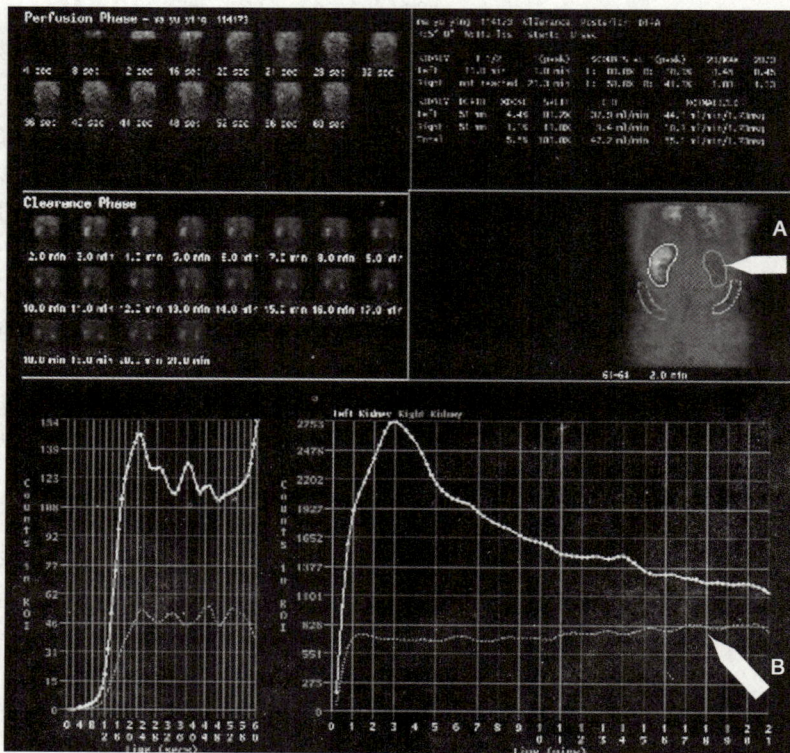

图1-2-17 肾脏放射性核素扫描
可以明确肾脏的功能情况,图中箭头A所示为左肾,几乎未见放射性核素摄取,重建曲线中左肾曲线低平(箭头B),考虑肾功能严重受损

（见文末彩图 1-2-18）。目前文献报道，其对睾丸肿瘤的早期诊断、手术后残留或者是化疗后的复发均较 CT 敏感。此外，通过对 PET 示踪剂的研究，人们发现一些核素不但可以反映肿瘤的结构和功能，还能明确肿瘤的基因状态，明确基因靶向治疗的效果。所以，虽然目前 PET-CT 在泌尿外科的应用还很初步，但是其应用前景非常广阔。

十一、血管造影

泌尿系统血管造影绝大部分用于肾脏及肾上腺病变的诊断，少部分用于膀胱的病变（膀胱大量出血的止血）、阴茎病变（阳痿的诊断）及腹膜后病变的诊断。由于超声波检查（包括多普勒超声波）、CT 及磁共振成像应用于泌尿道病变的诊断日益增加，使血管造影的应用大量降低，特别是对于肾上腺及阴茎病变的诊断。肾上腺静脉取血激素定量可用于诊断 CT 及 MRI 未确定诊断之功能性肾上腺疾病（特别是两侧肾上腺增生症）。阴茎海绵体造影则用来诊断勃起功能障碍、Peyronie 病变、阴茎异常勃起及阴茎外伤。

十二、淋巴造影

是将油性造影剂注入足背的淋巴管而使腹股沟、盆腔和腹膜后的淋巴管和淋巴结显影的一种影像检查。通常用于评估膀胱、前列腺、尿道、睾丸和阴茎的恶性肿瘤是否已侵犯区域性淋巴结。但随着 CT 和磁共振成像应用于探测骨盆腔和腹部淋巴结病变日益增加，使淋巴造影检查日益减少，而主要用于乳糜尿（chyluria）的定位诊断。

十三、介入性泌尿放射学

近年，放射学已由诊断扩展到了治疗领域，即所谓介入性放射学。介入性泌尿放射学可以通过经皮肾造口术、膀胱造口术等来检查或治疗阻塞性肾病、肾结石、肾内或膀胱内异物等，还可以通过经皮肾囊肿穿刺或开窗、经皮肾肿瘤或腹膜后肿瘤穿刺活检、经皮肾盂或肾盏肿瘤的化学药物治疗等来治疗肾囊肿、尿路肿瘤等相关疾病。经血管介入性泌尿放射线学则可以进行肿瘤栓塞、肾动脉狭窄扩张及支架置放、肾动脉瘤或肾动-静脉瘘管的栓塞等检查和治疗。近年来介入泌尿放射学还与能量治疗学联手，开展了在影像引导下肾上腺、肾脏原发或继发肿瘤的微波、射频、高能聚焦超声等肿瘤消融治疗。已逐渐成为现代微创治疗的分支之一。但在介入性泌尿放射学应用过程中，并发症可能难

以避免。因此，术前需与患者充分沟通，并发症一旦发生，应该迅速处理，积极外科介入是绝对必需的。

第三节 泌尿外科影像学的联合应用和发展

不同的影像学检查特点不同，要根据患者不同的疾病特点、临床所希望获得的结果、联合多种检查可能才会获得良好的结果。例如在急诊室遇到一位肾绞痛的患者，如果从经济、速度、安全等方面考虑，超声检查无疑是排在首位的；但是如果考虑患者可能有尿路结石，那么无疑薄层平扫 CT 在检查的敏感性和特异性方面最优；当考虑到需要进一步对患者治疗时，则需要进行排泄性尿路造影等明确患者的肾脏功能。再例如，一名患者在进行超声检查时发现了肾脏内的高回声肿物，这可能是肾脏错构瘤的特点之一，但是也不除外一些肾癌会有高回声的表现。那么，我们就需要进行肾脏增强和平扫 CT 的检查，当然如果在检查中发现了肿物内存在 CT 负值的脂肪成分，我们就可以更加肯定肿瘤可能为良性。但是如果肿瘤在 CT 增强扫描时没有显著增强、同时也没有发现 CT 负值表现的脂肪成分，那么可能我们还要进行血管造影、或者是 PET-CT 等进一步检查以确定肿瘤的性质。但是如果患者本身对碘对比剂过敏，则可能在进行 CT 增强扫描之前，我们就需要转为 MRI 检查。所以在临床实践中，联合不同影像学检查的优势和特点，可以更好地为患者解决问题。

正如现代物理学明确一种物质时首先从物质的本身性状说起，之后逐步了解构成物质的分子、原子和电子一样，现代影像学也是人们在治疗疾病、了解人体的过程中，从通过各种手段、由表及里、多方位了解身体结构开始，到进一步通过造影剂、示踪剂明确结构的功能、以及产生结构变化的原因，并希望在了解病因同时，在影像学精确定位的情况下，同时使该疾病获得治疗。目前我们通过 MRI 或者是 PET-CT 检查，已经不仅可以明确身体结构的情况，还能够获得某些部位的功能代谢状态，例如应用氟-18 脱氧葡萄糖（FDG），可以显示一些肿瘤内部的糖酵解增强、以及去磷酸化状态，从而进一步指导治疗。更进一步的是，我们还可以在目前越来越精确的影像学指引下，进行更加精确和微创的诊断和治疗。例如目前所应用的 MRI 直肠线圈引导、前列腺穿刺活检，可以通过重建三维前

列腺内部可疑结构,从而精确穿刺活检前列腺内高危区域。

目前,作为泌尿外科医生重要工具之一的影像学,正向着多方向、多功能发展,显示机体和疾病的结构、功能仅仅是其初级的能力之一,影像学的结构定位、与机体功能和疾病基因学的多方面联合探测,必将为诊断和治疗疾病提供新的工具。

(张　宁)

参 考 文 献

1. Quintavalle C, Brenca M, De MiccoF, et al. In vivo and in vitro assessment of pathways involved in contrast media-induced renal cells apoptosis. Cell Death and Disease, 2011, 2: e155.

2. McCullough PA, Capasso P. Patient discomfort associated with the use of Intra-arterial iodinated contrast media: A Meta-Analysis of comparative randomized controlled trials. BMC Medical Imaging, 2011, 11(12): 2-10.

3. Kim BS, Kim TH, Kwon TG, et al. Comparison of pelvic Phased-Array versus endorectal coil magnetic resonance imaging at 3 tesla for local staging of prostate cancer. Yonsei Med J, 2012, 53(3): 550-556.

4. Shigemura K, Yamanaka N, Yamashita M. Can Diffusion-Weighted magnetic resonance imaging predict a high gleason score of prostate cancer? Korean J Urol, 2013, 54(4): 234-238.

5. Sörensen J. How does the patient benefit from clinical PET? Theranostics, 2012, 2(5): 427-436.

6. Balyasnikova S, Löfgren J, de Nijs R, et al. PET/MR in oncology: an introduction with focus on MRand future perspectives for hybrid imaging. Am J Nucl Med Mol Imaging, 2012, 2(4): 458-474.

第三章　泌尿外科内镜检查

第一节　概　　述

远在 1000 多年前，我国唐代医学家孙思邈在《备急千金要方》中就记载了用葱管导尿，之后随着金属导尿管的制成和用于临床，人们逐步萌发了通过其观察与外界相通的内脏的愿望。

但自 1804 年 Philip Bozzini 用蜡烛照明观看膀胱尿道内情况开始，直到 75 年后 Leiter 才在 Nitze 对膀胱镜改进的基础上，制成了第一台间接膀胱镜，初步解决了管状视野的限制，扩大了观察范围，人们称之为 Nitze-Leiter 膀胱镜（图 1-3-1）。因此，1879 年作为膀胱镜问世的年代正式载入医学史册。膀胱镜也是最早观察人体内脏器官的医疗设备，并从一开始就具有诊断与治疗的功能。

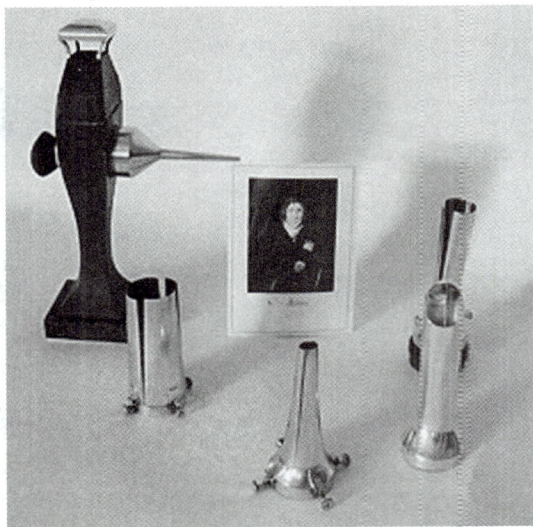

图 1-3-1　Nitze-Leiter 膀胱镜

近 30 余年来，在科技发展的基础上，内腔镜制作技术不断提高。随着材料的进步，光导纤维、广角视野、电子成像和三维影像技术引入内腔镜，制造出了管径更细、镜体可弯、视野清晰的新一代内腔镜（输尿管镜、肾镜），许多功能不同的操作附件可以通过镜鞘放入尿路，从而可以对输尿管全长及肾内疾病进行诊断和治疗，使泌尿内腔镜的应用扩大到全尿路，成为目前诊断与治疗泌尿系统疾病的重要技术之一。

由于泌尿内镜借助一些特殊器械在泌尿系统腔内进行诊断和治疗，不需要在人体上做传统的大切口，明显减少了对组织的损伤，加速了机体的恢复，成为泌尿外科诊断、治疗方面的重大变革与发展方向。是泌尿外科医生必须掌握的基本技术之一。本章重点讲述泌尿外科内腔镜及其相关检查操作。

第二节　泌尿外科内镜检查的辅助设备和要点

在进行泌尿外科内镜检查过程中，除需要相应内镜外，尚需配备一些辅助设备，才能够完成操作。

首先，需要冷光源（氙灯或卤素灯），通过光导纤维将光导入所检查器官。如果是进行荧光内镜检查，则需要应用 5-氨基己酸丙酸或黑克斯胺灌注膀胱，之后在蓝光下（波长 380～450nm）进行检查。

其次，需要视频技术，将内镜下图像在监视器上实时播放。虽然也可以通过内镜上的目镜进行观察，但这样存在增加医生接触患者体液的机会、观察者疲劳和不易教学等缺点，所以目前内镜操作均已应用视频技术。而视频技术在数字化、清晰度、逼真度和三维影像上的发展，也促进了泌尿内镜诊疗技术的发展。

再次，进行内镜检查时，需要往膀胱、输尿管或肾盂内灌注介质，使器官膨胀，便于观察。常用的介质包括灭菌生理盐水、甘氨酸、灭菌蒸馏水或 5% 的甘露醇。如果操作过程中常规应用重力作用使液体灌注入所检查器官时视野仍不清楚，则可以考虑应用灌注泵。当然应用注射器或压力袖带也可以达到同样目的。

第四，在内镜检查过程中，有时还需要 X 线实时监测或照片（C-形臂）。有时尚需要各种活检钳（头端为勺状）、异物钳（头端为齿状）、剪刀、高频电极、输尿管导管、导丝、套石篮、超声碎石、气压弹道碎石、液电碎石、尿道扩张器和输尿管扩张器等辅助设备,以便于完成操作。

第五,我们需要考虑的是,在应用内镜检查治疗过程中,可能需要如此多的设备,如何有效摆放,以便于操作进行。一般来说,我们会将光源、监视器、灌注泵等置于术者左前方,这些设备集中置于台车上(图1-3-2)。如果术中需要应用 C-形臂,则其监视器可以放在术者左前、正前方或右前方。需要注意,监视器的摆放需要术者便于观察,不被其他设备遮挡。其他例如活检钳、导丝等设备需要置于器械台上,而对于习惯右手操作的术者,一般器械台可以置于术者右侧,患者腿下(图1-3-3),这样在操作时便于抓放相关器械。

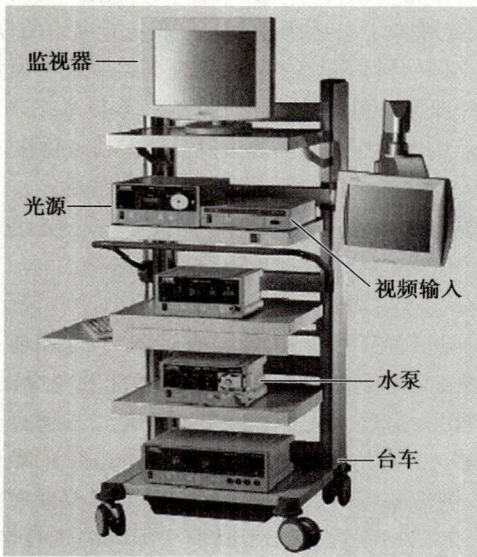

图1-3-2 台车及其上的设备

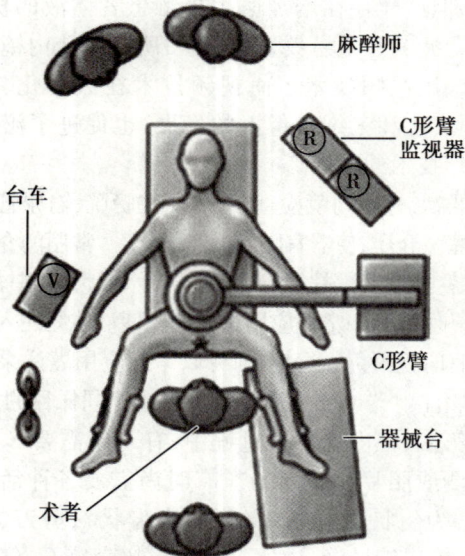

图1-3-3 泌尿内腔镜检查和治疗时手术间设备的摆放

第三节 膀胱尿道镜检查

膀胱尿道镜,也就是我们常说的膀胱镜。可以直接观察前后尿道、膀胱颈、输尿管口和膀胱,对诊断和治疗引起下尿路症状的原因,尤其是明确血尿产生的部位非常重要。此外,还可以通过膀胱尿道镜行输尿管插管,进行逆行肾盂造影或解除输尿管梗阻。

一、膀胱镜构造

(一)硬膀胱尿道镜

1. 观察镜(图1-3-4) 是膀胱镜的核心部件,由照明系统和成像系统组成,共同包绕在镜鞘中。镜子后上方有光源接口,通过照明系统将光源射入膀胱,物像通过棱镜和透镜等传送系统传递至镜子末端的目镜。光源接口一般分为卡口或螺丝口两类,不同光导纤维接口不同。根据观察镜视角的不同可分为 0°、5°、12°、25°、30°、70°、110° 等不同型号。0°观察镜的视野中心是镜子的正前方,相当于"目视前方",70°镜的视野与镜杆前端呈 70°夹角,相当于"低头看路"。一般 25°以下的镜子可用来观察尿道,30°以上的镜子用来观察膀胱。对于膀胱颈和膀胱前壁,应用 110°镜则更易观察。

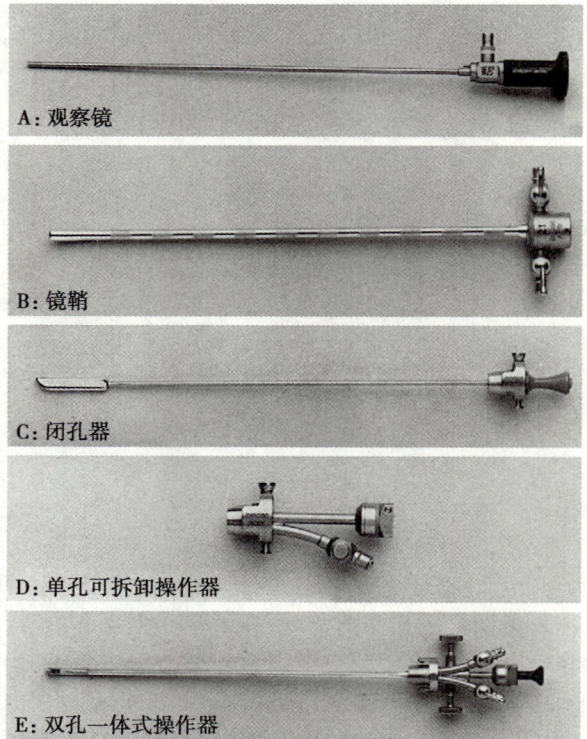

A:观察镜
B:镜鞘
C:闭孔器
D:单孔可拆卸操作器
E:双孔一体式操作器

图1-3-4 硬膀胱尿道镜的组成构件

2. 镜鞘(图 1-3-4) 管状,根据功能不同可以分为圆形或椭圆形,联合闭孔器以利于将膀胱镜置入,用来容纳操作器和观察镜。有进水和出水通道,前端成唇状,下方 2cm 开放,利于膀胱镜插放和检查中操作器转向杆的转动。镜鞘型号不同,Fr8 ~ Fr14 可以用于小儿(Fr 为法式单位,指 1Fr = 0.33cm,3mm 近似为 1Fr),Fr16 ~ Fr25 用于成人。型号越小,操作空间越小,行腔内操作越困难,但尿道狭窄时便于直视下置镜、扩张和操作。镜鞘外部最大的标记为镜鞘大小,小标记为操作空间大小(图 1-3-5)。

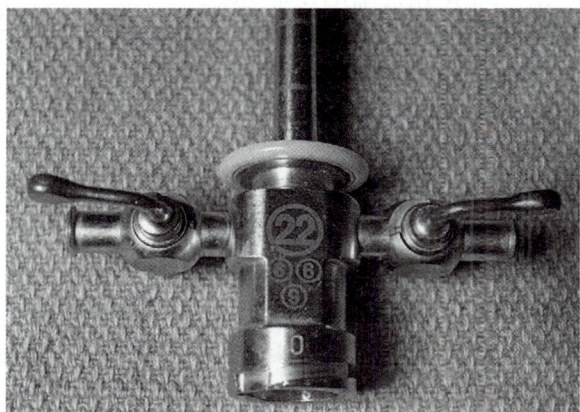

图 1-3-5 硬膀胱尿道镜镜鞘外部标记

3. 闭孔器(图 1-3-4) 用于封闭镜鞘锐缘,使其光滑圆钝,减小其在放置和拔除过程中对尿道黏膜的损伤。

4. 操作器(图 1-3-4) 用来固定支持观察镜和进行腔内操作,与镜鞘紧密相连,后端有转向旋钮和操作孔(1 ~ 2 个),外接橡皮水封,前端舌状调节片由两根金属丝与转向旋钮相连,可以调节插入的输尿管导管、电凝电极、活检钳、内切开剪刀等的方向,便于对准预操作部位进行处理。

(二)软膀胱尿道镜(图 1-3-6)

又称为可弯性膀胱尿道镜,由可弯性材料构成,镜体、操作把手和光导纤维一体化构成。观察镜为 0°,管镜较细(Fr15 ~ Fr16),柔软可弯,应用操作把手可以将前端上弯 210°,下弯 90°,没有盲区,但是操作把手上只设有一个灌注接口和一个操作接口。硬性和软性尿道膀胱镜各自的优缺点比较见表 1-3-1。

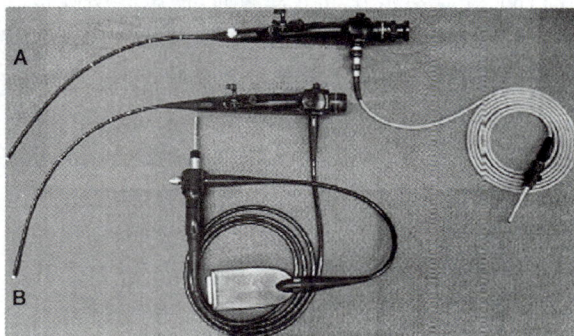

图 1-3-6 软膀胱尿道镜
A:纤维膀胱镜及光纤;B:一体式软膀胱尿道镜

表 1-3-1 硬性和软性膀胱镜尿道优缺点比较表

	视野	冲洗	操作孔	损伤	限制	掌握难易	价格
硬膀胱尿道镜	大、存在盲区	双通道、速度快	两个	较大	骨骼系统异常者受限	容易、膀胱内易定向	低
软膀胱尿道镜	小、无盲区、活动大	单通道、速度慢	一个	较小	不受体位限制	活动度大、需熟练操作	高

二、膀胱尿道镜检查的适应证和禁忌证

膀胱尿道镜检属有创检查,需要在无创检查后进行。膀胱尿道镜检查本身可以明确外科性血尿的出血原因及部位;诊断膀胱尿道肿瘤,明确其部位、大小、数量、形态;适用于尿路移行上皮细胞肿瘤保留膀胱手术后的定期复查;诊断下尿路手术后尿失禁或排尿困难的原因;诊断膀胱尿道结石、异物、畸形、尿道狭窄、尿瘘的部位、大小和毗邻关系;

尿道吊带植入术后是否发生尿道侵蚀;并且可以输尿管插管,引流上尿路,或者是行肾盂逆行造影,或者是获取上尿路尿样,以便进一步检查;对于膀胱内小肿瘤、异物或小结石可以同时处理。

为了降低患者的痛苦和减少并发症发生,在以下情况时需要避免膀胱镜检查。在男性泌尿生殖系急性炎症时,机械性检查和膀胱扩张会造成感染的扩散,所以为膀胱镜检查的绝对禁忌证;膀胱容量过小(小于 50ml)时,不但观察不满意,而且易发生膀胱穿孔;结核性挛缩膀胱更是如此,是绝对禁忌证；此外在女性经期、未控制的全身出血性疾病、身体状态极其虚弱、精神疾病无法配合检查等时均需避免膀胱镜检，一周内也需要避免重复膀胱镜检查；对于尿道狭窄，本身是膀胱尿道镜检失败的主要原因，但并非禁忌证。在尿道镜直视下可以明确尿道狭窄的部位、原因、长度和程度，在直视下直接扩张尿道、或者是沿狭窄尿道置入导丝，有利于进一步检查治疗。但是如未考虑到尿道狭窄存在的情况，盲目置镜，可能会导致尿道、直肠等的副损伤。

三、膀胱尿道镜检查要点

（一）患者准备

在患者检查前，要充分了解患者的症状、体征、化验室检查和影像学结果，也就是要确定患者的检查目的，并需要充分与患者沟通，使患者明确检查的过程和目的，消除恐惧心理，积极配合检查。检查前排空膀胱，以便于检查残余尿量。

硬膀胱镜检查时采用截石位，软膀胱镜检查时患者采用仰卧位即可。应用2%的利多卡因凝胶或者是其他黏膜麻醉润滑剂，将其注入尿道后用阴茎夹夹住阴茎头5分钟。注药过程需要缓慢，以减轻疼痛和尿道黏膜损伤。一般黏膜麻醉已足够检查之用，只有少数特殊情况下才需要应用腰麻或全麻。会阴部消毒需要应用对黏膜无刺激性或刺激性小的药液，如0.5%的碘伏。此外，在检查过程中不断地与患者进行沟通，也能够更好地消除患者的紧张情绪，尤其是在通过患者膜部尿道、前列腺尿道时，由于痛苦相对较大，及时与患者交流可以获得更好的效果。

（二）器械消毒

在进行膀胱检查前一定要亲自确定所有必需器械已备好并消毒。使用前应用无菌灌注液冲洗器械，将其外消毒液冲洗干净，并使膀胱镜的温度与体温相当。需要先在体外检查器械是否配套、外鞘、闭孔器是否光滑，进出水开关、转向器是否灵活可用，准备应用的辅助设备是否齐全；擦干目镜和摄像头，将两者接好，接上光纤，调节摄像头焦距，对好白平衡。

（三）置镜方法

对于男性，直视下置镜患者的痛苦较大，可应用闭孔器盲插，但整个过程中均须避免暴力，防止尿道副损伤。操作时，需要首先检查尿道外口是否狭窄，是否适合内镜插入，之后将阴茎提起，与下腹壁呈90°角，以消除尿道耻骨前弯（图1-3-7），将镜鞘插入尿道，插入时须轻柔，主要利用镜体重量沿尿道下滑，至尿道球部后，可感到阻力，这时将镜体后端向下压至水平，同时嘱患者尽量放松会阴部，使镜鞘通过耻骨下弯的膜部尿道，此时可感觉到镜鞘滑入尿道，一旦进入膀胱，勿使镜鞘继续深入，防

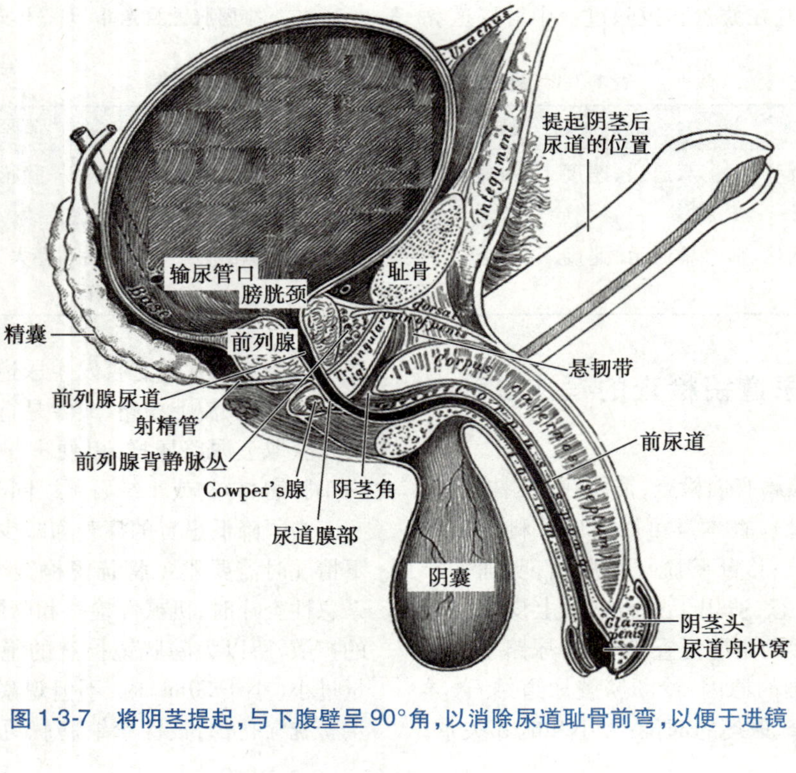

图1-3-7　将阴茎提起，与下腹壁呈90°角，以消除尿道耻骨前弯，以便于进镜

止膀胱受损。

置镜过程中，如进入舟状窝后受阻，可以缓慢旋转镜鞘，以消除舟状窝瓣的影响，进入尿道。如出现尿道外口狭窄或尿道狭窄，可以应用尿道探子进行扩张，扩张过程中仅通过狭窄部即可，不必深入。如狭窄段短，位置较深，也可以在直视下应用膀胱镜缓慢扩张进入，但比应用尿道探子扩张更易损伤尿道黏膜。必要时更换 Fr19 或更小号的镜鞘置镜。扩张过程中勿用暴力，如扩张无法成功，可以停止镜检。如通过尿道膜部后仍有阻力，可能存在膀胱颈后唇抬高，须进一步压低膀胱镜或应用 0°、12°镜直视下进入膀胱。

通过尿道膜部是置镜过程中相对困难和危险的一步，这时需要在轻轻牵拉阴茎同时下压膀胱镜，使其顺尿道走行滑入膀胱。如果牵引阴茎过度，容易在尿道球部造成凹陷，顶起膜部尿道，造成置镜失败，如这时过度使用暴力则容易造成尿道直肠损伤，在滑过膜部尿道后需继续下压镜体，如果过早放松或应用向前方的力量则容易形成假道。

如果患者既往有尿道、前列腺手术史，怀疑存在尿道结石、尿道肿瘤、尿道憩室、尿道瘘或者尿道假道时，需要应用 0°或 12°镜直视下置镜。其操作要点是在灌注同时，左手轻提阴茎，右手持镜，一直将尿道管腔放在视野的中心，并按前述沿尿道走行置镜。

对于女性，在光源照明下，将镜鞘插入尿道外口，并沿尿道向前下方进镜，一旦进入膀胱，则需轻轻下压镜体后端，避免损伤由子宫顶起的膀胱后壁。由于女性尿道较短，在操作过程中左手需要注意固定镜体，防止镜鞘滑出。

(四) 观察方法

在所有内镜检查时，我们均须注意的是，一定要尽量保持观察视野清晰。这也是泌尿内镜发展的重要方面之一。其要点是在操作时双眼不离开操作视野，避免误损伤内镜周围的组织，检查时要仔细、缓慢移动内镜，操作时要缓慢用力，尽量缩短检查时间，再彻底检查所要观察的所有位置后，才进行可能会损害视野的操作。

置入镜鞘后，撤除闭孔器，测残余尿，留取尿样检查。观察膀胱一般应用 70°镜，观察膀胱颈和膀胱前壁时可以更换 110°镜。如尿液混浊、有血凝块等，最好在冲洗干净后观察。膀胱灌注前需要排空注水管的空气，膀胱灌注不宜过多或过少，过度灌注容易造成视野发暗、黏膜变薄、患者痛苦，过少则黏膜皱缩塌陷，不易观察。一般灌注容量为膀胱正常容量的 1/2 至 2/3 时，观察效果较好。但是灌注容量并不是一成不变的，对于存在膀胱过度活动症的患者容量需要更少；对于膀胱黏膜病变、膀胱功能容量减少的患者，可以一边注水、一边观察，如果盲目追求膀胱灌注容量，反倒会继发膀胱黏膜出血，造成观察困难。此外，总体观察时间宜短不宜长，操作手法宜轻柔，以减轻患者痛苦，避免膀胱痉挛发生。患者的安静和放松是成功操作的基础。

内腔镜观察膀胱是一个常规系统操作，从膀胱哪个部位开始检查，或应用哪一种检查顺序都不重要，最主要的是将膀胱的尿路上皮全部观察到。而对于一个三维空腔来说，不疏漏检查部位的关键有两点：一是选定一个标记，二是从选定标记开始，按顺序 360°检查。此外在检查过程中要牢记，内镜检查对所观察部位有放大效果，内镜距离检查部位越近，观察越清晰，但是视野越小，反之，距离检查部位远，观察的范围越大，但可能会遗漏微小病变。所以在检查过程中需要适时调整内镜与检查目标的距离。笔者一般习惯从膀胱颈开始，先观察三角区、输尿管口、右侧壁、顶壁和前壁，再观察左侧壁、顶壁和前壁，最后观察后壁。输尿管口一般呈裂隙状，位于 4 点、8 点处，两者间距为 2 ~ 3cm，过度灌注时可达 5cm 以上，输尿管口与尿道内口的距离一般也为 2 ~ 3cm。观察膀胱前壁时灌注量要少，在患者放松同时，按压耻骨上方腹壁，以便于观察，有条件者可以应用 110°观察效果更佳。明确膀胱病变部位后着重观察病变的大小、形态、数目、与输尿管口的关系、肿物有蒂或无蒂、蒂的情况以及病变周围的情况。对于输尿管口附近或者是较大的肿物，可以边冲水、边观察，同时可用镜体、活检钳等将肿物挑起，以便于观察。膀胱憩室内的肿瘤则需要边放水边观察，待肿瘤从憩室内逸出后观察、取活检。对于膀胱或尿道阴道瘘，观察时可左手扶镜，右手插入阴道瘘口，观察体会尿瘘的大小，周围毗邻和尿瘘的质地等，之后再应用膀胱尿道镜观察阴道情况。观察尿道时更换 0° ~ 12°镜，边冲水、边退镜、边观察，要注意前列腺部尿道、精阜、尿道膜部括约肌和尿道黏膜的情况。进镜状态下观察尿道方法一样，顺序相反。检查结束，撤除操作架，插入闭孔器或者是在直视下撤镜，仍需注意按前述沿尿道走行撤镜，最容易犯的错误是当镜子撤到尿道膜部时未及时上抬镜鞘后端，造成镜鞘"突然弹起"，损伤尿道膜部，加重患者痛苦。

检查时通过内腔镜直接观察可能比较麻烦，但是通常从内腔镜直接观察到的图像比视频设备上获得的图像要好。膀胱内病变大小的估算原则是：直接应用目镜观察，贴紧物体时放大4倍，距物体2.5cm时物像与实际大小相同。而14英寸监视器可以将物像放大10倍以上，需要根据经验观察，如不易判定肿物大小时也可以将活检钳、输尿管导管等与肿物对比，进行估算。

（五）软膀胱镜检查

软膀胱镜检查的适应证同硬膀胱镜，但是更适用于需要经常反复检查膀胱镜的患者；骨盆、下肢病变，无法采用截石位的患者；膀胱颈部、膀胱前壁病变、硬镜不易观察的患者；尿道狭窄，前列腺增生导致后尿道狭窄、膀胱颈后唇过度抬高的患者；上尿路扩张患者手术中，在切开输尿管、肾盂后，应用其检查肾内结石等病变的情况。检查时对体位无特殊要求，应用表面麻醉即可。

置镜前一定嘱患者排空尿液，如存在较大量的残余尿可以先应用尿管将其排空。女性置镜方法不需特殊讲述。对于男性，在将软镜插入膀胱的过程中，需要右手握软膀胱镜操作柄，左手小指、无名指或中指与无名指夹住阴茎并将其轻轻提起，大指和食指捏住镜子前端并将其置入尿道约5cm后，右手向前推镜，控制转向器，一直将视野放在管腔中心，双手配合，缓慢将镜子置入膀胱。由于软镜出水不便，所以开始一定不要灌注太多，检查需要尽量快速。

软膀胱镜为0°镜，观察范围变化大，检查时动作宜小，观察原则仍然是务必完全检查整个膀胱尿路上皮，可将膀胱顶部气泡作为标志，看到气泡后将前端缓慢弯曲至180°~210°，则可以观察到膀胱颈和尿道内口，将前端弯曲角度变小并回拉镜体，则可观察到膀胱前壁；将前端向下弯曲则可以见到膀胱后壁和膀胱三角区，同法转动镜体、弯曲镜体前端观察膀胱侧壁。

（六）活检

怀疑膀胱、尿道或者是上尿路存在肿瘤或肉眼已发现肿物时，应行细胞或组织学活检。可疑上尿路肿瘤时可以通过输尿管插管留取肾盂尿液进行细胞学检查，如果应用细胞刷，细胞学结果会更可靠。

取活检前需要根据其肉眼表现初步判定肿物性质和恶性程度；对于肿物多发或需要多点随机活检的患者，取活检的部位应当先易后难；活检时应避免钳夹肿物表面坏死组织，同时取瘤体和基底的组织；取尿道活检时，需要应用12°镜；如果肿物单发、过小，组织活检后可能会影响下一步治疗，可暂

不活检，待治疗过程中一并处理；对于肿瘤外观提示为浸润性、或者是分化差的肿瘤、尿细胞学提示肿瘤细胞分级高、尿细胞学发现肿瘤细胞但是膀胱镜下未发现肿瘤、外观为低分级表浅乳头状肿瘤或者是准备行膀胱部分切除术者，除膀胱内病灶部位活检外，需要行膀胱黏膜随机活检术。膀胱黏膜随机活检包括膀胱双侧壁、前壁、顶壁、后壁、三角区六个部位，如考虑为原位癌等情况，还需要取前列腺处后尿道黏膜活检。活检前后需要将活检钳的夹勺仔细冲洗，防止组织残余，影响检查结果。但是由于活检深度一般较浅，根据活检判断肿瘤浸润深度一般会有误差。

四、检查后处理及膀胱尿道镜检查的并发症、处理方法和预防

膀胱尿道镜检术后可能会出现膀胱刺激征、血尿、感染、发热和相邻脏器副损伤等并发症，但如检查指征严格，操作规范，则很少出现。处理需要及时充分，而更关键的是告知患者可能发生的情况，如出现相关症状，及时寻求处理。

在操作中需要严格遵守无菌原则、动作轻柔、避免暴力，如出现尿道损伤可以放置尿管，若膀胱破裂通入腹膜腔，则需手术修补。上尿路引流不畅患者逆行造影前，需要预防性应用抗生素，术后暂时留置输尿管导管，如出现肾积脓，可以行肾盂穿刺造瘘治疗。其他的并发症还包括：尿路刺激症状，一般较轻，持续1~2天自愈；术后血尿，一般并不严重，如系操作过程中副损伤出血、或者是组织活检后出血不止，可以留置尿管观察，必要时手术探查止血；术后发热，一般是由于尿路引流不畅引起的，病原菌多为革兰阴性菌，可以对症应用抗生素并加强尿路引流来治疗；膀胱、尿道、直肠损伤多由于检查过程中应用暴力引起，需及时发现，根据不同情况分别处理；术后尿道狭窄，多发的部位是尿道外口、尿道舟状窝和膜部尿道，避免多次检查，减少术中损伤可以降低其发生率；腰痛和肾绞痛一般是由于逆行造影过程中注药压力过大、药量过高引起，一般数天自行消失。

第四节　输尿管镜检查

通过逆行方式经尿道于直视下行上尿路内镜检查，称为"输尿管镜检查"，其实应为"输尿管肾盂镜检查"，可利用硬镜、半硬镜和软镜三种内镜。1912年，Hugh Hampton Young第一次使用所谓的

"输尿管镜",他用 Fr9.5 的儿童膀胱镜观察因后尿道瓣膜导致扩张的输尿管,并一直观察到了肾盂内的肾盏。在 1980 年 Perez-Castro 报告了将金属输尿管镜放入输尿管及肾盂内进行诊治疾病的经验,之后很快在国外推广,成为诊断和治疗输尿管疾病的重要手段之一。

一、输尿管镜的构造特点

(一) 输尿管硬镜和半硬镜(图 1-3-8)

由金属制成,一般镜身长 31～44cm,通过柱状透镜或光导纤维成像,内镜角度为 0°～10°,视野 65°～80°,前端细(Fr6.0～Fr7.5),后端粗(Fr8.0～Fr9.5),工作腔道为 Fr2.4～Fr4.0。半硬镜也属于硬质器械,但为了保持完整的视野,其镜体可以有中等程度的偏转。柱状透镜成像的输尿管镜由于被动的偏转,在视野中易出现半月形缺损,观察往往不理想。为了克服这个缺点,在硬输尿管镜或半硬输尿管镜中,光导纤维成像已经替代了柱状透镜成像。一般应用于髂血管以下输尿管疾病的诊断和治疗。

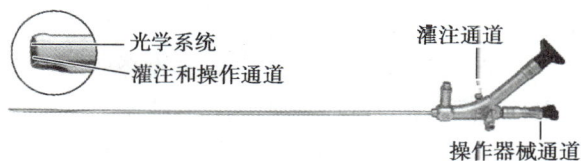

图 1-3-8　硬性输尿管镜

(二) 软输尿管镜

构造同软膀胱镜,但是更加细长(Fr5.3～Fr8.7),有冲水和操作通道。软输尿管镜既可以被动弯曲,也可以主动弯曲。被动弯曲的输尿管镜是单纯的诊断性器械,仅具有历史意义。实际上,在逆行方式下完整的观察全部上尿路需要主动和被动弯曲的配合。主动弯曲的软输尿管镜应用光导纤维成像,内有机械装置,可使头部弯曲(一侧为 130°～250°,另一侧为 110°～275°),加之邻近部位的柔软性(即继发弯曲),可以很容易的观察各个肾盏。这样软输尿管镜可弥补硬性输尿管镜观察不全的缺点,可以较容易的诊断肾盂或肾盏的疾病,也可用于治疗这些部位的疾病(图 1-3-9)。

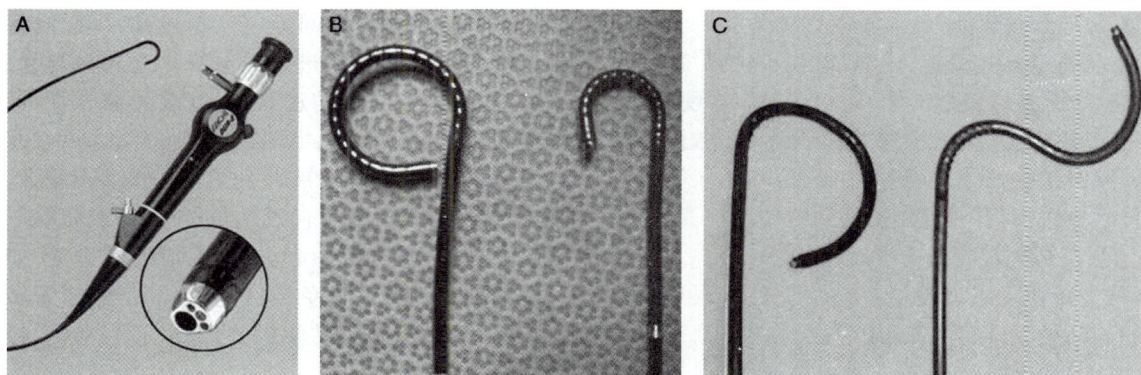

图 1-3-9　软输尿管镜示例
需要注意的是,不同软输尿管镜头端的弯曲情况不同

(三) 输尿管软、硬镜的比较

输尿管硬镜适合输尿管下段的检查和治疗,容易操作,可直视下进镜,工作腔道大。输尿管软镜适合观察输尿管上段、肾盂和肾盏。由于软镜在膀胱中容易扭曲,常常需要顺导丝进镜。能够容易地通过输尿管的扭曲段,90% 以上的上段集合系统都能达到。联合两者,可以更容易的诊断和治疗输尿管全长以及肾盂肾盏的疾病。

二、输尿管镜检的适应证和禁忌证

输尿管镜包括诊断和治疗两部分的应用,两者往往不可分开。在治疗方面本节不作重点描述。凡在应用输尿管镜前均应先行上尿路造影(如逆行输尿管肾盂造影)以显示上尿路轮廓,帮助内镜操作者确定主要观察的区域。此外必须牢记,只要应用输尿管镜就有发生并发症的可能性,一般只有在应用其他影像学检查无法确定、或需要治疗时才会应用输尿管镜。其适应证主要包括:检查不明原因的上尿路梗阻、尿路示充盈缺损、上尿路细胞学或培养结果有异常、发现输尿管口喷血、或者是上尿路肿瘤腔内治疗后随诊;此外,如果在检查过程中发现异常可以同时进行相关处理,例如经输尿管镜碎石、上尿路异物取出、上尿路狭窄内切开或扩张、或进行上尿路肿瘤的腔内治疗等。

对于患者不耐受麻醉或手术、存在全身严重的出血性疾病患者,均不宜进行输尿管镜检。对于其他患者,无绝对禁忌证,如尿道狭窄可以先行尿道内切开,输尿管狭窄缓和可以先行内切开治疗,如患者不能应用截石位。可以联合软膀胱镜和软输尿管镜进行治疗。

三、硬输尿管镜检查要点

(一)患者准备

充分了解患者的症状、体征、化验室检查和影像学结果,确定患者行输尿管镜检的必要性和需要检查的重点。并使患者明确检查的过程和目的,消除恐惧心理,积极配合检查。术前需行尿常规、尿培养、静脉肾盂造影,必要时行逆行肾盂造影检查。检查时患者多采用截石位,一般可以将检查侧下肢尽量放低与躯体平齐,但不必过度外展,而对侧下肢需要尽量外展,以便于进镜。可以应用硬膜外麻醉或腰麻,如应用全麻,可以获得更好的肌松效果,减少患者痛苦,降低检查并发症。

(二)器械准备

除需准备输尿管镜、光源、电视摄像系统外,还需准备膀胱尿道镜、水泵、亲水导丝、超硬导丝、Fr3~Fr5 输尿管导管、输尿管扩张设备(橄榄头扩张器、逐级扩张器或球囊扩张器等)和输尿管镜异物钳、活检钳、套石篮等相关辅助器械。

(三)置镜检查

首先行膀胱尿道镜检查,观察膀胱、尿道的情况,明确输尿管口的位置和形态。

其次,从输尿管口插入安全导丝,并保证导丝进入肾盂。这样可以保证在输尿管穿孔、输尿管镜检失败、或因出血等原因导致术野不清、需要停止手术时,安全的置入输尿管支架管。此外,安全导丝还可以使扭曲的输尿管变直、方便输尿管置镜,一般并不会妨碍手术操作。置入安全导丝过程中如果受限,可以先沿安全导丝置入顶端开口的输尿管导管,之后撤掉导丝,行逆行造影,明确放置导丝失败的原因。明确原因后,根据情况,可以试行应用"亲水导丝",以期通过狭窄段;或者沿导丝、在其外放置顶端开口的输尿管导管,以增加导丝的硬度,从而通过狭窄段;也可以在输尿管镜直视下,在狭窄远端试行放置导丝通过狭窄段。

再次,如发现输尿管口或者是输尿管狭窄,需要将其扩张才可能成功完成输尿管镜手术。可应用两类扩张方法:被动扩张法是在术前输尿管内留置双J管24~48小时以上,这样不但能够扩张输尿管,还可以缓解部分患者的临床症状,解除上尿路梗阻;主动扩张法需要应用相应的器械,例如在导丝引导下,应用金属橄榄头扩张器、逐级扩张器扩张输尿管,为避免假道形成,一般应在透视下行这项操作;另一种主动扩张方法是应用气囊导管扩张,效果良好,但价格昂贵。

最后,是输尿管镜操作的第一步,也是最重要的一步:如何使镜子进入输尿管。熟悉输尿管的走行和解剖是输尿管镜操作成功的关键。两输尿管开口间距约为 2~3cm,每侧输尿管口与尿道内口距离略大于 2cm。输尿管进入膀胱的角度变化较大,可以从 90°~135° 不等,另外由于老年男性前列腺增生,膀胱三角区被抬高后此角度会更大。输尿管斜行穿越膀胱的一段称为壁间段,长 1.5~2cm,是输尿管最为狭窄的部位,一旦造成医源性损伤,会导致输尿管闭塞或膀胱输尿管反流。检查过程中需要予以注意。一般在进入输尿管口时,先将镜体贴近输尿管口并旋转,用镜尖挑起输尿管口游离缘,同时配合液压泵灌注扩张输尿管口,可以观察到输尿管侧壁,沿此间隙进入输尿管,再慢慢将输尿管镜复位,即可以进入输尿管。进入输尿管后,需要降低灌注液体的进入速度,避免输尿管、肾盂腔内压力过高、反流,出现腰痛和发热,并可以避免输尿管结石、异物等被冲到近端,增加处理难度。在慢慢将输尿管镜推向近端过程中,需要将输尿管腔一直位于视野的中心、或始终沿导丝进镜,如视野模糊、出现一片白色或红色,可能是输尿管转折处或进镜过快导致黏膜折叠,可以适当退镜、轻摆镜体、重新找到管腔。在这一过程中需要注意的是,输尿管镜前端细,末端粗,即使进镜过程中毫无阻力,也需缓慢进镜,并及时反复进、退输尿管镜,以扩张远端无法观察到的输尿管。如进镜过程中毫无阻力,并见到前方输尿管管腔,突然出现进镜困难,除因肌肉痉挛导致输尿管放置困难外,还可能是远端输尿管套叠,输尿管镜末端阻力增加所致,如此时暴力前行,极易出现输尿管断裂等严重并发症。输尿管镜进入盆段时,需要下压镜体;在输尿管扩越髂血管处可以看到视野下方的搏动,是进镜的标志之一;如进入输尿管过程中出现近端输尿管迂曲,看不到管腔,可以适当退镜,等待片刻,并使患者保持头低脚高位,多可找到管腔继续进行检查。如果在进镜过程中发现近端输尿管狭窄,除可以通过上述方法扩张狭窄段,以便通过输尿管镜外,还可以通过反复、轻微、旋转输尿管镜,使镜体尖端逐渐扩张越过狭窄段,从而进镜;如果仍然进镜困难,也可以在除留置安全导丝外、再在输尿管镜内留置一根导丝,之后将输尿管镜逐步调节到两根导丝之间,逐步扩张通过狭窄段。

四、软输尿管镜检查

软输尿管镜一般长 64～70cm,尖端 Fr5.3～Fr8.7,尾端 Fr8.4～Fr10.1,可双方向主动转动(一侧转向 130°～250°,另一侧转向 160°～270°),视野 80°～90°。软输尿管镜除具备与硬输尿管镜相同的检查适应证外,还可以检查 90% 以上的肾盏系统和肾乳头结构(见文末彩图 1-3-10)。

在应用软输尿管镜检查过程中,顺利将软镜置入输尿管、肾盂也是检查中至关重要的一步。所谓的"非接触技术"是指将软镜沿导丝直接置入输尿管,一般仅适用于输尿管条件良好的患者,目前最常用的方法是在膀胱镜检、硬输尿管镜检后,沿留置于输尿管内的导丝,先行置入输尿管引导鞘(ureteral access sheaths)(图 1-3-11),之后沿输尿管引导鞘,置入软输尿管镜,这样不但可以方便软输尿管镜的进出,还可以在检查或治疗同时降低肾盂内的压力,获得更清晰的视野和更安全的操作。为安全起见,一般多在 X 线监视下放置引导鞘。如果输尿管狭窄,无法置镜,可以按前述扩张输尿管的方法处理后,再行置入输尿管引导鞘。

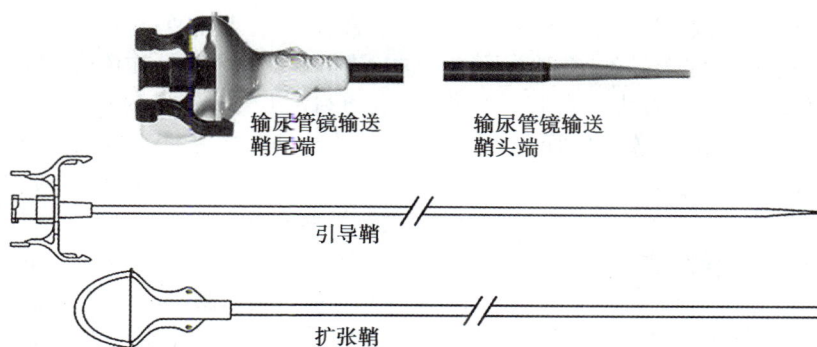

图 1-3-11　输尿管镜输送鞘
分为两部分,一部分为引导鞘,其直径为工作腔道直径,一部分为扩张鞘,外涂亲水涂层,其直径为输尿管被扩张直径

软输尿管镜进入肾盂后,可以撤去导丝,按顺序细致观察。从内腔镜的操作孔注入稀释的造影剂,在透视帮助下逐一辨别复杂的肾盏系统,以做到不丢不漏,观察每一个肾盏。另外,在应用软输尿管镜处理病变时需要注意,在从操作腔道插入辅助设备后,软镜的可弯曲度会减小,单纯观察时可见的病灶,在处理时可能不易观察到。撤镜时,可以在输尿管内留置导丝后,将输尿管引导鞘和输尿管镜同时先后下撤,以便观察整个输尿管情况。

五、输尿管镜检查的并发症及其防治

1. 输尿管损伤　包括输尿管穿孔、黏膜撕脱、套叠或输尿管断裂。防治方法包括检查前应当放置安全导丝;如需扩张输尿管,应当在透视下进行;检查过程中始终保持视野位于输尿管腔中央;如发现黄色、反光的脂肪颗粒或者是网状组织,需要立即停止放镜,必要时透视下造影明确输尿管镜的位置;如在放镜过程中发现镜体嵌入输尿管,活动费

力时,需要将镜体反复进出,扩张输尿管,必要时改用全麻,在获得良好肌松的情况下,一般可以进一步检查,但如果继续暴力操作,可能会导致输尿管断裂。一般输尿管损伤都是发生在应用输尿管镜治疗时,如碎石、切除肿物或肿物活检。小的黏膜损伤可以通过放置输尿管支架管保守治疗痊愈,较大的损伤可能需要改行开放手术处理。

2. 血尿　一般较轻,不需特殊处理。

3. 术后腰痛、发热　与操作过程中灌注压高、灌注量多、术后输尿管水肿或血块阻塞输尿管有关。术前需要做尿培养,必要时预防性应用抗生素,术中要注意低压灌注,及时放水,术后注意保持输尿管通畅,从而预防上述症状的发生。

4. 感染中毒性休克、败血症　少见。术前明确上尿路感染状态对预防其发生非常重要,如果置镜过程中发现尿液浑浊、可疑或发现脓尿,及时留置输尿管引流管,停止输尿管镜操作十分重要。休克发生后,除对症处理休克外,确保上尿路引流通

畅同样非常重要。

5. 器械折断或异物存留在输尿管腔内 少见,在术前检查确定器械的完好性、避免在检查过程中使用暴力置镜、操作过程中将器械伸出输尿管镜操作腔后使用,可以避免此类并发症的发生。一旦发生需要、应用输尿管镜或者是开放手术将残留异物取出。

6. 输尿管狭窄 多由输尿管穿孔、创伤或炎症引起,应用型号越粗的输尿管镜越容易发生,是输尿管镜的远期并发症。其处理方式依赖于狭窄段的部位、长度和程度,如果狭窄段短,可以行输尿管内切开或者是球囊扩张治疗,如果狭窄段长,可能需要开放手术修复。

输尿管镜手术总并发症发生率为 2% ～20%。如果能够非常熟悉输尿管镜和其辅助设备、在术前进行充分的准备、术中放置安全导丝,在透视下进行操作可以避免多数并发症的发生。如果术中出血、视野不清,可以停止手术,留置输尿管支架管,进行二次手术处理。

第五节 泌尿内镜的养护和展望

泌尿内镜是泌尿外科医生的工具和朋友、是现代泌尿外科学的重要标志。作为泌尿外科医生,我们应当像爱护我们的双手一样,爱护泌尿内镜。我们需要熟知泌尿内镜的结构、原理,对其善加保护。

了解每种内镜不同的消毒方式,避免交叉应用不同的消毒方式,以免对内镜造成更大的损害。对于软镜来说,不能应用高温灭菌,在环氧乙烷熏蒸灭菌或低温等离子消毒过程中,需要应用镜头保护套,防止镜头外橡胶套破裂。软镜较长,使用中更需要注意防止污染、折损。在每次应用后需要仔细清洗、擦拭、检查内镜的每一个部件,并对内镜使用情况进行登记,发现问题,及时修理。

泌尿内镜是以现代科技为基础,人们思想的现实体现。有想法、有科技,就会逐渐成为现实。在泌尿内镜应用初期,仅仅是将其通过人的自然孔道用于膀胱和输尿管等的检查。逐渐的对于耻骨上膀胱造瘘术后、尿流改道术后储尿囊、流出道等,人们也开始应用泌尿内镜检查。之后,人们又开始通过肾盂穿刺,直接通过皮肾通道进行肾盂、肾盏的检查。也就是说,泌尿内镜已经可以涵盖任何自然孔道和人工创造孔道的检查,有自然孔道,我们可以检查,没有孔道,我们创造孔道也可以检查。对于内镜本身来说,我们已经从早期的硬性、直径较粗、操作腔道相对较小的内镜逐步向软性、直径细、操作腔道相对大、表面更光滑的内镜转变。2011年,又有报道研制出了在体外进行操作的泌尿腔内机器人,可以直接检查或处理泌尿内腔道疾病,这样可以使动作更精细、视野更清晰,使我们对内镜未来的发展充满了希望。

(张 宁)

参 考 文 献

1. Herr H,Donat M,Dalbagni G,et al. Narrow-band imaging cystoscopy to evaluate bladder tumors-individual surgeon variability. BJU Int,2010,106(1):53-55.

2. Gee JR,Waterman BJ,Jarrard DF,et al. Flexible and Rigid Cystoscopy in Women. JSLS,2009,13(2):135-138.

3. Geavlete P,Jecu M,Geavlete B,et al. Ureteroscopy-an essential modern approach in upper urinary tract diagnosis and treatment. J Med Life,2010,3(2):193-199.

4. Kawahara T,Matsuzaki J,Kubota Y. Ureteroscopy-assisted retrograde nephrostomy for an obese patient. India J Urol,2012,28(4):439-441.

5. Rajamahanty S,Grasso M. Flexible ureteroscopy update:indications,instrumentation and technical advances. India J Urol,2008,24(4):532-537.

第四章　尿动力学基础

尿动力学检查(urodynamic study)是泌尿外科的一个分支学科,它主要依据流体力学和电生理学的基本原理,通过尿道或经皮造瘘置管的方法,测定尿路各部的压力、流率及肌电活动,研究尿液从肾脏输送到膀胱及其在膀胱内储存和排空的生理和病理过程的医学科学。尿动力学检查有两个基本目的:再现患者的主诉症状;对患者存在的问题作出病理生理学解释。从解剖上分类,尿动力学可分为上尿路动力学和下尿路动力学。由于上尿路动力学(whataker 试验)已逐渐被利尿肾图或肾动态扫描取代,本章将主要介绍有关下尿路尿动力学的基本原理和临床应用。

第一节　尿　流　率

一、尿流率测定的历史

尿流率测定是一种简单、非侵入性的检查。美国 Jefferson 医院的 Drake 被认为是发明尿流率计的先驱。1948 年,Drake 设计了第一个"承重式尿流计",并将转筒记纹器所记录的曲线称为"尿流图"。同时该装置将一个漏斗置于中空的座椅下面,从而使得女性尿流率测定成为可能。此时的尿流率计尽管测定相对准确,但在设计上粗糙而简单。1956 年 von Garrelts 发明了使用电子装置记录尿流率,之后 20 世纪 80～90 年代,在电子技术、计算机技术与尿动力学紧密结合下,诞生了电脑化的尿流率测定,此时尿流率设计更趋正规化和精细化,测定结果更加准确。

随着最初的承重式尿流计的使用,尿流计种类有所改进。目前最常用的尿流计分为三类。

1. 承重式尿流计(图 1-4-1 Drake 尿流计)将尿液排入集尿器中,排出尿液重量的增加可以通过装置随时间延长连续地传递到记录装置,且脑将重量-时间曲线转化为尿流率曲线。

2. 转盘式尿流计　尿流冲击匀速旋转的转盘导致其转速减少,维持转盘继续匀速旋转所需的电

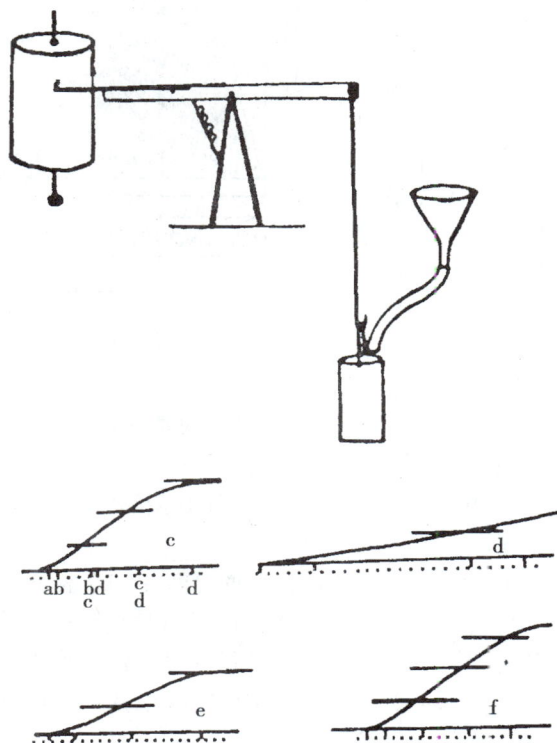

图 1-4-1　早期承重式尿流计

1948 年 Drake 设计并制造了一种新装置,通过转筒记纹器测量并记录尿液重量随时间延长不断增加的曲线称为"尿流图"

能可被测出,其与尿流率呈比例,并可转化为尿流率。

3. 电容式尿流计　尿流穿过电容式集尿器时,可引起其内部电容的改变,将这种改变转换为尿流率曲线。

二、尿流率主要参数

尿流率测定是目前尿动力学检查中应用最广泛,也是应用最多的无创检查,可以客观的反映下尿路的排尿过程。尿流率代表了膀胱的整个排空过程,初步反映了排尿期膀胱、膀胱颈,尿道及括约肌的功能及相互关系,可作为门诊对下尿路症状患者的一线筛查手段。

尿流率参数定义:尿流率指单位时间内自尿道外口排出体外的尿量(单位为 ml/s)尿流曲线的记录以时间为 X 轴,尿流率为 Y 轴。尿流率检查记录的常用参数和定义如下(图 1-4-2)。

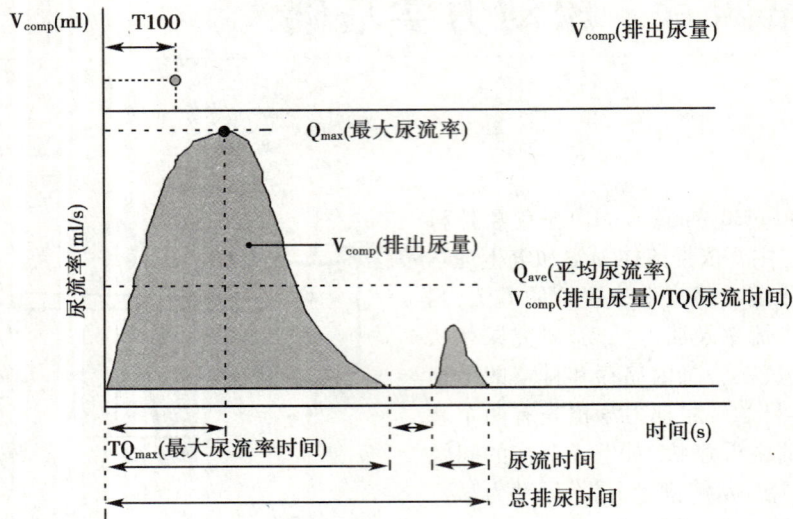

图 1-4-2　尿流率参数模式图

1. **膀胱容量**　开始排尿时的膀胱容量(排出尿量+排尿后残余尿量)。

2. **排出容量**　检查时实际排出的尿量,以 V_{comp} 表示。

3. **尿流时间**　实际排尿的时间,以 TQ 表示。

4. **总排尿时间**　本次排尿开始时直至排尿结束的时间,其中包括排尿中断的间期,正常值为排出尿量 100ml 则 10 秒为上限,排出尿量 400ml,则 23 秒为上限。以 T100 表示。

5. **最大尿流率**　一次排尿时出现的最大尿流率,如存在腹压影响,因腹压所致的尿流率增高不能作为最大尿流率。以 Q_{max} 表示。

6. **最大尿流率时间**　从出现尿流时达到最大尿流率的时间。无论正常或梗阻,最大尿流率通常出现在总排尿时间的 1/3 以内。以 TQ_{max} 表示。

7. **平均尿流率**　排出尿量除以尿流时间。只有持续尿流时平均尿流率才有价值。间断排尿和排尿末滴沥时平均尿流率无价值。以 Q_{ave} 表示。

三、尿流率的测定、解读及质量控制

(一)尿流率测定的影响因素及测定环境

尿流率,尤其是最大尿流率,受到各种因素的影响。如尿量、心理因素、年龄,体位和腹压等多因素。其中最重要的影响因素是排出尿量。一般要求排出尿量不能低于 150ml,否则尿流率会出现减低赝像。某些患者可能因梗阻严重或逼尿肌收缩力明显受损而出现大量残余尿(大于 100ml),此时实际能够排出的尿量较少,从而导致人为认定因憋尿量不够导致尿流率结果不准确,实际上即使患者继续憋尿,也无法排出较多尿液,同时还会因为膀胱过度充盈导致逼尿肌过度牵拉,逼尿肌收缩力进一步下降,从而进一步影响尿流率的准确测定。因此目前主张在尿流率测定前后进行膀胱容量测定,如膀胱容量测定仪(图 1-4-3),能更为准确地提供尿流率的相关参数。其次,患者的心理因素及体位也会导致尿流率测定较正常排尿时相差较大:检查人员的关注、暴露的环境、不舒适的排尿体位、对检查结果的期盼等多方面因素都会引起整个排尿过程发生变化。因此尿流率测定需要一个专门、独

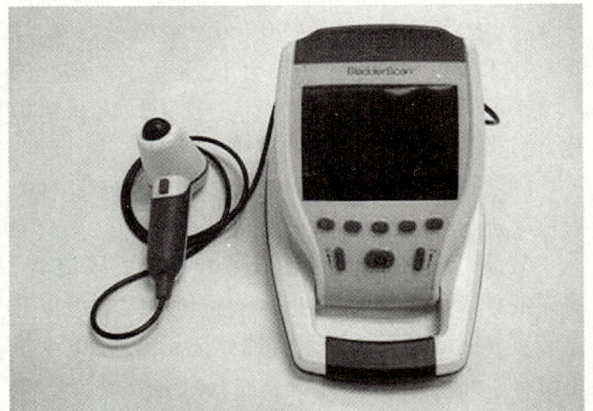

图 1-4-3　膀胱容量测定仪

立、安静、隐蔽、通风、暖和、能充分尊重患者排尿隐私与排尿习惯的场所中进行。排尿设施可以保证男性尽量采取站立位,女性患者采取坐位排尿。笔者单位的尿流率测定就在一个符合上述所有条件的独立卫生间中进行,尿流率测定仪通过蓝牙远程传输同主机相连,从而最大程度保证尿流率结果可信(图1-4-4)。

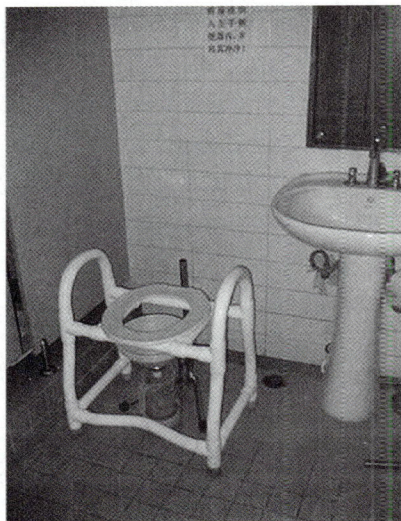

图1-4-4 尿流率测定房间

(二)尿流率正常参考值及临床意义

1. 最大尿流率(Q_{max}) 正常参考值男性为15ml/s以上,女性为20ml/s以上。受试者排尿量在150～400ml之间可重复性最强,根据ICS要求,最低排尿量应该150ml以上。由于某些疾病的影响,尿量不能达到150ml时,以尿流率最佳的检查结果作为该患者的参考值。如随后进行测定发现有大量的残余尿,无论尿流率高低均提示下尿路或膀胱功能障碍。由于尿流率取决于下尿路阻力和逼尿肌收缩力的综合作用,因此Q_{max}减低可能提示有下尿路梗阻,或存在逼尿肌收缩力减低。临床应用当中采取不同列线图具体评估(图1-4-5)。

2. 其他参数 平均尿流率,尿流时间,达峰时间等临床价值较小,在此不做介绍。

3. 尿流率临床意义 尿流率是膀胱出口条件与逼尿肌力量共同作用的结果,因此尿流率异常反映的是排尿动力与排尿阻力两方面的问题,需要进一步检查确定。尿流率是临床上最常用的筛选指标,也是各种下尿路疾病治疗后的随访评估工具。

4. ICS推荐的尿流率报告表达方式 排尿功能=最大尿流率/排尿量(v)/残余尿量(VRU)(VOID=Q_{max}/v/VRU)。其中Q_{max}精确到个位,容量精确到十位,某项指标空缺以"-"表示。

(三)尿流率曲线形态

在考虑尿流率是否正常时,不但要看正常参考值,曲线的形态是否正常也很重要,只有将两者结合,才能对尿流率结果进行正确的解读。

1. 正常尿流率曲线 正常的尿流率曲线是一偏左侧的钟形连续曲线,最大尿流率(即曲线的最高点)出现在整个曲线的左1/3处(图1-4-6)。

2. 尿道狭窄的尿流率曲线 典型的尿道狭窄尿流率图形表现为一排尿时间明显延长的低平曲线。这是一种缩窄性梗阻的特征,这类梗阻的特点是排尿启动并无延长,很快达到尿流高峰,由于缩窄性瘢痕狭窄限制,尿流率维持在接近尿流高峰水平,直至近排尿末而形成一低平曲线。对梗阻不是很严重的缩窄性梗阻,一般来说无残余尿量(图1-4-7)。

3. 前列腺增生梗阻的尿流率曲线 最大尿流

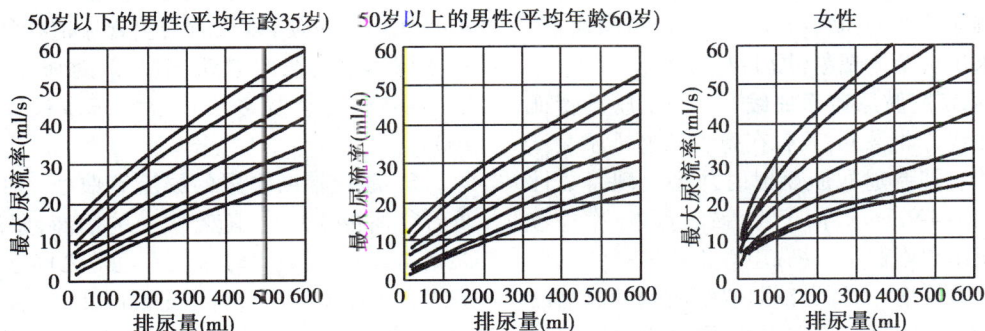

图1-4-5 "利物浦"尿流率列线图

该列线图数据来自332个健康男性自愿者(16～64岁)和249名健康女性自愿者(16～63岁)的测量数据,使用Dantec Urodyn 1000尿流计测量(Haylen, et al. 1989)

Uroflowmetry#1

Max Flow Rate	22.7ml/s	Voiding Time	34s
Average Flow Rate	12.7ml/s	Flow Time	33s
Voided Volume	422ml	Time to Max Flow	8s
Delay Time	23s		

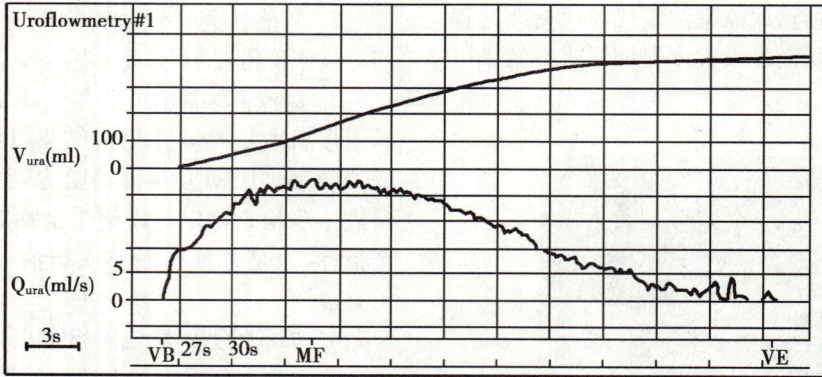

图1-4-6 正常尿流率图形

呈偏左侧的钟形曲线,并有足够的尿量和正常 Q_{max}

Uroflowmetry#1

Max Flow Rate	10.1ml/s	Voiding Time	49s
Average Flow Rate	6.6ml/s	Flow Time	47s
Voided Volume	311ml	Time to Max Flow	25s
Delay Time	31s		

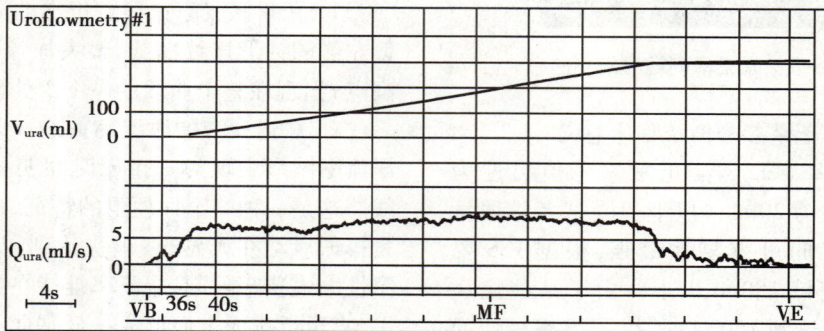

图1-4-7 尿道狭窄尿流率图形

特征为一低平台曲线,排尿时间明显延长,Q_{max}也明显减低

率减低,但仍在曲线的左1/3内,曲线迁延,常有因腹压辅助排尿所致的曲线波动。排尿末常有滴沥,使曲线终末出现断续现象(图1-4-8)。

4. 不稳定膀胱尿流率曲线 不稳定膀胱特征性尿流率曲线并非常见,只有在患者急迫排尿又试图收缩括约肌抑制逼尿肌反射时才会出现特征性图形。如图1-4-9所示,由于患者在行尿流率检查前因逼尿肌出现不稳定收缩,患者正收缩括约肌试图抑制逼尿肌反射,一旦逼尿肌收缩时松弛收缩的括约肌,尿流急剧冲出,形成尿流率曲线起始部的高尖波。如患者过度憋尿,也可能出现类似的情况,可根据患者排尿量进行鉴别(图1-4-9)。

5. 尿道括约肌活动干扰的尿流率曲线 某些患者因为前列腺炎或尿道炎,或盆底痉挛和疼痛,或排尿体位不便,排尿时会出现尿道括约肌异常,造成尿流率曲线的波动,但一般对尿流率参数无明显影响,可重复多次检查以减少误差(图1-4-10)。

6. 腹压辅助排尿的尿流率曲线 曲线波动,低谷往往接近基线,随着腹压的增高,尿流率也随之增高,而患者放松时尿流率也随之接近基线。这类患者的尿流率图形有一定的临床意义,但所得数据常因此出现人为误差。一般来说根据图片可判断出腹压辅助排尿状况,但仅提示患者有排尿困难,难以鉴别排尿困难或与下尿路梗阻有关,或与逼尿肌收缩力减低有关(图1-4-11)。

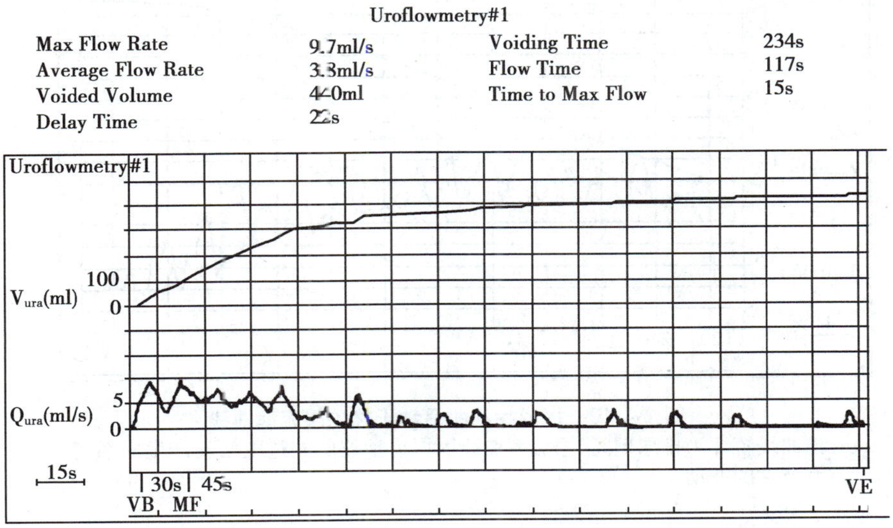

Uroflowmetry#1

Max Flow Rate	9.7ml/s	Voiding Time	234s
Average Flow Rate	3.3ml/s	Flow Time	117s
Voided Volume	440ml	Time to Max Flow	15s
Delay Time	22s		

图 1-4-8　前列腺增生梗阻的尿流率曲线

Q_{max} 明显减低，但仍在曲线 1/3 处，排尿过程可见腹压辅助排尿现象，排尿后呈滴沥状

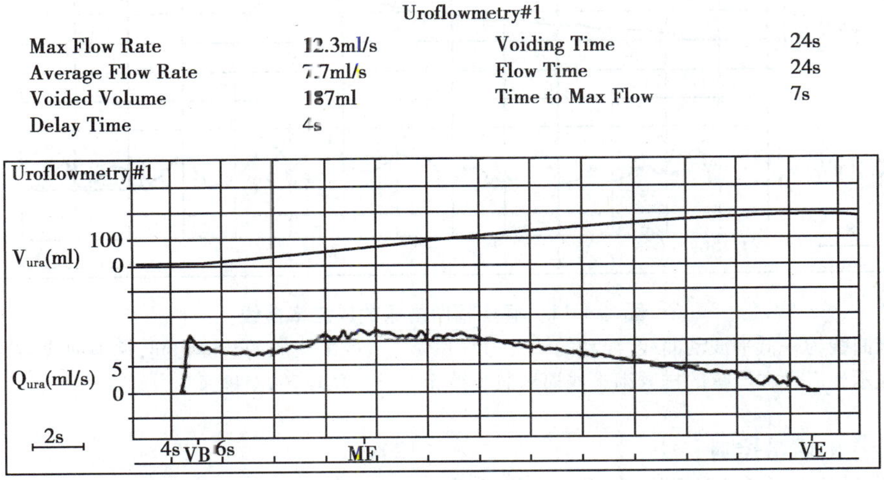

Uroflowmetry#1

Max Flow Rate	12.3ml/s	Voiding Time	24s
Average Flow Rate	7.7ml/s	Flow Time	24s
Voided Volume	187ml	Time to Max Flow	7s
Delay Time	4s		

图 1-4-9　不稳定膀胱尿流率曲线

该曲线特征是刚开始排尿即出现明显的高尖波，为不稳定膀胱患者在尿急时开始排尿前常强行收缩括约肌或挤压阴茎以控尿，突然松弛排尿时造成的。尿流率并非不稳定膀胱的诊断手段，但通过特征曲线可作出初步判断

Uroflowmetry#1

Max Flow Rate	33.3ml/s	Voiding Time	45s
Average Flow Rate	20.1ml/s	Flow Time	44s
Voided Volume	874ml	Time to Max Flow	14s
Delay Time	15s		

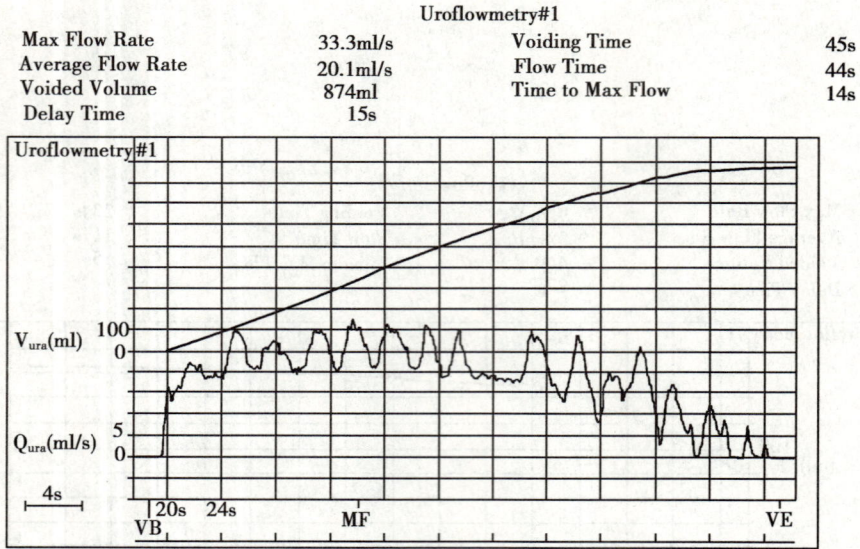

图 1-4-10 尿道括约肌活动干扰的尿流率曲线

该曲线特征为排尿期间,尿流率曲线因尿道括约肌的过度活动产生一系列有节律的波动

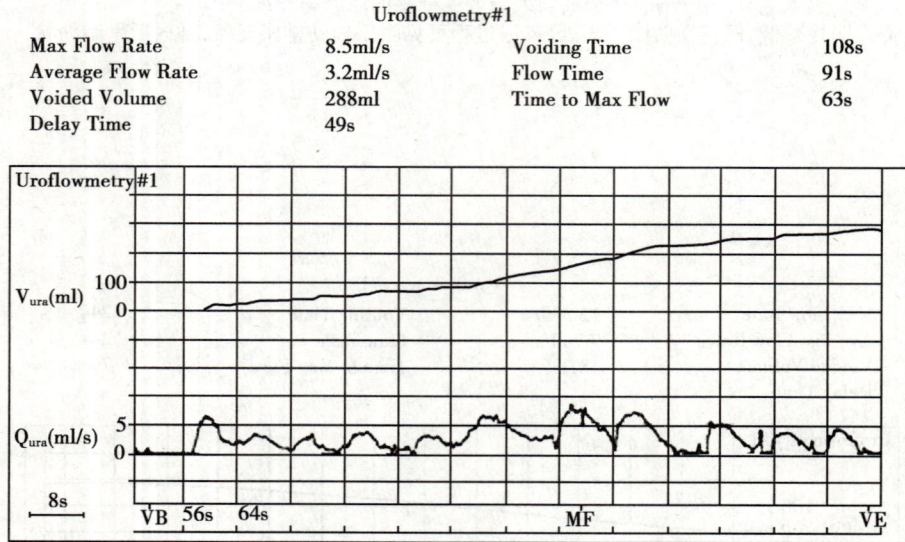

Uroflowmetry#1

Max Flow Rate	8.5ml/s	Voiding Time	108s
Average Flow Rate	3.2ml/s	Flow Time	91s
Voided Volume	288ml	Time to Max Flow	63s
Delay Time	49s		

图 1-4-11 腹压辅助排尿的尿流率曲线

该曲线为一低平波动曲线,波动的节奏通常和受试者收缩腹肌的节奏相同,这类曲线多数提示患者存在严重的排尿困难或逼尿肌收缩无力,需要腹压辅助排尿

(四)尿流率的质量控制

尿流率测定结果受多种因素影响,测定结果往往存在赝像问题,需要人为校正,以下是一些常见赝像,特举例说明。

1. 尿流率曲线的不规则尖波为尿流方向突然改变所致。通过人工校正得到正确结果(图1-4-12)。

2. 由于男性患者前后移动流入集尿器的尿线产生不规律尿流曲线。该变化快速且呈双相性(图1-4-13)。

3. 患者挤捏阴茎时出现的尿流率赝像及纠正后的结果(图1-4-14)。

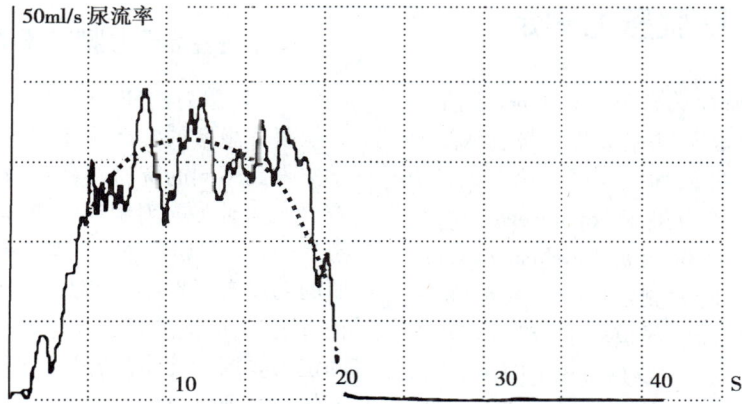

图1-4-12 人工纠正不规则尿流曲线

尿流率曲线的不规则尖波为尿流方向突然改变所致。通过人工校正（图中虚线），Q_{max}由19.5ml/s降至17ml/s

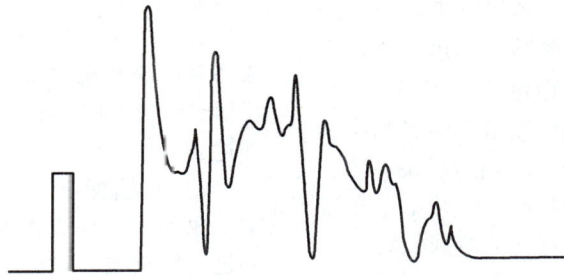

图1-4-13 "尿线游弋"

由于男性患者前后移动流入集尿器的尿线产生不规律尿流曲线。该变化是快速且呈双相

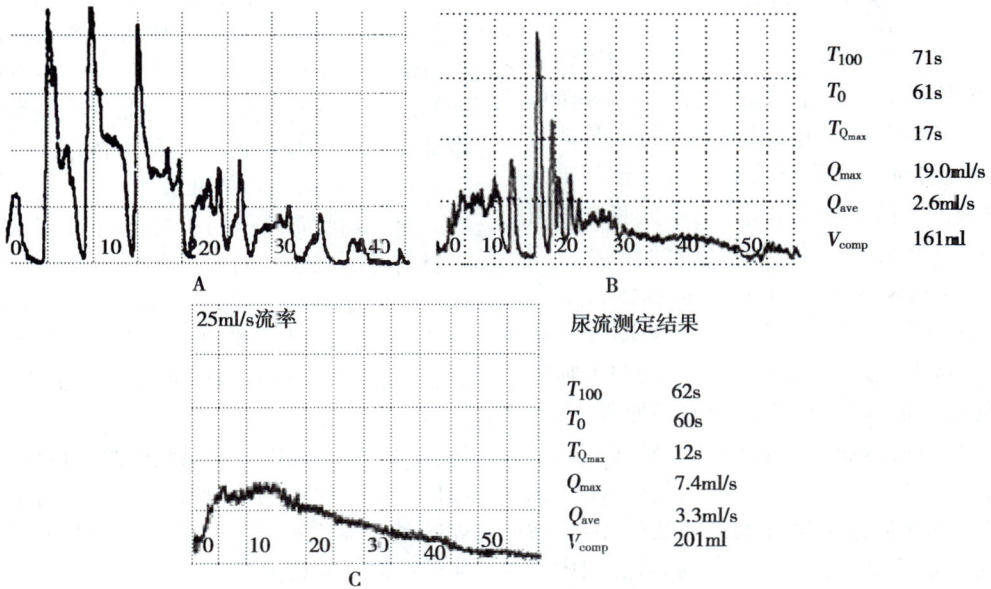

T_{100}	71s
T_0	61s
$T_{Q_{max}}$	17s
Q_{max}	19.0ml/s
Q_{ave}	2.6ml/s
V_{comp}	161ml

尿流测定结果

T_{100}	62s
T_0	60s
$T_{Q_{max}}$	12s
Q_{max}	7.4ml/s
Q_{ave}	3.3ml/s
V_{comp}	201ml

图1-4-14 患者挤捏阴茎时出现的尿流率赝像

第二节 膀胱压力测定

广义上来说,膀胱压力测定(cystometry)是一种研究排尿过程中储尿期与排尿期的膀胱尿道功能、以便对下尿路功能障碍性疾病进行诊断以及有效治疗的方法。膀胱压力测定(cystometry)包括:①充盈期膀胱压力-容积测定(cystometrograms,CMG);②排尿期压力-流率测定(P/Q)两个部分。前者主要测定储尿期膀胱、尿道功能,后者可以测试排尿期膀胱、尿道功能(主要是流出道阻力)。临床尿动力学测定过程中两者一般连续完成,从而完整、充分地反映下尿路功能。少数情况下,充盈期膀胱压力-容积测定就可以达到疾病诊断的目的,单纯进行充盈期膀胱测压时不需要准备尿流率仪,膀胱压的测定也可尽量简易。例如对于一脊髓栓系伴排尿困难的儿童,尿动力学检查的最主要目的是了解充盈期膀胱的顺应性、稳定性、膀胱和容量,以及有无膀胱输尿管反流,单纯充盈期膀胱测压或加同步 X 影像即可满足临床需要,因为对大多数主诉为排尿困难的脊髓栓系的患儿来说并不存在排尿期,平时多依靠腹压辅助排尿。此章我们将以完全性膀胱测压为例,介绍膀胱充盈期和排尿期的尿动力学特征,及膀胱尿道功能障碍时其充盈期和排尿期尿动力学特征的变化。同时简要介绍便携尿动力及空气介导测压系统在尿动力中的应用。

一、膀胱压力测定简史

早在 1897 年,Rehfisch 首次通过同步测定膀胱压力与尿流率来研究排尿功能,后来 von Garrelts(1956 年)及 Miller(1979 年)又对其进行了强调与深入研究。最初研究膀胱压力测定的理论基础是依据"硬管流体力学模式及理论"来研究膀胱压力测定。直至 20 世纪 70 年代以后,学者们逐步认识到膀胱流出道不应该是一个硬管,而应该是一个"可膨胀的管道",基于这一新概念的不断深入研究,人们开始认识到作为排尿压力产生源泉的逼尿肌也与其他收缩肌一样,受相同的力学原理支配。这就是尿流率与逼尿肌压力这两个重要变量的早期认识过程。虽然自从 von Garrelts 及 Miller 年代以来,膀胱压力测定方法没有太大的变革,但是膀胱压力测定真正走出实验室,完全在临床实践中应用与普及只有不到 20 年的历史,计算机应用与普及促进了这一转化与发展。1988 年和 1997 年国际尿控协会(ICS)两次颁布标准化报告,但这方面的工作还需要进一步完善。

二、膀胱压力测定准备

(一) 患者的准备

每个患者的症状体征不同,可能需要从尿动力学中得到不同的资料,需要不同项目的尿动力学检查。比如对于前列腺明显增生同时合并糖尿病的患者准备行 TURP 前,希望了解的是患者膀胱逼尿肌的功能有无明显的损害。因此在开始尿动力学检查之前,应该遵循以下三项原则:①开始检查前确定需要尿动力学回答的问题;②设计相关的尿动力学检查项目以尽可能满足回答这些问题的需要;③根据需要来设定尿动力学设备。如果通过一次检查不能回答某一特定的问题,则应重复一次检查。如一主诉为尿频伴急迫性尿失禁的患者检查中未能发现逼尿肌不自主收缩现象,则应再重复一次检查,在这次检查中尽可能嘱咐受试者咳嗽,刺激膀胱以诱发充盈期逼尿肌不自主收缩或逼尿肌反射,或者行便携尿动力以便达到检查目的(后文详述)。

(二) 检查项目的确定

尿动力学检查需要根据受试者可能的病情需要进行检查项目的设定,这对检查者提出了很高的专业要求。比如一位良性前列腺增生患者因排尿困难严重而留置尿管者,病史提示患者有数年的糖尿病病史,需要了解患者排尿困难是否与逼尿肌功能有关,此时尿动力学检查的重点应测定排尿期逼尿肌压力,如有良好的逼尿肌反射,尿潴留的病因应为下尿路梗阻。而压力性尿失禁患者尿动力学检查的重点应在逼尿肌功能和尿道固有括约肌功能的评估,因此检查项目应包括完全性膀胱测压和腹部漏尿点压力测定/尿道压力描记。

(三) 检查材料的准备

充盈期膀胱测压同压力-流率测定检查所需检查材料有所区别。对于确定只进行单纯充盈期膀胱压力测定的患者,单纯的单腔测压管测定膀胱压力即可,无需直肠插管测定直肠压。例如脊髓栓系患者,此类患者一般逼尿肌无法自主收缩排尿,因此不必强求排尿期检查。对于一般完全性膀胱测压,需准备 F8.0 以内的双腔膀胱测压管,气囊直肠测压管和灌注用的生理盐水。影像尿动力检查需要准备 15% 泛影葡胺生理盐水,还需准备肌电图和尿流率测定的相关材料和设备。

三、膀胱压力测定参数解读及分析

一般充盈期膀胱测压测定参数有膀胱稳定性、

顺应性、感觉和最大测压容积；而排尿期主要有最大尿流率时逼尿肌压力、最大逼尿肌压力、膀胱等容收缩压和压力-流率分析等。

正常情况下，随着膀胱的充盈，逼尿肌压力并不会随之升高，在充盈期末逼尿肌压力仅升高 5～10cmH₂O 不等。正常的完全性膀胱测压，逼尿肌压力的变化可以分为Ⅳ期（图1-4-15），只有灌注速度很低并接近生理状态时逼尿肌压力的变化才会出

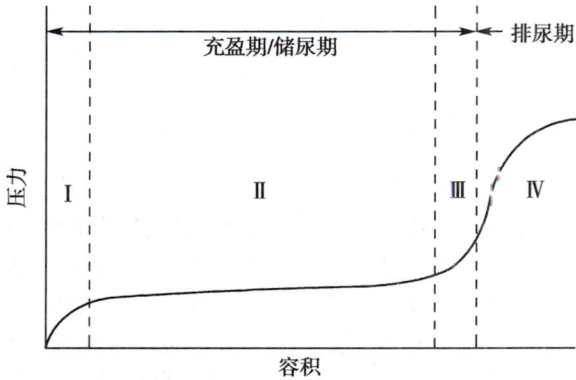

图 1-4-15 完全性膀胱测压中正常逼尿肌压力变化示意图

Ⅰ期为充盈开始时膀胱逼尿肌最初的反应，压力略有升高。第Ⅱ期膀胱逼尿肌处于一种持续低张力状态，直至因膀胱黏弹性处于极限出现第Ⅲ期为止。第Ⅲ期处于充盈期末，因膀胱壁黏弹性处于极限，膀胱内压开始有所升高，但并未出现逼尿肌反射；第Ⅳ期出现即逼尿肌反射

现以上各期典型的表现。根据 ICS 的标准，膀胱灌注速度分为慢速、中速和快速三种，其中慢速的速度为<10ml/min，基本上接近生理灌注速度；中速为10～100ml/min，是膀胱测压时最常用的速度范围，

通常选定的速度为 50～60ml/min，速度过快会明显影响到膀胱的顺应性，过慢则会延长测定时间；快速指灌注速度>100ml/min，常用于刺激膀胱诱发可能存在的逼尿肌不稳定。

（一）逼尿肌稳定性

逼尿肌的稳定性是膀胱充盈期最重要的参数之一。正常情况下除非膀胱充盈至一定容量而出现逼尿肌反射，逼尿肌一般都处于静止状态。而逼尿肌在膀胱充盈期出现期相性收缩且"并不受患者的控制"，即为逼尿肌活动过度或逼尿肌反射亢进。目前国际尿控学会将充盈期出现的不自主逼尿肌期相性收缩波定义为逼尿肌活动过度（为非神经因素所致）（图1-4-16）或逼尿肌反射亢进（为神经因素所致）（图1-4-17）。临床主诉尿频、尿急和急迫性尿失禁者尿动力学常表现为膀胱充盈期逼尿肌活动过度或逼尿肌反射亢进。但是并非所有的OAB患者都能在尿动力学检查中发现逼尿肌活动过度或亢进现象；因此在对可疑OAB患者进行尿动力学检查时需要嘱咐患者咳嗽或加快灌注速度，以刺激膀胱诱发OAB。反之，如果患者无尿频、尿急和急迫性尿失禁，行尿动力学检查时发现OAB现象，更可能的原因与膀胱插管测压刺激有关，此时重复尿动力学检查时这种不稳定现象往往会消失，此时即使作出OAB诊断对患者也无特殊临床意义。

（二）膀胱顺应性

膀胱顺应性是膀胱储尿功能的主要参数。顺应性的定义为：膀胱内压力每升高1cmH₂O所需的膀胱灌注量。膀胱顺应性是膀胱壁很特殊的特征，由膀胱壁的黏弹性所决定的。正常情况下膀胱充盈期末，膀胱压力仍能维持在极低水平，也就说膀

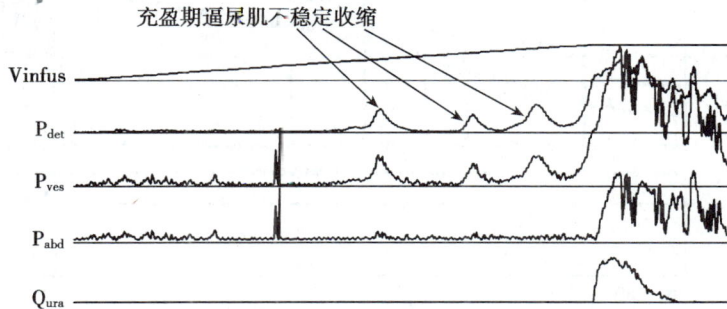

图 1-4-16 逼尿肌活动过度示意图

男性，63岁。主诉尿频、尿急，半排尿困难。尿动力学检查示充盈期出现3次不自主逼尿肌期相性收缩，嘱患者深呼吸后收缩均得到抑制，无急迫性尿失禁出现。排尿期逼尿肌压力超过110cmH₂O，最大尿流率<10ml/s，提示出现明显的膀胱出口梗阻

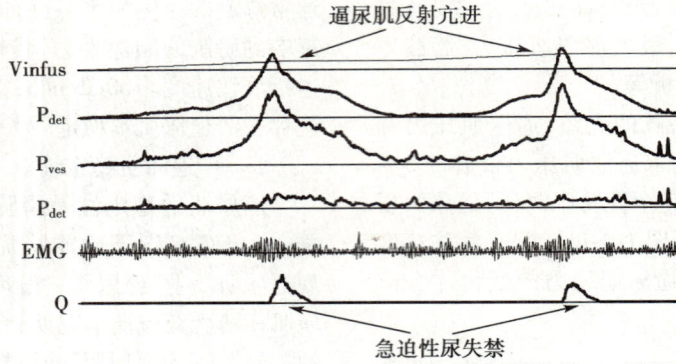

图 1-4-17 逼尿肌反射亢进示意图

患者 17 岁,自幼脊膜膨出伴尿频、尿急和急迫性尿失禁。尿动力学检查示充盈期膀胱反复出现明显的无抑制收缩,肌电图显示尽管患者尽量收缩尿道括约肌,仍出现急迫性尿失禁

胱顺应性很好。膀胱壁内组织成分的任何改变都将影响到膀胱的顺应性。膀胱顺应性的高低直接影响到膀胱储尿期的压力,顺应性过低可导致储尿期压力的明显升高,如储尿期压力长期超过 $40cmH_2O$ 将明显增加上尿路损害的危险性(图 1-4-18)。以目前临床发表的资料看,膀胱顺应性的高低主要取决于储尿期膀胱压力是否超过 $40cmH_2O$。由于膀胱顺应性与膀胱灌注的速度有关,速度过快时可以造成人为的膀胱压力升高,因此在怀疑出现顺应性减低时,应及时减低膀胱灌注速度,尽量接近生理灌注速度(10ml/s)。如果速度降低后膀胱压力降低至基线,提示顺应性的减低为赝像;如膀胱压力并未减低,甚至持续缓慢上升,则提示可能

存在低顺应膀胱。对于双肾积水的患者,在判断膀胱顺应性时应慎重。由于膀胱输尿管反流会明显缓解膀胱内压力的上升,即使存在低顺应性膀胱,普通尿动力学检查可能只显示良好的顺应性曲线,临床判断需要结合其他检查。如膀胱反流造影或影像尿动力学检查显示存在膀胱输尿管反流,逼尿肌反射不能伴膀胱输尿管反流本身即提示低顺应性膀胱。对于有肾积水的神经源性膀胱,最好采用影像尿动力学检查,因为需要判断出现输尿管反流时的膀胱压力,在出现输尿管反流时,上尿路将处于受损的危险状态,而这种诊断只有依靠能将膀胱压力和膀胱输尿管形态同步显示的影像尿动力学才能实现(图 1-4-19)。

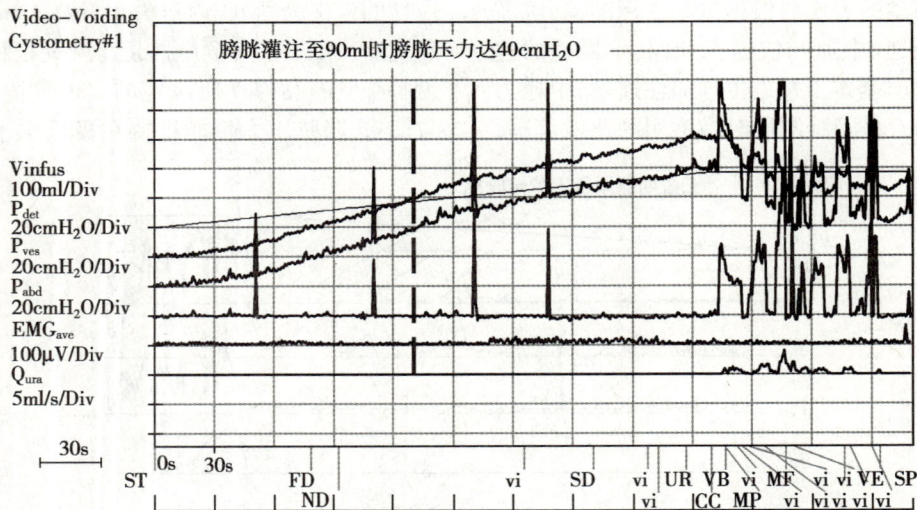

图 1-4-18 低顺应性膀胱示意图

该患者为脊髓栓系患者。充盈期膀胱测压显示灌注 90ml 左右时膀胱压力达到 $40cmH_2O$。从本图中可以看出,尽管该患者的膀胱容量大约 300ml 左右,但 90ml 以上的膀胱容量其压力均超过 $40cmH_2O$,提示该患者的膀胱安全容量仅为 90ml

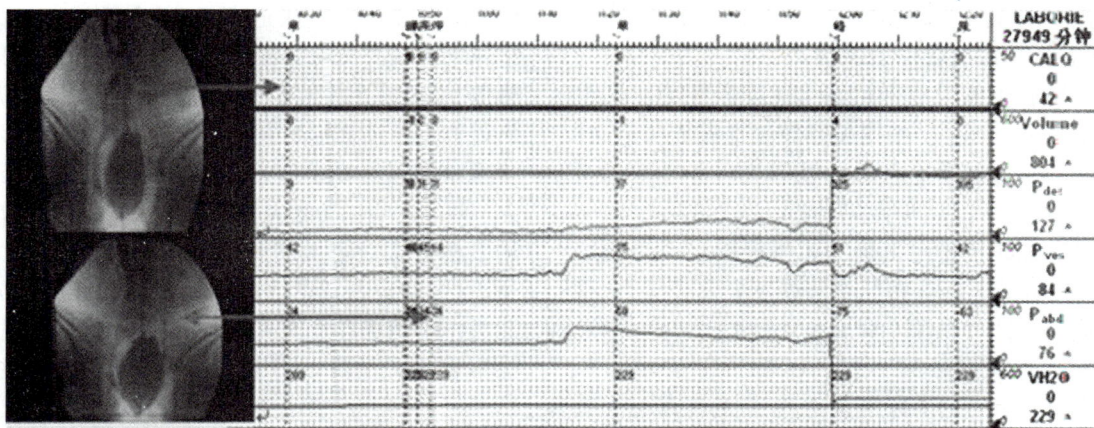

图 1-4-19　低顺应性膀胱+双侧输尿管反流（正常顺应性假象）

男性,17岁,自幼排尿困难,发现双肾积水15年,发现腰髓占位2年。影像尿动力学显示膀胱灌注至209ml,膀胱压22cmH₂O时见右输尿管反流,灌注229ml,膀胱压25cmH₂O时见左输尿管反流。即使尿动力曲线未显示膀胱顺应性变化,但结合影像学结果,仍考虑为低顺应性膀胱

（三）膀胱感觉

膀胱感觉为主观参数,因此其判断需要医生的耐心和受试者的理解及配合。实际操作中膀胱感觉判断很困难,受灌注的速度、灌注液温度、患者对检查关注的程度等因素的影响。比如,患者理解并能集中精力关注检查,充盈感觉出现会早得多。很多学者认为膀胱灌注超过800~1000ml时患者仍无膀胱充盈感,可诊断为膀胱感觉低下或膀胱感觉消失;而灌注仅至150ml患者即有明显的排尿感,则诊断为膀胱感觉过敏;其中有很大的灰区。有经验的医生并不特别关注膀胱感觉的实际值,更重要的是了解这些感觉的出现是否与患者的临床表现有关或感觉变化时是否伴随逼尿肌压力的改变。为此,国际尿控学会规定了有关各种程度膀胱感觉的确切定义,但并未规定各感觉所在位置的正常值。

1. 首次膀胱充盈感（the first sensation of bladder filling）　顾名思义,指患者首次感觉到膀胱有充盈感时的膀胱灌注量,初尿意容量一般是膀胱最大容量的50%。这种感觉变化很大,由于经尿道插管或受试者紧张,很多受试者在灌注一开始即有明显的感觉,随着膀胱灌注的继续,充盈感觉反而减低的现象也时有可见。

2. 排尿感觉（desire to void）　指患者自觉有排尿感时的膀胱灌注量。根据程度不同分三个阶段:①首次排尿感;②正常排尿感,指方便时患者将要排尿的感觉,但如果不方便时患者也能延迟排尿时间;③强烈排尿感,指患者有持续强烈排尿感觉,但不用担心尿液逸出。

3. 急迫排尿感　指有持续强烈的排尿感觉同时担心尿液溢出。

4. 疼痛　膀胱过度充盈产生下腹疼痛的感觉,应与排尿痛有所区别。

（四）膀胱最大测压容积和膀胱"安全容量"

由于膀胱测压时所测定的容积受膀胱的灌注速度和患者主观感觉的影响,很难直接作出判断。在检查前通常参考排尿日记所记载的最大非尿量作为尿动力学检查时膀胱测压容积（膀胱灌注量）的参考值。从目前的文献看,膀胱灌注量小于350ml为膀胱测压容积减低,正常范围为350~650ml,超过650ml则为膀胱测压容积增大。对神经源性膀胱而言,单纯了解膀胱容量大小并无多大临床意义,最重要的是要了解膀胱安全容量,即膀胱内压力小于40cmH₂O时的容量或膀胱输尿管反流之前的膀胱容量,只有在膀胱安全容量范围内储尿,上尿路的功能才能得到保护。至于膀胱安全容量的正常值也没有明确的规定,而取决于患者对疗效和生活质量的要求。如一神经源性膀胱患者其膀胱安全容量在400ml,则400ml的容量足以进行自家间歇导尿而不至于导尿过频引起不必要的合并症;反之,膀胱安全容量在150ml左右,每次膀胱充盈至150ml即需要导尿,显然会明显影响到患者的生活质量及泌尿系统感染等合并症出现的危险性也明显增加,因此需要进行膀胱扩大术以提高神经源性膀胱患者的膀胱安全容量。对有膀胱输尿管反流的患者应特别注意膀胱充盈期出现反流的时间或膀胱灌注量,因为只有在膀胱输尿管反流出现之前的膀胱容量才是安全的,要作出如此准确而复杂的诊

断,需要应用同步透视影像尿动力学检查设备。

(五)逼尿肌收缩力评估

逼尿肌收缩力的评估是排尿期膀胱测压最重要的检查参数之一。根据国际尿失禁标准化定义:所谓的排尿期正常逼尿肌功能指能自主启动的逼尿肌反射,无下尿路梗阻的情况下,能在一定的时间内将膀胱尿液排尽的能力。排尿期逼尿肌收缩力下降或收缩时间缩短导致膀胱不能完全排空,称之为逼尿肌活动低下(detrusor underactivity),严重者称之为逼尿肌收缩不能(acontractile detrusor)。对于有一定阻力的下尿路来说,正常的逼尿肌收缩力常用最大尿流率时逼尿肌压力来表示($P_{det.\ Qmax}$)。男性患者正常逼尿肌收缩力($P_{det.\ Qmax}$)一般在40~60cmH_2O之间。但是对于女性而言,情况明显不同。原因在于女性尿道短粗,阻力极低,正常女性排尿期膀胱测压时尽管尿流率很高,但逼尿肌压力极低,有时甚至接近0,因此依靠单纯排尿期膀胱测压评估女性逼尿肌收缩力是不可靠的。有学者认为可以采用等容压(Piso)来评估女性逼尿肌收缩力。Piso测定的方法是在尿流率接近最大时,或采用气囊测压管阻塞膀胱颈,或经阴道压迫阻塞尿道,也可以让患者迅速收缩尿道括约肌阻断尿流,此时由于膀胱容量的固定,正常情况下逼尿肌压力会迅速上升至60cmH_2O以上(图1-4-20),很多受试者可高达100cmH_2O以上。目前国际尿控学会并未规定出Piso的正常值范围,但是Piso大于60cmH_2O以上提示逼尿肌收缩力基本正常是多数学者可接受的参考标准。

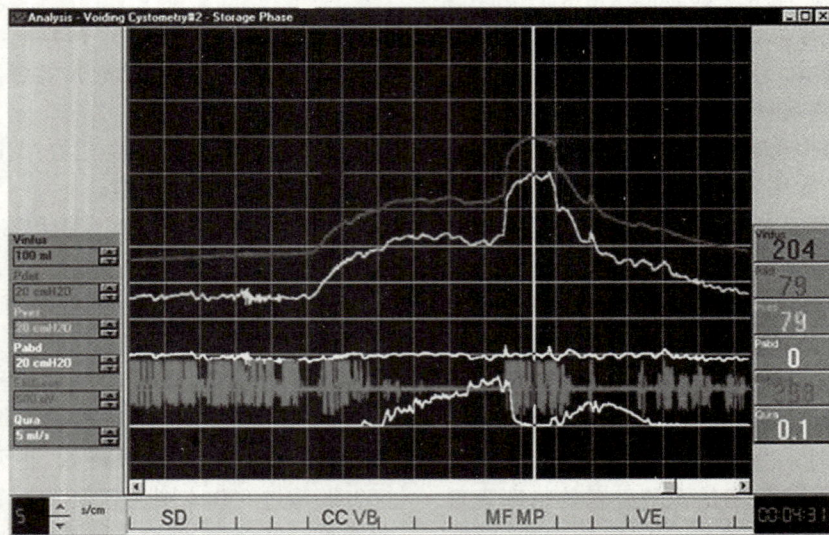

图1-4-20 正常 Piso 图形

正常 Piso 图形。如图所示,尿流率接近最大时,嘱受试者紧缩括约肌夹闭尿道,从肌电图可以看出,排尿期间肌电图骤然升高为受试者紧缩括约肌所致。尿流随之停止,逼尿肌压力急剧上升至80cmH_2O,括约肌松弛后尿流恢复,逼尿肌压力也随之下降

(六)压力-流率分析

压力-流率分析即指同步测定排尿期逼尿肌压力和尿流率,并分析两者之间的相关性以确定尿道阻力的方法,是目前诊断有无膀胱出口梗阻的金标准。早在1897年就有学者通过简易测压方法分析压力流量关系以确定是否存在尿道梗阻,采用当时的流体力学方法,并将尿道假设为一硬性管道,并因此得出许多尿道阻力因子。直至20世纪60年代末,人们认识到膀胱出口或尿道是一种可扩张性的管道,而在此基础上建立了新的分析原则,同时对逼尿肌的特性有了进一步的了解,最终建立了以两个变量为主的压力-流率分析方法,即排尿期逼尿肌压力和尿流率的相关性(即P-Q图)。以后还有许多学者推算出各自的分析方法如:线性被动尿道阻力关系(linearized passive urethral resistance relation,LinPURR)和ICS压力-流率图,但这些方法均基于同一理论基础,只是在计算经验公式时考虑了不同的方面,在临床工作中可以根据不同的需要进行选择。本节以线性被动尿道阻力关系(LinPURR)方法和Blaivas列线图为例,分别分析男性和女性压力-流率分析中的作用。

1. 压力-流率列线图分析

（1）线性被动尿道阻力关系（LinPURR 图又称 Schäfer 图）：该压力-流率图主要用于分析 BPH 引起的膀胱出口梗阻，梗阻程度分为七级即 0～Ⅵ，将 LinPURR 图分成七个区，0～Ⅰ为无梗阻，Ⅱ为轻度梗阻，Ⅲ～Ⅵ随着分级增加梗阻程度逐渐加重。而压力-流率曲线下降支自最大尿流率到最小排尿期逼尿肌压和零尿流率用直线归纳成 LinPURR 曲线，该直线顶端（即 $P_{det.Qmax}$）位于某一区即表示该 LinPURR 的梗阻程度；与其他压力-流率图不同的是：LinPURR 图考虑了逼尿肌收缩力所起的作用。由于逼尿肌的收缩强度参与 $P_{det.Qmax}$ 在 LinPURR 图中的位置的定位，将该图进行分区以表示逼尿肌收缩的强度，从很弱（VW），弱减（W-），弱加（W+），正常减（N-），正常加（N+）和强烈（ST）共六个等级（图 1-4-21）。LinPURR 图充分考虑了梗阻严重程度的不同和逼尿肌收缩力对压力-流率关系的影响，采用该图可得出半定量的梗阻严重程度和逼尿肌收缩力，便于临床统计学分析比较。值得注意的是作者强调 LinPURR 图的经验公式是基于 BPH 引起膀胱出口梗阻的临床资料，因此最适用于分析前列腺增生患者的压力-流率相关性。

（2）Blaivas 列线图：女性尿道短、尿道固有阻力明显低于男性，因此即使存在 BOO，逼尿肌收缩力也不一定就像男性一样明显升高。目前针对女性膀胱出口梗阻，一些学者提出了不同的诊断标准。例如：Nitti 等认为，通过影像尿动力学检查，只要排尿期有持续的逼尿肌压力收缩，同时同步影像显示膀胱流出道存在梗阻性影像证据，就可以考虑 BOO 诊断，不用过分考虑逼尿肌收缩力的具体数

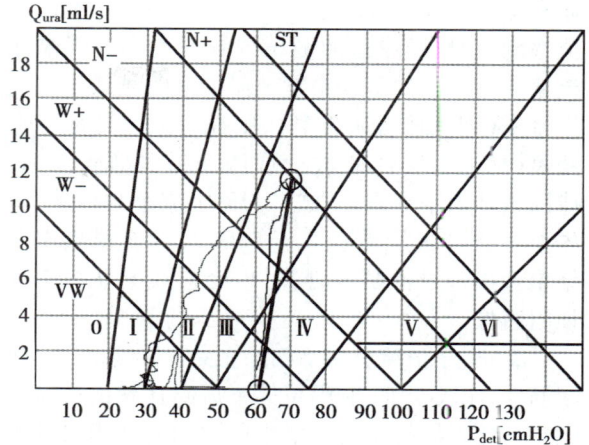

图 1-4-21　LinPurr(Schäfer 图）示意图

LinPURR 图（又称 Schäfer 图），该图将梗阻程度分为 0～Ⅵ七级（注意自左下至右上的斜线），又将逼尿肌收缩力分为 VW～ST 六级（注意自左上到右下的斜线），该压力-流率分析不但考虑了梗阻的程度，而且也包括了逼尿肌收缩力。由于该图基于 BPH 患者的临床资料，故最适用于 BPH 患者的膀胱出口阻力分析

值，而 Blaivas 和 Groutz 等认为女性膀胱出口梗阻的诊断标准为：$Q_{max}<12ml/s+(P_{det.Qmax})>20cmH_2O$。不同于男性膀胱出口梗阻诊断的标准化，女性膀胱出口梗阻目前尚无统一的诊断标准，目前大多数学者推荐使用 Blaivas 列线图（图 1-4-22）作为评估女性膀胱出口梗阻的可用工具。

2. 压力-流率测定时的注意事项

压力-流率测定是膀胱压力测定的一部分，其参数来自排尿期的逼尿肌压力和尿流率。同时记录排尿期逼尿肌压力和瞬时的尿流率才能得出压力-流率曲线。

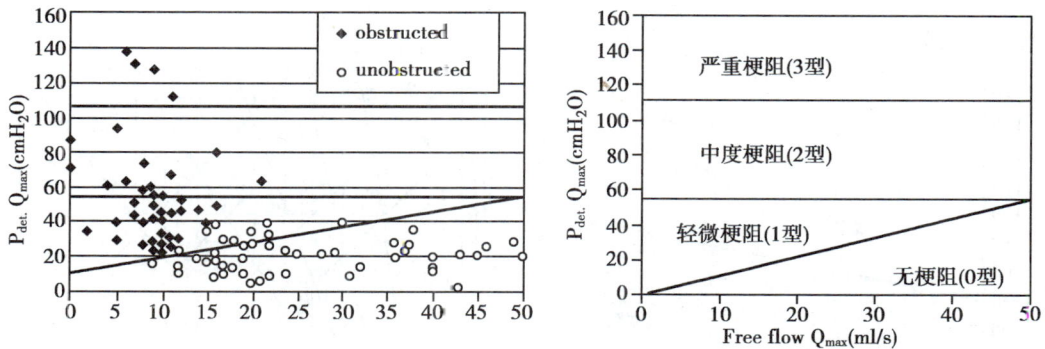

图 1-4-22　诊断女性膀胱出口梗阻的压力-流率列线图（Blaivas 列线图）

左图为 Blaivas 列线图的制定方法，左图中典型的低压-高流的无梗阻女性多集中于左图的右下方，而典型的高压-低流的梗阻女性多集中于图的左上方。据此得出 Blaivas 列线图（右图）。该图将压力-流率坐标图分隔为无梗阻（0 型）、轻微梗阻（1 型）、中度梗阻（2 型）和严重梗阻（3 型）4 个等级。根据 Qmax 与 $P_{det.Qmax}$ 在图中对应点所落的位置得出相应梗阻级别

通常采用小于 Fr8 的膀胱测压导管来进行压力-流率测定时,经尿道的测压导管一般不会影响尿流率的大小。如检查中发现尿流率明显低于自由尿流率(即无插管尿流率),则提示尿道可能存在瘢痕(尿道顺应性减低),或因尿道内插管不适,或因精神因素导致。在进行压力-流率分析前,首先要注意排尿量是否大于 150ml,否则尿流率的结果会出现过低赝像,同时也会造成 P-Q 图假性梗阻赝像。

3. 压力-流率分析的临床意义 尿频、尿急、排尿滴沥、尿线变细、射程短等下尿路症状的产生在老年男性多数与前列腺增生所致的膀胱出口梗阻有关。但情况并非完全如此,如老年人出现尿频、尿急和急迫性尿失禁也有可能与脑软化、神经系统疾病和逼尿肌老化等所致的膀胱过度活动症有关;而排尿滴沥、尿线变细、射程短、排尿困难症状也有可能与糖尿病、逼尿肌老化等影响逼尿肌收缩力有关;如临床资料显示临床常规手段诊断前列腺增生者其中大约有 25% 左右尿动力学显示无膀胱出口梗阻,这些患者症状的产生多与上述因素有关。大量临床资料已证实,尽管通过尿流率及其图形变化有助于下尿路梗阻的诊断,但是尿流率的降低不能确定是下尿路梗阻或逼尿肌收缩力下降所致,而压力-流率分析是目前唯一能准确判断是否存在膀胱出口梗阻的检查手段。因此对于需要确定是否存在下尿路梗阻,或保守治疗失败(如药物治疗)需进行侵袭性治疗(如手术等),行压力-流率分析以便确定侵袭性治疗能否达到目的是极为必要的。因此建议在有条件的单位对于需要手术治疗的 BPH 患者术前应行尿动力学检查,而对尚无条件的单位

如发现患者的症状体征不符(如前列腺不大而症状严重者),或同时患有明显影响逼尿肌功能的疾病者一定要行压力-流率分析,确定是否存在梗阻,预测术后疗效。再者,在尿道造影或影像尿动力学检查时发现尿道某部位出现狭窄现象,也需要结合压力-流率分析结果,如压力-流率分析显示无膀胱出口梗阻,只能说明影像学所见的狭窄并未引起有临床诊断意义的梗阻。

4. 临床常见压力-流率曲线图形及其分析

(1) 正常压力-流率图形:在了解异常压力-流率之前,应对正常压力-流率图形有足够的了解,不同压力-流率分析考虑了排尿期逼尿肌尿道功能的不同方面,因此对何谓正常也有不同的定义。再者,男女压力-流率曲线有所不同,由于正常男性尿道有一定的阻力,控制区主要位于尿道膜部附近,因此排尿期逼尿肌反射通常有一定的幅度,在 $40 \sim 60 cmH_2O$ 左右(图 1-4-23)。而女性有所不同,由于女性尿道宽而短,对于无排尿不适症状的女性,排尿期尽管也存在逼尿肌反射,由于尿道的低阻力性,膀胱测压反映出逼尿肌压力远远低于男性,有时甚至在逼尿肌压力无明显升高的情况下完成排尿过程。这并不意味正常女性排尿时逼尿肌不需要收缩,只是出口阻力太低而不能反映出来。如确实需要了解女性逼尿肌的收缩能力,可以在排尿期尿流率接近最大时突然堵住尿道口(也可以采用气囊尿管测压突然堵住膀胱颈口或嘱患者突然收缩尿道括约肌以阻断尿流),这种称之为等容收缩压(Piso)的参数在一定程度上能了解逼尿肌收缩能力。推荐应用 Blaivas 列线图评估女性膀胱出口梗阻。

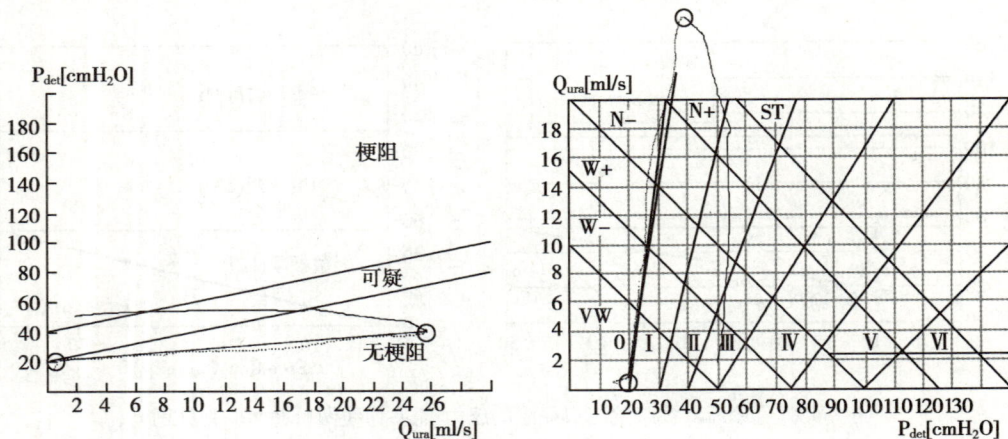

图 1-4-23 正常男性压力-流率曲线

正常男性压力流率曲线,P-Q 图(ICS 暂定标准图)显示 $P_{det. Qmax}$ 位于无梗阻区,LinPURR 图显示 $P_{det. Qmax}$ 位于Ⅱ级之内(无梗阻区),同时显示逼尿肌收缩力正常(ST 区)

（2）常见异常压力-流率曲线分析

1）高压低流型压力-流率曲线：指尿流率低而逼尿肌收缩力高的压力-流率曲线，是下尿路梗阻的最常见图形（图1-4-24）。此类患者逼尿肌收缩力过强，是对下尿路梗阻的一种代偿，但长期梗阻后，逼尿肌收缩功能受到一定损害，逼尿肌收缩力将出现下降趋势。很多情况下这种逼尿肌收缩力下降趋势不但与梗阻持续存在有关，也可能与逼尿

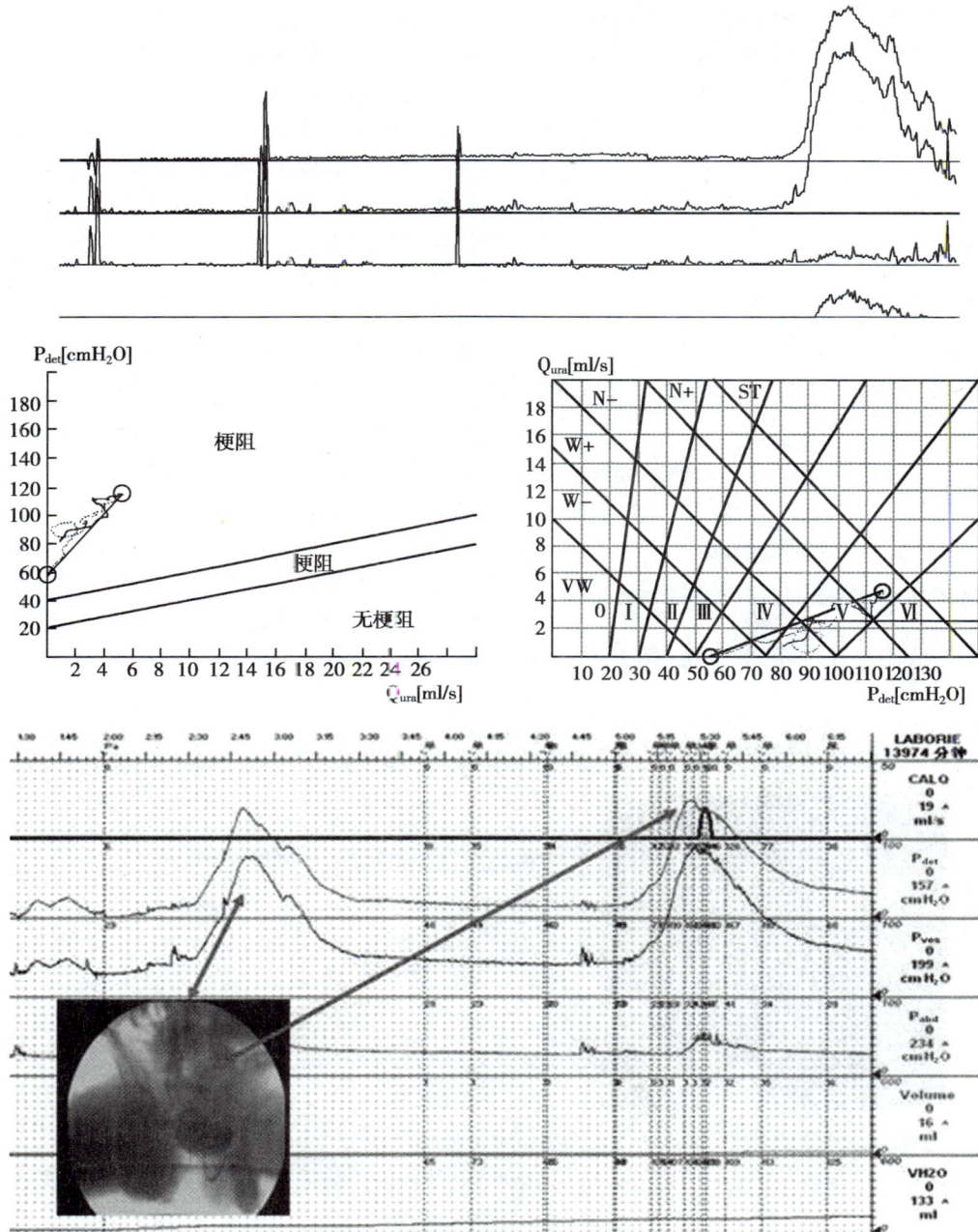

图1-4-24　男性高压-低流型压力-流率曲线

高压-低流型压力-流率曲线：$P_{det.Qmax}$位置较高，且位于坐标左侧。LinPURR图中梗阻分级Ⅴ，逼尿肌收缩力在N+或ST以上

最下方图，病史：男性，73岁，排尿困难7年，尿潴留、肾积水2个月。尿动力学分析：频发OAB，膀胱顺应性明显降低，膀胱容量减少，排尿期高压-低流，Q_{max} 1.5ml/s，$P_{det.Qmax}$ 144cmH$_2$O，提示膀胱出口梗阻。影像尿动力学显示，储尿期膀胱灌注约60ml时，膀胱压上升约120cmH$_2$O时，出现右侧输尿管反流，排尿期膀胱颈口无明显开放，在逼尿肌收缩，膀胱压升高时，右输尿管反流加重至全程反流

肌老化或其他一些影响逼尿肌收缩力的因素(神经系统疾病和糖尿病等老年常见病)有关。这类压力-流率曲线较为典型,$P_{det. Qmax}$ 位置较高,由于尿流率较低,而该点常位于坐标的左侧。LinPURR 图中通常显示其梗阻分级高,而逼尿肌收缩力在 N+或 ST 以上。女性膀胱出口梗阻需要使用 Blaivas 列线图诊断(图 1-4-25)或是影像尿动力诊断(图 1-4-26,图 1-4-27)。

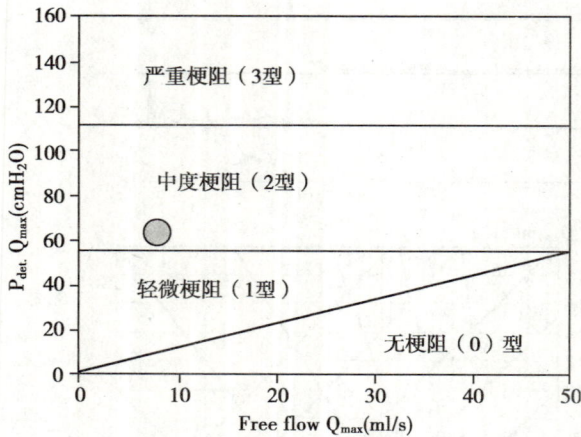

图 1-4-25 女性高压-低流型压力-流率曲线

2) 低压-低流型压力-流率曲线(图 1-4-28):

这类压力-流率曲线在老年人并非少见,临床症状主要表现为排尿困难,老年男性几乎都怀疑为 BPH 所致,尿动力学检查显示逼尿肌存在一定反射,但逼尿肌收缩力明显下降。排尿期最大逼尿肌压一般小于 40cmH_2O,$P_{det. Qmax}$ 位于坐标的左下角,如图 1-4-28 所示,尽管逼尿肌压力很低,但无膀胱出口梗阻。对这类患者的处理因人而异,如膀胱出口无梗阻,应无前列腺治疗的指征,如膀胱出口梗阻可疑,应慎用侵袭性治疗。

3) 高压-高流型压力-流率曲线(图 1-4-29):这类压力-流率曲线并不多见,多为老年男性,主诉以尿路刺激症状为主(尿频、尿急、夜尿增多),Q_{max} 正常,压力-流率曲线特点为 $P_{det. Qmax}$ 位于梗阻区,LinPURR 图示梗阻分级可以很高或轻中度梗阻,主要表现为逼尿肌收缩力代偿性增强,故尽管 Q_{max} 在正常范围,但压力-流率分析仍显示膀胱出口梗阻。由于目前尚无准确的检查手段区别逼尿肌反射过强为梗阻所致或为原发性不稳定膀胱,因此存在膀胱出口梗阻的前提下,主张药物或手术治疗以减轻或消除梗阻。只有在膀胱出口无梗阻的情况下针对原发性不稳定的药物治疗才是安全的。因此具有该压力-流率曲线特征的膀胱出口梗阻应该进行针对解除膀胱出口梗阻的治疗。

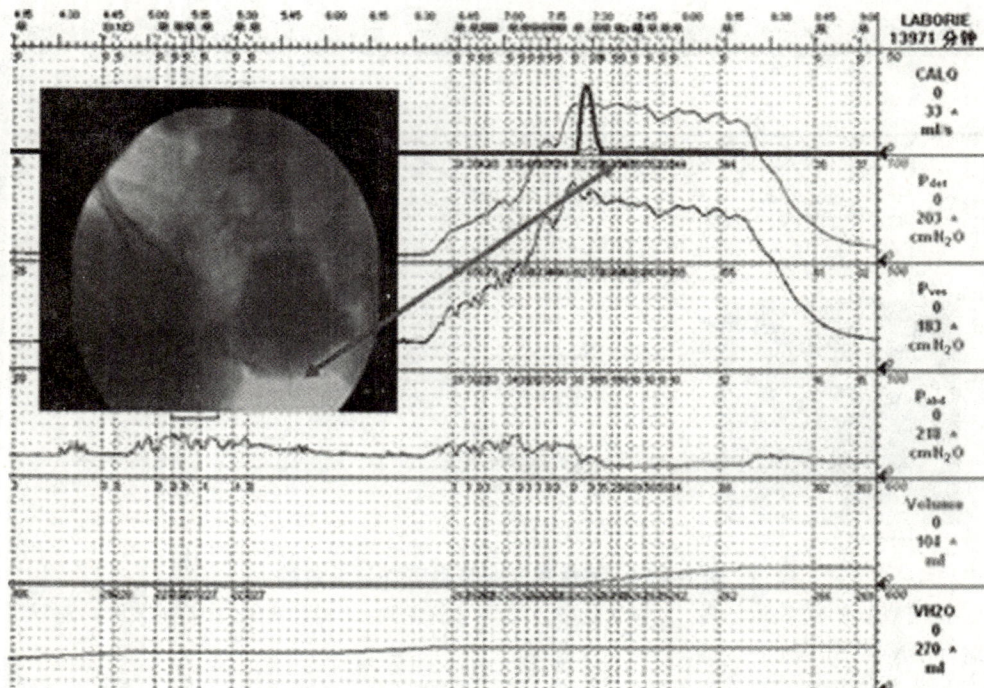

图 1-4-26 女性高压-低流型压力-流率(影像尿动力:膀胱颈梗阻)

压力-流率曲线呈高压-低流的梗阻性曲线;影像显示:排尿期 45°斜坐位膀胱颈未开放,远端尿道未显影,$P_{det. Qmax}>120cmH_2O$,梗阻程度属于 Blaivas 严重梗阻

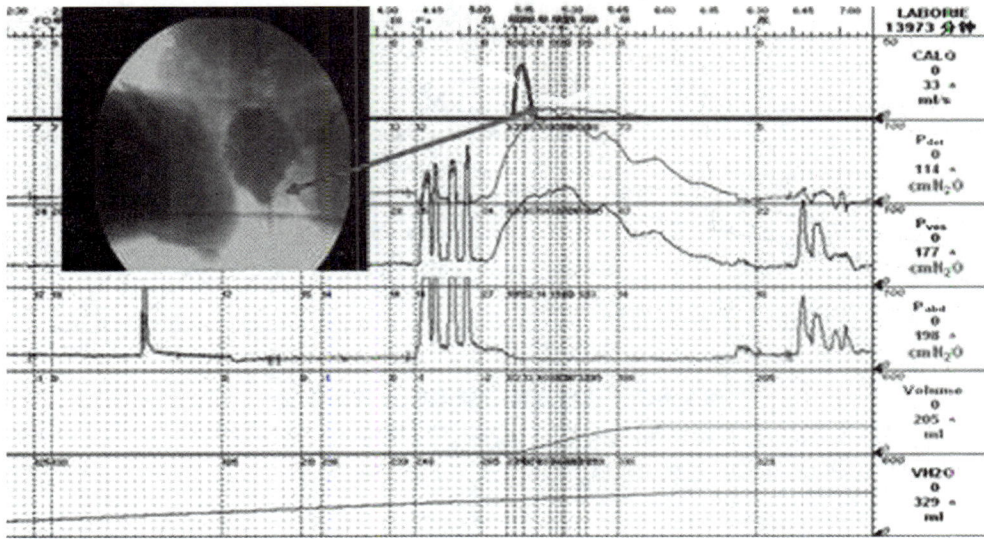

图 1-4-27　女性高压-低流型压力-流率曲线（影像尿动力：尿道狭窄）

压力-流率曲线显示高压-低流的梗阻性曲线；影像显示：排尿期 45°斜坐位膀胱颈开放良好，近端尿道明显扩张，尿道中段明显狭窄，远端尿道未显影；$P_{det.\ Qmax}>110\text{cmH}_2\text{O}$，梗阻程度属于 Blaivas 严重梗阻

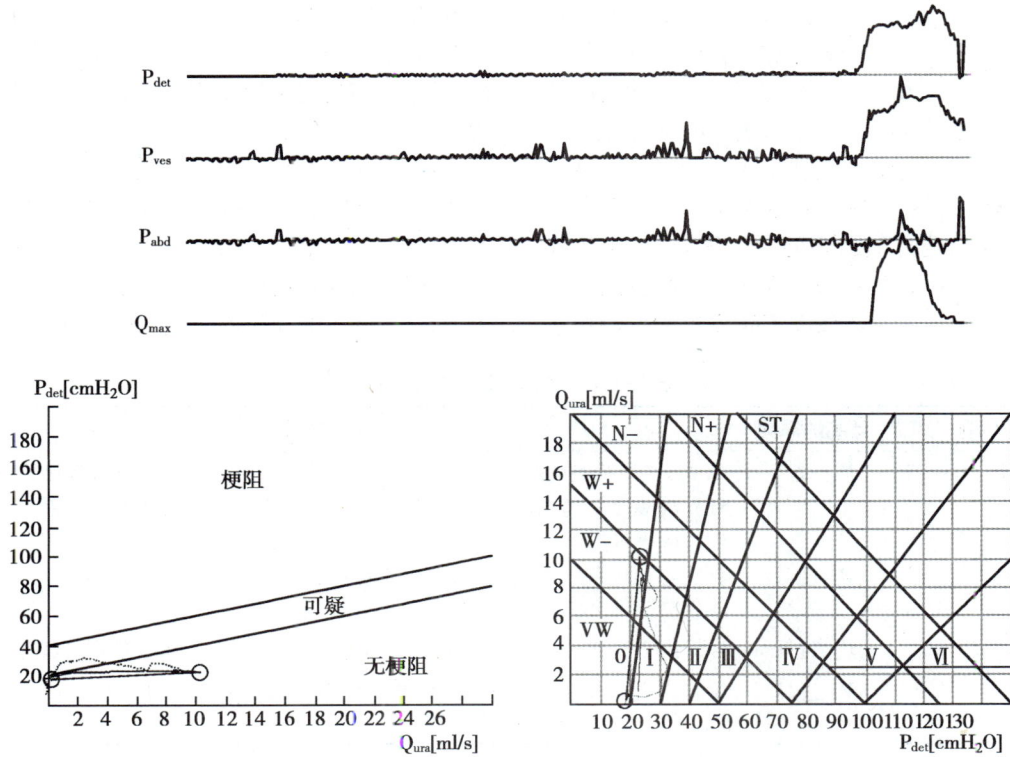

图 1-4-28　男性低压-低流型压力-流率曲线

男性，61 岁，主诉排尿困难，Q_{max} 10.3ml/s，尿动力学显示逼尿肌反射存在，逼尿肌收缩力下降（$P_{det.\ Qmax}$ =34cmH₂O），P-Q 图显示膀胱出口无梗阻，LinPURR 图显示膀胱出口无梗阻，逼尿肌收缩力明显下降（W−），故排尿困难原因为逼尿肌收缩力下降，无前列腺手术指征

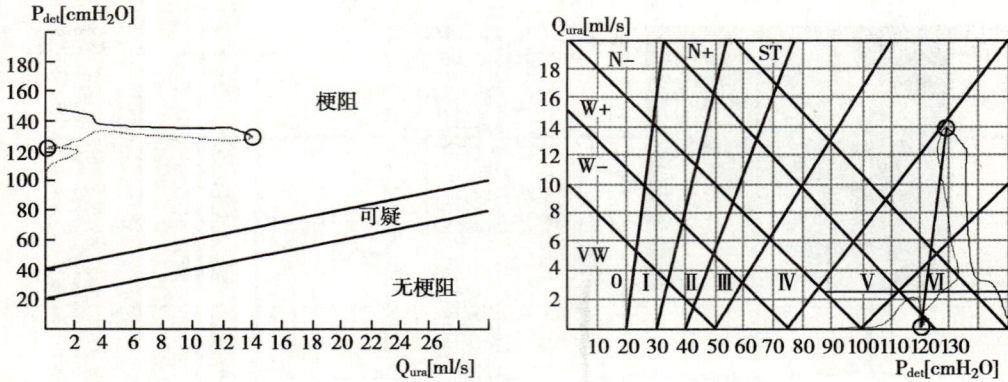

图 1-4-29 男性高压-高流型压力-流率曲线

男性,60 岁,主诉尿频,尿急,排尿困难,自由 Q_{max}(无测压管)为 16.3ml/s,P-Q 图显示 $P_{det\,at\,Qmax}$ 位于梗阻区且位置较高,LinPURR 图提示逼尿肌收缩力极强(ST),梗阻分级大于Ⅵ

四、膀胱压力测定质量控制

膀胱压力测定过程中的质量控制和可靠性检查对于获得无技术错误、无赝像、精确、可靠的尿动力数据是必需的。质量控制应贯穿于整个膀胱压力测定过程及后续的分析过程,最佳方法就是在测定开始前或测定的早期阶段就避免、消除或更正各种赝像和技术错误;回顾性分析中的质量控制、同时结合患者的临床资料也很必要。而完成以上的前提就是需要对典型数值和典型信号模式能够正确识别。

膀胱压力测定质量控制的一些具体方法如下。

1. 严格执行 ICS 制定的零点压力标准和参考平面,零点压力是指周围环境大气压力,参考平面为耻骨联合上缘水平面。P_{ves} 和 P_{abd} 只有在同一参考水平上调零后,压力结果在不同患者和不同中心之间才具有可比性,其差值 P_{det} 才有意义。

2. 当遵守 ICS 调零标准时,检测开始前 P_{ves}、P_{abd} 的初始静息压应在典型值范围内。平卧位:$5 \sim 20cmH_2O$,坐位:$15 \sim 40cmH_2O$,站立位:$30 \sim 50cmH_2O$。通常 P_{ves}、P_{abd} 两个记录的压力几乎完全一样,因此 P_{det} 初始静息压为 0 或接近 0。除直肠活动导致的以外,所有负压力值都应立即纠正。

3. 建议采用液体介质充盈系统测定 P_{ves} 和 P_{abd},导管尖端传感器由于不能确定导管在膀胱和直肠内的水平位置,目前不予推荐。

4. 建议使用标准的经尿道双腔导管。小儿或严重缩窄性梗阻的患者推荐行耻骨上膀胱测压。6F 双腔导管是目前使用中最细的。在外压性梗阻,6F 的双腔导管对压力和流率的测定无明显影响。

5. 常见问题及校正措施(表 1-4-1)。

表 1-4-1 常见问题及校正措施

信号问题	可能的原因	校正措施
初始静态 P_{det} 为负值	P_{abd} 过高	如 P_{ves} 位于典型值范围以内,两压力曲线皆为活信号,打开 P_{abd} 连接管阀门,从气囊内抽出 $1 \sim 2$ 滴水。如仍然无效可以轻轻调整直肠气囊的位置、或将气囊中的液体放出少许
	P_{ves} 过低	膀胱导管内有气泡,或导管未放入膀胱,或导管堵塞、扭转、打结。可用少量液体缓慢冲刷 P_{ves} 管线
P_{det} 初始静息压过高	P_{abd} 过低	导管内有气泡,或导管堵塞、扭转、打结。可用 $1 \sim 2ml$ 水缓慢冲刷直肠气囊
	P_{ves} 过高	置管位置不对、导管扭转打结、导管侧孔紧贴膀胱壁,可用少量液体缓慢冲刷 P_{ves} 管线

第三节 影像尿动力检查

影像尿动力学是指将常规尿动力学和 X 线或超声影像相结合的手段来诊断与研究下尿路功能障碍的一种高级尿动力学方法。常用于神经源性膀胱、女性排尿功能障碍、下尿路手术后排尿障碍等复杂病例的研究、临床诊断、治疗指导及随访等。分为同步与非同步影像尿动力学检查。本章主要介绍同步影像尿动力检查。

一、影像尿动力学检查室构建

影像尿动力检查是构建首先必须符合 X 线

防护标准,控制室和操作间尽量分开(图 1-4-30)。

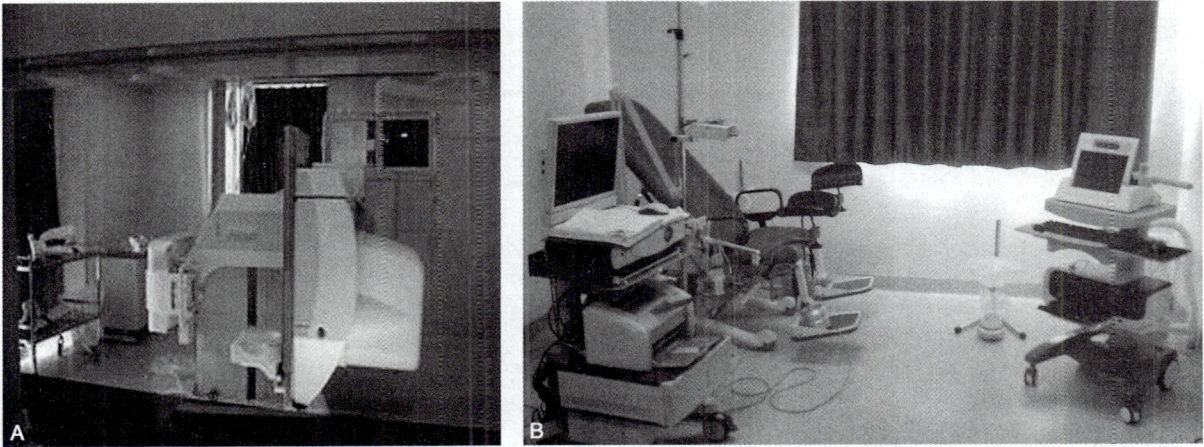

图 1-4-30　影像尿动力学检查室构建
A 图为影像尿动力检查床及配套检查室;B 图为普通尿动力检查室

二、方法学简介

影像尿动力检查测定方法同常规膀胱压力测定相似,特殊之处在于一般使用 15% 的泛影葡胺作为膀胱充盈介质。需要使用数字化的 X 线检查床,与具有图像同步采集和处理功能的尿动力仪结合,共同完成影像尿动力检查。影像尿动力检查不是一种常规性检查。同步影像尿动力检查的优点在于能够在测定下尿路压力-流率数据的同时,同步采集下尿路影像学资料。影像尿动力对于膀胱出口梗阻位置的判断、输尿管反流、膀胱顺应性及女

性排尿功能障碍等复杂情况能较普通尿动力更准确地进行诊断。

三、典型图例简介

本节列举一些病例的典型图像,以便读者能更形象的了解影像尿动力检查。

1. 男性高压-低流型压力-流率曲线(图 1-4-24)。
2. 女性高压-低流型压力-流率曲线:膀胱颈梗阻及尿道狭窄(图 1-4-26,图 1-4-27)。
3. 女性高压-低流型压力-流率曲线:盆底脱垂(图 1-4-31)。

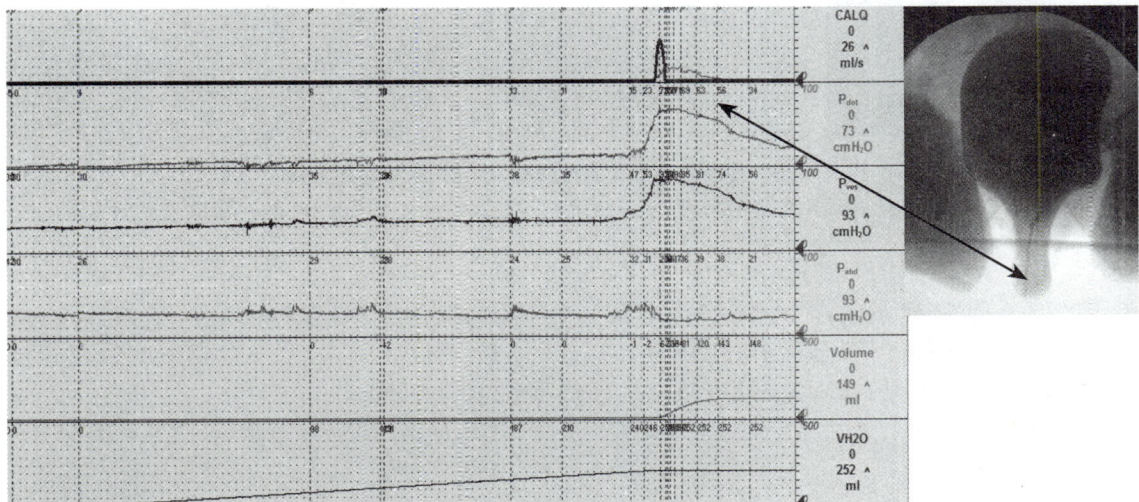

图 1-4-31　女性高压-低流型压力-流率曲线:盆底脱垂
老年女性,排尿期呈高压-低流型压力-流率曲线,同步影像显示:排尿期膀胱尿道脱垂明显

4. 神经源性低顺应性膀胱,伴双侧输尿管低压反流(假象:膀胱顺应性良好)(图 1-4-32)。

5. 神经源性低顺应性膀胱,伴左输尿管高压反流(图 1-4-33)。

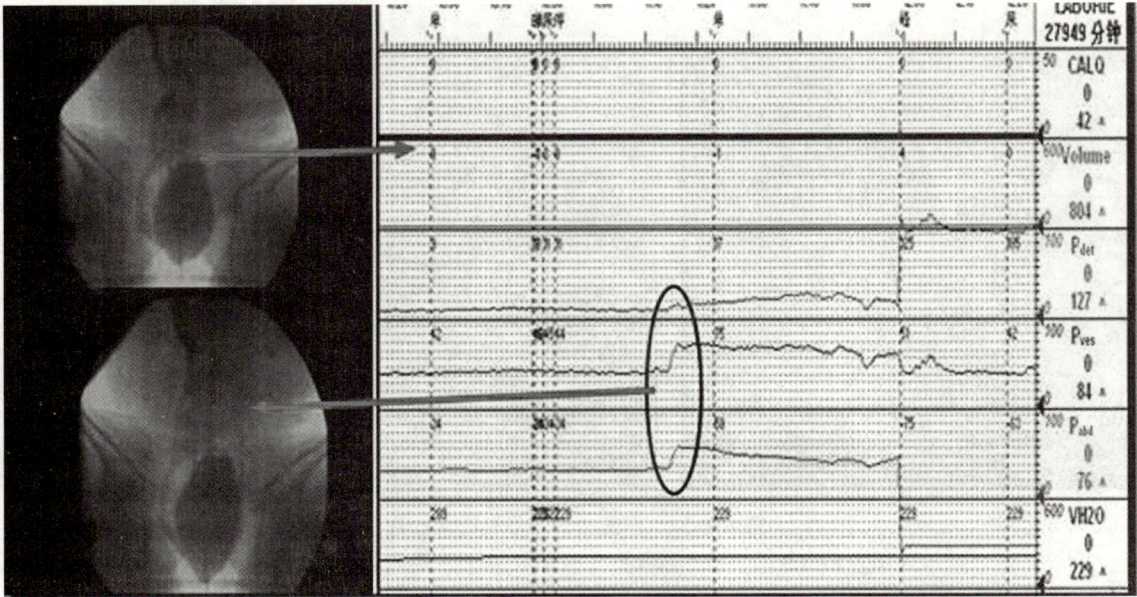

图 1-4-32　神经源性低顺应性膀胱,伴双侧输尿管低压反流(假象:膀胱顺应性良好)

男性,自幼排尿困难,发现双肾积水 15 年,发现腰髓占位 2 年。灌注至 200ml 时,出现右输尿管低压反流,继续灌注至 220ml 时,出现双侧输尿管反流,同时出现"膀胱顺应性正常"假象

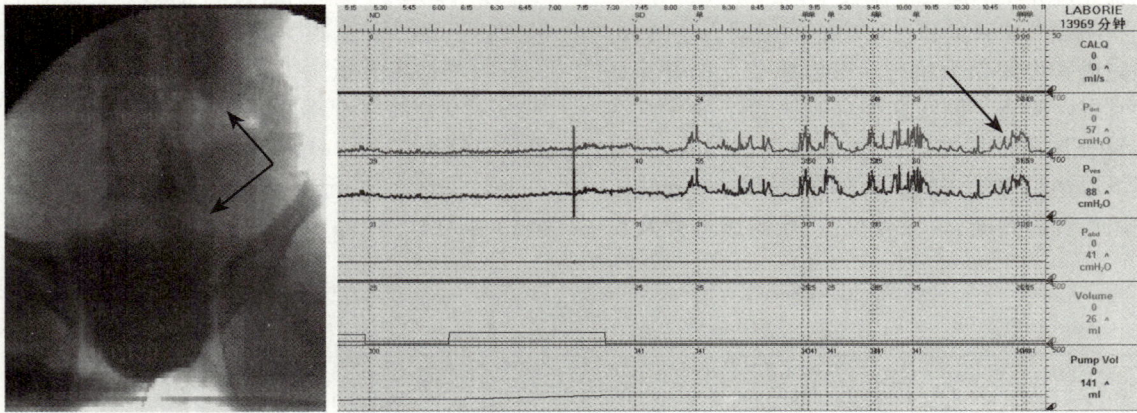

图 1-4-33　神经源性低顺应性膀胱,伴左输尿管高压反流

女童,10 岁,脊髓栓系术后,排尿困难,伴左肾积水。膀胱充盈期顺应性无明显变化,灌注后期腹压用力后出现左肾、输尿管全程反流

6. 神经源性低顺应性膀胱,肾积水,无输尿管反流(应注意同输尿管末端狭窄区分)(图 1-4-34)。

7. 逼尿肌-外括约肌协同失调(图 1-4-35)。

8. 男性原位回肠膀胱术后半年,腹压排尿期双输尿管高压反流(图 1-4-36)。

9. 原位膀胱术后,充盈期双侧输尿管低压反流(图 1-4-37)。

10. 回结肠可控膀胱术后(图 1-4-38)。

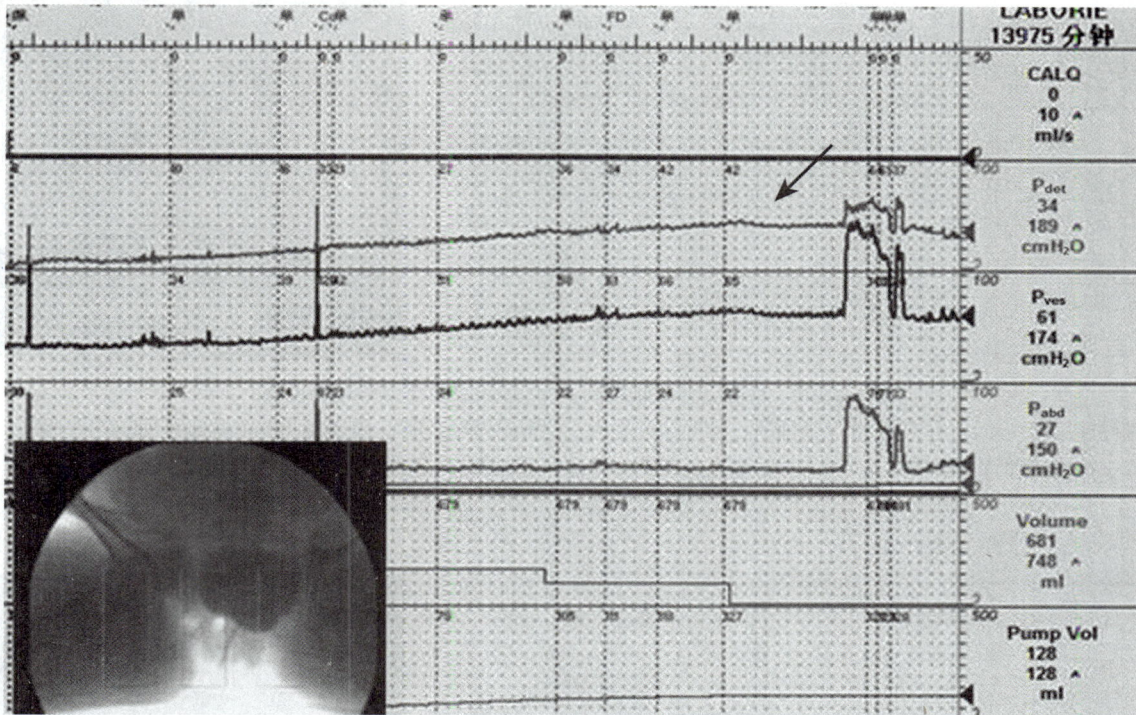

图 1-4-34　神经源性低顺应性膀胱,肾积水,无输尿管反流

女性患者,腰椎外伤后,双肾积水。充盈期膀胱压力明显上升,无输尿管反流

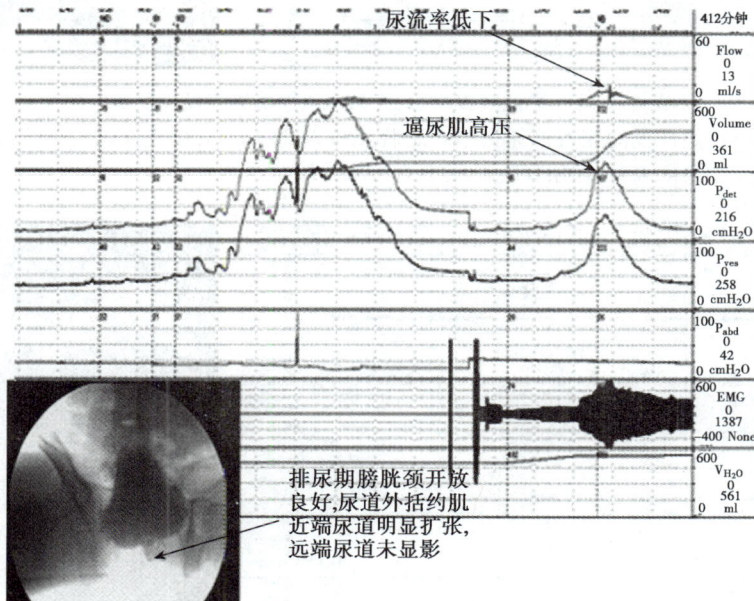

图 1-4-35　逼尿肌-外括约肌协同失调

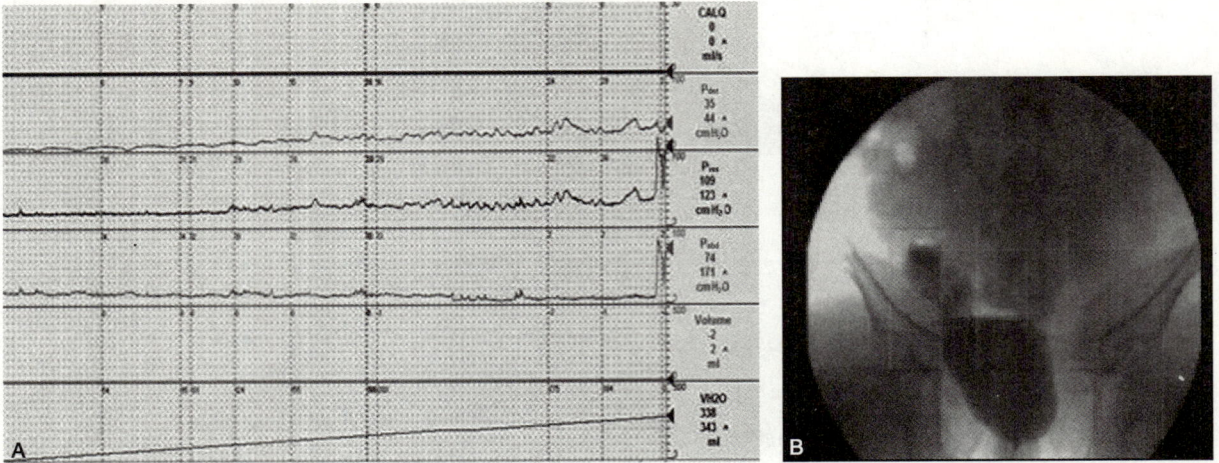

图 1-4-36 原位回肠膀胱术后半年,腹压排尿期双输尿管反流

原位回肠膀胱术后半年,日常腹压排尿。膀胱功能容量约 300ml,排尿期间,腹压用力 100cmH$_2$O 时,双肾、输尿管全程反流加重。影像尿动力显示:膀胱充盈期见双侧输尿管反流,排尿期加重

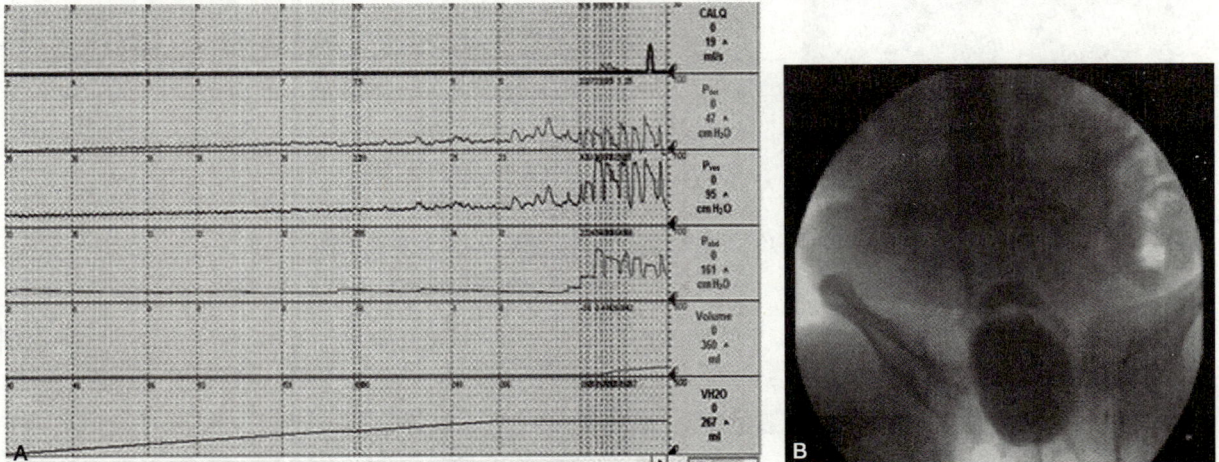

图 1-4-37 原位膀胱术后,充盈期双侧输尿管低压反流

原位回肠膀胱术后 5 年,偶伴夜间充盈性尿失禁。膀胱充盈期 200ml,见双侧输尿管反流,此时膀胱内压为 21cmH$_2$O,为尿囊储尿期低压、双肾,输尿管反流,建议自导尿处理

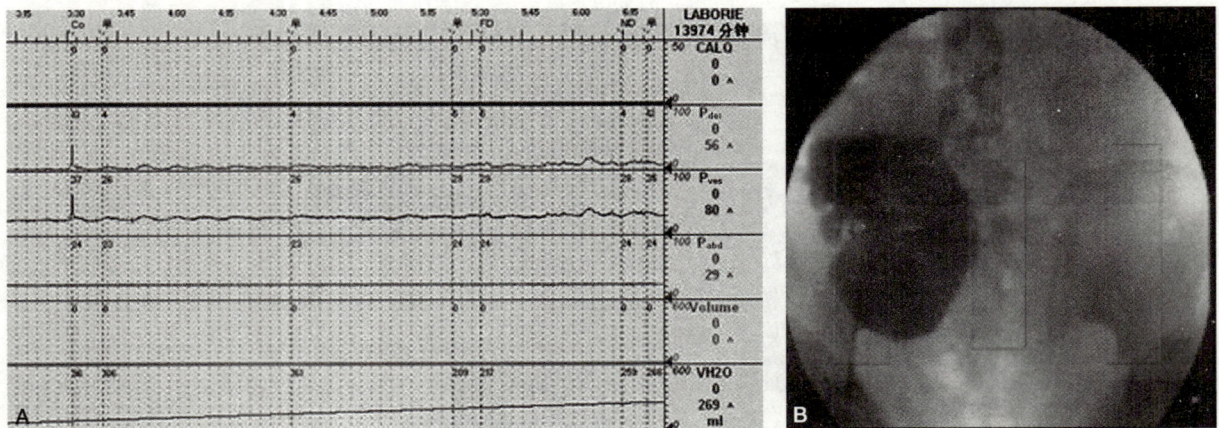

图 1-4-38 回结肠可控膀胱术后,尿囊功能正常

女性患者,膀胱全切,回结肠可控膀胱术后,代膀胱功能良好:顺应性正常,无输尿管反流

第四节　便携尿动力检查

常规膀胱压力测定(CMG)是了解下尿路功能的主要手段,但人工灌注速度明显影响膀胱顺应性,有时甚至诱发出现人为假象,使其诊断精确性受到很大影响。便携尿动力学检查(ambulatory urodynamic monitoring,AUM)指通过特殊仪器,受试者在日常生活,膀胱被尿液自然充盈状态下长时间检测尿动力学参数及其变化。AUM 以生理流率自然灌注检查膀胱,患者可保持日常自由活动,甚至可以重复日常引起下尿路功能障碍的行为以利于检查。由于灌注速率和途径的不同(AUM 经输尿管和输尿管膀胱交界部以生理流率灌注,CMG 是经尿道以导管灌注),一般 AUM 检查的膀胱充盈期容量比 CMG 多,而充盈期压力比 CMG 减小。AUM 在检查尿失禁和神经源性膀胱方面较 CMG 更为优越,对膀胱出口梗阻和上尿路扩张的评价也更为确切(图 1-4-39)。

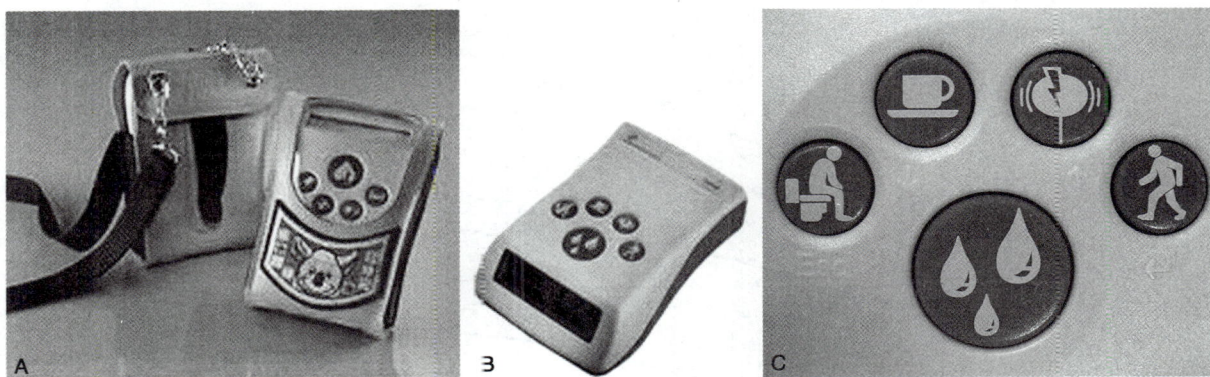

图 1-4-39　便携尿动力实物图
A:便携装置;B:检测仪;C:功能按键

第五节　展　　望

虽然早在 19 世纪后叶起,尿动力学这一领域就已经在欧洲某些国家悄然兴起,但真正现代意义上的尿动力学发展只有几十年的发展历程。但就是在这短短的几十年当中,随着计算机系统的兴起、微电传感器的应用、人们对流体力学乃至排尿功能的持续、深入的认识,尿动力学检查也逐步从最原始的尿流率测定、膀胱压力测定发展至目前复杂的压力-流率测定、影像尿动力测定、便携尿动力测定等多方法、多目的的检查体系。随着新的研究理念的提出,新的检查手段的完善,近来尿动力学检查在方法学上向着更无创、更准确的方向发展,本节就近几年来该领域的一些新进展做一个简要介绍,希望能够引领读者进行更进一步的思索与研究。

1. 近红外光谱　近红外光谱是一种通过仪器发射和接收近红外区域的光谱(600～1000nm),通过近红外光为手段,无创、实时监测活体组织中的氧含量,并且通过实时评估体内氧合血红蛋白(O_2Hb)和脱氧血红蛋白(HHb)的浓度变化,从而测定体内的血流动力学变化。近红外光起初在研究和临床领域用于评估颅内血氧含量,现在广泛用于研究氧动力学,氧化代谢及不同组织的血流动力学。近来,有研究者提出假设:当存在膀胱出口梗阻时,逼尿肌收缩力越强,逼尿肌组织中血流减少越明显,血红蛋白和脱氧血红蛋白总量减少越明显,其血红蛋白浓度下降程度应该同膀胱内压升高程度有相关关系,通过近红外光实时测量逼尿肌组织中的血红蛋白浓度变化,结合尿流率和残余尿,有望无创判断膀胱出口梗阻存在与否。研究者们根据这一理论假设将近红外光设备用于泌尿科领域,通过监测逼尿肌组织中的实时血红蛋白变化,结合尿流率和残余尿,根据特定的算法判断是否存在膀胱出口梗阻,取得了令人鼓舞的结果。该项技术通过一个贴片附着在皮肤上,接收和发射近红外光子,从而可以实时、无创的检测储尿和排尿期膀胱组织内氧合血红蛋白以及血流动力学的变化(见文末彩图 1-4-40)。通过结合患者尿流率及残余尿的变化,评估患者膀胱出口梗阻的情况(图 1-4-41)。该项检查对于患者无任何创伤,仅对于局部皮肤病损的患者为相对禁忌。Macnab AJ 等对 57 例患者进行了传统尿动力同该类方法的对比,发现传统压力-流率检查确认为膀胱出口梗阻的 28 例中,应用近红外光方法同样确定为梗阻的为 24 例(敏感性为 85.7%),而传统压力-流率检查确认为无膀胱出口梗阻的 27 例中,应用近红外光方法同样确定为无梗阻的为 24 例(特异性为 88.89%)。Yurt M 等进行了类似的研究,其最终结论同前者相近,对于存在 LUTS 症状的男性患者来说,该检测的敏感性约为 86.2%,而其特异性为 87.5%。

国内杨勇、张鹏等学者也开展了类似研究,得出该类检查"应用近红外光谱无创膀胱监测方法同传统压力-流率方法相比,能够较准确的、无创诊断男性膀胱出口梗阻,其诊断灵敏度约为 68.8%,特异度介于(62.5% ~ 66.7%),诊断符合率平均为 67.83%"的结果,进一步证实了近红外光谱作为一种新的无创尿动力诊断方法的可行性及较高可靠性。

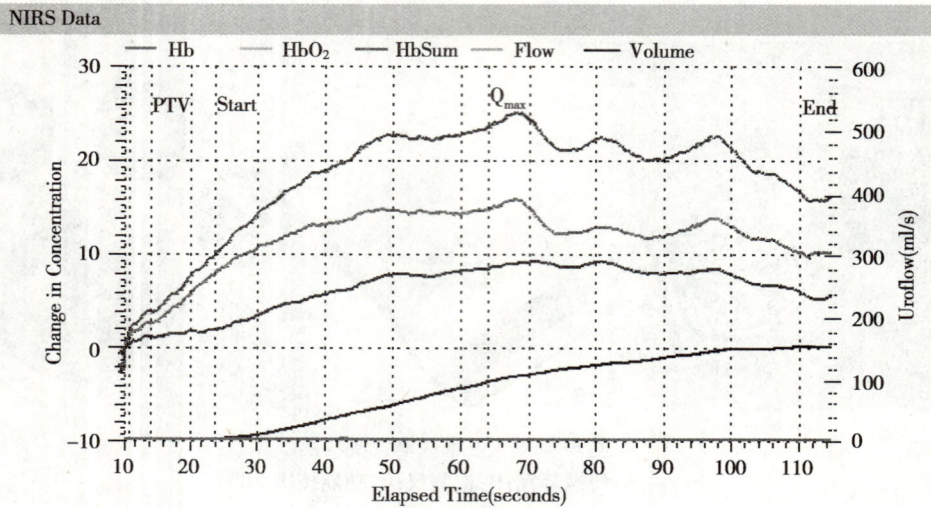

图 1-4-41 近红外光谱无创膀胱功能测定仪实测图

2. 空气介导测压系统在膀胱压力测定中的应用 传统压力-流率检查所用的测压系统均以水为传导介质。测压管、传感器及连接通路中必须充满液体,且无其他介质存在(例如空气等),这样才能保持检查过程顺利,结果准确可靠。但在检查过程中,整个测压及传导系统中不可避免会有气体进入;或导管打折、弯曲;或受试者体位变化及导管位置变化;或其他引起水传导不畅的问题,由此引起的压力传导失真,失效及相关赝像会导致诊断不准确。其次,为防止以上问题的出现,相对应的检查前准备程序,检查中的校准程序均较复杂。

空气介导测压导管系统是一种利用空气为传导介质,利用充气气囊作为体内压力感受器,完全不需要液体填充的新型测压、传导系统(图 1-4-42)。目前欧洲及北美部分国家尝试采用该系统进行尿动力检查操作,国内尚没有同类产品、相关经验及操作指南。该套系统使用的测压管及压力感受器同传统测压系统有较大差别。

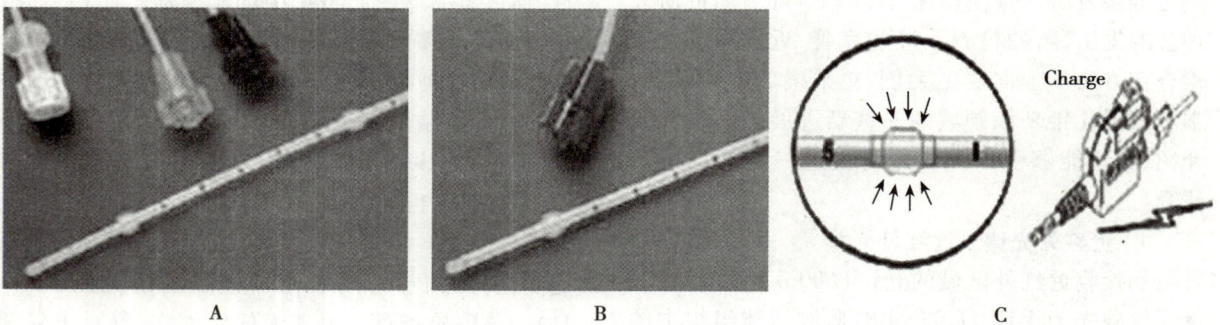

图 1-4-42 双气囊膀胱测压管,腹压测压管及测压球囊示意图
A:双气囊膀胱测压管;B:腹压测压管;C:球囊体内全方位测压示意图

（1）测压管中放弃了管壁测压孔设计，利用充气密闭球囊感受压力，此设计改进了测压孔单一方向感受压力，容易被黏膜堵塞导致传导不良的问题，同时球囊能够感受全方位压力变化，提高了压力传导率及准确性。

（2）有单气囊和双气囊导管两种可供选择。单气囊导管用于压力-流率检查时单独测定膀胱压；双气囊导管可在膀胱充盈期及排尿期同时测定膀胱压和尿道压，不用单做 MUCP 检查就可以测定尿道压，克服了传统测压导管不能同时测定膀胱压和尿道压的缺点。

（3）空气导管采用空气为传导介质，整个测压系统不再需要液体灌注填充。使得操作过程大大简化：①不用事先用液体充盈整个测压及传导系统；②检查过程开始前充水、调零过程省略；③检查过程中每隔一段时间的咳嗽建议压力传导试验省略；④检查过程中体位变动影响减少。

（4）省略了先前为液体传导系统制定的赝像鉴别操作流程（液体介导系统的赝像原因大部分来源于液体中混入气体，导管打折，移位，测压孔闭塞等原因）。目前国际上类似研究也仅检索到 4 篇，证明本研究有较强的创新性，有较高的研究价值及临床应用前景。

3. 超声检查在判断膀胱出口梗阻中的应用
近年来迅猛发展的超声技术，为无创判断膀胱出口梗阻（尤其是前列腺增生导致的膀胱出口梗阻）提供了丰富的选择机会，下面就几个较新的技术简要介绍。

（1）经直肠血管多普勒超声检测前列腺被膜动脉阻力指数：相对于彩色多普勒超声相比，血管多普勒超声能够探测到小血管内的血流流动。前列腺血供来源于尿道及前列腺被膜动脉。增大的前列腺移行带挤压前列腺被膜，使得被膜动脉血流阻力指数增高，这一变化可以通过血管多普勒超声检测到。Shinbo 等研究了前列腺被膜动脉阻力指数同 BOO 及急性尿潴留风险的关系。他们认为前列腺被膜动脉阻力指数超过 0.75，阻力指数预测 BOO 的准确率就会高于国际前列腺症状评分（IPSS）。

（2）前列腺尿道角度及膀胱内前列腺突出程度：前列腺尿道成角（PUA）指的是在经直肠前列腺超声检查过程中，其矢状面上前列腺尿道同膜部尿道之间的夹角。膀胱内前列腺突出程度（IPP）指的是在同一平面内前列腺突出部分与膀胱基底部之间的距离。Park 等回顾性分析了 270 例有 LUTS 症状的前列腺患者，并同时将 IPSS 分为储尿期评分（IPSS-ss）和排尿期评分（IPSS-vs）。研究者发现 IPP 同 IPSS 明显相关，而 PUA 同储尿期评分无关，而同排尿期评分明显相关。PUA 评分越高，排尿期症状越严重。

（3）逼尿肌厚度（DWT）和膀胱内前列腺突出程度（IPP）：Franco 等调查了 100 例 50 岁以上有 LUTS 症状的患者，在膀胱容量约 200ml 时通过经腹超声测量 IPP 和逼尿肌厚度。所有患者均行压力-流率测定。研究者发现 IPP 及 DWT 同 BOO 之间的关系。认为 IPP 12mm 及 DWT 6mm 可作为诊断临界值。IPP 同时超过 12mm 和 DWT 超过 7mm 能够更好的诊断 BOO。患者若具有以上指标其中一项，就有超过 90% 的概率存在 BOO，一项指标都没有的患者只有 66% 的可能性存在 BOO。

（张　鹏）

参 考 文 献

1. McGuire EM, Woodside JR, Bordeln TA. Prognostic value of urodynamic testing in myelodysplastic children. J Urol, 1981, 126 (2): 205-209.

2. Barrett DM. Disposable (infant) surface electrocardiogram electrodes in urodynamics: a simultaneous comparative study of electrodes. J Urol, 1980, 124 (5): 563-665.

3. Werner Schäfer, Paul Abrams, Limin Liao, et al. Good Urodynamic Practices: Uroflowmetry, filling, Cystometry, and Pressure-Flow Studies. Neurourology and Urodynamics, 2002, 21 (3): 261-274.

4. Nitti VW, Tu LM, Gitlin J. Diagnosing bladder outlet obstruction in women. J Urol, 1999, 161 (5): 1535-1540.

5. Blaivas JG, Groutz A. Bladder outlet obstruction nomogram for women with lower urinary tract symptomatology. Neurourol Urodyn, 2000, 19 (5): 553-564.

6. 张鹏，武治津，高居忠. 压力-流率测定中尿道内置测压导管对尿流率的影响. 中华泌尿外科杂志, 2004, 25 (4): 274-276.

7. 张鹏，武治津，杨勇，等. 影像尿动力学检查在诊断女性下尿路排尿功能障碍疾病中的作用. 中华外科杂志, 2012, 50 (5): 438-442.

8. ZHANG Peng, YANG Yong, WU Zhing-jn. Video-urodynamics study on female patients with bladder neck obstruction. Chinese Medical Journal, 2012, 125 (8): 1425-

1428.

9. van Waalwijk van Doorn E, Anders K, Khullar V, et al. Standardisation of ambulatory urodynamic monitoring: Report of the Standardisation Sub-Committee of the International Continence Society for Ambulatory Urodynamic Studies. Neurourol Urodyn, 2000, 19(2): 113-125.

10. Macnab AJ, Stothers L. Near-infrared spectroscopy: validation of bladder-outlet obstruction assessment using non-invasive parameters. Can J Urol, 2008, 15(5): 4241-4248.

11. Yurt M, Süer E, Gülpinar O, et al. Diagnosis of bladder outlet obstruction in men with lower urinary tract symptoms: comparison ofnear infrared spectroscopy algorithm and pressure flow study in a prospective study. Urology, 2012, 80(1): 182-186.

12. Peng Zhang, Yong Yang, Zhi-jin Wu, et al. Diagnosis of Bladder Outlet Obstruction in Men Using a Near-infrared Spectroscopy Instrument as the Noninvasive Monitor for Bladder Function. Urology, 2013, 82(5): 1098-1102.

13. Cooper MA, Fletter PC, Zaszczurynski PJ, et al. Comparison of air-charged and water-filled urodynamic pressure measurement catheters. Neurourol Urodyn, 2011, 30(3): 329-334.

14. Pollak JT, Neimark M, Connor JT, et al. Air-charged and microtransducer urodynamic catheters in the evaluation of urethral function. Int Urogynecol J, 2004, 15(2): 124-128.

15. Culligan PJ, Goldberg RP, Blackhurst DW, et al. Comparison of microtransducer and fiberoptic catheters for urodynamic studies. Obstet Gynecol, 2001, 98(2): 253-257.

16. McKinney TB, Hessami S. Comparison of fiberoptic, microtip, water and air-charged pressure transducer catheters for the evaluation of urethral pressure profiles (UPP). Int Urogynecol J, 2011, (Suppl 1): S53.

17. Abdi, Hamidreza; Kazzazi, et al. Imaging in benign prostatic hyperplasia: what is new?. Current Opinion in Urology, 2013, 23(1): 11-16.

18. Shinbo H, Kurita Y. Application of ultrasonography and the resistive index for evaluating bladder outlet obstruction in patients with benign prostatic hyperplasia. Curr Urol Rep, 2011, 12(4): 255-260.

19. Shinbo H, Kurita Y, Takada S, et al. Resistive index as risk factor for acute urinary retention in patients with benign prostatic hyperplasia. Urology, 2010, 76(6): 1440-1445.

20. Park YJ, Bae KH, Jin BS, et al. Is increased prostatic urethral angle related to lower urinary tract symptoms in males with benign prostatic hyperplasia/lower urinary tract symptoms?. Korean J Urol, 2012, 53(6): 410-413.

21. Franco G, De Nunzio C, Leonardo C, et al. Ultrasound assessment of intravesical prostatic protrusion and detrusor wall thickness-new standards for noninvasive bladder outlet obstruction diagnosis? J Urol, 2010, 183(6): 2270-2274.

第五章　如何理解循证医学及其应用

循证医学(evidence-based medicine,EBM)一词最早于1992年出现在美国医学会杂志(Journal of American Medical Association)中,但有关循证医学的一些思想如随机对照研究和系统评价等可追溯到20世纪70年代初,1972年,Archibald Leman Cochrane(1909—1988)因发表《疗效与效益:健康服务中的随机反映》一书奠定了循证医学的基础,因其卓越贡献而被公认为循证医学的创始人之一,1993年最初成立的系统评价协作网也以他的名字命名,称之为Cochrane协作网。循证医学发展至今已经深入到医学的各个领域,对研究疾病产生了广泛的影响,本章将从一名临床医生的角度阐述在临床实践中如何理解和应用循证医学。

第一节　循证医学的定义及其理解

一、循证医学的基本定义

循证医学最为经典的定义为"整合最佳的证据、医生的专业经验和患者的意愿而做出临床决定"。定义看似简单,如果要践行循证医学,医生不但需要有较高的专业经验和知识,也需要具备较高的研究能力及人文素养。

二、循证医学证据

循证医学基本定义中所提到的最佳证据也是比较争议的部分,多数循证医学中心采纳牛津循证医学中心对证据的定义,简言之,将目前来自文献的证据分为五类(表1-5-1),最高级别的证据来自临床随机对照研究的系统评价或荟萃分析,而最低等级证据来自实验室研究或专家意见。

来自文献的证据存在的最大问题是这些证据的获得多基于某一疾病人群,而临床医生在应用这些证据做临床判断时往往面对的是患者个体。举个简单的例子,来自MTOPS研究的证据显示,非那雄胺治疗良性前列腺增生患者达到5年左右可使

表1-5-1　证据等级分级

牛津大学关于证据等级分类新五级标准	
证据等级	治疗/预防,病因学/危害
1A	随机对照研究的系统评价
1B	随机对照研究
1C	全或无病案研究
2A	列队研究的系统评价
2B	列队研究或较差随机对照研究
2C	"结果"研究或生态学研究
3A	病例对照研究的系统评价
3B	病例对照研究
4	单个病例系列研究
5	未经明确讨论或基于生理学、实验室研究或"第一原则"的专家

得患者急性尿潴留累计危险下降67%～81%,该累计风险降低百分比只是一个统计学概念或数据,并不针对某一患者的具体情况,或者说该数据只是适用于平均年龄62岁左右、AUA症状评分平均为17分、最大尿流率平均为10.5ml/s,平均血清PSA值2.4ng/ml及前列腺体积平均为36ml的人群(以上数据即为MTOPS研究中入组患者的基线值)。人群和个体之间其实是存在很大的鸿沟,要很有效的利用循证医学证据还需医生具备对疾病规律的基本认识和临床经验。再次举例说明,如医生面临一位良性前列腺增生患者,年龄53岁,其血清PSA 1.6ng/ml、前列腺体积38ml、最大尿流率14ml/s及IPSS评分为11分,该患者的基本资料就很难以来自MTOPS的证据来判断是否需要非那雄胺治疗,医生需结合其对疾病规律的认识,如该患者存在疾病进展的可能性(即该患者存在BPH进展风险而适合非那雄胺治疗);以及患者的意愿,如对性功能影响的可能风险和症状对其生活质量的影响来综合判断,如果患者并不认为目前症状对其生活质量有影响,且对性功能影响有很大担忧,此时非那雄胺并非最佳的选择。因此一个合理的临床决定不

但需要临床试验的证据,同时也结合了医生的知识及经验和患者的意愿。

循证医学证据还存在一个基本问题是证据的局限性,如以上所示,从一项研究中所获得的证据仅适用于某一人群。相对于此人群而言,该研究的结果从统计学的角度证明了该证据的真实性,即所谓的"真理";尽管这种"真理"随技术的进步而失去价值,但其真实性依然存在。如19世纪初,苏格兰医生做对比研究发现石灰水洗手接生比清水洗手接生新生儿感染发生风险要低得多,此结果是"真理",如果现在重复此试验还是这个结果,但随着无菌术的出现,使得该结果失去任何临床意义。因此在应用循证医学证据时应注意所证明的理论或技术是否具有时代性。

临床上更为常见的是因为入组存在的偏差而导致所获得证据存在偏移。Lepor教授1996年发表的有关非那雄胺和特拉唑嗪治疗良性前列腺增生的比较性研究最具代表性,该结果报道显示与特拉唑嗪比较,非那雄胺治疗良性前列腺增生的疗效明显处于劣势,甚至与安慰剂同效。此后PLESS研究和MTOPS研究发现,前列腺体积大于40ml,而且治疗持续超过1年以上,非那雄胺才能显示出明显疗效,而Lepor的研究所入组的患者恰恰前列腺体积过小且治疗期只有1年。从某种意义来看,也正因为对入组标准的偏差不断纠正,才逐渐发现良性前列腺增生进展性及其预测参数。该现象也提示医生,对于一项随机对照研究,不但要看研究的结论,更重要的是要全面阅读全文,评估研究设计,入组标准,入组病例的基线值等参数,才能对结论的可靠性和适用范围作基本判断,才能成为医生临床应用的证据。

三、医生的知识和经验

在循证医学范畴,知识和经验起着桥梁的作用,医生通过其所获得的对疾病基本规律的认识,以及长期临床工作积累的经验,使其具备整合临床随机对照研究所获得证据的能力,只有这样,循证医学的证据才能有效应用到患者个体。还是以上诉良性前列腺增生患者为例,面对其年龄53岁,血清PSA 1.6ng/ml、前列腺体积38ml、最大尿流率14ml/s及IPSS评分11分为基本资料的个体患者,医生会根据患者存在良性前列腺增生的进展性为依据,判断长期口服非那雄胺对其有可能明显降低急性尿潴留风险和手术干预风险而建议患者服用此药,如同时考虑到患者年龄偏轻,性生活比较活跃等特点,提醒患者服此药时对性生活可能的影响,并告知此合并症发生的百分比(8%左右),以及一旦出现停药后可恢复的特点,与患者协商共同确定治疗方案。此时医生对疾病规律的认识及对药物副作用发生规律的临床积累对确定治疗个体化治疗方案起着关键的作用。医生的知识和经验整合了来自临床研究的各种证据,使得一种来自人群的循证医学证据(能降低急性尿潴留发生率,性功能影响百分比和副作用的可逆性等证据)有效地应用到一位个体患者。如果单纯应用循证医学证据来做临床决定往往造成偏差,首先是一种概率不适合一个个体判断,其次临床中患者的情况千变万化,甚至难以与来自循证医学研究的证据有可比性。

四、患者的意愿

循证医学所提倡的患者意愿在医疗决定中的作用往往被我国医生所忽略。临床中很多情况下,在充分知情告知的基础上,患者的意愿往往可起决定性作用。如高风险/局部晚期前列腺癌治疗方案的选择,对于外科医生而且多选择前列腺根治性切除术,对于放疗科医生而且多支持根治性放疗,有众多的临床研究分别支持以上两种观点。如果仔细阅读这些研究,会发现多数研究证实就总生存率而言两种治疗并无显著性差异,而两者合并症明显不同,手术带来的合并症有尿失禁和勃起障碍,放疗带来的合并症是下尿路症状及直肠刺激征等。尽管总生存率相同,医生常常站在本专业角度或根据自己所积累的知识和经验建议患者某种方案,其实应告知患者两种治疗可能面临的疗效、合并症差异等,患者会根据自己的意愿来选择最终的治疗方案,如有性功能需求患者可能更多选择放疗。

对于影响生活质量的疾病更是如此。如间质性膀胱炎患者对尿频尿急和膀胱疼痛有比较深刻的体验,为免除此痛苦常常要求医生切除膀胱。但患者对膀胱切除后尿流改道的认识并不充分,此时需要医生详尽告知尿流改道对生活质量的影响,甚至邀请手术后患者与患者沟通,最终是否采取膀胱切除尿流改道手术应取决于患者的意愿,因为除此之外,目前对间质性膀胱炎的治疗只能在一定程度上缓解症状,而并不能治愈此病。

第二节 基于循证医学的临床诊治指南

医生应用循证医学证据时需要具备一定的知识,如对疾病规律的深刻认识,对RCT研究的设计理解,对于评估指标是否合理的判断,研究结论的临床意义,甚至要求医生有一定的人文素养而理解患者的愿望等。要求每位医生均具备以上的能力显然比较困难,为了更好地使得循证医学证据有效地在临床上得到广泛的应用,提高服务患者的能力,基于循证医学证据的临床指南(evidence-based clinical guideline)即应运而生。基于循证医学证据的临床诊治指南即指采用符合一定等级循证医学证据,为临床医生制定一整套临床诊治的推荐意见。由于所能获得的循证医学证据等级不同,将推荐意见也进行了推荐等级分级。符合循证医学的指南对每个推荐意见均标注了引用证据的等级和推荐等级(表1-5-2)。

表1-5-2　推荐等级分级

推荐等级分级	相应的证据等级
A 级推荐	1A 1B 1C
B 级推荐	2A 2B 2C 3A 3B
C 级推荐	4
D 级推荐	5

在应用国外指南时应注意国家和地区之间所面临的疾病和医疗资源的差异,如美国密歇根大学泌尿系统感染指南建议,单纯泌尿系统感染一线抗生素推荐使用呋喃妥因和磺胺等药物。尽管这类药物在美国的临床研究中显示较高的敏感性,但因我国抗生素资源不同,导致临床使用抗生素的用药环境差别很大,最终会造成药物敏感性会有明显差异。因此在制定我国泌尿系统感染指南时需依据当地的细菌菌谱和药物敏感性来推荐合适的抗生素作为一线治疗。

基于循证医学的临床诊治指南帮助医生系统地总结了现阶段最佳的临床医学证据并以此给出了推荐意见,但这类推荐意见仍然针对某个人群而并非针对个体患者,因此在应用指南时仍然需要循证医学的另外两个要素即医生的知识和经验及患者的意愿。因此,在制定临床诊治方案时,基于循证医学证据的临床诊治指南应作为一种重要的参考依据,而非制定诊治方案的标准。

总之,循证医学是一种临床思维,广泛影响了医学教育和临床实践。个人的临床经验是可贵的,但仅是医生个人对临床现象的一种模糊的总结。而循证医学的提出,在更为科学和规范的角度认识医学问题,只有如此,才能在临床中做出更为有利于患者的医疗决定。

（杨　勇）

参 考 文 献

1. 杜亮,李幼平. Archie Cochrane-Cochrane 系统评价的倡导者. 中国循证医学杂志,2005,5(2):174-176.

2. Sackett DL, Rosenberg WM, Gray JA, et al. Evidence based medicine:what it is and what it isn't. 1996. Clin Orthop Relat Res,2007,455:3-5.

3. Oxford Centre for Evidence-based Medicine Levels of Evidence:http://www.cebm.net/?o=1025.

4. McConnell JD, Roehrborn CG, Bautista OM, et al. The long-term effect of doxazosin, finasteride, and combination therapy on the clinical progression of benign prostatic hyperplasia. N Engl J Med,2003,349(25):2387-2398.

5. Lepor H, Williford WO, Barry MJ, et al. The efficacy of terazosin, finasteride, or both in benign prostatic hyperplasia. Veterans Affairs Cooperative Studies Benign Prostatic Hyperplasia Study Group. N Engl J Med,1996,335(8):533-539.

6. McConnell JD, Bruskewitz R, Walsh P, et al. The effect of finasteride on the risk of acute urinary retention and the need for surgical treatment among men with benign prostatic hyperplasia. Finasteride Long-Term Efficacy and Safety Study Group. N Engl J Med,1998,338(9):557-563.

7. Bastian PJ, Boorjian SA, Bossi A, et al. High-risk prostate cancer:from definition to contemporary management. Eur Urol,2012,61(6):1096-1106.

8. National Guideline Clearinghouse:Urinary incontinence in women. http://www.guideline.gov/content.aspx?id=10931.

9. Gradwohl SE, Bettcher CM, Chenoweth CE, et al. Urinary Tract Infection:http://www.med.umich.edu/1info/fhp/practiceguides/uti/uti.pdf.

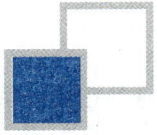

第二篇

泌尿系统先天畸形及处理

第一章 尿道下裂

第一节 概 述

尿道下裂是男性儿童泌尿生殖系统最常见的先天畸形之一。大规模人群调查报告其发生率为3‰~8‰，或占出生男婴的1/250。不同人种和不同地区发病率可有差异。这一发病率较高的畸形在世界范围内呈逐渐增加的趋势。重型尿道下裂比例也相应增加，给治疗带来更大挑战。更多的基础与临床学科，如遗传学、流行病学、形态学、内分泌学、泌尿外科及整形外科等介入这一领域中，逐渐形成尿道下裂学。

本病不仅造成排尿和生殖功能的障碍，而且会对患者的心理发育产生影响。它既可为单独的发育畸形，也可合并其他畸形，或作为更复杂病情如性别发育异常（DSD）或某些综合征的合并组成部分。

迄今，关于阴茎发育机制、尿道下裂病因学和发病机制等方面的研究进展相对缓慢，但形态学方面的研究有新进展，如对尿道下裂新生儿及胎儿尿道板结构的组织解剖研究及对阴茎弯曲病因认识的变化等。在此基础上，一些概念及手术矫治原则发生变化，新的手术方式不断出现，选择更加注重个体化。

一、尿道下裂观念变迁及手术矫治趋势的变化

迄今为止，手术修复仍是矫治尿道下裂的最佳选择。尿道下裂修复手术的发展史就是人们为之不断探索、创新和改良的历史，文献介绍已超过200种以上术式。面对众多可选择的手术方式，检出患者的年龄越来越小，对外观、功能要求的提升，以及降低并发症发生率的要求，使得专科医师们面临更多的挑战。尽管随着不断的技术进展出现很多新的术式，但迄今仍无获得一致认可的最佳方案。

1842年Mattauer提出阴茎腹侧弯曲是由于尿道海绵体的纤维性残迹与阴茎海绵体形成的弓弦关系所致，确定了切断尿道板松解以这种弓弦关系方能使阴茎伸直的概念，并根深蒂固地影响了尿道下裂治疗方式百余年。早期手术设计基本围绕这一观念进行。最初手术以分期手术为主，即第一期先完成切断纤维性尿道板矫正弯曲，预制新尿道板，第二期再完成新尿道成形。继而逐渐发展了游离移植皮肤、黏膜、阴囊皮瓣卷管等一期修复手术。20世纪80年代初Duckett相继介绍带蒂岛状包皮内板及尿道口前移阴茎头成形（MAGPI）等一期修复术式，尿道下裂的治疗取得较大进展，进入了尿道下裂治疗的现代阶段。

20世纪90年代，由于尿道下裂新生儿及胎儿尿道板结构的解剖发现，以及对阴茎弯曲病因认识的变化，很大程度上影响了尿道下裂治疗方式的创新与选择趋势。研究发现：健康的尿道板有良好的血管和腺体形成，丰富的神经分布，广泛的平滑肌与结缔组织支撑，并不存在明显的纤维性变。阴茎弯曲的病变仍以阴茎皮肤、筋膜的异常及背腹侧海绵体白膜不对称占多数，而发育不良的纤维性尿道板及纤维性尿道只占少数。结合多年的临床经验，目前已认识到处理弯曲畸形并不一定需要切断健康的尿道板。这一概念上的根本转变，导致了近年来术式选择的变化。保留尿道板的术式，如尿道板纵切卷管尿道成形及onlay式岛状包皮瓣一期尿道下裂修复术等逐渐占据优势，部分病例选择阴茎背侧中线白膜折叠以矫正弯曲畸形。上述变化形成了目前尿道下裂术式设计与选择的主流理念。也有学者对中重度尿道下裂尿道板做雄激素受体检测，发现尿道板雄激素受体水平较之阴茎皮肤和阴茎头海绵体等处为低。对这类病人做背侧白膜折叠而保留尿道板手术后，在远期阴茎发育过程中可能出现继发弯曲，且目前已有背侧白膜折叠后弯曲复发的报道。

二、病因与危险因素

探讨预防策略以减少逐渐增加的发病率是尿道下裂学研究的目标之一。完成这一目标的关键

是要探讨影响流行病学变化的原因、明确病因、对高危人群进行适时干预、了解家族史、减少暴露于可能导致这一疾病的环境因素或危险因素中。

男性外生殖器官的发育受内分泌激素的调控，所以关于尿道下裂病因学方面的一些设想多是关于内源性激素异常分泌、平衡障碍或暴露于外源性激素所致。前者诸如母体内分泌功能障碍、先兆流产等。尿道下裂患儿父亲的男性睾丸功能异常、生育力差等表现多于正常小儿父亲。外源性激素主要有早孕期口服避孕剂、妊娠试验中的内分泌制剂、先兆流产时应用的黄体酮等。目前更多关注集中在具有拟雌激素或抗雄激素效应的致内分泌障碍化学物质（包括工业化学物质）的影响。这些环境污染物引起的内分泌障碍与生殖系统异常之间有一定的相关性。由此引起诸多病因学假说的提出，其中一个重要的假说是 Baskin 等提出的复合多基因模式的尿道下裂多因素病因学，其要点为各种环境下的致内分泌障碍因素、内分泌疾病、酶或局部组织异常或发育停滞，由此而引起的以下情况可能与尿道下裂发病有关，如：①睾丸雄激素产生异常；②发育中的外生殖器靶组织雄激素敏感性受限；③胎儿睾丸间质细胞、Leydig 细胞提前退化所致的雄激素刺激作用停滞；④其他因素包括睾酮或双氢睾酮合成不足、5-α 还原酶的缺乏、雄激素受体质或量的缺陷等。这些雄激素不敏感综合征的表现实际上已经在临床及分子水平得到证实。

概括来说，尿道下裂的发病机制可能涉及遗传因素、内分泌缺陷、环境危险因素、性别分化基因或雄激素功能相关基因突变、某些生长因子及其受体的表达或作用缺陷等多种因素。上述各种假说均有待进一步的深入研究。

三、尿道下裂的临床诊断问题

（一）临床表现

尿道下裂典型临床表现如下：

1. **尿道开口异常** 尿道开口可位于阴茎腹侧面从阴茎头至会阴区任何部位，一般位于中线。

2. **阴茎弯曲畸形** 多数尿道下裂病例存在阴茎下曲，部分病例无明显阴茎弯曲。

3. **包皮分布异常** 背侧包皮冗赘呈帽状，腹侧则包皮缺乏，因之绝大多数病例出生时即可作出诊断，但是对于少数病例，如轻度头型尿道下裂，或包皮并未回缩上翻的远端尿道下裂以及一些巨尿道口伴完整包皮畸形（megameatus intact prepuce，MIP），这些病例往往直到做包皮环切时或包皮完全回缩上翻后才能作出诊断。

值得注意的是，有时尿道下裂可能是其他重要的潜在畸形唯一明显可见的临床表征，如性别发育异常、某些内分泌或基因缺陷综合征等。

（二）临床分类

1. **常见分类** 最常见的临床分类是基于尿道口的解剖学位置做出的。可分为阴茎头型、冠状沟型、阴茎型（阴茎远段型，阴茎中段型，阴茎近段型）、阴茎阴囊型、阴囊型和会阴型。

阴茎头型、冠状沟型及冠状沟下型亦称为远段型（轻型，Ⅰ度）；阴茎远段、阴茎中段及阴茎近段型亦称为中段型（中型，Ⅱ度）；阴茎阴囊型、阴囊型及会阴型亦称近段型（重型，Ⅲ度）。按临床分型，各型所占比例约为：远段型（轻型）50%；中段型（中型）30%；近段型（重型）20%。

尿道下裂的形成是由于胚胎时期发育停滞，尿生殖沟（尿道板）融合不全所致，因此远段型尿道下裂占多数。尿生殖沟融合是由近端向远端进行，尿道远端最后形成，因此尿道开口于阴茎体远端的（冠状沟附近）尿道下裂较多。针对阴茎头段尿道的发育目前存在两种理论：内皮向内生长并管化与尿道板连接；亦或尿道直接管化至阴茎头尖。

此种分类简单易懂，但尿道下裂的严重性不能单纯由尿道口的位置来决定。此类分型不能反映阴茎下曲程度、远段尿道发育情况、尿道口有无狭窄等病理情况，因而不能充分反映病情轻重及需要重建尿道的长度，对合理选择术式参考价值有限。Barcat（1973）建议分型不能根据原尿道口位置，应根据矫正伴发畸形后尿道口位置。具体需要修复的缺损尿道范围，应在人工勃起后证实无弯曲或弯曲已矫正，切除发育不良尿道后再根据分型来确定。

2. **特殊类型**

（1）无尿道下裂阴茎弯曲畸形：虽然先天性阴茎弯曲通常伴随于尿道下裂。但亦可存在于尿道正位开口病例。Donnahoo 等将先天性无尿道下裂阴茎弯曲畸形按主要病变涉及的层面分为四型：Ⅰ型为皮肤弯曲型；Ⅱ型为尿道有正常海绵体组织而阴茎筋膜（Buck 筋膜）及浅筋膜发育异常；Ⅲ型为海绵体背腹侧白膜发育不对称；Ⅳ型为尿道弯曲型，尿道海绵体缺乏、尿道背侧有致密纤维组织，此类病例亦称隐匿性尿道下裂或短尿道畸形。

（2）巨尿道口伴完整包皮畸形（megameatus intact prepuce，MIP）：为 Duckett 等 1989 年提出的一种尿道下裂特殊类型，包皮一般完整，往往在做包皮环切时发现。

（3）先天性尿道皮肤瘘：部分尿道正位开口而远段尿道发育不良、无海绵体包裹,菲薄的尿道腹侧可存在窗形瘘口,伴或不伴阴茎弯曲。处理原则与尿道下裂一致。

（三）常见合并畸形

一般中短段型（轻、中型）尿道下裂染色体核型正常,但在重型尿道下裂特别合并有隐睾者可能有异常染色体核型。Yamaguchi（1991）调查发现隐睾与尿道下裂并存者染色体异常发生率可达 22.2%。

1. 隐睾 尿道下裂中 7%~9% 可伴有隐睾,在重型（近段型）尿道下裂中合并隐睾者可高达 32%,由于尿道下裂合并隐睾者染色体异常检出率较高,对其中一些病例应警惕存在性别发育异常（DSD）的可能性。隐睾可先行手术处理或与尿道下裂同期手术处理。

2. 前列腺小囊（prostatic utricle） 为开口于尿道前列腺部后方的囊性物,在会阴和阴囊型尿道下裂中发生率可达 10%~15%（Devine 等,1980）。多系苗勒管退化不全或尿生殖窦男性化不全的残留,输精管可行经囊侧壁或开口于囊内。临床上可表现为尿管插入困难,或由于开口梗阻导致反复感染发生附睾炎,甚至囊内结石形成等。无症状者及抗生素治疗后症状缓解者可保守治疗,但反复感染、症状严重者应考虑手术切除。

3. 性别发育异常 严重尿道下裂特别是合并隐睾者应排除某种性别发育异常的可能,最好在新生儿期即做出判断。

一般来说,在性分化过程中,染色体存在从正常有规则序列偏离、变异的可能。对各自性别而言不能达到完全正常染色体表型和功能即可考虑为DSD。虽然尿道下裂被认为有男性化发育停滞的表现,但有别于 DSD。因为导致不同类型 DSD 所存在的内分泌缺陷,如睾酮产生的缺陷、双氢睾酮转化的缺陷或雄激素受体活性缺陷等在单纯尿道下裂中少见。

患儿同时出现严重的尿道下裂和隐睾时诊断为 DSD 的可能性增加,但也可见于其他情况,如低体重儿和早产儿。

在性别发育异常中最常见的为混合型性腺发育不良,其余尚有卵睾型 DSD,46XY 型 DSD（其中包括有完全型、不完全型或轻型雄激素不敏感,以及 5-α 还原酶缺乏、睾丸发育不良等类型）。

对于重型尿道下裂合并隐睾的患者,难以界定其男性表型,且不能进行一致的遗传学、生物化学、放射学等方面的评估,这使得确定 DSD 的发生率有一定困难。

4. 畸形综合征 尿道下裂可以作为许多畸形综合征的表现之一,如尿道下裂患儿伴随发育迟滞、智力障碍、面部畸形、肛门直肠畸形、手（指）足（趾）畸形及其他生殖器畸形如阴茎阴囊转位、隐睾等,应注意某种畸形综合征的可能,并进行相应的遗传学基因检测。文献中较常提到的诸如表现为智力障碍、面部畸形、小头及并指（趾）的 Smith-Lemli-Opitz 综合征;表现为智力障碍、Wilms 瘤、无虹膜及外生殖器畸形的 WAGR 综合征;双侧拇指、大足趾发育不良伴有尿道下裂的手-足-外生殖器综合征;表现为眼距变宽、气管食管缺陷、唇（腭）裂、轻度智障、尿道下裂的 Opitz-G 综合征;表现为面部异常、智力障碍、抽搐及尿道下裂的 Wolf-Hirschhorn 综合征;以及表现为智障、面部畸形、肛门闭锁、尿道下裂、阴茎阴囊转位等畸形的因 13q 缺乏而引起的综合征。

（四）术前应特别考虑的一些问题

1. 手术指征 尿道下裂手术的目的是矫正影响排尿功能及性功能的畸形。对较重程度的尿道下裂需要进行修复以达到直立排尿、有效的性生活及具备生育能力。对于轻型病例如阴茎头型、MIP,如无弯曲或尿流尿线问题,由于对功能影响不明显,可暂不手术。随访表明,异常的阴茎外形对成人心理影响大,此时应考虑手术治疗。

2. 术前检查及处理

（1）重型尿道下裂应行相关检查:对重型尿道下裂特别是合并隐睾者,不论性腺位置可否扪及,均应做性别状态及内分泌激素水平检查（性腺激素及促性腺激素相应检查）,因为在涉及治疗及生育、遗传咨询方面对患者及家庭有潜在重要影响。检查应包括遗传学检查（染色体检查、SRY 基因检测等）、超声检查（如盆腔）和生化检查等。

（2）相关影像学检查:对单纯中段或远段型尿道下裂不必常规做尿路影像学检查,如超声或静脉尿路造影（含生殖道造影）。经重型尿道下裂口逆行注射造影剂的生殖道造影不作为性别状态检查的基本内容之一。

术前放射检查还可包括排尿性膀胱尿道造影（voiding cystourethral graphy, VCUG）或膀胱尿道镜检查,了解常伴于近段型下裂的前列腺小囊（临床表现尿管插入困难可帮助诊断）的情况。盆腔超声在性别发育异常检查中也有意义。

（3）术前内分泌激素处理问题:虽然目前尚无

前瞻性随机对照研究确定内分泌治疗对手术结果具有积极影响，但对阴茎发育较差者，建议在术前做相应内分泌激素处理，以增加阴茎大小，减轻弯曲，改善血供。在尿道下裂修复前为使阴茎增大，可使用内分泌激素或补充剂，但在以下方面存在争议：①是否需要使用刺激或补充性内分泌抑制剂；②制剂选择及用药途径、剂量、疗程等。

有作者主张修复前 6～8 周应用 HCG。小于 1 岁，250U 每周两次；1～5 岁，500U 每周两次。临床上观察到在阴茎增长时，尿道下裂弯曲严重性相对减轻，下裂近端海绵体血液循环及厚度有所增加。

雄激素补充（替代）治疗途径包括局部外用及全身应用。Gearhart（1987）及 Luoetal（2003）等在重建手术两周以前应用庚酸睾酮（enanthate T）2mg/kg 肌内注射 5 次，每周 1 次，观察到病人阴茎大小有约 50% 的增加，血浆睾酮水平在治疗后 6 个月均回到正常范围，且在 3～12 个月后部分丧失所获增长。Chalapathi 等（2003 年）做对照研究，用丙酸睾酮（propionate T）和庚酸睾酮（enanthate T）混合剂，提供剂量为 2mg/（kg·周），外用每日 2 次，肌内注射每周 1 次，结果发现就阴茎长度和直径的反应而言无明显差异。Monfort 和 Lucas（1982 年）用 4 周双氢睾酮霜（每日）于尿道下、上裂修复前，平均阴茎周径及长度较治疗前增加约 50%，无任何持续副作用或促性腺激素水平紊乱。目前尚少有关于激素刺激后骨龄评估的报道。

虽然某些实验认为婴儿、儿童期睾酮治疗可能损害到青少年时期阴茎的生长发育并影响成人时期的阴茎长度，但对先天性促性腺激素低下、性腺发育不良、小阴茎儿童的研究表明，在儿童期 1～2 个短疗程睾酮治疗可改善阴茎发育，到成人时阴茎大小可达正常范围。Baskin 等（1997 年）对人胎儿阴茎组织在睾酮刺激后生长及雄激素受体状态的研究表明，青春期前外源性睾酮应用不影响阴茎最终的生长发育。

第二节　尿道下裂手术治疗

一、一般原则

手术治疗是矫治尿道下裂唯一有效的手段，术式颇多。迄今已有数百种手术方式或其改良式应用于临床，归为三大类：①保留尿道板卷管；②带蒂皮瓣转移；③游离黏膜皮片替代。不可能有哪一种尿道下裂修复技术适用于所有病例，需要根据术前对病理情况及个体条件的分析评估而选择术式。即使是经验丰富的专科医师，尿道下裂手术时一些并发症仍难以避免。

（一）手术指征

除少数对外观功能无明显影响的阴茎头型患者外，大部分尿道下裂均需手术治疗。为消除心理影响，轻型的尿道下裂也可手术矫正。

（二）手术年龄

由于尿道下裂修复技术方面的进步，小儿麻醉技术的进展，以及对儿童生殖器手术心理影响的更好理解，目前认为适合手术的年龄应在 6～18 个月之间。结合国内情况（条件包括阴茎发育、引流方式等）可考虑在 1～3 岁之间实施手术。

（三）麻醉方式

目前较为广泛应用的麻醉方式是在气管插管吸入麻醉的基础上辅以 0.25% 罗哌卡因液经骶尾途径或阴茎背神经阻滞。手术开始时或手术后给予阴茎阻滞麻醉，均有明显的术后镇痛效果。

（四）手术目标

外观和功能（包括心理影响）的修复是尿道下裂远期评价的主要指标。手术治疗目标包括：①外观接近正常；②勃起伸直；③正位开口；④尿流尿线恰当；⑤并发症低。

（五）病变评估

术前对病变的评估是恰当选择术式的基础。无论首次或再次手术，均应在术前了解：①阴茎头大小及槽沟深度、宽度，一般头径应达到 1.4～1.5cm；②尿道板发育情况：平坦型、槽沟型、宽度等；③尿道口有无狭窄；④远段尿道有无发育不良、是否为纤维性尿道而需要切除；⑤尿道有无狭窄、憩室样扩张及部位情况；⑥阴茎弯曲程度及可能病因分型；⑦阴茎阴囊转位程度；⑧阴茎皮肤及包皮帽发育情况，对可能用包皮重建尿道者应分析包皮帽的形态。

（六）尿道下裂修复主要原则和内容

1. **阴茎伸直**　术中通过人工勃起试验（或药物勃起试验）来评估阴茎弯曲程度是尿道下裂修复中重要的一步。弯曲程度可通过主观印象或客观测量获得。明确弯曲的主要病理因素（如皮肤筋膜性、尿道板发育不良纤维性、海绵体不对称为主）可帮助选择纠正弯曲的方式及选择尿道重建术式。

2. **尿道成形**　用于尿道成形的基本原则和技术包括：组织转移用于尿道重建—包括直接邻近组织（尿道板、原位皮瓣）局部组织瓣或游离的生殖器和生殖器外组织（如口腔黏膜等）。用于重建的局部组织瓣必须薄、无毛、易截取。组织瓣转移应保留良好血供,除短段筋膜皮肤瓣外,最有代表性为维持蒂血管供应的岛状皮瓣(皮肤连续性可分离)。对成形的尿道可用皮下组织筋膜瓣(Dartos 筋膜)、鞘膜、海绵体组织等覆盖以改善循环,减少尿瘘发生。

3. 尿道口成形及阴茎头成形 二者相互关联,常用三角翼瓣或隧道法,对小而畸形阴茎头亦可采用双面包皮瓣腹侧转移。

4. 阴茎成形 阴茎干皮肤覆盖可用背侧包皮侧方腹侧转移(中线纵行切开),缝合时应避免与成形尿道缝合缘对应重叠。

5. 阴囊成形 对会阴、阴囊型或有阴茎阴囊转位及阴囊对裂者应在阴囊成形时矫正。

(七)尿道下裂修复治疗观念的趋势变化及手术选择原则

近十余年来尿道下裂修复技术的进步体现在以下几方面。

1. 对阴茎弯曲病理类型的判断和处理在尿道下裂术式选择中占据重要地位。

2. 保留尿道板术式增加,尿道板纵切卷管术式流行。

3. 背侧中线白膜折叠处理轻中度弯曲。

4. 更加强调良好外观,将"接近正常外观"视为手术治疗的第一目标。

5. 重新认识分期手术。

6. 口腔黏膜替代尿道的应用增加。

7. 强调带蒂去上皮筋膜组织或鞘膜组织覆盖成形尿道。

8. 组织工程材料已开始临床试验应用。

虽然修复方式选择也可基于医生的经验与偏好,但一般原则是一致的。

尿道下裂的评价及手术原则见图 2-1-1。

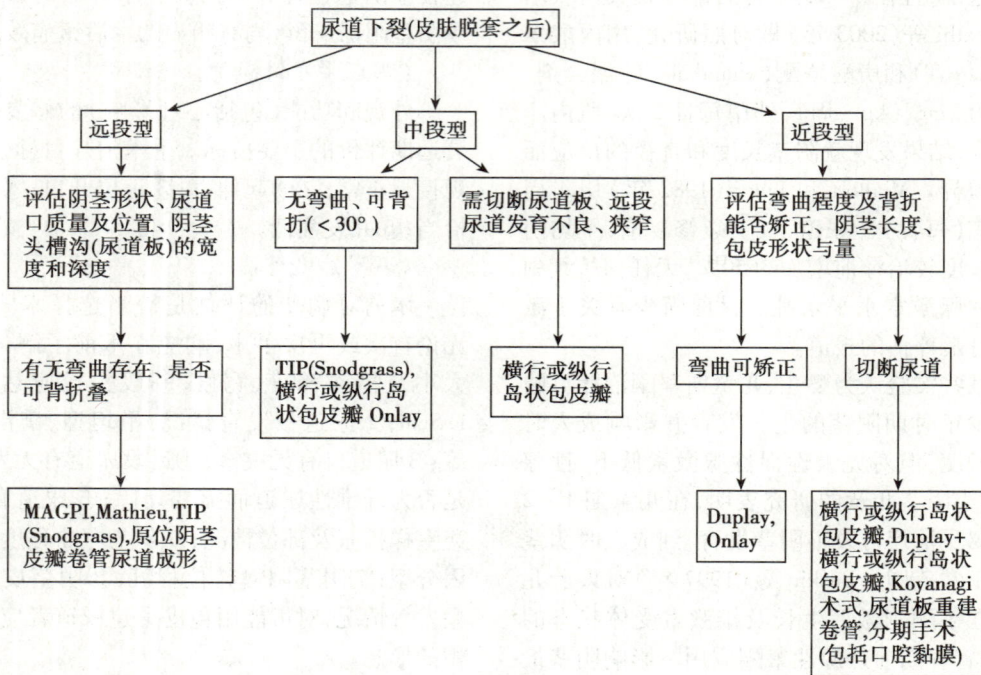

图 2-1-1 尿道下裂的评估及术式选择原则

(八)成功修复的关键

尿道下裂手术修复成功的关键在于手术者要具备尿道下裂修复方面的综合知识、选择应用血供良好的组织、轻柔的显微操作技术以及无张力的尿道重建与吻合。

对尿道下裂处理应在总体原则的基础上注意个体化、特殊性,对局部情况做充分判断。无论何种术式均需要遵循以下技术操作基本原则。

1. 术者需配置 1.5~2 倍手术放大镜下操作。

2. 皮肤切口应用精细小手术刀片,细小无齿皮肤镊及虹膜剪进行轻柔组织操作。

3. 缝合材料可选用 6/0 或 7/0 无创可吸收缝合线,如 Vicryl 或 Dexon。皮肤可用 5/0 Vicryl rapids 或 6/0 肠线。

4. 术中应经常保持组织湿润,术中用生理盐水湿纱布或间断用生理盐水冲洗。

5. 恰当审慎地应用血管收缩剂如 1/20 万利多卡因肾上腺素注射用于阴茎头部的解剖。电凝止血应做到定位精确、范围局限、用时短暂。双极电凝较之单极更安全。手术期间可间断应用弹性止血带（30 分钟左右）以保持术野清晰，减少解剖时出血，松开后仔细电凝止血，术中应少使用电凝尤其在成形尿道附近及带蒂组织处。热辐射可引起周围的损伤。应当注意，做到尿道下裂手术出血少的关键是正确的解剖平面。

6. 在重建尿道前，应做阴茎人工勃起试验，以确定阴茎已伸直且限制性的纤维束组织已切除、松解，或决定对保留尿道板者是否需要做背侧折叠。

7. 重建尿道应尽量先考虑选择保留尿道板及带血管蒂包皮瓣、阴茎皮肤筋膜瓣，需切断尿道板后重建尿道时可用带蒂岛状包皮瓣卷管，必要时可考虑口腔黏膜瓣。重建尿道应避免应用带毛发的皮肤，以免造成尿道内毛发生长或结石形成。

8. 成形尿道时需要注意新尿道口径与近端尿道的一致性，注意预防因裁剪导致的尿道狭窄或憩室样扩张而引起尿流动力学改变。

9. 成形尿道皮瓣应有血供良好的蒂、筋膜及皮肤覆盖以保证新尿道愈合。

10. 尿道吻合近端应达到有海绵体组织的尿道，吻合口呈匙形，避免呈圆形，且无张力。

11. 尿道成形采用连续皮内（或全层）内翻严密缝合，缝合缘外翻会增加尿道周围反应，有潜在发生尿渗漏、尿瘘或假性憩室的风险。

12. 成形尿道之缝合缘应尽可能对向阴茎干腹侧并利用筋膜瓣包绕覆盖新尿道，亦可用鞘膜瓣覆盖，特别对原位尿道板卷管成形尿道、游离移植瓣（包皮或口腔黏膜）尿道，以及带血管包皮瓣尿道者。上述方式提供了非对应缝合缘的尿道覆盖，有利于减少尿瘘。

13. 在缝合覆盖阴茎腹侧各层时应避免出现张力，必要时适当游离邻近组织，强调各层间非对应缝合。

14. 绝大多数病例可采用多侧孔硅管或硅质 Foley 管经尿道引流尿液兼作支架管，不作近端转流。对短段尿道修复病例亦可留置（超吻合口）短段尿道支架管带管排尿。

15. 包扎可用内层为抗生素的多层纱布或自黏性网状胶膜环形包扎，外面可用弹力绷带适当加压。

（九）无尿道下裂阴茎弯曲畸形的治疗原则

阴茎弯曲常伴发于尿道下裂，但也可单独存在，称为无尿道下裂阴茎弯曲畸形。一般认为下曲畸形超过 15° 应予以手术矫正，但手术方式的选择需以对病情的准确判断和分型诊断为前提，而这种判断往往在手术过程中方能明确。

术前应在阴茎勃起时观察评估阴茎弯曲情况，用尿管或尿道探条检查有无阴茎段远端尿道发育不良，了解腹侧阴茎皮肤与尿道的关系。

术中在阴茎皮肤袖套状游离后应做人工勃起试验，这是对临床类型进一步评估重要的一步，有时需要多次勃起试验方能准确判断阴茎弯曲类型并做相应处理。如阴茎皮肤袖套状游离至阴茎阴囊交界区近端后，勃起试验显示弯曲已矫正，应视为皮肤性弯曲；若仍有轻度残留弯曲，应完全切除松解尿道周围纤维组织，以观察是否属于第二型；若再次人工勃起仍有持久弯曲畸形而又无短尿道或尿道发育不良存在，则应按阴茎海绵体白膜发育背腹侧不对称处理。

阴茎弯曲的矫治手术可能在阴茎背或腹侧进行。应根据阴茎发育情况、弯曲严重程度、病理特点而确定矫正部位及使用方法。对弯曲严重者，考虑到有短尿道，或远端尿道发育不良者常需同期做尿道重建方能矫正。

几类常用的手术方式包括阴茎背侧白膜折叠、背侧白膜椭圆或菱形切除横行缝合、阴茎腹侧白膜移植补片等。作者认为，大多数弯曲能通过背侧白膜折叠而得到矫治。

阴茎背侧白膜折叠术：根据 Baskin 等对胎儿阴茎解剖的研究，在阴茎背侧 12 点中线部位无神经结构分布，阴茎白膜在中线区厚度及强度最大，在此区阴茎弯曲顶点行白膜折叠，不仅易行且并发症较少。方法是在 Buck 筋膜切开后，显露中线区白膜，在弯曲顶点区做 8mm 长、6mm 间距两横切口，缝合两边的切缘，将中间的白膜片包埋，并埋结在内。若矫正不够完全，沿弯曲区可再加一组折叠。

另一种方式是在中线两侧 10 点及 2 点线切开抬起 Buck 筋膜，尽量避免广泛解剖伤及神经血管束，分别于弯曲顶点两侧白膜做 8mm 长、6mm 间距的两平行的横切口，同前述方法行折叠缝合。解剖学研究发现，除中线 12 点区外，阴茎海绵体背侧及外侧有较广的神经分支分布在白膜表面，很难不受损伤。因此目前较多使用中线区白膜折叠。

对背腹侧白膜不对称比较严重的弯曲畸形，亦可采用改良 Nesbit 手术处理。可在最大弯曲顶点切除 6~8mm 宽的横行或楔形白膜片，缺损区做横行间断缝合。

对阴茎偏短、弯曲较重者，背侧折叠可能造成短缩，也可考虑腹侧白膜补片。在弯曲最大点腹侧,尿道可部分与海绵体游离分开,白膜做横行切开,切缘松解游离后形成菱形或椭圆形缺损区,取相应大小的鞘膜、无毛皮肤或生物材料(如 SIS 等)补片,边缘做连续扣锁缝合。

目前也有术者用海绵体背侧旋转,尿道及两侧海绵体完全解剖拆分后再重建阴茎等方法来矫正阴茎弯曲,但临床应用较少。从理论上讲,在神经表面的折叠与海绵体旋转缝合,有造成神经压迫损伤可能。而尿道及阴茎海绵体的广泛解剖拆分亦可造成神经血管分支损伤,远期结果尚待观察。

二、常用一期修复术式技术要点

没有一种修复术式能适用于各种尿道下裂。

尿道下裂修复的进展反映出由于对尿道板结构以及阴茎弯曲病因新的认识,保留尿道板的手术增多,处理观念也产生了变化。

目前认为常用的保留尿道板及需切断尿道板重建尿道的一些术式的技术要点简介如下。

(一) Snodgrass 手术

在过去 10 年间,因在术式选择及手术技术方面均较简化,尿道板纵切卷管尿道成形术(tubularized incised plate,TIP)迅速广泛应用于中短段及部分无弯曲的尿道下裂。少数近段型病例阴茎下曲不明显,尿道板健康,不需要切断尿道板。以前未做尿道板纵切,无明显瘢痕化的二次手术患者,亦可采用此术式。

1. 预定尿道口平面多选在阴茎头槽沟中点平面(约距顶端 3mm),可在阴茎头两翼与尿道板交界线做标记牵引线并测定尿道板宽度不小于 8mm,选择口径适宜尿管做支架(一般 Fr6~Fr8 左右)。

2. 尿道板两侧平行切线可深及海绵体白膜浅面,阴茎头两翼解剖应使得阴茎头成形时缝合无明显张力。

3. 尿道板纵切涉及从下裂尿道口至阴茎头前的尿道板,应注意尿道板的形态与宽度。尿道板形态主要包括平坦型、裂隙状和深槽沟状。平坦型尿道板在上皮层下有较厚结缔组织层,深槽沟状尿道板海绵体表面结缔组织层较薄。松弛切口应接近白膜浅面,而不应切开海绵体,特别在尿道板末端小心避免切口进入海绵体,但尿道板切开深度不够将影响成形尿道的直径。

4. 除了足够深的松弛切口,完成卷管尿道成形时连续的皮内缝合应将上皮完全内翻。尿道板卷管不宜太向远端(阴茎头尖),注意留尿道口为卵圆形略偏宽大以避免尿道口狭窄。

5. 成形尿道覆盖可从背侧包皮切取带蒂筋膜瓣经纽扣孔或侧方转向阴茎腹侧覆盖整个新尿道以减少尿瘘发生。

6. 阴茎头成形分两层间断缝合,应无明显张力。尿道口部下唇应加做褥式缝合。

7. 有人认为,平坦型及裂隙状尿道及尿道板较窄时较之深槽沟状尿道板更易发生尿道(口)狭窄及尿瘘,虽有解剖差异因素,但更应强调技术细节,可以注意调整平行侧方切口的距离及尿道口径大小,或辅以口腔黏膜 Inlay 方式处理。

(二) MAGPI(尿道口前移阴茎头成形术)

手术指征的选择是关键。文献提供的证据表明严格选择的重要性,因为部分或完全尿道口退缩率可达 15%~20%。MAGPI 手术最好用于尿道口尚在阴茎头范围内,阴茎头腹侧尿道沟较深、无阴茎弯曲或仅有皮肤型下曲的病例,对尿道口较狭窄者此术式能有效将尿道口扩大。

由于此术式依赖于尿道口的移动性以达到满意的结果,所以应仔细检查有无远端尿道发育不良,有无非皮肤型弯曲、尿道口旁皮肤是否能移动并与尿道分开,否则难以在低张力状态下达到满意前移。因此虽也有人用于冠状沟型,但要将冠状沟型尿道口拖至阴茎头远端而无张力是困难的。尿道口在术后易于退回术前位置,手术效果像仅做了包皮环切。

术中注意阴茎头成形应分两层缝合:海绵体层及阴茎头皮肤层。同时增加尿道口腹侧缘的褥式缝合以减少阴茎头裂开的可能。

除单纯在尿道口远端阴茎头槽沟做中线纵切之外,有时可楔形切除尿道口远端增厚纤维组织以利于改善尿道口背侧前移。在尿道口前移时可发生阴茎头"狗耳"现象,可予以切除以保持阴茎头锥形外观。

(三) Mathieu 手术

此术式系以尿道口为基底的近端阴茎皮瓣翻转 onlay 式加盖于远端尿道板成形尿道,适用于尿道缺损在 1cm 左右远段尿道下裂、不伴弯曲且阴茎头尿道沟较深、阴茎腹侧皮肤发育较好、尿道口较宽但固定者。

尿道板两侧切缘作 Onlay 式连续皮内缝合成形尿道,再用背侧带蒂筋膜层覆盖。阴茎头两翼潜行分离应足够,以使在阴茎头重建时能覆盖成形尿道而无明显张力。在分离近端阴茎皮瓣时,皮瓣宽度应大于尿道板宽度的 20%。皮瓣长度可与尿道板长度接近相等。

（四）横行或纵行带蒂岛状包皮瓣及保留尿道板 onlay 式带蒂岛状包皮瓣尿道成形

当明显的阴茎下曲由尿道短缩或尿道板纤维化牵拉引起，需要切断尿道板重建较长段尿道时，可转移背侧相对较多的包皮组织，以横行（Duckett）或纵行（Chen，1993）方式重建尿道，如与原位尿道板瓣（Duplay 手术）结合，可以矫治较重型的尿道下裂如阴囊型会阴病例。如尿道板可保留而宽度较小，也可转移背侧包皮瓣作 Onlay 式尿道成形。两种带蒂岛状包皮瓣修复尿道下裂均有一定共同的技术原则。

1. 置入 Fr8～10 硅胶支架管后，应判断有无远段尿道发育不良，估测近端尿道之管径。

2. 作环形切口保留一定宽度的内板皮肤环约 0.5cm。

3. 背侧在白膜浅面游离至近阴茎基底部，在阴茎腹侧切断发育不良的纤维性尿道板进行解剖时，因皮肤与海绵体粘连，在海绵体表面向近端游离时宜从层面较清楚的侧方向内侧解剖，以避免损伤海绵体出血。充分切除发育不良尿道，修剪尿道口呈匙形。在保留尿道板的 Onlay 手术，尿道板解剖应保持与尿道板平行。

4. 完成阴茎皮肤脱套解剖后应做人工勃起试验检查有无残留弯曲。

5. 依据尿道缺损的长度，测量裁剪带蒂岛状包皮瓣宽度，应考虑成形尿道后与近端尿道的一致性。Onlay 手术应注意取带蒂瓣的宽度较保留尿道板宽度增加 25%～30%，成形尿道冗长、过宽均可因成角或尿道扩张而产生梗阻因素。

6. 包皮瓣的血运来自阴茎浅动脉及其伴行静脉（来自阴部外动脉），在阴茎中段近端行于 11 点到 1 点间 Buck 筋膜浅面，并逐渐呈扇形分支向远端范围在 10 点到 2 点间。经透照方法可观察到包皮血管分支情况，单支动脉型 41.67%，双支型 25%，H 型动脉血管弓型 12.5%，呈网状动脉系统的约 20.83%（Yucel 等，2004）。且网状型较常见于更为严重的尿道下裂的包皮。在解剖游离带蒂包皮瓣时，应了解包皮血管解剖情况。包含有主干动脉供应的带蒂包皮瓣（无论横行、纵行或斜行）可改善尿道下裂修复的手术效果。对于网状型血供包皮特别是包皮发育较差的重型下裂，可以考虑分期手术。

游离带蒂包皮时，在切开皮肤层后应在贴近皮肤的浅筋膜层中进行，并保持解剖与蒂部平行。

对横行带蒂岛状包皮瓣，要求游离带血管蒂达足够长度，以便于从阴茎侧方将包皮瓣转向阴茎腹侧。置纵行方向时应无张力或扭转，尽可能将成形尿道缝合缘对向海绵体腹侧并将丰富松弛的蒂组织或浅筋膜覆盖成形尿道及吻合口。

对纵行带蒂岛状包皮瓣，游离蒂部长度要足够，并将岛状皮瓣无张力转向腹侧，成形尿道缝合缘自然对向阴茎海绵体腹侧，蒂部覆盖成形尿道两侧及吻合口。

7. 阴茎头重建时，要达到满意锥形外观而又不致引起远段尿道梗阻，关键是行阴茎头三角翼瓣的充分层面解剖。在放置入成形尿道远段后做阴茎头两层缝合应无张力。若深层缝合有张力，有引起狭窄的可能时，也可做单层缝合。采用隧道式解剖时阴茎头处应较宽松，以避免引起远端尿道狭窄。

8. 对弯曲矫正后尿道缺损较长的会阴阴囊型尿道下裂，可采用 Duplay 手术加横行或纵行带蒂岛状包皮瓣做尿道重建，部分病例亦可采用连续带蒂斜行阴囊阴茎皮瓣并延伸至背侧包皮瓣的改良 Koyanagi 手术重建尿道。对于部分重建材料相对不足的病例，还可以考虑尿道板重建卷管尿道成形术，即在弯曲矫正后，背侧包皮蝶形瓣转移至腹侧，构建血供良好的尿道板至扩增的阴茎头尖，在重建的尿道板作带血供蒂组织的绕尿道口"U"形皮瓣，并成形尿道至阴茎阴囊交界区远端阴茎，根据手术过程中对重建尿道板血液循环质量及并发症风险的评估，可灵活确定重建尿道的长度，如不能一期完成尿道重建，可按分期手术处理。

（五）分期手术

少数重型病例及多次手术失败后的残废性尿道下裂病例，需要重建尿道长度大、局部可用重建尿道替代材料短缺、且合并其他畸形（如阴茎阴囊转位、阴囊对裂、阴茎隐匿、前列腺小囊等），一期修复可能重建外形差、并发症的发生率较高、再次手术更为困难，应选择分期手术。传统分期手术，一期主要解决弯曲问题、预制尿道板（床）、扩增阴茎头，长段尿道成形及合并畸形的矫治均在二期完成，并发症发生率较高，常难达到接近正常外观的目的。随着经验的积累，现在对分期手术有了新的共识，即一期手术应为二期手术重建创造有利条件、降低并发症的风险、对外观及生活质量应有改善。因此，第一期除矫正弯曲、预铺尿道板、扩增阴茎头槽沟外，尚应完成部分尿道成形至阴茎阴囊交界区远端，一般可用 Duplay 方式或尿道板重建卷管尿道成形术。这部分近端的尿道重建在技术上易于完成,发生并发症风险低,将重型尿道下裂转化为中轻型,患者可站立排尿,同时也可矫治阴囊对裂及部分阴茎阴囊转位,对修复材料短缺者,可在第一期引入口腔黏膜等修复材料,弥补材料不足,为二期重建良好功能和外观创造条件,将复杂的重建手术过程及风险分散到两期手术中。

第三节 尿道下裂手术并发症处理

即便对于有经验的专科医师而言,尿道下裂修复术后仍然难以避免出现一些并发症,包括尿道皮肤瘘、尿道口及尿道狭窄、尿道憩室、残留弯曲畸形等。影响并发症发生的因素包括设计修复的准确性、手术医生的经验及对所选术式的熟悉程度、是否违背手术一般技术原则及恰当的术后处理等。

一、尿道皮肤瘘

较常见,瘘可大可小,单个或多个,多在排尿时检查发现。有时滴瘘需要逆行注射亚甲蓝(美蓝)或盐水方可确定部位。

通常认为可以避免的引起尿瘘的重要因素包括感染、组织缺血或过度损伤,其他技术因素包括远端尿道狭窄或尿道口狭窄,尿道成形时未将上皮缘完全内翻以及未能增加恰当的成形尿道外层覆盖等。

尿瘘发生早期应检查尿道口有无水肿、狭窄或痂壳等可引起排尿阻力增加的因素。若无明显阻力因素或感染,瘘孔较小者有自愈可能。

对已形成的尿瘘,在瘘周围组织水肿、硬结消退、周围组织软化、顺应性改善之前不要进行修复手术,不要机械地认为6个月以后即可施术,特别是对复杂或复发瘘者。

在考虑尿瘘修补手术之前应了解瘘的数量、周围情况、直接或间接、是否合并尿道口或远端尿道狭窄、瘘部位尿道有无憩室样扩张等易导致复发的因素。除可用尿道探条或尿管探查外,有时应行尿道造影以协助诊断。在尿瘘修补术中应强调现代显微外科技术的应用,瘘周围的皮瓣充分的游离及多层缝合,采用一侧去上皮的双乳头状皮瓣或推进式带蒂皮瓣覆盖法均能达满意修复,如覆盖材料不足,也可以用组织工程材料(SIS)。对邻近多发的小瘘可变为单瘘再行修补,远端尿瘘特别是近龟头部尿瘘,可切断皮桥按尿道下裂修补。

二、尿道外口狭窄

在尿道口及阴茎头成形时,阴茎头三角翼瓣包裹法较之阴茎头隧道法,狭窄发生率低。在做阴茎头三角翼瓣时应向两侧解剖,充分暴露层面,保持阴茎头海绵体的完整,分层缝合成形阴茎头时应无张力。隧道法适于阴茎头形态发育较好者,阴茎头隧道应宽松而不影响经隧道的成形尿道及其蒂部的血供,如成形尿道内置Fr10管,阴茎头隧道宽度应可通过Fr18~20探条或尿管。

尿道口发生狭窄症状时可先行尿道探条扩张2~3次,若效果差,可试经尿道口植入短段硅胶支架管,带管排尿2~4周。需手术处理时,可考虑尿道口背侧切开、前移成形。当狭窄段包括整个阴茎头段,可考虑做腹侧切开至达正常组织再以onlay或Mathieu手术方式重建。

三、尿道狭窄

以吻合口段常见。术后尿道狭窄多因成形尿道缺血、成形尿道皮瓣宽度不足、器械操作损伤、吻合口成形不当等所致。

随访中行尿流率检查有助于发现潜在狭窄。在尿流率检查显示有真性梗阻表现时,轻型病例可先试行尿道扩张2~3次或在尿道内留置硅胶支架,带管排尿2~4周。

内镜直视下冷刀切开狭窄损伤性较小,但应避免切开阴茎海绵体。若仅为吻合口狭窄,还可做吻合口腹侧切开成形。狭窄段较长者,可用Onlay岛状包皮瓣成形,也可作狭窄段背切开,或辅以口腔黏膜背侧补片等方法处理。

四、尿道憩室

与皮肤尿道瘘类似,尿道憩室样扩张可伴随于尿道口或远端尿道狭窄等远端梗阻因素。裁剪成形尿道时皮瓣过宽,未注意成形尿道与近端尿道一致性也是导致其形成的原因。如术后形成尿道憩室,应作憩室段尿道腹侧壁裁剪。尿道成形时应注意与近端的一致性,强调带蒂筋膜组织或鞘膜组织对成形尿道的覆盖。远端有狭窄者应作相应处理。

五、残留下曲畸形

随着术中人工勃起试验的应用,残留持久下弯发生率已明显下降。多发生于近段型尿道下裂。由于解剖范围较广和重建尿道较长,引起重建尿道的纤维化及周围组织的纤维化。若原尿道与海绵体仍呈弓弦关系,应在最大弯曲点切断尿道,应用带蒂皮瓣间置修复或重建远端尿道,对材料不足者,可用口腔黏膜预制尿道板。对海绵体不对称者(弯曲<30°)可考虑背侧白膜折叠,或腹侧白膜补片等处理。

六、残废性尿道下裂

是指经历多次未成功尿道下裂修复,仍残留主要的问题如尿道开口异常、尿道狭窄、阴茎弯曲等,而局部修复材料高度缺乏者(Horton & Devine,1970)。这些病例代表了最复杂的尿道下裂修复并发症,因为它们需要在广泛的瘢痕和组织活力差的基础上进行手术。

处理原则包括:绝不要在前次失败手术后6个月内考虑再次手术,一定要在所有水肿及炎症反应消失、局部组织软化、血运改善后再考虑手术;对这类复杂再次手术的病例,应作逆行及排尿性尿道造影以了解整个尿道的全貌,作为设计手术时重要的参考;检查可用于重建尿道的组织以确定是否足够,是否需要生殖道外组织移植。对经历多次未成功手术病例,宜采用口腔黏膜分期手术方式处理。

七、尿道下裂再次手术问题

尽可能选择邻近或局部带蒂、血运较好的组织用于再次手术。

TIP术式是较为常用的修复手术方式,其优越性包括可应用局部已建立良好血运的组织重建尿道及皮肤覆盖,特别是对如Mathieu、岛状包皮瓣Onlay式尿道成形以及其他卷管尿道成形失败的病例。因为从理论上讲,原尿道板的血供并无明显受损。在邻近组织材料可行情况下,采用Onlay方式重建尿道也是一种选择。对更为严重畸形,组织缺损及瘢痕化,尿道板不能再利用的情况,采用局部(如包皮组织)或口腔黏膜游离移植分期手术的方式是更好的选择。口腔黏膜是目前选用较多的组织。一期完成黏膜的移植,二期再做卷管尿道成形术。使用筋膜瓣、鞘膜瓣等组织瓣或生物材料覆盖成形尿道是提高成功率的必要条件。

对于复杂的病例,组织工程重建替代尿道技术可能会在将来对尿道下裂再修复产生重要的影响。

第四节　成人尿道下裂

一、成人尿道下裂特点

成人尿道下裂的一些特点:成人尿道下裂数量较少,从作者单位的情况看,1994～2005年间收治的1000余例尿道下裂患者中18岁以上病例108例,约占10%。首次手术者的比例占26.9%,二次手术及两次以上手术者占73.1%,表明在儿童期手术失败后再次手术比例较高,其中不少病例因前次手术后局部重建材料条件受限而延迟手术。

虽然采用同样的技术条件,成人患者尿道下裂修复术后的并发症,不论是首次手术或再次手术,均较儿童明显为高。

并发症增加的原因主要是成人病例有较高感染发生率。特别是对于再次手术患者,局部组织瘢痕多,血液循环条件较差,部分病例存在尿道毛发、多种并发症并存等问题。

在保证技术条件与儿童病例相同条件下,对成人病例更应加强术前准备及术后处理。

成人心理损伤表现更为明显,对外形、长度更为关切,对发生并发症心理负担更大,应加强心理支持。对成人病例,术前的尿常规及尿培养提示有感染征象者应先用抗生素进行治疗;局部皮肤准备时间应较儿童延长;再次手术者最好行尿道造影以了解尿道全貌,便于手术设计。

术后加强抗生素治疗,尽量避免阴茎频繁勃起等。

二、性功能和心理

尿道下裂作为一种泌尿生殖系统畸形,除影响排尿功能外,对患者的社会、心理健康和性功能也会产生明显影响。因而追踪到患者成年后的远期随访是全面评价治疗结果很重要的一个方面。

作者单位对1984～2004年在四川大学华西医院小儿外科进行尿道下裂矫治术后已成年的患者进行远期随访,采用基本情况调查表、卡特尔16种个性因素问卷(16PF)、症状自评表(SCL-90)以及勃起功能中国问卷(CIEF-5)对随访对象进行信访、电话、面访的方式进行问卷调查,取得联系的69例中53例完成所有调查问卷(76.8%),随访时年龄18～23岁,随访患病时间1～20年。

将调查结果与患者基本情况做相关分析表明,尿道下裂术后成年患者具有正常性动力,大部分患者性功能正常,但性生活满意程度不高。这类患者特别是中重型患者,对性生活有明显自我抑制,对自身性能力缺乏信心,且有明显忧虑性人格倾向和一定情感障碍,社会适应能力较差,性格内向。术后阴茎外观、初次手术年龄及术后并发症情况对患者上述心理状态有明显影响。与国外同类研究结果情况相似。这提示在尿道下裂修复矫治目标时更应强调接近正常阴茎外观、提早手术年龄、防止严重的并发症。

第五节 研究展望

20余年来尿道下裂学在前人贡献的基础上取得了很多进展,革新的概念与技术不断涌现,专科医师们在掌握尿道下裂修复的一般原则,熟练并恰当运用多种术式,精细手术操作,以及更好的围术期处理的基础上,已大大改善了这一令患者及家庭均十分痛苦的畸形的疗效。但是重塑接近正常外观的阴茎和尿道的工作始终有一定困难。目前我们仍面临着发病率日益增高,无法预防伴发的阴茎发育不良,重建尿道组织匮乏,一定比例的并发症,甚至发生残废性尿道下裂的问题。这都需要我们在这一挑战性领域中继续做出努力,以及进行更多前瞻性的研究工作。

一、病因学研究

环境因素、内分泌因素、遗传因素等在发生尿道下裂中的确切作用尚待进一步研究。Baskin提出在将来的研究中,引起内分泌障碍的因素(内分泌破坏因素)、间质上皮相互作用、阴茎生长发育控制等方面可能是了解尿道下裂病因的关键。在动物模型研究中,已有报告表明,当妊娠大鼠暴露于某些化学物质(如农药)时,仔鼠有较高的尿道下裂发生率。动物模型的建立为研究尿道下裂的发生机制提供了良好的平台,但诱发疾病模型与自然发病之间的关联与差异需谨慎评价。人群出生缺陷监测研究和危险因素分析的流行病学报告近期较多见,而在分子生物学层面对病例遗传物质改变的筛检工作也在多中心开展。

二、再生医学

尿道下裂尤其是重型病例和复杂的再次手术病例,治疗的主要困难在于修复材料的短缺。近年来快速发展的组织工程技术为解决这一难题带来了希望。在尿路组织工程重建中,由于重建尿道所需材料相对较少,血供更易于建立,对蠕动和收缩功能要求不高,故而以组织工程技术重建尿道可行性较高。各种支架材料替代修复尿道的研究报告较多,综合性能较好的为同种或异种膀胱黏膜下层细胞基质、猪小肠黏膜下层(SIS)等生物衍生材料,这类材料在动物实验和临床尿道替代中均表现出较好的修复效果。现有研究结果提示,如果只需Onlay方式修复尿道,单纯支架材料可得到接近正常的替代部位组织再生,而若需卷管替代修复长段尿道缺损,则种植细胞可能是必需的(2011年Atala报告成功的远期结果)。工程化尿道的构建可以在支架材料两侧分别种植上皮细胞与平滑肌细胞,也可以只在材料的黏膜面种植上皮细胞。上皮种细胞较多采用膀胱黏膜上皮细胞,由于外阴皮肤如包皮和阴囊皮肤等在组织相似性、表皮干细胞含量和取材便利性等方面具有优势,近来逐渐受到关注。随着口腔黏膜越来越多在临床应用于尿道修复,以口腔黏膜上皮作为种子细胞用于工程化尿道的构建也相应成为研究方向之一。更新的热点集中在干细胞研究上,对干细胞的定向分化诱导是阻碍干细胞技术惠及尿道重建领域的主要问题之一。

三、关于手术的争论和改进

尽管尿道下裂的传统手术修复已经发展多年,新的术式与术式改良仍然是尿道下裂学界长盛不衰的研究与讨论热点。Snodgrass手术在近年以惊人的速度在全球普及流行,相应的指征讨论开始升温,焦点主要集中在尿道板保留与否和保留尿道板时阴茎弯曲矫正策略等方面。越来越多的专科学者将术式改进建立在相应基础研究的支持之上,进而拓展出更宽而深入的研究领域。远期随访观察对手术目的和技术的指导作用也日益受到重视,尽管困难重重,治疗的专科化趋势仍然促使手术者们参与到这一任务中来。新的缝合材料与包扎材料,以及无缝合尿道成形技术等方面的进展,对于尿道下裂手术技术的改进也将起到推动作用。

(陈绍基)

参 考 文 献

1. Snodgrass WT. Tubularized incised plate (TIP) hypospadias repair. Urol Clin North Am,2002,29(2):285-290.
2. Ferro F, Zaccara A, Spagnoli A, et al. Skin graft for 2-stage treatment of severe hypospadias:back to the future?. J Urol,2002,168(4):1730-1733.
3. Shukla AR, Patel RP, Canning DA. Hypospadias. Urol

Clin North Am,2004,31(3):445-460.

4. Snodgrass WT. Consultation with the specialist:hypospadias. Pediatr Rev,2004,25(2):63-67.

5. Snodgrass WT. Snodgrass technique for hypospadias repair. BJU Int,2005,95(4):683-693.

6. 黄进.尿道下裂术后成年患者性功能、社会心理和性心理远期随访研究.成都:四川大学,2006.

7. Snodgrass WT. Management of penile curvature in children. Curr Opin Urol,2008,18(4):431-435.

8. Braga LH,Lorenzo AJ,Bägli DJ,et al. Ventral penile lengthening versus dorsal plication for severe ventral curvature in children with proximal hypospadias. J Urol,2008,180(4):1743-1747.

9. Sievert KD. The next step in urethral reconstruction. Lancet,2011,377(9772):1130-1131.

10. Raya-Rivera A,Esquiliano DR,Yoo JJ,et al. Tissue-engineered autologous urethras for patients who need reconstruction:an observationalstudy. Lancet,2011,377(9772):1175-1182.

第二章　肾盂输尿管连接部梗阻

　　泌尿系统是管道系统，依靠排泄系统的通畅，排出含水、电解质和某些代谢产物的尿液，以达到维持人体内环境稳定的功能。当尿路发生梗阻时，肾内尿液的正常排流受阻，肾脏和肾盂内的尿液积聚，使肾内压力升高，肾盂肾盏扩张形成肾积水，随着积水的持续和加重，最终可引起肾实质的损害。尿路任何部位的持续梗阻都可以引起肾积水，上至肾盂，下至尿道口。但最常见的是上尿路梗阻。引起上尿路梗阻的原因很多，本章只叙述原发性先天性肾盂输尿管连接部梗阻（ureteropelvic junction obstruction，UPJO）。继发性是指继发于严重膀胱输尿管反流，下尿路梗阻所致肾盂输尿管连接部迂曲、扭折所造成的梗阻以及因炎症、外伤所致肾盂输尿管连接部狭窄，不在本章叙述。

第一节　概　　述

一、发病率

　　先天性 UPJO 是小儿肾积水的主要原因，可见于各个年龄组，约 25% 的患者在 1 岁内被发现，50% 于 5 岁前被诊断。近年来，随着产前 B 超检查的普及，约 60% 患儿的肾积水在胎儿期即被发现。实际上，肾盂输尿管连接部梗阻是胎儿集合系统扩张的主要原因，占所有肾集合系统扩张的 8% 以上，比多房性肾发育异常更多见。极少数病例在青少年或成人期才获诊断。先天性 UPJO 的发生率没有确切的统计资料，在欧美国家是 1/500 ~ 1/1500 新生儿，本症多见于男性，特别是在新生儿病例组，男女之比为 2:1，左侧较为多见，在新生儿发病组中，左侧患病约占 2/3，双侧发病占 10% ~ 40%，双侧患病者常见于新生儿或 6 个月以前的婴儿。Cohen 等报道，单侧或双侧 UPJO 可见于数个家庭成员或几代家庭成员。可能该病是常染色体显性遗传性疾病，但尚未被证实。

二、病因

　　引起先天性 UPJO 的病因很多，其确切病因尚不十分明确，梗阻的病因多为机械性的，较少的病例是动力性的。机械性梗阻可分为管腔内狭窄和管腔外压迫两类。其中管腔内狭窄包括：①高位肾盂输尿管连接；②连接部狭窄或瓣膜。管腔外压迫常见原因有：①异位血管（迷走血管）压迫，来自肾动脉主干或腹主动脉供应肾下极的迷走血管或副血管，跨越肾盂输尿管连接部使之受压；②纤维索条；③膜性粘连，有时可形成局部输尿管迂曲。另外，Allen（1973）提出，输尿管受胎儿血管压迫，引起局部发育停滞。Ruana-Gil 等（1975）提出另一种解释，认为胚胎的输尿管起始为一实心管，以后逐渐管化（recanalization），如管化不完全则出现梗阻。Murnaghan（1958）显示该狭窄部位的环形肌肉发育中断。动力性梗阻即功能性狭窄，是指 UPJ 段黏膜正常，但肌层平滑肌细胞数量减少，结缔组织及胶原增加，并围绕间隔肌细胞，使平滑肌细胞不能有效传导肌源性的起搏冲动，致使输尿管蠕动障碍，尿液输送受阻，引起梗阻。神经分布异常及平滑肌发育缺陷也是造成动力性梗阻的原因。肾盂输尿管交接部狭窄也可继发于严重的膀胱输尿管反流，约占 10%。肾盂输尿管交接部狭窄也可见于其他一些肾脏异常疾病，如肾脏发育不良、孤立肾、马蹄肾、双肾盂双输尿管畸形、脊柱裂、食管气管瘘等。

三、病理生理

　　肾盂输尿管连接部在尿液排出过程中非常重要，在正常尿流时，肾盂收缩同时有电启动活动，频率为 6 次/分。收缩先传到肾盏壁，使肾乳头部的尿液顺利排出，并有保护肾实质免受肾盂传来的反压力的作用。随后起搏活动布满肾盂，在肾盂输尿管连接部受阻，但因此时肾盏电活动频率高于肾盂输尿管连接部，故尿液仍能不断排出至肾盂使肾盂充盈，压力增高，此时，肾盂输尿管连接部阻力降低；尿液经肾盂输尿管连接部被推送到输尿管。当输尿管收缩以推进尿液时，输尿管内压力可高于肾盂内压力，此时肾盂输尿管连接部闭合，以保护肾脏不受输尿管反压的作用。如果 UPJ 部神经肌肉结构异常,使 UPJ 关闭机制丧失,那么就会出现尿液反流、肾积水。如果 UPJ 处梗阻严重,肾盂内的压力不足以克服阻力而驱使尿液排出,尿液积聚在肾盂内,同样产生肾积水。

肾积水时容量可达数百至数千毫升,根据肾盂类型的不同,其对肾实质的损害进程不同。肾外型肾盂,由于肾盂的被动性扩张能代偿部分增高的腔内压力,即使积水较重,肾实质的损害也较轻,病情发展较慢,肾积水容量可很大。肾内型肾盂,肾实质受压严重,由于缺血、萎缩、肾功能损害较早发生,也较严重,当积水量很大时,肾实质可菲薄如纸。这些病变的进展加剧与否,主要决定于梗阻的程度,时间及有无合并病变。一般可能有几种情况:①梗阻不严重,肾盂肾盏的顺应性与尿流的速度达到相对平衡,肾积水可停止或不发展,停留在较好肾积水阶段,如无合并症发生,肾脏可能不受到损害,临床上可观察其发展;②梗阻较严重,且逐渐进展,肾盂内压力逐渐增加,肾脏受到明显进行性损害;③在①和②的基础上有合并症发生,特别是继发性感染,肾脏损害急剧加重。

小儿肾盂容量随年龄而异,1 岁小儿肾盂容量1~1.5ml,5 岁以内小儿肾盂容量约为 1ml/岁,5 岁以上者为 5~7ml。当积水容量超过 24 小时尿量者,称为巨大肾积水。梗阻易发生感染,感染与梗阻可引起结石形成,梗阻可使感染难以控制,而感染和结石又可加重梗阻。

四、病理改变

(一)光镜观察

肾盂输尿管连接部梗阻中,约 9% 为连接部狭窄,病理可见肾盂输尿管连接部及输尿管上端肌层增厚和纤维组织增生。光镜下可局部平滑肌细胞增生,排列紊乱,肌细胞间有少量炎性细胞浸润。连接部狭窄常伴有高位输尿管开口。

肾盂输尿管连接部瓣膜:4 个月龄以上的胎儿输尿管上段常见先天性皱襞,可持续存在到肾盂输尿管连接部梗阻到新生儿期,随小儿生长可逐渐消失,但如果胎儿皱襞持续存在且含有肌肉,又恰位于 UPJ 处,可造成梗阻。Wachter 提出输尿管瓣膜症的特征作为诊断依据:①输尿管黏膜内有含平滑肌纤维横行皱褶;②瓣膜以上的输尿管扩张而以下正常;③无其他机械性或功能性梗阻。瓣膜肉眼观察形态多为半环形圆锥状穿越,长度约 0.5cm 指向输尿管腔内,镜下可见平滑肌及结缔组织,被覆移行上皮。

(二)电镜观察

近年来用电镜观察 UPJ 部进行超微结构研究,对病因有了较深入的理解,比较一致地认为:病因在于 UPJ 部平滑肌细胞异常。Nortely(1968)及 Hanna(1976)指出,在正常情况下,肾盂输尿管的平滑肌细胞排列成束,紧密相接(肌细胞有两层细胞膜:内层黏膜,外层基底膜,前者包绕整个细胞)。肌细胞接触处称为中间接点(intermediate junction),通过中间接点受尿刺激而产生的电活动在肾盏,肾盂的肌细胞从上而下传递,引起肾盂及输尿管的蠕动而将尿液向下输送。能接受尿流刺激而产生电活动的是一种特殊的平滑肌细胞,称为起搏细胞(pace maker cells),位于肾盏肾盂的近侧部位。肾盂输尿管连接部狭窄的电镜检查则可见肌细胞周围的胶原纤维和基质,将平滑肌分离,失去正常的排列,阻断了肌细胞间电活动的传递,影响了蠕动。原来认为这种胶原纤维及平滑肌细胞的异常只存在于肾盂输尿管连接部,但近年发现(Gosling and Dexon,1982)亦存在于扩张的肾盂壁上,提示手术中需要切除过多的肾盂壁。这种胶原纤维及平滑肌细胞的异常改变是否也存在于继发性的肾盂输尿管连接部狭窄部和扩张的肾盂壁上,值得进一步研究。

第二节　临床表现及评估

一、临床表现

先天性肾盂输尿管连接部梗阻性肾积水症状出现得早或晚与梗阻程度成正比,梗阻越重,症状出现越早。同时和肾盂类型有关,肾外肾盂的症状出现较晚。

1. **肿块**　腹部无症状肿块是新生儿及婴儿常见的就诊原因,约 75% 的病儿在患侧腹部均能触及肿块,多呈中度紧张的囊性感,表面光滑而无压痛。少数病例可出现突然的腹部的绞痛,同时出现腹部肿块,当大量排尿后肿块缩小甚至消失。这是一个重要的诊断依据。

2. **疼痛**　疼痛多呈间歇性发作,疼痛部位多表现在上腹胃部或脐周。年龄较大的儿童或成人可明确指出疼痛来自患侧腰部。有时疼痛发作时可伴恶心、呕吐,易误诊为肠痉挛或其他胃肠道疾病,应予以鉴别。大量饮水后出现腰痛是本病的一大特点,是肾盂因利尿突然扩张而引起的疼痛。另外还可因合并的结石活动或血块堵塞而引起绞痛。

3. **血尿** 其发生率为 10% ~ 30%,原因:腹部的轻微外伤;肾盂内压力过高,肾髓质血管的破裂并发感染或结石。

4. **尿路感染** 尿路感染的发生率低于 5%,但一经出现,常伴有全身症状,如高热、寒战和败血症,局部有明显触痛。

5. **高血压** 由于扩张的肾集合系统压迫肾内血管,引起肾供血减少而产生肾素,无论在小儿或成人可出现高血压。

6. **肾破裂** 严重的积水肾脏受到直接暴力或间接暴力可导致肾破裂,发生率为 1% ~ 5%,常导致急性腹膜炎表现。

7. **尿毒症** 双侧肾积水或单侧肾积水对侧肾功不良者可出现肾功能不全表现。

二、诊断和鉴别诊断

(一) 症状和体征

结合病史、体征及常用影像学检查,一般可做出诊断。值得一提的是,UPJO 疼痛与泌尿系统结石引起的急性梗阻时所产生的剧烈阵发性疼痛不同,UPJO 疼痛通常是一种持续性疼痛,发作时疼痛剧烈,持续一段时间后,疼痛逐渐缓解。疼痛可因体位的变化出现或缓解。由肾盂充盈性过度膨胀引起的恶心、呕吐通常在疼痛初始时发生。这种现象称 Ditel 危象。

(二) 诊断方法

1. **B 超检查** B 超检查方法简单,无损伤,结果肯定明确,是首选方法,并可以与肾囊肿、肾肿瘤做鉴别诊断,还可以显示积水肾剩余肾脏组织的形态,同时应用彩色多普勒超声测定肾动脉血流阻力指数,据此可估计其剩余肾单位的功能。B 超对胎儿尿路梗阻的诊断价值更大。但需注意,由于胎儿及新生儿的肾脏尚未发育成熟,肾脏的锥体及髓质在检查时是透明的,可造成误诊,此时可用 IVU 或肾核素扫描进一步证实。采用利尿超声检查可以帮助选择肾积水治疗方案,如利尿后肾脏无回声区范围增加显著,恢复慢,提示梗阻重需手术治疗。反之,无回声区范围增加少,利尿后 60 分钟恢复原来大小,提示梗阻轻,可考虑非手术治疗。肾功能差时这种变化反应不大,应结合 IVU、肾图及 Whitaker 试验综合制定。

2. **肾图和肾显像** 肾图可测定肾小管分泌功能和显示上尿路有无梗阻。肾显像分为静态和动态显像。静态显像仅显示核素在肾内的分布特征,动态显像显示肾吸收、浓集和排出的全过程。对制定分肾功能及梗阻程度意义很大。正常情况下,放射性核素在肾内浓集达到高峰后下降至一半所需时间(即半量排泄时间,$T_{1/2}$)为 4 ~ 8 分钟。$T_{1/2} < 10$ 分钟可视为正常;10 分钟 $\leq T_{1/2} \leq 20$ 分钟提示肾盂出口可能存在梗阻;$T_{1/2} \geq 20$ 分钟提示肾盂出口存在梗阻。

3. **尿路造影检查** 排泄性尿路造影(IVU)可见肾盂、肾盏扩张,造影剂突然终止在 UPJ 处,输尿管不显影。如患侧不显影或未见造影剂突然终止于 UPJ 处,可延缓摄片,也可进行逆行尿路造影检查,以明确梗阻的部位。典型图片见图 2-2-1。

作者的经验是,逆行造影应在拟定手术的当天进行,以防止逆行感染、发热。如已有感染出现,应

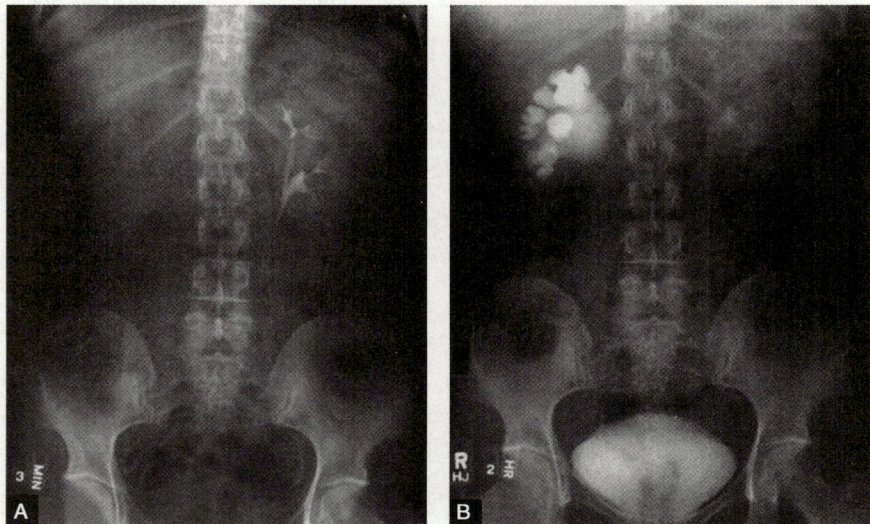

图 2-2-1 IVU 显示右肾显影延迟(A),积水下端位于 UPJ(B),符合 UPJ 梗阻表现

留置输尿管导管引流。

4. 肾盂流动压力测定（Whitaker 试验）　即通过经皮肾造瘘管注入造影剂，在监视器下记录灌水造影剂时肾盂内的压力变化。此法较复杂且带创伤性，近年已很少应用。

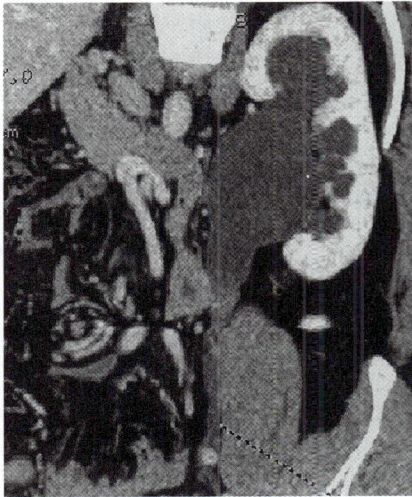

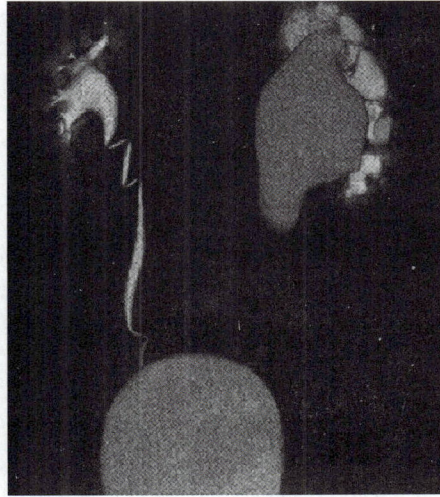

5. CTU 及 MRU　近年来，多采用电子计算机断层扫描尿路三维成像（CTU）及磁共振水成像（MRU）技术，对判定梗阻部位非常明确。特别适合于肾功能不全、对碘造影剂过敏或上尿路解剖结构复杂者（图 2-2-2）。

图2-2-2　（左）冠状面提示左肾盂扩张积水，成倒泪滴状，肾盂输尿管交接部可见肾盂拐点样改变；（右）三维重建可见左肾盂扩张积水

6. 3D-CT　随着影像技术特别是后处理技术的发展，近年来出现的 3D-CT 可以通过 MPR，MIP 等多种处理手段，在冠状面、横断面和矢状面等多种层面成像，可以明确血管和肾盂的关系，精确地显示肾盂输尿管交界部狭窄的位置，可以避免动脉造影（图 2-2-3）。

（三）积水肾脏功能的评估

对积水肾脏功能的评估，是决定手术治疗或手

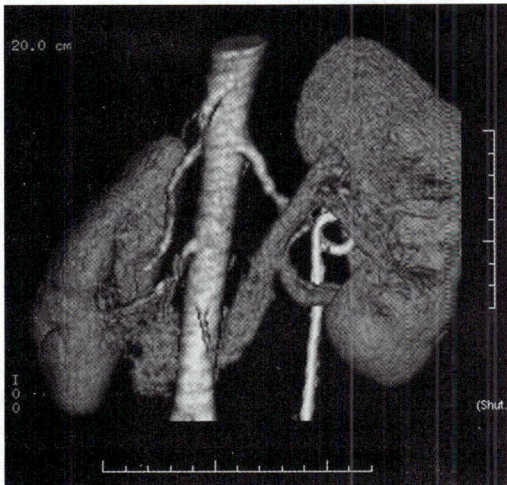

图2-2-3　螺旋 CT 三维重建血管造影显示下极副肾血管通过 UPJ 部位

术方法选择（成形或切除）及实施的一项工作，也就是需不需要做手术，做什么样的手术，手术后肾脏功能（保留肾脏）恢复的机会等，是一项十分重要的问题。目前临床上还没有十分明确的评估方法，多采用综合指标判定分析与临床经验的结合。

1. 影像学检查　积水肾剩余肾实质厚度超过 1.5cm 者，肾有保留价值。赵国贵等认为当肾实质厚度在 2mm 以下时，才是肾切除的适应证。

2. 利尿性肾图及流动压力测定　对明确早期诊断、确定手术适应证有价值。

3. 积水肾尿液分析

（1）FENa 测定：多数学者认为 FENa 与肾功能的损害程度及恢复的可能机会有密切关系，一般认为其值在 3% 以下时，肾功能恢复较好。

（2）pH 测定：pH 在 6 以下恢复好。

（3）NAG 及 β_2 微球蛋白的测定：含量高预后好，因为这些物质由肾单位排泄，如果肾单位完全破坏，这些物质就不能在尿中出现。

4. 静脉尿路造影　注意显影时间、清晰度、肾实质的功能状态。

5. ECT　可了解肾小球滤过率、肾血流量及分肾功能显示。

6. 彩色多普勒超声　测定肾内动脉血流阻力

指数有助于判定肾功能。

7. 磁共振成像 特别是近年来提出的 Gd-DT-PA 加强的动力磁共振成像,可以说明受累侧肾功能及健侧肾功能,对比研究更有意义。

8. ^{99m}Tc-DMSA 核素扫描 DMSA 吸收率 30% 以上可保留患侧肾。

9. 肾积水的容量 巨大肾积水(积水容量估计超过 24 小时尿量者)预后不佳。

(四)鉴别诊断

1. 下腔静脉后输尿管 亦可引起上段输尿管梗阻而表现输尿管和肾盂积水。但其梗阻原因是腔静脉压迫输尿管,而非输尿管本身病变。IVU 检查显示肾盂及上段输尿管扩张积水,输尿管呈"S"形并向中线移位。如果 IVU 结果不满意,逆行造影有助明确诊断。

2. 输尿管结石 肾盂输尿管连接处的结石也可引起肾积水,需与盂管交界处狭窄鉴别。输尿管结石多有阵发性绞痛和血尿病史。X 线平片上可见输尿管行程有不透光影。IVU 和逆行造影检查显示结石梗阻以上输尿管和肾盂积水,梗阻部位呈杯口状,阴性结石在梗阻部位有充盈缺损。CT 检查对诊断比较困难的阴性结石有帮助。

3. 输尿管结核 输尿管结核可因输尿管壁结核病变致输尿管狭窄。但输尿管结核很少是原发性的,均继发于肾结核。早期有结核的全身症状,如食欲不振消瘦盗汗、低热等,并有尿频、尿急、尿痛等膀胱刺激症状。B 超、IVU 或逆行尿路造影检查除显示肾输尿管积水外,尚表现肾盂肾盏破坏并有空洞,输尿管呈串珠样狭窄改变,管壁僵硬,表面不光滑。

4. 输尿管肿瘤 输尿管肿瘤可致输尿管梗阻,引起肿瘤以上输尿管扩张积水。但临床上以间歇无痛性肉眼血尿为主要表现,尿液中可见肿瘤细胞。IVU 及逆行尿路造影显示输尿管管腔狭窄,内有充盈缺损,其下方扩张呈杯口状改变。

第三节 治 疗

儿童(包括胎儿)的肾积水,应当根据具体情况,早采用手术治疗。也有人认为,轻度积水无症状病人,应该严密观察,每 3 个月进行一次超声和核素检查。而成人的肾积水,治疗意见上有分歧,应当根据:①病因及病理病况;②肾功能的状态及发展趋向;③肾盂、肾盏及输尿管的形态变化;④是否有合并症;⑤症状的有无做综合判断。笔者认为:肾盂输尿管连接部梗阻引起的肾积水,应早期做手术治疗,解除梗阻,并行肾盂成形术,争取肾功能有较大的恢复。各种传统的开放整形术应用较多,疗效也较为满意,成功率可达 90% 以上,是目前治疗 UPJO 最常用的方法。近年来,随着泌尿外科腔镜技术和腹腔镜技术的发展,通过经皮肾镜或输尿管镜下,各种梗阻部位的内切开技术;通过腹腔镜下,离断性肾盂成形术两大类技术日渐成熟,成功率高达 90% 以上。

肾盂成形术的术式很多,术式的选择应依病变及每个人的具体情况而定,同时还要兼顾主刀医生对术式的熟练程度。但各种术式均应达到以下基本要求:①重塑管径要超过正常管径;②吻合口宽广、低位、呈漏斗形、密闭而无张力;③切除多余无张力的肾盂壁;④尿量减少、输尿管周围的纤维组织增殖,以免术后广泛粘连再度引起排空不良;⑤保护好肾盂及输尿管外膜下血管网,减少损伤血供,以防缺血、炎症、狭窄。

一、开放性肾盂成形术

1. Y-V 成形术(Foley 术) 1937 年 Foley 在 Schwyzer 方法的基础上改良而成,主要适用于输尿管高位连接的病例。手术步骤:①腰部切口,可稍微游离肾脏,充分暴露肾盂及输尿管上端;②从肾盂输尿管连接部开始,用剪刀朝肾门方向剪开肾盂,使之成 V 形广基瓣,其垂直线与输尿管切开的长度相等,纵行切开输尿管 1~1.5cm;③将 V 形肾盂瓣的尖端与输尿管切口的下端用 4-0 可吸收线缝合,再将 V 形瓣与输尿管做间断缝合;④术中需留置双 J 管,不必常规行肾造瘘。

2. 肾盏瓣成形术(Culp 术) Culp 成形术适用于输尿管狭窄段较长及管腔细窄者。手术方法:从肾盂后壁向前壁方向,纵行裁取与输尿管切开相同长度的肾盏瓣,切开输尿管狭窄段至正常组织,将肾盂瓣镶入输尿管狭窄段,用 4-0 可吸收线将肾盂瓣与输尿管做间断缝合,留置双 J 管或同时做肾造瘘。

3. Anderson-Hyners 成形术 又称"离断减组织"成形术,疗效满意,成功率高,是目前治疗 UPJO 的金标准。步骤如下。①暴露肾盂输尿管连接部,检查梗阻情况,游离肾脏并切断远段输尿管。②保留距肾实质旁 1cm 的肾盂,切除多余的肾盂远段形成 V 形肾盂瓣。③纵行切开输尿管,使其长度适于嵌入肾盂瓣的下角,缝合肾盂和输尿管。④植入双 J 管并做肾造瘘。以往离断性肾盂成形术术中常规放置支架管及肾造瘘管,以利引流,防止吻合口扭曲狭窄,并可经造瘘管行肾盂冲洗、主入抗菌药物及造影等。但放置该类外引流支架管常并发感染、漏尿,促使炎性瘢痕形成等诸多病变。近年来主张仅放置双J管,利用其管腔内引流和管周围引流的作用,既能保证引流通畅,防止吻合口扭曲,也可避免肾造瘘及外支架管的缺点。无造瘘管的闭合肾盂还可以维持肾盂内的压力有利于术后的恢复。⑤将周围的脂肪组织覆盖于吻合处,同时植入外引流。

4. 术后处理及注意事项 术后使用抗生素预防感染,注意保持引流管的畅通引流。双J管一般可于术后1~2个月后拔除。如放置了肾造瘘管,在拔除肾造瘘管前,应进行必要的检查:①通过肾造瘘管做肾盂测压,正常肾盂压应<0.98kPa(10cmH$_2$O);②经肾造瘘管注入亚甲蓝1ml,观测尿中蓝色尿液的排出时间;③经肾造瘘管做顺行肾盂输尿管造影,了解吻合口是否通畅。④拔管前2天,口服泼尼松(强的松),以减轻吻合口的水肿;⑤上述检查正常,可试夹管1天,若无腰痛和发热,可拔除肾造瘘管。

二、腔内肾盂切开术

1. 适应证和禁忌证

(1)适应证:除极少数情况外,腔内肾盂切开术的适应证与传统的开放性肾盂成形术基本相同,初发和术后复发梗阻的病例都可采用腔内肾盂切开术。

(2)禁忌证:①狭窄段超过2cm,局部血供较差,影响肌肉的再生及输尿管生理功能的恢复;②巨大的肾积水和输尿管高位连接;③急性尿路感染,感染是导致手术失败的重要原因;④无法纠正的出血倾向;⑤后腹膜纤维化,脊柱畸形等。

2. 顺行经皮肾镜肾盂切开术 B超或X线引导下经皮肾盂穿刺,方法同经皮肾穿刺碎石(PCNL),达狭窄部位后使用电刀、冷刀或钬激光对狭窄部位进行内切开。现多主张于UPJ的后方做切开。切开深度应足够,以能看到肾周围脂肪组织为标准。内置双J管引流。一项对35例患者的研究表明,平均手术时间为(94±28)分钟,平均住院时间为(4.7±2.8)天,没有患者改为开放手术,没有围术期输血,随访期间总体成功率为83%,原发UPJO成功率为81%,继发UPJO成功率为84%。2例需要再次内成形术,2例需要开放手术。总体来讲,本方法损伤小,手术时间短,病人术后恢复快。

严格选择病例,可以充分显示该术式优势。

3. 逆行经输尿管镜肾盂切开术 输尿管镜插入并越过UPJO处,于后方做切开,如不能插入UPJO处,可先行气囊扩张。也可以使用电刀、冷刀或钬激光。内置双J管引流。

4. 影响手术疗效的因素

(1)狭窄段的长度:狭窄段越长,疗效越差。狭窄段大于2cm,不宜行肾盂内切开术。

(2)病人的年龄:新生儿及婴儿倾向于开放手术。这是因为新生儿内镜操作较困难,而且术中接受过多的X线照射,影响发育。

(3)初发梗阻与复发性梗阻:腔内肾盂切开术最初是用于治疗手术失败的复发性梗阻,手术疗效较为满意。

(4)肾积水程度及肾功能:肾积水程度越严重,疗效越差;肾功能越差,疗效也越差。

(5)跨越血管:UPJO部位及其相邻部位存在跨越血管,其手术成功率明显低于无跨越血管者,尤其是跨越血管伴严重肾积水,手术效果更差,但并非有跨越血管一定会影响手术效果,关键在于跨越血管是否是引起UPJO的病因之一。CT血管造影能够显示异位血管,有时可以避免动脉造影,有助于术前诊断和术式选择。

三、腹腔镜肾盂成形术

腹腔镜肾盂成形术的适应证与开放手术基本相同。伴有解剖异常的UPJO如马蹄肾、肾外型肾盂是腹腔镜手术的适应证。尤其对于有跨越血管以及肾盂极度扩张的UPJO更为适宜,因为这两种情况,腔内肾盂切开术疗效较差,而腹腔镜下能切除跨越血管所造成的梗阻,而且能切除扩大的肾盂,疗效更为满意。对于腔内肾盂切开术后失败的病例,腹腔镜也是很好的适应证。同开放手术一样,肾内型肾盂和肾功能差的病例,手术效果较差,不宜行腹腔镜肾盂成形术。文献报道了四种手术方式:标准的经腹腔入路,腹膜后方式,前腹膜外方式及机器人手术。具体手术方法基本同开放性Anderson-Hynes手术。手术过程中,可以离断肾盂输尿管,再行成形术,也可不离断行YV成形术,或者活瓣成形术,操作同开放手术技术。术中需特殊注意镜下吻合容易发生旋转和扭曲,所以在裁剪时应保留肾盏输尿管不完全离断,先劈开输尿管,肾盂瓣下角与输尿管劈开处下角缝合固定后再完成肾盂和输尿管的裁剪,可避免输尿管扭曲。术后处理同开放手术。

四、双侧肾积水的治疗

主要原则为：①一侧肾积水严重，一侧较轻，可先治疗严重侧；②两侧肾积水均较严重，可分期治疗，但仍以先处理较轻侧为好；③两侧肾积水均较轻，要仔细分析，严格掌握适应证，必要时紧密观察其发展。

五、肾盂输尿管连接部梗阻术后再狭窄的处理

UPJO 肾盂成形术后再狭窄较为少见。可能与下列因素有关：①术式选择不当，应选择 Anderson-Hynes 术式而采取了单纯内切开术，选择了内切开术而忽略了肾外迷走血管和纤维条索的作用；②过多地游离输尿管及肾的周围脂肪组织，可致血供不足、愈合差、产生再狭窄；③吻合口对合不良，或吻合技术过差、缝合材料不当也是导致再狭窄的重要因素；④周围血液、尿液的渗出引流不畅致局部纤维化使局部缺血，导致瘢痕形成，是再发狭窄的重要原因；⑤过粗的支架管内引流可造成输尿管壁压迫性缺血、坏死、形成瘢痕组织，可致狭窄复发。肾盂成形术后发生再狭窄手术处理较为困难，采用传统的开放手术难以实施，腔内切开和气囊扩张可作为肾盂成形术失败的补救措施。根据具体情况可采用内切开、气囊扩张等方法解决，也有报道表明，可以采用可伸缩性金属内支架治疗。过度扩张的肾盂和肾盏，尽管采取了离断式肾盂成形术，术后造影复查使不能完全恢复到正常形态，应以积水不再进展肾功恢复良好为主要复查目的。

六、治疗方式的选择

严格掌握各种术式的适应证，可以提高成功率。选择术者熟练把握的术式也可提高总体治愈率。对于开放手术失败的病例可以选择腔内治疗。近年来腹腔镜技术发展以及机器人技术的飞速发展，腔镜肾盂成形术越来越多，长期效果有待于进一步观察。

第四节 展 望

UPJO 是小儿肾积水最常见的病因，广泛开展产前 B 超检查是早期发现 UPJO 的有力措施，另外，探讨新的术前患肾功能判定以及术后肾功能恢复程度的预测也是摆在我们面前的一个重要课题。是否可以参照膀胱内压超过 $40cmH_2O$ 以上尿路积水的风险加大，根据肾盂流动压力测定（Whitaker 试验）结果可用于鉴别可疑的病例，$<12cmH_2O$ 可排除梗阻，$>20cmH_2O$ 说明有梗阻存在。选择从治疗角度上讲，开放性手术与腹腔镜手术的成功率及并发症发生率相似，可以根据医生本人的经验及掌握技术情况选择。腹腔镜手术可以采用经腹腔入路或经腹膜后入路手术，有条件的单位也可采用机器人辅助的腹腔镜手术。腹腔镜手术在保证手术成功率和不增加手术并发症的同时具有创伤小、恢复快的优点，有望成为微创外科时代治疗 UPJO 的新"金标准"。

（王 平）

参 考 文 献

1. 吴阶平. 吴阶平泌尿外科学. 济南：山东科学技术出版社，2004，497-500.
2. 叶敏，张元芳. 现代泌尿外科理论与实践. 上海：复旦大学出版社，2005：110-170.
3. Lim DJ, Walker RD. Management of the failed pyeloplasty. J Urol, 1996, 156 (2 Pt 2): 738-740.
4. 孙颖浩，刘毅，王林辉，等. 钬激光内切开术治疗输尿管肾盂连接部狭窄的疗效观察. 临床泌尿外科杂志，2003，18（4）：219-221.
5. 张旭，李宏召，马鑫，等. 后腹腔镜离断性肾盂成形术. 临床泌尿外科杂志，2003，18（12）：707-708.
6. 何朝辉，李逊，吴开俊，等. 电刀和钬激光两种腔内术式对肾盂输尿管连接部梗阻的疗效比较. 临床泌尿外科杂志，2004，19（2）：76-78.
7. 钟东亮. 肾盂输尿管连接部梗阻的腔镜治疗. 国外医学泌尿系统分册，2004，23（1）：39-41.
8. 齐琳，祖雄兵，张旭，等. 后腹腔镜肾盂成形术治疗肾盂输尿管连接部梗阻的临床价值. 中华泌尿外科学，2006，27（3）：171-173.
9. Lopez-Pujals A, Leveillee RJ, Wong C. Application of strict radiologic criteria to define success in laparo-scopic pyeloplasty. J Endourol, 2004, 18 (8): 756-760.
10. 那彦群，叶章群，孙光. 2011 版中国泌尿外科疾病诊断治疗指南. 北京：人民卫生出版社，2011：423-428.
11. Alan J. Wein, Louis R. Kavoussi, Andrew C. Novick, et al. Campbell-Walsh UROLOGY. 9th ed. Philadelphia: Kennedy Blvd, 2007: 1300-1324.

第三章　巨输尿管症

第一节　概　述

巨输尿管症在1923年首先由Caulk描述,系输尿管严重扩张致不能产生有效蠕动而形成,是一种少见的输尿管疾病。临床上以腰痛、血尿、尿路继发感染性结石为主要表现。这些临床表现无特异性,易漏诊或误诊。围生期超声检查可发现包括巨输尿管症在内的泌尿系统畸形和扩张。一项研究表明,巨输尿管症占胎儿泌尿系统畸形的20%。

巨输尿管症按病因分为3种类型:①反流性;②梗阻性;③非梗阻非反流性。每种类型又分别有原发性和继发性两种(图2-3-1)。临庆上最常见的先天性巨输尿管症,即为非梗阻非反流性巨输尿管。

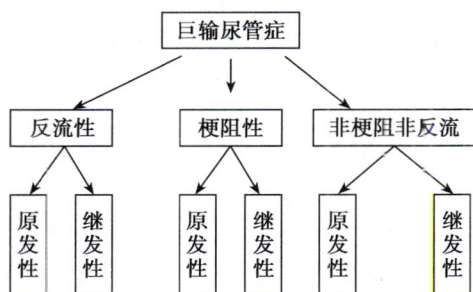

图2-3-1　巨输尿管症分型

目前的争议在于如何鉴别梗阻性与非梗阻性病变,并制定更好的手术方案。

一、定义

正常儿童的输尿管直径极少超过5mm,如果其直径>7mm,则被认为是巨输尿管症。

每一病例都需行全泌尿道的评估,因为治疗方案取决于准确的分类。

二、病理生理学

1. **反流性巨输尿管症**　对于反流性巨输尿管症病人,只有一小部分存在梗阻因素。Weiss和Lytton对400多例反流性巨输尿管症病人的研究发现,仅有2%的人存在梗阻。输尿管远端发育不全,不仅导致输尿管膀胱黏膜下隧道缺如,而且使之缺乏有效的蠕动。

2. **原发性梗阻性巨输尿管症**　目前普遍认为原发性梗阻性巨输尿管症的原因是接近膀胱3～4cm的输尿管无法排泄尿流。而这一节段性异常的原因仍不明确。Murnaghan认为末段输尿管内肌肉结构改变是导致输尿管功能性梗阻的原因。Creevy则认为是输尿管末段肌层肥厚,黏膜及黏膜下有轻度炎症。Mackinnon等和Tanagho等研究证明,末段输尿管壁内仅存环肌而纵肌缺乏,是造成功能性梗阻的因素。这一见解,得到后来许多学者的公认。Notley提出,肌层和黏膜下有大量胶原纤维增生,是导致输尿管引流差继而引起扩张的主要原因。Henle等证明离体的原发性巨输尿管与正常输尿管肌束对α肾上腺素能受体刺激的反应不同,提出由于巨输尿管肥厚的平滑肌组织亚细胞结构中钙激活剂的分布异常,是造成其蠕动波的不协调或减少,引起功能性梗阻的原因。李衷初等认为,造成先天性巨输尿管症的主要因素可能为:①远端输尿管壁肌层排列紊乱;②功能性梗阻段的肌束与胶原纤维间的比例失调。其他罕见的原因包括先天性输尿管狭窄以及输尿管瓣膜。

鉴于上述种种原因,使该段输尿管的蠕动波减弱或消失,尿液排流不畅,导致输尿管管控内流体静压增高,进而引起功能性输尿管梗阻段扩张,并逐渐向上传递,从而致使近端输尿管扩张和肾积水。

3. **继发性梗阻性巨输尿管症**　这种巨输尿管症常常继发于神经源性或非神经源性排尿功能障碍、膀胱下端梗阻(如后尿道瓣膜)。

4. **继发性非梗阻非反流性巨输尿管症**　急性泌尿道感染时,细菌内毒素可抑制输尿管蠕动,导致输尿管明显扩张。肾病或某些药物可明显增加尿液生成,一旦超过输尿管蠕动所能排泄的尿量,则会造成进行性的输尿管扩张。其病因包括锂中毒、镰状细胞肾病、心因性烦渴等。而非梗阻性输尿管扩张常见于 prune-belly 综合征。

5. 原发非梗阻非反流性巨输尿管症 当排除了反流、梗阻以及输尿管扩张的继发性原因后，本诊断方可成立，而绝大部分先天性巨输尿管症均属此类。主要发病原因是胚胎期输尿管发育速度快于肾脏上升速度，输尿管外膜结缔组织增生，使输尿管呈扭集、迂曲、扩张，引流不畅，蠕动波传导至之形扭集点时减弱，末端输尿管在下行尿液的牵张作用下，发出逆向蠕动波，与顺行蠕动波重叠，形成功能性梗阻，病变进行性加重，使肌层尤其是纵肌出现压迫性萎缩，加之炎性细胞积聚，胶原纤维增生，最终使输尿管及肾盂扩张积水。

第二节 诊 断

巨输尿管症的症状表现不一，最常见为腹痛、腰痛、精神差、抵抗力弱、易感冒，有时可出现尿急、尿痛、血尿、发热，腹部及盆腔内出现条索状物。

实验室检查：中段尿培养可为阳性，提示并发感染；血 BUN、Cr 增高者提示双侧严重病变。

超声作为小儿泌尿道畸形的初查手段，多可鉴别巨输尿管症及 UPJO，并对肾实质、集合系统及膀胱的情况提供有用的解剖细节。并在以后的系统随访中，为肾输尿管积水情况提供一个基线；IVP 典型表现为：患侧输尿管显著扩张，患肾不同程度的积水和显影延迟，输尿管下端狭窄处呈"鸟嘴样"改变。IVU 影像直观，同时可提供双肾功能情况，能为诊断和治疗方案提供重要参考，因此在条件允许时为必备检查项目；CT 对诊断巨输尿管症有一定价值，随着 CT 分辨率和重组三维图像技术的进步，其诊断符合率将进一步提高；MRU 能清晰地显示肾积水、肾皮质厚度、输尿管扩张、迂曲，有末端相对狭窄段，但其内径仍在正常范围内，有的甚至大于正常末端输尿管内径；DTPA 和 ^{99}Tc-MAG3 是常用的放射核素显像方式，用以评估梗阻、肾小球滤过率及肾功能；膀胱尿道造影能明确有无下尿路梗阻因素存在（如后尿道瓣膜、尿道狭窄、神经源性膀胱等）及是否有膀胱输尿管反流，有助于诊断继发性梗阻型或反流型巨输尿管症。

逆行肾盂造影适用于肾功能受损、IVP 显示不清者，但由于目前有很多手段可明确诊断，故逆行造影已很少用于巨输尿管症的评估。Whitaker 灌注试验也可用以评估梗阻。但因其具有创伤性，不适用于儿童。

尿动力学检查膀胱容量正常，无残余尿，无神经源性膀胱。对于考虑手术治疗的患者，应该做膀胱镜检查。

第三节 处 理

1. 原发性反流性巨输尿管症 对于伴有重度反流的新生儿或婴儿原发性反流性患者，原则上建议行手术治疗；对于持续伴有较高级别反流的儿童或成人患者，同样建议手术治疗。

2. 继发性巨输尿管症 针对病因治疗。

3. 原发性非梗阻非反流性巨输尿管症 手术与随访之间的选择有赖于临床印象及经验。小儿患者往往病情发展较快，肾损害较重，应尽早手术为宜。但由于新生儿的手术并发症明显高于年长儿童（如 Peters 的一项研究表明，在 <8 个月的手术病儿中，约 12% 需行再次手术）。因此，绝大部分医生认为，只要肾功能没有明显受损或泌尿系统感染不严重，完全可以随访观察。当肾输尿管积水加重或临床症状明显时，可行矫形手术，手术年龄多在 1~2 岁之间。成人病例由于病变相对稳定，病情发展缓慢，应根据病变及患肾功能情况选择不同治疗方法。文献报告约 40% 的病例可选择保守治疗。亦可选用保守性扩张输尿管下端的疗法，适用于临床症状不明显，病情发展缓慢或年龄较大的病例。

第四节 手 术

Simoni 等认为以下三种情况可作为手术适应证：①尿液引流功能严重损害；②观察期间肾功能恶化；③在使用足量预防性抗生素时仍反复发作泌尿系统感染。手术治疗的原则是去除病因，解除梗阻，保留和保护患肾功能。手术方法有以下几种。

1. 肾穿刺造瘘 其适应证为梗阻严重，患肾重度积水，肾功能差，合并感染，患儿全身状况差。此为暂时性治疗，肾功能恢复、全身情况好转后可行输尿管再植。

2. 输尿管定期扩张引流、双 J 管置入 其适应证为梗阻轻，输尿管扩张不超过髂血管处，无迂曲。

3. 输尿管裁剪或折叠加输尿管膀胱吻合术 绝大多数先天性巨输尿管症的患者，只要肾功良好，无明显并发症，全身情况较好时都应争取该治疗，此方法也适用于腹腔镜。

术中应注意以下几点。

（1）只剥离剪裁段扩张的输尿管，并保持输尿管外膜的完整，使剪裁后保留的输尿管具有良好的血液供应。

（2）剪除的输尿管壁不宜过多。最好于输尿管内放入一 Fr10～12 支撑后再行裁剪，以免使缝合后的新管腔过细，或发生缺血性坏死。需切除的输尿管段亦不宜过长，以免吻合后张力过大，需于粘连处分离拉直扭曲输尿管后作适宜的规划。

（3）行输尿管再植时切开膀胱浆肌层的 3～5cm 作隧道，将输尿管包埋于隧道内，在其远端剪开膀胱黏膜，直径 0.5～0.7cm，行输尿管、膀胱吻合。

（4）如上、下段巨输尿管皆需行剪裁成形术，则应先行盆段剪裁术，对上段输尿管只行松解盂管交界部粘连，拉直扭曲的输尿管，保证下段输尿管的侧支血液循环，并观察肾盂引流排空情况，如上段仍需行剪裁肾盂成形术，则于下段剪裁术完全愈合后再施行之。

（5）剪裁后的输尿管植入膀胱的部位宜选择在三角区偏中、原输尿管口的稍上方。过于侧位或入口处过紧，则容易形成角状梗阻。

4. 对巨大肾积水（积水量均>800ml）、肾皮质厚度不足 0.3cm，患肾无功能，反复合并感染、高热者应行患肾、输尿管切除术。

第五节　术后并发症

术后需加强抗感染治疗，密切观察负压球引流量。常见并发症是吻合口漏尿，应给予充分的手术区引流。此外，最严重的并发症是输尿管坏死及尿瘘形成，一旦有此种迹象，除充分手术区引流外，应给予相应的适当措施，如肾造口等。此类病人的全身健康状况较差，尤其是小儿，应注意营养供应，防止肺部及胃肠并发症发生。

术后拔除支架管后，仍需严密随访观察成形术后输尿管功能及肾功能变化情况。

（黄翼然）

参 考 文 献

1. Hinman F, Hutch JA. Atrophic pyelonephritis from ureteral reflux without obstructive signs（reflux pyelonephritis）. J Urol, 1962, 87: 230-242.
2. Weiss RM, Lytton B. Vesicoureteral reflux and distal ureteral obstruction. J Urol, 1974, 111(2): 245-249.
3. Murnaghan GF. Experimental investigation of the dynamic of the normal and dilated ureter. Brit J Urol, 1957, 29(4): 403-409.
4. Creevy CD. The atonic distal ureteral segment（ureteral achalasia）. J Urol, 1967, 97(3): 457-463.
5. Mackinnon KJ, Foote JW, Wiglesworth FW, et al. The pathology of the adynamic distal ureteral segment. J Urol, 1970, 103(2): 134-137.
6. Notley RG. Electron microscopy of the primary obstructive megaureter Brit J Urol, 1972, 44(2): 229-234.
7. Hente L, Nawrath H. In vitro studies on human primary obstructed megaureters. J Urol, 1985, 133(5): 884-887.
8. 李襄韧, 葛人铨, 郑玉街, 等. 小儿先天性巨输录管症. 中华泌尿外科杂志, 1983, 4: 276.
9. Simoni F, Vino L, Pizzini C, et al. Megaureter: classification, pathophysiology, and management. Pediatr MedChir, 2000, 22: 15-24.

第四章 隐睾

第一节 概 述

一、隐睾的定义

隐睾（cryptorchidism）系指一侧或双侧睾丸未能遵循男性正常发育的自然规律而下降到同侧阴囊内的临床病症，又称睾丸下降不全（undescended testis），是最常见的男性生殖系统先天性疾病之一。

二、隐睾的发病率

影响隐睾发生的流行病学因素包括解剖、遗传、激素、环境学及社会经济学等。总的来说，在男性不同生长发育时期其发病率呈逐渐下降趋势。隐睾发病在早产儿为 9.2% ~30.3%，尤其在出生体重不足 1800g 的早产儿中高达 65% ~70%；在正常新生儿中占 3.4% ~5.8%，1 岁时可降至 0.6% ~1.0%，青春期隐睾发病率约为 1%，成年人为 0.3%。根据统计结果，发病率在生长发育过程中逐渐降低，表明在小儿出生后睾丸仍可以继续下降。Berkowitz 报道出生后 3 个月 70% ~77% 隐睾婴儿会自发性下降。Kleinteich 等统计 88 562 例隐睾患者，≥1 岁的占 1.82%。另一组 3612 例小儿中有 28 人在 1 岁时仍有隐睾，比例为 0.8%，这与青春期的发病率无明显差异，说明 1 岁后隐睾自行降入阴囊的机会很小。正常小儿在出生后的 60~90 天，其黄体生成素（LH）和卵泡刺激素（FSH）有一脉冲样分泌，刺激睾丸间质细胞产生睾酮分泌波峰，大约在出生后 3 个月达到高峰，有利于出生后睾丸的下降，许多研究证明隐睾患者出生后的睾酮峰波分泌受影响。假如在生后 6 个月或迟至 12 个月睾丸未降，那么在青春期前自发下降的机会极小。临床可以用来预测睾丸在出生 6 个月内自然下降的因素包括低出生体重、双侧隐睾、正常的阴囊解剖、在正常下降路线上的隐睾等，了解这些因素对我们治疗方案的选择有很大的帮助。最新的研究表明，近 23% 的隐睾患者有家族史，如兄弟为隐睾，其家族其他成员患隐睾的风险为 6.9 倍；如父亲为隐睾，家族风险提高 4.6 倍。

临床资料显示，隐睾中约 2/3 为单侧发病，1/3 为双侧。左侧隐睾占 30%，右侧占 70%。

第二节 睾丸的胚胎发生与下降机制

一、睾丸的胚胎发生

1. **性别的决定机制** 1959 年人类首先认识到 Y 染色体在性别决定中的重要作用，并认为决定原始性腺发育成睾丸的睾丸决定因子（testis determine factor，TDF）位于 Y 染色体上。1990 年 Sinclair 等在距离拟常染色体边界约 8Kb 的 60Kb1A1 区段内克隆获得了一个单拷贝基因，命名为 SRY 基因（sex-determined region Y），成为 TDF 的候选基因。凡胎儿含 SRY 基因者，其始基性腺将发育成睾丸，而生殖管道和外生殖器的性别分化不受 SRY 基因的控制，而受睾丸产生的激素的影响。最新的研究表明，SRY 基因并非单独决定性腺分化，男性的正常发育还需要位于 X 染色体上的一些基因的共同参与。早期性腺分化涉及 WT1 基因、SF-1 基因、SOX-9 基因和其他常染色体基因。在人类，至少有 19 个基因参与性别的分化，而且这些基因除作用于性腺的分化外，还影响许多其他组织器官的分化发育。

2. **睾丸发生的生理过程** 当胚胎发育到第 5 周时，尿生殖嵴表面增厚的上皮向嵴的深部增生，形成一些界限不甚清楚的上皮细胞索，称为原始性腺索（primitive sex cord）。约在胚胎第 6 周时，在原始性腺索内出现一种大型细胞，称为原始生殖细胞（primitive germ cell），此时的生殖腺尚不能区分为睾丸或卵巢，故称为未分化的生殖腺（undifferentiated gonad）。第 7 周生殖腺向睾丸分化时，先是生殖细胞索与间充质的分界变明显，接着未分化的性腺表面上皮的深面产生一层结缔组织，即白膜。白膜将表面上皮与生殖细胞索隔开。生殖细胞索增殖分为两部分,以生殖系膜为中心呈放射状排列的一部分分化成曲细精管,靠近生殖系膜的一部分则分化成直细精管和睾丸网,而曲细精管之间的间充质则分化成睾丸间质细胞和结缔组织等。曲细精管在青春期前始终是实心的细胞索,直到性成熟时才出现管腔。曲细精管的精原细胞由原始的生殖细胞分化而来,支持细胞来自躯体原始性腺素细胞,在胚胎早期,支持细胞能分泌苗勒管抑制物质(MIS),一方面可以刺激支持细胞的增生形成睾丸性索,另一方面抑制生精细胞进入减数分裂期,并抑制苗勒管的生长发育,使其萎缩消失。Leydig细胞则来自索间性胚基。临床上我们常用小管生殖指数来反映睾丸生殖功能的发育情况。小管生殖指数指的是每个小管横截面积上生精细胞的平均百分数,即在光镜下计数生精细胞的数目并除以相同视野下小管横截面的数目。在正常新生儿中,约70%的每小管横截面积含有至少1个生精细胞,从出生到3岁,含有至少1个生精细胞的小管数下降到50%,而到了青春期,这个数目增加到100%。

3. 睾丸引带的发育过程 随着生殖腺分化成睾丸,睾丸头端的生殖系膜逐渐消失,其尾端的生殖系膜逐渐形成生殖韧带,后演化为长索,称为引带(gubernaculum)。1762年Hunter首先提出睾丸引带的概念,认为其作用为引导睾丸自腹部进入阴囊。后又有人认为引带是纤维肌肉,近端附着于睾丸和附睾,末端呈带状,附着于腹壁的间充质。现在研究认为,引带是维持间充质的残余结构,能适应睾丸下降过程的一系列变化。在睾酮的作用下,引带间充质容积增大、肿胀,在腹股沟管和阴囊占据一定空间。在胚胎7个月时,睾丸的发育使其周围组织形态出现明显变化,除引带肿胀外,精索血管也延长增粗呈曲张状。之后,肿胀的引带开始退变、收缩,睾丸即沿着引带扩张过的腹股沟管,经内环口,自外环口穿过。出了外环口的睾丸,沿着引带末端的阴囊分支最后进入阴囊底部。支持睾丸引带作用的观点来自啮齿类动物研究,离断了此类动物刺激睾丸引带的生殖股神经之后,阻止了睾丸的下降;而离断了其他哺乳动物的睾丸引带,并不能阻止睾丸降入阴囊。离断不同部位的睾丸引带可产生不同的效果。但在人类胚胎中,引带和阴囊仅有微弱的附着,可能不足以支持对睾丸的牵引。Heyns对于23周的死胎进行解剖,只见到睾丸引带通过腹股沟管外环口,并被筋膜覆盖,并无肉眼可辨认的伸向阴囊内或其他部位的分支。

二、睾丸下降的机制

睾丸下降是激素和目前尚未明确的机械作用的共同结果。

1. 生理情况下睾丸下降的过程 生殖腺原来位于后腹腔上方,随着其分化和胚胎的生长发育而逐渐下降。睾丸在胚胎的第3个月初已经降到腹股沟附近,胚胎的第6个月降至腹股沟管腹腔口处,第7个月沿着腹股沟管下降,第8个月最终降入阴囊。当睾丸下降时,腹膜向腹股沟管突出一个盲囊,直达阴囊,称为睾丸鞘突(testicular vaginal process),睾丸随在睾丸鞘突后方降至阴囊。鞘突末端将睾丸大部分包围起来,即形成睾丸鞘膜,鞘膜间腔隙即为鞘膜腔。正常情况下,胚胎时期的鞘膜腔与腹膜腔相通的部分,在出生后可自行闭锁消失。

2. 下降机制目前还不完全清楚,可能的影响因素如下。

(1)睾丸引带的牵引作用:胚胎发育过程中睾丸尾端的生殖系膜逐渐形成生殖韧带,后变成睾丸引带,此引带头端起自睾丸尾端,尾端止于阴囊,由于胚胎的迅速增长,而引带并不相应的延长,故睾丸逐渐下降。

(2)腹内压作用:研究认为腹内压是睾丸离开腹部进入腹股沟管的原始动力。临床上先天性梨状腹综合征患者,常伴有隐睾。但动物实验发现,将幼鼠腹壁肌肉切除,使其失去产生腹压的条件,幼鼠的睾丸仍能够降入阴囊。

(3)附睾发育与睾丸下降:胚胎学研究表明,睾丸和附睾头源自尿生殖嵴,而附睾体和输精管则源自Wolffian管,胚胎期第12周睾丸与Wolffian管开始贯通相连。同时,正常附睾通过未知机制附着于睾丸引带。依据引带经附睾间接附着于睾丸的解剖特点和临床上发现隐睾患者有很高的附睾、输精管异常发生率,所以认为附睾的分化和成熟可诱发睾丸下降,但临床很多附睾和(或)输精管缺如者,并未合并发生隐睾。目前该观点的争议较大。

(4)生殖股神经的作用:生殖股神经(genitofemoral nerve,GN)和它的神经递质Ca^{2+}基因相关肽(calcitonin gene related peptide,CGRP)在睾丸下降过程中的作用已得到确定。在脊神经L_{1-2}前部发出的生殖股神经可以传导性交过程中外周皮肤的刺激,收缩提睾肌促进射精动作的完成,保护睾丸阻止睾丸进入腹腔,调节睾丸的位置保持生精所需要的理想温度。雄激素可以作用于生殖股神经,刺激睾丸引带,使之产生节律性收缩而牵引睾丸下降至阴囊。雄激素阻断的动物模型(TFM 鼠和氟他胺处理的鼠)提供了明确的证据来支持 GN 假说,它们出现了睾丸未降和 CGRP 在 GN 中减少,然而引带中 CGRP 受体则上调。相反,在先天性隐睾的鼠中发现,在 GN 含有过多的神经纤维,并且神经纤维中含有过多的 CGRP,然而,引带中的 CGRP 则下调,这与引带下降至阴囊时期,过多的 CGRP 通过正常的趋化信号干扰而导致隐睾是一致的。

(5) 内分泌的作用:最新的研究证实,睾酮能够通过生殖股神经的介质,转化成降钙素基因相关肽,作用于睾丸引带上的相应受体,使睾丸向腹股沟阴囊下降。将离断的睾丸引带孵育在含有降钙素基因相关肽的溶液中,可以观察到睾丸引带有节律性收缩。在动物实验中,对幼鼠阴囊内注射降钙素基因相关肽拮抗剂,则可阻止或延缓幼鼠的睾丸下降。正常睾丸的下降多发生在血液中促性腺激素较高的时期,即胎儿最后一个月。而在男性出生后 60~90 天促性腺激素有一个分泌高峰,刺激间质细胞产生睾酮增多,使睾酮的分泌在生后 3 个月使血清睾酮达到高峰,在这个时期 70%~77% 的隐睾会发生自行性下降。而胰岛素样因子-3(INSL3)通过刺激睾丸引带的生长在睾丸腹部下降过程中起作用,雌激素可以通过调控降低 INSL3 引起隐睾。说明内分泌因素在促进睾丸降入阴囊的过程中起着重要的作用。

第三节 隐睾的病因

隐睾的病因至今尚未完全阐明,目前认为有以下几种可能的假设。

一、解剖因素

1. 睾丸引带功能的异常 大多数情况下睾丸在引带的牵拉下,移出外环口沿着引带末端的阴囊分支而降入阴囊。如果引带退变,收缩障碍,则下降的睾丸因此停滞在腹股沟管内环口、腹股沟管内或外环口处,发生不同程度的下降不全。若睾丸引带的任何一处附着点的作用超过阴囊分支时,睾丸则会沿着引带末端的其他分支下降至耻骨、腹部或会阴部,形成异位睾丸。Jackson 等在睾丸固定术中发现,79.4% 隐睾存在睾丸引带附着部位异常。Han 等指出隐睾睾丸引带远端位置通常是异常的,他们观察了 639 例 732 个隐睾的睾丸引带附着点,结果发现睾丸引带附着于阴囊侧方或上方、腹股沟

管外环口周围和其他位置分别占腹腔内睾丸的 25%、58% 和 15%;而在 425 例腹股沟管内睾丸的睾丸引带附着于阴囊底部为 5%,附着于阴囊侧方或上方的为 31%,附着于腹股沟管外环口周围为 63%,附着于其他位置的为 3%;165 例阴囊上部睾丸的睾丸引带附着于阴囊侧方或上方的为 66%,附着于阴囊底部的为 17%,附着于腹股沟管外环口周围为 16%,附着于其他位置的为 1%。

2. 机械梗阻 当睾丸的体积过大,超过内环口、腹股沟管腔或外环口的直径时,睾丸在下降过程受阻而不能降入阴囊;或阴囊入口为筋膜所覆盖时,睾丸亦无法降入阴囊内。睾丸只能在鞘状突完全降入阴囊底部的时候才能下降,隐睾病人常并发鞘状突未闭和鞘状突终止于耻骨结节或阴囊上方,发育不全的鞘状突组织结构将阻止精索随着躯体的生长发育而延长,从而使精索锚定睾丸于(比正常)更高的位置,这表明鞘状突下降障碍可导致睾丸的下降不全。在胚胎期如发生腹膜炎,则可造成睾丸与后腹膜腔组织发生粘连,阻止睾丸的下降。

3. 精索血管异常 精索血管过短长期以来一直被认为是隐睾的主要解剖异常。然而,精索内精索血管长度因缺乏研究方法与判定标准目前难以精确评估。研究认为在胚胎第 7 个月时,睾丸的发育使其周围组织形态上出现了明显的改变,精索血管随之增粗、延长。如精索血管发育迟缓或终止发育,致使精索过短从而造成睾丸下降不全。在隐睾症发病机制中,继发于精索延长失败所致的隐睾发病率为 1%~2%。但也有学者认为精索不能延长归因于精索血管过短显然有失偏颇。精索解剖结构的多样性可能导致其在隐睾症中出现多种异常表现。精索血管作为精索的主要组成部分,可能使得因精索血管过短而导致隐睾症的作用被高估。

4. 生殖股神经(GN)发育障碍及 Ca^{2+} 基因相关肽(CGRP)的表达异常 1987 年由 Lewis 提出的生殖股神经假说在啮齿类动物实验中得到有力验证,但在人类则尚未可知,这是因为人类引带的结构比较特殊。有人通过间接研究腹股沟斜疝的患者,发现鞘状突的主功能是让腹内的睾丸通过腹腔到达阴囊,这与引带的牵引类似,并认为它可能是由 GN 控制的。对斜疝切开术后获取的疝囊进行器官培养,显示 CGRP 能在 48 小时使疝融合和腹膜表面的闭合,这与 GN 和 CGRP 在睾丸下降后不仅控制引带的迁徙并且控制鞘状突闭合的观点相一致。进一步将患有先天隐睾的新生小猪阴囊内泵入 CGRP,发现缓慢释放的 CGRP 能刺激下降

不全的睾丸迁徙。但是,尚不确定此类方法能否用来治疗隐睾或腹股沟斜疝的小儿。

二、睾丸自身因素

1. 睾丸发育异常 约3%隐睾手术探查发现单侧睾丸缺如,仅于内环口处找到精索血管和输精管残端,考虑为患儿在出生前或出生不久便发生睾丸扭转,睾丸缺血萎缩所致。

2. 睾丸结构异常 由于在胚胎时期原始性腺的分化异常,致使两侧睾丸融合为一个睾丸,而阻碍了睾丸沿正常途径下降。此外,横过异位睾丸患者,双侧睾丸常终止在下降途径的任何部位,临床上则表现为单侧或双侧的隐睾。

3. 睾丸反应异常 正常睾丸下降发生在促性腺激素分泌的高峰期,说明促性腺激素在睾丸下降过程中可能起重要的作用,而睾丸在未发育成熟时一般不会下降,表明未成熟的睾丸对促性腺激素不产生下降反应,故睾丸对促性腺激素的反应异常时,也可导致睾丸下降障碍。

三、内分泌因素

1. 下丘脑-垂体-性腺轴的功能异常 临床研究揭示隐睾患者的睾酮水平低于正常,表明睾丸下降过程与睾酮水平密切相关,其原因可能是下丘脑-垂体-性腺轴功能异常所致。调节睾丸的主要激素有促黄体生成激素(LH)和卵泡刺激激素(FSH),两者由脑垂体前叶的嗜碱性细胞分泌。血清FSH水平在隐睾时常升高。但研究指出,隐睾患者垂体内合成的促性腺激素并不减少,只是不能正常地释放进入血液循环。也有学者测定隐睾患者睾酮水平正常,提出主要是5-α还原酶缺乏,使双氢睾酮产生障碍,动物实验中使用5-α还原酶抑制剂或雄激素受体阻断剂,可致孕鼠生育出患隐睾的后代,从而佐证了这一观点。有人认为靶器官雄激素受体不足或受体基因突变等因素,妨碍睾酮与靶细胞受体蛋白结合,也与隐睾发病有关。还有研究发现,隐睾患者血液循环中出现抗促性腺激素细胞抗体,与母体配对检查,一致率较高,而对照组阴性,因此支持垂体自身免疫抗体致病的可能性。下丘脑-垂体-性腺轴的功能异常,导致睾酮浓度降低,如前所述,睾酮降低而使睾丸引带的牵引动力受到影响,阻止了睾丸的下降。临床上患雄激素不敏感综合征(AIS)和低促性腺激素的性功能减退综合征的患者会发生双侧隐睾。

但是雄激素在睾丸下降中的确切作用仍不明了。在睾丸下降的第一阶段,雄激素至少促成了头悬韧带的退化。相反,引带的生长则不依赖于雄激素,因为在雄激素不敏感的鼠和人中,引带也能正常地牵引睾丸降至腹股沟区。睾丸迁徙阶段,被认为更加依赖于雄激素,因为在完全性雄激素不敏感的鼠,睾丸只降到膀胱颈,而不是到阴囊。从激素治疗的成功率可以看出:大致上,位置越高的睾丸,刺激性轴诱导睾丸下降的效力就越低。然而,增加黄体生成素不但能增高雄激素水平,还能增加分化依赖睾丸间质细胞的产物,如胰岛素样因子3蛋白(insulin-like factor 3,INSL-3)。最近在鼠身上发现,INSL-3和双氢睾酮在活体外能增强引带的增长。

男性血浆中的雌激素以其生物活性最高的雌二醇(E₂)形式存在,也来自体内肾上腺和睾丸的少量分泌。追溯到19世纪50年代,孕妇经常用乙蒂芬来支持怀孕,结果发现这导致很高的隐睾发生率和其他生殖器缺陷。对怀孕的鼠用雌激素治疗亦有相同的发现,这进一步验证了上述的发现。Husmann等认为雌激素导致隐睾有可能通过3条途径:①稳定苗勒管,防止苗勒管退化。但这个假说似乎在人类不然,因为隐睾患儿手术探查时并不是经常看到苗勒管结构。②过多的雌激素能直接对抗或减弱引带的膨胀或生长。雌激素能直接干扰INSL-3蛋白,而INSL-3蛋白却是引带生长所需要的。③雌激素抑制雄激素的分泌,可能是通过间接地减少垂体分泌黄体生成素或直接地抑制睾丸间质细胞合成雄激素。

2. 苗勒管抑制物质(MIS)的不足或缺乏 在胚胎形成的早期,当原始性腺发育成睾丸,睾丸间质细胞分泌睾酮,而支持细胞则分泌苗勒管抑制物(MIS),它是由双硫键连接72 000亚单位形成的一种糖蛋白聚合物。MIS在胚胎的第56天起出现,存在于整个胚胎期,起到抑制苗勒管的发育并使其退化的作用。在MIS的作用下,苗勒管自胚胎60天起从尾侧开始退化,并迅速向颅侧推进。如果MIS不足或缺乏,则苗勒管残留或未退化,引起雌激素受体过度表达,雄激素相对缺乏,阻碍睾丸下降,同时睾丸引带增生反应缺失,不能有效诱导睾丸下降。双侧隐睾患者MIS平均水平明显低于单侧隐睾患者,大多数学者认为残留的苗勒管可能是影响睾丸经腹下降的重要障碍。

四、环境因素

环境因素对隐睾发生的作用越来越受到人们的重视,有证据显示职业性接触有机氯、邻苯二甲酸酯等农药能够通过雌激素受体或孕激素受体及抗雄激素作用干扰内分泌功能,从而影响胚胎生殖系统的分化和发育,但有关农药对人类的致畸作用及其机制还有待于进一步研究。吸烟也会对胎儿的发育产生不良影响。母亲患糖尿病包括妊娠期糖尿病,也是引起隐睾的危险因素之一。Damgaard研究发现妊娠期经常性的饮酒可以增加先天性隐睾的发生率,但具体机制尚不清楚。

五、遗传因素

研究发现隐睾有明显的家族遗传倾向,家族中发病率接近 14%。有报道患者的父亲 1.5% ~ 4.0% 有隐睾,而其同胞兄弟约 6.2% 有隐睾,明显高于一般成年人群 0.3% 的患病率。Berkowitz 等在美国的一项巢式病例对照研究中发现,在调整了种族、胎儿低出生体重、早产、孕妇并发症及用药等因素后,有隐睾家族史者患隐睾的危险是无此家族史者的 4.25 倍。细胞遗传学研究表明隐睾者存在染色体畸形,不仅有常染色体异常,也有性染色体异常。

随着分子生物学技术的发展,国内外学者对隐睾进行了许多分子遗传学的研究,对其病因的认识已深入到基因分子水平。胰岛素样因子 3 基因(INSL-3),其表达的蛋白质胰岛素样因子-3 是胰岛素超家族的一员,在睾丸发育过程中由睾丸的间质细胞表达。隐睾患者中有 INSL-3 基因突变,但不是隐睾发生的常见原因。动物实验研究表明,IN-SL-3 通过对胚胎的男性化作用和睾丸引带的增生及悬韧带的退化促进睾丸下降,INSL-3 基因突变,睾丸经腹下行期受阻,发生隐睾,并且这种作用并不依赖于雄激素。在 INSL3 基因剔除的鼠,睾丸在腹腔,但仅仅是疏松地连接在腹腔。最近,有研究对雌性鼠身上转基因诱导 INS-3 的表达进行了观察,发现,除了卵巢移至腹股沟区外,还观察到雌鼠的腹股沟疝的发生率增高了,这提示 NSL3 在睾丸从腹腔降到阴囊起到了作用。

雄激素受体基因位于 X 染色体长臂上,并以 X 连锁隐性遗传。雄激素受体基因突变使其编码的雄激素受体异常,表现在靶细胞上的雄激素受体数量减少或亚单位异常,则通过其介导的睾酮和双氢睾酮的生物学效应得不到正常发挥,导致隐睾。但有学者认为雄激素受体基因突变并不是单纯性隐睾患者的原因。

胚胎睾丸的分化发育及睾丸的移行下降机制复杂,受多方面因素的影响控制,由于目前对睾丸下降的机制尚未完全阐明,所以目前仍无一种假设能够说明所有隐睾的病因。

第四节　隐睾的病理变化

隐睾常有不同程度的睾丸发育不全,体积较健侧缩小,质地变软。部分病人伴有附睾、输精管的发育异常,发生率为 23% ~ 76%。约 1% 的隐睾患者手术探查时睾丸已经缺如,仅见睾丸、附睾残迹和(或)精索血管、输精管残端。

一、病理学演变机制

隐睾症时有进行性的曲细精管上皮损伤,所以早期的隐睾复位可以预防曲细精管的不可逆性的损伤,尽管有学者做了出生后隐睾的大量活检研究,但在曲细精管损伤的严重性和损伤开始的时间方面均未达成一致共识。小管损伤的最常见病变是小管变细和精原细胞数目减少。其原因可能有三。①原发性睾丸异常,隐睾产生异常的精原细胞。大约 40% 的隐睾患者有明显的小管生育指数下降,即使患者精原细胞数目正常,但患者精原细胞的染色体异常。②分娩后暂时性促性腺激素低下性性腺功能减低。隐睾患者在出生 60 ~ 90 天后,由于 LH 的缺陷而无一过性的促性腺激素水平的脉冲性增高,使间质细胞的数目减少,雄激素的分泌下降,生殖母细胞不能分化成精原细胞。③动物实验证明,温度升高可引起曲细精管损伤,对手术复位的睾丸以及激素治疗后睾丸的随访活检结果表明,在儿童期曲细精管的直径是唯一能改善的生殖能力参数。这是因为曲细精管的直径主要取决于支持细胞,由此可见温度对支持细胞的影响比对精原细胞更为严重。

二、组织学

隐睾病理组织学标志性变化有:①患儿 1 岁后仍持续出现生殖母细胞。②Ad 型精原细胞数目减少。光镜下变化主要有:曲细精管减少,部分变性萎缩,睾丸生殖细胞,主要是精原细胞数目减少,睾丸间质结缔组织较少,其中可见散在分布的间质细胞,细胞形态不完整,界限不清,胞质较少,表现为不同程度间质纤维组织增生及小管周围纤维化。电镜下的变化有精原细胞减少,间质纤维组织增生。胞浆内核糖核酸消失,并可见精原细胞及支持细胞内胶原纤维增多。还可观察到线粒体退化,生殖细胞内出现空泡,严重的会有大量黏多糖沉积。

青春期前和成人的病理变化如下。

1. 在青春期前,根据小管生殖指数和平均小管直径的大小,可将隐睾的大部分活检结果分为以下3型。

Ⅰ型(轻度病变睾丸)小管生殖指数高于50,平均小管直径正常或轻度降低(小于10%)。本型约占隐睾的31%(见文末彩图2-4-1)。

Ⅱ型(伴有明显生精功能低下的睾丸)睾丸的小管生殖指数为30~50,平均管径比正常睾丸减少10%~30%。精原细胞不均匀分布在小管中,小管聚集成小叶状。本型约占隐睾的29%(见文末彩图2-4-2)。

Ⅲ型(有严重生精功能低下的睾丸)睾丸小管生殖指数低于30,平均小管直径低于正常的30%。这种睾丸通常含有环状的小管,这种小管中有或没有嗜酸性小体或微结石。支持细胞胞浆呈灶状的颗粒性变化,而睾丸的间质成分增多,水肿样。Ⅲ型睾丸约占隐睾的40%(见文末彩图2-4-3)。

Ⅰ型病变也可见于动物实验性隐睾,即将正常实验动物睾丸的环境温度升高造成的类似隐睾的病理变化。双侧隐睾患者的Ⅱ、Ⅲ型病变发生率高于单侧隐睾患者的发生率。Ⅱ、Ⅲ型病变的睾丸常伴有发育不良,包括生精细胞、支持细胞、肌纤维母细胞和间质细胞等的不良变化。但只是在青春期之后,除生精细胞之外的其他细胞类型的发育不良才表现得比较明显。另外,在约25%的单侧隐睾病例中,对侧阴囊中的睾丸亦有不同程度的病变。无论是光镜或电镜检查,隐睾组织学从2岁起就有明显病理改变,认识到这一点对决定临床治疗时机的选择具有指导意义。

2. 成人隐睾　在大部分的青春期和成人隐睾中,所有的睾丸结构均有异常改变,曲细精管直径减小,生精过程停止。最常见的病变是小管中只有支持细胞和精原细胞,支持细胞的数量增加,睾丸固有膜中弹性纤维稀少,胶原纤维成分增加。通常在聚集成簇状的小管中只有青春期前的支持细胞(细胞直径小,完全不成熟),这些区域称为发育不全或发育不良区。另一些区域中间质细胞增生显著,而且很多增生的细胞浆中含有充满脂滴的胞浆。大多数病例中,睾丸网发育不全,被覆上皮大部分是柱状上皮。常见有囊性扩张,在一些病例中有腺性增生,睾丸实质中通常含有化生的脂肪。成人隐睾患者多有附睾发育不良,小管周围组织不成熟。

第五节　临床表现、诊断及鉴别诊断

一、临床表现

没有并发症的隐睾患者一般无自觉症状,主要表现为患侧阴囊空虚,单侧患者左、右阴囊不对称,双侧隐睾阴囊空虚、瘪陷,阴囊发育较差。若并发腹股沟斜疝时,活动后患侧出现包块,可手法还纳,伴有胀痛不适,严重时可以出现阵发性腹痛,呕吐,发热。当隐睾发生扭转时,如隐睾位于腹股沟管内或外环口处,主要表现为局部疼痛性肿块,患侧阴囊内无正常睾丸,胃肠症状较轻;如隐睾位于腹内,扭转后疼痛部位在下腹部靠近内环口处,右侧腹内型隐睾扭转与急性阑尾炎的症状和体征相似,有必要进行鉴别,主要的区别是腹内型隐睾扭转压痛点偏低,靠近内环口处。此外,患者阴囊内睾丸缺失可鉴别之。

根据睾丸所处位置,临床上将隐睾分为:①高位隐睾,睾丸位于腹腔内或靠近腹股沟内环口处,约占隐睾的15%;②低位隐睾,睾丸位于腹股沟管内或外环口处,约85%为此型。也有将隐睾分为:①腹腔内隐睾,睾丸位于腹股沟内环口上方;②腹股沟隐睾,睾丸位于内环口和外环口之间;③阴囊高位隐睾,睾丸出外环口入阴囊处;④异位隐睾,是指睾丸引带的发育和导向异常,下降的睾丸偏离正常的下降途径未降入阴囊,而异位于耻骨、会阴部、腹股沟管、耻骨上部及对侧阴囊等,其中异位腹股沟管隐睾常见,异位于对侧阴囊的病例则极为罕见;⑤可回缩隐睾,睾丸可推挤或拉入阴囊内,但松开后又上缩至腹股沟处。

二、诊断及鉴别诊断

根据阴囊内不能扪及睾丸的体征,可以做出隐睾的诊断,但需要和睾丸缺如、异位睾丸、可回缩性睾丸相鉴别。

小儿提睾肌反射比较敏感,受到寒冷、惊吓等刺激后,提睾肌收缩,可将位于阴囊的睾丸上提至外环口,易误诊为隐睾。检查时让患儿平卧或坐位,两腿分开,检查者双手要温暖,室内温度不宜过低,这样可以尽量避免外界因素的影响。仔细认真的检查,大约80%的隐睾可以在腹股沟区扪及,压之有胀痛感,可与腹股沟淋巴结鉴别。隐睾的体积一般比对侧阴囊内睾丸小,随年龄的增大,差别逐渐明显。约20%的隐睾在查体时无法扪及,但并不意味着这些病人的睾丸都位于腹内。在术前未能触及的睾丸,约80%可在腹股沟管内或内环口附近发现,其余20%经手术探查仍未能发现。如果一侧找不到睾丸,称为单侧睾丸缺如,发生率占隐睾探查手术的3%,如双侧隐睾经探查,都未能发现睾丸,则为无睾症,其发病罕见。

对于不能触及的隐睾,术前应该定位患侧睾丸的位置,可以借助特殊检查,如睾丸动脉或静脉造影、疝囊造影等,但这些检查为有创检查且并发症较多,结果不确定,现在临床上已基本不再使用。B超检查是目前常用的方法,操作简便、无创伤,尤其对腹股沟管内隐睾定位有很高的诊断率,敏感性可达85%,但由于对软组织分辨力较差,并且易与腹腔淋巴结、肠管等结构混淆,因此B超检查对腹内隐睾的诊断价值不大。CT可以直观地显示隐睾的位置与大小,但其软组织对比较差,且放射线对生殖腺体有损伤,临床上不宜提倡。MRI检查可以多方向、多层次成像,具有高度的软组织分辨力,有一定的应用价值,但其特异性较差,只能作为参考。放射性核素扫描方法对定位有较大的帮助,用放射性核素标记的HCG,与睾丸的LH/HCG受体结合,在γ相机扫描时显像,从而显示出睾丸的位置,是一种理想的睾丸定位方法。在决定手术探查前对不能触及隐睾的病人进行腹腔镜检查,可以明确隐睾的位置和睾丸缺如诊断率可达88%～100%,该方法目前在隐睾的临床诊疗中已广泛使用。

对于双侧不能扪及睾丸的病人,术前可以行性激素试验。试验前先测定病人血清睾酮、LH、FSH值,然后肌内注射HCG1000～1500IU,隔日1次,共3次后复查睾酮、LH和FSH值。如果睾酮值升高,提示睾丸存在,有手术探查价值。若睾酮值不升高,说明双侧睾酮缺失,无手术探查必要。

上述检查方法均有一定的局限性,目前最理想的确诊手段还是手术探查。

第六节 隐睾的并发症

一、生育能力下降或不育

隐睾是男性不育的主要因素,并且可能是最危险的因素。Mieusset等报道男性不育者中9.4%有隐睾史,而正常人群中仅有2.4%有隐睾病史。对隐睾患者未来的生育能力进行评估和预测时,须基于儿童时期睾丸下降固定术时睾丸组织的病理情况、成年后精子发生的情况及亲子率。隐睾的病理变化是生殖细胞发育障碍,因此会导致生育能力下降或不育。一般来讲,双侧隐睾患者生育能力下降更明显,但如果隐睾位置较低,经适当的治疗后,有希望保留部分生育能力。单侧隐睾的生育能力除与睾丸位置有关外,还与对侧睾丸生殖细胞和附睾的发育程度有关。最新对青春期治疗的单侧隐睾患者的统计,成年后约62%有生育能力,没有手术治疗者仅有40%～46%有生育能力,其精液密度低,表明隐睾可能影响健侧睾丸的生育能力。治疗年龄与生育能力关系的研究很多,但存在很大的争议。有研究发现,单侧隐睾生育能力与手术年龄呈反比,在1～2岁间手术者成年后生育率为87.5%,在3～4岁手术者为57%,延迟到12岁以后仅为14%。Lee分析单侧隐睾患者,并未发现睾丸的大小与成年后的生育力降低以及精子数减少等有明确联系。

有学者认为,隐睾所处的位置与以后的睾丸大小及生育力相关。腹腔睾丸预期的生育力最差,睾丸位于腹股沟者次之,睾丸位于腹股沟凹的浅表处或阴囊上方者最佳。要明确隐睾位置、大小,与生育力的相关性等尚需进一步的研究。

在双侧隐睾患者中,有44%～100%精子数量低于正常(<2000万/ml),其中一半以上无精子。很多文献发现双侧隐睾患者中有正常精子数量者只占25%,其余者为精子减少或无精子。单侧隐睾者中20%～60%精子数量低于正常。有关生育能力和精子数量的研究资料显示,许多单侧或双侧隐睾患者尽管精子数量减少,但仍可成功生育。对有生育和不育的隐睾患者的精子数量进行比较,发现只有当精子数量少于1000万/ml,并且一次射精的精子总数量低于2500万时,两者才有显著差别。因此,有相当部分隐睾患者虽然精子数量低于2000万/ml,依然可以生育。提示在隐睾患者中可能存在亚生育能力的亚群,而目前还不清楚他们的配偶是否怀孕困难,有待进一步研究。

二、先天性腹股沟斜疝

文献统计,约65%的隐睾患者合并有先天性腹股沟斜疝。原因是绝大多数隐睾患者的鞘突管没有闭合,肠袢降入阴囊内鞘突腔。一般情况下可以等待患儿稍大后将斜疝与隐睾一并手术处理。有些患儿在生后几个月即可发生较大的疝,可压迫精索血管,影响睾丸血供,加重睾丸的萎缩;有些患者的斜疝可发生嵌顿和绞窄。这些情况均需要及早手术治疗。鞘状突未闭的临床意义在于其对隐睾激素治疗效果的影响，鞘状突正常闭合者隐睾下降的概率为49.5%，而未闭者无一例出现睾丸下降。

三、睾丸扭转

由于隐睾及其系膜的解剖异常，易发生睾丸扭转。Wallenstein统计发现隐睾发生睾丸扭转的概率是阴囊内睾丸的21～53倍；可能与睾丸引带或提睾肌附着异常有关。隐睾扭转一般表现为腹股沟部疼痛性包块，症状与腹股沟斜疝相似，且一般无消化道症状。右侧的睾丸扭转注意与急性阑尾炎鉴别。

四、睾丸损伤

隐睾常位于腹股沟管内或耻骨结节附近，位置较为表浅、固定，易受外界暴力创伤。损伤后睾丸会发生纤维变性，萎缩加速，导致生精障碍及性功能改变。其原因是睾丸外伤破裂后精子外溢而产生特异的抗精子抗体，这种抗体不仅作用于伤侧，也作用于健侧，从而引起不育。早期B超检查，有助于准确诊断，B超诊断睾丸破裂与临床符合率为90%～100%。

五、睾丸恶变

睾丸肿瘤多发生在青春期及之后，但也有10岁发生肿瘤的文献报道。隐睾患者发生睾丸肿瘤的机会是正常人的21～53倍。睾丸位置越高，恶变的风险就越大，高位隐睾尤其是腹内型隐睾恶变发生率更高，其恶变率是低位隐睾的4～6倍。Campbell统计其恶变率高达48.5%。Coupland等对一组794例睾丸生殖细胞瘤的研究发现，隐睾患者发生精原细胞瘤的机会高于其他类型肿瘤，且在年龄>32岁者这种差别更明显。但最近的资料显示，隐睾作为睾丸癌的危险因素已不如以前报道的那么严重。与无隐睾者相比，睾丸癌的危险度为3.82，比以前报道的危险度6降低了许多。如仅单侧隐睾，则危险度为2.71。隐睾恶变的发病年龄在30岁左右。一般认为2岁以后行睾丸固定术并不能预防恶变的发生，但下降至阴囊的睾丸易于观察是否有恶变发生。隐睾发生恶变的可能原因除自身因素外，睾丸肿瘤发生风险升高与青春期提前和运动量少有关，还与局部温度、血运障碍、内分泌变化有关。Sohval观察到隐睾中的未分化曲细精管与阴囊内睾丸发生精原细胞瘤的变化相似，并认为隐睾中先天性缺陷是其更易发生恶变的原因。隐

睾除应尽早行复位固定术外，术后亦应终生随访，同时注意对侧有无睾丸肿瘤的发病。隐睾导致的睾丸肿瘤类型中最常见的精原细胞癌，一项研究发现125例具有隐睾病史的睾丸生殖细胞肿瘤中，54例为精原细胞癌，35例为胚胎癌，33例为畸胎瘤，3例为绒毛膜癌。

第七节 治　疗

隐睾一经确诊，需要尽早的予以治疗，其决定性的治疗应在出生后6～12个月间完成。目前认为有必要与产科医师密切配合，从新生儿期开始就对隐睾进行监护。如果发现新生儿阴囊内睾丸缺失，就应该告知家长去泌尿外科进行密切随访。出生6个月后睾丸自行下降的机会已经很小，如果仍未降入阴囊，则需要采取相应的治疗措施。

一、内分泌治疗

1. 作用机制 基于隐睾发生可能与内分泌失调的因素有关，且隐睾患者大多有内分泌改变和睾丸生殖细胞发育障碍。内分泌治疗不但可以刺激睾丸间质细胞分泌更多的睾酮，促进生殖细胞发育成熟，还能够促使睾丸自行下降。Zophbi研究发现HCG治疗可以使隐睾患者睾丸引带的弹性密度和横纹肌纤维显著的增加，使其牵引睾丸下降的能力增强。激素的治疗方法包括外用绒毛膜促性腺激素（HCG）和外用促性腺激素释放激素（GnRH）或促黄体生成激素释放激素（LHRH）。

2. 治疗时机 隐睾一旦确诊就应该尽早治疗，生后6个月，如睾丸仍未降入阴囊，则自行下降的机会已经很小，应该开始进行治疗。在年龄较大的儿童以及睾丸可回缩入阴囊或处于外环口位置以下的儿童中，激素治疗的成功率较高。

3. 绒毛膜促性腺激素（HCG）用法 HCG自20世纪30年代应用以来取得了比较满意的效果，其主要成分是LH，直接刺激间质细胞分泌睾酮，使局部睾丸血流加快，促使生殖母细胞转变为Ad型精原细胞。还可使未降的睾丸增大，精索增粗，阴囊扩大，有利于改善手术治疗的操作。具体用法是每日500IU肌注，连续20～30天为1个疗程，也可以每周2次，每次1000～1500IU肌注，连续9次为1个疗程，总量为13 500IU为宜。有研究发现HCG超过15 000IU有比较明显的副作用。两种方法效果相似，一般在疗程结束几天内就能看到反应，如果效果不佳，不宜继续或重复应用。HCG的使用有

一定的副作用,表现为性早熟,阴茎增大,睾丸胀痛,长骨骨垢过早闭合造成侏儒症等。因此 HCG 有逐渐被 LHRH 代替的趋势,但由于 LHRH 价格较贵,临床普及程度仍不够。

4. 黄体生成激素释放激素(LHRH)用法 LHRH 在 20 世纪 80 年代取代 HCG 成为目前治疗隐睾首选的内分泌治疗药物。LHRH 作用于垂体前叶,刺激垂体释放 LH 和 FSH 入血,被释放的 LH 刺激间质细胞分泌睾酮,睾丸内睾酮升高,附睾引带和精索受其影响,促进睾丸下降。LHRH 采用鼻黏膜喷雾给药,每侧鼻孔 200μg,每天 3 次,每日总量 1.2mg,连续 4 周为 1 个疗程,经鼻腔给药没有任何痛苦,不受限制。

5. HCG 和 LHRH 联合应用 文献报道二者联合应用的有效率高达 70%。用法是先用 LHRH 4 周,每日 1200μg,继用 HCG 1500IU,连续 3 天。

6. 内分泌治疗效果存在差异的原因分析以及治疗效果的评价 激素治疗使睾丸下降效果文献报告不一。Thorsson 做的 Meta 分析发现排除可回缩性睾丸,内分泌治疗的有效率约 20%。但文献报道的有效率仍存在较大的差异,分析其可能的原因是目前对疗效缺乏统一的评价标准,治疗对象是否排除回缩性睾丸等。年龄是影响激素治疗隐睾效果的重要因素。Muinck 等通过对 2~5 岁与 5~12 岁儿童比较,得出前组治疗效果明显好于后组。Pyorala 等通过分析得出,2~4 岁和>4 岁隐睾患儿激素治疗的效果已无差别。激素治疗的效果还与隐睾的位置密切相关,位置越低,疗效越好。单侧或双侧隐睾之间无差别,腹内型隐睾激素治疗几乎无效。近年来,一些学者报告激素疗法可引起睾丸局部的类炎症反应,提示可促使睾丸生殖细胞凋亡,Toppari 和 Kaleva 认为 HCG 疗法可使睾丸产生类炎症反应,并可增加生精细胞的凋亡率,导致成年后睾丸体积减小,生殖功能降低。Leo 等人用组织化学、凝胶电泳等方法对 HCG 治疗失败的 15 例睾丸活检标本通过检测低分子量 DNA 片段、睾丸体积、血浆 FSH 水平等指标,提示 HCG 治疗后可促进生殖细胞的凋亡。Cortes 等研究发现应用 HCG 不能促进精子的发生、增加生育力,术前应用 HCG 者术中活组织检查发现曲细精管横断面的精原细胞明显低于手术组,认为外源性激素刺激隐睾对生殖细胞是一个有害的影响。因此,这一疗法的实际价值和科学性有待进一步的重新认识。

二、手术治疗

隐睾手术治疗的目的是恢复睾丸的正常生理环境,保护患者的生育能力,避免心理障碍,减少睾丸恶变等并发症的发生。手术方式包括:标准睾丸固定术、分期睾丸固定术、长袢输精管睾丸固定术、自体睾丸移植术、腹腔镜睾丸固定术、睾丸切除术及腹腔镜微创手术等。

1. 开放手术

(1)发展历史:1899 年 Bevan 首先开展了睾丸固定术,通过游离隐睾精索,将睾丸放入阴囊,达到治疗目的。此后很多学者在 Bevan 术式进行了一些改进。1931 年 Torek 率先进行了分期固定术,将不能直接降入阴囊的睾丸先缝合于大腿皮下组织内并固定于阔筋膜上,3 个月后再把睾丸放回阴囊。也有将睾丸通过阴囊中隔固定于对侧阴囊内。1959 年 Fowler 及 Stephens 睾丸血管造影证实输精管与精索的血管间存在交通支,开展了长袢输精管睾丸固定术,即 Fowler-Stephens 术式,适用于腹内型隐睾的治疗。1975 年 Corkery 在分期睾丸固定术第一次手术时,用硅胶膜包裹精索和睾丸,以减少术后粘连,第二次手术取出硅胶膜后,能比较容易的将睾丸放入阴囊。1976 年 Silber 应用显微外科技术成功地进行了自体睾丸移植术。1982 年 Scott 开展了腹腔镜睾丸固定术。

(2)手术时机的选择:目前大多数学者认为手术治疗的年龄以 1~2 岁为宜,原因有:2 岁前睾丸组织学改变不明显,2 岁后睾丸组织结构退变进行性加重,累及范围扩大,尽早手术有利于保留生育能力,减少睾丸恶变发生;患儿年龄越小,腹腔与阴囊越接近,精索血管与周围组织粘连也越少,使睾丸容易下降至阴囊,手术难度也较小;早期的手术还有利于消除患儿的心理障碍。

(3)开放手术不同式式的具体操作和手术效果:腹外型隐睾应用标准睾丸固定术即可达到满意效果,精索血管过短者可考虑行分期睾丸固定术或 Fowler-Stephens 睾丸固定术。腹内型隐睾少数可通过标准或分期睾丸固定术进行治疗,位置高者则要行 Fowler-Stephens 睾丸固定术或腹腔镜睾丸固定术,也可以选择自体睾丸移植术。如果隐睾已明显萎缩或怀疑恶变时,则可选择睾丸切除术。Murphy 分析 1970 年至 2005 年行睾丸固定术后的手术效果,早期行睾丸固定术的患儿,超过 90% 可保留生育能力。而绝大部分双侧腹内型隐睾患者生育能力丧失。单侧腹内型隐睾或单侧睾丸缺失,尽早的手术其生育能力在很大程度上仍能得以保留。充分游离足够长的精索,能够无张力的将睾丸放置入阴囊是手术效果良好的关键,但可能损伤其血供或睾丸附属组织时,则不可强行游离。

2. 标准睾丸固定术

(1)适应证:①儿童单侧隐睾;②儿童双侧隐睾,经绒毛膜促性腺激素治疗仍未下降至阴囊者;③成人隐睾,一般仍可行睾丸固定术,若单侧隐睾且高度萎缩,应行睾丸切除;④异位睾丸、游走睾丸或合并腹股沟疝的隐睾;⑤外伤性睾丸脱位,经手法复位未成功者。

(2)禁忌证:①内分泌严重异常或缺陷,导致的睾丸发育和功能障碍,隐睾仅仅是一种异常表现;②智力低下发育障碍者;③合并射精障碍者。

(3)手术方法:要点是游离足够长度的精索,将睾丸固定于同侧阴囊,如合并腹股沟斜疝,同期手术修复。

1)切口选择:儿童隐睾手术可选择沿下腹皮纹弧形切口,一般不采用腹股沟斜切口,因为修复时通常不需要修补腹股沟管前后壁,斜切口还会影响外观(图2-4-4)。如果为双侧隐睾,则选用下腹正中沿皮纹弧形切口,经腹腔探查。

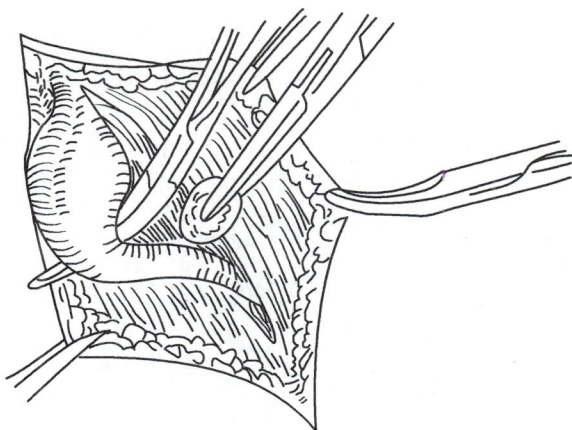

图2-4-5 游离睾丸

联合下,则应从内环口处继续向上松解精索,使其与腹膜外的脂肪组织分开,直至能将睾丸在无张力下牵至耻骨联合以下(图2-4-6)。松解过程中要注意对睾丸动、静脉的保护,尽量保留精索血管与输精管之间的结缔组织,以防睾丸萎缩和输精管蠕动障碍的发生。

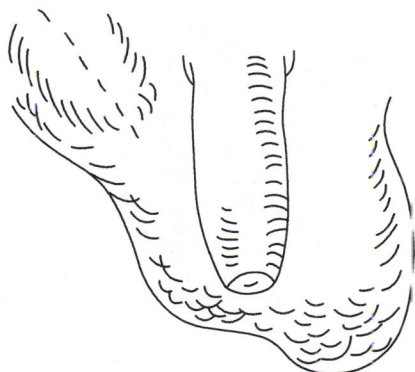

图2-4-4 手术切口

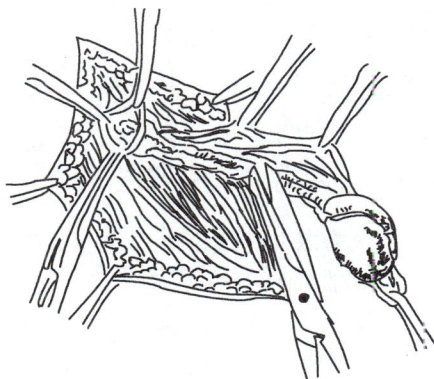

图2-4-6 松解精索

2)显露睾丸:逐层切开皮肤、皮下组织,剪开腹外斜肌腱膜,显露腹股沟管,大多数隐睾位于腹股沟管内,即可将精索及睾丸连同鞘膜游离出来,合并腹股沟斜疝的病人,睾丸可能在腹腔内,可让病人咳嗽增加腹压,使睾丸随疝囊进入腹股沟管内(图2-4-5)。位于腹膜后的隐睾,则需切开内环口甚至向上延长切口切开腹膜,在髂窝乃至腰部仔细探查寻找。在探查隐睾过程中应该注意精细操作,避免损伤隐睾。

3)松解精索:切断睾丸细带,切开睾丸鞘膜,检查睾丸、附睾及输精管,切除多余的鞘膜,将精索鞘膜自精索上完全剥离,使精索充分游离松解至睾丸能牵至耻骨联合以下。若睾丸尚不能牵至耻骨

4)关闭腹膜鞘状突和扩大阴囊:如果鞘膜和腹腔相通,要在内环口处将鞘状突做环状缝合关闭。合并腹股沟斜疝,应做疝修补。用示指经切口的腹壁深筋膜面向阴囊分离,轻轻扩张囊腔,直达阴囊底部,建造放置睾丸的囊腔(图2-4-7)。

5)固定、牵引睾丸:用中号丝线穿过睾丸下方鞘膜或引带,暂不打结,两线尾再经阴囊底部穿出皮肤以备牵引睾丸。将睾丸引带或睾丸下极白膜缝合于阴囊底部肉膜内面,使睾丸移至扩大的囊腔内,注意此时精索应无扭转(图2-4-8)。拉紧牵引丝线并将其缝扎于同侧大腿内侧皮肤上。逐层缝合切口,注意外环口处不要缝合太紧,以免影响睾丸血运。

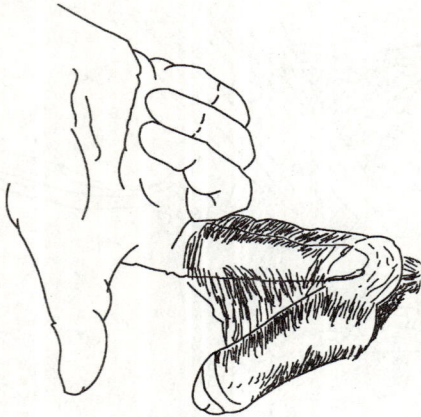

图2-4-7　扩大阴囊腔

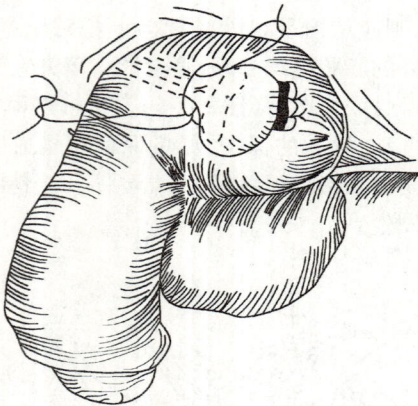

图2-4-8　固定睾丸

有学者认为睾丸缝线牵引固定会引起睾丸实质的损害,导致曲细精管坏死、精子减少、无精子及炎症等并发症,主张将游离的隐睾放入阴囊后,分别与两侧将精索筋膜与肉膜缝合固定,而不缝合牵引睾丸。

3. 分期睾丸固定术　高位的隐睾经充分游离后,仍因精索长度不够而无法将睾丸放入阴囊,则考虑行分期睾丸固定术。第一期手术步骤同标准睾丸固定术,根据游离后精索的长度将睾丸固定于耻骨结节、腹股沟韧带或阴囊上方(图2-4-9)。要注意避免过度牵拉精索,以免睾丸萎缩,使第二期手术剥离困难。也有应用硅胶膜包裹精索和精索,减少一期手术后的粘连。间隔6~12个月后再做二期手术,经原切口再次进入,于内环口处向腹膜后游离精索,将睾丸无张力的固定在阴囊内(图2-4-10)。分期睾丸固定术是比较理想的治疗高位隐睾的手术,但由于分期手术增加了精索血管损伤的机会,术后发生睾丸萎缩的约6%~17%。

4. 长袢输精管睾丸固定术(Fowler-Stephens

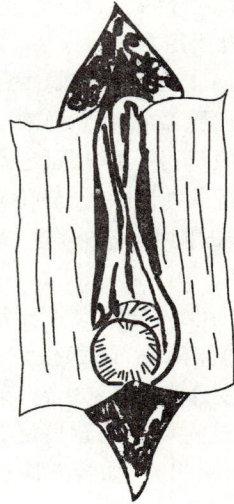

图2-4-9　Ⅰ期手术

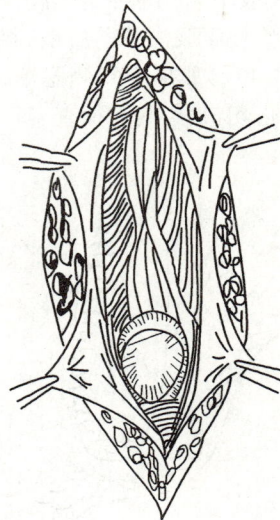

图2-4-10　Ⅱ期手术

术)　该术式适用于腹内型隐睾及高位睾丸下降不全者。手术要点是尽量高位切断精索血管,利用睾丸的侧支血供将高位隐睾一次降入阴囊。该术式首先由Flower及Stephens提出,两人利用睾丸动脉造影,证实输精管及精索间存在吻合血管支,高位隐睾的侧支血供来源于输精管血管袢、腹壁下血管侧支以及从睾丸引带进入鞘状突后壁的分支。据此提出保留睾丸输精管与精索血管间的膜样组织,不切断睾丸引带,尽可能高位切断精索血管,一次性将睾丸固定于阴囊内的方法,并在临床治疗中取得成功。

禁忌证:输精管较短者,即使切断精索血管,也不可能将睾丸放入阴囊;节段性输精管闭锁或缺如;附睾缺如或附睾与睾丸分离;睾丸发育不良,没有肯定的血供;阻断精索血管后,睾丸切口不出血,或出血在 5 分钟内停止者;常规游离精索后,发现精索长度不够者。

在术中切断精索血管前,必须先做 Fowler-Stephens 试验,以证实睾丸侧支血供是否正常。用哈巴狗血管钳在距离睾丸至少 3~5cm 处夹住精索血管,观察数分钟了解睾丸颜色变化情况,然后用尖刀在睾丸白膜上切一小口,连续观察 5~10 分钟,如切口有鲜红色血液流出,说明睾丸的侧支血供充足,可以结扎切断精索血管,否则不宜选用该术式。术中注意保留重要的侧支循环,不剥离睾丸引带的血管。注意不要损伤输精管鞘周围的小血管。固定睾丸的方法同标准睾丸固定术。也可以作分期手术,即一期仅作精索血管离断,待侧支循环增强,睾丸有足够血供时(6~12 月后),再游离睾丸并固定于阴囊中。如果睾丸固定仍有张力,可解剖出腹壁下动静脉,使隐睾及输精管等组织从腹壁下血管下方内侧穿出,从而缩短行程,有助于隐睾固定于阴囊。手术时应注意不能结扎腹壁下血管,也不要广泛解剖精索,避免损伤输精管血管,这是保证手术成功的关键。Fowler-Stephens 睾丸固定术主张高位离断精索血管,即在精索血管与输精管血管有侧支吻合前离断精索血管,以保留足够的侧支循环,疗效确切。Dhanani 报道分期手术,平均随访 9 个月,成功率 98%。Docimo 报道的 Fowler-Stephens 一期及分期睾丸固定术的成功率分别为 67% 和 74%。近年来 koff 等提出低位(靠近睾丸)离断精索血管,认为可保留从近端精索血管至输精管血管的侧支循环,有利于睾丸血运。并可作为 Fowler-Stephens 睾丸固定术的选择术式。随访 33 例 39 侧,1 个月成功率为 97%,1 年为 93%。国内也有应用此法的报告,成功率为 100%。

这一手术方式使部分高位隐睾患者避免了隐睾切除或睾丸自体移植,但有少数睾丸萎缩的报道,因此要慎重把握手术适应证。

5. 睾丸自体移植术 对于标准睾丸固定术,分期睾丸固定术或 Fowler-Stephens 术无法解决的高位隐睾患者,自体睾丸移植术是一种较理想的选择。睾丸移植包括:睾丸组织移植、吻合血管的睾丸移植(自体移植和异体移植)和睾丸间质细胞移植。睾丸组织移植处于睾丸移植研究的早期阶段,且仅用于动物实验。睾丸间质细胞移植可有力的增加血中睾酮水平,主要用来治疗男性性功能低下。对于隐睾患者来说,成年后的生殖功能至关重要,故临床上吻合血管的睾丸移植应用较多。自体

睾丸移植主要应用于睾丸发育良好且由于解剖因素不能行上述手术方法的高位隐睾患者。但该术式对技术条件要求较高,使其在临床的应用受到限制。手术要点:①采用超过内环口的腹股沟斜切口,沿着精索寻找睾丸;②尽可能在精索血管起始处分离精索内动、静脉;③游离足够长度的腹壁下动、静脉,切断后近端用无损伤血管钳夹,远端予以结扎;④远离睾丸切断精索血管,在显微镜下分别将睾丸精索动、静脉远端与腹壁下动、静脉近端行端端吻合;⑤吻合完毕后,先开放静脉血管,再开放动脉血管,观察睾丸颜色变化,确定吻合效果;⑥游离输精管,分离阴囊,固定睾丸。Bukowski 等回顾了 17 年自体睾丸移植术治疗高位隐睾情况,成功率为 96%。Frey 等报告睾丸自体移植术后有 17.4% 的睾丸发生部分或完全萎缩。睾丸异体移植主要适用于先天性双侧睾丸发育不良、无睾症、严重睾丸萎缩、双侧腹腔型隐睾行睾丸固定术或自体睾丸移植术致睾丸萎缩或坏死而必须行睾丸切除者。由于供体缺乏及伦理方面的制约,目前多用于动物试验。胎儿睾丸因其具有较强的耐缺血、缺氧能力,且具有免疫宽容性。近年来,对胎儿睾丸移植的研究已引起众多学者的关注,但仍受到伦理因素的制约,临床应用较少。

6. 睾丸切除并假体植入术 适用于睾丸严重发育不良,或可疑恶变者,或行睾丸固定术或睾丸移植术后睾丸萎缩坏死的高位隐睾患者。不论是成年人还是儿童,一侧或双侧睾丸缺失都可能导致心理障碍。睾丸缺失不仅对病人性心理、性活动有影响,而且会对病人的职业和社会生活产生不良的效应。睾丸的缺失与否将直接影响儿童性心理的发育及健康成长,儿童会由于睾丸的缺失而变得自卑、怪癖、忧虑,从而回避正常的社交活动。所以阴囊正常外观的保持显得极为重要。因此,临床上多建议在行睾丸切除术后行一期或延期睾丸假体植入或异体睾丸移植术,以恢复阴囊的正常外观,这也正是新的医学模式的体现。目前临床上常用的是硅胶材料制成的睾丸假体。但是,假体毕竟是一种替代的物质,较正常的睾丸组织尚有一定的差距(质地、弹性等)。因此,如何"以假乱真"便是今后睾丸假体研究的重点。值得注意的是 2000 年 Baez 等学者创建的组织工程软骨假体(engineered cartilage pros-thesis),这种睾丸假体具有天然软骨的特性,并具有一定的弹性,更具有良好的组织相容性,预示着组织工程形式的睾丸假体具有更广阔的研究与应用前景。

7. 微创手术

（1）腹腔镜在隐睾诊断与治疗中的应用：1976年 Cortesi 等在泌尿外科首次应用腹腔镜对隐睾进行了定位和活检，成为诊治腹内型隐睾或睾丸缺如的一种安全、准确的方法。不仅可以对隐睾进行定位和评估，并且还能进行腹内型隐睾固定或切除术。据美国泌尿外科协会（AUA）统计，探查手术平均时间15分钟，准确率达到了98%，而并发症仅为1.6%。自1982年 Scott 及 Cohen 首次应用腹腔镜治疗高位隐睾以来，其效果已得到了泌尿外科医师的认可，成为隐睾治疗最常用术式。与传统的开放手术相比，腹腔镜技术可更精确分辨睾丸解剖位置、活力情况、血供情况，可更加精细的游离精索，有利于保护血供和输精管（图2-4-11）。

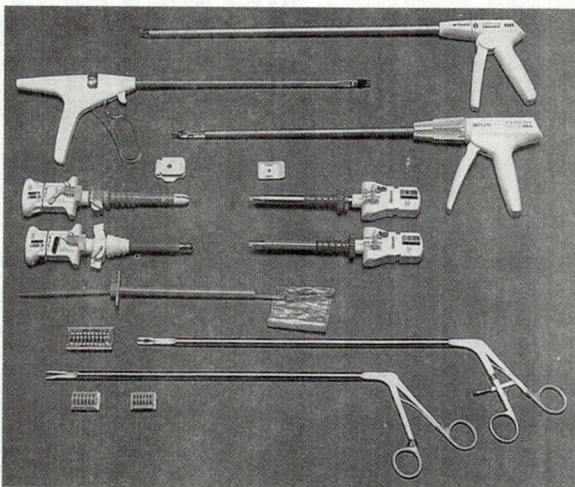

图2-4-11 腹腔镜的常用器械

（2）适应证与禁忌证：腹腔镜适用于体检时不能触摸到的隐睾病人，目的是确定体内是否存在睾丸和睾丸在体内的准确位置，以选择最佳的治疗方法。具体适用于以下几种情况。①低位腹腔型隐睾，精索较松弛，可通过松解腹腔段精索，结合腹股沟切口将睾丸下降固定于阴囊，无需破坏内环口。②高位腹腔型隐睾，充分松解腹腔段精索可达肾下极。如精索长度足够，则行一期睾丸下降固定术，常需剪开内环口以缩短睾丸至阴囊的距离，如精索长度不够，则行 Fowler-Stephens 一期或分期下降固定术。③睾丸严重发育不良或可疑恶变者，可在腹腔镜下行睾丸切除术。病人合并有腹膜炎、肠梗阻、腹壁感染及严重凝血性疾病者禁忌行腹腔镜检查或手术。

（3）腹腔镜对隐睾的定位诊断：术中成功建立气腹后用0°或30°腹腔镜窥镜观察腹腔和盆腔。

隐睾在腹腔镜检中的表现主要有：①腹内型隐睾多位于膀胱底与内环口之间，并与输精管和精索血管相连接；②腹股沟隐睾在腹腔内未见睾丸，但有正常的精索血管及输精管；③睾丸缺如表现为内环口以上无睾丸，并可见精索血管和输精管盲端结构。须注意仅有输精管盲端结构不能断定是睾丸，还应仔细检查，精索血管和睾丸可能位于腹腔内较高的位置（见文末彩图2-4-12）。

（4）腹腔镜的睾丸固定术和睾丸切除术的手术方法：根据腹腔镜检查结果，制定相应治疗方案。腹股沟隐睾可选用标准睾丸固定术或长袢输精管睾丸固定术。对于腹内型隐睾，根据松解的精索血管长度和隐睾的位置，可通过腹腔镜行睾丸固定术、长袢输精管Ⅰ、Ⅱ期睾丸固定术及睾丸切除术。如果证实为睾丸缺如，则无须进一步治疗。

1）腹腔镜睾丸固定术：将患侧抬高使结肠向中线移位，成功建立气腹后先检视盆腔，在腹壁下血管外侧找到内环口，同时找到睾丸和精索血管，如果睾丸位置较高，则找到输精管和睾丸引带后，沿着向肾脏方向找到睾丸，沿精索血管方向切开后腹膜，分离精索血管和输精管，使之松解、游离，切断睾丸引带后游离睾丸，如精索较长，经腹股沟管引下睾丸固定于阴囊（见文末彩图2-4-13）。如果精索较短，则可在腹壁下血管内侧与耻骨下膀胱边切一小口，穿过盆底肌形成新的"腹股沟管"到阴囊。研究认为此路径到达阴囊距离最短。切开阴囊，分离肉膜潜窝，用血管钳朝向盆腔，在腹腔镜监视下通过新的"腹股沟管"将睾丸引下，固定于阴囊皮肤与肉膜潜窝中。

2）腹腔镜长袢输精管睾丸固定术：如果术中发现精索血管较短，不能将睾丸降入阴囊，可选用 Fowler-Stephens Ⅰ期手术，距睾丸3～5cm处分离小段精索血管，用钛夹将精索血管束夹紧，阻断精血流，完成Ⅰ期手术。3个月后行 Fowler-Stephens Ⅱ期手术，用腹腔镜找到隐睾及精索血管阻断处，游离睾丸和输精管，切断睾丸引带和精索血管，按睾丸固定术固定于阴囊。Ⅱ期手术根据情况也可以采用开放手术进行。

3）腹腔镜睾丸切除术：该手术适用于青春期单侧隐睾、腹内型睾丸畸形或萎缩，尤其是病理证实有恶变趋向者。术中找到腹内睾丸后，游离输精管、精索血管和睾丸引带，切除睾丸，经扩大的操作孔拉出体外（见文末彩图2-4-14）。

（5）手术并发症及预防：一般而言，腹腔镜手术并发症的发生与术者操作技巧、熟练程度密切相关。

1）气腹针及套管针刺伤腹腔大血管 脐部穿刺是术中唯一盲穿的操作，用力过猛或穿刺过深均可能刺破腹腔大血管。一旦有大量鲜血从气腹针或套针中流出，即可诊断有大血管的损伤，应立即剖腹探查，修补血管裂口，彻底止血。可在穿刺前，在脐旁用巾钳将皮肤垂直向上提起后再行穿刺，这样与血管间的距离增大，损伤概率明显降低。

2）气体栓塞：多与气腹针放置不当和腹腔内压过高有关。采用溶解度大的二氧化碳气腹，术中密切监测腹内压力，保持压力在 14mmHg 以下均有助于降低其发生率。

3）邻近脏器损伤：常由气腹针或套管针插入腹腔不当导致。术中正确穿刺操作，可避免肠管损伤，如果肠管损伤需立即行肠修补术。术前留置尿管可避免膀胱的损伤。如膀胱损伤可持续尿管引流，无须特殊修补处理。

第八节　几种特殊类型的隐睾

一、异位睾丸

异位睾丸指睾丸在发育下降过程中，受各种因素的影响，偏离正常途径未进入阴囊，而异位于耻骨、股部、会阴部等，临床上较为罕见。自 1786 年 Gohn 首次报道以来，文献统计异位睾丸在隐睾病人中约为 1%。异位睾丸病因尚未完全明确，睾丸异位与睾丸引带发育关系密切，睾丸引带有 5 条分支，分别附着于会阴、股管、表浅腹股沟窝、耻骨上和对侧阴囊。正常情况下，有一束引带附着阴囊，睾丸沿正常途径下降，一旦某分支变为一束引带，睾丸便偏离正常下降途径，出现异位，其中最多见于表浅腹股沟窝，而异位到对侧者罕见，提示异位睾丸多为腹外型。在睾丸下降过程中受到某些机械梗阻因素，阻碍睾丸进入阴囊，而沿着睾丸引带末端的其他分支下降到耻骨、股部、会阴部等。但 Heyns 对胎睾和隐睾解剖时发现几乎所有睾丸均只有一条引带，这不支持睾丸引带有多条分支的假设。

异位睾丸形态、大小均正常，其精索血管和输精管长度正常。可分为腹内型和腹外型：

（1）腹内型：睾丸未进入腹股沟管内，而是由腹膜后返折到腹膜前或异位到对侧；

（2）腹外型：睾丸及精索均已穿过内环口而出腹股沟管，由于不同的引带附着点，使其异位于腹股沟管周围，占异位隐睾的大多数。

手术治疗是治疗异位睾丸唯一有效的方法，由于其精索血管长度正常，松解后均可放入阴囊，一般选择睾丸固定术即可。

二、横过异位睾丸

横过异位睾丸是指睾丸下降过程中远离正常途径，横过腹部异位于对侧腹股沟或阴囊，较罕见。多数睾丸是从右侧移位到左侧。病人以单侧或双侧隐睾就诊，多于术中探查发现。横过异位睾丸发育基本正常，有完整的精索血管和输精管，可能与睾丸引带异位附着有关。睾丸横过异位的早期诊断很困难。虽然欧美、日本的统计表明横过异位睾丸的发现年龄已从 35 年前的平均 21 岁到目前的平均 4 岁。但只有小部分为术前诊断。随着人们对这种畸形的进一步认识，术前诊断率有所提高。Lam 等报道 MRI 及 MRV 对横过异位睾丸的诊断很有帮助。横过异位睾丸的治疗可选择睾丸固定术，术中充分松解游离精索，在无张力的情况下，经对侧腹股沟管下降之对侧阴囊内，然后穿过阴囊纵隔将睾丸固定于患侧阴囊内。

第九节　有关隐睾诊疗的几个问题

尽管隐睾经过一百多年的研究和临床实践，在病因、发病机制、临床诊疗等各个方面取得了长足的进展，但仍有大量的基础与临床问题没有解决。首先，隐睾的发病原因依然不明，需要进行前瞻性研究与长期的随访观察，进一步认识环境因素、遗传因素在隐睾发病中的作用。内分泌问题是我们最早认识到的可能的致病因素，但妊娠期孕妇、胎儿体内激素水平的变化、相互间的调控及对生殖器官发育的作用并没有完全研究清楚。其次，由于发病机制不明，临床上缺乏有效的预测指标，无法对该病开展胚胎期的前期干预。尽管临床上对隐睾的内分泌治疗和手术治疗已经取得很好的效果，但在治疗时机的选择上、隐睾对不育症的影响及隐睾与睾丸恶变间的关系等方面依然存在着很大的争议，需要大量的临床资料的随访来验证解决。

随着分子生物学、分子遗传学、分子免疫学、基因克隆、干细胞、组织工程学及蛋白质组学研究的飞速发展，使隐睾的研究进入了基因水平，而微创外科技术的应用，也使隐睾的诊疗水平达到了新的高度。这些研究热点给隐睾的研究带来了新的思路和新的研究方法,值得每一位泌尿外科医师去深入研究和思考。希望将来在病因和发病机制研究成果的基础上,能够在胚胎期就对该病做出准确的预测和有效的干预。

(夏术阶 赵炜)

参 考 文 献

1. Schneck F X,Bellinger M F,Zuniga Z V,et al. Abnormalities of the Testes and Scrotum and their Surgical Management. Patrick C. Walsh,Alan B. Retik,et al. Campbell's Urology 8th edition,Harcout Asia WB SAUNDERS. Volume 2,2002. 2353-2394.

2. 庄乾元,韩见知,等. 睾丸位置异常. 见:庄乾元、韩见知. 先天性泌尿生殖系疾病. 武汉:湖北科学技术出版社,2001. 301-317.

3. Heyns C F. The gubernaculums during testicular descent in the human fetus. J Anat,1987,153:93-112.

4. Toppari J,Virtanen H,Skakkebaek NE Environmental effects on hormonal regulation of testicular descent. J Steroid Biochem Mol Biol. 2006 Dec;102(1-5):184-6. Epub 2006 Oct 17.

5. 彭浩、蒋永义等. 男性生殖系畸形. 见:周瑞锦、刘中华、玄绪军. 泌尿生殖系统遗传病与先天畸形. 郑州:郑州大学出版社. 2002. 300-303.

6. Thorsson AV,Christiansen P,Ritzén M. Efficacy and safety of hormonal treatment of cryptorchidism:current state of the art. Acta Paediatr. 2007 May;96(5):628-630.

7. Murphy F,Paran TS,Puri P. Orchidopexy and its impact on fertility [J]. Pediatr Surg Int. 2007 Jul;23(7):625-632.

8. Damgaard IN,Jensen TK,Petersen JH. Cryptorchidism and maternal alcohol consumption during pregnancy. Environ Health Perspect. 2007 Feb;115(2):272-277.

9. Bonet B,Recaman M,de Ferreira Sousa JA. Nonpalpable testes:experience from the Hospital Central Especializado de Crianas Maria Pia. Cir Pediatr. 2006 Jul;19(3):144-146.

10. Liu XF,Li HC. Present state of studies on anatomical anomalies in cryptorchidism. Zhonghua Nan Ke Xue. 2006 Oct,12(10):936-8.

11. 黄澄如、张凤翔、谢会文等. 隐睾. 见:吴阶平. 吴阶平泌尿外科学. 济南:山东科学技术出版社,2004. 519-527.

12. Kristensen P,Irgens LM,Andersen A,et al. Birth defects among offspring of norwegian farmers,1967-1991. Epide-miology,1997,8:537-544.

13. Bergh,et al. A Studies of cryptorchidism in experimental animal models. Acta Paediatr. 2007 May;96(5):617-21.

14. Virtanen HE,Bjerknes R,Cortes D Cryptorchidism:Classification,prevalence and long-term consequences. Acta Paediatr. 2007 May,96(5):611-6.

15. 郭应禄,等. 隐睾. 见:郭应禄. 临床泌尿外科病理学. 第1版. 北京:北京大学医学出版社. 2004. 356-361.

16. 回允中. 阿克曼外科病理学 [M]. 沈阳:辽宁卫生出版社,1999:1260.

17. Hutson JM,Hasthorpe S. Abnormalities of testicular descent. Cell Tissue Res,2005,322(1):155-158.

18. Arni V Thorsson Peter Christiansen Martin Ritzén. Efficacy and safety of hormonal treatment of cryptorchidism:current state of the art. Acta Paediatr. 2007 May,96(5):628-630.

19. Han WK,Kim JH,Hong CH,et al. Structural evidence against hormonal therapy for cryptorchid testis:abnormal gubernacular attachment. J Urol,2004,171 (6,Part 1of 2):2427-2429.

20. Henna MR,Del NeroRG,Sampaio CZ,et al. Hormonal cryptorchidism therapy:systematic review with metanalysis of randomized clinical trials. Pediatr Surg Int,2004,20(5):357-359.

21. Vijjan VK,Malik VK,Agarwal PN. The role of laparoscopy in the localization and management of adult impalpable testes. JSLS,2004,8(1):43-46.

22. De Luna A M,Ortenberg J,Craver R D. Explorationfor testicular remnants:implications of residual seminiferous tubules and crossed testicular ectopia J Urol,2003,169,1486-1489.

23. Lam WM,Le V,Chan K,et al. Transverse testicular ectopia detected by MR imaging and MR venography. Pediatr Radiol,2002,32:126-129.

24. Cortes D,Thorup J,Visfeldt J. Hormonal treatment hurm the germ cells in 1 to 3-year-old boys with cryptorchidism. J Urol,2000,163(4):1290-1292.

第五章 原发性膀胱输尿管反流

第一节 概 述

原发膀胱输尿管反流(primary vesicoureteral reflux,PVUR)的认识历史,最早可追溯到古罗马时期,著名医生 Claudius Galen 和后来的 Leonardo da Vinci 提出输尿管膀胱连接处(ureterovesical junction,UVJ)在防止尿液反流中可能起着重要作用。但直到 1883 年,Semblinow 才在兔子和狗的实验中证实了这一推测。1893 年 Pozzi 首次报告了一例因妇科手术导致输尿管切断再吻合的患者术后发生了 VUR。1909 年 Sampson 证实了输尿管斜行进入膀胱起到了输尿管瓣膜作用;同时还发现 VUJ 的功能失调可产生 PVUR,并导致肾脏的感染与损伤;提示 UVJ 解剖结构的异常与 PVUR 的发生有关。

1929 年 Gruber 通过详细的研究确定了 UVJ 处的解剖关系,指出了 PVUR 的发生与膀胱壁内段的输尿管长度及膀胱三角区的肌肉发育与功能异常相关。这一里程碑式的研究结果,使 UVJ 的重建手术及膀胱造影被引入临床。但 VUR 与临床的关系并未阐明,尤其是在许多动物中发现 PVUR 的存在,而未发现有任何肾脏的损害。1952 年 Huch 描述了 PVUR 与慢性肾盂肾炎之间的病因关系,他的研究成果使人们了解,PVUR 可导致肾脏损伤与功能异常。1965 年 Tanagho 等人通过切除动物模型中的膀胱三角区远端到输尿管口之间的组织,证实了削弱输尿管的支撑组织可导致 VUR 发生。1975 年 Ransley 和 Rsidon 也通过切除猪输尿管周围的黏膜下组织得到了相同结论。目前已经认识到 UVJ 部解剖结构的先天异常或损伤是 PVUR 发生的关键

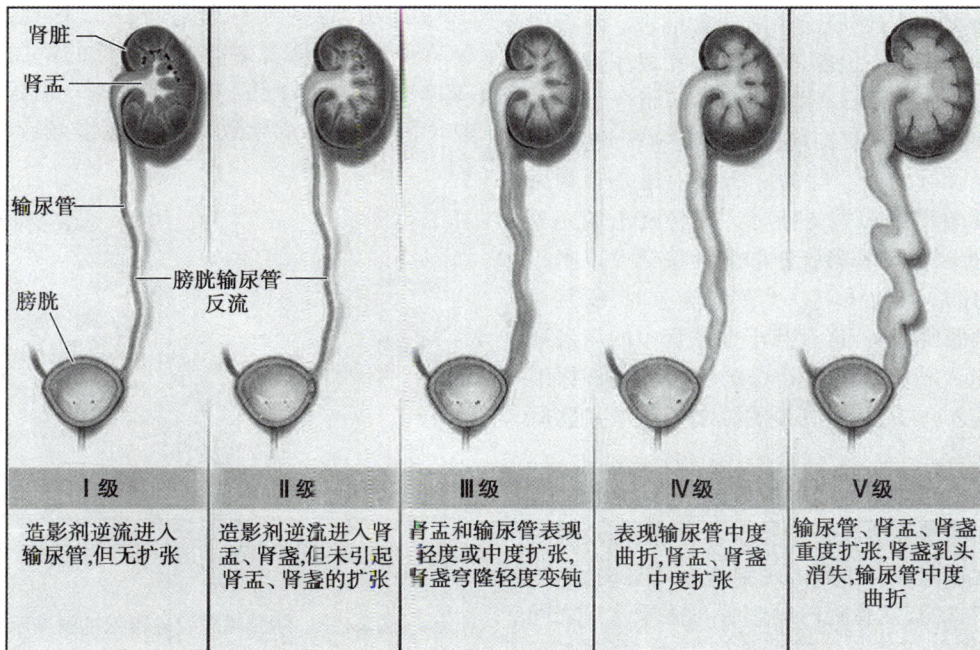

图 2-5-1 国际反流研究委员会输尿管反流分级标准

Ⅰ级:造影剂逆流进入输尿管,但无扩张;Ⅱ级:造影剂逆流进入肾盂、肾盏,但未引起肾盂、肾盏的扩张;Ⅲ级:肾盂和输尿管表现轻度或中度扩张,肾盏穹隆轻度变钝;Ⅳ级:表现输尿管中度曲折,肾盂、肾盏中度扩张;Ⅴ级:输尿管、肾盂、肾盏重度扩张,肾盏乳头消失,输尿管中度曲折

病因。近代研究发现,PVUR 是一种多病因学疾病,包括遗传学因素、感染、UVJ 处的先天畸形、输尿管的功能异常、膀胱充盈与排空功能障碍等。

原发性膀胱输尿管反流是指因 UVJ 组织结构的先天性异常,该部位膀胱壁内段输尿管的纵行肌肉缺失,导致输尿管瓣膜防护作用的减弱,膀胱尿液逆流进入上尿道而产生的一种病理状态。它不仅是儿童泌尿系统最常见的疾病之一,而且也是令泌尿外科医师头疼的一种复杂疾病。

在过去的几十年里,有多种关于 VUR 的分级与分类标准的提出。Heikel 与 Dwoskin 提出的分类系统在欧洲和美国已得到认可,但各有其优缺点。1981 年由国际反流研究委员会(international reflux study committee,IRSC)综合了欧美两个分类系统,以排尿性膀胱尿道造影和尿路内造影获得的收集系统形态学改变为基础,提出了 VUR Ⅰ~Ⅴ级的国际分类的新标准。这些新的分级标准为内科与外科治疗方法的选择提供了依据(图 2-5-1)。

第二节 原发性膀胱输尿管反流的解剖原因与相关功能

输尿管蠕动诱发的电活动起源于尿液收集系统近端的起搏点。电活动向输尿管远端传播,产生输尿管蠕动及收缩,使尿液不断向前推进。随后尿液通过输尿管膀胱连接部进入膀胱,完成尿液的输送过程。膀胱充盈和末端输尿管收缩闭合可防止膀胱尿液反流。输尿管向前推进尿液的有效性,取决于输尿管管壁的闭合能力。膀胱内压是影响尿液通过 UVJ 效率的最重要指标。在膀胱正常充盈阶段,交感神经冲动和膀胱壁的弹性特征可以阻止膀胱内压力的大幅度升高。当膀胱充盈时,膀胱保持一个相对低压状态,这有利于输尿管中的尿液通过 UVJ 部进入膀胱。已知 UVJ 的功能只允许尿液从输尿管进入膀胱,从而有效的限制了尿液从膀胱反流入输尿管。

在正常情况及正常的尿液流量时,输尿管的收缩使尿液团上端的输尿管管腔闭合,从而推动近端的尿液向远端输送。当尿液团到达 UVJ 处时,膀胱的纵行肌肉收缩,使膀胱内输尿管与输尿管口之间的距离缩短,降低了输尿管口处的阻力,有利于尿液排入膀胱。已知输尿管的蠕动压力为 20~35mmHg,而膀胱内压一般为 8~12mmHg。因此,输尿管的压力必须大于膀胱内的压力才能完成尿液的输送过程。当输尿管松弛后,壁内段输尿管又恢复

了正常时的位置及长度。这种望远镜似的伸缩功能能够降低 UVJ 处的阻力和闭合末段输尿管,起着输送尿液、阻止膀胱输尿管反流的瓣膜防护作用。

正常输尿管推动尿液经 UVJ 进入膀胱的过程,必须具备以下几个基本条件:①输尿管的三层肌肉(内纵、中环、外纵)对尿液的牵张能够产生收缩反应与蠕动;②膀胱内压必须足够低,以便尿液能够顺利流入膀胱;③当膀胱充盈或收缩时,输尿管远端的 UVJ 处必须是闭合的;④膀胱壁内段输尿管斜行进入膀胱壁内段的长度约为 1.5cm;⑤膀胱壁内段输尿管的长度与直径的比例关系为 5:1。这些基本条件发生改变或被破坏时就会导致膀胱输尿管反流。

除了 UVJ 部的解剖和功能异常以及膀胱内压升高和输尿管蠕动功能损伤外,膀胱三角区的功能也是防止膀胱输尿管反流的重要因素之一。Tanagho 等人通过破坏膀胱三角区或切除膀胱三角区肌肉可导致膀胱输尿管口向上、向外侧迁移和反流的发生。

有证据表明,输尿管蠕动功能的降低同样是膀胱输尿管反流的致病原因。这不仅可以解释了为什么正常的输尿管即使不做黏膜下膀胱植入也不会发生反流,也可以解释为什么当输尿管功能障碍处被切除后反流能够消失。换句话说,正常的输尿管蠕动功能也参与了抗反流作用。因此,如果在输尿管扩张和输尿管蠕动功能降低的情况下实施抗反流手术,则会降低手术的成功率。输尿管蠕动活性的降低可能是导致术后反流继续存在的重要因素。

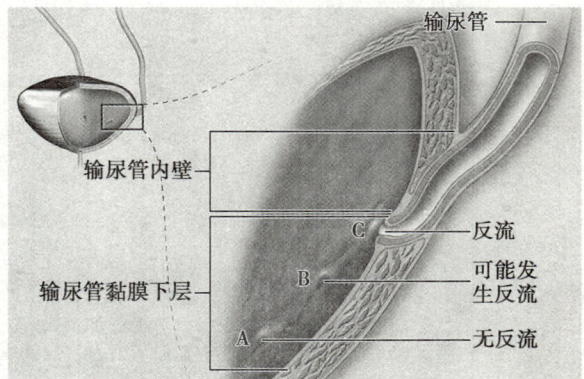

图 2-5-2 膀胱输尿管连接部的解剖示意图
A:膀胱内段输尿管的长度与直径的比例≥5:1,不会发生输尿管反流;B:膀胱内段输尿管的长度与直径的比例介于 1.4:1~5:1 之间,可能会发生输尿管反流;C:膀胱内段输尿管的长度与直径的比例≤1.4:1 发生膀胱输尿管反流

另一方面,正常儿童的 UVJ 的长度与直径的比例是 5:1,如果这个长度与直径的比值低于 1.4:1 就会发生反流(图 2-5-2)。因此,输尿管的长度与直径比值 5:1 被作为抗反流手术的标准,但这个比值在消除反流的作用中是否是必需的,输尿管扩张和输尿管蠕动功能降低的情况下是否可以实施手术治疗,临床效果如何,尚有不同观点。这需要更多的临床实践、对照研究与长期的随访评估。

第三节　膀胱功能障碍与输尿管反流

排尿过程是一种复杂的大脑和脊髓神经反馈环路,这些环路起着协调膀胱和尿道平滑肌的活动,就像一个开关起着转换储存尿液和排出尿液的不同作用。膀胱可以由储尿期非主动性(反射)或主动转变为排尿期。前者在婴儿或神经源性膀胱患者中很容易被证实。当尿液超过排尿阈值时,主动反射就会转变为排尿反射。膀胱张力感受器的传入神经兴奋改变了传出神经的形式,即骶副交感神经产生兴奋并抑制交感神经和躯干神经的传导通路。这一时期包括初始的尿道括约肌松弛和之前的膀胱收缩和膀胱压上升阶段。

在大脑和脊髓中枢有多种反馈路径调节膀胱和尿道的协调性。中枢调节路径对下尿道的调节作用可简单视为开关转换环路,它们在膀胱和尿道出口之间保持着对立统一的调控关系。一些反馈促进膀胱储存尿液,而另一些反馈则有利于排尿。单个反射可能以连续的方式链接在一起形成复杂的反馈机制。例如,膀胱-尿道外括约肌的保护性反射可触发括约肌在膀胱充盈时收缩,从而激活括约肌传入神经,同时抑制膀胱副交感神经。膀胱-括约肌反射路径在理论上有助于理解储尿期的膀胱抑制活动。这些反射机制的改变可能是 UVR 发生的原因。

在小孩接受训练使用厕所的过程中,为适应膀胱的充盈,可以表现出婴儿型无抑制性膀胱收缩。小儿为了尝试控制小便而收缩外括约肌,可导致膀胱内压的异常增加。如果家长过早的训练小儿使用厕所,或看护者为取悦家长让小儿有意识的控制小便,这种保护性反射可触发括约肌在膀胱充盈时强烈收缩,使膀胱内压升高而引起膀胱输尿管反流。

事实上,大多数患儿在开始训练使用厕所后不久即可出现膀胱输尿管反流的现象,但这绝不是一种巧合。反流和膀胱功能障碍发生的高峰期是在 3~5 岁。膀胱功能障碍的患儿 50% 有 VUR。对于有输尿管反流的患儿,尿动力学的异常表现是膀胱无抑制性收缩的结果。鉴别与排除膀胱功能障碍或不稳定膀胱是外科治疗膀胱输尿管反流的关键一点,忽略这一诊断可能降低手术效果甚至导致手术失败。

需要强调的是,膀胱功能障碍的治疗皆在减少膀胱收缩并降低膀胱内压。诊断原发性膀胱输尿管反流的过程中,应注意排除引起患儿排尿障碍的其他相关疾病,包括有无隐性脊柱裂,大小便有无失禁、便秘、尿急,有无反复尿路感染,膀胱有无残余尿以及尿道狭窄等。此外,无论是何种神经性病因引起的反流,即使是重度反流,原则上也应先采用药物治疗,降低膀胱压力或控制感染。除非 UVJ 部有无法恢复的损害、解剖结构畸形,或高分级 VUR 伴有反复的尿路感染时,方可考虑外科治疗。

第四节　原发性膀胱输尿管反流与肾损害

多因素分析的结果显示,反流的级别、尿路感染病史、确诊年龄和 ACE I/D 基因多态性是 VUR 导致肾脏实质损害最重要的四个危险因素。

尿路感染在儿童中较为常见,而 VUR 是尿路感染(urinary tract infection, UTI)的常见病因。在 30%~50% 的 UTI 儿童中发现有原发性 VUR。PVUR 合并 UTI 是发生肾盂肾炎、肾脏瘢痕、高血压及晚期肾病倾向的高危因素。高级别输尿管反流与低级别输尿管反流相比,发生 UTI 和肾脏损害比例增加 8~10 倍。与正常人群相比,VUR 患者的同胞发生原发性 VUR 的概率增加 16%~46%,11%~23% 被发现有肾脏损害。这表明,膀胱输尿管反流与潜在的尿路感染是肾脏损害的高危因素。值得提出的是,在无症状 VUR 的患儿中肾脏瘢痕的产生是否与无菌性 VUR 和所谓的水锤效应有关尚有争议,但这一理论至少提示了除感染原因外,还存在反流性肾损害的其他因素。

PVUR 与 UTI 之间互为因果关系,VUR 可以成为 UTI 发生的病因基础,而 UTI 也可导致 VUR 的形成或进展。Rose 和 Gillenwater 证实,尿路感染降低了输尿管的蠕动功能和输送尿液的能力。Primbs 则证实大肠杆菌和葡萄球菌毒素可以在体外实验中抑制猪的输尿管收缩功能。

第五节 流行病学

1974 年 Kollerman 报道了 161 个儿童中心的 VUR 发病率是 18.5%。Sargent 通过对 250 篇文献的复习,发现没有 UTI 病史的儿童其 VUR 的患病率为 17.2%。与正常儿童群中相比,70% 有 UTI 的婴儿中存在 VUR。在出生前就诊断为肾积水的婴儿中 VUR 的发生率大约为 37%。此外,该研究还对 130 名出生前超声检查发现输尿管异常的婴儿进行了随访研究,结果发现 37% 的婴儿以后会出现反流。更多的流行病学研究资料显示,儿童原发性膀胱输尿管反流的发生率与性别、年龄、种族以及家族遗传性有着密切的关系,这些因素增加了儿童原发性输尿管反流的患病风险。

一、性别与 PVUR

不同性别在 PVUR 的发病率上存在差异。在发生 UTI 后被诊断出 PVUR 的婴儿中 85% 为女性。Shopfner 报道 523 个有泌尿系统感染的男孩中 29% 存在 VUR,而在 1695 个泌尿系统感染的女孩中只有 14% 有膀胱输尿管反流。男性儿童 VUR 发病年龄普遍偏小,25% 的患儿在出生后 3 个月被诊断为 VUR,而且通常反流程度是高分级的。

二、年龄与 PVUR

PVUR 的发生率与儿童的年龄有关,发病率与泌尿系统感染儿童的年龄成反比。这种关系同样在无症状但有菌尿的儿童中得到证实。0 到 2 岁儿童,其膀胱输尿管反流的发病率是 3~6 岁儿童的 0.5 倍,是 7~11 岁儿童的 0.3 倍,12~21 岁的 0.15 倍($P<0.0001$)。据统计,膀胱输尿管反流中 65% 的患儿小于 7 岁。Connolly 等人的研究进一步证实,年龄与 VUR 的发生率密切相关。24 个月以内的儿童中发生率为 46%,25~72 个月的发病率为 33%,大于 72 个月为 7%。虽然年龄越小 VUR 的发生率越高,但在出生 18 个月以后,大约 50% 以上的反流可自行消失。这可能与儿童随着年龄的增大,膀胱的生长,壁内段输尿管长度增加以及 UVJ 周围支持组织的增强有关。

三、种族与 VUR

半个世纪前就有人提出 VUR 的发生率与种族差异有关,但对此一直存有争议。大多数儿童输尿管反流的资料都来源于北美、北欧及斯堪的纳维亚地区。Melhem 和 Harpen 回顾了 738 例因 UTI 而进行排尿性膀胱尿道造影(voiding cystourethral graphy,VCUG)的临床资料,结果显示:黑人儿童的 VUR 发病率是白人儿童的 1/3。Askari 和 Belman 报告了 447 例 UTI 的 VUR 患儿,其中白人女孩 VUR 的发生率是 41%,黑人女孩 12%。然而,在不同种族之间膀胱输尿管反流的级别及自发性消失的概率则无明显差异。其他一些资料表明,浅肤色、蓝眼睛、金黄色头发及单纯红头发的儿童有更高患 VUR 的风险性。我国儿童膀胱输尿管反流的发生率与种族差异的关系尚不清楚。

四、家族遗传与 PVUR

PVUR 是儿童较为常见与遗传学因素有关的先天性泌尿系统疾病。VUR 病人的后代发生膀胱输尿管反流的风险性增加。Scott 的研究提示 PVUR 可能是一种遗传性疾病。该实验通过对 20 891 名孕妇及其家人进行 VUR 的排查后发现,211 名孕妇的胎儿通过影像学检查和病史的描述而被诊断为 VUR。当婴儿出生后立即进行排尿膀胱尿道造影来确定是否患有 PVUR。结果显示,具有阳性家族史的孕妇产下的婴儿 VUR 发病率是 20.4%,而正常人群子女 VUR 的发病率仅为 2%。当家族中不止一位或者不止一代患有 VUR 时,那么所生育的婴儿 VUR 的发病概率为 31%。当婴儿患有 VUR 时其母亲或者同胞中有 71% 的概率具有相同的病史。

Connolly 等人通过对 482 名 VUR 无任何症状的同胞进行放射性核素、超声及二巯基丁二酸(dimercaptosuccinic acid,DMSA)检查发现 VUR 的发病率为 36.5%,小于 24 个月的儿童发病率为 45.7%,同时患有双侧输尿管反流的危险性也呈显著增高。VUR 患者的同胞发生膀胱输尿管反流的概率明显高于正常儿童。有研究报告显示,病人的同胞患有 VUR 的比率为 45%,其中 75% 的病人都是无症状的。女性患者的姐妹中 VUR 的发生率与其他组相比略高。研究表明,VUR 是通过 X-连锁遗传的。儿童 VUR 69% 是常染色体显性遗传。Dwoskin 等首次进行了大样本试验以确定 VUR 与遗传之间的关系。研究发现,在 125 个有膀胱输尿管反流患者的家庭中 26% 的同胞发生 VUR。Jerkins 和 Noe 随后报道了 78 个 VUR 患者的 100 个同胞,反流发生率是 33%。

第六节 临床表现与评估方法

PVUR 是一种儿童常见疾病,它能够导致尿路感染（UTI），诱发免疫反应以及最终引起肾脏瘢痕的形成。在 30%～60% 的原发性输尿管反流的患者中可以发生不同程度的反流性肾损害，其中 5%～10% 最终导致高血压和终末期肾病（end-stage renal disease，ESRD）。一旦肾脏功能开始恶化，即使 UTI 已经被纠正，也不能逆转肾脏功能的损害。在理想状态下，VUR 应该在肾脏瘢痕出现前应得到诊治。应用彩色多普勒超声、排尿性膀胱造影以及核素膀胱造影判断与评估儿童 VUR 的分级，应用 ^{99m}Tc 标记二巯丁二酸和 ^{131}I-西普兰肾脏闪烁扫描检查方法判定与评估肾脏的功能、反流的程度和肾小球滤过率。

由于缺乏灵敏和非侵袭性的筛查方法以及部分无症状 VUR 患儿随年龄的增加或药物治疗后反流的自行消退，一些学者对新生儿和家族 VUR 病人的无症状同胞是否需要诊断性检查提出质疑，影响了对无症状同胞常规筛查工作开展。大量的随访研究资料证实，家族性膀胱输尿管反流已成为肾瘢痕化的高危险因素，特别是通过对家族性 VUR 肾瘢痕化危险因素的详细研究以及对几组家族同胞 VUR 的早期筛查、治疗和预后评估，多数学者强调对家族性 VUR 和 UTI 的孕妇所生育的子女应实施早期检查。

一、临床表现

原发性膀胱输尿管反流作为一个独立的临床病理现象，其最主要的临床表现是泌尿道感染。在新生儿中高热并不多见，常表现为乏力、精神萎靡、嗜睡。在婴儿和初学走路的小儿中多表现为发热、尿有臭味、滴尿、尿频、尿急，或女孩通过蹲踞，男孩通过挤压阴茎表现出排尿障碍。

肾盂肾炎常引起不典型的腹部不适和肾区局限性疼痛。发热并不能作为上泌尿路受累的可靠体征。对任何年龄段的儿童出现肾功能不全或高血压时，应考虑 VUR 反流性肾脏功能损害的可能性，因为大约 30% 患儿在 VUR 被确诊前就已经出现肾瘢痕和功能异常。值得注意的是，泌尿道感染后，即使没有发热也可能发生了肾功能损伤。目前，没有可靠的体征能判断 VUR 患儿是否存在肾脏损害。对有泌尿道感染的患儿应该早期检查。

对发热、不适或可疑泌尿道感染者应该做尿培养检查。有泌尿道感染、发热的儿童需要与中耳炎、胃肠炎或呼吸道感染进行鉴别。尿培养检查的结果有提示意义，但显微镜检查并不精确。尿液收集的方法对结果的判定极为重要，对于受过如厕训练的儿童，可留取中段尿液辅助诊断。尿样中如有多种微生物存在，通常提示采集尿液时有污染。一般不采用耻骨上穿刺吸取尿液。导尿是减少污染的最佳途径，更适于婴儿或样本可能被污染的儿童。菌落计数超过 1000 菌群单位（CFU）/ml 者有诊断意义。

对任何怀疑有泌尿道感染的患儿依据年龄、性别和临床病史制订出合理的检查方案。有 3 组人群需要进行完整的评价：①任何年龄小于 5 岁，有泌尿道感染的儿童；②无论年龄大小有发热的泌尿道感染者；③对于有解剖异常或排尿障碍引起的反流，曾有一次尿路感染史的患儿，其再次发生泌尿道感染概率可高达 80%。因此，将第一次泌尿道感染作为诊断 PVUR 的病史是非常重要的。无症状菌尿或仅引起下尿道症状的 UTI 的大年龄儿童，首次检查可只进行泌尿系统 B 超（urinary ultrasonography，UUS）。对于那些超声结果异常或顽固性感染的病例应进行排尿性膀胱造影。新生儿发现有中到重度肾积水时应进行 VCUG 检查。

二、PVUR 的评估方法

1. 下泌尿道评估　X 线透视下 VCUG 是评估下泌尿道，判定分级标准的首选方法。通过显示解剖细节（膀胱憩室或后尿道瓣膜），排尿后残余尿和膀胱容量以了解下泌尿道功能。过去，VCUG 检查通常是在泌尿道感染后数周内完成，目的是待炎症消退以及防止患儿不适。这种情况下可能会忽略感染时的反流，为避免假阴性结果，建议在泌尿道感染后不久即进行检查。膀胱造影并不使感染的风险性增加。在临床实践中发现泌尿道感染的病史常提示着有上尿路受损，而感染经治疗后 VCUG 结果可转为阴性。遗憾的是，这些患儿常被当作低级别反流而接受药物治疗数月。

核素膀胱造影（radio-nuclide cysto-gram，RNC）不能提供 X 线透视造影所反映的解剖细节，但它是一种精确的检查反流的方法。通过排泄性膀胱尿道造影而获得收集系统和尿路内造影剂的形态改变，IRSC 将膀胱输尿管反流分为 5 级。Ⅰ级：造影剂逆流进入输尿管；Ⅱ级：造影剂逆流进入肾盂、肾盏，但未引起肾盂、肾盏的扩张；Ⅲ级：肾盂和输尿管表现轻度或中度扩张，肾盏穹隆轻度变钝；Ⅳ级：表现输尿管中度曲折，肾盂、肾盏中度扩张；Ⅴ级：输尿管、肾盂、肾盏重度扩张，肾盏乳头消失，输尿管中度曲折。多因素分析结果显示，反流的级别、UTI 病史和确诊时的年龄是肾脏发生损害最重要的三个危险因素。反流级别增加一级,发生肾脏实质损害的危险性升高 3.5 倍;如果病人有 UTI 的病史,那么发生肾脏实质损害的危险性升高 4 倍;如果确诊的年龄大于一岁,那么发生肾脏实质损害的危险性升高 1.2 倍。通过标准的 VCUG 定级和对解剖结构改变程度的了解,依据反流程度和对肾脏损害的预测,不仅有助于泌尿外科医生判断与选择 VUR 病人的治疗方案,而且还可用于评估治疗效果。

2. 上尿道评估 超声检查是一种无创伤性检查方法,对于怀疑有 VUR 的病人超声检查是首选的评估方法。虽然超声检查在低分级反流没有引起肾积水的情况下不能完全排除反流的存在,但它对了解肾脏大小,是否存在瘢痕、肾积水、残余尿以及其他上尿道疾病方面具有重要的诊断价值。

超声检查对上尿道的评价主要受限于缺少肾盂前后直径的标准值。文献中该值的范围从 5 ~ 10mm 不等。Adderson 等人的研究结果显示,如果把肾盂前后径的标准从 10mm 降至 4mm,那么 VUR 的检出率将有很大的提高。通过对 9800 名受孕 16 周的妇女检查发现,共有 425 名胎儿被发现肾盂直径大于 4mm,其中有 386 名婴儿(260 男,126 女)接受了随访。264 名婴儿在出生 9 周后进行了排泄性膀胱尿道造影,其中有 33 例婴儿被发现有原发性 VUR(13%),继发性 VUR 为 2%。在 33 例患者中仅仅有 5 例患者肾盂直径大于 10mm,当把 4mm 作为肾盂的高限直径后,早期 VUR 的男女比例接近于 3∶4,而以 10mm 为标准值时该比率为 4∶1。

产前超声检查广泛应用于胎儿尿路病变的筛查提高了 VUR 的早期发现率。在产前就有肾积水的儿童中,VUR 是出生后最常见的泌尿系统疾病。然而,许多研究显示,产后超声与产前超声的吻合度较差,超声对膀胱输尿管反流及肾脏瘢痕检出不敏感。DiPotro 等对 70 例大于 5 岁并首次因 UTI 就诊的患儿做了超声和 VCUG 检查。结果发现,70 例儿童中有 23 例 VUR,其中 VCUG 检出 21 例,仅 2 例通过超声检查被确诊。这提示,VCUG 检查对早期 VUR 的判定优于超声检查,特别是对无肾积水的低分级反流患儿更具优势。

PVUR 可最终导致肾病的发生,主要包括肾脏实质瘢痕形成、总的肾功能降低和对肾脏生长的影响。当准备对肾脏瘢痕化 VUR 儿童进行手术治疗时,需要对肾脏功能进行评估,包括血肌酐、尿素氮、静脉肾盂造影、^{99m}Tc 标记二巯丁二酸或 ^{131}I-西普兰肾脏闪烁扫描,判定与评估肾脏功能或肾小球

滤过率。排尿性膀胱造影、核素膀胱造影是用于判断与评估儿童 VUR 的程度和分级的首选方法。

膀胱镜检查对 VUR 的评估的没有价值。很少有 VCUG 和 UUS 未发现的解剖异常而被膀胱镜检查发现的。虽然在膀胱镜下输尿管口有诸如"高尔夫洞穴开口样"改变,但并不能预示反流的存在。事实上,在膀胱镜检查时,进行性膀胱充盈可使输尿管开口出现更为异常的外观并缩短了膀胱壁内段输尿管的距离。尽管一些泌尿外科医生在实施输尿管再植术前常规进行膀胱镜检查,但如果尿培养结果阴性,很少会根据膀胱镜检查的结果推迟手术。尿动力学检查对任何继发性 VUR 患儿的治疗选择有重要的指导意义。尽管如此,当严重 VUR 时要想精确的评估膀胱的尿流动力学十分困难。

第七节 原发性膀胱输尿管反流的治疗与评价

一、PVUR 治疗与 AUA 指南

20 世纪 60 ~ 70 年代 VUR 的治疗手段主要是手术,其总体成功率可达到 90% 以上。输尿管再植可以解除反流,而且再植处不会狭窄。然而手术治疗存在着一些并发症,特别是在高级别反流和上尿道扩张的患者中发生率显著增加。由于 Ⅱ ~ Ⅳ 级 VUR 的许多患者通过内科保守治疗反流多能消失,因此,在 80 年代后 VUR 手术治疗的适应证受到了质疑。出现了许多新的观点,包括等待观察、药物预防治疗、内腔镜治疗等。

90 年代初 AUA 成立了专家小组,确定 UTI 后被诊断为 VUR 儿童的治疗与随访指南。指南选取 1965 ~ 1994 年 Medline 上与此相关的所有文献,收集了特定的结果,提出了解决反流的方案,对反流发展成为肾盂肾炎和肾脏瘢痕的可能性进行了评估,并给出 UTI 和内外科治疗与并发症的防治建议。该指南于 1997 年在 AUA 会议上公布并于同年发表。

是否手术治疗取决于 VUR 是否发生反复的尿路感染或出现肾脏瘢痕,AUA 指南建议对早期单侧、双侧输尿管 Ⅰ ~ Ⅲ 级 VUR 的儿童,如果没有肾脏瘢痕,就给予低剂量的抗生素、膀胱训练或其他药物的内科治疗。Ⅰ ~ Ⅲ 级 VUR 的患儿内科治疗的主要目的是预防尿路感染,降低肾脏损害的危险性,故推荐药物治疗作为首选。随着年龄的增加(大于 5 岁),VUR 级别的升高,尿路感染的发生,

以及预防性应用抗生素后 VUR 自发性消失的可能性极小时方建议手术治疗。高级别的 VUR 不容易自愈,手术治疗有着较高的成功率。内科治疗与外科手术相比,患者肾盂肾炎的发生率增加了 2~2.5 倍。因此,经过长期抗生素治疗的反流患者或反复出现肾盂肾炎的 VUR 病人应考虑手术治疗。流行病学资料表明,女孩比男孩更容易出现尿路感染,建议早期手术;男孩出现肾脏瘢痕时也应尽早考虑手术治疗,因为这部分病人有发生高血压、肾功能不全的倾向。更为积极的治疗手段还包括应用抗胆碱能药物、抗生素治疗和膀胱肌肉训练的综合疗法。

二、PVUR 的药物治疗与评价

原发性膀胱输尿管反流的非外科治疗观念基于以下几点:①不伴有感染的 PVUR 不会导致肾脏损伤或影响肾脏功能;②许多低级别 PVUR 患儿有自愈的趋势,大多数 5 岁以前的患儿如没有尿路感染,可考虑等待观察。该理论有两种机制,一是膀胱和输尿管生长过程中出现的黏膜下隧道延伸;二是膀胱动力学出现的有利改变,即膀胱容量增大,压力降低。反流消失的可能性取决于首次出现症状时的年龄和反流级别。这些因素有助于临床医生进行准确的预测,包括哪些患儿需要药物治疗,哪些更适合手术矫治。

Ⅰ 和 Ⅱ 级 VUR 患儿在观察等待的过程中,需预防泌尿系统感染。事实上,国际儿童反流学会统计的资料显示,对于无扩张的 VUR 自然缓解率可以达到 80% 以上。有人提出,对于存在持续反流的儿童可以给予间断的药物预防治疗,但这一观点缺乏对照性研究的支持。在一项十年的随访研究中,85% 的低级别(Ⅰ~Ⅱ)VUR 自行消失;Ⅲ级 VUR 患儿 50% 可自行消失;高级别(Ⅳ级)VUR 的自然消失率为 25%,Ⅴ级不到 10%。这些研究结果进一步支持 VUR 的自行消失率与病人年龄相关。年龄越小,尤其是新生儿越易出现反流,但自行消失率越高。年龄越大消失的越缓慢,青春期和纵向生长停止时消失的可能性也会终止。最近的研究表明,PVUR 出现反流消失的时间通常是在诊断后的 2~3 年内。

对无症状Ⅳ级 VUR 新生儿可观察等待;Ⅴ级 VUR 的新生儿也应首选预防性药物治疗。持续存在的Ⅴ级 VUR 或大龄患儿估计不可能自行消失者方可考虑手术治疗。

药物治疗的目的是保持尿路的无菌性。为了达到这一目的,应长期给予低剂量预防性抗生素。儿童应用抗生素治疗每年需要做 1~4 次的尿细菌培养和药敏试验。连续抗生素预防的顺从率为 12%~90%,这是医生可能改变治疗方案的常见原因。药物可选择磺胺甲噁唑、左氧氟沙星、阿莫西林,通常每天 1 次,剂量为标准治疗量的一半。对于经过用厕训练的儿童而言,睡前用药可使药物在膀胱内有更长的作用时间。在新生儿出生 6 周后,胆道系统可以处理复方磺胺甲噁唑片(复方新诺明),因此它通常是预防用药的首选。应向患儿父母说明可能的不良反应(白细胞减少症,Stevens-Johnson 综合征)。左氧氟沙星是另一种可选用的抗生素。对于有尿路感染且单一药物治疗效果不佳者可择期手术。有膀胱功能障碍的 VUR 患儿,每隔 1 天换一种药物,或早晚口服不同药物较为有效。

1992 年,Van Gool 等向国际输尿管反流小组报告,有排尿功能障碍的膀胱输尿管反流患者发生反复尿路感染的概率显著增高。1998 年,Snodgrass note 报道了反流患者的反复尿路感染的发生率为 43%,79% 的手术治疗患儿有排尿功能障碍。Willemsen 和 Nijman 报道了 102 例输尿管反流患者,随访 5 年,膀胱不稳定的患者中 34% 发生了尿路感染,而没有排尿功能障碍的患者只有 18% 发生了尿路感染。

保持大便通畅可能是一种安全的治疗方法。1998 年 koff 等人将治疗膀胱输尿管反流的注意力集中到了肠道并且报道了一个有效的治疗方法,那就是积极的治疗便秘。他们认为便秘在膀胱输尿管反流的病理生理上也起着重要作用。需要指出的是,使用抗胆碱药物可能导致便秘,增加反流和尿路感染的危险。

三、包皮环切与腔镜内注射治疗

PVUR 外科介入治疗始于 19 世纪 50 年代,外科手术治疗的适应证包括:①非手术治疗失败;②抗生素治疗过程中尿路感染反复发作且患儿不顺从性治疗;③高级别反流;④伴其他解剖问题的 VUR;⑤保守治疗无法自愈者。VUR 的微创外科治疗方式主要包括以下几种。

1. 包皮环切术　欧洲学者认为 VUR 男孩的尿路感染和肾瘢痕的发生率很高,但美洲学者的观点截然相反。这主要是在美洲的 VUR 儿童绝大多数做了包皮环切术,而欧洲的没有做。进一步研究证实,对于年龄小于 1 岁的未行包皮环切术 VUR 男孩,其发热、尿路感染和肾瘢痕形成的风险显著高于做了包皮环切术的 VUR 男孩。这提示,包皮环切术可减少尿路感染的发生率和肾瘢痕形成。国际反流研究组的随访观察结果支持这一结论。

2. 内镜注射治疗 美国泌尿协会反流指南小组提出,腔镜内注射治疗 VUR 是一项有效的方法。理论上,通过腔镜将注射用的材料留置于输尿管后壁,形成膨胀剂小丘来减小输尿管口径,固定输尿管与三角区肌肉,利用膀胱充盈和收缩时材料膨胀来加强膀胱输尿管连接部的支持作用。1981 年,Matousceck 首次描述了腔镜内注入聚四氟乙烯抗 VUR 的实验。1984 年 O'Donnel 和 Puri 在使用猪的实验中获得了同样的抗 VUR 效果。自从腔镜注射治疗被应用于抗 VUR 以来,数以千计的儿童应用了不同的注射材料,包括聚四氟乙烯、牛胶原、聚二甲基硅氧烷、自体软骨细胞和聚糖苷/透明质酸共聚物。腔镜技术在 VUR 治疗中的作用与效果仍有争论。考虑到注射物质的长期安全性和有效性,美国泌尿协会的指南没有推荐这种方法。2001 年美国食品药品管理局同意使用聚糖苷/透明质酸共聚物作为 VUR 内腔镜治疗的注射材料。该方法简单、微创、操作时间短、恢复快、住院时间短、并发症少、有潜在的效价比和可接受的成功率,至今已有 1000 多位患儿接受了该治疗。

任何内镜注射治疗反流的物质都应具有易释放、生物相容性好、无抗原性以及不能迁移的特性。2004 年美国 FDA 通过了 Deflux 用于临床治疗。Deflux 是由直径介于 80~250μm 的中心球体构成,与其他注射材料相比,它的优点是在动物模型中未发现迁移现象。Deflux 应用简单,不需要术前的皮肤试验,是一种安全有效的治疗材料。2005 年 Michael T. Lavelle 等人应用内腔镜在输尿管口黏膜下注射 Deflux 治疗 I~IV 级膀胱输尿管反流 52 例。所有操作均在全麻下进行。患者取膀胱截石位,术者应用 F 9.5 内窥镜,先行水扩张输尿管洞口,并观察输尿管口的壁内段。水扩张通过内窥镜将高于膀胱 70cm 的大袋液体向输尿管洞口快速灌注。然后,Deflux 注射时膀胱保持半充盈状态以避免过度扩张。针刺入 6 点钟位置的输尿管黏膜下 8mm 深,缓慢注入 Deflux,医生观察是否出现火山样特征。火山样特征是指 Deflux 在黏膜下的有效小丘形态,如果无此现象,可以调整注射针的位置重复上述操作。重复注射时可以导致两个或者三个小丘出现,为"其他"注射形态。在腔镜内注射治疗后,每天给予一次的抗生素直到反流消失。术后 3

个月进行 VCUG 和超声检查进行临床效果评价。其治愈率分别为:I 级 82%、II 级 84%、III 级 78%、IV 级 73%。小丘呈火山样特征与其他形态的治愈率分别是 87% 和 53%。Nicola Capozza 总结了腔镜治疗 1244 例 II~IV 级的 VUR 的临床经验。全部病例在内镜治疗后的第 1 和 6 个月进行了超声检查,第 3 和 12 个月进行了排尿性尿路造影检查。在注射 1 或 2 次造影剂后,排尿性尿路造影显示有 77% 的 VUR 消失或转为 I 级,所有患者均完成了至少 12 个月的随访,总的临床效果为:II、III、IV 级 VUR 的腔镜治疗的成功率分别是 88%、75% 和 52%(图 2-5-3)。

腔镜内注射聚四氟乙烯治疗 VUR 可产生短暂的效果,但因缺乏对照研究与长期的随访,远期疗效和以后可能出现的问题无法判断。有关腔镜技术治疗 PVUR 失败的原因主要包括:①小丘移位(占 35%):最常见的移位是向膀胱颈部、输尿管口内侧或后侧移位;②因注射物容量较少、注射物泄漏,小丘固缩或是没有形成小丘(占 48%);③注射小丘的位置不当,如位于输尿管纵轴中间、侧面或小丘被挤出如输尿管口囊肿一样。注射技术是导致大多数(90%)VUR 治疗失败的原因。注射小丘的位置更接近于输尿管口的外上方而不是中下方可提高治疗的成功率。尿流动力学结果可以提示哪些 VUR 患儿不适合内镜注射治疗而更适合手术。

四、几种抗反流手术法与评价

用于 VUR 矫治的手术方法较多,主要包括跨三角区(Cohen)法、徙前法(Glenn-Anderson)、Politano-Leadbetter 法、膀胱外(Lich-Gregoir)法和腹腔镜下 cohen 式输尿管膀胱吻合术。每一种手术方法均通过重建正常的瓣膜样解剖结构,提供黏膜下隧道,使输尿管具有足够的长度和肌性支撑。如果手术后反流仍然存在,通常是由于再植长度不够或未认识到膀胱功能障碍造成。腹腔镜下(cohen)式输尿管膀胱吻合是一种新的微创技术外,其他手术方法在泌尿外科和小儿泌尿外科手术学的教科书中均有描述。本文将简要介绍跨三角区(Cohen)法、徙前法(Glenn-Anderson)和腹腔镜下 cohen 式输尿管膀胱吻合术的优缺点,各方法间的差异、并发症以及每种手术需要注意的关键问题。

1. 跨三角区(Cohen)法 跨三角区(Cohen)输尿管再植方法可能是目前最流行的抗 VUR 技术。在大多数情况下,沿膀胱后壁建立一个黏膜下

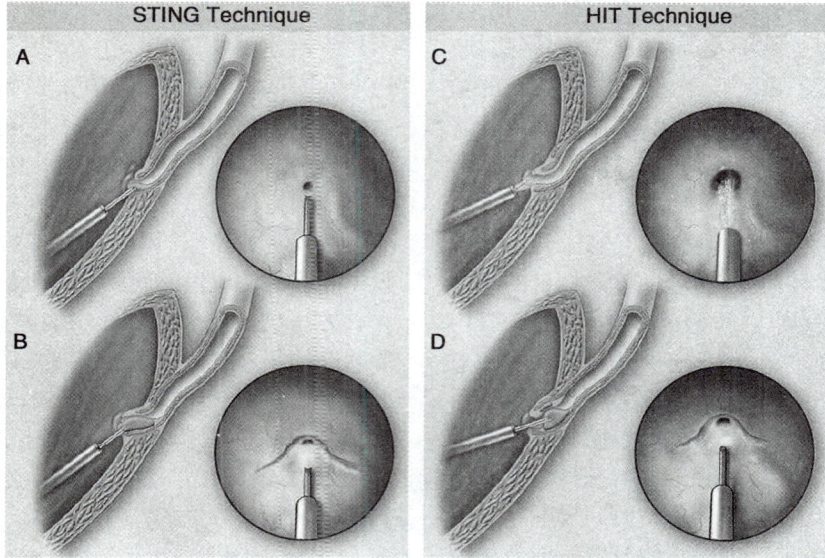

图 2-5-3 内镜手术治疗输尿管反流

图 A 和图 B 示:STING(subureteral Teflon injection)法,在膀胱镜下于输尿管开口下方 6 点位输尿管膀胱交界处注射聚四氟乙烯(Teflon,特氟龙),注射后形成一局限性的小丘,使输尿管乳头抬高增加抗反流作用;图 C 和图 D 示:水扩张植入技术(hydrodistention implantation technique,HIT),HIT 技术要求在膀胱镜下对输尿管进行水扩,再将注射针头置于输尿管口内 6 点位进行黏膜下注射特氟龙,使输尿管黏膜形成的小丘凸向输尿管口,达到抗反流作用,见图 C;双 HIT 为改良技术,需进行两次注射,一次在输尿管近端注射,另一次在输尿管较远端注射,见图 D

隧道是可行的。跨三角区的方法尤其适用于小膀胱高分级 VUR,成功率为 98% ~ 99%。该方法的一个缺点是逆行插管困难,但采用可弯曲的膀胱镜和逆行导管可减少这方面的问题。

在通过 Cohen 法或其他方法游离输尿管时,应避免剥除过多的软组织。尽可能少地进行组织解剖。5-0 的丝线留置于隧道袖套周围,并在输尿管内留置一根细(3.5F 或 5F)导管以帮助操作。采用针式电烧构建宽大的黏膜袖套,沿隧道勾画出轮廓,有助于随后的输尿管缝合。切开黏膜并去除表面的逼尿肌后,解剖出输尿管并展开,仔细止血。过度解剖逼尿肌易出血且没有必要。用眼科剪沿输尿管锐性分离,电凝输尿管周围筋膜的出血,成角的部位应予纠正。如果游离后远端输尿管口窄或血运不佳,应予以切除。

如果手术前有输尿管口扩张,应将扩张开口适当关闭。输尿管关闭不全会导致憩室的形成,这也是该方法最常见的并发症。建立新的输尿管裂孔时还要避免梗阻。在逼尿肌中部建立一个凹面,以避免新隧道的入口处闭合。对于一些小膀胱,通过切除输尿管裂孔外侧缘组织,将腹膜从膀胱后部推开,有助于改变输尿管入口的位置,使输尿管偏外

侧位置并建立一个更长的隧道。输尿管置于隧道下并吻合到位后,需确认细的婴儿胃管可顺利通过,以保证输尿管的开放。于膀胱外间隙留置一根 Penrose 引流管。一般情况下,不必使用输尿管支架和膀胱外引流。

2. 徙前(Glenn-Anderson)法 该方法的优点与 Cohen 法相似。由于输尿管开口仍位于原来的位置,梗阻或扭曲的可能性不大。手术成功率高达 97% ~ 98%,采用该方法有出现持续反流的可能。其中一个原因可能是隧道长度不够。病例的选择是成功的关键。输尿管外侧位且距离膀胱颈部远(3 ~ 4cm)是该方法的最佳适应证。该方法适于单侧再植,可避免对侧输尿管被损伤的危险。儿童膀胱较小,要想获得额外的隧道长度常需要改做 Cohen 法,但操作也很困难。

3. 腹腔镜下输尿管膀胱吻合术 随着腹腔镜技术在泌尿外科疾病治疗中的飞速发展与应用,受腹腔镜根治性肾癌切除术的启发,2001 年 Gill 和 Ponsky LE 首次在腹腔镜下实施 Cohen 输尿管膀胱吻合术并成功治疗 3 例 PVUR。该技术在操作中有几个要点:①经耻骨上建立两个 5mm 的带球囊通道进入膀胱;②通过耻骨上孔道连续吸引以维持膀

胱内低压和减少液体外渗；③用带有柯林斯刀的经尿道前列腺切除器建立4～5cm长的跨三角区黏膜下隧道；④膀胱外输尿管需要充分的游离，新的输尿管开口需要与逼尿肌妥善的固定；⑤切开的膀胱壁需要在原输尿管口处缝合缩窄；黏膜需要重新吻合以便建立隧道。

尽管经膀胱跨三角区腹腔镜下输尿管再植术治疗PVUR的初步经验令人鼓舞，但该技术的主要缺点是：①膀胱内操作空间较小，腔镜下在膀胱内缝合打结的操作技术较为复杂；②儿童的膀胱相对较小，对于建立长达4～5cm的跨三角区黏膜下隧道有一定困难；③由于在原输尿管口膀胱壁切开的孔洞没有封闭，需要带1周的foley导尿管保证膀胱在低压下的愈合，因此导尿管保留时间要长于开放手术；④再植输尿管路径的退行性改变可能是影响长期疗效的一个危险因素。因此，尚未推广这项技术用于治疗儿童PVUR。

Lakshmanan和Fung等人根据Lich-Gregoir膀胱外输尿管再植方法，采用腹腔镜技术治疗了23例单侧和24例双侧PVUR并获得成功。该技术的优点包括操作简单、安全快速、住院天数短、术后没有持续反流或梗阻、同时减少了膀胱痉挛发生、降低了止痛药的应用时间和具有更好的美容效果，但这种方法也存在术后排尿功能障碍的风险和经腹腔入路的相关并发症。需要更多的临床病例并与开放手术进行长期疗效的比较，方能证明它的优势。此外，随着计算机辅助腹腔镜技术的快速发展应用，其独特的技术优势将有望成为未来PVUR外科治疗的最佳方法。

（韩瑞发）

参 考 文 献

1. Capozza N, Lais A, Nappo S, et al. The role of endoscopic treatment of vesicoureteral reflux: a 17-year experience. J Urol, 2004, 172(4 Pt 2): 1626-1629.
2. Darge K, Riedmiller H. Current status of vesicoureteral reflux diagnosis. World J Urol, 2004, 22(2): 88-95.
3. Matsumoto F, Tohda A, Shimada K. Effect of ureteral reimplantation on prevention of urinary tract infection and renal growth in infants with primary vesicoureteral reflux. Int J Urol, 2004, 11(12): 1065-1069.
4. Pirker ME, Mohanan N, Colhoun E, et al. Familial vesicoureteral reflux: influence of sex on prevalence and expression. J Urol, 2006, 176(4 Pt 2): 1776-1780.
5. Puri P, Chertin B, Velayudham M, et al. Treatment of vesicoureteral reflux by endoscopic injection of dextranomer/hyaluronic Acid copolymer: preliminary results. J Urol, 2003, 170(4 Pt 2): 1541-1544.
6. Venhola M, Huttunen NP, Uhari M. Meta-analysis of vesicoureteral reflux and urinary tract infection in children. Scand J Urol Nephrol, 2006, 40(2): 98-102.
7. Wein AJ, Kavoussi LR, Novick AC, et al. Campbell-Walsh Urology. 9th ed. Philadelphia: Saunders Elsevier Company, 2007: 1907-1909, 3423, 3482.
8. Conte ML, Bertoli-Avella AM, de Graaf BM, et al. A genome search for primary vesicoureteral reflux shows further evidence for genetic heterogeneity. Pediatric Nephrology, 2008, 23(4): 587-595.
9. Weng P L, Sanna-Cherchi S, Hensle T, et al. A recessive gene for primary vesicoureteral reflux maps to chromosome 12p11-q13. Journal of the American Society of Nephrology, 2009, 20(7): 1633-1640.
10. Fonseca FF, Tanno FY, Nguyen HT. Current options in the management of primary vesicoureteral reflux in children. Pediatric Clinics of North America, 2012, 59(4): 819-834.
11. Pennesi M, L'Erario I, Barbi E. Endoscopic Treatment of Primary Vesicoureteral Reflux. The New England journal of medicine, 2012, 367(1): 88, author reply 89.
12. Al-Mendalawi MD. Risk factors for renal scarring in children with primary vesicoureteral reflux disease. Saudi Journal of Kidney Diseases and Transplantation, 2013, 24(3): 600.
13. Yeoh JS, Greenfield SP, Adal AY, et al. The incidence of urinary tract infection after open anti-reflux surgery for primary vesicoureteral reflux: Early and long-term follow up. J Pediatr Urol, 2013, 9(4): 503-508.

第六章 遗尿症

第一节 概 述

婴儿遗尿是自然现象,小儿 1~2 岁已知道要排尿,一般 3 岁时能控制排尿,5 岁以上儿童夜间仍不能从睡眠中醒来控制排尿而发生无意识排尿行为则可诊断为夜间遗尿(nocturnalenuresis,NE)。

遗尿症可分为原发性和继发性,单纯性和复杂性遗尿。原发性遗尿症(PNE)是指尿床从婴儿期开始,未曾有持续 6 个月以上的不尿床期,约占 80%。继发性遗尿症(SNE)是指患者有 6 个月以上的不尿床期后再次出现尿床的情况。5 岁以上儿童晚上尿床≥2 次/周,白天排尿正常,未并发感染,即可诊断为 PNE。若并发感染,疑为 SNE 则要做详细的有关泌尿系统和神经系统的检查,以兹鉴别。单纯性遗尿(monosymptomatic nocturnal rnuresis,MNE)是指仅有夜间尿床,白天无症状,不伴泌尿系统和神经系统解剖或功能异常;复杂性遗尿(CNE)是指除夜间尿床外,白天还伴有下尿路系统症状,常为继发于泌尿系统或神经系统的疾病。儿童最常见的为原发性单纯性遗尿症。

遗尿常被认为是既不会导致死亡,也不损害健康且可自愈的疾病。但遗尿症对生活质量和心理的影响不容忽视,它可影响患儿的自尊心与自信心,引起注意力不集中、焦躁、多动、空想与幻觉等心理异常,进而可使患儿体质下降,易患心脏、内分泌和变态反应性疾病,给患儿及家庭造成严重影响和负担。积极治疗则可缩短病程,消除不良后果,恢复患者自尊与自信。

据国外统计,5 岁儿童中 NE 患者占 15%,随着年龄的增长,患病率逐年下降 10%~15%,到 15 岁时,NE 占 2%~5%,但在成人中仍有 1%~1.5% NE。在 4~16 岁的汉族人中的调查显示,遗尿的发生率有 1.85%~3.5%。

第二节 病 因

通常情况下,肾脏每分钟分泌 1~2ml 的尿液并输入膀胱,随着容量的增加,膀胱壁不断扩张,此时从胸腰段来的交感神经抑制逼尿肌,使之不出现收缩,并使膀胱颈关闭,近端尿道的平滑肌张力增强。同时,阴部神经使外括约肌和盆底肌收缩,尿道内压维持在 40~60cmH$_2$O,而膀胱腔内压则始终保持在 15cmH$_2$O 以内并低于尿道压,尿液不至外流。当尿液达膀胱功能容积时,膀胱壁内的压力感受器产生感觉冲动,经骶髓后根(S$_{2~4}$)进入脑干基底神经节,位于第四脑室底部的蓝斑(locuscoeruleus,LC)可藉去甲肾上腺素介导的神经纤维经丘脑达大脑以激活唤醒中枢,排尿则由皮质下中枢与膀胱之间的反射来完成。若没有意识参与这个过程,则导致 NE 的发生。

至今遗尿症的病因仍不十分明确,近年的研究认为是多病因所致。

一、睡眠和觉醒机能障碍

对膀胱充盈的觉醒反应是一个随着年龄而逐渐发育的生理过程。1 岁以内,膀胱充盈不能引起脑电图的任何改变,2~3 岁时膀胱充盈开始引起脑电图改变,使深睡眠状态转入浅睡眠状态。这种觉醒反应是随年龄的增长而逐渐完善的。觉醒功能障碍是遗尿的重要原因。大部分患儿夜间睡眠过深,难以唤醒。觉醒是受到觉醒阈上刺激的结果,受刺激强度和觉醒阈高低双重影响。觉醒机能障碍的原因尚不十分清楚,膀胱充盈和收缩感知机能不全以及过度疲劳致使睡眠过深都可导致觉醒障碍。有研究显示,当夜间膀胱充盈时,脑电图改变由深睡眠转入浅睡眠状态,位于脑桥的 LC 神经元被认为是觉醒中心之一,由此推测,LC 神经元的功能障碍或膀胱到 LC 神经元的传导通路障碍导致了 NE。

Watanabe 曾对 PNE 病人进行研究,于夜间同时应用脑电图(EEG)和膀胱测压图(CMG)进行监测,发现该病可分为三种类型:①TⅠ型:大脑皮质对膀胱充胀有反应,在 EEG 上表现为从深睡眠转向浅睡眠,但不能使病人完全清醒,CMG 正常;②TⅡa 型:大脑对膀胱充胀无反应,EEG 不转向浅睡眠,CMG 正常;③TⅡb 型:膀胱充胀不引起 EEG 发生改变,白天测定 CMG 正常,晚上 CMG 则异常,可出现许多无抑制性收缩波,引起低级中枢的排尿反射。在 Watanabe 研究的 1252 例患者中,TⅠ型 743 例(59%),TⅡa 型 126 例(10%),TⅡb 型 383 例(31%)。TⅡ型较TⅠ觉醒障碍重。

二、排尿和控制排尿功能障碍

排尿和控制排尿是一种神经发育和排尿训练的综合结果,新生儿及婴幼儿排尿为反射性排尿。这种排尿在骶髓逼尿肌中枢及桥脑-中脑网状结构参与下,当膀胱内尿液到达一定容量时,逼尿肌收缩,尿道开放,排空膀胱,无需意识活动的参与。随小儿年龄增长,神经系统功能不断完善,排尿活动中枢由中脑向大脑皮质转移,使排尿和控制排尿从不需意识参与转变成必须接受意识控制。机体不能主动完成这个过程就会导致遗尿的发生。

1. **逼尿肌不稳定或低顺应性膀胱** PNE 患儿随意性和(或)无意识性逼尿肌收缩抑制系统功能不全,使储尿期出现逼尿肌无抑制性收缩,引起功能性膀胱容量减少。此类患者常伴有白天尿频、尿急症状,甚至有湿裤现象。

2. **膀胱充盈和收缩的感知功能不全** 膀胱感觉传入冲动的不全阻滞,使膀胱收缩的信号对大脑皮层的刺激强度低于睡眠觉醒阈;膀胱压力感受器功能异常,对遗尿前的膀胱压力波动无反应,不能提供预警信号,以致尚未觉醒即已遗尿。

3. **尿道关闭功能不全** 控制排尿功能发育不全者,在清醒时尚可通过主动收缩尿道外括约肌阻止排尿,入睡后尿道外括约肌不能随膀胱压升高而加强收缩,甚至在膀胱收缩时反而舒张,呈现婴儿型反射性协调活动,出现遗尿。

三、抗利尿激素(ADH)分泌异常

动物实验证明,膀胱充盈的压力通过神经传导

刺激位于脑桥的 LC 神经元,使其释放去甲肾上腺素,而且 LC 神经元和下丘脑的室旁核和视上核有轴突联系,可刺激 ADH 分泌,减少尿量的产生。在正常儿童,夜间睡眠中膀胱充盈的压力会刺激 ADH 分泌,在凌晨 1~2 时达到峰值,以使夜间尿量控制在一定范围内。大多数 PNE 的儿童其血浆 ADH 由于夜间睡眠中未升高,以至夜间多尿,超出膀胱的容量,如儿童未被叫醒排尿,则会有夜间尿床出现。研究证明,NE 患儿大部分(约 70%)存在着夜间 ADH 分泌不足,导致夜间尿增多(白天尿量与夜间尿量之比小于 10),同时尿渗透压降低,不能适应膀胱容量而导致遗尿。

也有人认为 NE 患儿并不缺乏 ADH,而可能是 ADH 受体水平不足或信号传导途径的障碍。

四、器质性疾病

膀胱下尿路梗阻、感染、神经系统疾病、先天或后天性病变所致尿道关闭功能不全等也可导致遗尿。李贵才等调查 4~6 岁儿童,遗尿患病率高达 12.97%,伴有各种器质性疾病的遗尿患儿占 18%,其中以男童包茎、女婴外阴或尿路感染为多。

五、药物因素

氯氮平为治疗精神分裂症用药,服用氯氮平引起遗尿的发生率为 0.23%~10.36%,其发生机制还不完全清楚。研究结果表明,氯氮平所致遗尿的发生率与剂量存在着一定关系,剂量越大,遗尿的发生率就越高,当剂量大于 350mg/d 时发生率则明显增高。氯氮平血浓度过高,可显著增强氯氮平对中枢和外周的抗肾上腺素能和抗胆碱能作用。镇静作用增加,大脑皮层醒觉中枢阈值提高,轻度乃至中等程度的尿意冲动刺激也不引起大脑皮层醒觉中枢的兴奋,同时过度的镇静作用还可降低大脑岛叶高级排尿中枢对骶尾部低级排尿中枢的抑制。当膀胱充盈后,通过膀胱壁的压力感受器引起骶尾部低级排尿中枢的兴奋,逼尿肌收缩,氯氮平又有抗胆碱能作用,可松弛膀胱内括约肌引起遗尿。

六、其他

1. **精神心理因素** NE 患儿情感紊乱略多于

正常人，增加儿童生活中的应激，如兄弟姊妹、双亲的争吵、对孩子管教过严、常责骂孩子、被迫去学习不喜欢的、家长期望值过高、压抑孩子活泼的本性、转学换老师、不习惯新环境、以尿裤子来吸引关注等，都可能造成遗尿。而且临床观察发现，大部分遗尿儿童存在心理问题，如：焦虑紧张、自卑、不合群，严重者有攻击行为等。但近年来有研究表明，这些心理行为问题是由于长期遗尿而继发产生，并非是导致遗尿的病因。

2. **不良的排便习惯** 有些儿童习惯过度抑制排尿和排便，每日仅排尿 2～3 次和严重便秘，明显增加遗尿和尿路感染的机会。

3. **遗传性因素** 大部分遗尿患者有家族史。据研究，父母双亲有遗尿史者。子代发生率为 77%，而对照组仅 15%。Yeung 在香港的调查发现，NE 组有阳性家族史者为 28%，而对照组仅 4%。遗尿症具有家族聚集现象，散发型和遗传型具相同的表现，但可能具有遗传异质性。最近多态标记连锁分析已将两个遗尿症易感基因定位于染色体的 13q 和 12q。我国尚缺乏遗尿症的遗传学资料。

第三节 遗尿的尿动力学机制

遗尿虽可由多种因素引起，但从尿动力学角度看，遗尿都是在无排尿意识或只有矇眬排尿意识下，逼尿肌收缩伴着同步的尿道舒张，其膀胱尿道功能活动与正常排尿基本相同。

一、膀胱高压

所有遗尿发生前均有逼尿肌收缩，逼尿肌收缩来源于不稳定膀胱和非意识支配的排尿。据统计，60%～85% 患者在白天清醒状态和夜间睡眠状态都有不稳定性膀胱。其余患者白天清醒状态下膀胱测压无异常，而入睡后有一部分出现不稳定膀胱，另一部分则无明显变化。遗尿发生时的膀胱压力图与正常排尿时的膀胱压力图极为相似。

二、尿道低压

常见原因为排尿控制机能发育不全。严重发育不全者表现为婴儿型反射性逼尿肌括约肌协调，这种患者常可伴有日间尿失禁。轻型发育不全者在清醒状态下逼尿肌收缩伴尿道外括约肌收缩，即小儿型反射亢进性逼尿肌括约肌协调失调，而入睡后尿道括约肌失去随逼尿肌同步收缩的能力。

第四节 诊 断

一、临床表现

遗尿多发生在睡眠的前 1/3～1/2 时间内，次数不一，可每晚一次或数晚一次。遗尿多在梦境中发生，遗尿后惊醒，亦可无梦遗尿，晨起方知夜间发生了遗尿。还需了解患者白天的排尿状况、出生时是否足月、训练排尿开始时间、家庭环境、既往病史及服药史等。

频繁遗尿的，需要记录排尿日记，了解白天、夜间排尿的次数，单次尿量，以及白天和夜间排尿的总量，对判断遗尿病因有一定指导作用。

体格检查时除了解患者一般发育情况、智力情况、有无先天性尿路疾病、有无肛门疾病等外，着重了解患者有无中枢神经系统及周围神经系统疾病的体征，如有无脊柱裂、脊髓脊膜膨出等先天性发育异常。

二、相关检查

常规检查包括尿常规及细菌学培养。特殊检查包括尿流动力学、X 线、肌电图、脑电图等。许多遗尿患者的尿动力学检查没有发现明显异常，但也有患者可以在检查过程中发现有膀胱逼尿肌不稳定性收缩（图 2-6-1），为临床治疗提供依据。

EMG (none)	V_{H_2O} (ml)	P_{abd} (cmH$_2$O)	P_{ves} (cmH$_2$O)	P_{det} (cmH$_2$O)	Volume (ml)	Flow (ml/s)	
-1500 1500 0	600 0	100 0	100 0	100 0	600 0	60	0
							1:40
							3:20
							5:00
							6:40
1222	134	32	118	86	2	0	< Leak
							8:20
							10:00
1222	153	30	134	103	19	1	尿流率
1222	153	28	124	98	23		压力峰值 Leak
							11:40
							13:20
1222	196	26	106	79	28	0	< Leak
							15:00
1222	204	27	108		28	0	< Leak
1222	204	26	114	86	30	0	< Leak
							16:40
							18:20
							20:00
1222	250	22	89	67	75	0	< Leak
1222	250	13	26	15	74	0	< Void
-1500 15000	6000	1000	1000	1000	6000	60	21:40

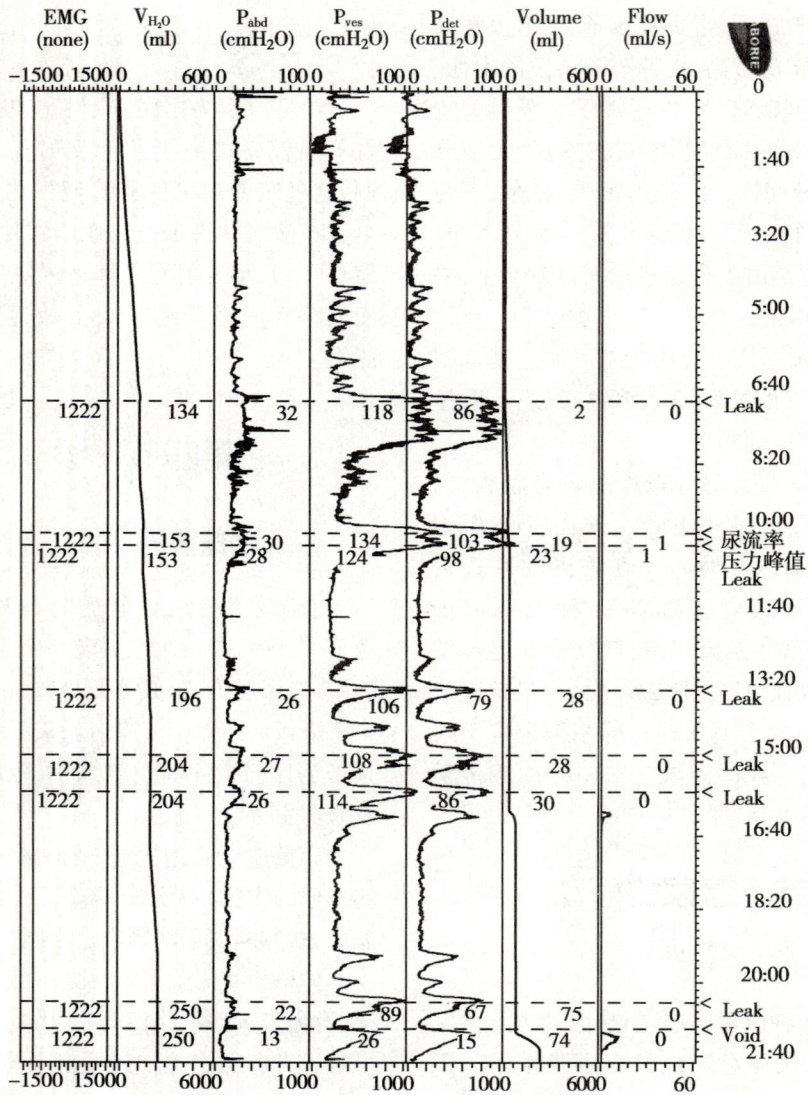

图 2-6-1 尿动力学检查提示膀胱逼尿肌不稳定性收缩

第五节 治　疗

总体来说,遗尿症的治疗可分为包括四个方面。①心理和行为疗法:如对患儿进行必要的心理疏导、排尿训练、遗尿报警器及膀胱训练等。②药物治疗:改变生活习惯或行为治疗是基础,药物治疗只是作为辅助手段。常用药物有的针对夜间多尿进行抗利尿治疗、有的针对中枢神经发育不全进行治疗、有的针对膀胱逼尿肌不稳定的治疗等。③中医药治疗:包括针灸、单方中药和复方中药汤剂等。④手术治疗:对保守治疗无效者,可采用膀胱膨胀疗法或膀胱横断术等。

一、心理和行为疗法

1. 心理治疗　日本著名的儿童专家波多野勤子指出,"小儿之所以遗尿常与心理活动有密切关系,所以无论智能如何,都有遗尿的可能。"遗尿的原因是很奇妙的,别人越关心,孩子遗尿的情形就会越严重,因为这类孩子都较为敏感、容易紧张。所以,当别人越要他留心时,他反而更会产生差错。

应取得患儿对治疗遗尿的合作,父母应与患儿多交谈,当孩子遗尿的原因查明后,可以对孩子说"长大后,自然就不会尿床了"、"不必担心"等安慰语言,以排除孩子的心理负担。父母应采取鼓励态度,对于大龄儿童要求他们清洁尿湿的床上用品和睡衣,以使他们有配合治疗的愿望,并采取鼓励性行为训练。父母或他人对儿童惩罚或羞辱应得到强有力的阻止,要防止全家人嘲笑孩子尿床;要使孩子在毫无压力的情况下入睡,使紧张的心情得到解脱,从而逐渐克服遗尿的习惯。此外,反复劝说儿童去厕所仅对少数人有用,可使儿童生气或激怒他们,所以并不提倡。

2. 遗尿报警器 遗尿报警器的作用机制是在膀胱充盈与觉醒之间建立条件反射。尽管和药物治疗相比,报警器起效较慢,疗程较长,但该方法具有无副作用、复发率相对较低、不会在结束治疗后立即复发、重复治疗仍可使许多病例治愈等优点,被国外许多研究者看作是治疗儿童期 MNE 最有效的首选治疗方法。

一些研究表明遗尿报警器治疗 NE 成功率可达 40%~70%。报警器的使用形式多种多样,可安置在床上或穿戴在身体上,均不影响治疗的成功率。Petrican 等设计了一种小型便携式超声监测报警仪,一旦遗尿儿童的膀胱容量达到预定值时即报警叫醒患儿,一定时间后建立起条件反射,从而使遗尿报警器的监测更为简便、精确。

以下情况常导致报警器治疗失败:①治疗前尿床就很严重;②夜间有多次尿床;③患儿有行为障碍;④患儿发育迟缓;⑤生活状况不良者;⑥患儿家庭困难,关系不和谐、紧张;⑦家长针对患儿尿床采用惩罚手段;⑧患儿母亲受教育程度差;⑨功能性膀胱容量小;⑩觉醒能力差。

3. 生物反馈治疗 生物反馈治疗是在仪器的帮助下将人体内部极其微弱的、通常不易察觉的生理活动及生物电活动的信息加以放大,成为可见的波形和可听到的声音,个体借助于视觉、听觉感知自身的变化,并根据变化在一定程度上控制和纠正这些活动。该技术也可以用于治疗遗尿症。其治疗模式主要包括:膀胱生物反馈训练、排尿生物反馈治疗和交互式电脑游戏生物反馈。

(1)膀胱生物反馈训练:将导尿管插入膀胱内,自然或人为充盈膀胱,在膀胱充盈过程中通过与导尿管连接的三通管显示逼尿肌收缩情况和压力变化,并检测肌电图,了解盆底肌收缩情况,在从生物反馈治疗仪的显示屏上给患者视觉信号,使其学会如何在通过收缩盆底肌来中断逼尿肌收缩。

(2)排尿生物反馈治疗:在会阴 3 点和 9 点处贴表面电极,让患者自然排尿,在排尿过程中测量尿流,并记录肌电图来显示排尿过程中患者肌肉收缩的情况,结束后记录残余尿量。教会患者如何在排尿时有意识地控制盆底肌和尿道括约肌。

(3)交互式电脑游戏生物反馈:该方法是将生物反馈治疗过程中的训练程序编辑成游戏,让患者参与,在游戏过程中完成适当的肌肉收缩与放松,游戏结束后电脑进行训练效果评价。这种治疗有趣味性和吸引力,在儿童的治疗上也效果不错。

二、药物治疗

1. 抗利尿药 1990 年经美国 FDA 批准脱氨基精氨酸血管升压素(deamino arginine vasopressin, DDAVP),用于治疗 PNE 后,已广泛应用。DDAVP 是治疗 PNE 的一种合理、安全、有效的药物,有效率(用药后夜间遗尿减少 50% 以上)可达 61%~70%,用药后无反应的约占 7%。对夜晚 ADH 分泌减少、尿量增多的患儿,DDAVP 疗效较好。

近期发现,DDAVP 除了强大的抗利尿作用外,还能通过血-脑屏障作用于中枢神经系统,使脑内纹状体和边缘系统的多巴胺水平降低,对大脑的运动和唤醒中枢有兴奋作用,并可能促进记忆功能和调节睡眠状态,以使从膀胱传入中枢的觉醒神经通路顺畅,有益于 PNE 的治疗。

DDAVP 有喷雾剂与片剂两种,片剂与喷雾剂在药动学上有相似之处,但生物利用率不同,鼻内制剂生物利用率为 10%,而片剂则小于 1%,因此前者用得较多。喷雾剂一般用量为睡前向每侧鼻孔喷 1 次(20μg),若疗效不佳可增加剂量到 40~50μg,片剂用量为 200~400μg 睡前口服。有关其最适剂量的报道有争议,故只能据每个患儿的具体情况来适当调整,口服片剂,剂量越大,疗效越好。睡前 30~60 分钟给药产生最高疗效。夜晚应严格控制流质食物的摄入,以避免水中毒和低钠血症的发生。关于其最佳持续时间尚未被认可,调查表明可以从 1~2 周持续到几个月。

DDAVP 不良反应轻微,有鼻出血、鼻不适、头痛、腹痛等,继发于低血钠的惊厥非常少见。低血钠的产生则源于 DDAVP 的抗利尿作用。其治疗的并发症为膀胱纤维化,还有一些人可能对允许剂量的 DDAVP 过敏。

2. 三环抗抑郁药物

(1)盐酸丙米嗪(imipramine hydrochloride):盐酸丙米嗪是一种抗抑郁药,用于治疗夜间遗尿症的历史已久,但确切药物机制尚不明确。有报告认为丙米嗪通过抗抑郁、改变睡眠机制和觉醒方式、抗胆碱能以及调整 ADH 的分泌而发挥作用,同时它也作用于膀胱交感神经系统而起作用。遗尿症发生在慢波睡眠的第四期,丙米嗪能使快波睡眠的时间减少,第二期延长,睡眠时期的改变,能干扰遗尿的发生因素。同时丙米嗪对膀胱具有抗胆碱能作用,便膀胱容量扩大,并可刺激大脑皮层,使患儿容易清醒而起床排尿。

丙米嗪睡前1小时口服给药,按体重给药为0.9~1.5mg/kg。一般来说6~8岁每晚25mg,>8岁者每晚50~75mg,12岁以上每晚75mg,最新研究表明,剂量越大疗效越好,但强调治疗剂量不要超过2.5mg/kg(最大75mg/d)。超过75mg并不能提高疗效,反而容易中毒,若按接近上述最大剂量治疗无显效者应考虑替代疗法。虽然用药后即起效,但需1~2周的用药时间来观察其有效性和调整用量,疗程为3~6个月,停药前渐减量。丙米嗪治疗夜间遗尿症的治愈率为10%~50%,年龄大的患者效果较好。

此药的缺点是复发率极高(可达90%)和潜在的药物毒性,因此有的学者不主张应用。轻度副作用如焦虑、失眠、口干、恶心等较常见,个别患儿在治疗开始时,可出现睡眠不安,饮食下降,易兴奋等现象,一般1~2周可自行消失;如服药过量可引起心律不齐、低血压、抽搐、呼吸道并发症和痉挛、甚至死亡,故应由父母严管药物,放在儿童不易拿到的地方,并在药盒上标明危险记号,监视、指导患儿服药。正是由于丙米嗪的副作用较大,许多学者将其作为遗尿症的二线用药,并禁用于6岁以下的儿童。

(2)阿米替林(amitriptyline):阿米替林具有很强的周围及中枢抗胆碱能作用,能对抗氯氮平毒蕈碱样乙酰胆碱作用。通过阻断乙酰胆碱能受体而消除副交感神经兴奋效应,从而减少了遗尿现象的发生。此外阿米替林能抑制突触前膜回收已释放的单胺类神经介质,使突触间隙的单胺介质浓度增加,从而减弱交感神经抑制效应,减少遗尿。阿米替林的治疗剂量定为0.5mg/kg,每日1次,睡前服用。15天为1个疗程,重症者增至两个疗程。

由于阿米替林治疗过程中和氯氮平合用不会加重心血管、便秘等副作用,因此,小剂量阿米替林在临床上也用于氯氮平所致遗尿的治疗。

(3)舒必利(sulpiride):根据大量的临床研究发现,心理障碍是引起遗尿症的主要原因。遗尿症患儿常常有较多的情绪和行为问题,如情绪抑郁、多动症、抽动症、好发脾气、咬指甲或人格有问题。舒必利能治疗和改善上述心理和行为异常状态。另外,临床上治疗遗尿症常用的三环类抗抑郁剂及抗胆碱药物毒副作用较大,而舒必利的不良反应

小。所以舒必利是目前治疗小儿功能性遗尿症较为理想的药物。

每晚睡前服舒必利100~200mg,连续服用1周后,如果遗尿次数无变化,或遗尿次数减少不足50%,则每晚再增加舒必利50mg,每周调整1次剂量。连服4周后评定疗效,总有效率94.4%。

舒必利在服药过程中,药量增量过快时,可出现心电图改变,血压变化和胸闷等不适。患有严重心血管疾病、高血压或低血压病及低血压病及肝功能不全者慎用。

3. 抑制逼尿肌收缩的药物

(1)抗胆碱类药物:常用的抗胆碱能药物有托特罗定、奥昔布宁、普鲁苯辛等,其在神经节后胆碱能受体处阻断乙酰胆碱作用,从而减少到达逼尿肌的运动冲动,增加膀胱容量。逼尿肌对胆碱能阻滞具有相对抗拒性,故抑制膀胱的剂量往往产生抗胆碱能药物的常见副作用(如便秘、口干等)。抗胆碱能药对尿动力学有效膀胱容量减少的患者有作用,而尿动力学正常者仅30%有疗效。

抗胆碱类药物阿托品可抑制膀胱逼尿肌的收缩,增加遗尿患儿的膀胱容量,使排尿间隔延长,并且还有轻度浅化睡眠过程。山莨菪碱与阿托品药理作用相似或稍弱,但可使平滑肌明显松弛,故可松弛膀胱逼尿肌,增加膀胱容量而达到治疗目的。

普鲁苯辛(pro-banthine)为季铵类化合物,系人工合成的抗胆碱能药,兼有抗毒蕈碱和神经节阻滞作用。通常认为是以抗毒蕈碱成分而发挥作用。季铵类化合物不能立即越过血-脑屏障,故对中枢神经系统作用甚微。成人开始可用15mg,儿童7.5mg,4~6小时1次,饭前1小时服用能提高生物利用率。本品所致不良反应,为抗胆碱类药物所常见的,可抑制流涎,干扰眼调节,瞳孔扩大,心率增快、便秘等。

颠茄酊(belladonna tincture)为液体,主要用于白天亦有尿急、尿频和急迫性尿失禁等症状的遗尿患儿。颠茄对涎腺、心脏、眼和胃肠道皆有抗毒蕈碱作用,大剂量可致皮肤潮红、发热,并有明显中枢神经系统作用(如兴奋、幻觉、谵妄)。5岁以上儿童,开始用0.25~0.5ml,1日3次。必要时可渐增至每次1ml;如有潮红或其他中毒症状发生,应予减量。成人(一般只用于不能服用固体制剂者)0.4~1ml,一日四次。

氯化奥昔布宁(oxybutynin chloride,又名羟丁宁)兼具有抗胆碱作用和直接解痉作用,可能还有轻微镇痛效能,是这类药物中疗效好、副作用较少

者。此药对 T Ⅱ b 患儿的有效率为 67%，在有效病人中，CMG 上无抑制收缩波消失者占 75%，Kass 等报道白天也有排尿急迫感的 PNE 患儿用羟丁宁治疗有效率为 90%，对于无排尿紧迫感的患儿有效率只有 11%，故对只有尿床一种症状的 PNE 宜用丙米嗪，有效率可达 70%。本品剂型有 5mg/片和 5mg/ml 两种，6 岁以上儿童羟丁宁的用量为 5mg，每日 2 次或 3 次，5 岁以下儿童每岁 1mg，每日 2 次。副作用不多，为口干、脸红，热天服用偶致发热，过量可致视物模糊及幻觉。

盐酸苯海索（安坦，artane）是一种抗胆碱能药，能对抗氯氮平毒蕈碱样乙酰胆碱作用，通过阻断乙酰胆碱能受体而消除副交感神经兴奋效应，此时虽仍有交感神经抑制效应，但在排尿活动中交感神经的作用比较次要，故最终表现为副交感神经抑制效应，从而减少遗尿现象的发生。陆小兵等采用安坦治疗 40 例服用氯氮平导致遗尿患者，在服用氯氮平出现遗尿 2 周后，每日早晨及午睡后各给安坦 1 粒，并记录遗尿情况。75% 患者 1 周内起效，有效率 95%。治疗过程中和氯氮平合用不会加重便秘等副作用。

酒石酸托特罗定、琥珀酸索利那新是高选择性的 M 受体阻滞剂，对膀胱逼尿肌的选择性更强，因而对有效膀胱减少，或膀胱逼尿肌不稳定收缩导致的遗尿治疗效果更好，而口干、视物模糊的不良反应更轻。

（2）平滑肌松弛剂：盐酸黄酮哌酯（flavoxate hydrochloride，又名津源灵、泌尿灵）。本品具有局麻、镇痛和轻微的抗胆碱能作用，对平滑肌可能尚有直接弛缓作用，而由尿中排出时产生局部作用。

盐酸黄酮哌酯一般用量为 200 ~ 400mg，每日 3 次，不良反应罕见，已经报道的有恶心、呕吐、口干、眩晕、头痛、思睡、视力模糊、视调节障碍、眼压增高、荨麻疹等。对 12 岁以下儿童、白内障患者及孕妇要慎用；幽门及十二指肠梗阻、小肠梗阻或绞痛、胃肠道出血及梗阻性尿道疾病患者禁用。

（3）前列腺素抑制剂及钙离子通道阻滞剂：吲哚美辛（消炎痛）、硝苯地平（心痛定）、双苯丁胺等。

4. 增加尿道阻力的药物　常用药物为麻黄碱（ephedrine），麻黄碱是从中药麻黄中提取的生物碱，现已人工合成，化学性质稳定。麻黄碱既能直接激动 α 和 β 受体，无明显的受体选择性，又能促进交感神经末梢释放去甲肾上腺素，但对 α、β 受体激动作用较肾上腺素弱而持久，并有明显的中枢兴奋作用。其治疗遗尿的机制为：①尿道 α 受体兴奋，增加尿道阻力；②膀胱 β 受体兴奋，抑制逼尿肌收缩；③兴奋中枢神经系统，使患者易于觉醒。

麻黄碱用量 0.5mg/kg，6 岁以上可用 15 ~ 30mg 睡前服，成人极量为 60mg/次。大剂量会引起类似肾上腺素的不良反应。中枢性不良反应有患者不安、焦虑、头痛、眩晕、失眠等，停药和对症处理可很快恢复。

麻黄素（ephedrine sulfate）治疗剂量为成人 25mg，儿童 11 ~ 20mg，入睡前口服。

5. 中枢兴奋剂　常用药物为甲氯芬酯和氯苯咪吲哚等。

（1）甲氯芬酯（meclofenoxate，又名氯酯醒、遗尿丁）可作用于外周及中枢神经系统，对外周神经能增加膀胱容量，具体包括：①弱的抗胆碱作用，相当于阿托品对膀胱平滑肌作用的 1/15，不能停止逼尿肌的无抑制性收缩；②作用于膀胱交感神经，阻止去甲肾上腺素对 α 受体的作用，促进 β 受体的作用；③体外直接抑制膀胱平滑肌的收缩作用，但临床所用剂量不明显。对中枢神经能促进脑细胞的氧化还原，增加它对碳水化合物的利用，兴奋处于抑制状态的中枢神经系统，这种抗抑制作用易于"唤醒"睡眠中的小儿。约 50% 遗尿症患儿可经甲氯酚酯治愈，15% ~ 20% 有进步，但停药后 60% 患儿可复发。

甲氯芬酯为胶囊制剂，每胶囊 100mg，用法为儿童每次 100mg，每日 3 次。副作用主要有失眠、兴奋、激动等。精神过度兴奋、高血压患者忌用。

（2）氯苯咪吲哚（mazindol）作用可能是使大脑神经末梢合成和释放多巴胺增加，增加大脑皮层兴奋性，易于觉醒。氯苯咪吲哚效果较甲氯芬酯好，主要用于年长儿童及成人。首次剂量每晚 1mg，最大剂量每晚 3mg。

（3）利他林（ritaline，又名盐酸哌甲酯）是一种兴奋大脑皮层药物，能使大脑皮层处于较活跃的状态，因此可使遗尿症的小儿被尿意唤醒，故用来治疗小儿遗尿症。高泽宝等采用利他林治疗小儿遗尿症 37 例，除 2 例患儿睡眠受轻度影响外，无其他副作用。

三、中医药治疗

中医药在治疗遗尿症方面有其独到的特色，此处不做赘述。

四、手术治疗

对保守治疗无效者,可采用膀胱去神经术、膀胱扩大术等方式进行手术。一般需要接受这种治疗的患者少见。

(陈 忠)

参 考 文 献

1. 莫克俭,谢衡生,周乐友,等. 夜间遗尿症研究的进展. 国外医学·泌尿系统分册,2000,20(3):139-141.
2. 刘亚兰,文飞球,周克英,等. 伴隐性脊柱裂的儿童遗尿症的发病特点及治疗. 实用儿科临床杂志,2008,23(5):356-358.
3. 李贵才,陈锦生,谢鹤,等. 261例遗尿症调查分析. 中国公共卫生,2003,19(6):734.
4. 杨伟洪. 小儿夜间遗尿症的药物治疗. 右江医学,2002,30(6):341.
5. 何金森. 丙咪嗪治疗遗尿症98例临床观察. 临床精神医学杂志,1995,5(6):377.
6. Yeung CK. Nocturnal enuresis (bedwetting). Curr Opin Urol,2003,13(4):337-343.
7. Watanabe H. Nocturnal enuresis. Eur Urol, 1998, 33(S3):2-11.
8. Imada N, Kawauchi A, Tanaka Y, et al. Classification based on overnight simultaneous monitoring by electroencephalography and cystometry. Eur Urol, 1998,33(S3):45-48.
9. Yeung CK. Nocturnal enuresis in Hong Kong: different Chinese phenotypes. Scand JUrol Nephrol Suppl, 1997, 183(2):17-21.
10. Asplund R., Sundberg B, Bengtsson P. Oral desmopressin for nocturnal polyuria in elderly subjects: a double-blind, placebo-controlled, randomized exploratory study. Br J Urol,1999,83(6):591-595.
11. Delgado Nunes V, O'Flynn N, Evans J, et al. Management of enuresis in children and adolescents: summary of the NICE guideline. Praxis (Bern 1994). 2011, 100(11):649-652.
12. Naseri M, Hiradfar M. Monosymptomatic and non-monosymptomatic nocturnal enuresis: a clinical evaluation. Arch Iran Med,2012,15(11):702-706.
13. Elmissiry M, Abdelkarim A, Badawy H, et al. Refractory enuresis in children and adolescents: how can urodynamics affect management and what is the optimum test?. J Pediatr Urol,2013,9(3):348-352.
14. Vande Walle J, Rittig S, Bauer S, et al. Practical consensus guidelines for the management of enuresis. Eur J Pediatr,2012,171(6):971-983.

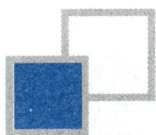

第三篇

泌尿系统损伤

第一章　肾损伤

第一节　概　述

创伤是指机械性致伤因素造成人体组织结构连续性破坏和功能障碍的损伤。处理创伤病人主要有两个阶段：现场急救和院内急救。现场急救至关重要，创伤往往造成多脏器严重损伤，严重时危及生命。在美国，创伤是危及生命的第二大死因，每年有超过 150 000 人死于创伤；每 14 个死亡患者就有一个是由创伤引起；创伤是 1~37 岁人群最常见死因。急救是否及时、妥善，直接关系到伤员的预后。现场急救要求立即解除威胁生命的创伤，要求急救人员熟练掌握除颤、通气、止血、固定、包扎和搬运等必备急救技术，需要遵循创伤高级生命支持指导原则：①快速准确的评价病人的基本状况；②对病人进行生命复苏和稳定病情；③合理安排病人转科转院（包括时机、方式、内容等）；④确保向病人提供最佳的救护措施，并且在对病人进行基本状况评价、生命复苏以及转科转院的过程中保证这些措施实施的质量。

泌尿系统损伤可能是全身多发伤的一部分，可伴发胸、腹、腰部或骨盆等器官损伤。战争、自然灾害频发年代发病率相对较高。近年来随着经济的高速发展，交通业和建筑业的蓬勃发展，以及矿业安全措施不到位等原因，我国进入了事故的多发期，泌尿系统损伤发病率呈逐年上升的趋势。

在美国，泌尿系统损伤以肾损伤多见，国内报道则以男性尿道损伤多见。肾损伤约占腹部损伤 8%~10%，占全部损伤 1%~5%，男女比例约为 3∶1。根据美国报道的数据，全球每年肾损伤发生数量大约为 245 000 例。肾损伤是近代战争中最常见的泌尿系统损伤，常伴发重度腹部脏器损伤，肾切除率高达 25%~33%。21 世纪，车祸、战争和自然灾害将成为主要致病因素，肾损伤的发病率也将随之上升。影像学诊断的进步和肾损伤治疗策略的发展，已经显著降低了肾损伤的手术率，肾脏的保留率可达 85%~90%。肾损伤多发生于年轻人且多见于男性，这可能与男性参加危险性较高的活动多有关。

第二节　肾损伤机制

按照肾损伤的机制可分为闭合性损伤（如肾挫伤和肾裂伤）、开放伤（如枪弹伤、刺伤）、医源性损伤和自发性肾破裂。

闭合性肾损伤常继发于交通事故，高处坠落，对抗性体育项目等。交通事故引发的损伤约占闭合性损伤的一半。肾裂伤和肾血管损伤约占肾脏闭合性损伤的 10%~15%，单纯血管损伤罕见，仅占 0.1% 以下。肾脏血管闭塞是由于快速减速而导致肾脏移位牵拉血管，引起血管内膜的破裂，血管壁内出血而形成血栓。城乡闭合性肾损伤的比例不同，在乡村闭合性损伤占 90%~95%，而在城镇，开放伤可高达 20%。尽管存在一些地域差异，大多数肾损伤都是由闭合性损伤所致。儿科的肾损伤也多为闭合性损伤，约占 90%。

闭合性肾损伤原因分为直接暴力和间接暴力两种。

直接暴力：腰部或上腹部突然受到撞击或挤压，使肾脏移位作用于肋骨或者脊椎而受到损伤。多见于交通事故和土坡倒塌。

间接暴力：高处跌落，足部或臀部着地及急剧刹车所产生的减速性损伤，可引起肾蒂的撕裂或肾盂输尿管交界处破裂。腰部肌肉的强力收缩亦可造成肾挫伤，出现血尿。

枪弹伤和刀刺伤是开放伤的最常见原因，多见于人与人之间的暴力冲突。高能量的子弹可以引起严重的肾实质破坏，常引起多脏器损伤。子弹的最主要的致伤作用是枪弹在穿透组织时产生的直接损伤作用（切割、撕裂、穿通等），其次为强压力波对周围组织的挤压作用，再次才是瞬时空腔形成中造成的撕裂和牵拉作用。低速度射击的伤口形状类似于刀刺伤,高速射击(350m/s)将导致严重的组织损伤,同时还要考虑到子弹偏航问题。高速射击伤可以将衣料和其他异物带入伤口导致创口污染,应该预防性应用抗生素。

肾脏开放伤的比例是 4.6%~87%,这个比例的巨大差异可能是由于报道的时代不同,不同地区流行的创伤类型不同。在美国,社会暴力正在逐步减少,如今锐器损伤的概率远比 20 世纪 60 年代到 90 年代早期低,而在我国呈现增加趋势。战争时期美国士兵的肾脏损伤也在逐渐减少。越战中,约 32%的泌尿系统损伤涉及肾脏。海湾战争中防弹衣的运用使创伤由腹部转到盆腔及泌尿生殖系统(17%的肾脏损伤 vs 83%的盆腔及生殖系统损伤)。在克罗地亚,56%的泌尿生殖系统损伤是肾脏开放伤,而 75%的肾脏开放伤来自于爆破装置,比如地雷。

近年来随着内镜技术和微创手术的应用,医源性肾损伤有增加趋势,如经皮肾穿刺造瘘术、经皮肾镜取石术,逆行肾盂造影、内腔镜检查和治疗、体外冲击波碎石术等都可以产生肾损伤并发症。

肾自发性破裂是指肾脏在病理条件下,如肾积水、肾肿瘤、肾囊肿、肾结核、肾结石等情况下受到轻微外力作用,而引起的肾脏破裂。大量证据表明原来存在疾病的肾脏在受到闭合性创伤时更易受损。肾脏闭合性损伤成年患者中有 4.4%~19%的肾脏之前就存在异常。肾脏异常的比例在儿童中

更高,可达 12.6%~35%。肾自发性破裂常见病因按出现频率由多到少的次序为:肾积水(肾盂输尿管交接部狭窄、结石、反流)、囊肿、肿瘤和肾脏位置异常。儿童患者损伤的原因为:积水的肾脏组织强度降低;肾皮质中存在液性病灶导致组织畸形;儿童肾脏占人体比例比成人要大,来自于柔软的胸廓,无力的腹部肌肉和稀少的肾周脂肪的保护也要少。

第三节　损伤程度分类

为了规范不同程度损伤病人分组,选择正确的治疗方式,更准确地预测病人的预后,需要建立相对统一的损伤分级系统。损伤严重程度的精确性和可重复性分类对标准化创伤研究至关重要。在过去的 50 年中,约有 26 种不同的肾损伤分级系统提出。目前国内外都普遍采用美国创伤外科协会(AAST)的创伤分级系统。增强 CT 的广泛应用提供了受损肾脏解剖学上的详细信息,能够对肾损伤进行精确分度。详见表 3-1-1 和图 3-1-1。

1~2 级为轻度肾损伤,3~5 级为重度肾损伤。近 82%的肾损伤是 1 级损伤。一项大型肾损伤流行病学调查显示,轻度肾实质裂伤(2 级)占 6%,较大裂伤(3 级)占 7%,血管损伤(4 级和 5 级)仅占 5.5%。AAST 评分可以对大多数肾脏损伤进行精确的描述,更好地反映临床结果。

表 3-1-1　美国创伤外科协会(AAST)肾损伤分级系统

分级	类型	描述
1	挫伤	肉眼或镜下血尿,而影像学检查正常 局限性被膜下血肿不伴有肾实质裂伤
2	血肿	肾周血肿局限于后腹膜;肾皮质裂伤深度小于 1cm 不伴有尿外渗
3	裂伤	肾皮质裂伤深度大于 1cm,不累及集合系统,不伴有尿外渗
4	裂伤 血管伤	裂伤从皮髓质深达集合系统 肾脏节段性动脉或静脉损伤伴局限性血肿,或部分血管裂伤或者栓塞
5	裂伤 血管伤	肾脏粉碎性裂伤 肾门损伤致肾脏失去血供(创伤性肾动脉破裂、创伤性肾动脉栓塞)

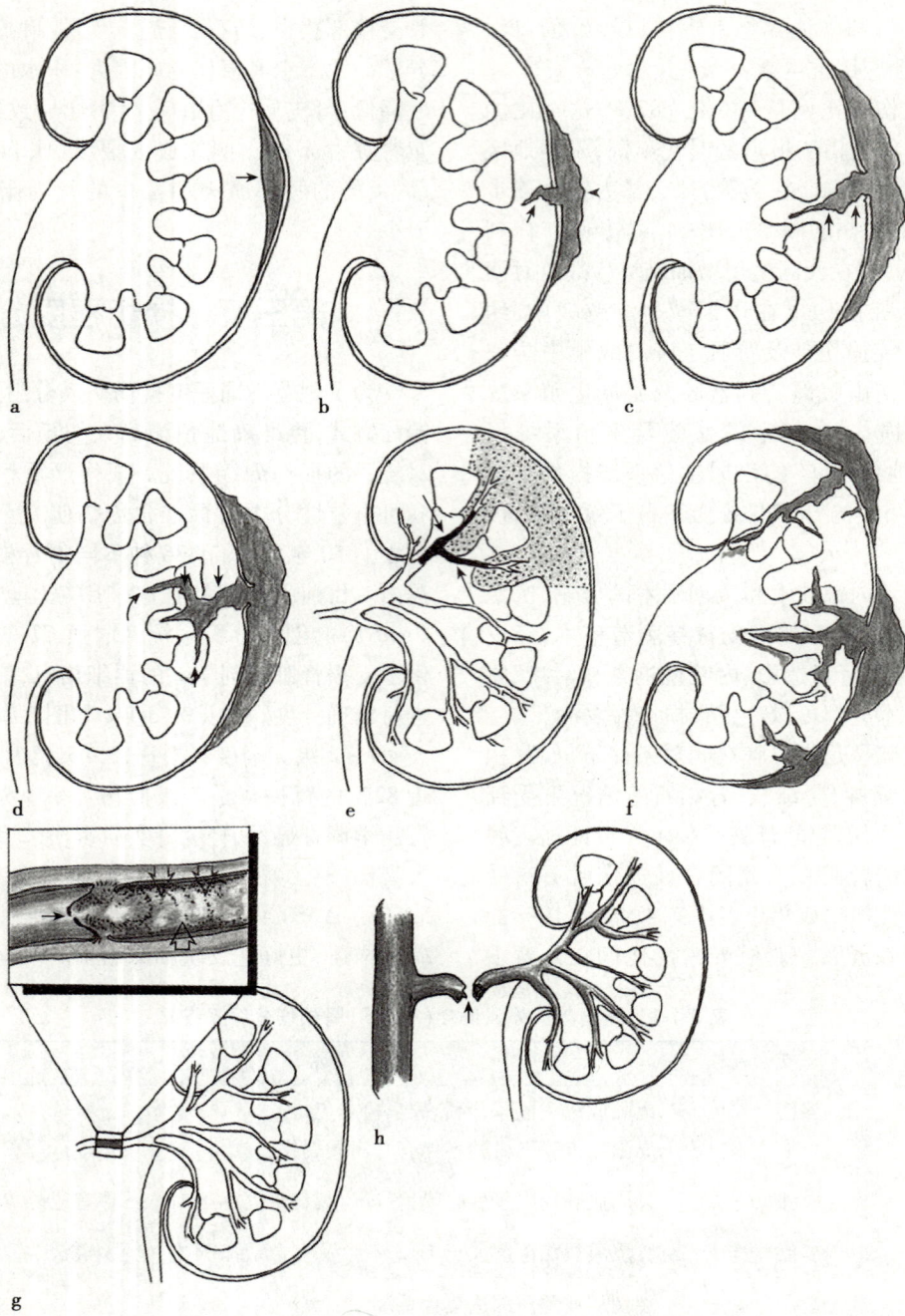

图 3-1-1 图示美国创伤外科协会（AAST）肾损伤分级系统

1～5级（a）1级：被膜下血肿（箭头所示）。（b）2级：表浅肾脏裂伤（箭头所示）伴有肾周血肿（短箭头所示）。（c）3级：深度肾裂伤（箭头所示）不累及肾脏集合系统。（d）4级肾实质损伤：深度裂伤（直箭头所示）累及肾脏集合系统（弯箭头所示）。（e）4级肾血管损伤：肾段动脉分支栓塞（箭头所示）导致肾段梗死（阴影区域）。（f）5级肾实质损伤：多发深度裂伤导致肾脏碎裂。（g）5级肾脏血管损伤：血管内膜损伤导致肾脏主动脉堵塞（实心箭头所示），远端肾动脉血栓形成（空心箭头所示）。（h）5级肾脏血管损伤：肾动脉撕裂（箭头所示）

第四节　诊　断

一、病史和体格检查

对于意识清醒的病人,可以直接获得病史资料。对于有意识障碍或者严重肾损伤病人,也可以从现场证人或者现场急救人员那里获得有价值的信息。快速减速往往提示肾脏损伤,例如高处坠落,高速交通事故等。对于交通事故,也应该同时考虑到交通工具的速度,伤员是乘客还是路过者。

对于开放伤,应该询问锐器大小形状和武器的膛线。

病人既往医疗史也应该详细记录。以前的器官功能障碍可以影响病人的预后,在抢救的早期,应该考虑到这些已经存在的疾病。

肾损伤必须在早期对病人临床状况进行评价,体格检查是最重要的。血流动力学状态稳定性是判断病人状态重要的标准。

1. 休克　休克是指收缩压低于 90mmHg。重度肾损伤、尤其合并其他脏器损伤时,因创伤和出血常发生休克。生命体征在病人的诊断和治疗中应该自始至终详细记录,据此可决定病人是否需要影像学检查。

查体可以确定穿透伤的出入部位、腰背部瘀斑、肋骨骨折以及肾周血肿的存在。后背、躯干、下胸部或者上腹部的损伤都可以引起肾脏损伤。

体格检查时出现下列情况可能提示肾脏受累:血尿、肋骨骨折、腹部膨隆、腹部包块、腹部触痛、腰背部疼痛、腰背部擦伤等。肾损伤时常伴有颅脑、胸腹内脏器、骨折等严重损伤。由于这些损伤的症状严重,常使人忽视了肾损伤的表现,不要顾此失彼;同时也不要局限于肾损伤的诊断而忽略了其他脏器损伤。

2. 血尿　血尿是提示泌尿系统损伤最重要的指标。尿中红细胞每高倍视野大于 5 个,或者尿液检测条阳性均提示血尿。血尿通常是一过性的,需要早期对病人进行尿常规检查。如尿标本由导尿所得,需与导尿本身引起的损伤出血鉴别。起床活动、用力、继发感染是继发血尿的诱因,多见于伤后 2~3 周。部分病例血尿可延续很长时间,甚至长达几个月。将每小时收集的尿液留在试管中分别依次序排列在试管架上来比较尿色深浅,可以了解病

情进展情况。肾损伤时,80%~94% 的病人出现血尿。肾挫伤时血尿轻微,重度肾实质损伤更容易出现肉眼血尿,血块可阻塞尿路。血尿的严重程度和肾损伤的严重程度无直接关系,严重肾损伤(4 级和 5 级)病人中,18% 无血尿,27% 仅有镜下血尿。闭合性肾血管损伤中 36% 病例没有血尿。严重肾损伤,例如肾盂输尿管连接部的破坏、肾蒂血管断裂、损伤性肾动脉血栓形成、肾盂广泛裂伤、输尿管断裂或被血块阻塞时,血尿可不明显,甚至没有血尿。血尿和休克同时存在往往提示肾损伤。

3. 疼痛　肾包膜张力增加、肾周围软组织损伤可引起患侧腰、腹部疼痛,血块通过输尿管时可发生肾绞痛。疼痛可局限于腰部或上腹部,或散布到全腹,放射到背部、肩部、髋区或腰骶部。血液、尿液渗入腹腔或伴有腹部器官损伤时,可出现全腹疼痛和腹膜刺激症状。

4. 腰腹部肿块　肾周围血肿和尿外渗使局部肿胀,形成腰腹部肿块,有明显触痛和肌肉强直,病情进展时,肿块有逐渐增大的趋势。

5. 发热　尿外渗易继发感染,形成肾周脓肿或化脓性腹膜炎,并有全身中毒症状。

二、影像学检查

肾脏损伤后进行影像学检查的 4 个主要目的是:准确描述损伤状况,了解创伤肾的既往存在病变,评价对侧肾脏状况以及发现其他邻近脏器的损伤。

不是所有肾损伤的病人都需要影像学评价,是否进行取决于病史、损伤机制、体格检查、实验室检查以及临床状况。影像学检查的主要目的是判断病人损伤程度和是否需要手术。早期影像学检查必须适应病人的状况,当需要急诊手术时应适当变更。后期的影像学检查主要用来评价治疗效果或发现并发症。

如前所述,血尿是提示泌尿系统损伤的重要指标,但是过去的一些研究表明,仅以血尿为指标而进行影像学检查,肾脏损伤的发现率较低。肾损伤影像学检查指针为:有肉眼血尿,或镜下血尿伴有休克,或多脏器复合伤。仅有镜下血尿而没有休克的病人,仅需严密观察而不必行影像学检查。一些研究表明,镜下血尿伴有严重合并伤如腰椎骨折、低位肋骨骨折、横突骨折时;镜下血尿伴有诊断性腹腔穿刺阳性;明显减速伤等情况应考虑影像学检

查。医学不仅仅是自然科学,还涉及社会环境和需求,为避免误诊及医疗纠纷,如果病史和体格检查怀疑肾损伤者,都可能需要影像学检查。

穿透伤伴任何程度血尿的病人,除非病人血液动力学不稳定需要紧急手术,否则都应该行影像学检查。穿透伤的伤口可能累及肾脏,即使没有血尿也应行影像学检查。

将成人闭合性损伤进行影像学检查的指征应用到儿童身上是否可行还存在争议。有人认为在闭合性损伤中,儿童肾脏比成人更容易受累,任何程度血尿都应行影像学检查。儿童在创伤时产生大量儿茶酚胺,当失血量达血容量50%左右时,仍然能够保持血压的正常,所以血压不能作为影像学检查的标准。

1. CT检查 腹部增强CT是早期评价可疑肾损伤最好的影像学检查,有较高的特异性和敏感性。研究表明CT检查阳性率为95.6%,IVU的阳性率为90.9%,超声阳性率为78.8%。CT可以提供肾脏损伤分度的准确信息:挫裂伤的准确位置;软组织撕裂伤;尿液外渗情况;肾周血肿和后腹膜血肿的大小及分布;伴发的肠道、肝脏、胰腺、脾脏及其他脏器损伤;血管损伤(有动脉或静脉造影剂外溢,肾实质没有增强效应);肾脏既往存在的病变;以及对侧肾脏是否存在及位置。增强检查分为皮质期和髓质期。如果在CT检查的初期显示为深度肾实质裂伤或较大范围的肾周液体聚集,尤其是肾脏内侧,应进行肾排泄相的延迟扫描。肾排泄相大约是注射造影剂后3~5分钟。肾集合系统的损伤初次扫描很难发现,因此排泄相(延迟显像)对于怀疑有肾脏集合系统的损伤十分重要,如果肾脏是正常完整的,没有后腹膜或盆腔积液,可以不进行延迟扫描。

近年来随着技术的发展,3D-CT和CT血管成像技术的发展,提高了肾蒂血管损伤和复杂性肾损伤的诊断率,可以酌情使用。

CT检查的缺点为有辐射性,对儿童尤其要慎重;费用相对较贵;费时,不能在床头检查;造影剂过敏。

典型肾损伤CT表现如下。

(1)肾挫伤:肾挫伤(1级)特征是局限区域的肾实质增强低于周围正常组织,界限可能清晰或模糊。其与肾梗死的区别是前者有对比增强,而后者没有。被膜下血肿(2级)表现为不同的CT值,这取决于血块形成的时间。急性血肿典型表现为高

CT值(40~60HU),在CT平扫中与肾实质接近。较小的被膜下血肿呈新月形,可能掩盖肾实质较小肿物产生的占位效应。如果血肿增大,CT上可表现为双凸镜形。如果被膜撕裂,血肿可进入肾周间隙。

(2)撕裂伤:撕裂伤表现为肾实质内的线形低CT值区,可能表浅(深度<1cm)或较深(深度>1cm)。深度裂伤可以不累及集合系统(3级),或累及集合系统(4级)导致尿外渗。裂伤内部一般是凝固的血块,故在静脉注入造影剂时无增强。肾周血肿CT值多为45~90HU,范围可能较大。

(3)活动出血及尿外渗:如果在CT检查早期裂伤处和邻近血肿即出现显著增强,应考虑创伤性假性动脉瘤或活动出血。活动出血可延伸至邻近器官,呈线形或火焰状,而假性动脉瘤则更局限且接近圆形。外渗的造影剂CT值为80~370HU,与主动脉或周围大血管相差不超过10~15HU,且通常被低CT值的凝固血块所围绕。这一表现提示病人可能由血流动力学稳定状态转入失代偿期。

在肾盂相出现裂口处或肾周对比增强提示有尿外渗存在,静注造影剂后10~15分钟进行延迟扫描可以有助于判断尿外渗的程度。

(4)肾梗死:肾段血管撕裂伤和血栓形成可导致肾脏某一局限区域的梗死。肾梗死的典型表现为尖端指向肾门的楔形病变,皮髓质相和肾盂相均无增强。肾段梗死可为单发或多发,常同时伴有其他类型肾损伤。粉碎肾是指多处肾裂伤导致肾脏大体上碎裂为多块,这些损伤常伴有多处肾梗死。由肾大动脉撕裂或原位血栓造成的肾血流完全中断是肾损伤中最严重的类型,可伴有或不伴有实质裂伤。如果肾动脉内膜损伤致血栓形成而使肾脏血流中断,可能伴有腹膜后出血及血尿。典型创伤性肾梗死CT表现为患侧肾脏不显影,下腔静脉属支肾静脉逆行造影也不显影,梗死段肾动脉突然截断。

2. 超声检查 超声是常用的筛选和评价肾损伤的便捷检查,其应用广泛,价格便宜,急救室可应用,无辐射,无需增强剂,对腹腔内液体的精确测定,能对损伤提供部分评价。超声可以随访血肿的大小和进展,也可用于鉴别肝、脾包膜下血肿。缺点是依赖于检查者的经验,分辨率小于CT,不能明确深度,不能提供肾脏功能信息。超声对于术后液体聚集、肾裂伤保守治疗、肾积水等的诊断和随访

有重要价值,可以动态观察尿性囊肿或者后腹膜血肿的变化情况。

3. **静脉尿路造影** IVU 曾是怀疑肾损伤且血流动力学稳定的病人最常用的检查方法,目前已经被 CT 所取代。IVU 可以显示肾脏实质的外形,显示肾脏的集合系统,更为重要的是可以显示肾脏的缺失情况以及分肾功能。肾脏不显影、轮廓变形或造影剂外渗提示有严重损伤,应立即行 CT 或血管造影。休克、血管痉挛、严重肾损伤、血管内血栓形成、反射性无尿、肾盂输尿管被血块堵塞等原因可导致肾脏不显影,故首先必须纠正休克,恢收缩血压高于 90mmHg 后才能进行排泄性尿路造影。

对于血液动力学不稳定需要紧急手术病人,或者急诊开腹探查发现肾脏被血肿包裹的病人,大剂量单次 IVU 可以提供肾脏功能和损伤重要信息,节省时间。检查尽量在手术前进行,紧急情况下也可在手术室进行,特例情况下可在手术中进行。按照每公斤体重 2ml 剂量快速注射增强剂,10 分钟后拍片。根据低血压程度和术中是否需要输尿管显影也可选择在 20 分钟或 30 分钟摄片。该检查可对急诊术中探查决策的制定提供重要帮助,除了受损肾脏之外,还可以提供对侧肾脏的功能情况。如果术前 IVU 结果不正常或者接近正常,都应行肾脏探查术,明确肾脏损伤分度,修补肾脏。如果完全正常,可以不做手术探查。

4. **逆行肾盂造影** 逆行肾盂造影常用于 CT 不能排除肾脏集合系统损伤或者肾盂输尿管交接部撕裂的患者,对评价肾实质的损伤没有帮助。远端输尿管在 CT 上不能显影,常被怀疑为肾盂输尿管交接部损伤,需要进一步行尿路成像确认,延迟 CT 成像也可以解决这些问题。

5. **MRI** MRI 可以提供肾脏解剖精细细节,但是和 CT 相比无明显优势,只有在造影剂过敏情况下才考虑使用 MRI。MRI 检查耗时较长,不是所有的医院都具备条件。此外,MRI 对尿液外溢的检出率较低。磁共振水成像也可以使用增强剂,从而增加对尿外渗诊断的准确性,但作用有限。

6. **血管造影** 肾动脉造影在 CT 时代是作为一种辅助的影像学方法。动脉造影指征为怀疑有肾脏动脉血栓形成,或肾段动脉损伤需要栓塞或支架治疗。造影检查可以发现造影剂外溢、动脉血栓形成、假性动脉瘤等。目前动脉造影在诊断中已经基本被 CT 取代。CT 上肾实质没有增强效应,同时伴有静脉反流往往提示有动脉栓塞。选择性肾血管造影能够比 CT 更精确的定位损伤部位。选择性肾动脉栓塞可用于血流动力学稳定病人的非手术治疗,这些病人可能合并有活动性出血或高度怀疑有损伤后的血管并发症(比如动静脉瘘和假性动脉瘤)。静脉造影术可以用来诊断怀疑有肾静脉损伤或有下腔静脉损伤的患者。相对于 CT 而言,血管造影费时、有创、且费用较高。

7. **放射性核素显影** 肾脏的放射性核素显影可以对肾脏功能情况作出定量判定。它适用于排泄性尿路造影及碘显影剂过敏的病人,不受肠内容物干扰。肾血管损伤修补术后病人的随访也可采用该方法。放射性核素肾扫描时受伤区域核素分布稀疏,肾轮廓不规则。

三、影像再评估

对于 1~3 级损伤,没有持续血液动力学不稳定,没有失去血液供应组织,不需要影像学随访。4 级裂伤可能产生并发症,因此推荐伤后 36~72 小时重复 CT 检查,延迟显像,一般 10 分钟后可以发现造影剂外溢(尿外渗)。当病人有不明发热、腹部疼痛或包块,或明显出血时应该考虑行超声或 CT 重复检查。无论接受过何种治疗,对于 4~5 级肾损伤病人应采用核素显像定量再次评估肾脏功能。

不同类型肾损伤的处理流程图见附录。

第五节 治 疗

一、保守治疗

单纯性肾损伤,如无严重的出血或休克,一般采用保守治疗。包括:①绝对卧床 3~6 周,待尿液变清后可允许起床活动;②运用镇静止痛和解痉剂;③适量抗生素预防和抗感染;④运用止血药物;⑤定时观察血压、脉搏、血常规、腰腹部体征和血尿进展情况,观察每次排出的尿液颜色深浅的变化,及定期测量血红蛋白和血细胞压积,及时补充血容量和热量,维持水、电解质平衡,保持足够尿量,必要时输血;⑥3~5 周可复查排泄性尿路造影并注意有无高血压及尿外渗。

若肾损伤病人在保守治疗期间发生以下情况,需及时施行手术:①经积极抗休克后,生命体征仍未改善,提示有内出血;②血尿逐渐加重,血红蛋白和血细胞压积继续下降;③腰、腹部肿块明显增大;④有腹腔脏器损伤可能。

二、手术探查

肾损伤手术探查的绝对适应证为:持续的危及生命的出血;IVU、CT 或血管造影提示肾蒂损伤(5级损伤);由于肾蒂损伤或重度肾损伤导致的扩张性、搏动性后腹膜血肿。

在急诊开腹检查术发现后腹膜血肿,如果没有术中或术前检查表明损伤可以继续观察的话,应该进行肾区检查。肾脏穿透伤伴发后腹膜血肿,缺乏充分术前检查时,也应该进行探查。重度肾段失去血供伴后腹膜血肿,同样应该探查。探查时应考虑到病人生命体征的稳定和伴发损伤的程度。

如果伤口或血肿覆盖肾脏血管,应采取正中切口,在打开肾周筋膜前,控制肾脏血管。如果仅有血肿,通过腰部入路,也可较好控制出血,必要时亦可将切口下角横行延长,切开腹膜探查腹腔内容。如果后腹膜血肿没有探查,应进行术后 CT 检查。伴有腹腔内脏损伤时,需行紧急剖腹探查,此时可经腹部切口。

肾脏探查手术的相对适应证:肾盂严重裂伤;肾盂输尿管交接部撕脱伤;同时存在肠道或胰腺损伤;持续的尿漏,伤后肾积水或肾周脓肿经皮穿刺或腹腔镜治疗失败的;异常的术中单次 IVU,周围软组织失活伴尿外渗;双肾动脉栓塞,孤立肾动脉栓塞或肾脏灌注不足;肾血管损伤经动脉介入处理失败;肾血管性高血压。

近年来关于 5 级肾损伤是否需要手术探查还存有争议。一些研究表明,血流动力学稳定的 5 级肾损伤可以采取保守治疗。如果需要持续补液或者输血,则需要进一步手术干预。肾周血肿大于 3.5cm 及造影剂外溢都是危险因素。

三、各种类型肾损伤的处理

1. 失活肾组织伴尿外渗 大量肾周尿外渗和同侧输尿管不显影提示重度肾盂裂伤或肾盂输尿管交接部撕裂,这种少见的情况是探查适应证。单纯尿外渗不是手术探查的指征,76% ~87% 病例可自行缓解。通过 CT 或超声监测病人,如果有持续漏尿、尿性囊肿形成或脓毒血症发生,可以考虑经皮肾造瘘术和(或)双 J 管内引流术。

广泛尿外渗合并如下情况时应考虑手术:①严重肾裂伤伴失活肾实质>20%;②巨大后腹膜血肿;③同时存在肠管或胰腺损伤。

2. 穿透伤 一部分人认为肾脏穿透伤时应该立即探查。然而另外一些学者建议,血流动力学稳定的肾穿透伤病人可以保守治疗,只有在如下情况时才考虑行手术治疗:①严重失血(心率快、低血压、红细胞压积下降、腹部包块);②伴发腹内脏器官损伤(压痛、反跳痛及肌紧张、肠鸣音消失、膈下游离气体);③影像学提示重度肾损伤。

术前提示 3 ~4 级肾损伤进行开腹探查时,可行肾区探查。

枪击伤由于广泛损伤晚期并发症较多,相对于钝器伤及刀刺伤,出现较少量尿外渗就应探查。

3. 肾血管损伤 肾动静脉损伤不常见,一旦出现说明病人损伤很严重。如果这些病人能存活,可能有肾功受损、缓慢进展性高血压或进行性肾衰竭。

肾动脉是终末分支,结扎其任何一支动脉即可导致相应肾实质梗死。肾血管损伤需要结扎以控制出血,同时可以切除肾脏,或进行血管修复术。肾动脉损伤时 67% ~86% 的病人需要肾切除,而肾静脉损伤时 25% ~56% 的病人需要肾切除。肾切除是肾血管损伤时最快速的治疗方法。肾动脉修复的适应证较严格且成功率很低,而肾静脉则相对较好。以往认为肾蒂损伤多需要手术处理,目前发现某些病例可能从介入治疗中获益。肾段血管损伤的治疗方案有:观察,介入治疗,手术探查,部分或全部肾切除。

肾损伤后继发性血管闭塞由 Von Reckinghausen 于 1861 年首次发现。尽管一些综述报道了血管形成术的高成功率,但更多最新的研究显示,当肾的主要动脉损伤时,几乎不可能重建肾功能。肾裂伤后动脉损伤血管重建的成功率为 22% ~56%,动脉血栓后血管重建的成功率为 26% ~64%,而肾脏功能改善率仅为 9% ~21%。

有人认为在对侧肾脏正常时,不宜进行血管重建。孤立肾或双侧肾损伤且可行动脉修补时,才考虑血管重建手术。

对于早期发现的单侧血管损伤,如果损伤不完全,肾脏没有缺血,病人状态稳定,可以考虑血管修补术。动脉重建的成功与否取决于缺血的持续时间及程度,以及有无副肾动脉提供侧支循环。急性完全的肾缺血>2 小时,即可发生肾小球滤过率持续进行性下降甚至肾功能的不可逆损伤,但是经过肾皮质、肾盂周围及输尿管周围的侧支血管会使其在一段时间内保持活力,功能的逆转与时间息息相关。肾静脉的通畅也会使其在一段时间内保持活力。尽管一些学者报道了热缺血数小时后修补肾动脉损伤获得技术性成功的病例，但大部分人仍一致认为损伤后4小时以内的肾损伤修补才对恢复肾功能有意义。如果肾缺血已超过4小时且对侧肾功能正常，多数泌尿科医生不会采取手术治疗而是任其自然萎缩。如果血液断流性损伤发生于双侧或孤立肾，即使肾缺血已超过4小时，也应尝试行重建手术。有学者认为如果在12小时之内完成修补，也有相当可观的成功率，但超过12小时，成功率降到10%～30%。不完全的动脉裂伤可以进行一期缝合，完全断裂一般需要清创及节段切除。动脉血栓的治疗需要切除坏死内膜及血栓清除术。可以通过血管端端吻合，植入大隐静脉或人工血管重建血管。也可通过自体植入肠系膜下动脉、髂内动脉或脾动脉。

一小部分肾动脉损伤或缺血病人会发生肾梗死或高血压，他们需要后期进行肾切除。肾脏分支血管的损伤很罕见，不必行手术治疗。

肾脏静脉损伤很罕见，且影像学不易发现，大多由穿透伤引起，多数可以修补。肾静脉分支间有广泛交通，只要保留其一条较粗的分支通畅即可不影响肾功能。闭合性损伤可引起下腔静脉水平肾静脉撕裂，引起广泛出血，有25%～50%的病人需要立即切除肾脏。近下腔静脉处左肾静脉损伤可以结扎止血，肾脏血液回流可以经性腺及肾上腺静脉；右肾静脉损伤必须修补。

四、早期血管控制

一些回顾性研究表明早期血管控制可以降低肾切除率，通常采取正中切口在剪开肾周筋膜前，分离和控制肾脏主要血管。另一些研究则表明早期控制血管对肾切除率无明显影响。经腹腔切除肾脏并进行早期血管控制最先由 Scott 和 Selzman 提出。通常采自剑突至耻骨联合的腹部正中长切口，进腹后先探查腹内脏器。如果有腹腔脏器损伤，可先处理肝脾等脏器。之后将横结肠上提，放在胸部湿纱布上。肠管向右和向上提拉可以充分地显露肠系膜根部和后腹膜。在主动脉上方做垂直切口上到肠系膜动脉水平，进入后腹膜，切口还可以延伸到 Treitz 韧带上方。大多数情况下，由于后腹膜血肿的存在，腹主动脉通常触摸不清楚，在这种情况下可以用肠系膜下静脉作为标记：紧邻肠系膜下静脉的内侧切口，逐渐分离到腹主动脉前

壁。在辨认主动脉后，继续向上剥离，直到发现左肾静脉横跨主动脉，这是辨认肾脏血管的重要标志。用血管套套住血管而不能夹闭，除非出血严重。手法压迫肾脏常不能止血。首先夹闭动脉，如果出血仍然继续，可以夹闭静脉，降低回血。热缺血时间应该小于30分钟。一旦血管控制后，就在 Gerota 筋膜外侧打开后腹膜，清除血肿，暴露肾脏，评估损伤情况。应该仔细检查整个肾脏，包括肾实质、肾盂、肾蒂血管。

五、肾脏重建

部分肾切除需要完全暴露肾脏，清除失活组织，缝合结扎出血血管。集合系统损伤需用吸收缝线严密缝合，并将缺损的肾盂组织修补关闭。肾实质裂伤可用肝脏缝合线缝合，垫入脂肪块或肌肉块可防止缝线的切割作用。尽可能地保留肾脏筋膜是成功修补肾脏的重要因素。血管损伤可用4-0的可吸收线缝合。持续的较小的肾静脉出血，在关闭肾实质缺损后，多能自行停止。

六、肾脏切除

严重肾裂伤急诊探查时的肾切除率难以估计，这主要取决于创伤的分型及程度。探查术总体肾脏切除率为13%～75%。肾切除适应于：①无法控制的大出血；②广泛的肾裂伤，尤其是战时或者大规模自然灾害的开放伤；③无法修复的肾蒂严重损伤；④病理性肾破裂且无法修复者，如肾肿瘤、肾脓肿、巨大结石和肾积水。肾错构瘤易发生破裂出血，但属良性，常为多发并可侵犯双肾，故应尽量做部分肾切除。

病人状态不稳定行紧急检查术，肾切除术高达100%。对于严重肾血管损伤病人，肾切除是最迅速有效的治疗方式。

七、肾动脉栓塞

多个研究中心结果表明，肾脏闭合性和穿透伤，血流动力学稳定病人可成功通过选择性肾动脉栓塞来控制出血。肾动脉栓塞术的肾功能完全损失风险低于肾脏探查术。水解明胶、钢圈、自身的血块都可以用来堵塞血管。如先注入少量去甲肾上腺素溶液使正常肾血管收缩，可使栓塞剂较集中于受伤部位。可吸收材料会被溶解并引起再出血，不能使用。3～4级动脉分支可以栓塞，如果需要，还可以重复进行栓塞，这样能避免手术

切除。

对刀刺伤病人可采取动脉栓塞治疗血管损伤，失败后才考虑手术探查。

八、肾损伤的并发症

损伤的并发症大多由血肿、尿外渗以及继发性感染等引起。主要有肾周脓肿、尿瘘、肾盂肾炎和脓肾、败血症、延迟出血、输尿管狭窄、肾积水、假性尿囊肿、结石、肾功能丧失、动静脉瘘、假性动脉瘤、高血压和血肿钙化等，四周内发生的为早期并发症。部分病例伤肾有持久性的形态学改变如肾盂肾盏憩室、肾盏变形、部分肾实质萎缩等，但不伴有任何症状。囊肿感染和肾周脓肿多出现于肾脏部分损伤、坏死和伴有胰腺或肠损伤的患者。

1. **感染性尿性囊肿/肾周脓肿** 在严重肾损伤尿外渗病人，80%～90%能自行缓解，只有小部分病人会发生肾积水及肾周尿性囊肿。

尿性囊肿通常没有症状，有时可引起腰腹部不适、肿块、麻痹性肠梗阻、低热。肾积水、肾移位或 IVU 不显影往往提示诊断。肾积水的发展很隐匿，文献报道从损伤到出现症状需要 3 周～34 年。

感染性尿性囊肿或肾周脓肿可继发于：①局部或全身细菌种植于尿性囊肿；②由污染的匕首或子弹造成的血肿或组织失活；③同时伴有肠管或胰腺损伤；④结肠失活或十二指肠损伤；⑤需要清创处理大面积软组织损伤。

超声可以提供迅速、无创性诊断，CT 上肾周可见低密度影像，在延迟显像可见显影。

因为尿外渗病人 80%～90%能自行缓解，多数病人可采用观察疗法。感染性尿性囊肿、肾周脓肿可通过经皮穿刺引流处理。交通性尿性囊肿可采用双 J 管内引流术或者肾造瘘术，而经皮尿性囊肿引流术效果较差。横断肾脏部分实质造成持续尿外渗可通过选择栓塞控制。

2. **再次出血** 3～4 级损伤尤其是刀刺伤通过保守治疗再次或迟发出血的可能性高达 13%～25%，平均再次出血间隔为 12(2～36)天，常见原因为动静脉瘘或假性动脉瘤。多数病人可通过动脉栓塞的方法治疗。

当较大肾段动脉分支裂伤时，血肿形成的压迫效应可以使出血停止，当血肿吸收后，再次出血进入吸收残腔，形成假性动脉瘤。当动脉和邻近静脉同时发生裂伤，出血因血肿压迫而停止。血肿吸收后，动脉继续出血，流进裂伤静脉，导致动静脉瘘。

外伤性肾动静脉瘘表现为肾静脉过早显影，于动静脉之间有一囊状结构的通道。动静脉瘘较大时，由于血流动力学改变，动静脉瘘的虹吸作用引起相应肾实质缺血，肾脏显影减低。在穿透伤情况下，肾脏集合系统和血肿吸收残腔常常有交通，肾脏动静脉瘘或假性动脉瘤出血时因血液直接进入肾脏集合系统，导致快速大量失血。

肾活检后 50%～70%肾动静脉瘘可以自行缓解，但是重度肾损伤尤其是刀刺伤形成的瘘，大多不能自行缓解。

高血压、肾脏血管杂音及持续血尿是肾动脉造影指征。

近年来，随着经皮肾穿刺造瘘术及经皮肾镜碎石术的普及，肾脏动静脉瘘的发生率越来越多。80%肾脏动静脉瘘或假性动脉瘤可以通过选择性肾动脉栓塞治疗，其他治疗方法包括肾切除、部分切除、动脉结扎，成功率可达 82%。

3. **高血压** 创伤后高血压较少见，其病理生理机制可能有两点，一是肾动脉血栓形成造成肾动脉缺血或者肾动脉狭窄，导致肾素过多分泌(Goldblatt 模型，如附录所示)。二是肾周血肿或纤维化压迫肾实质导致过多肾素分泌(Page Kidney 模型，如附录所示)。肾动静脉瘘或假性动脉瘤也可引起肾血管性高血压。

增强 CT 和动脉造影技术都可以显示出血流区域，一般用选择性肾血管造影和肾素抽样检验评价怀疑肾血管性高血压的患者。Page 肾可以表现为被膜下积液或肾周软组织增厚，或者与对侧肾脏相比，患肾表现出肾实质期显像延迟。

肾切除是治疗损伤后高血压最常用的方法。肾动脉狭窄修复或部分肾切除对某些病例有效。通过切除纤维胶原壳进行剥脱治疗 Page 肾曾被应用，但成功病例很少。近年来，有报道通过腹腔镜对 Page 肾进行剥脱治疗高血压，但目前还存在争议。也有报道表明，创伤后高血压可在多年后自行缓解。

由肾动静脉瘘造成的高血压可以通过肾动脉栓塞术或开放手术治疗。慢性被膜下血肿造成高血压可以行经皮穿刺引流术。

4. **肾功能不全** 目前缺乏损伤后肾功能不全的定量化分析。损伤后肾全切或部分肾切除会使急性肾衰竭及死亡的危险性增大。可用核素扫描定量分析伤后肾脏功能。肾动脉栓塞可以导致 10%～50%的肾脏功能丧失，平均为 10%。

九、预后

直接死于肾损伤的病例并不多见。大多临床死亡病例是由于其他重要脏器(肝、脾、胰、十二指肠等)的损伤所致。肾损伤的初次随访内容包括3个月后的体格检查、尿液分析、影像学检查、血压测量及肾功能检查。长期随访具体内容因病人而异。

第六节 展 望

近年来随着医学影像学的发展和治疗技术的进步,越来越多的新技术在临床得以广泛应用,例如CT血管造影、3D-CT重建、CT尿路造影等影像技术,提高了临床疾病的诊断率,将来有可能将其引入肾损伤的评价系统中。但其在肾损伤的诊断和治疗中的作用仍需要进一步评估。例如3D-CT重建能否提供肾损伤分级,CT尿路造影能否取代静脉肾盂造影或者提供肾脏集合系统完整精确的解剖学信息。有人建议根据损伤严重程度的不同,将4级肾损伤分为4级a(低风险可能保守治疗)和4级b(高风险可能手术治疗),这些都有赖于完善的影像学评估系统及大量的病例积累分析。经皮肾镜技术的广泛应用而造成的医源性肾损伤及并发症越来越多,应重视这一独特类型肾损伤的研究,积累更为丰富的临床经验。

附 录

一、肾损伤诊断处理流程图(图3-1-2:A-C)

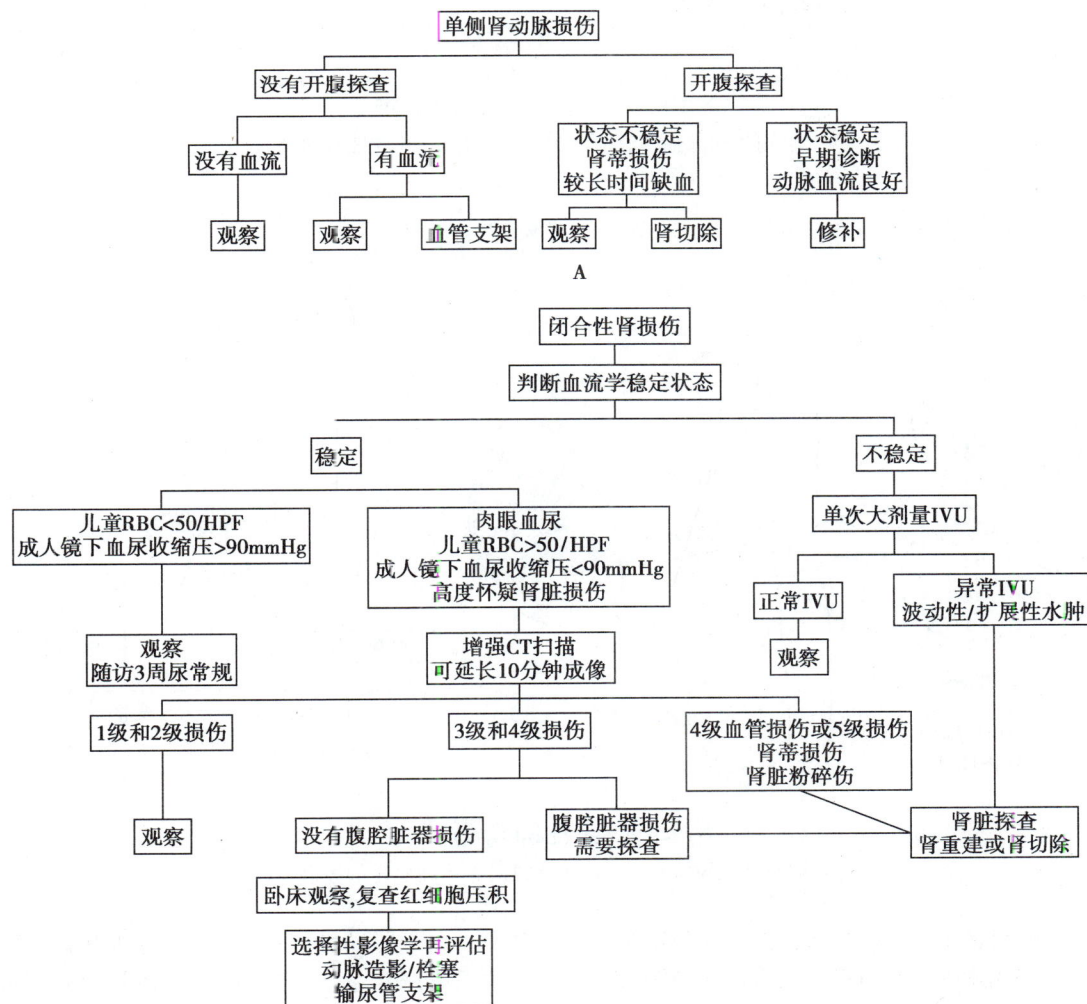

A

B

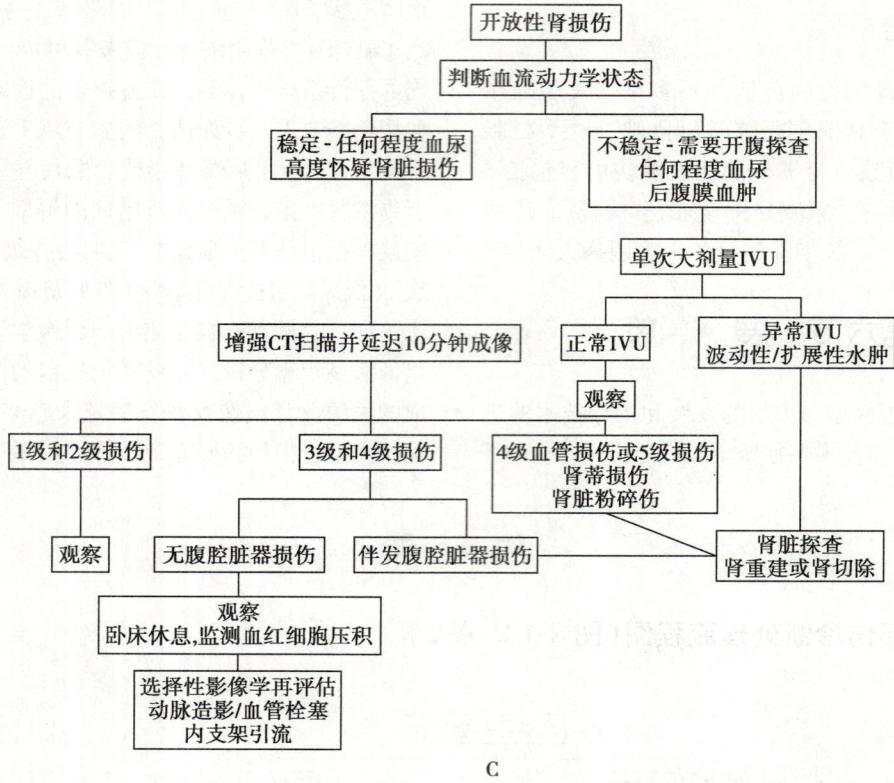

图 3-1-2 肾损伤诊断处理流程图
A:单侧肾动脉损伤;B:闭合性肾损伤;C:开放性肾损伤

二、相关概念

(一) Goldblatt 高血压模型(图 3-1-3)

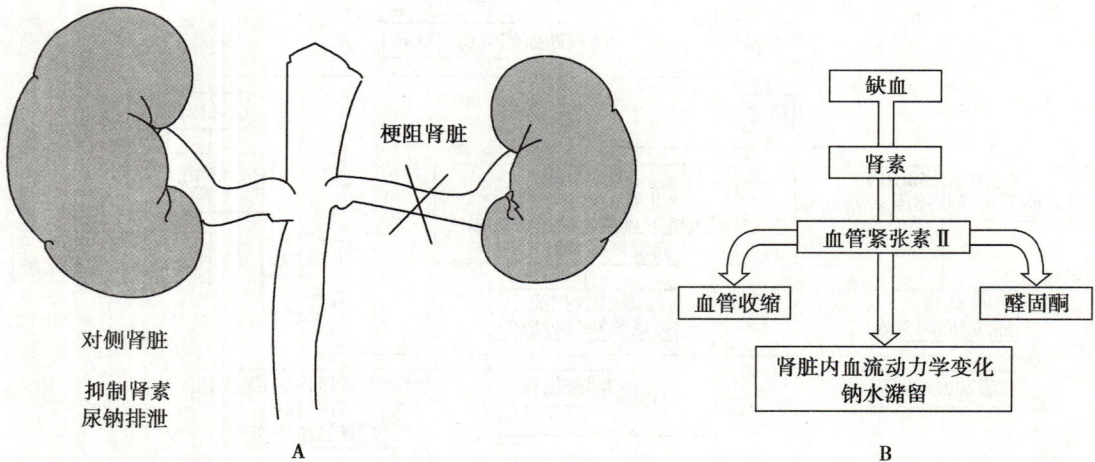

图 3-1-3 Goldblatt 高血压模型
A:一侧肾动脉狭窄模型;B:肾脏缺血导致高血压的生理机制

上图显示的是经典两个肾脏,一个钳夹的 Goldblatt 高血压模型(2K,1C Goldblatt)。在这个模型中,一个肾脏的动脉被造成狭窄,对侧肾脏保持完整。由于肾动脉的狭窄,远端肾脏缺血,激活肾素血管紧张素系统,产生大量的血管紧张素 II,导致血管收缩性高血压。另外,高水平的血管紧张素

Ⅱ刺激肾上腺皮质产生大量醛固酮,狭窄肾脏排钾保钠,导致钠水潴留。继发的醛固酮增多症导致低钾血症。肾动脉的狭窄程度需要达到动脉直径和横断面积80%以上,才能足以引起显著的血液灌注量的减少,导致肾脏缺血,激活肾素血管紧张素系统。程度较轻的肾动脉狭窄不能上述病理生理改变。

2K,1C Goldblatt高血压模型中,对侧肾脏是正常的,肾动脉在血液动力学上没有狭窄的表现。对侧肾脏发挥着抑制肾素分泌,促进尿钠排泄。

(二) Page 肾

慢性长期对肾脏的压迫导致的继发高血压。肾脏大多数是由伤后被膜下血肿所压迫,少数是由肾囊肿或者肿瘤对肾实质的压迫。压迫导致肾脏血流减少,引起肾素过多分泌,继而引发高血压,常常需要数月或者数年。Irvine H. Page博士于1939年发现了使用玻璃纸紧密包裹实验动物肾脏而诱发高血压这种现象。1955年,Page博士又与其同事报道了第一例临床病例,在患者身上证实了该现象的存在,之后便以其名字命名。由于正常人体都有两个肾脏,另一侧的功能正常,其强大的代偿能力使临床不表现因一侧肾缺血而导致的肾小球滤过率下降和肾功能受损;但若仅有一侧肾脏,如肾移植患者的高血压表现则更为突出。

(宫大鑫　孔垂泽)

参 考 文 献

1. Santucci RA, Wessells H, Bartsch G, et al. Evaluation and management of renal injuries: consensus statement of the renal trauma subcommittee. BJU Int, 2004, 93(7): 937-954.
2. Brandes SB, McAninch JW. Urban free falls and patterns of renal injury: a 20 year experience with 396 cases. J Trauma, 1999, 47(4): 643-649.
3. Bruce LM, Croce MA, Santaniello JM, et al. Blunt renal artery injury: incidence, diagnosis, and management. Am Surg, 2001, 67(6): 550-554.
4. Santucci RA, McAninch JW, Safir M, et al. Validation of the American Association for the Surgery of Trauma organ injury severity scale for the kidney. J Trauma, 2001, 50(2): 195-200.
5. Qin R, Wang P, Qin W, et al. Diagnosis and treatment of renal trauma in 298 patients. Chin J Traumatol, 2002, 5(1): 21-23.
6. Heyns CF, Van Vollenhoven P. Selective surgical management of renal stab wounds. Br J Urol, 1992, 69(4): 351-357.
7. Wessells H, Suh D, Porter JR, et al. Renal injury and operative management in the United States: results of a population based study. J Trauma, 2003, 54(3): 423-430.
8. Jacobs MA, Hotaling JM, Mueller BA, et al. Conservative management vs early surgery for high grade pediatric renal trauma—do nephrectomy rates differ?. J Urol, 2012, 187(5): 1817-1822.
9. Aragona F, Pepe P, Patanè D, et al. Management of severe blunt renal trauma in adult patients: a 10-year retrospective review from an emergency hospital. BJU Int, 2012, 110(5): 744-748.
10. Shoobridge JJ, Corcoran NM, Martin KA, et al. Contemporary management of renal trauma. Rev Urol, 2011, 13(2): 65-72.
11. Starnes M, Demetriades D, Hadjizacharia P, et al. Complications following renal trauma. Arch Surg, 2010, 145(4): 377-381.
12. Shirazi M, Sefidbakht S, Jahanabadi Z, et al. Is early reimaging CT scan necessary in patients with grades Ⅲ and Ⅳ renal trauma under conservative treatment? J Trauma, 2010, 68(1): 9-12.
13. Brewer ME Jr, Strnad BT, Daley BJ, et al. Percutaneous embolization for the management of grade 5 renal trauma in hemodynamically unstable patients: initial experience. J Urol, 2009, 181(4): 1737-1741.
14. Broghammer JA, Fisher MB, Santucci RA. Conservative management of renal trauma: a review. Urology, 2007, 70(4): 623-629.
15. Pandyan GV, Omo-Adua I, Al Rashid M, et al. Blunt renal trauma in a pre-existing renal lesion. Scientific World Journal, 2006, 28(6): 2334-2338.
16. Chedid A, Le Coz S, Rossignol P, et al. Blunt renal trauma-induced hypertension: prevalence, presentation, and outcome. Am J Hypertens, 2006, 19(5): 500-504.
17. Davis KA, Reed RL, Santaniello J, et al. Predictors of the need for nephrectomy after renal trauma. J Trauma, 2006, 60(1): 164-169.

第二章　输尿管损伤

第一节　引　　言

输尿管是连接肾盂和膀胱输送尿液的肌型管道器官,其位于腹膜后间隙,受到脊柱、骨盆、腰背肌肉、腹前壁及腹腔脏器的保护,输尿管的管径细小,再加上其本身有一定的活动度,因此临床上创伤性输尿管损伤并不常见。但由于输尿管行程较长,其细小的管径的结构又使其容易在一些腹部、盆腔手术以及血管手术中受到损伤。此外,随着微创技术的发展,输尿管镜和腹腔镜在泌尿外科、腹部外科以及妇产科的广泛应用,内镜手术引起的医源性输尿管损伤在临床上也时有发生。输尿管损伤其占泌尿系统损伤的1%~2.5%。输尿管损伤如发现延迟或处理不当,可引起尿瘘、瘘道形成、输尿管梗阻、感染甚至脓毒症,轻则导致肾功能的损害和住院时间的延长,重则导致肾脏的丢失甚至危及生命。

第二节　病　　因

一、外伤性损伤

外伤性输尿管损伤并不常见,其占全部泌尿道损伤的比率约为1%~2.5%。外伤性输尿管损伤的部位以输尿管上段居多,这可能与中下段输尿管有骨盆保护有关。Elliott等总结文献报道的437例开放性输尿管损伤,上段输尿管损伤占39%(170例),中段占31%(136例),下段占30%(131例)。单纯的输尿管创伤病人极为少见,往往伴有腹内脏器的损伤,主要有小肠穿孔(39%~65%)和大肠穿孔(28%~33%),肾损伤(10%~28%)和膀胱损伤(5%)。多脏器损伤的表现常可掩盖输尿管损伤,并使诊断和处理延迟。

开放性输尿管损伤发生率在腹部穿刺伤中占2%~3%。开放性输尿管损伤主要由刀器刺、割伤或枪弹伤所致。刀器导致输尿管损伤的致伤机制主要为外界直接暴力造成输尿管穿孔、割裂或切断。而枪弹伤的致伤机制除弹片的直接锐性损伤外,还包括弹片造成的空洞效应和热力灼伤。弹片速度越快,造成的软组织损伤越广泛,即切割点周围的输尿管微血管损伤的面积就会越大,从而继发输尿管坏死的风险越高。

约1/3的外伤性输尿管损伤患者由钝性打击所致。闭合性输尿管损伤的致伤机制主要由于运动中突然加减速(车祸)使输尿管剧烈拉伸,在其固定点处发生撕裂。一般认为,闭合性输尿管损伤的发生部位常位于上段输尿管。能够导致输尿管损伤的钝性暴力常可传递至腰椎或经由腰椎至输尿管,因此对于伴有腰椎断裂或者腰椎脱位的钝性伤患者,应高度怀疑输尿管创伤。

二、医源性损伤

医源性输尿管损伤主要包括手术损伤、输尿管镜损伤和放射性损伤三类。

1. 手术损伤　输尿管手术损伤的常见机制包括:①术中解剖不清导致的结扎、钳夹、切割或离断输尿管;②过度分离输尿管外膜造成输尿管缺血坏死或狭窄;③术中电刀、超声刀的热能或射频及冷冻消融治疗肾下极肿瘤时损伤输尿管;④输尿管镜从腔内造成输尿管黏膜损伤、穿孔、撕裂及撕脱。

一半以上的输尿管手术损伤由妇产科手术导致,其中子宫切除术、腹腔镜子宫切除术(0.2%~6.0%)、经腹子宫切除术(0.03%~2.0%)和经阴道子宫切除术(0.02%~0.5%)是引起输尿管损伤最常见的三种术式。妇产科导致的输尿管损伤多为下段损伤,即输尿管穿行子宫动脉处,常在结扎卵巢或子宫血管时钳夹或误扎。危险因素包括广泛的盆腔粘连、过大的子宫、盆腔器官脱垂、既往的盆腔手术史和手术医生经验不足。明确输尿管与子宫动脉和卵巢动脉的解剖关系,充分显露视野和及时止血是降低输尿管损伤发生率的关键。此外,在术前常规留置输尿管支架管虽不一定能预防输尿管损伤的发生,但是能够帮助术者及时发现输尿管损伤。

结直肠手术所致输尿管损伤的发生率为 0.3% ~ 10%，其中以肛肠手术如乙状结肠切除居多。该类输尿管损伤多发生中下段，左侧多于右侧。损伤原因常为分离直肠侧韧带时误扎，而术中没有及时识别并处理。误扎输尿管后导致患侧输尿管急性完全梗阻，患侧输尿管及肾积水，病人在短期内即可出现患肾功能严重受损，而再次手术修复受损的输尿管常是该类病例的唯一选择。

腹部血管手术，如主-髂动脉与主-股动脉的分流手术所致输尿管损伤的发生率约为 6%。一般认为，输尿管前方移植血管和腹膜后炎症导致输尿管游离困难或解剖不清是导致该类输尿管损伤的主要因素。血管手术导致的输尿管创伤大多无法及时发现，该类损伤导致输尿管狭窄而引起的相关症状比较轻，出现晚。

2. 输尿管镜损伤　近年来，输尿管镜技术被越来越多地运用于上尿路疾病的诊断和治疗，但与之伴随的是输尿管镜导致的输尿管损伤的病例数量快速增长。在输尿管镜的临床操作过程中，黏膜损伤的发生率为 0.3% ~ 4.1%，输尿管穿孔的发生率为 0.2% ~ 2.0%，输尿管套叠及撕脱伤的发生率为 0 ~ 3.0%。输尿管镜创伤的原因包括术者经验不足、输尿管周围组织粘连、手术时间长、碎石操作不当等。由于输尿管镜是腔道内直视下操作，操作者在术中容易及时发现输尿管损伤。术中一旦发现严重的输尿管损伤如穿孔、撕裂、撕脱等，立即停止手术并采取相应措施。

3. 放射性损伤　放射性输尿管损伤是医源性损伤的一种特殊类型，发生率约 0.04%，主要原因是盆腔肿瘤大剂量放疗引起输尿管及周围组织纤维化，其病理特点为：输尿管及其周围组织充血、水肿，局部瘢痕纤维化粘连而致输尿管狭窄，导致输尿管梗阻和肾积水。盆腔肿瘤放射性粒子植入也会并发远期输尿管损伤。宫颈癌镭粒子植入并发输尿管狭窄的发生率在 20 年内合计大约为 2.5%，每年约增加 0.15%。近距放射（粒子植入）引起的输尿管损伤有两种类型：一是输尿管周围组织的纤维化引起输尿管远端的局限狭窄和肾积水；另一种是放射性粒子直接造成输尿管壁的损伤。

第三节　输尿管损伤分级

美国创伤外科协会将输尿管损伤分为五级：一

级，血肿形成，输尿管壁轻度损伤；二级，累及 <50% 周径的切割伤；三级，累及 >50% 周径的切割伤；四级，完全性撕裂伤，致 <2cm 输尿管壁失去血运；五级，完全性撕裂伤，致 >2cm 输尿管壁失去血运。这种分级方法可用于指导临床治疗：一、二级损伤一般采用输尿管置管或经皮肾造瘘治疗；三、四、五级损伤常需要开放手术修补。

第四节　临床表现

输尿管损伤的临床表现与损伤原因、损伤类型相关。创伤性输尿管损伤和医源性输尿管损伤如术中能及时发现并处理，可无临床症状。如术中未能发现，术后表现多样且复杂。根据损伤程度、术后发病时间、有无合并感染等，临床可表现为尿外渗、尿瘘、梗阻等。此外，单侧损伤与双侧损伤的临床表现也有不同。

一、血尿

创伤后或术后血尿应高度怀疑输尿管损伤的可能，但血尿的程度与创伤的严重程度不呈正比。没有血尿并不能排除输尿管损伤的存在。文献报道的输尿管损伤后血尿发生率并不高，创伤性输尿管损伤发生率仅为 30% ~ 45%，而医源性损伤的血尿发生率不超过 20%。

二、尿外渗、尿性囊肿和尿瘘

输尿管损伤常表现为术中伤口的渗液和术后即刻或数天后出现伤口的漏尿，如尿液未能引流出体外，可伴有腹膜炎和肠麻痹的表现。尿液积聚体内时可形成尿性囊肿，合并感染时则形成脓肿。闭合性创伤性输尿管损伤尿性囊肿的形成较为常见。后期的输尿管损伤特别是伴有输尿管慢性局部坏死时常形成尿瘘，最常见的输尿管阴道瘘和输尿管皮肤瘘，瘘道的形成增加了治疗的难度。

三、感染

主要为局部的尿液积聚或局限的输尿管坏死和尿外渗继发感染引起。感染严重者可有脓毒症的表现，甚至引起死亡。

四、梗阻

输尿管梗阻是输尿管损伤最常见的临床表现。损伤后早期即可引起患侧腰疼，但多数患者无特殊感觉而表现为远期的慢性输尿管梗阻和肾积液,诊断多源于肾积液引起的腰部不适或常规复查。双侧输尿管损伤或孤立肾输尿管损伤可表现为无尿,诊断时需排除肾的低灌流和急性肾衰竭。

五、非特异性表现

创伤性输尿管损伤可有腰肋部瘀斑和肋脊角触疼的表现。此外,术后不明原因的发热,持续长时间的肠麻痹,不明原因的白细胞升高,不明原因的血肌酐和尿素氮升高等都要考虑输尿管损伤的可能。

第五节 诊 断

及时明确诊断并进行处理是决定输尿管预后的最重要因素。充分全面地了解病史,详细的体检和选择合适的辅助检查是能否及时确诊的关键。因多数输尿管损伤缺乏特异的临床表现,警惕意识是早期确诊的关键。延期诊断将显著增加处理的难度和并发症的发生率。

一、临床诊断

1. 外伤性输尿管损伤 外伤性输尿管损伤往往伴有严重的腹部及盆腔脏器损伤。其中,贯通伤常合并血管和肠管的损伤,而钝挫伤常伴有盆骨及腰、骶椎的损伤。血尿对于外伤性输尿管损伤的提示价值并不高,因为只有 50% ~ 75% 的患者出现血尿。

对于贯通性输尿管损伤,其及时诊断主要依靠术中直接探查输尿管,应特别注意输尿管周围的组织损伤、腹膜后血肿等,同时静脉或输尿管插管给予亚甲蓝或靛胭脂可以帮助确认损伤部位。对于输尿管钝性损伤,由于临床较少见而容易漏诊,同时合并其他脏器损伤的表现以及全身情况的不稳定常常掩盖输尿管损伤从而使诊断延误。对于全身情况不稳定而需紧急剖腹探查者,术中直接探查输尿管是最直接有效的方法。对于全身情况稳定,但有血尿(包括肉眼血尿或镜下血尿)、严重的加/减速伤、腰肋部瘀斑或压痛的患者,需作相关影像学检查以排除输尿管损伤,并密切关注其病史及临床表现。

2. 医源性输尿管损伤 医源性输尿管损伤的及时诊断也依赖于术中发现。因而对于容易损伤输尿管的手术,术者应高度警惕术中输尿管损伤的可能。输尿管镜引起的损伤常能即刻发现,妇科和腹部外科手术引起的损伤术中常不能被及时识别而延时诊断。术中伤口不明原因的渗液增多或血尿常提示输尿管损伤,尿少(排除肾低灌流)和术中触及充盈的输尿管也是输尿管损伤的线索。尽管文献报道在妇科手术前先行输尿管置管并不降低损伤的概率,但笔者认为,置管后的输尿管便于术中识别和触摸,可在一定程度上避免对输尿管周围组织过度分离及缝扎周围组织造成输尿管牵拉成角。但是在行输尿管置管的过程中需要小心操作,避免置管导致的输尿管损伤。

3. 输尿管损伤的延期诊断 输尿管损伤一旦不能及时诊断,其延期发现时会有以下临床表现:腰痛、尿失禁、阴道漏尿、血尿、发热、尿毒症或腹膜后尿囊肿。

输尿管损伤延时诊断后,其并发症的发生率将明显增加。对于输尿管损伤的早期识别有助于及时修复输尿管并改善患者预后,而损伤后延期发现则会增加患者痛苦、感染的发生率并导致肾功能的不可逆损害。

二、影像学诊断

1. 逆行肾盂造影 在诊断不明确的情况下,逆行肾盂造影往往是确认输尿管损伤的较好方法。不仅可明确输尿管损伤的有无、损伤的部位和程度,并且还可在条件允许时安置输尿管支架管。若逆行造影失败,还可在患者行经皮肾穿刺造瘘后行造瘘管造影明确损伤部位。

2. 增强 CT 增强 CT 是目前检查创伤特别是多发伤的较理想方法,借助三维成像技术,可对输尿管情况进行观察,还可同时了解合并伤的情况。但如果病人患侧肾功能受损明显,或没有肾盂积水、尿囊肿或输尿管扩张不明显的情况时,CT 常不能直接显示输尿管损伤的部位,需结合其他影像学检查。

3. 静脉肾盂造影(IVP) 不推荐将静脉肾盂造影用于输尿管损伤的诊断,因为单纯的 IVP 检查,特别是单次摄片的 IVP 对于输尿管损伤的诊断可靠性并不高,其假阴性率高达 60% 。

4. B 超 B 超对输尿管损伤的诊断的作用有限,但对尿性囊肿和血肿的诊断有帮助,并可发现因尿外渗和血肿所致的肾积水。

第六节 治 疗

输尿管损伤情况复杂多样,因其损伤原因、

部位、程度以及确诊时间和伴发创伤的不同,对其处理也应采用个体化方案。但无论何种方法,都应力争达到恢复尿路通畅和保护肾功能的目的。

一、不同损伤的治疗原则

1. 处理病人要有全局观　当病人全身情况危急,休克或伴有其他重要器官损伤时,应先纠正全身情况,优先处理重要器官的创伤,不应强求一次性修复输尿管的损伤。在全身情况不稳定的情况下,可采用输尿管置管或旷置等简单办法以尽快结束手术,输尿管损伤可待二期手术处理。

2. 早期及时诊断、及时处理　输尿管损伤能否及时诊断并处理是影响预后的最重要因素,延期诊断常增加处理的难度和并发症的发生率。对于伤后未能及时处理而延期诊断的病例,在手术修复的时机上存在争议:传统的观点主张先做尿流改道——肾穿刺造瘘(PCN),3 个月后再行修复手术。理由是早期输尿管损伤部位因损伤性炎症反应、尿外渗等致组织脆性大,修复能力差,易导致修复手术失败。但近期一些学者发现,早期手术修复的成功率与延迟修复并无差别,并发症的发生率甚至更低,因而主张尽早手术(3 周内)。

3. 手术修复原则　输尿管因其本身的生理特性,开放手术修复要遵循下列原则:①创伤段充分清创,直到输尿管断端有明显渗血为止;②游离输尿管时要注意保护其外膜,以免影响其血供;③任何吻合都应在无张力的情况下进行,损伤段较长时不能强行吻合;④吻合口宜大,斜形或铲形,防漏,黏膜对合整齐并放置内支架;⑤必要时用网膜包裹、隔离。

二、不同损伤部位的处理方法选择

轻度不完全的输尿管损伤常可行输尿管置管或肾造瘘,严重的损伤往往需要开放手术处理。不同部位的损伤手术处理方法不尽相同。因输尿管的血供特性,中段输尿管损伤处理更为棘手。损伤段不长的中上段损伤可采用输尿管端端吻合、肾下盏输尿管吻合等;损伤段较长时可采用自体肾移植、输尿管与对侧输尿管吻合,甚至需要肠代输尿管。而远端的输尿管损伤多采用输尿管膀胱再植或输尿管膀胱再植+腰大肌固定或 Boari 膀胱瓣。不同处理方法可纠正的输尿管长度见表 3-2-1。

表 3-2-1　不同术式可修复输尿管损伤的长度

手术方法	可纠正长度
输尿管端端吻合	2~3cm
输尿管膀胱再植	4~5cm
输尿管膀胱再植+腰大肌固定	6~10cm
输尿管膀胱再植+Boari 膀胱瓣	12~15cm
肾游离固定	5~8cm

三、治疗方法

1. 输尿管置管　一、二级的输尿管损伤和输尿管镜所致的输尿管穿孔、假道形成等采用输尿管置管即可,输尿管本身损伤不严重的尿瘘也可首选置管治疗。输尿管置管主要起到尿液内引流和作为输尿管修复愈合的支架作用。置管可采用膀胱镜,最好使用输尿管镜,术中应使导丝通过损伤处到达肾盂,并根据实际情况选用一定口径和一定长度的双 J 管(F5~F8)。术中如有条件应作 X 线定位以确保双 J 管的放置位置良好,术后留置 Foley 尿管 2~3 天防止尿液反流,减少外渗。

2. 输尿管端端吻合　输尿管端端吻合术在概念上是修复输尿管损伤的最简单方法,但手术的成功取决于合适的病例选择和精良的手术技巧,这种方法最适合于中上段输尿管损伤,下段损伤多采用输尿管膀胱再植。确保吻合口无张力是手术成功的关键,所以输尿管端端吻合只适合于较短长度的损伤(2~3cm)。手术切口的选择取决于损伤的部位,上段损伤可采用腰肋部切口,Gibson 切口较适合于中段损伤。术中术者需对可游离的输尿管长度有清楚的认识,先前的手术史或创伤引起输尿管周围组织粘连造成输尿管的游离困难可能导致手术失败。损伤处两端的输尿管应予充分清创,直至观察到良好的血运(渗血)。确认两断端吻合后无张力的情况下,将两端 180° 对应剪开,4-0 或 5-0 可吸收线间断缝合。术中是否需常规留内支架管存在争议,笔者认为修复创伤性输尿管最好留置内支架管,临床上我们均常规留置双 J 管,4~6 周后拔除。术毕切口留置引流管,膀胱置 Foley 尿管,2~3 天后拔除。术后常规作腹部 X 线检查以了解内支架位置。文献报道的输尿管端端吻合术的成功率达 90%,常见的并发症包括尿瘘和吻合口狭窄,约 4% 的病人需再次手术。

3. 输尿管肾下盏吻合　输尿管下盏吻合主要用于修复 UPJ 严重撕裂或近端输尿管损伤后开放

手术修复失败的病例,这种情况下肾盂往往损毁严重,或周围组织包裹、严重纤维化已无法分离。手术成功的关键是充分游离出肾下极,并切除包绕下盏的肾皮质暴露出下盏漏斗部,仅仅切开下盏处的皮质常导致狭窄的复发。输尿管肾下盏吻合的方法与端端吻合一致,强调斜形或铲形、开口较大的吻合。通常采用4-0可吸收线间断吻合,并留置双J管作内引流。

4. 输尿管膀胱再植 远端输尿管损伤多采用输尿管膀胱再植,该术式可处理远端5cm以内的输尿管损伤,合并采用膀胱壁腰大肌固定或Boari瓣甚至可处理中上段的输尿管损伤。手术切口可采用下腹正中切口或Pfannenstiel切口,术中应尽可能在腹膜外分离操作。输尿管膀胱吻合口也不应有张力,一旦感觉有张力需要结合膀胱壁腰大肌固定或Boari瓣。输尿管常规留置内支架4~6周,膀胱置Foley尿管,2~3天后拔除。儿童患者输尿管膀胱吻合口最好采用抗反流机制,成人患者是否需行抗反流吻合也是一争议性问题,多数学者认为:不伴感染的成人输尿管反流对肾功能的影响不大,无需抗反流吻合。

5. 膀胱壁腰肌固定 膀胱壁上提与腰肌固定可用于修复单纯输尿管膀胱吻合有张力的输尿管远端损伤,膀胱上提后可用于修复远端5~10cm的损伤。一定的膀胱容积和较好的膀胱顺应性是采用该法的前提,膀胱容积过小或挛缩膀胱是该法的禁忌证。术中可采用下腹正中切口或Pfannenstiel切口,在Retzius间隙内充分游离膀胱,生理盐水充盈膀胱后,组织钳牵拉同侧膀胱壁应能到达髂血管上方,必要时可结扎对侧膀胱上动脉以增加膀胱的流动性。水平切开膀胱前壁,上提膀胱施行输尿管与膀胱壁吻合后,将同侧膀胱壁固定在腰小肌或腰大肌肌腱上并注意避免损伤生殖股神经,最后纵行缝合前壁切口。输尿管再植+腰肌固定的成功率达95%,并发症主要为吻合口瘘和输尿管梗阻。

6. Boari膀胱瓣 中段输尿管损伤有时最为棘手,当损伤段过长或输尿管无法游离时,输尿管端端吻合常无法实施,对于这种情况Boari膀胱瓣可能是一较好选择。设计好的Boari膀胱瓣可以修复远端10~15cm的输尿管缺损,有些病例甚至可达到肾盂。和膀胱壁可否行腰肌固定一样:膀胱容积大和膀胱顺应性好是采用该法的前提,膀胱容积过小或挛缩膀胱则是禁忌。通常采用Pfannenstiel切口充分游离膀胱后,分离出同侧的膀胱上动脉及其分支,并以该动脉作为膀胱瓣的支配血管。沿动脉走向在膀胱后侧壁至前壁标出所要取瓣的轮廓,瓣的基底宽度不应少于4cm,瓣的长度以超出输尿管缺损长度2~3cm、确保吻合口无张力为宜,瓣的最远端的宽度不应少于3cm。将膀胱瓣围成管状后与输尿管吻合,不必强求抗反流的黏膜下吻合,而应以吻合口有无张力以及瓣的远端有良好血供为标准,膀胱瓣的远端应固定于腰肌以防吻合口有张力。文献报道的Boari瓣成功率在90%~95%,失败的原因主要为瓣的远端缺血致吻合口狭窄。Thompson等采用本法对25例输尿管损伤患者进行了重建,22例获得了成功,3例失败,其中2例为吻合口狭窄。

7. 输尿管与对侧输尿管吻合 中段较长的输尿管损伤,当其他修复方法不能采用时可考虑与对侧输尿管吻合。输尿管与对侧输尿管吻合要求损伤近侧输尿管的长度能足够达到对侧,而且对侧输尿管无病变,既往肾结石和盆腔放疗的病史是相对禁忌证。一般采用经腹正中切口,近端输尿管经乙状结肠系膜在肠系膜下动脉上穿出,与对侧输尿管作端侧吻合,双J管从损伤侧输尿管经吻合口到膀胱,有人建议如对侧输尿管足够宽应在其内再置一双J管。因该方法可能造成对侧输尿管梗阻,如肾功能已损害较重时,应做肾切除而不推荐采用本法。

8. 肠代输尿管 近端长的输尿管损伤,特别是输尿管镜所致输尿管黏膜撕脱时,常难用膀胱瓣或其他方法修复而需要做肠代输尿管或自体肾移植。回肠是临床使用最多的代替输尿管的器官,当肾盂损伤严重,无法行自体肾移植,也可采用下盏回肠吻合术。回肠代输尿管的禁忌证包括:肾功能欠佳、膀胱功能不良或出口梗阻,炎症性肠病或放射性肠炎。术中常取距回盲部约20cm处长约25cm肠管,恢复肠道连续性后,两端分别用2-0 Vircyl线与肾盂(肠管远端)和膀胱(肠管近端)间断缝合,注意肠管的蠕动方向应与尿液方向相反。文献报道是否行肠体的裁剪和(或抗反流)吻合对结果并没影响。

9. 自体肾移植 自体肾移植的适应证同肠代输尿管,这类修复手术都需择期完成。选择这种方法前提示治疗组需要一定的活体肾移植的经验。手术前最好先行CT血管重建以了解肾蒂血管情况右肾静脉短,因此右侧手术难度较左侧大;左肾静脉有左肾上腺静脉和性腺静脉汇入,术中应避免损伤。近年来随着腹腔镜技术的发展,不仅用于活体供肾切除,也用于处理修复输尿管损伤的自体肾移植。Meng 和 Freise 等报道了采用腹腔镜取肾+自体移植方法处理严重医源性输尿管损伤的经验,7例患肾均成功采用腹腔镜切除,6 例成功移植,1 例因肾动脉本身原因而未做移植。

10. 肾游离固定　游离肾脏使其下移可用于修复上段输尿管缺损。将肾脏充分游离后顺肾蒂将其下移,下极与腰肌固定,修复输尿管损伤长度可达 5 ~ 8cm。右肾静脉较短常限制了肾脏的下移,可将肾静脉分离切断后再与其下方的下腔静脉吻合以增加下移的范围(Gil-Vert 等,1964)。

11. 腔内技术和金属支架　延期确诊的输尿管损伤(常表现为输尿管梗阻)可采用腔内技术处理。腔内技术操作相对简单,可采用逆行或顺行入路。腔内切开和气囊扩张的适应证是较短的狭窄段(<1cm)。分肾功能尚可(>25% 总肾功能)和重度以下肾积水。腔内切开处理输尿管狭窄的成功率为 60% ~ 70%,狭窄段较长(>1cm)或完全闭锁、肾功能较差或肾积水严重病例疗效常不佳,复发率很高。对于输尿管完全闭锁或经多次手术修复而复发的输尿管狭窄而又不能再次行开放手术成形者,可采用腔内切开后再植入金属支架。笔者自1995 年起开始采用腔内切开+金属支架植入治疗反复开放手术所致的输尿管梗阻,最初 13 例随访时间平均为 92 个月,其中 6 例患者输尿管通畅、肾功能稳定,3 例辅以双 J 管植入也达到保护肾功能的目的。现临床有五种不同的金属支架可选择,Memokath051 是一种非网眼的整筒金属支架,短期的结果显示其可避免肉芽和上皮增生引起的再梗阻问题。

12. 肾切除　患侧肾功能较差、合并严重感染、输尿管损伤严重难于修复,而对侧肾功能正常或接近正常者可考虑行肾切除术。

四、修复后处理和随访

文献报道的各类输尿管修复术后并发症的发生率约为 11% ~ 53%,包括手术后近期的尿漏、伤口感染、血肿、尿性囊肿、各类导管相关的并发症以及远期的输尿管狭窄或闭锁、反复的尿路感染、输尿管反流和隐性肾功能慢性损害等等,因此修复术后早期的严密观察和出院后的定期随诊十分必要。术后早期应观察伤口引流量的多少及性状,并做 X 线检查了解支架管和引流管的位置;拔除内支架前要做相关检查了解修复的输尿管有无梗阻。输尿管术后常有远期的狭窄复发,术后的随访应持续较长的一段时间,开放手术的随访时间不能短于 2 年。腔内切开的病例术后随诊是必需的,应将其视为治疗的一部分:术后第 1 年 3 个月随诊一次,以后每 6 个月一次,至少持续 3 年;随诊主要内容是评估输尿管引流,可首选利尿肾图,有时需要连续多次检查对比分析。此外,不同的修复手术常有其特定的并发症,如 Boari 瓣术后容易发生膀胱输尿管反流而并发反复的尿路感染,这些情况临床上都需予以重视(表 3-2-2)。

表 3-2-2　输尿管损伤的诊治要点

1. 医源性损伤是导致输尿管损伤的最常见病因。开放性输尿管损伤最常由枪弹伤导致,而闭合性输尿管损伤多由交通事故导致
2. 输尿管损伤常合并严重的腹部及盆腔创伤。而对于存在腹部穿通伤或加速钝性损伤的患者,医务人员应高度警惕合并输尿管损伤
3. 血尿不能作为临床上诊断输尿管损伤的指标
4. 通常临床上给出的输尿管损伤诊断是延期诊断
5. 术前留置输尿管支架管不一定能预防输尿管损伤的发生,但该措施能够在输尿管损伤发生后帮助及时诊断,可根据术中输尿管损伤的危险性大小和术者经验判断是否于术前留置输尿管支架管
6. 腹部及盆腔手术中,准确辨认并充分游离输尿管可有效避免输尿管损伤
7. 轻度的输尿管穿孔或狭窄推荐通过留置输尿管支架管的方式处理
8. 严重的输尿管损伤如能一期修复重建则尽量修复,如无条件应先行患侧尿流改道后择期再行重建术

第七节　总结与展望

输尿管损伤是一临床相对少见而又不能回避的问题。处理外伤性输尿管损伤要提高早期诊断的意识,而医源性输尿管损伤最好的预防方法是正确地理解局部解剖,保持术中视野清晰,尽量避免非直视下操作。妇科手术仍是引起医源性输尿管损伤的主要原因,伴有易引起输尿管损伤的危险因素存在时要给予充分的重视。术前留置输尿管支架管不一定能预防输尿管损伤的发生,但能够帮助在输尿管损伤发生后及时诊断。泌尿外科器械的创伤也是引起输尿管损伤的常见原因,临床上小口径输尿管镜和输尿管软镜的推广应用及经验的积累已明显降低了输尿管损伤的发生率,规范训练和严格的专科医师准入制度将进一步降低这类并发

症的发生。严重损伤后的修复仍较为困难,人工输尿管替代也许会是一个发展方向,国外已有相关报道,但仍需技术上的进一步的完善。

（刘嘉铭　王坤杰）

参 考 文 献

1. Elliott SP, McAninch JW. Ureteral injuries: external and iatrogenic. Urol Clin North Am, 2006, 33 (1): 55-66.

2. Pereira BM, Ogilvie MP, Gomez-Rodriguez JC, et al. A review of ureteral injuries after external trauma. Scand J Trauma Resusc Emerg Med, 2010, 18: 6.

3. Siram SM, Gerald SZ, Greene WR, et al. Ureteral trauma: patterns and mechanisms of injury of an uncommon condition. Am J Surg, 2010, 199 (4): 566-570.

4. Walsh PC, Retik AB, Vaughan ED, et al. Cambell's urology. Philadelphia: W. B. Saunders, 2002: 3100-3104.

5. Amato JJ, Billy LJ, Gruber RP, et al. Vascular injuries. An experimental study of high and low velocity missile wounds. Arch Surg, 1970, 101 (2): 167-174.

6. De Cicco C, Ret Davalos ML, Van Cleynenbreugel B, et al. Iatrogenic ureteral lesions and repair: a review for gynecologists. J Minim Invasive Gynecol, 2007, 14 (4): 428-435.

7. Wu HH, Yang PY, Yeh GP, et al. The detection of ureteral injuries after hysterectomy. J Minim Invasive Gynecol, 2006, 13 (5): 403-408.

8. Härkki-Sirén P. Laparoscopic complications in Finland. J Am Assoc Gynecol Laparosc, 1999, 6 (3): 363.

9. Delacroix SE Jr, Winters JC. Urinary tract injures: recognition and management. Clin Colon Rectal Surg, 2010, 23 (2): 104-112.

10. Pokala N, Delaney CP, Kiran RP, et al. A randomized controlled trial comparing simultaneous intra-operative vs sequential prophylactic ureteric catheter insertion in re-operative and complicated colorectal surgery. Int J Colorectal Dis, 2007, 22 (6): 683-687.

11. St Lezin MA, Stoller ML. Surgical ureteral injuries. Urology, 1991, 38 (6): 497-506.

12. Johnson DB, Pearle MS. Complications of ureteroscopy. Urol Clin North Am, 2004, 31 (1): 157-171.

13. Summertom DJ, Djakovic N, Kitrey ND, et al. EUA Guidelines on urological trauma. Eur Urol, 2013, 32-36.

14. Boone TB, Gilling PJ, Husmann DA. Ureteropelvic junction disruption following blunt abdominal trauma. J Urol, 1993, 150 (1): 33-36.

15. Brandes S, Coburn M, Armenakas N, et al. Diagnosis and management of ureteric injury: an evidence based analysis. BJU Int, 2004, 94 (3): 277-289.

16. Hammontree LN, Wade BK, Passman CM, et al. Ureteral injuries: recent trends in etiologies, treatment and outcomes. J Pelvic Med Surg, 2005, 11 (3): 129-136.

17. 吴阶平. 吴阶平泌尿外科学. 济南: 山东科技技术出版社, 2004: 842-846.

第三章 尿道损伤

第一节 概 述

尿道损伤(urethra trauma)是泌尿系统最常见的损伤,多发于男性青壮年,女性仅占3%。男性尿道长约18cm,以尿生殖膈为界分为前、后两段,前尿道包括阴茎部和球部,后尿道包括膜部和前列腺部。前尿道损伤以球部为主,而后尿道损伤则多见于膜部尿道。尿道损伤根据损伤原因可分为开放性、闭合性和医源性三类。开放性损伤较罕见,多为战伤和锐器伤,常伴有阴囊、阴茎等部位贯穿伤。闭合性损伤主要为挫伤和撕裂伤,可合并膀胱、肠道等脏器损伤。医源性损伤是指尿道腔内器械操作不当所致的损伤。临床上以闭合性损伤最为常见,多为外来暴力所引起,如骨盆骨折所致的膜部尿道断裂。

由于解剖位置和组织结构的差异,各个部分损伤的特点及治疗方法不尽相同,其预后也存在差异。如处理不当,极易导致一系列的并发症,如尿失禁、尿道狭窄、性功能障碍等。因此,尿道损伤的早期处理是关键,而这又取决于损伤的部位、性质、患者的全身情况等因素。尽管目前临床上已经形成一套比较完善的处理流程,但在处理时机及方式等问题上仍存在一定争议。

第二节 后尿道钝性损伤

一、病因与机制

后尿道钝性损伤多为与骨盆骨折有关的尿道损伤(pelvic fracture urethral distraction defect,PFUDD),主要发生于交通事故,其次为房屋倒塌、矿井塌方、高空坠落、工业事故等。在此类损伤中,尿道损伤单独存在的很少,多合并骨盆骨折和其他脏器的损伤,因此骨盆骨折尿道损伤时要注意其他脏器的损伤。经典的理论认为,男性后尿道损伤是由于着力于某点上的剪切力所导致。在解剖学上,尿道膜部

由尿道外括约肌包绕,并被尿生殖膈系于坐、耻骨连接处,尿道前列腺部则完全位于盆腔内,由耻骨前列腺韧带联系于耻骨联合处。后尿道膜部及前列腺部均被周围组织系于盆底,因此位置较为固定。当骨盆受到外界暴力时可出现几种情况。①骨折导致骨盆环变形,盆底的前列腺附着处和耻骨前列腺韧带受到急剧的牵拉而断裂,使得前列腺突然向后上方移位,前列腺部与膜部尿道交界处撕裂。在前列腺韧带撕裂的同时,背深静脉丛和盆底静脉丛也会被撕裂,从而导致盆腔血肿的形成。盆腔血肿通常会加重前列腺移位,最终导致两处完全断裂。②骨盆受到挤压引起骨盆骨折时,尿生殖膈移位产生的强大剪切力使穿过其中的膜部尿道撕裂。③某些骨盆骨折会使固定的前列腺和移动的膀胱之间形成剪切力,从而导致膀胱颈损伤。

然而,近年来的一些研究对这种经典损伤机制提出了质疑。大量研究结果表明:尿道的破裂不是在前列腺膜部尿道连接处而是在膜部和球部尿道连接处。最近的解剖学研究发现尿道括约肌和膜部尿道并非在相同平面上,而是从膀胱延伸至会阴膜,行经前列腺全程。包绕膜部尿道的肌肉也直接和前列腺尿道肌肉延续,肌肉终止于会阴膜,并不到达球部尿道,因此目前主要观点认为前列腺、尿道膜部和尿道括约肌应被看作是一个整体的解剖学单位。在骨盆骨折中,这个解剖学单位移位,随着耻骨前列腺韧带的断裂使得尿道膜部的伸缩性加大。当膜部尿道移位时,球部尿道却相对固定,因此球膜部连接处才是后尿道中的薄弱点。另一方面,在因后尿道损伤而行尿道成形术的患者中,大多数患者外尿道括约肌功能会得到不同程度的保存,也从另一方面支持上述推断。球膜部断裂后前列腺向上移位,周围静脉丛破裂出血形成血肿,又加剧了前列腺向后、上的移位。

二、后尿道损伤的分类

1977年Colapinto和McCallum基于逆行尿道造影结果将后尿道损伤分为三个类型:Ⅰ型后尿道损

伤(图3-3-1):耻骨前列腺韧带断裂,后尿道被拉伸延长,但尿道的连续性和完整性依旧存在。Ⅱ型后尿道损伤(图3-3-2):后尿道在尿生殖膈的上方撕裂,但尿生殖膈完整,尿道造影时造影剂外溢但不进入会阴部。Ⅲ型后尿道损伤(图3-3-3):在Ⅱ型的基础上出现尿生殖膈撕裂,尿道的损伤也延伸至球部,因此尿道造影时造影剂外溢进入会阴部。由于Ⅱ型和Ⅲ型损伤都会出现尿道的完全性断裂,因此在排泄性膀胱尿道造影时会出现膀胱上浮移位到骨盆以上的现象(pie in the sky)。随着临床经验

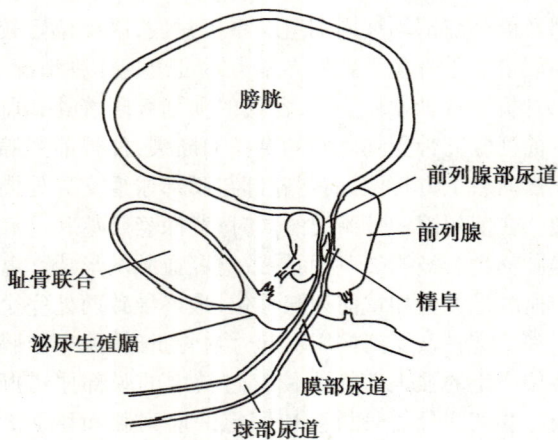

图 3-3-1　Ⅰ型后尿道损伤

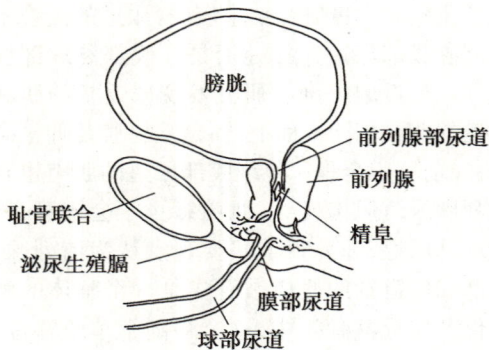

图 3-3-2　Ⅱ型后尿道损伤

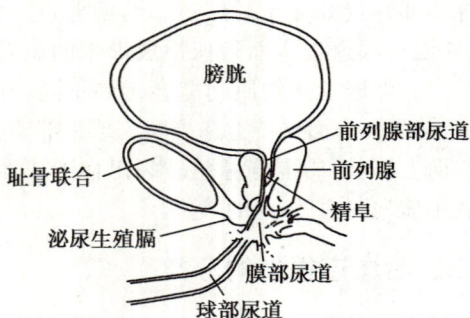

图 3-3-3　Ⅲ型后尿道损伤

的积累与总结,泌尿外科医生发现尿道内括约肌的作用至关重要。因此在1997年,Goldman就以此为依据提出了新的分类方法(表3-3-1)。新的分类方法在以往的分类基础上进行了延伸,增加了代表膀胱颈、底部损伤的Ⅳ(图3-3-4)和Ⅳa(图3-3-5)型以及代表前尿道损伤的Ⅴ型(图3-3-6),这其中以Ⅲ型为主,占66%~85%。Ⅳ型和Ⅳa型之间的区别之处就在于前者直接损伤到膀胱颈和内括约肌,尿失禁的发生率较高,而后者因未直接损伤膀胱颈,因此尿失禁的风险较小,因此Ⅳ型需要尽早行膀胱颈修补以降低尿失禁的风险。上述两种分类标准主要侧重于尿道解剖结构的改变,以及尿道损伤的位置与尿生殖膈之间的关系,而另一种分类方式则强调尿道损伤以及尿道分离的程度,以欧洲泌尿外科协会(The European Association of Urology, EAU)为代表,见表3-3-2。无论哪种分类方式,其目的都是为了对尿道损伤进行准确诊断以利于后续的治疗。

表 3-3-1　Goldman 分类

分级	描述
Ⅰ	牵拉伤,尿道造影示尿道延长但无造影剂渗出
Ⅱ	挫伤,尿道口有滴血,尿道造影无造影剂渗出
Ⅲ	前后尿道部分断裂,在尿道或膀胱附近损伤部位造影剂渗出,造影剂可进入膀胱
Ⅳ	前尿道完全断裂,损伤部位造影剂渗出,无法显示近端尿道和膀胱
Ⅴ	后尿道完全断裂,损伤部位造影剂渗出,无法显示膀胱
Ⅵ	后尿道完全或部分断裂合并膀胱颈或阴道撕裂伤

表 3-3-2　欧洲泌尿外科协会分类

分类	描述
Ⅰ	后尿道被拉伸但无破裂
Ⅱ	后尿道位于尿生殖膈上的部分断裂
Ⅲ	损伤同时累及尿生殖膈上下的前后尿道,两者同时出现部分或完全性的断裂
Ⅳ	膀胱损伤延伸到后尿道
Ⅳa	后尿道损伤同时伴膀胱底部的损伤
Ⅴ	部分或完全性的前尿道损伤

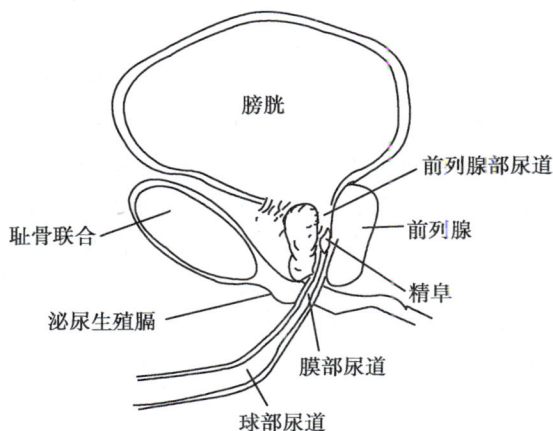

图 3-3-4 Ⅳ型后尿道损伤

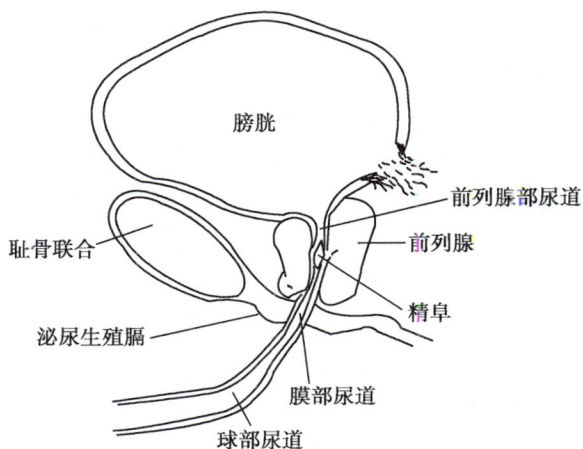

图 3-3-5 Ⅳa 型后尿道损伤

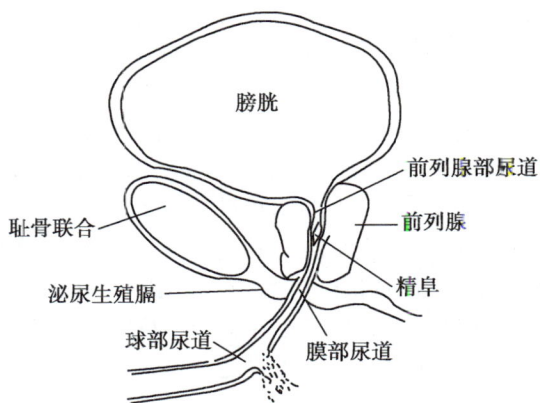

图 3-3-6 前尿道损伤

三、临床表现

1. **休克** 骨盆骨折常合并邻近脏器损伤，常因大出血而发生失血性休克。

2. **血尿和尿道出血** 多数病人可见尿道口流血，如能排尿，常有肉眼血尿。

3. **疼痛** 常有下腹部痛，局部肌紧张，并有压痛。如出血和尿外渗加重，可出现腹胀及肠鸣音减弱。

4. **排尿困难** 尿道撕裂或完全断裂后，由于尿道的连续性中断或血块堵塞，常引起排尿困难。在这种情况下用力排尿，可能导致大量尿液外渗，增加周围软组织纤维化及感染的风险。

5. **尿外渗及血肿** 尿生殖膈断裂时，可出现尿外渗及血肿。

四、诊断

1. **病史及体检** 骨盆骨折时病人可出现尿潴留。直肠指检对确定尿道损伤的部分、程度及是否合并肛门损伤极为重要，因此应对所有骨盆骨折病人进行直肠指检。当后尿道完全断裂时，可扪及前列腺上移，有浮动感，同时可触及血肿。若指套染血，则提示合并直肠损伤。如退出后有血性液体流出，需考虑膀胱、尿道与直肠之间是否相通。

2. **X 线检查** 骨盆 X 线片可显示骨盆骨折、耻骨联合移位或断裂情况。逆行尿道造影对怀疑尿道损伤的病人有着良好的诊断作用。病人置于 25°~30°斜位，以完整显示尿道及尿外渗区域。如尿道造影正常，需进一步作膀胱造影以排除膀胱损伤。

3. **核磁共振** Narumi 报告用核磁共振诊断外伤性后尿道断裂，阳性率 85%（23/27），诊断前列腺尖移位阳性率达 90%。

4. **内镜检查** 随着技术的进步，软性膀胱镜的使用愈加广泛。部分病例可通过软性膀胱镜进行诊断处理。软性膀胱镜的主要优势在于直视下操作，诊断更加直观明确。同时可在病人平卧时操作，适合急诊的特定环境。但是其也有存在不足之处，如血块堵塞尿道后无法进一步操作，并且在注水的过程中可能增加感染和出血的风险。

五、后尿道钝性损伤的治疗

对后尿道损伤患者的治疗原则是恢复尿道的连续性，预防、减少尿道狭窄、尿失禁、阴茎勃起功能障碍（ED）等并发症的发生。从病理学的角度来看，因伤后 5~6 天成纤维细胞开始产生胶原纤维，因此争取在这之前恢复后尿道的连续性。但在这么短的时间内进行尿道会师，一方面病人自身情况不允许，另一方面可能会加重尿道创伤，反而导致尿道错位。

导尿术是尿道损伤时最常见的治疗操作，但不提倡即刻实行导尿。因为导尿过程中可能将不完全损伤的尿道破坏而造成完全性损伤,有时导尿管甚至从断裂处穿出后误认为已放入膀胱,水囊充盈后进一步损伤尿道及邻近组织。一旦损伤加剧,就会给下一步治疗带来更大的困难,因此需先行尿道造影对损伤进行评估。

到目前为止,临床医生们在处理时机及方法上也存在着较多争议。目前临床上对于治疗时机的选择有三种不同意见:①在创伤发生后48小时内;②在创伤发生后2~14天延迟处理;③3个月或更长时间延迟处理。而在处理方法也有两种:①一期尿道修复;②耻骨上膀胱造瘘+延期尿道成形术。

1. 一期开放尿道修复 包括一期开放尿道吻合术及尿道会师术,都是在48小时内进行处理,其目的就是一期确保尿道的连续性。但是这种非直视下的操作往往导致尿道位置异常、成角、旋转,也可导致前列腺横轴错位、旋转错位。相较于延期处理,一期开放尿道修复术后尿道狭窄率虽然更低,但性功能丧失及尿失禁的出现概率却更高,其原因主要是由于开放修复多需要探查耻骨后间隙及清除血肿,造成耻骨后血肿"填塞"作用的丧失,再加上在解剖尿道断端时容易损伤到邻近前列腺的勃起神经;同时,解剖尿道也可能损伤内括约肌。就目前的治疗手段而言,治疗尿道狭窄的方法多且疗效较满意,而治疗性功能障碍及尿失禁的方法有限,且代价更高,因此目前已基本不再主张行一期开放尿道修复。

2. 一期内镜下尿道修复 随着泌尿外科腔内技术的发展,通过内镜诊断及治疗尿道损伤已逐步取代传统的方法。相较于开放尿道修复术,内镜下尿道会师既能保证较低的尿道狭窄发生率,又可以避免开放手术所带来的性功能障碍及尿失禁。在操作时,内镜(输尿管镜、软性膀胱镜)可自尿道口顺行进入,在直视下放置导丝后引导尿管通过损伤处,从而使尿道在轴位保持一致,且可避免旋转。如顺行无法找到断端,则可加用一套内镜,自膀胱造瘘口进入,通过膀胱颈后到达断端。可以以一端光源作为引导进行尿道会师。这种方法的选择余地很大,就算达不到会师的目的也可退而求其次,留置膀胱造瘘进行延期二期尿道成形术。

3. 二期尿道修复术 自20世纪70年代后期,尿道损伤一期修复逐步被二期尿道修复术所代替。Webster等通过大规模的调查后认为急诊一期开放尿道修复加重尿道创伤、出血增多,使原来尿道部分断裂转变为完全断裂,因此后段尿道损伤首选耻骨上膀胱造瘘,3个月后再行尿道成形术。这在过去的几十年中已成为广泛接受的标准。尽管在尿道完全断离的病例上,尿道狭窄不可避免,但相较于一期开放修复较高的性功能障碍及尿失禁发生率,二期修复更具优势。但如果与一期内镜下尿道修复相比,一期膀胱造瘘后所遇到的情况要复杂得多:断离的尿道并未经过修复,3~6个月后可能出现极为复杂的长段尿道狭窄,这在二期手术中是个巨大的挑战。因此在病人情况允许的情况下,一期内镜下尿道修复效果可能更好(图3-3-7)。

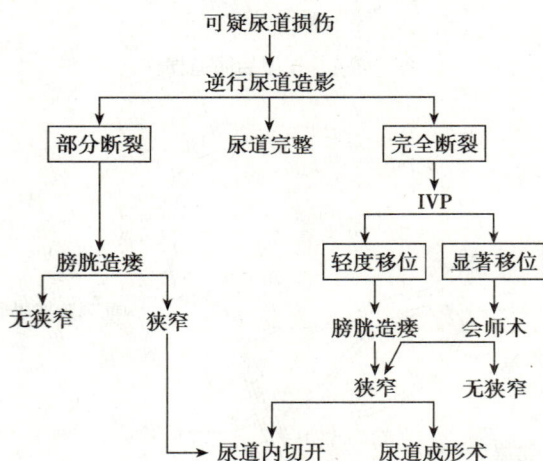

图3-3-7 治疗流程图

六、并发症的处理

后段尿道损伤的主要并发症是尿道狭窄、阴茎勃起功能障碍和尿失禁。由于阴茎勃起功能障碍和尿失禁处理起来较尿道狭窄更加复杂,因此应尽力避免。

1. 尿道狭窄的治疗 总结统计的骨盆骨折引发的后尿道狭窄发生率约为74%。对这种外伤性的后段尿道狭窄,需要明确狭窄的程度、部位、数目、长度及尿道周围组织情况。可行尿道膀胱造影及盆腔CT帮助判断。治疗方法有多种。①内镜直视下内切开:可使用激光、冷刀等手段进行内切开,对于长度<1cm的狭窄有效,但容易再狭窄。内镜下切开曾在80年代风行一时,但近年来多数学者认为该方法的最终转归均为再狭窄。国内孙颖浩教授也曾提出内切开最多不超过2次。②经会阴尿道成形术:这也是常见的一种手术方式,主要难度在于后尿道解剖位置较深,尿道黏膜对黏膜无张力吻合难度较大。同时应注意彻底清除周围瘢痕组织,避免瘢痕对新尿道的挤压导致再次狭窄。该方法术后效果佳,成功率超过90%。③经耻骨径路

尿道成形术:对复杂性、反复多次尿道手术失败、后尿道狭窄长度>3cm者适用。④尿道套入术:即将前尿道套至后尿道,我国开展较少。

2. 勃起功能障碍的治疗 勃起功能障碍发生率约20%左右,多为神经受损所致,药物、理疗等均无法恢复,需通过阴茎假体植入恢复勃起功能。值得注意的是,在置入阴茎假体前需先治愈尿道狭窄,避免后期处理狭窄时损伤假体导致置入失败。

3. 尿失禁的治疗 如尿失禁程度较轻,可通过提肛训练来协助控尿。如为尿道括约肌受损所导致的真性尿失禁,可行吊带或人工尿道括约肌置入。同阴茎假体植入术类似,人工尿道括约肌置入需在尿道狭窄治愈后进行手术,如合并勃起功能障碍,两种手术可一次进行。

第三节 伴发膀胱颈损伤的后尿道损伤

Goldman分类中Ⅳ和Ⅳa型是伴有膀胱颈、膀胱底部损伤的尿道损伤,尤其是Ⅳ型,直接损伤膀胱颈及内括约肌。男性儿童更容易发生膀胱颈损伤,这是因为前列腺尚处于发育阶段,无任何组织保护,因此膜部尿道薄、脆弱,一旦损伤易引起前列腺尿道、膀胱颈断裂。该类患者应考虑手术修复,早期对膀胱颈进行修补以避免尿失禁的发生。为最大限度地减少膀胱颈瘢痕形成或膀胱颈闭锁可能,有学者提出使用网膜蒂状瓣转瓣处理。

第四节 女性尿道损伤

与男性不同,女性尿道很短,平均3.5cm长,易于扩张且没有弯曲。女性尿道分为上中下三个部分,上部结构和膀胱颈一致,两处的环状肌连贯成为内括约肌,因此十分有力;中部尿道除了平滑肌外还有随意环形肌,起到一部分外括约肌的作用;下部尿道即尿道开口,无肌肉。一般来说女性尿道短,位置隐蔽,故不易损伤。即便出现损伤,也以前段、纵行的撕裂伤为多。但女性尿道血运相当丰富,膀胱下动脉、阴道动脉、阴部内动脉分别供血于女性尿道的上、中、下三部,当骨盆骨折时,紧贴于耻骨后盆壁上的静脉丛又易破裂出血。因此,女性尿道损伤,尤其是尿道完全断裂时往往出血严重,可迅速导致休克。

女性尿道损伤的处理方式与男性截然相反,提倡即刻行耻骨后探查并进行尿道重建,或利用导尿管恢复尿道连续性,而不是先予尿流改道。尿流改道会导致尿道狭窄、尿道阴道瘘的发生,后期处理十分困难。需要注意的是,女性尿道与阴道毗邻,骨盆骨折后产生的碎骨片在刺穿尿道和膀胱颈的同时往往也损伤了阴道,因此在探查时仅仅关注尿道的重建而不处理阴道损伤容易形成膀胱阴道瘘。因此对骨盆骨折的女性而言,阴道检查也十分必要。

第五节 前尿道损伤

与后尿道损伤相比,前尿道通常是外力直接作用于阴茎、尿道所致,损伤较少合并其他脏器损伤,因此伤情较轻。前尿道损伤通常见于骑跨伤、踢伤、暴力打击会阴部等情况,因外力将球部尿道猛烈压向耻骨联合所致。此外,导尿、尿道扩张等医源性操作或开放性损伤(如刀刺伤等)也可导致前尿道损伤。根据损伤程度可分为挫伤、撕裂伤及尿道断裂。

前尿道的处理相对于后尿道而言相对简单。由于较少合并其他脏器损伤,因此出血较少。但伴有尿道海绵体损伤时可出现严重出血,此时需要抗休克治疗。

尿道挫伤通常是尿道黏膜损伤,由于尿道黏膜自身的特性,愈合后不会留下明显的瘢痕。因此如无明显排尿困难不需要进行导尿。

在处理前尿道撕裂方面,如尿道撕裂不严重,则可通过留置导尿进行处理,1～2周均可愈合且尿道狭窄概率较低。因为在这种情况下,只要及时留置导尿,尿液就不会浸润尿道损伤区域,从而避免感染,降低尿道狭窄的发生概率。而在处理严重尿道撕裂伤方面,部分学者建议行尿液转流,以免导尿时加重尿道损伤。但也有观点认为,处理这类严重尿道撕裂的患者应放宽手术指征,及早施行经会阴部尿道修补术或吻合术以降低尿道狭窄概率。

对于前尿道断裂,如在损伤期就诊,应首选尿道修补或端端吻合术,以恢复尿道的连续性,减少尿道狭窄的发生。否则行耻骨上膀胱造瘘,后期再处理尿道。在手术过程中,需注意彻底清除损伤严重的尿道组织及血肿,以防术后出现尿道狭窄及尿道感染。

前尿道损伤的主要并发症为前尿道狭窄,处理方法多样,包括:尿道外口切开、尿道扩张、尿道内切开、狭窄段切除后尿道端端吻合、局部带蒂皮瓣修复游离移植物修复等。目前对治疗方式的选择还存在着争议。一般而言,长度<2cm 的狭窄段可通过微创的方式进行处理,其中尿道扩张占 92.8%,内镜下冷刀切开占 85.6%,其余还有支架管支撑、激光切开、药物注射等。而在长度>2cm 的狭窄处理上争议颇多,目前的手段各有优缺点。

尿道损伤的治疗重点目前主要侧重于后期并发症的治疗,主要是尿道狭窄、性功能障碍和尿失禁。特别是对于尿道狭窄,近年来出现了各种新术式并取得了不错的疗效。组织工程材料的应用也为尿道重建提供了一个新方向。但与此同时,我们应该清醒地看到,复杂尿道狭窄或尿道狭窄伴真性尿失禁等情况仍是治疗难点,需要我们继续探索。

(王忠 郑大超)

参 考 文 献

1. Carlin BI,Resnick MI. Indications and techniques for urologic evaluation of the trauma patient with suspected urologic injury. Semin Urol,1995,13(1):9-24.

2. Narumi Y,Hricak H,Armenakas NA,et al. MR imaging of traumatic posterior urethral injury. Radiology,1993,188(2):439-443.

3. Koraitim MM. Pelvic fracture urethral injuries:The unresolved controversy. J Urol,1999,161(5):1433-1441.

4. Webster GD,Mathes GL,Selli C. Prostatomembranous urethral injuries:a review of the literature and a rational approach to their management. J Urol,1983,130(5):898-902.

5. Genoa G,Ferguson,Travis L,et al. Minimally Invasive Methods for Bulbar Urethral Strictures:A Survey of Members of the American Urological Association. UROLOGY,2011,78(3):701-706.

6. Kawashima A,Sandler CM,Wasserman NF,et al. Imaging of urethral disease:a pictorial review. Radiographics,2004,24(Suppl 1):S195-216.

7. 王忠.下尿路修复重建手术学.北京:人民卫生出版社,2010.

第四章 膀胱损伤

第一节 概 述

成人的膀胱位于小骨盆内,耻骨联合的后面。其底部四周有骨盆保护,两侧是盆壁(骨盆骨),前方是耻骨联合,后方是直肠(或子宫),下方是盆底筋膜和盆底肌。成人膀胱为腹膜外器官,膀胱的上面,两侧和后面有腹膜覆盖,而前面并无腹膜。膀胱空虚时大部分位于腹膜外,充盈时大部分位于腹膜内。男性膀胱出口经前列腺牢固地固定在盆腔内,而膀胱体易于移动。儿童膀胱大部分位于腹膜外。一般情况下,膀胱不易受到损伤。当膀胱充盈达300ml以上时,高出于耻骨联合之上,如下腹部受到外力作用,有可能导致膀胱破裂。当骨盆受到强大外力的作用致骨盆骨折时,则并发膀胱破裂之可能性大为增加(10%)。儿童处于发育过程中,膀胱不像成人位于盆腔之内,稍有充盈,即可突出至下腹部,因此儿童膀胱易于损伤。

据Waterhouse统计,在251例泌尿系统损伤中,38例(11%)为膀胱损伤。大多数膀胱钝伤由摔伤、撞伤、袭击或下腹撞击引起。由于筋膜相连,骨盆骨折会导致膀胱撕裂,骨折端也可直接撕裂膀胱。膀胱撕裂也可由于穿刺伤或医源性手术并发症引起,或发生于感觉异常的膀胱过度充盈的患者(如醉酒或神经源性病变)。经过多次手术的膀胱及病理性膀胱如肿瘤、结核、接受放射治疗等,其受伤机会远较正常膀胱高。开放性膀胱损伤常见于战时,平时较为少见。此类膀胱损伤常合并有其他器官的损伤。外伤后如膀胱无破裂,仅为程度不同的挫伤,一般不造成重要的临床问题。

目前各国的指南均认同:对于范围小且不复杂的医源性膀胱穿孔,可行保守治疗;对于钝伤引起的腹膜外型膀胱破裂,若无膀胱颈累及和(或)未出现需手术干预的合并伤,可行保守治疗;对于钝伤引起的腹膜内型膀胱破裂及所有的开放性损伤所致的膀胱损伤,均应行急诊手术探查和修补。

第二节 病 因

一、外伤性膀胱损伤

1. **开放性损伤** Ochsner统计1096战伤病例中,泌尿系统损伤79例,其中膀胱损伤10例(11%)。开放性损伤多为弹片、子弹、火器、利刃或锐器贯通所致,常合并有其他器官的损伤,如肠道、子宫、阴道等。可形成腹膜尿瘘、膀胱直肠瘘或膀胱阴道瘘。

2. **闭合性损伤** 钝伤所致膀胱破裂最常见的原因是机动车辆的碰撞,其他情况见于高坠伤、工伤、骨盆挤压伤和下腹撞伤等。直接暴力引起的膀胱闭合性损伤多发生于膀胱处于充盈状态下的下腹部损伤,如拳击伤、踢伤、碰撞伤等。间接暴力常发生于骨盆骨折时,由骨折断端或游离骨片刺破膀胱引起。60%～90%膀胱钝性损伤与骨盆骨折有关,44%的膀胱损伤患者至少合并有一处腹内损伤。Cass统计1975～1985年1080例骨盆骨折中,其中93例有膀胱破裂(8.6%),骨盆骨折的范围、程度与膀胱损伤的发生有密切关系,多发性及粉碎性骨盆骨折伴有骨断端严重移位或有游离骨片者,最易引起膀胱损伤。由于膀胱顶部最薄弱,活动度最大,因此破裂部位多在有腹膜覆盖的膀胱顶部。产妇因产程过长,膀胱壁被压在胎头与耻骨联合之间可引起缺血性坏死,并致膀胱阴道瘘。

二、医源性膀胱损伤

医源性膀胱损伤占到所有膀胱损伤的一半,器械操作、放射治疗、注入腐蚀剂或硬化剂所致膀胱损伤均属此类,其中最常见于妇产科手术的并发症。由膀胱外引起的穿孔主要见于产科和妇科手术,其次见于普外科手术及泌尿外科手术。由膀胱内引起的穿孔主要见于经尿道膀胱切除术以治疗肿瘤。外部因素导致的穿孔多于内部因素导致的穿孔。除外手术损伤,在灌注病理性膀胱时,若灌注液悬挂高度超过70～80cm,可导致膀胱破裂。

三、自发性破裂

可见于病理性膀胱,如膀胱结核、晚期肿瘤、长期接受放射治疗的膀胱等。

第三节 危险因素

一、非医源性膀胱损伤

醉酒后可造成膀胱过度膨胀,从而成为膀胱损伤的危险因素之一。骨盆骨折后膀胱损伤最大的危险因素包括骨盆环分裂、移位超过1cm,耻骨联合分离超过1cm和耻骨支骨折,而髋臼骨折与膀胱损伤无必然联系。

二、医源性膀胱损伤

1. 剖宫产术 既往剖宫产术、既往盆腔手术史、胎先露位置大于或等于+1、胎儿体重大于4kg。

2. 子宫切除术 恶性肿瘤、子宫内膜移位症、既往盆腔手术史、伴随抗尿失禁手术或盆腔器官脱垂手术。

3. 普外科手术 恶性肿瘤、憩室炎、炎症性肠病。

4. 中段尿道悬吊术 经耻骨后路径、既往剖宫产史、既往膀胱颈悬吊术、BMI<30kg/m²、直肠前突、局麻下手术。

5. 膀胱肿瘤电切术 肿瘤大小、患者年龄、膀胱预处理、位于顶部或憩室内肿瘤。

第四节 病理生理

一、膀胱挫伤

仅伤及膀胱黏膜或肌层,膀胱壁未穿破,局部出血或形成血肿,无尿外渗,可有血尿。一般不会造成重要的临床问题。

二、膀胱间质的明显损伤

膀胱壁内血肿,造影剂外渗到黏膜下未穿透全层。一般也不造成重要的临床问题。

三、穿透伤

穿破膀胱壁全层。穿透性膀胱损伤都是枪弹刺入,或骨折片造成的,由于同时合并有其他损伤,应当手术探查。

四、膀胱破裂

1. 腹膜内型膀胱破裂 腹膜内膀胱破裂多发生于膀胱充盈时,其破裂部位均在有腹膜覆盖之膀胱顶部。膀胱破裂后,大量尿液涌入腹腔,形成尿性腹膜炎。如为非感染性尿液,所造成之腹膜刺激症状较轻;如为感染性尿液腹膜刺激症状更为明显严重。由于腹膜吸收能力较强,当大量尿液进入腹腔后于短时间内(1小时之内),血中尿素氮即明显升高,对腹膜内型膀胱破裂的诊断有一定帮助。

2. 腹膜外型膀胱破裂 腹膜外膀胱破裂常发生于骨盆骨折时。膀胱破裂后尿液经破口外溢,与血液混合积聚于盆腔内。一般情况下外渗尿多局限于盆腔内膀胱周围。

五、复合伤

约10%的膀胱破裂合并有腹膜外和腹膜内膀胱穿孔,即同时有腹膜内及腹膜外膀胱破裂。多由火器伤、利刃穿刺伤等所致,强大的外力造成这种膀胱复合伤和较高的非泌尿系统损伤,伤势严重,有较高的死亡率约60%。

第五节 临床表现

一、血尿及排尿困难

肉眼血尿是膀胱损伤的最可靠体征,发生率占膀胱损伤患者的82%~95%。但未见肉眼血尿亦不能排除膀胱损伤,因为有5%~15%的膀胱破裂病例仅有镜下血尿。膀胱破裂后,膀胱内及膀胱周围的血块和尿液均可导致病人有尿意,但排尿困难。

二、局部肿胀及皮肤瘀斑

各部分筋膜的完整性决定外渗的位置,尿外渗可能导致会阴、阴囊、大腿及腹前壁的位于腹横筋膜与壁腹膜之间的潜在间隙的肿胀及相应皮肤的改变。

三、疼痛

膀胱损伤后的疼痛主要与尿外渗的范围有关。当腹膜内膀胱破裂时,尿液进入腹膜腔可引起化学性腹膜炎,导致腹膜炎特征性疼痛。当腹膜外膀胱破裂时,前壁破裂尿液进入耻骨上区可引起耻骨上疼痛;后壁破裂尿液进入直肠前间隙引起直肠周围疼痛。

四、腹部压痛

超过97%的患者可有腹部压痛。

五、氮质血症

对于腹膜内破裂的患者，腹腔内尿素氮与肌酐的重吸收可致尿毒症和血中肌酐水平升高。

六、尿瘘

常见于贯通伤患者，尿液可经由创口流出体表或进入直肠、阴道流至体外。

对于术中医源性膀胱损伤患者，因膀胱损伤时间短，病人处于麻醉条件下等因素，膀胱损伤的临床表现常不明显，膀胱损伤常容易遗漏。对于膀胱外部手术，直接视诊是评估膀胱完整性最可靠的方法。指示性征象包括：尿外渗；肉眼可见膀胱组织撕裂；手术野内可见清亮液体；可见导尿管；腹腔镜术中尿袋内可见血液和气体。膀胱内滴注亚甲蓝有助于诊断。若找到膀胱穿孔，需继续检查输尿管口是否完好。对于膀胱内部手术，逼尿肌纤维之间可见暗区（脂肪组织）或肠袢提示有穿孔存在。穿孔较大时膀胱无法膨胀，表现为回抽液较少、腹胀。

第六节 诊 断

一、病史与体检

根据病史与体格检查，常可得出膀胱损伤的初步诊断。病人下腹部或骨盆受外力暴力后，出现腹痛、血尿及排尿困难，体检发现耻骨上区压痛 直肠指检触及直肠前壁有饱满感，常提示腹膜外膀胱破裂。伴有全腹剧痛、腹肌紧张、压痛及反跳痛，并有移动性浊音时，提示腹膜内膀胱破裂。骨盆骨折引起膀胱及尿道损伤，则兼有后尿道症状及体征。

二、导尿试验

严格无菌条件下以软导尿管进行导尿，如能导出清亮尿液，可初步排除膀胱破裂；如不能导出尿液或仅导出少量尿量，则膀胱破裂之可能性很大。此时可注入生理盐水200ml，停留5分钟，如能抽出同量或接近同量的液体，说明膀胱无破裂。若进出的液体量差异很大，提示可能有膀胱破裂，因液体外漏时吸收量会减少，腹腔液体回流时吸收量会增多。这一方法虽可因导尿操作不当而出现假阳性

或假阴性结果。在无其他诊断条件时，仍不失为一种有用的检查方法。

若导尿管不能顺利插入膀胱时，不应勉强，可能伴有尿道损伤。切忌使用暴力，加重损伤。

三、尿液检查

怀疑膀胱损伤，除非有明确尿道外口流血或滴血，均应收集尿液行尿常规检查。血尿的存在常提示膀胱损伤，约95%膀胱损伤患者有血尿的表现。

四、影像学检查

1. 膀胱造影或CT+膀胱造影 膀胱造影检查是诊断膀胱损伤的重要手段。如疑似膀胱损伤患者合并骨盆骨折和肉眼血尿，则应行膀胱造影检查，因为在这类病例中有大约29%已经发生膀胱破裂。但对于仅有肉眼血尿或仅有骨盆骨折或仅有镜下血尿的患者，是否必须行膀胱造影检查尚存在争议，一般认为，当此类患者具备以下因素之一时，应考虑行膀胱造影检查：①明确的可能伤及膀胱的穿刺伤并伴任何程度的血尿时；②耻骨上区疼痛或压痛；③外伤后尿中有血凝块；④CT或超声提示腹腔内有游离液体；⑤不能排尿或尿量减少；⑥腹部膨胀、肠梗阻或有腹膜炎体征；⑦有膀胱结核、肿瘤等严重膀胱疾病史或膀胱手术史；⑧醉酒或感知异常患者。

盆腔内造影剂火焰样浓集是腹膜外膀胱穿孔/破裂的特征影像；而腹膜内膀胱破裂可见造影剂显示肠袢轮廓。在诊断膀胱损伤方面，膀胱造影与CT+膀胱造影有相似的诊断敏感性和特异性（总体敏感性95%，诊断特异性100%）。但在实际临床中，膀胱损伤多存在合并伤，因此CT+膀胱造影可以在明确有无合并骨盆骨折、内脏损伤等的同时，还可以区分液体来自腹膜内还是腹膜外。但是膀胱造影与CT+膀胱造影的诊断原理都是通过判断膀胱充盈时有无尿外渗来判断有无膀胱损伤，因此，如存在无法有效充盈膀胱、血块阻塞穿孔部位以及膀胱壁挫伤等情况时，容易出现漏诊。

2. 静脉肾盂造影 静脉肾盂造影诊断膀胱损伤的准确率不高，确诊率15%~25%，而假阴性高达64%~84%，不被推荐作为膀胱损伤的常规诊断方法。原因是造影剂在膀胱内常被稀释而膀胱内压力不高，不能显示细小的穿孔。

3. B超 文献有使用B超诊断膀胱破裂的报告，但B超不能作为膀胱损伤的常规的诊断方法。尽管有尿外渗应高度怀疑膀胱破裂，但B超不能区

分尿液是来自尿道还是膀胱的损伤。

五、膀胱镜检查

膀胱镜检查是术中怀疑有膀胱损伤患者确诊膀胱损伤的推荐方法。在适当膀胱充盈条件下，膀胱镜可以直视下发现膀胱破口，及时诊断与处理。

第七节 治 疗

一、膀胱破裂的处理原则

多数意识清醒的膀胱破裂患者会出现显著的非特异性症状，如腹部和耻骨上区疼痛、不能排尿。但膀胱损伤症状可能会被伴随的腹部或盆腔损伤症状所掩盖。耻骨上区压痛、下腹部瘀斑、肌紧张，以及肠鸣音减弱，都是膀胱破裂的典型体征。具有典型体征的患者行必要的影像学检查后常可明确膀胱破裂的诊断。膀胱破裂的处理原则为：①完全的尿流改道-留置导尿管或耻骨上膀胱造瘘；②膀胱周围及其他尿外渗部位充分引流；③闭合膀胱壁缺损。

二、紧急处理

膀胱破裂合并骨盆骨折或并发多器官开放性损伤，患者往往处于程度不同的休克状态，应积极的治疗休克，处理威胁生命的损伤，如输液、输血、止痛及镇静，急诊手术处理威胁生命的损伤。膀胱破裂不论其伤势轻重，均应尽早预防感染，如尽早使用广谱抗生素。

三、保守治疗

膀胱挫伤或造影时仅有少量尿外渗，症状较轻者，可经尿道插入导尿管持续引流 7~10 天；使用抗生素，预防感染，破裂常可自愈。

四、腹膜外膀胱破裂的处理

多数非复杂性腹膜外膀胱破裂的患者，即使出现广泛的腹膜后渗漏或阴囊外渗亦可仅通过持续导尿而达到满意的治疗效果。但如出现尿液引流不理想时应考虑手术治疗。对于合并膀胱颈的损伤，骨碎片插入膀胱内，开放性骨盆骨折或骨盆骨折需要开放复位及内固定，存在直肠损伤以及较大的膀胱壁缺损时需要手术干预。手术治疗取下腹正中切口，推开腹膜，切开膀胱探查膀胱内情况，在膀胱内用可吸收线缝合破口。如有游离骨片或其他异物应予以清除。缝合膀胱，并行高位膀胱造瘘。对膀胱外的血肿尽量不予触动，以免造成再次出血。

五、腹膜内膀胱破裂

钝性损伤后所导致的腹膜内破裂应遵循常规外科修复的原则，以避免尿液的腹腔内外渗可导致腹膜炎甚至死亡。腹膜内膀胱破裂应积极采取手术治疗。取下腹正中切口，进入腹腔后，探查腹内情况，清除腹腔内尿液，缝合腹膜并在膀胱外修补膀胱破口，或经破口行膀胱造瘘，于腹膜外膀胱放置橡皮管引流。手术时所有腹腔器官都应探查以排除可能的合并损伤。

六、穿通伤

所有穿透性损伤所导致的膀胱穿通伤均应进行急诊探查，并进行膀胱修复。

七、合并伤的处理

对骨盆环单处骨折不至引起骨盆环变形者，一般不需特殊处理。骨盆环双骨折伴骨盆环破裂分离或骶髂关节脱位合并耻骨联合分离，骨盆不稳定者，可根据骨折、脱位情况应用双下肢皮肤牵引，骨盆悬吊牵引固定或手法复位及患侧下肢持续骨牵引等。合并直肠损伤，不论平时或战时都是较为严重的问题。处理原则是行膀胱及结肠造瘘。如为枪弹贯穿伤、伤口不大，造瘘时可在膀胱内缝合破口，如位置深缝合困难可不予处理，破口常可自行愈合；如为爆炸伤累及直肠、膀胱，或从高出坠跌被硬物刺伤肛门、直肠、膀胱时，在结肠、膀胱分别造瘘的同时，行会阴、肛门、直肠彻底清创，分别缝合膀胱、直肠，并修整缝合肛门括约肌，待伤口愈合良好，排尿排便恢复正常后，再去除膀胱造瘘及封闭结肠造瘘。

八、并发症及处理

膀胱破裂最严重的并发症是漏诊或没有控制的尿外渗导致的广泛的腹盆壁脓肿和坏死形成。进行性的膀胱尿外渗可致腹膜炎和腹腔内脓肿形成。充分引流可减少并发症的发生。如果引流管脱出而需持续引流者，再次留置引流管是必须的，可经 B 超阴道经皮穿刺，经导丝扩张后留置引流管。耻骨上膀胱造瘘管的位置可经膀胱造影或可曲性的膀胱镜检查确定。盆腔积液和脓肿需经 B 超引导穿刺抽脓。膀胱痉挛可口服抗胆碱剂治疗。

第八节 总结及诊疗推荐

泌尿系统损伤常与其他系统的损伤同时存在，单纯的泌尿系统创伤比较少见，临床泌尿外科医生在救治和（或）协助救治创伤患者时，应及时掌握病史、了解创伤机制，分析有无合并伤或其他系统的损伤，优先处理危及生命的损伤。在排除其他损伤后，考虑到以膀胱损伤为主时，可遵循以下原则处理。

1. 非医源性膀胱损伤的首选诊断方法是膀胱造影，它也可用于术后怀疑存在医源性膀胱损伤病例的诊断。

2. 当同时存在肉眼血尿和骨盆骨折时，膀胱造影或 CT+膀胱造影检查是必需的。

3. 对于接受经耻骨后途径尿道下悬吊手术和较大妇科手术的患者，术中应进行膀胱镜检查以排除可能存在的膀胱损伤。对于接受其他形式的悬吊手术及经阴道网片吊带术的患者，术中可选择进行膀胱镜检查。

4. 钝性损伤所致的腹膜外型膀胱破裂的治疗中，如不存在膀胱颈部受累和其他需要手术干预的指征，可以采用保守治疗。

5. 钝性损伤所致的腹膜内膀胱破裂以及穿刺伤所致的膀胱损伤均需行急诊手术和膀胱修复。

6. 保守治疗也可被有选择的用于小的、非复杂性医源性腹膜内膀胱穿孔。

（刘嘉铭 王坤杰）

参 考 文 献

1. Waterhouse K, Gross M. Trauma to the genitourinary tract: a 5-year experience with 251 cases. J Urol, 1969, 101(3):241-246.
2. Summertom DJ, Djakovic N, Kitrey ND, et al. EUA Guidelines on urological trauma. Eur Urol, 2013, 37-44.
3. Ochsner TG, Busch FM, Clarke BG. Urogenital wounds in Vietnam. J Urol, 1969, 101(2):224-225.
4. Wirth GJ, Peter R, Poletti PA, et al. Advances in the management of blunt traumatic bladder rupture: experience with 36 cases. BJU Int, 2010, 106(9):1344-1349.
5. Gomez RG, Ceballos L, Coburn M, et al. Consensus statement on Bladder injury. BJU Int, 2004, 94(1):27-32.
6. Cass AS, Gleich P, Smith C. Male genital injuries from external trauma. Br J Urol, 1985, 57(4):467-470.
7. Festini G, Gregorutti S, Reina G, et al. Isolated intraperitoneal bladder rupture in patients with alcohol intoxication and minoe abdominal trauma. Ann Emerg Med, 1991, 20(12):1371-1372.
8. Avey G, Blackmore CC, Wessells H, et al. Radiographic and clinical predictors of bladder rupture in blunt trauma patients with pelvic fracture. AcadRadiol, 2006, 13(5):573-579.
9. Bjurlin MA, Fantus RJ, Mellett MM, et al. Genitourinary injuries in pelvic fracture morbidity and mortality using the National Trauma Data Bank. J Trauma, 2009, 67(5):1033-1039.
10. Tonkin JB, Tisdale BE, Jordan GH. Assessment and initial management of urologic trauma. Med Clin North Am, 2011, 95(1):245-251.
11. Rahman MS, Gasem T, Al Suleiman SA, et al. Bladder injuries during cesarean section in a University Hospital: a 25-year review. Arch Gynecol Obstet, 2009, 279(3):349-352.
12. Morey AF, Iverson AJ, Swan A, et al. Bladder rupture after blunt trauma: guidelines for diagnostic imaging. J Trauma, 2001, 51(4):683-686.
13. Walsh PC, Retik AB, Vaughan ED, et al. Cambell's urology. Philadelphia: W. B. Saunders, 2002:3104-3108.
14. Rafique M. Intravesical foreign bodies: review and current management strategies. Urol J, 2008, 5(4):223-231.
15. 吴阶平. 吴阶平泌尿外科学. 济南:山东科学技术出版社, 2004:842-846.

第五章 睾丸扭转

第一节 概 述

睾丸扭转(torsion of testis)又称精索扭转,是由于睾丸和精索本身的解剖异常或活动度加大而引起的扭转,使精索内的血液循环发生障碍,引起睾丸缺血、坏死。睾丸扭转常需要泌尿外科急诊处理。

新生儿至70岁老人均可发生睾丸扭转,12~18岁的青少年为本病高发年龄段,约占65%。一组国外研究资料统计其发病率约为1/4000。实际发病率可能并不低,因为有相当一部分病例被误诊为急性睾丸炎或附睾炎,应引起重视。本病既可发生在正常位置的睾丸,也可发生于隐睾。左侧睾丸扭转的发病率高于右侧,这可能与左侧精索较右侧稍长有关。

第二节 睾丸扭转的分型及病因

根据扭转的部位,睾丸扭转可分为鞘膜内型和鞘膜外型。

一、鞘膜内型

此型多见,好发于青春期。睾丸在鞘膜内发生扭转。在正常情况下睾丸引带应与睾丸鞘膜相连,即睾丸及附睾后面有一部分与睾丸鞘膜壁层相连,使睾丸固定。而在异常时,睾丸鞘膜包绕了整个睾丸,使睾丸不固定而游离,这种情况下睾丸极易发生扭转。这种异常多为双侧性。

二、鞘膜外型

此型罕见,常发生于新生儿和1岁以内婴儿。扭转发生在睾丸鞘膜之上,有人称之为精索扭转,早期诊断不易。

第三节 发病机制及病理

正常情况下,睾丸在阴囊内有一定的活动度。

在下述情况下,睾丸的活动度增加,与睾丸扭转的发生有关:①睾丸发育不良以及睾丸系膜过长,远端精索完全包绕在鞘膜之内,睾丸悬挂在其中,活动度过大;②睾丸下降不全或腹腔内睾丸,睾丸呈水平位;③附睾仅与睾丸上下极的某一极附着;④正常情况下睾丸鞘膜在睾丸附睾附着处反折,其后方无鞘膜覆盖而直接附着于阴囊壁,限制了睾丸的过度活动。如果睾丸附睾被鞘膜完全覆盖,则睾丸在鞘膜腔内的活动度加大。

睾丸扭转多发生在睡眠中或者睡眠后刚起床时,约占睾丸扭转的40%。这是由于在睡眠中迷走神经兴奋,提睾肌随阴茎勃起而收缩增加,使得睾丸发生扭转。另外由于睡眠中姿势不断的变更,两腿经常挤压睾丸,使睾丸位置被迫改变,这也可能是睾丸扭转的诱发原因之一。少数患者有阴囊外伤史,但大多数患者并没有明显诱因。

由于提睾肌肌纤维呈螺旋状由近处到达睾丸,扭转多由外侧向中线扭转,即右侧呈顺时针方向扭转,左侧呈逆时针方向扭转。

扭转程度:扭转程度大者可达720°,多数为180°~360°。扭转程度愈大,对睾丸血液循环损害程度就越大,切睾率也越高。

睾丸扭转后首先发生静脉回流障碍,引起睾丸、附睾及周围组织静脉性淤血及水肿。如未能及时解除扭转,静脉与组织肿胀不断加剧,引起睾丸动脉血供障碍,最终可导致睾丸坏死和萎缩。

缺血时间与睾丸功能:睾丸扭转的病理改变及预后除了与扭转的程度有关外,与扭转后引起睾丸缺血的时间有着重要关系。动物实验表明,睾丸缺血2小时,睾丸的生精和内分泌功能可完全恢复。有临床资料表明,睾丸扭转发病后5小时内手术复位者,睾丸挽救率为83%;10小时以内挽救率降至70%;超过10小时者只有20%的睾丸挽救率。

第四节 一侧睾丸扭转后对对侧睾丸的影响

近年来研究还发现,扭转不仅造成同侧睾丸损伤,而且还可以导致对侧睾丸的损伤。其发生机制目前还不完全清楚。扭转程度和持续时间不同可能触发不同的损伤机制。研究显示,大鼠2小时之内单侧睾丸扭转720°虽然会导致患侧睾丸生精细胞大量凋亡,但对侧生精功能并无重大影响;而当扭转超过6~8小时,对侧睾丸损伤则难以避免。Otcu和Tumer等认为,损伤机制可能与双侧睾丸间交感神经-血管反射及雄激素水平紊乱等因素。李子明等研究扭转12~24小时后对侧睾丸变化,认为短时间和长时间单侧睾丸扭转生精功能损伤机制可能不同。长时间扭转中自体免疫反应可能参与了对侧睾丸生精功能损伤,且扭转时间越长,引起的自体免疫反应越广泛,对侧睾丸生精功能损伤越重。Marcelo等通过动物实验观察到睾丸结扎后,对侧睾丸间质水肿,精原细胞凋亡、脱落,精母细胞和精子细胞数减少,曲细精管萎缩。实验室检查抗精子抗体和T淋巴细胞出现。说明扭转后对侧睾丸损伤是体液免疫和细胞免疫共同参与;另外研究也发现,当结扎精索30天,对侧睾丸44.8%损伤;而结扎80天后只有25%对侧睾丸损伤。说明扭转后对侧睾丸损伤是可逆性的。其原因还不完全明白。

第五节 睾丸扭转与男性不育

一、睾丸扭转对精液质量的影响

精液分析是衡量男性生育能力的重要指标。世界卫生组织对精液质量的评价标准包括:精子计数、精子活力、精子形态学、精子功能和精浆生化等几个方面。40%~90%的单侧睾丸扭转患者精液异常。单侧睾丸扭转经过治疗后,部分患者生育能力,如精子计数、精子活率和精子活力等受到影响。睾丸扭转对于精液质量的影响还与扭转持续的时间有关,精液质量发生显著性降低的患者通常是扭转持续时间>8小时以上者。睾丸扭转影响精液质量的机制目前尚不明确,动物实验研究发现可能与生殖细胞大量凋亡有关。近年来,在对凋亡相关基因的研究中发现,Fas/Fasl、Bcl-2/Bax等基因在睾丸扭转复位后在健侧睾丸表达增强,可诱导生殖细胞的凋亡。

二、睾丸扭转对激素水平的影响

研究表明发生睾丸扭转后,患者血清中INHB下降,而FSH、LH和睾丸分泌的睾酮均维持在正常范围内,患者的第二性征并没有受到明显影响,但是部分患者的确表现出不育的症状,提示其生精功能受到影响。

三、睾丸扭转对抗精子抗体的影响

Koar等发现持续扭转>12小时可能造成血-睾屏障的严重破坏,引起持久的自体免疫反应,导致抗精子抗体的形成。此时自身抗体就可能攻击对侧睾丸,形成抗原抗体复合物而沉积于精曲小管基膜及间质区,并进一步通过激活补体等后续免疫杀伤效应造成靠近此区域的各级生精细胞损伤。

第六节 诊 断

一、症状

睾丸扭转发病突然。典型表现为突发性一侧阴囊内睾丸疼痛,常在睡眠中突然疼醒。起初为隐痛,继之加剧并变为持续性剧烈疼痛。疼痛有时向腹股沟及下腹部放射,伴有恶心、呕吐。

二、体征

发病早期患侧阴囊可无红肿,扭转时间超过12小时可见阴囊皮肤红肿。睾丸明显肿胀,触痛明显,由于提睾肌痉挛与精索扭转缩短,睾丸向上移位呈横位,有时睾丸可提升到腹股沟外环口处,睾丸与附睾的相对位置发生变化。扭转发生时间较长者,由于局部肿胀严重,睾丸与附睾的界限常不能触清。阴囊托高试验(prehn's test)阳性:即托高阴囊时,睾丸疼痛加剧。对阴囊内睾丸缺如的急腹症患者,要高度怀疑隐睾扭转的存在。

三、实验室检查

睾丸扭转患者在血常规检查时可有轻度白细胞增高。

四、特殊检查

1. **Doppler超声血流图** 近年来彩色多普勒超声和血流显像检查在精索扭转中的诊断价值日益受到重视。表现为病侧睾丸血流减少伴阻力系数增高,甚至病侧睾丸内部血流消失,睾丸周围的血流正常甚至增多。该方法诊断睾丸扭转的灵敏度为89%,特异性为99%,假阳性率为1%。由于该方法具有无创性、特异性高和短时间内可重复检查等优点,已经成为诊断精索扭转的可靠方法。

对精索不全扭转的判断较放射性核素扫描更为准确。

针对阴囊检查彩色多普勒超声需要用频率在7.5MHz以上高分辨率探头，只有该探头才具备直接扫描及显示阴囊内容低速血流的敏感性，同时检测时应将声能和门控调至显示低速血流且无色彩噪声的最佳位置，以利血流状态的显示，对患侧血供状况的评价需与健侧相比较。睾丸血供一方面取决于睾丸动脉的受阻程度，另一方面当一侧精索扭转时对侧血流也可反应性减少，使得对比性不强，故睾丸不全扭转时可以缺少低血供的典型征象，而当精索扭转或睾丸附件扭转复位时则可能表现为酷似炎症的高血供改变。另外一些附睾炎，由于明显炎症水肿可使睾丸动脉受压而出现缺血征象，严重者有类似扭转时的血管梗塞，但结合灰阶超声发现附睾明显肿大、存在低回声改变可以明确诊断。血流显像对扭转早期和部分扭转的诊断准确性较低，此外因婴幼儿正常睾丸的血流较少，血流显像的显示率亦不高。应用血流显像在诊断睾丸扭转中可有以下3种表现：①缺血型：睾丸内无血流信号；②少血供型：见于不完全扭转或早期扭转，睾丸内可见残余血流；③血供环绕型：见于一些亚急性扭转病例，于睾丸周边可见血流信号，呈"彩色晕环"状，睾丸内部无血流信号。

能量多普勒显像对低流速血流显示敏感性高于血流显像，目前有望成为诊断精索扭转的最佳方法。

2. 同位素锝-99（Technetium 99m pertechnetate）睾丸扫描　这一检查已成为睾丸扭转术前诊断的准确依据。早期病例采用锝-99核素睾丸扫描，有助于明确诊断，诊断率达81.8%，曾被认为诊断睾丸扭转的金标准。主要表现为患侧睾丸出现放射性不积聚的"冷结节"。该检查在诊断扭转早期，静脉淤滞而动脉存在时，可出现假阴性；另外该设备不能普及，且检查复杂费时；检查时同位素锝-99对健侧睾丸功能可能有影响，因此临床应用受到限制，已经被其他方法取代。

第七节　鉴别诊断

青少年患者如没有外伤史而突发一侧阴囊内睾丸疼痛，应考虑到本病的可能。依据典型的临床表现及超声检查不难做出明确诊断。本病主要应与下列疾病相鉴别。

一、急性附睾炎

1. 睾丸扭转多发于青少年，而急性附睾炎多发生在成年人。

2. 睾丸扭转起病急，局部症状较重，全身症状较轻。而急性附睾炎起病较缓，常伴有发热、外周血白细胞增多。

3. 附睾炎时能比较清楚地触及肿大和疼痛的附睾轮廓。而睾丸扭转时，附睾的轮廓往往触不清楚。

4. 睾丸扭转时睾丸往往上提呈横位，而附睾炎时睾丸常呈下垂状。

5. 阴囊抬高试验　附睾炎患者抬高患侧阴囊时疼痛缓解，而睾丸扭转时疼痛加剧。

二、绞窄性腹内疝

应特别注意与腹腔内睾丸扭转鉴别。腹内疝具有典型的肠梗阻症状和体征。腹腔内型睾丸扭转，没有肠梗阻的体征，而且疼痛点比较固定，甚至在轻柔手法下可触及腹腔内肿大的睾丸。

三、睾丸附件扭转

睾丸附件一般指苗勒管残余，包括旁睾、迷管、哈勒器官，这些都是中肾的残余。睾丸附件扭转起病亦急，亦好发于青少年。但睾丸本身无变化，仅于睾丸的上方或侧方扪及豌豆大的痛性肿块。

四、其他

还须与睾丸脓肿、腹股沟斜疝、外伤和肿瘤相鉴别。

第八节　治　疗

睾丸扭转治疗目的是挽救睾丸。挽救睾丸的关键在于患者从发病到就诊的时间，以及医生首诊的确诊率。患病后就诊的时间愈早愈好。更重要的是临床医师对于睾丸突发疼痛者就诊时要想到睾丸扭转的可能性，一旦明确诊断，尽快予以手术治疗，这对提高睾丸的挽救率至关重要。

一、手术复位及睾丸精索固定

做出诊断后要争取时间尽早手术复位，力争在出现症状6小时内完成手术。在手术探查中，一旦明确睾丸扭转，应立即将睾丸复位，并用温热盐水纱布湿敷 10~15 分钟;若睾丸血液循环恢复良好,色泽转润,应予以保留,并将睾丸、精索与阴囊内层鞘膜间断缝合固定,以防术后再次扭转,反之则应切除睾丸。

即使对睾丸扭转的诊断有怀疑时,也应及时进行手术探查,这是一个重要的治疗原则。睾丸扭转的解剖缺陷常为双侧性,对侧睾丸亦具有扭转的因素,在手术中处理好患侧睾丸和精索后还须手术固定对侧睾丸,尤其是患侧睾丸已被切除者。

二、手法复位

在发病初期,可试行手法复位。肌注盐酸哌替啶(杜冷丁)和阿托品半小时后,将处于横位并上提的睾丸进行轻柔的手法复位。根据睾丸多由外侧向中线扭转的特点,如果是右侧睾丸扭转,则将患睾呈逆时针方向旋转360°,若睾丸于手法旋转复位位置稍下降,上提的紧张松弛,则说明复位成功。然后用"丁"字带托起阴囊,让患睾充分休息。同样,左侧睾丸扭转手法复位时则应呈顺时针方向旋转。在国内一组 72 例的临床资料:复位成功的 24 例中,手法复位成功者为 15 例,手术复位者为 9 例。须注意,手法复位不能防止以后再次发生扭转。真正根本的治疗方法仍在于手术复位,并行睾丸、精索固定术。

睾丸固定术后应该长期随访并注意观察以下内容。①观察睾丸大小:一般术后随访 3~6 月。有随访资料表明,术后仍有 17%~23%的患者发生睾丸萎缩。②性功能:要随访到青春期,一般单侧睾丸扭转复位加对侧预防性睾丸固定者不会有性功能下降。③生精功能:也应随访到青春期,50%~68%的手术后病人可出现精液异常,这可能缘于下列因素:单侧睾丸不可能产生两个睾丸所产生的精子;受损或萎缩的睾丸可产生一些异常物质并影响对侧睾丸。

第九节 展 望

人们对睾丸扭转已经有许多了解,但是还有许多未知的问题。集中在以下方面。

1. 睾丸扭转后对睾丸功能的长期影响,即成人后患者生育能力是否有改变。

2. 扭转后睾丸缺血-再灌注损伤的问题,深入机制及预防。

3. 扭转后对于对侧睾丸的影响,损伤机制及预防。

近年来有研究表明,睾丸扭转复位后因缺血,自由基释放,细胞内钙超载,能量衰竭,白细胞激活等,可造成对侧睾丸生精功能受损。主张在睾丸扭转复位前应用抗氧化剂以减少缺血-再灌注损伤,最大程度保留睾丸的生精功能。对于一侧睾丸扭转后对于对侧睾丸的影响至今仍有较多的争论,损害的机制也还不能用一种理论完全解释,这些都有待于进一步研究。

(安瑞华 甘秀国)

参 考 文 献

1. Turner TT, Brown KJ. Spermatic cord torsion: loss of spermatogenesis despite return of blood flow. Biol, 2003, 49 (2):401-407.
2. Anderson JB, Williamson RC. Testicular torsion in Bristol: a 25 year review. Br J Sung, 1988, 75(10):988-992.
3. Dziselimovic F, Geneto R, Emmons LR. Increased apoptosisin the contralateral testes of pations with testicular torsion as a factor for infertility. J Urol, 1998, 160(3 Pt 2):1158-1160.
4. Akgur FM, Kilinc K, Tanyel FC, et al. Ipsilateral and contralateral testicular biochemical acute changes after unilateral testicular torsion and detorsion. Urology, 1994, 44 (3):413-418.
5. Arap MA, Vicentini FC, Cocuzza M, et al. Late hormonal levels, semen parameters, and presence of antisperm antibodies in patients treated for testicular torsion. J Androl, 2007, 28(4):528-532.
6. 傅广波,汤鹏,徐宗源,等. 单侧睾丸扭转术后健侧睾丸功能的研究. 中国男科学杂志, 2008, 22(4):46-49.
7. Brasso K, Andersen L, Kay L, et al. Testicular torsion: a follow-up study. Scand J Urol Nephrol, 1993, 27(1):1-6.
8. Turner TT, Tung KS, Tomomasa H, et al. Acute testicular ischemia results in germ cell-specific apoptosis in the rat. Biol Reprod, 1997, 57(6):1267-1274.
9. 刘子明,郑新民,李世文,等. 大鼠睾丸扭转后生殖细胞凋亡与 Bcl-2/Bax 基因表达. 中华男科学, 2003, 9(1):40-42.
10. Hu JH, Jiang J, Ma YH, et al. Enhancement of germ cell

apoptosis induced by ethanol in transgenic mice overex-pressing Fas ligand. Cell Res,2003,13(5):361-367.

11. Romeo C,Impellizzeri P,Arrigo T,et al. Late hormonal function after testicular torsion. J Pediatr Surg,2010,45 (2):411-413.

12. Koar A,Küpeli B,Aligir G,et al. Immunologic aspect of teaticular torsion: detection of antispem antibodies in contmlateml testicle. Eur Urol,1999,36(6):640-644.

13. Rahimi A,Sepehti H,Pakravesh J,et al. Quantification of C3 and C4 in infertile men with antisperm antibody in their seminal plasma. Am J Reprod Immunol,1999,41 (5):330-336.

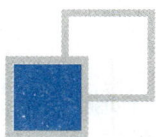

第四篇

泌尿系统感染与炎症

第一章 泌尿系统感染

第一节 流行病学

泌尿系统感染又称尿路感染(urinary tract infection,UTI),尿路感染是肾脏、输尿管、膀胱和尿道等泌尿系统各个部位感染的总称,是指细菌入侵引起尿路上皮的炎症反应,通常伴随有细菌尿(细菌入侵的证据)和脓尿(尿路上皮炎症反应的证据)。

尿路感染是最常见的感染性疾病之一,全球每年有1.3亿~1.75亿人患尿路感染,目前已是仅次于呼吸道感染的第二大感染性疾病。据统计女性一生有60%的可能性会患尿路感染,而且有超过25%的尿路感染患者初次治愈后会在6个月之内再次发作。而尿路感染致休克而死亡者在所有因感染致死者中居第3位;在我国尿路感染占院内感染的9.39%~50%。尿路感染是人类健康所面临的严重的威胁之一。

第二节 病因及细菌学

一、尿路感染病原菌

尿路感染病原菌分布国内外有所不同,国外尿路感染有80%~90%为大肠埃希菌感染,而国内由于抗菌药物应用混乱,病原菌谱的特点为大肠埃希菌比例低于国外(仅占50%左右),而其中携带多重耐药基因的超广谱β-内酰胺酶(extended-spectrum β-lactamases,ESBLs)大肠埃希菌比例增加,粪肠球菌引起的尿路感染比例也明显高于国外,临床用药时应考虑到国内的这个特点。

尿路病原菌大肠埃希菌(Escherichia coli)是尿路感染的首要致病菌。大肠埃希菌的致病因子分为以下几类。①与细胞黏附相关的致病因子,包括血型M菌毛、1型菌毛、F1C菌毛、G菌毛;同时会与肾盂黏膜结合引发肾盂肾炎的有P菌毛等。膀胱光滑的表层衬有一层表浅的伞状细胞,位于顶端表面有一个水晶状排列的六边形复合物,构成4个

完整的膜状糖蛋白被称为膜板块蛋白(uroplakins,UP),其中UPIA和UPIB具有和大肠埃希菌的1型菌毛特异性结合的作用。尿液中的大肠埃希菌首先通过纤毛状的具有黏附作用的细胞器1型菌毛顶端的FIMH蛋白与膀胱表层移行上皮细胞的UP结合定植,而后侵袭引起尿路感染。②与生物被膜形成有关的致病因子是抗原43,具有黏附、自传导、细菌聚集以及生物膜形成的作用。③铁摄取相关的致病因子包括具有摄取氯化血红素作用的血红素受体,摄取三价铁的耶尔森菌素铁载体受体、铁调控单元和需氧菌素铁载体受体等。④细菌保护素,包括抑制血清杀菌活性的外膜蛋白Iss和纤溶酶抑制物Trat,保护细菌免受吞噬和溶菌的Group II荚膜和Group III荚膜。⑤毒素类致病因子包括具有细胞骨架重组、信号通路调控作用的细胞毒坏死因子1,造成宿主细胞功能或形态异常、终止细胞循环、细胞溶解作用的细胞致死性膨胀毒素、分泌性自转载蛋白毒素,调控宿主细胞信号通路、组织损伤、尿路上皮细胞脱落、细胞溶解作用的A-溶血素等。

二、发病机制

正常人的尿道口皮肤和黏膜有一些细菌停留,如乳酸杆菌、链球菌、葡萄球菌、小棒杆菌等,称为正常菌群。在致病菌未达到一定数量及毒力时,正常菌群能对致病菌起到抑制平衡的作用,且正常人尿液的酸碱度和高渗透压、尿液中所含的尿素和有机酸均不利于细菌的繁殖,而膀胱的排尿活动又可以将细菌冲刷出去,故正常人对感染具有防御功能。尿路上皮与大肠埃希菌侵袭结合后会刺激尿路上皮内一系列反应,使得大量的中性粒细胞注入膀胱吞噬细菌引起炎症反应,同时大肠埃希菌的FIMH介导的反应会刺激膀胱上皮细胞的凋亡级联,正常情况下这个凋亡级联是不活跃的,仅6~12个月发生一次,而大肠埃希菌的Fimh刺激会启动细胞的凋亡,表层的上皮细胞加快凋亡而脱落,使得大量的病原菌脱落到尿液中排出。同时基因程

序被激活,使得深层的移形细胞分化增殖以更新表层脱落的上皮细胞。

三、诱发感染的因素

由于泌尿、生殖系统在解剖、生理方面的特点,使致病菌在正常情况下不易停留、繁殖,故不易引起感染。但是,一旦泌尿、生殖系统发生病理改变,感染的防御功能被破坏,致病菌乘虚而入,从而诱发感染。诱发感染的因素主要有四方面。

1. **梗阻因素** 如先天性泌尿生殖系统异常、结石、肿瘤、狭窄、前列腺增生或神经源性膀胱,引起尿液滞留,降低尿路及生殖道上皮防御细菌的能力。

2. **机体抗病能力减弱** 如糖尿病、妊娠、贫血、慢性肝病、慢性肾病、营养不良、肿瘤及先天性免疫缺陷或长期应用免疫抑制剂治疗等。

3. **医源性因素** 如留置导尿管、造瘘管、尿道扩张、前列腺穿刺活检、膀胱镜检查等操作,由于黏膜擦伤或忽视无菌观念,易引入致病菌而诱发或扩散感染。

4. 女性尿道较短,容易招致上行感染,经期、更年期、性交时更易发生。妊娠时由于内分泌与机械性原因使输尿管口松弛扩张,尿液排出迟缓,容易上行感染。尿道口畸形或尿道口附近有感染病灶如尿道旁腺炎、阴道炎亦为诱发因素。

四、感染途径

感染途径主要有四种,最常见为上行感染和血行感染。

1. **上行感染** 致病菌经尿道进入膀胱,还可沿输尿管腔内播散至肾。大约50%下尿路感染病例会导致上尿路感染,因为膀胱炎出现黏膜水肿,使输尿管膀胱交界处功能改变,易发生尿液反流,致病菌可直达肾。如果细菌具有特殊的黏附力或输尿管正常蠕动受到阻碍,上行感染更容易发生。此类感染常发生于妇女新婚期、妊娠期、婴幼儿以及尿路有梗阻的病人。致病菌大多为大肠杆菌。

2. **血行感染** 较少见,在机体免疫功能低下或某些因素促发下,皮肤疖、痈、扁桃体炎、中耳炎、龋齿等感染病灶内的细菌直接由血行传播至泌尿生殖系统器官,常见为肾皮质感染。致病菌多为金黄色葡萄球菌。

3. **淋巴感染** 致病菌从邻近器官的病灶经淋巴管传播至泌尿生殖系统器官,如肠道的严重感染或腹膜后脓肿等,是更少见的一种感染途径。

4. **直接感染** 由于邻近器官的感染直接蔓延所致,如阑尾脓肿、盆腔化脓性炎症,或外来的感染,致病菌经肾区瘘管和异物的感染等。

第三节 泌尿系统感染的分类

尿路感染按感染部位可分为上尿路感染和下尿路感染,肾盂肾炎、输尿管炎为上尿路感染,膀胱炎、尿道炎为下尿路感染。由于泌尿系统和男性生殖系统在解剖上是相通的管道系统,发生感染时临床上常难以明确区分。

依据两次感染之间的关系可以分为孤立或散发感染(isolated or sporadic infection)和反复发作性感染(recurrent infection),反复发作性感染可以进一步分为再感染(reinfection)和持续性细菌存在(bacterial persistence):再感染指外界细菌再次侵入泌尿系统引起的新的感染;细菌持续存在指复发性感染由存在于泌尿系统中的同一细菌(如泌尿系统结石或前列腺疾病)再次发作产生,也称为复发(relapse)。

目前国际应用最广泛的分类方法是美国疾控中心(CDC)定义的分类方法和美国感染疾病学会(IDSA)和欧洲临床微生物学和感染疾病学会(ESCMID)的分类。CDC 的目的是为了监控医院和卫生保健相关的感染,因此着重定义了健康保健相关的尿路感染(health care associated UTI,HA-UTI),院内获得性尿路感染(nosocomial-UTI)为其中的一个亚型,HA-UTI 可进一步分为症状性尿路感染(symptomatic UTI,SUTI)、无症状菌尿(asymptomatic bacteriuria,ASB)和其他尿路感染(other infections of the urinary tract,OUTI)。IDSA 和 ESCMID 成立的目的是为临床评估新的抗感染药物,因此引进了按感染发生时的尿路状态分类的方法,即单纯性尿路感染(uncomplicated UTI)和复杂性尿路感染(complicated UTI)的概念。非复杂性(单纯性)尿路感染包括单纯下尿路感染和单纯上尿路感染,复杂性尿路感染包括院内获得性尿路感染和尿路导管相关的尿路感染等。

第四节 临床表现及评估

一、尿路感染的诊断

1. **症状** 下尿路感染相关症状包括尿路三联征(尿频、尿急、尿痛)、耻骨上区不适和腰骶部疼痛,门诊尿路感染就诊患者95%为急性膀胱炎,最常见的症状依次为尿痛、尿急和尿频,可有肉眼血尿。而上尿路感染患者除了排尿症状外,多以全身症状就诊,包括寒战、发热、腰痛、恶心、呕吐等。但需要注意的是约1/3仅有膀胱炎症状的患者经进一步检查发现同时存在上尿路病变。

2. 体检 除一般查体外,应进行全面的泌尿系统体检,男性患者行外生殖器和直肠指诊检查。急性膀胱炎患者可有耻骨上区压痛,但缺乏特异性。发热、心动过速、肋脊角压痛对肾盂肾炎的诊断特异性高。盆腔和直肠检查对鉴别是否同时存在的合并疾病有意义。女性的复发性、难治性尿路感染必须行盆腔检查。而当患者存在不明原因的发热、严重的低血压、感染中毒性休克时,要考虑存在肾盂肾炎的可能。

3. 实验室检查

(1) 尿常规检查:包括尿生化检查和尿沉渣检查。其中尿生化检查中与尿路感染相关的常用指标包括亚硝酸盐(nitrite,NIT)和白细胞酯酶(leukocyte esterase,LEU)。亚硝酸盐的正常值为阴性,阳性见于大肠埃希菌等革兰阴性杆菌引起的尿路感染,尿液中细菌数$>10^5$/ml时多数呈阳性反应,阳性反应程度与尿液中细菌数成正比,是细菌存在的证据。白细胞酯酶检测的是尿中的中性粒细胞,正常值为阴性,尿路感染时为阳性,是尿路上皮炎症反应的证据,应注意尿中有大量淋巴细胞时该结果为阴性。尿沉渣显微镜检查是将尿液离心后进行人工显微镜下检查,尿中存在白细胞(WBC)即为脓尿,通常表示感染和尿路上皮对细菌入侵的炎症应答。应注意,尿检没有WBC不能除外上尿路感染,同时尿WBC也可见于非感染性肾疾病。

(2) 尿培养:正常尿液是无菌的,如尿中有细菌出现,称为细菌尿。细菌尿定义本身包括了污染,临床根据标本采集方式不同而应用不同的"有意义的细菌"计数来表示尿路感染。治疗前的中段尿标本培养是诊断尿路感染最可靠的指标。

1) 尿标本收集

排尿标本:既往做过包皮环切术的男性患者收集尿标本前无需特殊准备,未行包皮环切术的男性患者收集标本前应上翻包皮用肥皂清洗龟头,然后用清水冲净后再收集标本。除非患者不能自行排尿,否则不必导尿取标本。对女性应指导患者分开阴唇,使用清水及湿纱布清洗尿道周围区域后再收集中段尿标本。不必使用消毒剂消毒尿道口,因为

会出现假阴性的结果。如果排尿标本检测到阴道上皮细胞和乳酸杆菌考虑存在污染,此时应使用导尿标本。

导尿标本:如果患者无法自行排尿,应行导尿留取标本,导尿后收集导管中段尿比排尿标本更精确,但有医源性感染的可能。

耻骨上穿刺抽吸尿标本:是最精确的留取标本的方法,但仅限于不能按要求排尿(如脊髓损伤)的患者,在新生儿和截瘫患者也可以使用。

2) 关于尿培养细菌菌落计数数量的说明:自1960年起,尿培养细菌菌落计数$\geq 10^5$菌落形成单位/毫升(CFU/ml)被认为是尿路感染的诊断指标,此数值对尿路感染诊断的特异性较高。但1/3有下尿路症状的急性膀胱炎患者尿培养菌落计数小于10^5CFU/ml;如果以菌落计数$\geq 10^2$CFU/ml作为尿路感染诊断标准的敏感性95%,特异性85%;使用抗菌药物治疗者以$\geq 10^3$CFU/ml作为尿路感染诊断标准的敏感性80%,特异性90%。美国感染疾病学会(IDSA)和欧洲临床微生物学和感染疾病学会(ESCMID)规定的尿路感染细菌培养标准为:急性非复杂性膀胱炎中段尿培养$\geq 10^3$CFU/ml;急性非复杂性肾盂肾炎中段尿培养$\geq 10^4$CFU/ml;女性中段尿培养$\geq 10^5$CFU/ml;男性中段尿培养或女性复杂性尿路感染导尿标本$\geq 10^4$CFU/ml。临床上并没有一个固定的数值可以用于在任何情况下诊断所有类型的尿路感染,需要根据患者具体情况情况具体分析。

4. 影像学检查 对反复发作的尿路感染、复发性肾盂肾炎、合并无痛血尿或怀疑合并有泌尿系统结石或梗阻的患者应考虑进行进一步的影像学检查。首选泌尿系统超声,因为此检查简便无创,可以发现合并的尿路梗阻、积脓、结石等病变。尿路平片(KUB)和静脉尿路造影(IVU)可以发现上尿路结石和畸形。泌尿系统螺旋CT是进一步明确病变的有效检查。

二、鉴别诊断

关于女性患者反复发作尿路刺激症状,既往曾有"尿道综合征"的描述,尿道综合征1934年由Folsom提出,是指有下尿路刺激症状,无明显膀胱尿道器质性病变及菌尿的一组症状群,而非一种疾病。但随着对女性排尿功能研究的深入,越来越多的具有此类症状的女性患者查找到了引起症状的原因,如膀胱过度活动、处女膜伞、尿道旁腺脓肿等,采取针对性处理方法(如抗胆碱能药物、手术

等)可以取得很好疗效,因此"尿道综合征'一词逐渐不再使用。

1. 妇科疾病　女性有尿路感染症状时应考虑是否存在阴道炎、生殖器溃疡或淋病。通过妇科检查可以明确,如果患者存在阴道分泌物或外阴炎症常可鉴别,盆腔双合诊可以除外盆腔肿块和盆腔炎。

2. 泌尿系统特异性感染　有尿急、尿频、尿痛等下尿路症状并存在脓尿,但尿培养阴性的患者应考虑有无淋病双球菌感染或解脲支原体感染。对一般抗菌药物治疗无效的尿路感染应除外有无泌尿系统结核。

3. 膀胱过度活动症　对有下尿路症状但没有感染证据的女性患者,应与引起下尿路症状的其他疾病如膀胱过度活动等相鉴别。

4. 青年男性的尿路感染　其症状需与前列腺炎引起的下尿路症状相鉴别,中老年男性需与前列腺增生等疾病引起的下尿路症状相鉴别。

5. 膀胱原位癌　缺乏充分感染依据的膀胱刺激征患者应除外有无膀胱原位癌的存在,可行膀胱镜检查并多点活检以防漏诊。

第五节　抗生素使用的基本原则

泌尿外科抗菌药物的应用分为预防性抗菌药物应用和治疗性抗菌药物应用。

预防性抗菌药物的应用目的是保证手术时手术区域有足够浓度的抗菌药物覆盖,应注意,应用抗菌药物只是预防感染的一部分,精心的术前准备、术中严格的无菌操作及术后全面的护理都是保证患者顺利康复的重要部分。预防手术部位感染,则需依据手术野污染或可能的污染菌种类选用,清洁手术(理论上讲清洁手术通常不需预防性应用抗菌药物,仅在下列情况下可考虑应用:手术范围大、时间长,污染机会增加;异物植入手术;高龄、营养不良或免疫缺陷等高危人群)或清洁-污染手术应用一代头孢菌素,污染手术应用二代头孢菌素。抗菌药物的选择视预防目的而定:为预防术后切口感染,应针对金黄色葡萄球菌选用药物;而随着内腔镜技术的发展,多数泌尿外科手术可以通过尿路内腔镜完成,因尿路与外界相通,因此此类手术多属于清洁-污染手术,对此类手术应该选择针对革兰阴性菌并且尿液中浓度高的抗菌药物作为预防用药如氟喹诺酮类或二代头孢菌素。接受清洁手术者,术前0.5~2小时内给药,或麻醉开始时给药,使手术切口暴露时局部组织中已达到足以杀灭手术过程中入侵切口细菌的药物浓度。如果手术时间超过3小时,或失血量大(>1500ml),需要手术中给予第2剂。药物的有效覆盖时间应包括整个手术过程和手术结束后4小时,总的预防用药时间不超过24小时,个别情况可延长至48小时。手术时间较短(<2小时)的清洁手术,术前用药一次即可。接受清洁-污染手术者的手术时预防用药时间亦为24小时,必要时延长至48小时。污染手术可依据患者情况酌量延长。对手术前已形成感染者,抗菌药物使用时间应按治疗性应用而定。

对已存在感染的患者应用抗菌药物属于治疗用药,在选择抗菌药物时要考虑到以下几个方面。

细菌敏感性:为了避免细菌产生耐药性,应当根据尿培养和药敏试验结果选择敏感抗菌药物。用于培养的检验标本必须在治疗开始之前获得。多数情况下起始的治疗药经验用药,经验用药抗菌谱要广,需要了解可能的感染病原菌谱和当地抗菌药物的耐药情况,要选择针对可能的病原菌用药,如初次发作的尿路感染可能的病原菌为大肠埃希菌,有过反复的抗菌药物应用史或院内获得性尿路感染的患者应考虑产超广谱 β-内酰胺酶大肠埃希菌感染或粪肠球菌而针对性地选择药物。抗菌药物的经验性治疗需根据临床反应和尿培养结果随时进行修正。而依据药敏用药应尽可能选择窄谱抗菌药物。

尿液浓度高:药物治疗的目标是清除感染灶内的细菌,对于尿路感染应选择尿液中浓度高的药物(如氟喹诺酮类),而且还要根据药物的药代/药效学特点选择正确的给药剂量和给药时间。浓度依赖型药物在有效浓度范围内呈现浓度依赖性杀菌的特点,所用药物浓度越高,杀菌率和杀菌范围也随之增高,如氨基糖苷类和氟喹诺酮类,这些药物的用药方案目标是把药物浓度提高到最大限度。而时间依赖性药物的疗效主要与抗菌药物血药浓度维持超过致病菌的最小抑菌浓度(MIC)的时间有关,如 β 内酰胺类、部分大环内酯类,这些药物的用药方案目标是尽可能延长接触时间,在血清浓度超过 MIC 期间,持续时间的长短将是这些药物效能的重要决定因素。不注意这些药物的药代/药效学特点,不仅不能够发挥出抗菌药物的效果,还有可能筛选出耐药菌株。

联合用药:在抗菌药物治疗过程中,细菌会发生变异(例如铜绿假单胞菌),由对某一抗生素高度敏感突变为有抗药性的耐药菌株,为避免耐药菌株的产生可以同时应用两种抗菌药物。

注意抗菌药物的附加损害:抗菌药物的附加损害指由抗菌药物治疗引起的生态学损害和不良反应,包括筛选出耐药菌株、促进多重耐药菌定植、促进多重耐药细菌促成的感染和二重感染。抗菌药物的应用与个体水平和群体水平的抗菌药物细菌耐药有着直接的关系,以超广谱 β-内酰胺酶(ESBLs)为例,ESBLs 是一类能够水解青霉素类、头孢菌素类及单环类抗菌药物的 β-内酰胺酶,主要发现于肺炎克雷伯菌和大肠埃希菌,不产 ESBLs 的大肠埃希菌对二、三代头孢菌素的耐药率仅在 15% ~ 20% 左右,但 ESBLs 阳性的大肠埃希氏菌对常用的头孢菌素和单环类抗菌药物几乎全部产生耐药,同时由于它是质粒介导的耐药基因,也会增加对喹诺酮类和氨基糖苷类的耐药,它的出现是目前临床抗微生物治疗的一大难题。欧洲大肠埃希菌 ESBLs 阳性率仅为 10% 左右,我们已经超过了 50%,部分地区可以高达 70%,而三代头孢菌素的使用是产 ESBLs 大肠埃希菌的独立危险因素,减少三代头孢菌素的应用可以显著减少 ESBLs 阳性细菌的发生率。所以应注意未来抗微生物感染治疗的关键在于控制致病菌的进化,而不是只针对病原体的治疗药物本身。

第六节　各类型泌尿系统感染的诊治原则

一、非复杂性(单纯性)尿路感染

单纯性尿路感染是指发生于泌尿系统解剖结构功能正常而又无糖尿病或免疫功能低下等合并症的患者的尿路感染。

病原菌主要为大肠埃希菌,表皮葡萄球菌、肺炎克雷伯杆菌、粪肠球菌等。此外,在有尿路感染症状的患者中,大约有 10% ~ 15% 不能用常规方法从尿中分离出病原菌。

在年轻女性,单纯性尿路感染最重要的危险因素是性生活活跃或近期有性生活,雌激素水平降低是绝经后女性尿路感染的危险因素,其他潜在的危险因素包括应用避孕药进行节育、性生活后未及时排尿、穿紧身内裤、排便后的卫生习惯、使用盆浴等。

(一)临床表现
1. 急性单纯性膀胱炎　发病突然,女性患者

发病多与性活动有关。临床表现为尿频、尿急、尿痛、耻骨上膀胱区或会阴部不适、尿道烧灼感。尿频程度不一,严重者数分钟排尿一次或有急迫性尿失禁,尿混浊、尿液中有白细胞,常见终末血尿,有时为全程血尿,甚至有血块排出。一般无全身症状,体温正常或仅有低热。

2. 急性单纯性肾盂肾炎　此类患者的症状如下。

(1)泌尿系统症状:包括尿频、尿急、尿痛、血尿、排尿困难,患侧或双侧腰部胀痛,肋脊角有明显的压痛或叩击痛等。

(2)全身症状:寒战、高热,体温可上升到 39℃ 以上,伴有头痛、恶心呕吐、食欲不振等,常伴血白细胞计数升高和红细胞沉降率增快等。

3. 反复发作性尿路感染(单纯性)　在除外患者有尿路感染合并复杂因素的前提下,患者尿路感染反复发作(再感染),半年内发作 2 次或一年内发作 3 次。

关于反复发作的下尿路感染患者,许多医生还在使用"慢性膀胱炎"这一诊断,实际上对于此类患者应尽量避免使用"慢性"这样的描述,因为这会导致混乱的抗菌药物应用而往往忽略了对引起感染病因的探寻,对此类患者应尽可能地去寻找病因,如果患者有尿路感染的合并因素(处女膜伞、尿路结石、膀胱出口梗阻等),那么这些患者实际上属于复杂性尿路感染,属于反复发作尿路感染里的细菌持续存在(bacterial persistence):即复发性感染由存在于泌尿系统中的同一细菌再次发作产生,是真正意义的复发(relapse)。如果患者没有复杂性尿路感染的合并因素,即单纯性尿路感染,则反复发作属于再感染,不代表前次我们治疗的失败,而是患者抵抗力低下出现的新的感染。

(二)诊断
1. 病史询问　既往史包括药物史及相关病史等,如是否留置导尿管或近期有无尿道腔内操作史、有无糖尿病或免疫抑制疾病、有无尿道功能或解剖结构异常等,以排除复杂性尿路感染;患者的一般情况,如睡眠、饮食等。

2. 症状　患者尿路感染相关症状、持续时间及其伴随症状。

3. 体格检查　急性膀胱炎患者可有耻骨上区压痛,但临床上缺乏特异性;急性肾盂肾炎患者肋脊角明显压痛或叩击痛,此体征具有比较高的特异性;应行尿道外口检查,明确是否存在处女膜融合、处女膜伞、尿道旁腺炎等。

4. 实验室检查　尿常规可发现脓尿；尿涂片镜检细菌能快速诊断有意义细菌尿；血常规；肾功能检查；对怀疑急性肾盂肾炎患者、症状没有缓解或在治疗结束 2~4 周内复发患者和症状不典型的女性患者应常规行尿细菌培养。

5. 影像学检查　单纯性尿路感染一般不需要作影像学检查。当治疗效果不理想时，可考虑行 B 超、CT 平扫或静脉尿路造影等，以发现可能存在的尿路解剖结构或功能异常。但遇到以下情况时应考虑行影像学检查：①再发性尿路感染；②疑为复杂性尿路感染；③少见菌种的细菌感染；④妊娠期曾有无症状性细菌尿或尿路感染者；⑤感染持续存在。

（三）治疗

尿路感染的治疗目的在于消灭病原菌，缓解症状，防止肾功能损害和感染的扩散。各种类型单纯性尿路感染的治疗方法如下。

1. 绝经前非妊娠妇女急性单纯性膀胱炎的治疗

（1）短程抗菌药物疗法：可选择采用磷霉素氨丁三醇、匹美西林、呋喃妥因、喹诺酮类、第二代头孢菌素等抗菌药物。绝大多数急性单纯性膀胱炎患者经单剂疗法或 3 日疗法治疗后，尿菌可转阴。

（2）对症治疗：治疗期间多饮水，口服碳酸氢钠或枸橼酸钾碱化尿液，并可用黄酮哌酯盐或抗胆碱能类药物，以缓解膀胱痉挛，减轻膀胱刺激症状。此外，膀胱区热敷、热水坐浴等也可减轻膀胱痉挛。

2. 绝经后女性急性单纯性膀胱炎的治疗　治疗方案同绝经期前非妊娠妇女的急性单纯性膀胱炎。雌激素替代疗法（口服或阴道局部使用雌激素霜剂）可使绝经后妇女泌尿生殖道萎缩的黏膜恢复，并增加阴道内乳酸杆菌的数量，降低阴道 pH 值，从而有利于预防尿路感染再发。但是长期使用雌激素可能会增加女性肿瘤的发病率，故应在妇科医师的指导下应用。

3. 非妊娠妇女急性单纯性肾盂肾炎的治疗　急性肾盂肾炎常累及肾间质，有发生菌血症的危险性，应选用在尿液及血液中均有较高浓度的抗菌药物。对于轻、中度患者可通过口服给药。而对于重度患者则应首先通过注射给药，待病情缓解后，可转为口服敏感抗菌药物治疗 1~2 周。其治疗原则是：①控制或预防全身脓毒症的发生；②消灭侵入的致病菌；③预防再发。

轻症的急性肾盂肾炎患者经验用药可使用氟喹诺酮类或二代头孢菌素等药物 7~10 天作为一线治疗方案。如果初始经验用药治疗有效，则继续使用。如果用药后 48~72 小时仍未见效，则应根据药敏试验选用有效药物治疗。治疗后应追踪复查，如用药 14 日后仍有菌尿，则应根据药敏试验改药，再治疗 6 周。

对发热超过 38.5℃、肋脊角压痛、血白细胞升高等或出现严重的全身中毒症状、疑有菌血症者，首先应予以胃肠外给药（静脉滴注或肌内注射），在退热 72 小时后，再改用口服抗菌药物（喹诺酮类、第二代或第三代头孢菌素类等）完成 2 周疗程。

4. 妊娠期尿路感染的治疗　妊娠期由于膀胱受子宫压迫、输尿管扩张、肾脏增大充血、尿路平滑肌松弛、肾血流量及肾小球滤过率增加、残余尿增多等解剖和生理变化，女性尿路感染的发病率增高。主要表现为无症状菌尿、急性膀胱炎和急性肾盂肾炎三种类型。妊娠期尿路感染使得低出生体重儿、早产和新生儿死亡的发生率明显增高。

各型妊娠期尿路感染的特点和药物治疗如下。

（1）无症状菌尿：妊娠期无症状菌尿的发生率为 4%~7%，其中 20%~40% 会进展为肾盂肾炎，及时的治疗会减低发生肾盂肾炎和低出生体重儿的风险。美国感染疾病协会建议在妊娠早期行尿培养检查，若结果阳性应及时治疗，根据药敏试验结果给予 5~7 天抗菌药物治疗，治疗后 1~4 周应再行尿培养检查了解治疗效果。

（2）急性膀胱炎：妊娠期有症状的尿路感染主要表现为急性膀胱炎。应该根据尿培养和药敏试验结果给予 7 天抗菌药物治疗，如果来不及等待药敏试验结果可给予二代头孢菌素、三代头孢菌素、阿莫西林、呋喃妥因或磷霉素治疗。治疗 1 周后应再行尿培养检查了解治疗效果。

（3）急性肾盂肾炎：妊娠期急性肾盂肾炎的发生率为 1%~4%，多发生于妊娠后期。推荐首先根据尿培养或血培养及药敏试验结果给予抗菌药物静脉输液治疗，如果来不及等待药敏试验结果可选择二代头孢菌素、或三代头孢菌素、或氨基青霉素加 β 内酰胺酶抑制剂（BLI）治疗。症状好转后应继续口服抗菌药物至少 14 天。

5. 妊娠期患者抗菌药物应用的注意事项　妊娠期患者抗菌药物的应用需考虑药物对母体和胎儿两方面的影响。

对胎儿有致畸或明显毒性作用者，如四环素类、喹诺酮类，妊娠期避免应用。对母体和胎儿均有毒性作用者，如氨基糖苷类、万古霉素（去甲万古霉素)等,妊娠期避免应用。药物毒性低,对胎儿及母体均无明显影响,也无致畸作用者,妊娠期感染时可选用。青霉素类、头孢菌素类等 β 内酰胺类和

磷霉素等均属此种情况。

用药时参考美国食品药品管理局(FDA)按照药物在妊娠期应用时的危险性分类(表4-1-1)。

表 4-1-1 抗菌药物在妊娠期应用时的危险性分类

FDA 分类	抗菌药物			
A. 在孕妇中研究证实无危险性				
B. 动物中研究无危险性,但人类研究资料不充分,或对动物有毒性,但人类研究无危险性	青霉素类 头孢菌素类 青霉素类+β-内酰胺酶抑制剂 氨曲南 美罗培南 厄他培南	红霉素 阿奇霉素 克林霉素 磷霉素	两性霉素 B 特比萘芬 利福布丁 乙胺丁醇	甲硝唑 呋喃妥因
C. 动物研究显示毒性,人体研究资料不充分,但用药时可能患者的受益大于危险性	亚胺培南/西司他丁 氯霉素 克拉霉素 万古霉素	氟康唑 伊曲康唑 酮康唑 氟胞嘧啶	磺胺药/甲氧苄啶 氟喹诺酮类 利奈唑胺	乙胺嘧啶 利福平 异烟肼 吡嗪酰胺
D. 已证实对人类有危险性,但仍可能受益多	氨基糖苷类	四环素类		
X. 对人类致畸,危险性大于受益	奎宁	乙硫异烟胺	利巴韦林	

注:(1) 妊娠期感染时用药可参考表中分类,以及用药后患者的受益程度及可能的风险,充分权衡后决定。
A 类:妊娠期患者可安全使用;B 类:有明确指征时慎用;C 类:在确有应用指征时,充分权衡利弊决定是否选用;D 类:避免应用,但在确有应用指征、且患者受益大于可能的风险时严密观察下慎用;X 类:禁用。
(2) 妊娠期患者接受氨基糖苷类、万古霉素(去甲万古霉素)、氯霉素、磺胺药、氟胞嘧啶时必须进行血药浓度监测,据以调整给药方案。

6. 反复发作性尿路感染的治疗 反复发作性尿路感染分为再感染和复发。①再感染:表明尿路防御感染的能力差,而不是因为治疗失败,对此类患者必要时可考虑应用呋喃妥因等药物进行低剂量长疗程抑菌疗法作预防性治疗。②复发:应根据药敏试验结果选择敏感抗菌药物,用最大允许剂量治疗 6 周,如不奏效,可考虑延长疗程或改用注射用药。

二、复杂性尿路感染

(一)定义和分级

复杂性尿路感染是指尿路感染伴有增加获得感染或者治疗失败风险的疾病,例如泌尿生殖道的结构或功能异常,或其他潜在疾病,包括:留置导尿管,支架管、间歇性膀胱导尿、残余尿>100ml、任何原因引起的梗阻性尿路疾病,如膀胱出口梗阻、神经源性膀胱、结石和肿瘤;膀胱输尿管反流或其他功能异常;尿流改道;化疗或放疗损伤尿路上皮;围术期和术后尿路感染;肾功能不全、移植肾、糖尿病、免疫缺陷等

为了有助于判断复杂性尿路感染的预后和临床研究,按照伴随疾病将其分为两类:①尿路感染并发的因素能通过治疗而得以去除的患者,如结石的去除,留置导管的拔除。②尿路感染并发的因素在治疗是不能或者不能完全去除的患者,如永久性留置导管,治疗后结石残留或神经源性膀胱等。

(二)临床表现

复杂性尿路感染可伴或不伴有临床症状(如尿急,尿频,尿痛,排尿困难,腰背部疼痛,肋脊角压痛,耻骨上疼痛和发热)。临床表现差异很大,可从严重梗阻性急性肾盂肾炎并发危急的尿脓毒症,到留置导尿管相关的术后尿路感染。

除了泌尿系统疾病之外,复杂性尿路感染常伴随其他疾病,如糖尿病和肾功能不全等。糖尿病和尿路感染之间可能存在相互作用,包括代谢紊乱、泌尿膀胱功能障碍以及肾脏的微血管病变。糖尿病患者的尿路感染可表现为有症状或无症状的菌尿,糖尿病患者上尿路感染(肾盂肾炎)的感染率是健康人的 5 倍,并能导致气肿性肾盂肾炎、肾脏及肾周脓肿和肾乳头坏死等严重并发症。

复杂性尿路感染的后遗症较多,最严重和致命的情况一是尿脓毒症,二是肾功能受损。肾功能受

损可以是急性的,也可以是慢性的,可以是永久的,也可以自行恢复。肾功能不全和尿路梗阻是易患因素,这些患者有可能形成脓肿。

(三) 诊断

1. 病史 复杂性尿路感染的病史采集包括合并疾病的病史、先前的治疗史,尤其是抗菌药物的应用史等。

2. 症状 尿路感染症状:如尿频、尿急、尿痛等下尿路刺激症状,及腰痛和(或)下腹部痛等;全身感染症状:如寒战,发热、头痛、恶心、呕吐、食欲不振等;伴随疾病本身引起的症状,如尿路结石、糖尿病引起的症状。

3. 体格检查 体检包括泌尿外生殖器的检查,腹部和肾区的体检。盆腔和直肠指检对鉴别是否同时存在合并疾病有意义。

4. 辅助检查 尿液检查包括尿常规和尿培养;血液白细胞计数和中性粒细胞升高,红细胞沉降率增快。若怀疑伴有肾功能不全、糖尿病、免疫缺陷等潜在性疾病,必须进行相关的血液学检查。当患者出现脓毒血症先兆症状时,还需进行血液细菌培养和药敏试验。影像学检查可以明确有无合并因素存在,尤其是怀疑有肾脏先天畸形、尿路梗阻或者老年患者。超声可作为首选,可以发现合并的尿路梗阻、结石、BPH 等病变。尿路平片(KUB)和静脉尿路造影(IVU)可以发现绝大部分尿路结石,并且可以明确有无上尿路畸形的存在。若超声和 KUB+IVU 有阳性发现,必要时可以选择 CT 或 MRI 进一步明确诊断。

(四) 治疗

复杂性尿路感染的治疗方案取决于疾病的严重程度。除了抗菌药物治疗外,还需要纠正泌尿系统的解剖或功能异常以及治疗合并的其他潜在性疾病,若有必要,还需营养支持治疗。

1. 抗菌药物治疗 为了避免细菌产生耐药性,应该根据开始治疗前的尿培养和药敏试验结果选择敏感抗菌药物。而起始的经验性治疗需要了解可能的病原菌谱和当地抗菌药物的耐药情况,还要对基础泌尿系统疾病的严重程度进行评估(包括对肾功能的评估)。抗菌药物的经验性治疗需根据临床反应和尿培养结果随时进行修正。

对于多数有症状的复杂性尿路感染患者,通常口服抗菌药物即可以解决;但若患者由于胃肠功能受损、血流动力学不稳定而不能口服者应胃肠外途径用药。一般应进行7~14天疗程的治疗,疗程与潜在疾病的治疗密切相关。伴有下尿路症状的患

者治疗时间通常为7天,有上尿路症状或脓毒症患者通常为14天。根据临床情况,疗程有时需延长至21天。

复杂性尿路感染的经验治疗要应用主要经肾脏排泄的氟喹诺酮类,因为这类药物抗菌谱广,涵盖了大部分常见病原体,而且在尿液和泌尿生殖组织中均可达到较高的药物浓度。氟喹诺酮类可口服或胃肠外给药。也可选择β-内酰胺酶抑制剂复合制剂、二代或三头孢菌素、或者氨基糖苷类。

2. 治疗后的随访 复杂性尿路感染含有耐药细菌的可能性较大是本病的另一个特点,这是复杂性尿路感染患者易于复发的原因之一。如果泌尿系统解剖功能异常或潜在性疾病不能得到纠正,则尿路感染必然复发。为此,必须在治疗结束的前、后行细菌培养和药敏试验。

三、导管相关的尿路感染

(一) 流行病学和相关背景

在20世纪20年代,Foley 引入了自留(self-retaining)导尿管。开始时导尿引流系统是开放式的,到留管第4天时菌尿已普遍存在了。随着塑胶技术和适宜的托囊的引入和发展,封闭的导管系统引入临床。菌尿的形成被推迟了,但留置30天后仍会普遍出现。留置导尿管是院内尿路感染最常见的原因。

(二) 发病机制

当泌尿系统插入导管后,导管本身可损害泌尿系统正常的防御机制:可使正常情况下相对无菌的膀胱内环境与外环境相通,微生物可沿着导管的内外表面上行;在导尿的状态下,通常有尿液在膀胱或导管内存留,这有利于细菌的增殖;如果导管发生阻塞,引起膀胱过度膨胀,可使膀胱黏膜损伤和缺血,有利于细菌入侵;导管本身也可通过机械性地破坏和激发炎症反应损伤膀胱黏膜。生物膜的形成和导管结壳可使细菌对机体的防御以及药物的治疗有较强的抵抗能力,使病原体不易消除而产生持续性菌尿。

在导管相关菌尿的形成中,主要风险因素是留置尿路导管的持续时间。对于留置尿管的患者,每天菌尿的发生率为3%~10%,因此,到第30天绝大多数的患者将有菌尿出现,带管超过28天的患者中可有50%的患者经历复发的导管结壳和导管阻塞。

(三) 导管相关尿路感染的诊断

1. 症状和体征 超过90%的院内导尿管相关

感染菌尿是无症状的。有症状的感染中常见的症状是发热。如果有上尿路感染或男性生殖系感染，可有腰痛、肾区叩痛、发热等相应的临床症状和体征表现。

2. 菌尿和脓尿 菌尿和脓尿的水平及发展趋势对将发展为有症状尿路感染的预测作用较差。不应单纯根据菌尿和脓尿的情况对可能发生的有症状感染进行预测。

3. 尿样的采集 从较长时间带尿管的导管内取尿进行培养与新插入导尿管或耻骨上取尿培养相比，前者无论从微生物的种类和数量上均高于后者。在收集尿样前更换导管可以避免培养结果假象的出现。另外，在送检尿样时，如有必要，应通知检验部门，该尿样取自留置尿管患者，因为长期留管患者尿液中的细菌数量和种类可能较多，与检验部门沟通，以便用适当的方式进行培养和检测，防止误判为污染。

（四）导管相关感染的治疗

有症状感染的治疗：当确诊为有症状的导管相关感染后，应进行药物治疗。

（1）导管的处理：如没有必要继续留置导管，应不再插管。如有必要继续应用导管引流，可更换新导管或采用其他方式，如阴茎套引流、耻骨上引流等，应根据患者具体情况和依从性选用适当的方式。

（2）抗菌药物的应用：在给予任何抗菌药物疗之前，应首先进行尿培养。症状较轻者可选择口服用药，病情较重、发热的带管患者，特别是血培养阳性者，应该采用非肠道途径给药。初始选择可采用经验用药，根据所在医院导管相关感染经常出现的细菌和敏感性选择，通常可给以广谱抗菌药物。当得到尿培养的结果后，应当根据病原体对药物的敏感性进行调整。在用药后 48~72 小时应对治疗情况进行评价，如果患者症状很快消失，通常治疗 5~7 天是足够的；症状较重的患者通常治疗需要 10~14 天。偶尔尿培养可显示念珠菌感染，通常是没有症状且不治而愈。如果有证据显示是由该菌引起的复杂感染可全身应用抗真菌治疗。长期无根据使用抗菌药物治疗百害而无一利，尤其对于长期留置导尿管的患者，应坚决避免。

（五）导管相关感染的预防

首先应严格掌握留置尿路导管的适应证：只有当病人病情需要时才放置导尿管，严格无菌操作，根据需要决定留置时间，不能仅仅为护理病人的工作人员方便或代替尿失禁病人的护理而插管。导尿管置入术的指征是：解除尿路阻塞、神经源性膀胱功能失调和尿潴留患者、泌尿道手术或邻近器官手术病人、危重病人需要准确记录尿量。

对于短期留管的患者，最佳的预防方式是尽早移除导管。对于长期留管的患者，主要目的是预防有症状感染的出现，而不是预防性消除长期留管患者的菌尿发生。

1. 严格执行导管引流的适应证和拔除指征，尽量减少不必要的插管和不适当的长期留管。

2. 采用封闭引流系统可延迟菌尿的出现。

3. 如果因病情原因导尿管不能移除，除定期更换导管外，建议使用耻骨上引流（男性）和间歇导尿，对于没有出口梗阻的男性患者推荐阴茎套引流。

4. 导管相关的管理 留置导管应在无菌的环境下进行；操作中使用足够的润剂和尽可能小号的导管使尿道损伤减至最小；应常规使用封闭引流；推荐对留管的患者给予充分的液体来确保足够的尿流。更换导管的时间长短尚无定论，从导管相关感染机制上来说，更换较长时间留置的尿管理论上可能获益，但更换尿管本身对泌尿道是损伤性操作，并且可能带来外源性细菌植入，过于频繁更换导管不一定有益。通常的做法是根据患者的耐受情况确定留管时间间隔：如出现有症状感染、导管破损、导管结壳或引流不畅等情况均更换；在使用高剂量广谱非肠道给药的抗菌药物的情况下导管应经常更换；当患者发热，不能排除来源于泌尿道的有症状感染时，应更换导管并进行尿培养等相关检查。

5. 对导尿管、尿道或集尿袋应用抗菌药物不能预防菌血症的发生，故临床不宜使用。

6. 对长期留管患者，每日用生理盐水冲洗膀胱不能降低菌尿患者的发热事件。反复冲洗可使密闭的引流系统反复开放，增加外源性病原体的进入机会；长期留管的患者有生物膜形成，生物膜有较强的抗机械冲洗能力。因此，对于长期留管的患者不推荐进行膀胱冲洗。

四、尿脓毒血症

（一）定义

尿脓毒血症即由于尿路感染引起的脓毒血症。当尿路感染出现临床感染症状并且伴有全身炎症反应征象（systemic inflammatory response syndrome, SIRS）即可诊断为尿脓毒血症。

（二）流行病学

脓毒血症男性多于女性。大部分严重脓毒血

症是由肺和腹部感染引起,尿路感染只占5%。尿脓毒血症致病菌主要是革兰阴性菌,但真菌引起的脓毒血症比率逐渐上升。外科操作引起的尿脓毒血症应引起足够重视,如经皮肾镜碎石术引发的全身炎症反应综合征发生率高达25%左右。

(三)临床表现

包括临床症状、体格检查、超声和放射学诊断以及实验室检查。尿脓毒血症可有3类临床表现。

1. 尿路感染的临床表现,如尿频、尿急、尿痛,腰痛,脓尿等。

2. 伴随的其他潜在疾病的临床表现,如糖尿病。

3. 感染性休克的临床表现

(1)早期:寒战、体温骤升或骤降,脉搏有力,心跳加快,血压正常或稍偏低,脉压小,皮肤湿暖,周围毛细血管扩张,唇轻度发绀、呼吸深而快、尿量减少。

(2)中期:低血压和酸中毒,呼吸浅快,心率快,心音低钝,烦躁不安、嗜睡。

(3)晚期:血压持续偏低或测不出,可发生弥散性血管内凝血,表现为皮肤、黏膜和内脏出血,常同时出现肺、肾、心、肝、脑等多器官功能损害、衰竭。

(四)诊断

尿路感染作为临床感染的一种形式,按照局部或者全身扩散的程度分为菌尿、菌血症、脓毒血症、严重脓毒血症和感染性休克。尿脓毒血症是这个连续性临床过程中的一个阶段。尿脓毒血症的早期诊断及治疗对阻止疾病的进展和降低死亡率起着关键的作用。临床感染各个阶段的诊断标准见表4-1-2。

表4-1-2　感染性休克和脓毒血症的临床诊断标准

疾病	标　准
感染	人体正常无菌部位出现细菌,通常伴有宿主的炎症反应(但不是必须的)
菌血症	通过培养证实血液内有细菌存在,可能是暂时性的
全身炎症反应综合征(SIRS)	对各种不同临床损伤的反应,可能是由感染,也可能是非感染引起(如烧伤、胰腺炎)。全身反应须具备以下2个或2个以上条件: 体温>38℃ 或<36℃ 心率>90 次/分钟 呼吸频率>20 次/分钟或 $PaCO_2$<32mmHg(<4.3kPa) 外周血白细胞计数>12×10^9/L 或<4×10^9/L 或未成熟细胞≥10%
脓毒血症	由于感染而导致炎症过程激活
低血压	无其他原因引起的收缩压<90mmHg 或较基础血压下降>40mmHg
严重脓毒血症	脓毒血症合并器官功能障碍、血流灌注不足或低血压(血流灌注不足和灌注异常可以包括但并不仅限于乳酸中毒、少尿或急性神志改变)
感染性休克	在补液充足的情况下,脓毒血症合并低血压、血流灌注异常(可以包括但并不仅限于乳酸中毒、少尿或急性神志改变),血流灌注异常的患者若使用升压药或者收缩血管的药物,低血压被纠正,但是仍然存在组织器官灌注异常
难治性感染性休克	感染性休克持续时间超过1小时以及对输液和药物介入治疗无反应

当尿路感染出现临床感染症状并且伴有全身炎症反应征象(SIRS)即可诊断为尿脓毒血症。

1. 病史　尿脓毒血症的病史采集包括泌尿系统解剖功能障碍和(或)伴随潜在疾病的症状以及先前的抗菌药物治疗史。

2. 症状　尿路感染症状、休克的症状。

3. 体格检查

(1)生命体征的检查:包括神智、体温、血压、脉搏、呼吸、氧饱和度、尿量等。如果患者有低血容量表现,可能是心肌功能障碍的前兆,如出现低血压、血管收缩和外周性发绀,可能已是脓毒血症的晚期。

(2)泌尿生殖系统检查:包括泌尿外生殖器、腹部和肾区的体检,必须进行直肠指检以排除急性前列腺炎。

4. 辅助检查

(1)尿常规。

(2)一旦怀疑尿脓毒血症,应立即完成尿液、血液、分泌物、组织液和脓液的微生物标本留样,并及时送检行培养及药敏试验。然后再开始抗菌药物的治疗。

（3）血液检查包括血常规、血生化、肝功能、C-反应蛋白（CRP）和降钙素原的检查。若怀疑伴有肾功能不全、糖尿病、免疫缺陷等潜在性疾病,必须进行相关的血液学检查。必要时还需进行血气分析、出凝血检查。

（4）如果尿脓毒血症还未确诊,应进行泌尿生殖系统的超声检查,包括前列腺的超声检查以排除前列腺脓肿。可以根据情况进一步行泌尿生殖系统的放射学检查（如 CT 扫描和尿路造影）,以确诊有无合并其他因素。

（五）尿脓毒血症的治疗

脓毒血症、严重脓毒血症和感染性休克是一个连续的临床过程。与其他脓毒血症一样,影响尿脓毒血症预后的一个关键在于患者能否得到早期的诊断和治疗。对尿脓毒血症患应者监测血压、心率、尿量、呼吸、氧饱和度、中心静脉压等。外科处理去除感染灶,需要联合治疗感染的原因（梗阻）、充分的生命支持治疗以及合适的抗菌药物治疗。治疗包含以下 4 个基本策略。

1. 复苏、支持治疗（稳定血压和维持呼吸通畅） 如果怀疑为脓毒血症,必须在早期（即脓毒血症诱发低血压 1 小时内）进行复苏、支持治疗。通畅气道、维持呼吸、提高灌注,必要时可机械通气。维持水、电解质平衡是治疗尿脓毒血症患者的重要一部分,特别是当病情进展到感染性休克阶段。早期抗休克治疗被证实能降低死亡率。扩容和血管加压药的治疗对结果有重要的影响。疾病早期采取适当的措施,通过输液、稳定动脉压、提供足够的氧气输送能力的联合治疗,来维持充分的组织灌注和氧输送,是相当有效的。

（1）扩容的标准:中心静脉压达到 8 ~ 12mmHg,尿量 0.5ml/（kg·h）以上,以及 65mmHg ≤平均血压≤90mmHg。

（2）如果平均血压不能到达 65 ~ 90mmHg,应该应用血管活性药物。

（3）氧输送达到中心静脉血氧饱和度≥70%。

（4）如果中心静脉血氧饱和度不能达到≥70%,应该输红细胞使红细胞压积≥30%。

2. 抗菌药物 是治疗严重尿路感染患者最重要的药物。对于感染性休克和严重尿路感染患者,早期（即脓毒血症诱发低血压 1 小时内）合理地应用抗菌药物能显著提高存活率。抗菌药物的经验

性治疗须遵循以下几个准则:预计的致病细菌,区域内的细菌耐药率和患者个体情况。抗菌药物的经验性治疗需采用广谱抗菌药物,随后根据细菌培养结果进行调整。

一旦怀疑尿脓毒血症,在留取标本后,应立即进行静脉途径经验性的抗菌药物治疗。如患者是社区感染,大肠埃希菌和其他肠杆菌科可能是主要的病原体,可以有针对性地选择抗菌药物。对于院内尿路感染引起的继发性尿脓毒症患者（尤其是泌尿外科介入操作以后或长期留置导尿管者）,如果治疗没有或者只有部分反应,应使用第三代头孢菌素或哌拉西林/他唑巴坦或碳青霉烯类,可能覆盖包括多重耐药细菌在内的大部分细菌。

3. 控制合并因素 如果合并因素与治疗有关,应该马上控制和（或）去除这些因素。控制合并因素应尽可能采用创伤小的方法,待患者全身状况改善后,再彻底去除合并因素。这个过程通常分 2 期进行。

（1）首先采取微创治疗手段（如置入膀胱引流管,双 J 管或经皮肾穿刺造瘘）控制合并因素。

（2）尿脓毒血症症状缓减后,应用合适的方法完全去除合并因素。对泌尿道的任何梗阻进行引流和去除异物,操作本身即能去除患者的症状并使患者恢复。这是治疗策略中的关键措施。

4. 特殊治疗 对脑垂体-肾上腺皮质轴功能相对不足的患者应用氢化可的松是有益的。应用胰岛素严密控制血糖,也能降低死亡率。

五、无症状菌尿

1. 无症状菌尿（asymptomatic bacteriuria,ASB） 无症状菌尿是微生物学诊断,指尿中分离出一定数量的细菌（通常中段尿液菌落计数≥10^5/ml）,而无临床症状者。

2. 无症状菌尿多见于老年女性和妊娠期妇女,发病率随年龄增长而增加。年轻女性发病率 5% ~ 10%,老年女性发病率为 10% ~ 20%,长期留置尿路导管的患者发生率为 100%,年轻的无症状菌尿女性患者有 50% 合并脓尿,在可能存在尿路解剖异常的老年患者中有 90% 同时合并脓尿,而长期留置尿路导管的患者中脓尿的发生率可达 100%。这些患者脓尿的发生和有症状尿路感染的出现没有相关性,因此对这些患者,脓尿并不是抗菌药物治疗的指征。

3. 需要治疗的无症状菌尿

（1）妊娠期无症状菌尿。

（2）准备接受可能导致尿道黏膜出血的侵入性操作的无症状菌尿患者。术前存在无症状菌尿会明显升高术后出现全身炎症反应综合征的概率，所以对这些患者应进行菌尿的筛查，术前需根据药敏进行相应的抗菌药物治疗。

4. 不需要治疗的无症状菌尿 非妊娠女性无症状菌尿，对非妊娠女性的无症状菌尿进行治疗，既不会降低感染的发生率，也不能阻止无症状菌尿的复发。因此，不推荐对绝经前非妊娠妇女的无症状菌尿进行治疗。

老年人无症状菌尿，由于老年人尿路感染的复发率和再感染率较高，对无症状菌尿者应用抗菌药物治疗并不能使复发率或病死率减低，而且无症状菌尿也不影响老年人的预期寿命，所以不推荐。

留置导尿管、肾脏造瘘管或输尿管支架管：此类患者无症状菌尿引起并发症的风险较低，因为留置了尿路引流管，应用抗菌药物是无法消除此类患者的无症状菌尿的，用抗菌药物治疗不能阻止无症状菌尿的复发，相反会诱导细菌耐药，一旦出现了有症状的尿路感染，致病菌常为多重耐药菌，导致治疗困难。通常情况下移除导管后，泌尿道将自动清除细菌，所以对这类患者的无症状菌尿是不必进行治疗的。

其他：对于下列患者合并无症状菌尿，均不需要进行筛查或治疗，包括患糖尿病的女性，健康的男性，有长期护理设备，脊髓损伤和念珠菌尿的患者。

（陈山　乔庐东）

参 考 文 献

1. Karen Ejrnæs. Bacterial Characteristics of Importance for Recurrent Urinary Tract Infections Caused by Escherichia coli. Dan Med Bull 2011,58(4):1-22.
2. Mysorekar IU, Mulvey MA, Hultgren SJ, et al. Molecular regulation of urothelial renewal and host defenses during infection with uropathogenic Escherichia coli. J Biol Chem,2002,277(9):7412-7419.
3. Horan TC, Andrus M, Dudeck MA. CDC/NHSN surveillance definition of health care-associated infection and criteria for specific types of infections in the acute care setting. Am J Infect Control,2008,36(5):309-332.
4. Rubin USE, Andriole VT, Davis RJ, et al. Evaluation of new anti-infective drugs for the treatment of UTI. Clin Infect Dis,1992,15(suppl 1):s216-217.
5. Rubin UH SE, Andriole VT, Davis RJ, et al. The European Society of Clinical Microbiology and Infectious diseases, Taukirchen,Germany,1993:240-310.
6. Nicolle LE, Bradley S, Colgan R, et al. Infectious Diseases Society of America guidelines for the diagnosis and treatment of asymptomatic bacteriuria in adults. Clin Infect Dis,2005,40(5):643-654.
7. Schaeffer AJ, Schaeffer EM. Infections of the urinary tract. In:Campbell-Walsh Urology, 9th Ed. Edited by AJ Wein. Philadelphia,PA:W. B. Saunders Company,2007: 223-303
8. 中华医学会,中华医院管理学会药事管理专业委员会,中国药学会医院药学专业委员会等. 抗菌药物临床应用指导原则. 中华医学杂志,2004,84(22):1857-1862.
9. Nicolle LE. Catheter-related urinary tract infection. Drugs Aging,2005,22(8):627-639.
10. Wagenlehner FM, Weidner W, Naber KG. Optimal management of urosepsis from the urological perspective. Int J Antimicrob Agents,2007,30(5):390-397.
11. Bone RC,Balk RA,Cerra FB,et al. Definitions for sepsis and organ failure and guidelines for the use of innovative therapies in sepsis. The ACCP/SCCM Consensus Conference Committee. American College of Chest Physicians/Society of Critical Care Medicine. Chest,1992,101(6):1644-1655
12. Hicks P, Cooper DJ. The Australian and New Zealand Intensive Care Society(ANZICS) Board and Clinical Trials Group Executive Committee. The Surviving Sepsis Campaign:International guidelines for management of severe sepsis and septic shock:2008. Crit CareResusc,2008,10:8.
13. Singh N,Yu VL. Rational empiric antibiotic prescription in the ICU. Chest,2000,117(5):1496-1499.

第二章　性传播性疾病

第一节　尿道炎和宫颈炎

一、男性尿道炎

1. 定义　尿道炎（或尿道炎症）通常由感染引起。

2. 临床症状　尿道分泌物和排尿困难是患者特征性主诉。体格检查可发现尿道排出物是脓性的或黏液脓性的。无症状的感染也是常见的。最常见的病原体是细菌：淋病奈瑟球菌和沙眼衣原体。

3. 并发症　男性尿道炎的并发症包括附睾炎、淋病双球菌的播散性感染和赖特综合征。女性性伴侣的尿道炎并发症包括盆腔感染性疾病、异位妊娠、不孕症。儿童尿道炎的并发症包括新生儿肺炎和新生儿眼炎。

4. 实验室检查　推荐用实验室检查去证明一个特异性的疾病，因为这些感染是应该报告给卫生部门的，还因为特定的诊断可以增加患者依从性并告知配偶。传统的诊断步骤包括通过显微镜检查经革兰染色的尿道排出物涂片寻找革兰阴性双球菌和淋病奈瑟球菌的培养。新的核酸扩增试验用于高危人群的晨尿检测淋病双球菌和沙眼衣原体已经被证实是准确的。如果诊断试验无效，应当对患者进行所有的感染的经验性治疗。

（1）淋病奈瑟菌和衣原体感染：通过革兰染色、培养或核酸扩增试验证实淋病奈瑟菌即可诊断为淋病。如果显微镜或诊断性试验没有发现革兰阴性胞内寄生菌即可诊断为非淋菌性尿道炎（NGU）。沙眼衣原体是非淋菌性尿道炎的最常见的感染因素，报道中它占到了23%～55%，但是在泌尿临床实践中的比例比这个要低。衣原体感染的患病率在不同年龄段是不同的，在老年人中其患病率低。另外，由沙眼衣原体引起的非淋菌性尿道炎的比例已经下降。明确衣原体性非淋菌性尿道炎很重要，因为在这种情况下配偶也需要就诊、评估和治疗。

（2）其他感染原因：多数非衣原体性非淋菌性尿道炎病例的病因学是不明确的。生殖道的支原体，如生殖支原体、解脲支原体或人型支原体，在一系列病例报道中占了20%～30%。这些微生物的特异性诊断试验不建议作为常规使用。阴道毛滴虫是一种原生动物的寄生虫，和单纯疱疹病毒（HSV）都可以引起非淋菌性尿道炎。在非淋菌性尿道炎治疗无效的情况下应考虑检验和治疗这些病原体。

5. 诊断　证实尿道炎的表现很重要，因为有一些患者在没有炎症的情况下即出现症状。尿道炎可以表现为下列一些临床体征：体格检查时有黏液脓性尿道排出物（见文末彩图 4-2-1、彩图 4-2-2），尿道分泌物革兰染色后在油浸显微镜下检查白细胞≥5 个/视野，晨尿白细胞酯酶试验阳性，或晨尿显微镜检查白细胞≥10 个/每高倍视野。因为革兰染色对淋病奈瑟菌有很高的敏感性和特异性，所以是证实尿道炎和评估有无淋病奈瑟菌感染的最常用方法。

如果不符合尿道炎的诊断标准，那么应该推迟治疗。患者应该检测淋病奈瑟球菌和沙眼衣原体，如果有阳性检测结果应密切随诊。

对于只有症状而没有证据的尿道炎患者，经验性治疗仅仅推荐给那些属于感染的高危人群和不可能随诊的患者。应该同时对淋病奈瑟菌和衣原体感染进行经验性治疗。性伴侣应该被给予相应的评估和治疗。

6. 治疗

（1）淋病奈瑟菌感染的治疗

1）流行病学：在美国，估计每年有 600 000 例新发淋病奈瑟菌感染病例。对于男性，多数感染表现出症状并使患者马上去寻求治疗，以避免严重的后遗症。然而，这样对于预防性伴侣的感染传播也许并不及时。相对的，很多女性感染淋病奈瑟菌（也可以是衣原体）并不表现出明显的症状，直到患者出现了并发症，像盆腔炎症性疾病。有症状的和无症状的盆腔炎症性疾病都会导致输卵管瘢痕,增加异位妊娠和不孕症的发生率。

2）淋病奈瑟菌和衣原体感染的双重治疗:对于有淋病奈瑟菌或衣原体感染的患者推荐双重治疗,因为患者经常同时感染这两种病原菌。许多地区报道了喹诺酮类耐药的淋病奈瑟菌,并且这种感染在亚洲部分地区变得很普遍。

3）抗生素耐药:随着抗生素耐药的增加,淋病治疗指南中也相应出现了改变。氟喹诺酮(例如环丙沙星、诺氟沙星、左氧氟沙星)是治疗淋病最常用的药物,因为这些药物高效、准备容易,且单一剂量口服即可。不幸的是,大量使用导致了淋病奈瑟球菌对氟喹诺酮的耐药。从2000年以来,在亚洲、太平洋群岛或夏威夷,喹诺酮药物已经不推荐作为感染患者的一线治疗。越来越多的耐药使加利福利亚2002年的推荐治疗方案进行了扩展,在2004年美国其他地区针对男性之间性行为导致的淋病的推荐治疗也进行了扩展。最近的氟喹诺酮耐药情况使得全美国都不再把氟喹诺酮药物作为淋病奈瑟菌感染的一线治疗。导致只有一类药物,即头孢菌素类仍然作为推荐治疗的一线药物。在推荐的头孢菌素类药物中,只有头孢克肟有口服制剂。单次2g剂量的放线菌素是可选的替代方案。但是这个药在美国买不到。这意味着在美国只有一种口服药物用于淋病治疗。

4）推荐治疗方案:表4-2-1总结了非复杂淋病奈瑟菌感染的推荐治疗方法,其对感染的治愈率≥97%。咽部感染很难治疗,极少有治疗方法能达到>90%的治愈率。如果患者对头孢菌素类或喹诺酮类不能耐受,应该给予大观霉素治疗(2g单剂肌内注射)。然而这种治疗方法对于咽部感染只有52%的有效率。

有了推荐的治疗方法,常规的诊断性治疗方法不再推荐给患者。这些患者的性伴侣也应该进行评估和治疗。然而,患者的症状在治疗后如果仍持续存在就应该对他们进行重新评估。应该对任何持续的淋病进行抗菌药物敏感性的评估。治疗后再发现感染通常是再感染而不是治疗失败。

表4-2-1 尿道炎、宫颈炎和相关感染:推荐治疗方法[a]

淋病奈瑟菌感染
非复杂的尿道、宫颈和直肠的感染 头孢克肟400mg单剂口服;或头孢曲松125mg单剂肌内注射;加阿奇霉素1g单剂口服;或强力霉素100mg口服,每天2次共7天
非复杂的咽部感染 头孢曲松125mg单剂肌内注射;加阿奇霉素1g单剂口服;或强力霉素100mg口服,每天2次共7天
非淋菌性尿道炎(衣原体感染) 阿奇霉素1g单剂口服;或强力霉素100mg口服,每天2次共7天
复发的和持续的尿道炎 甲硝唑2g单剂口服,加红霉素500mg口服,每天4次共7天;或乙基琥珀酸红霉素800mg口服,每天4次共7天

[a] 根据美国疾病控制和预防中心:2006年性传播疾病治疗指南。

5）并发症:少数患者有并发症,像播散性淋病奈瑟菌感染、肝周炎、脑脊膜炎或心内膜炎。这些感染是淋病奈瑟菌菌血症的结果。播散性淋病奈瑟菌感染经常导致瘀斑或脓疱样的皮肤损害,有时患者有心内膜炎或脑脊膜炎。引起播散性感染的淋病奈瑟球菌株很少引起生殖道感染。推荐引用头孢曲松治疗(播散性感染,1g肌内注射或静脉注射,每24小时1次;脑脊膜炎或心内膜炎,1g静脉注射,每12小时1次)。

(2)非淋菌性尿道炎(NGU)的治疗:治疗应该尽可能地在诊断后马上开始(表4-2-1)。单剂方法更受欢迎,因单剂治疗依从性较好。推荐使用阿奇霉素或强力霉素。患者有过敏的或不能耐受这些药物的,可以从红霉素或氧氟沙星的7日疗法中选择一个。常规随访和重复检验不再推荐给那些应用推荐疗法的患者。然而如果患者在治疗完成后症状持续或复发,应该进行重新评估。如果出现单一的症状,而没有体征的证明或炎症的实验室检查,就没有充分的证据进行再次治疗。患者的性伴侣也应该进行相应的评估和治疗。

(3)复发和持续性尿道炎的治疗:在经验性治疗过程中重复开处方时,应该先明确尿道炎的客观体征。对有持续或复发尿道炎的人,如果他们没有遵守治疗或与一个没有治疗的性伴侣有性接触,应该以初始的治疗方法重新治疗。其他患者应该有一个阴道毛滴虫的标本和培养。遵从治疗方法且没有再次性接触的患者,应该使用表4-2-1的方法。这里提供的治疗对阴道毛滴虫和生殖器支原体也有效。

二、女性黏液脓性宫颈炎

1. 临床表现 黏液脓性宫颈炎同男性尿道炎有很多相似的地方。特征性表现是患者的宫颈管内或宫颈内的拭子标本有明显的脓性或黏液脓性宫颈渗出物。容易引起的宫颈出血也是常见的,宫颈内分泌物的革兰染色检查会发现多型核白细胞的数量增加。患者可以表现为异常的阴道排出物或异常的阴道出血,例如,性交后出现上述症状,但也可能是无症状的。

2. 诊断和治疗 和男性尿道炎的原因一样,淋病双球菌和沙眼衣原体是黏液脓性宫颈炎的最重要的感染源。然而,在一些女性患者鉴定不出任何病原体。应该以淋病奈瑟菌和衣原体的检测结果指导治疗,除非认为患者不可能对随访进行回应。对于这种病例,应该同时给予淋病双球菌和沙眼衣原体的经验性治疗。

第二节 生殖器溃疡病

生殖器溃疡最常见的原因是生殖器疱疹(HSV感染)。其他重要因素是梅毒和软下疳。相反,性病性淋巴肉芽肿(LGV)和腹股沟肉芽肿(杜诺凡菌病)是生殖器溃疡的不常见原因。每一种溃疡性的性传播疾病增加了2~5倍的HIV传播风险。

诊断试验:仅仅依靠病史和体格检查的诊断往往是不准确的。患者可以同时被一种以上的病原体感染。理想情况下,生殖器溃疡患者进行评估应包括大多数常见病原体的检验:生殖器单纯疱疹病毒(HSV)、梅毒、软下疳。这些检验包括一个HSV的培养或病原体试验,一个苍白密螺旋体苍白亚种(梅毒)的暗野显微镜检查或直接免疫荧光试验,和一个嗜血杆菌属杜克雷嗜血杆菌(软下疳)的培养。在将来,对于这些病原体的改进的分子探测试验可能投入商业运行。在彻底的诊断评估后,有25%的生殖器溃疡患者没有一个实验室确证的诊断。生殖器溃疡患者也应该建议其行HIV检测。

通常,患者在检查结果出来之前必须接受治疗。在这种情况下,推荐同时针对梅毒和软下疳进行治疗。

一、生殖器单纯疱疹病毒(HSV)感染

1. 临床表现 生殖器疱疹是一种不可治愈的和复发性的病毒感染。特征性的生殖器皮损开始于疼痛的丘疹或小水疱。当患者就诊时生殖器皮损往往已经发展成脓疱或溃疡。

(1)初发HSV感染:初次发生的生殖器疱疹,溃疡性的皮损持续4~15天直到结痂或上皮形成或两者都发生。疼痛、痒、阴道或尿道排出物和触痛的腹股沟淋巴结肿大是主要的局部症状。初发的HSV感染伴随高频率和长时间的全身和局部症状,常见的是发热、头痛、不适和肌痛。来自生殖器皮损的疼痛和刺激症状在开始的6~7天逐渐增加,在疾病的7~11天达到最大强度,然后在2~3周内逐渐消退。

(2)复发HSV感染:相对于第一次发作,复发的HSV感染在症状、体征、生殖器皮损的解剖学位置有其特征性。局部症状,像疼痛、痒均较初次感染轻微,其通常发作持续时间范围为8~12天或更短。

2. 病原学 血清学分型上HSV-1和HSV-2都可引起生殖器溃疡。这两种病毒都感染生殖道。研究提示有5%~30%的初次发作HSV感染病例是由HSV-1引起的。然而,复发的HSV-1感染实际上可能低于复发的HSV-2感染。因此,HSV-2感染在那些有复发的生殖器皮损的患者中数量较多。测定感染株的血清学类型对于预后很重要,而且对于对患者进行指导也是有用的。然而,多数商业上应用的抗体试验对于从HSV-2感染中鉴别HSV-1还不够精确。更好的鉴定方法在将来会得到应用。

3. 流行病学 血清学研究提示在美国约有45 000 000人感染了HSV-2。多数感染是轻微的或未被发现的。因此,多数HIV-感染者没有得到这个诊断。这些无症状或症状轻微的人从他们的生殖道中周期性排出病毒感染他们的性伴侣。初次发作的生殖器HSV感染比复发的感染更可能引起症状。很少的严重病例需要住院治疗其并发症,像播散性感染、肺炎、肝炎、脑脊膜炎或脑炎。

4. 治疗 全身的抗病毒治疗能部分控制HSV感染的症状和体征。治疗不能治愈病毒感染,也不改变停止治疗后复发的频率和严重程度。有三种抗病毒药在临床随机试验中证明有效:阿昔洛韦、伐昔洛韦、泛昔洛韦(表4-2-2)。阿昔洛韦用于局部实际上已经证实不如全身治疗有效。

(1)初发HSV感染:初次发作的HSV感染患者应该接受抗病毒治疗以加速生殖器皮损的治愈和缩短病毒排出的持续时间。患者也应该被告知生殖器疱疹的自然史、性行为的风险、围生期的传

播以及减少传播的方法。病情严重的患者立该静脉应用阿昔洛韦进行治疗。

（2）复发 HSV 感染：多数有第一次生殖器 HSV-2 感染临床症状的人会再次发作。治疗能缩短皮损持续时间和减少复发。这样，很多患者能从抗病毒治疗中获益，而且应该讨论这个选择。用抗病毒药物治疗复发的 HSV 有两种途径：发作期的治疗和每日抑制性治疗。发作期治疗对多数偶然再发的患者有益。这种治疗在有前驱症状或皮损发生的第一天开始。这样，接受发作期治疗的患者应该在最初的症状或皮损的体征出现时得到药物或处方以便可以开始治疗。对于复发 HSV 传统上建议进行 5 天治疗（表4-2-2），但是，近来数据表明短程（3 天）疗法一样有效。

表 4-2-2　生殖器溃疡：推荐治疗方案

生殖器疱疹

初发感染

　阿昔洛韦 400mg 口服，每天 3 次，7～10 天 或阿昔洛韦 200mg 口服，每天 5 次，7～10 天；或泛昔洛韦 250mg 口服，每天 3 次，7～10 天；或伐昔洛韦 1g 口服，每天 2 次，7～10 天

严重感染

　阿昔洛韦 5～10mg/kg 静脉注射，8 小时 1 次，2～7 天或直到临床症状消退

复发发作

发作期治疗

　阿昔洛韦 400mg 口服，每天 3 次，5 天；或阿昔洛韦 200mg 口服，每天 5 次，5 天；或阿昔洛韦 800mg 口服，每天 2 次，5 天；泛昔洛韦 125mg 口服，每天 2 次，5 天；或伐昔洛韦 500mg 口服，每天 2 次，3～5 天；伐昔洛韦 1g 口服，每天 1 次，5 天

每日抑制疗法

　阿昔洛韦 400mg 口服，每天 2 次；或泛昔洛韦 250mg 口服，每天 2 次；伐昔洛韦 250mg 口服，每天 2 次；或伐昔洛韦 500mg 口服，每天 2 次；或伐昔洛韦 1g 口服，每天 1 次

梅毒

一期和二期

　苄星青霉素 G，2.4 百万单位单剂肌内注射

三期梅毒（除外神经梅毒）

　苄星青霉素 G，2.4 万单位肌内注射，每周 1 次，3 周

神经梅毒

　水结晶青霉素 G，3 百万～4 百万单位静脉注射，4 小时 1 次，10～14 天；或普鲁卡因青霉素，2.4 万单位肌内注射，每天 1 次，10～14 天，加丙磺舒 500mg 口服，每天 4 次，10～14 天

潜伏梅毒

早期

　苄星青霉素 G，2.4 百万单位单剂肌内注射

晚期或未知的持续期梅毒

　苄星青霉素 G，2.4 百万单位肌内注射，每周 1 次，3 周

软下疳

　阿奇霉素 1g 单剂口服；或头孢曲松 250mg 单剂肌内注射；或环丙沙星 500mg 每天 2 次，3 天；或红霉素主剂 500mg 口服，每天 4 次，共 7 天

腹股沟肉芽肿

　甲氧苄啶-磺胺甲噁唑（复方新诺明）1 片，1 天 2 次至少 3 周；或强力霉素 100mg 口服，至少 3 周

性病性淋巴肉芽肿

　强力霉素 100mg 口服，每天 2 次，21 天

（3）每日治疗：每日抑制性治疗对于经常复发（每年 6 次或更多）的患者有益。这种治疗能减少复发频率 75% 以上。这种治疗在 6 年内使用阿昔洛韦和 1 年内同时应用伐昔洛韦和泛昔洛韦已经被证实是安全和有效的。每日疗法并没有出现明显的临床 HSV 药物耐受。如果复发的频率随着时

间而减少,1 年后应该考虑停止治疗。

二、软下疳

1. **病原学和临床表现**　软下疳是一种急性溃疡性疾病,经常并发腹股沟淋巴结肿大(腹股沟淋巴结炎)。病原体是嗜血杆菌属杜克雷嗜血杆菌,一种革兰阴性的兼性杆菌。这种感染在美国部分地区很常见,也会出现暴发流行。据估计,有 10% 的软下疳患者同时感染苍白密螺旋体苍白亚种或生殖器单纯疱疹病毒(HSV),并且每一种感染都伴随着 HIV 感染率的增加。

2. **诊断**　需要在特殊培养基中培养致病菌(嗜血杆菌属杜克雷嗜血杆菌)来明确软下疳,该诊断并没有广泛应用。另外,这些培养基估计其敏感度<80%。在实践中,一个可能的软下疳诊断可以基于下述:患者有痛性生殖器溃疡;至少在溃疡开始前 7 天通过暗野显微镜检查法或阴性的梅毒血清学试验没有苍白密螺旋体苍白亚种感染的证据;HSV 试验阴性;临床表现是典型的。痛性生殖器溃疡合并触痛的腹股沟淋巴结肿大提示软下疳的诊断。不幸的是,这种特征性的临床表现仅仅发生于 1/3 的病例。然而,痛性生殖器溃疡合并化脓性的腹股沟淋巴结肿大被认为是更能确定诊断的特征。人类感染模型结合新的分子技术已经导致对嗜血杆菌属杜克雷嗜血杆菌基因和毒性因子认识上的提高。

3. **治疗**　推荐的抗生素用法在表 4-2-2 中总结。合理的软下疳治疗能治愈感染、消除症状、预防传播。成功的治疗导致溃疡和症状戏剧性的消失。然而,即便治疗成功,瘢痕会在多数病例中继续存在。未经包皮环切的患者或 HIV 感染的患者可能对治疗的反应差些。建议在诊断时进行 HIV 和梅毒的试验,如果初始的试验结果是阴性的,要在 3 个月后复查。建议在 3~7 天后进行随诊评估,如果只有极小的或没有临床改善,因该考虑其他的临床诊断或同时感染其他性传播疾病。有少数嗜血杆菌属杜克雷嗜血杆菌菌株对抗生素耐药。大的溃疡或淋巴结肿大会在 2 周以上消退,有时患者需要进行切开引流或针吸波动的腹股沟结节。

三、性病性淋巴肉芽肿

1. **病原学和临床表现**　性病性淋巴肉芽肿是由血清型为 L1、L2、L3 的沙眼衣原体侵入引起的。在美国,这是一种引起生殖器溃疡的罕见原因。在异性恋男性中其特征性的临床表现是触痛的腹股沟或股部的淋巴结肿大,或者两者都有,通常是单侧的。女性和男性同性恋者会表现为累及直肠周围和肛门周围淋巴管的炎症,狭窄、瘘或直肠结肠炎。这种自限性生殖器溃疡在多数患者寻求药物治疗时通常已经愈合。通常,诊断是通过血清学试验加上排除腹股沟淋巴结肿大或生殖器溃疡的其他原因而确定的。

2. **治疗**　治疗能消灭感染源并预防组织损伤的进一步加重。推荐使用强力霉素。红霉素和阿奇霉素也是可选的药物。至少 3 周的长疗程对每一种药物来说都是必需的。无论如何,组织反应和瘢痕能在有效治疗后得到改善。腹股沟腺样肿大,被称为"腹股沟淋巴结炎",可以通过皮肤进行穿刺吸引或切开引流预防腹股沟或股部形成溃疡。应该对患者进行随访直到临床症状和体征消退。

四、腹股沟肉芽肿(杜诺凡菌病)

1. **病原学和流行病学**　腹股沟肉芽肿是由肉芽肿荚膜杆菌引起的,一种革兰阴性细胞内寄生杆菌,同克雷伯杆菌很相似。这种感染在美国很罕见。腹股沟肉芽肿在热带的和发展中国家是生殖器溃疡的一种重要原因,尤其是印度、巴布亚新几内亚、澳大利亚中部和南部非洲。

2. **临床表现**　腹股沟肉芽肿表现为疼痛的、进展的生殖器溃疡。生殖器损害是富含血管的,有一种"牛肉红"的表现。患者很少有腹股沟腺病。病原体不能在标准的微生物培养基上培养。诊断要求在碎组织标本上进行暗涂片杜诺凡氏体显像或标本的组织活检。在不久的将来,分子诊断试验会得到应用。在皮损部位可能出现继发细菌感染。另外,也可以同时感染其他 STD 病原。

3. **治疗**　有效的治疗可以使组织损伤的进展停止。推荐使用复方新诺明或强力霉素,其他可选择的药物是环丙沙星或红霉素,阿奇霉素也可以。延长治疗持续时间对于促进肉芽形成和溃疡再次形成上皮常常是必要的。患者应该在治疗开始后几天再次进行评估。如果皮损没有变化,应该考虑另加一种氨基糖苷类抗生素,如庆大霉素。治疗应该持续至所有皮损被治愈。在有效治疗 6~18 个月后可能会出现复发。

第三节　生殖器疣

一、尖锐湿疣

1. **病原学**　生殖器疣是由人类乳头状病毒

（HPV）感染引起。HPV 有超过 80 种基因型，超过 20 种感染生殖道。多数生殖器 HPV 感染是无症状的、亚临床的或不被认知的。因为它们的大小和解剖学部位不同，可见的外生殖器疣可以是疼痛的、脆的、痒的或三者都是。多数可见生殖器疣是由 HPV 6 或 11 型引起。这些 HPV 类型也能在宫颈上和阴道、尿道、肛门内引起外生性疣。HPV 6 和 11 型几乎和外生殖器的侵袭性鳞状细胞癌的发生无关。

HPV 16、18、31、33 和 35 型在可见的外生殖器疣是不常见的。这些 HPV 类型同宫颈发育不良有关，和阴道、肛门、宫颈的鳞状细胞癌也相关。HPV 16、18、31、33 和 35 型也和外生殖器的上皮肿瘤相关，包括鳞状细胞癌、原位癌、间变的丘疹病、凯腊（Queyrat）增殖性红斑和鲍恩（Bowen's）病。外生殖器疣患者能同时被多种 HPV 类型感染。

2. 临床表现　好发于男女生殖器及肛周。男性以冠状沟及包皮系带周围最为常见（见文末彩图 4-2-3），也可见于阴茎、包皮、龟头及尿道口等部位。患者大多为处于性活跃期的中青年。发病前多有不洁性接触史或配偶有感染史。潜伏期 1～3 个月不等，平均 3 个月。临床上偶可见儿童发病，一般系通过接触污染的用具如毛巾等而传染。

（1）典型损害：初发损害为小而柔软的淡红色丘疹，针帽或米粒大，逐渐增大，且数量逐渐增多，成为乳头瘤样、菜花样、鸡冠样或蕈样的赘生物，表面高低不平，质地柔软。如不及时治疗，疣体将逐渐增大，有的成为大的菜花状，基底有蒂；有的彼此融合，成为大块状，淡灰色，表面呈乳头瘤状，可以有糜烂、溃疡、有分泌物，因继发感染可致恶臭。患者一般无自觉症状。

（2）几个特殊部位的尖锐湿疣

1）男性尿道口：尿道口的疣状赘生物，表面可以是光滑的也可呈乳头瘤样，颜色潮红，表面湿润。检查时需将尿道口的黏膜充分暴露，方能见到疣体。有时 HPV 病毒可沿尿道逆行向上，造成尿道上皮的感染，此时需作尿道镜检查。尿道口虽不是尖锐湿疣的好发部位，但治疗困难，且容易复发。

2）女性宫颈：宫颈口上皮是从阴道复层鳞状上皮向宫颈管柱状上皮相移行的部分，虽不是尖锐湿疣的好发部位，但一旦为 HPV16、18 型所感染，上皮细胞多易发生非典型增生，乃至发生侵袭性癌。宫颈上皮感染多见亚临床感染，以 3%～5% 醋酸溶液浸湿的纱布敷在局部，以阴道镜检查损害更为清晰易见。

3）肛门周围：肛周皮肤多皱褶，且行走时多摩擦，因此一旦发生尖锐湿疣常常多发。初起时为多数丘疹，以后疣呈赘状生长，可呈大的有蒂菜花状，更多见扁平、表面有小乳头的斑块状。由于继发感染，分泌物常有难闻的臭味。个别病例病变可出现在肛门的黏膜上皮。发生在肛周的，应注意询问有否同性恋，肛交史。

4）口唇及咽部黏膜：偶可发生在口腔及咽喉部黏膜上皮，表现为小的、潮红、柔软、表面呈乳头状的疣状赘生物。可发生在口交者。

5）巨大型尖锐湿疣：是指形状巨大的尖锐湿疣，可以拳头大小，表面呈乳头瘤状，因继发感染，分泌物常有难闻的臭味。好发于男性的包皮黏膜面及龟头，偶也可见于肛周及女性阴道。巨大型尖锐湿疣实质是一个疣状癌。病理为低度鳞状细胞癌的改变。虽然它极少发生转移，但损害可向深部穿透。在男性可侵及尿道，产生许多窦道，从中排出脓液及尿。

（3）亚临床感染：是指上皮细胞已经受到 HPV 感染，但尚无出现肉眼可见的变化。亚临床感染可以通过醋酸白试验清晰地显示出来。

（4）HPV 病毒携带者：采用敏感的分子生物学技术即聚合酶链反应（PCR），从尖锐湿疣患者的配偶或性伴侣的外阴部或阴道拭子标本中提取的 DNA 作模板，进行扩增，发现有相当比例的配偶或性伴侣 HPV 检出阳性。他（她）们临床上既无尖锐湿疣的损害，也无亚临床的感染，可以说是 HPV 携带者。

（5）冰山现象：泌尿生殖器部位上皮感染 HPV 后，可表现出一个相当宽的谱状表现。从毫无临床及显微镜下改变的 HPV 携带者；到出现显微镜下改变，但无肉眼可见改变的亚临床感染；到出现肉眼可见典型临床改变的尖锐湿疣损害。事实上，在临床上出现典型尖锐湿疣表现只是受染 HPV 人群中的一小部分，绝大多数处于 HPV 携带者或亚临床感染的状态。有的学者将其称之为冰山现象，即临床上出现典型尖锐湿疣表现的人数就如同浮动在大洋中冰山露出水面的那一小部分，而巨大的冰山主体即 HPV 携带者及亚临床感染者则还隐藏在水面之下。

生殖器上皮感染 HPV 后是否出现临床表现主要取决于 HPV 的类型，感染的部位及机体的状态，尤其是细胞免疫的状态。如前所述，有 20 余个 HPV 亚型可引起尖锐湿疣，主要是 HPV6、11、16、18 及 33 型。双方性接触时易受损伤的男性包皮系带旁,冠状沟,女性后联合为临床上最易出现损害的部位。机体免疫功能有缺陷,尤其当细胞免疫功能有缺陷者,如长期服用糖皮质激素或免疫抑制剂者易发生尖锐湿疣,且疣体生长速度较快。

3. 实验室检查

(1) 组织病理改变:表皮呈乳头瘤样增生,棘层肥厚。表面有轻度角化亢进及角化不全。在棘细胞及颗粒层内可见空泡化细胞,细胞胞体较大,有一圆形深染的核,核周空泡化,淡染,在核膜及浆膜间有丝状物相连,使细胞呈猫眼状。空泡化细胞是尖锐湿疣的特征性所见,在棘细胞中、上层更为明显。真皮浅层血管周围中等密度浸润,以淋巴细胞为主,还可见浆细胞浸润。真皮乳头部血管扩张,乳头增宽,上延。

(2) 醋酸白试验:以3%～5%的醋酸溶液浸湿的纱布包绕或敷贴在可疑的皮肤或黏膜表面,3～5分钟后揭去,典型的尖锐湿疣损害将呈现白色丘疹或疣赘状物,而亚临床感染则表现为白色的斑片或斑点。醋酸白试验对辨认早期尖锐湿疣损害及亚临床感染是一个简单易行的检查方法。对发现尚未出现肉眼可见改变的亚临床感染是一个十分有用的手段。醋酸白试验简单易行,应作为尖锐湿疣患者的一个常规检查手段,有助于确定病变的范围,进行指导治疗。但醋酸白试验并不是个特异性的试验,对上皮细胞增生或外伤后初愈的上皮可出现假阳性的结果。

(3) 阴道镜检查:阴道镜是特殊的放大镜,主要用于对宫颈阴道部黏膜的观察,可用于外阴及阴道上皮的检查。阴道镜可将宫颈表现放大20～40倍,对宫颈上皮的亚临床感染,癌前期病变的早期发现,早期诊断有很大帮助。患者在检查前24小时内应避免阴道冲洗及性交。宫颈以3%～5%醋酸溶液浸湿的纱布敷贴3分钟后以阴道镜检查将有助于发现HPV的亚临床感染。对境界清楚的白色斑片或斑点,应进一步取材做组织病理学检查。宫颈上皮内瘤样病变(cervical intraepithelial neoplasia,CIN)可分为3级。

(4) 细胞学检查:主要用于检查女性阴道或宫颈上皮有否HPV的感染。在被检部位刮取细胞并涂于玻片上,以95%酒精固定;常用巴氏染色法,镜下所见分为五级;Ⅰ级为正常;Ⅱ级为炎症;Ⅲ级为可疑癌;Ⅳ级为高度可疑癌;Ⅴ级为癌症。Ⅱ级又分Ⅱa及Ⅱb。Ⅱa系炎症细胞;Ⅱb涂片中除炎症细胞外尚含少许轻度核异质细胞。对涂片示Ⅱb的病例应随访,定期检查。为确定有否HPV感染,

需用特异性抗HPV抗体,做组织化学染色或采用原位杂交技术。

(5) 聚合酶链反应(PCR):取病变组织或可疑部位样品,提取DNA,利用特异引物对目标DNA予以扩增。引物可以是HPV通用引物,亦可以是针对某一型的特异引物。该法敏感性高,特异性强,但该方法应该在通过相关机构认可或认证的实验室进行开展。

4. 疾病诊断

对于发生在外阴、肛周典型的疣状或菜花状肿物,可以做出尖锐湿疣的临床诊断。对早期及亚临床感染的损害,做醋酸白试验时则为阳性;同时应当作阴道镜(女性)或尿道镜(男性)等检查。尖锐湿疣的确诊,则需要取病变组织作组织病理学检查。确诊仍有困难者,可以用组织化学的方法检查组织标本中特异的HPV抗原;或者可以用原位杂交技术、PCR技术检测组织标本中的HPV的核酸而确诊。

5. 鉴别诊断

(1) 扁平湿疣:这是二期梅毒的特征性临床所见,表现为肛周或外阴部扁平的丘疹,表面湿润,约0.5cm大小,无蒂,表面也不呈乳头状或颗粒状。患者的躯干部及掌跖部可见皮疹。梅毒血清试验呈阳性。将扁平湿疣表面的分泌物印片置于暗视野显微镜下检查,可见多数活动的梅毒螺旋体。

(2) 阴茎珍珠样丘疹:发生在龟头冠状沟处,为皮色或淡红色针帽大柔软的小丘疹,表面光滑,沿冠状沟排列成一行或二行,系正常所见,无需治疗。醋酸白试验阴性。如不能确诊可定期随访,阴茎珍珠样丘疹的形态不会发生变化,不会增大。有些成年男性的包皮系带两侧可见一两个如针帽大的白色丘疹,稍隆起皮面,表面光滑,这也是正常所见,无需治疗。

(3) 女阴假性湿疣:发生在小阴唇的内侧面,为多数淡红色丘疹,均匀分布,有的可呈鱼籽状。组织病理学检查无挖空细胞,可资鉴别。

(4) 发生在外阴部的寻常疣:HPV普遍存在于自然界,由HPV1、2、4型等所引起的寻常疣、扁平疣是皮肤科的常见病。寻常疣的患者完全有可能通过自己的手将病毒自身接种到外阴部。如果在耻部、阴茎根部、股内侧出现单发的绿豆至黄豆大丘疹,表面粗糙,一般可认为是发生在外阴部的寻常疣。如果发生在尖锐湿疣的好发部位,则判断较为困难。若患者否认不洁性交史,并在手足或面部有寻常疣,则考虑是自身接种所致的寻常疣。要确切的诊断则要采用PCR方法对致病HPV的型别

（5）HPV 感染与生殖器癌的关系：大量证据表明，HPV 感染与生殖器癌，尤其是女性的宫颈癌有明确的关系。女性宫颈上皮感染了 HPV15 或 18 型，约 2/3 患者在两年内发生中度至重度的非典型增生。在宫颈上皮内瘤样病变 CIN2 级及 CIN3 级的损害内及绝大部分宫颈鳞癌患者的皮损可发现有 HPV16 或 18 型的感染。从分子水平已证实 HPV16 或 18 型的 DNA 片段整合至某些上支基底细胞的基因组中，这个致癌的 DNA 基因片段认为是 E6 或 E7。鲍温样丘疹病是一个发生在外阴部的原位鳞癌。有相当比例患者曾有尖锐湿疣的病史，有的病人可与尖锐湿疣伴发。巨大型尖锐湿疣，这是一个发生在生殖器部位的疣状癌，组织病理学上呈低度鳞癌改变，病变系在原来尖锐湿疣的基础上，长期慢性刺激而演变成。

6. 疾病治疗　参照中国疾病预防控制中心性病控制中心 2006 年颁布《性传播疾病临床诊疗指南》，并做适当调整。

（1）治疗方法的选择

1）男女两性在外生殖器部位所见到的疣体，如果单个疣体直径<5mm、疣体团块直径<10mm、疣体数目<15 个，则外用药物治疗。

2）男性尿道内和肛周，女性的前庭、尿道口、阴道壁和子宫颈口的疣体，或男女两性的疣体大小和数量均超过上述标准者，建议用物理方法治疗。

3）物理疗法治疗后，体表尚有少量疣体残存时，可再用外用药物治疗。

4）无论药物治疗或物理治疗，必需做醋酸白试验，尽量清除疣体损害，以减少复发。

（2）外用药物

1）0.5% 鬼臼毒素酊：是首选的药物。方法是将药液涂于疣体上，每天用药 2 次，连续 3 天为 1 个疗程。如果疣体没有脱落，则在休息 4 天后作第 2 疗程治疗，可连续用药 3 个疗程。不良反应主要是局部疼痛，红肿，没有发现全身性不良反应。孕妇禁用。

2）10% ~25% 足叶草酯酊：由于毒性较大，已逐渐被其提纯产物 0.5% 鬼臼毒素酊所代替。每周 1 次，每次用药药量不应超过 0.5ml，1 ~4 小时后将药液洗去；用药 6 次未愈应改用其他疗法。孕妇禁用。

3）三氯乙酸溶液：浓度从 30% ~80% 不等，这是一个化学腐蚀剂，应由有经验的医护人员使用，不宜交患者本人使用。每日 1 次，将药液直接涂于皮损上，用药 6 次未愈应改用其他疗法。

4）2.5% ~5% 氟尿嘧啶软膏：主要作用为干扰并抑制 RNA 的合成。外用每天 1 ~2 次，至疣体脱落，若周围正常皮肤黏膜出现红肿、糜烂，则应暂停使用。

5）5% 咪喹莫特乳膏：咪喹莫特属于非核苷类异环胺类药物，外用可通过诱导机体产生干扰素（IFN）、肿瘤坏死因子（TNF）和白介素（IL）等细胞因子，发挥免疫调节作用，主要用于治疗 HPV 感染引起的外生殖器和肛周尖锐湿疣。本品一般在日常入睡前使用，隔日 1 次，疗程可达 16 周。咪喹莫特并不会破坏皮肤组织，但在外用部位可引起红斑、糜烂、水肿、剥脱、鳞屑和瘙痒、灼热感等轻、中度的刺激。

6）干扰素：部外用干扰素通过刺激 T 细胞及对病毒的抑制作用而起到治疗效果，对小的尖锐湿疣有一定效果。外用的优点是药物无刺激性，局部不会出现红肿、疼痛等不良反应。缺点是起效较慢，需连续外用 4 ~6 周。亦可局部注射，但疼痛较著且需多次治疗，不易为患者所接受。局在尖锐湿疣以较为快捷的方法治疗后，可外涂干扰素软膏，一则对亚临床感染的损害起治疗作用，二则可起预防复发的作用。

（3）物理疗法

1）液氮冷冻：用棉签浸蘸液氮后，稍加压放置于皮损上数秒钟，如此反复多次。每周 1 次，一般需数次治疗。不良反应有局部水肿，可持续数天。

2）二氧化碳激光：适于疣体较小的病例。在女性宫颈口、男性尿道口的尖锐湿疣难以外用药，可采用二氧化碳激光治疗。

3）光动力学治疗（PDT）：方法是将新鲜配制的 20% ALA 溶液持续外敷于患处 3 小时，然后用 150m/cm² 的氦-氖激光连续照射 20 ~30 分钟。间隔 1 ~2 周治疗 1 次，一般 1 ~3 次可治愈。治疗尿道口尖锐湿疣获得 98% 以上的治愈率，而且复发率很低。

4）电灼：适于有蒂、大的尖锐湿疣。当尖锐湿疣呈菜花或疣赘状生长时，基底常形成蒂，此时先以电灼法在蒂部做切割是理想的治疗手段，剩余的损害可采用冷冻、激光或药物等治疗。

5）手术：适于大的尖锐湿疣。以手术方法将疣的主体切除，等伤口愈合后采用局部药物或冷冻等手法。有的患者包皮过长，建议做包皮环切术。

（4）系统治疗

1）干扰素：100 万 U 至 300 万 U 皮下或肌内

注射,隔日或每周注射 2 次。有一定效果。免疫功能低下的尖锐湿疣患者可以选用。

2）左旋咪唑:鉴于部分尖锐湿疣患者的细胞免疫功能低下,故而采用本药,有口服及外用二种。口服每天 3 次,每次 50mg,服用 3 天,停 11 天为 1 个疗程,可连续服用数个疗程。外用系将左旋咪唑溶液涂于左前臀屈侧。

3）其他免疫调节剂:如转移因子等。

（5）治疗中应予注意的几个问题

1）复发:尖锐湿疣的判愈标准是疣体消失,一般在治疗后 3 个月内治疗部位无再生疣即为基本治愈。在治疗前对所有尖锐湿疣患者均应先作醋白试验,以辨认出病变范围,尤其是处于亚临床感染的病损,以减少复发。

2）再感染:对患者的配偶或性伴侣应作检查,如患有尖锐湿疣,同时进行治疗。否则,可造成患者再感染。

3）男性尿道口尖锐湿疣治疗:建议以二氧化碳激光或光动力学治疗(PDT)破坏疣体,数日后待创面愈合,外用氟尿嘧啶溶液(250mg/10ml 注射液)滴于尿道口内,每天 1~2 次。

4）女性尖锐湿疣患者治疗:应以窥器配合醋白试验以检查宫颈上皮有否受到感染。由于 HPV16 及 18 型的慢性感染可导致宫颈上皮的非典型增生,乃至宫颈癌的发生,因此需对宫颈尖锐湿疣,包括亚临床感染的损害予以及时治疗。

5）跟踪治疗:①对已经基本治愈的患者,建议外用干扰素软膏、5% 咪喹莫特霜等局部刺激作用小,无明显不良反应的药物。以上外用药可每天 1 次或隔日 1 次,连续应用 2~3 个月。②尖锐湿疣患者治愈后应定期随访,一般 2~4 周 1 次,持续 3 个月,每次随访均应行醋酸白试验。在完全治愈前,应嘱患者避免性生活。

7. 疾病预防　洁身自爱、避免婚外性行为。提倡使用避孕套。有了尖锐湿疣应及时治疗,性伴侣或配偶应同时去医院检查。患者的内裤、浴巾等应单独使用,并应注意消毒。

二、亚临床的生殖器 HPV 感染

亚临床的 HPV 感染(没有可见的生殖器疣)比可见的生殖器皮损更常见。多数病例是在宫颈细胞学、阴道镜检查、生殖器皮肤活检或通过常规醋酸浸湿检查放大醋酸白区域的指导下诊断的。专家一致认为不推荐常规进行醋酸白检查,这个试验对 HPV 感染的特异性很低。另外,醋酸白试验在

低风险人群有许多假阳性结果。确定亚临床的 HPV 感染的诊断要求检出 HPV 核酸或壳蛋白,但是这种试验主要作为研究使用。

在不出现发育异常的情况下不建议对亚临床的 HPV 感染进行治疗。诊断往往是有疑问的,因为许多诊断试验(即细胞学、醋酸白试验、阴道镜检查)和 HPV DNA 或 RNA 的检出很少相关。此外,没有一种治疗被证明可以根除感染。在过分的外科治疗后,在邻近治疗区域的正常表现的组织中已经证明有人类乳头状病毒(HPV)。

第四节　梅　毒

梅毒(syphilis)是由梅毒螺旋体感染人体而发生的常见性传播疾病,已经问世数百年了,目前在世界范围均有分布,是十分重要的性传播疾病;可以分为获得性梅毒、先天梅毒和妊娠梅毒等。

获得性梅毒(aquired syphilis)是指成人主要通过性行为而被感染的梅毒。主要通过性行为传染,也可由输血、手术甚至衣物等间接传染。临床分为三期,除侵犯皮肤黏膜外,还可以累及内脏器官,是一种较为严重的性传播疾病。

一、临床分期

1. 早期梅毒　病期 2 年以内,又分为以下几类:①一期梅毒:即硬下疳,潜伏期从 10 日至 90 日不等,平均 21 日;②二期梅毒:多在硬下疳发生后 3~6 周出现;偶见硬下疳未完全消退时已出现损害;③早期潜伏梅毒:凡有梅毒感染史且病期 2 年以内,无临床症状或者症状已经消失,物理检查缺乏梅毒的表现,脑脊液检查阴性,而仅有梅毒血清反应阳性者。

2. 晚期梅毒(三期)　病期 2 年以上,分为以下几类:①晚期良性梅毒:包括皮肤、黏膜、眼和骨骼的晚期梅毒损害;②心血管梅毒;③神经梅毒;④晚期潜伏梅毒。对于病期不明的潜伏梅毒应该按照晚期潜伏梅毒对待。

二、典型临床表现

1. 一期梅毒　本期皮损为硬下疳,为 1cm 左右单发的圆形或椭圆结节,境界清楚,基底深在硬度似橡皮或软骨样,无自觉疼痛或压痛;表面平坦,浸润明显,中央有溃疡,初期淡红色,晚期变为灰色;硬下疳疮面分泌物多为浆液性,内含大量螺旋体,传染性很强;个别病人可以出现 2 个以上的硬

下疳,但少见(见文末彩图4-2-4)。

硬下疳发生在男性冠状沟、包皮内侧、龟头、阴茎、尿道外口等处,女性则主要出现在阴唇系带、阴唇及宫颈。男性同性恋或双性恋者硬下疳常出现在肛门或直肠。也可出现于口唇、舌部、咽部、乳房、手背等其他部位。

在未经治疗的情况下,硬下疳多数在3～6周左右自行消退,留下一个浅表性瘢痕或色素沉着斑。如果采用有效的驱梅治疗,硬下疳可以很快消退。

硬下疳出现一周后局部淋巴结开始肿大,又称梅毒性横痃,以两侧腹股沟淋巴结受累最常见。淋巴结黄豆到手指头大小,质硬,无自觉疼痛及压痛,不融合、非化脓性,无粘连。如果硬下疳发生于其他部位,可以出现非对称性淋巴结肿大。

2. 二期梅毒 梅毒螺旋体沿血行播散至全身而出现症状和体征即为二期梅毒。可先有前驱症状,而后累及皮肤、黏膜,少数病人累及骨骼、神经系统等内脏器官。

(1)前驱症状:二期梅毒的前驱症状有咽痛、全身不适、头痛、体重减轻、不规则发热、关节痛、肌肉痛等。

(2)皮肤表现:二期梅毒中75%以上患者发生皮肤损害(见文末彩图4-2-5,彩图4-2-6)。其中以斑疹性损害和丘疹性梅毒疹最常见。有时会出现脓疱性梅毒疹以及梅毒性白斑和皮肤附属器损害。自觉症状不明显。

(3)黏膜表现:6%～30%的患者有黏膜损害。可表现为口腔黏膜斑,咽红、充血、扁桃体肿大。

(4)皮肤附属器表现如梅毒性脱发和梅毒性甲床炎。

(5)淋巴结肿大:50%～86%的二期梅毒患者出现全身淋巴结肿大。常发生于感染7周后。表现为浅表淋巴结肿大,质硬,有弹性,无自觉症状,无压痛,活动性好,不粘连,不融合。无急性炎症及化脓性破溃。

(6)二期梅毒的系统损害:10%的二期梅毒患者有系统损害,较常见的有关节炎、滑囊炎、骨炎;另外,由梅毒性肾小球肾炎而致的肾病综合症、肝炎、前色素膜炎以及急性脉络膜炎等也可见到。少数患者有脑膜炎、脑神经麻痹、横断性脊髓炎、脑动脉血栓以及神经性耳聋等。

3. 三期梅毒 三期梅毒的传染性逐渐降低,但损害的严重程度增加。开始为皮肤、黏膜及骨髓受损,10年后陆续侵及心血管和中枢神经系统等重要器官,对人的生命危害极大。

(1)症状体征:

1)皮肤梅毒:临床分为结节性梅毒疹和树胶肿两大类。

2)黏膜损害:黏膜损害以溃疡为主,如硬腭处溃疡引起穿孔,软腭处损害破坏悬雍垂或扁桃体、鼻黏膜溃疡破坏鼻骨形成鞍状鼻等。

3)内脏损害:三期梅毒内脏损害以心血管和神经系统损害较多见,且危害很大。

(2)心血管梅毒:在早期梅毒时,梅毒螺旋体可侵犯主动脉壁,并再次休眠数年。而后引起动脉壁的炎症反应,继而产生动脉内膜炎,最终累及动脉全层,出现不同程度的肥厚、瘢痕化;内膜、中层和外膜产生动脉粥样硬化斑块和钙化。早期梅毒不出现心血管异常的临床表现,但在三期梅毒病人中,80%有心血管形态学上的改变,但出现心血管梅毒的表现者仅占其中10%。

心血管梅毒临床症状常发生于感染后15～30年,因而多数症状的心血管梅毒患者的年龄在40～55岁。其中男性发病率为女性的3倍。临床主要表现为胸主动脉瘤、主动脉瓣关闭不全和冠状动脉口狭窄。

(3)神经梅毒:梅毒螺旋体在全身系统性播散的初期可侵犯脑膜而发生无症状神经梅毒,脑脊液VDRL试验阳性。此后,如果未经治疗或治疗不足,病情可出现如下转归:自然缓解,无症状性梅毒性脑膜炎,或有症状性急性梅毒性脑膜炎。而随脑膜感染的发展最终可导致持续性无症状神经梅毒、脑膜血管梅毒、脊髓痨或麻痹性痴呆,但这几种类型在临床上可以共同存在而相互重叠。约10%的三期梅毒患者在感染后15～20年发生有症状神经梅毒。

1)无症状梅毒:指无神经系统症状或体征,但脑脊液检查异常。

2)脑膜梅毒:主要为急性梅毒性脑膜炎。青壮年最常见。多数潜伏期不足1年,10%以下患者在发生脑膜炎时有二期皮肤梅毒疹。25%的病人中脑膜炎是梅毒的重要的首发症状。可出现头痛、发热、羞明、颈强直。同时伴有脑脊液中淋巴细胞中度增高类似无菌性病毒性脑膜炎。而脑脊液非螺旋体血清反应阳性是确诊的重要线索。用青霉素治疗后发热和其他临床症状在几天内即消失。另外,1/3病人出现急性颅内压增高。主要表现为头痛、恶心、呕吐,体温不高或仅有低烧。体检发现颈强直、Kernig征阳性和视神经乳头水肿。梅毒性脑膜炎病人中 1/4 有脑损害。除有颅内压增高和局灶性脑受累外，表现为癫痫、失语和偏瘫。临床检查常有颈强直、精神错乱、谵语和视神经乳头水肿。有时见脑神经损害，特别是第 3、6 对脑神经麻痹。

3) 脑膜血管梅毒：血管神经梅毒侵犯脑、脑干及脊髓等全部中枢神经系统（CNS）。主要病变包括慢性梅毒性脑膜炎和梅毒性动脉内膜炎引起局灶性梗塞。好发年龄 30～50 岁。多在感染后 5～12 年后发生。虽然其发生晚于麻痹性痴呆或脊髓痨，但部分病例可出现在患梅毒不足 2 年时。对未经治疗者，最终可发生麻痹性痴呆或脊髓痨。

对青壮年脑血管意外者，应考虑是脑血管梅毒的可能。最常见的特征为本身麻痹或偏瘫、失语、癫痫。最常见受累的部分为中等脑动脉。

脊髓的脑膜血管梅毒：脊髓梅毒在神经梅毒中仅占 3%。脊髓受累主要为梅毒性脊膜脊髓炎和脊髓血管梅毒，表现为急性横断性脊髓炎。基本发展过程为慢性脊髓脑膜炎，可由脊髓变性，脊髓周边有髓鞘纤维萎缩、脊髓梗塞或脊髓软化引起。

实质性神经梅毒：全麻痹性痴呆可在中老年发病，一般很少见。是由于螺旋体直接侵犯脑实质而致的脑膜大脑炎。在感染后 15～20 年发病。病程慢性，迁延多年。如未治疗病情不断恶化，终生不愈。

临床特征为同时有精神病学和神经病学表现。早期主要表现为精神异常，包括渐进性记忆丧失、智力功能受损和性格变化。而后，出现辨别力下降、情感不稳定、妄想和行为异常。全麻痹性痴呆的神经体征包括瞳孔异常，缺乏表情，唇、舌、面部肌肉、手指震颤和书写、语言能力受损。瞳孔早期扩大、不等大，以后出现瞳孔变小，固定，对光反射消失等。未治疗者，发生症状后数月至 5 年可死亡。

4) 脊髓痨：感染后 20～25 年发病。早期临床特征为闪电痛，即突发性剧烈刺痛感，常发生于下肢，亦可发生于任何部位。内脏危象与闪电痛有关，为复发性剧烈疼痛，似外科的急腹症。最常见的是胃危象，表现为明显的胃痛、恶心、呕吐。另一些病人有阳痿、尿潴留或尿滴落，为早期骶部神经根受累的早期表现。

体检时有膝腱、跟腱等深反射减弱，这是脊髓痨的基本特征。但肌力到晚期才会减退。此外，共济失调和瞳孔对光反射减弱。脑神经也常受累。甚至造成失明和失聪。随病程进展，症状和体征可

加重和增多，且用抗生素治疗不能改善病情。

三、实验室检查

1. 暗视野显微镜检查　取硬下疳、二期梅毒疹的丘疹、扁平湿疣及黏膜斑上的螺旋体进行病原学检查，如标本中看到螺旋体，其形态与运动符合梅毒螺旋体特征时，结果即为阳性。但如果在口腔黏膜取材，要注意与口腔腐生螺旋体相鉴别。若阴性，不能除外此诊断。

2. 直接荧光抗体检查　采用直接荧光抗体法（DFA-TP）对分泌物进行梅毒螺旋体检查。可排除其他螺旋体，特别是口腔腐生螺旋体的干扰。对确诊一、二期梅毒及复发梅毒十分重要。但是阴性结果不能排除梅毒。

3. 血清学检查　梅毒血清学检查包括非特异性螺旋体抗体和特异性螺旋体抗体检测。

（1）非特异性螺旋体抗原血清试验：用于梅毒的过筛检查和观察梅毒的活动情况。本法主要检测抗梅毒螺旋体细胞膜上脂类的 IgG 和 IgM 抗体。临床常用的试验包括 VDRL（性病研究实验室玻片试验）、USR（血清不需加热的反应素玻片试验）、RPR（快速血浆反应素环状卡片试验）等。在一般人群中此类试验的假阳性率为 1%～2%，然而在吸毒者中可高达 10%。另外，结核病、结缔组织病及孕妇等特殊人群假阳性率均有不同程度的升高。一般而言，90% 的假阳性者其滴度低于 1:8，但应注意潜伏梅毒和晚期梅毒者阳性滴度亦较低。应当指出的是，低危人群中非特异血清试验阳性者中半数为假阳性，所以此时需做特异抗体检测以确诊。

一期梅毒中，当硬下疳发生 14 天后，VDRL 可出现阳性。而当确诊时，VDRL 检查有 30%～50% 为阴性。因此对可疑者，需在随访过程中至少复查 2 次。

二期梅毒中非特异性试验几乎均为阳性，VDRL 滴度达 1:16 以上。但当血清中抗体过多时，反而会导致阴性，即前带现象。因此，为避免此问题，应当稀释血清后再做试验。

潜伏梅毒非特异血清反应阳性。

在无症状神经梅毒中，几乎所有患者非特异血清反应均为阳性，而且病人脑脊液 VDRL 阳性。脑脊液 VDRL 阳性是确诊神经梅毒的重要依据。但是阴性并不能完全除外神经梅毒，在三期心血管梅毒中和晚期良性梅毒中非特异血清试验阳性率下降。

（2）特异性梅毒抗原血清试验：即螺旋体抗体检测。常用试验有 FTA-ABS（荧光螺旋体抗体吸收试验）、TPHA（梅毒螺旋体血凝试验）TPPA（梅毒螺旋体明胶凝集试验）和 19s-IgM-FTA-ABS 试验。特异抗体试验在一期梅毒病人确诊时阳性率为 70%～90%，对二期病人的敏感性和特异性均很高。因特异抗体不易随治疗而消退，因而对三期梅毒病人的诊断意义明显优于非特异血清试验。

尽管特异性抗体检测特异性和敏感性都很高，还是有约 1% 假阳性的可能。其中 FTA-ABS 敏感性最高，因而发生假阳性的可能也最大。

4. 脑脊液检查　脑脊液检查是确诊神经梅毒的主要依据。

（1）无症状神经梅毒：淋巴细胞数 <100 个/mm³，蛋白正常或稍升高（<100mg/dl），非螺旋体血清试验阳性。

（2）脑膜梅毒：颅压增高，单核细胞 10～500 个/mm³，有时高达 2000 个/mm³，蛋白升高（45～200mg/dl），而 45% 的病人糖浓度下降，VDRL 阳性。

（3）脑膜血管梅毒：细胞数 10～100 个/mm³，以淋巴细胞为主，蛋白升高（45～250mg/dl），脑脊液 VDRL 阳性。

（4）麻痹性痴呆：颅压正常或增高，淋巴细胞升高，8～100 个/mm³，蛋白升高（50～100mg/dl）；球蛋白升高，糖含量正常或中度下降；脑脊液非特异血清试验阳性。

（5）脊髓痨：脑脊液检查可正常，但部分病人异常。如淋巴细胞为主的细胞数升高，5～160 个/mm³，蛋白中度升高，45～100mg/dl，球蛋白升高。

四、疾病防治

治疗方案，参照中国疾病预防控制中心性病控制中心 2006 年颁布《性传播疾病临床诊疗指南》。梅毒治疗原则早期、足量、规则用药，首选青霉素，治疗后要追踪观察，对传染源及性接触者应同时进行检查和治疗。

1. 治疗药物

（1）青霉素类：为首选的高效抗梅毒的药物，血清浓度达到 0.03mg/ml 即可杀死梅毒螺旋体，且应该持续 2 周以上，常用的有苄星青霉素、普鲁卡因青霉素和水剂青霉素。

（2）头孢曲松钠：有治疗梅毒的报道，取得了良好的近期疗效，但在剂量、疗程和远期疗效尚无确切的经验。

（3）四环素类和红霉素类：疗效较青霉素为差，通常作为青霉素过敏者的替代治疗药物。四环素类常用的有四环素、多西环素和米诺环素，孕妇及儿童禁用。红霉素类常用的有红霉素、阿奇霉素，孕妇慎用阿奇霉素。

2. 早期梅毒（包括一期、二期及早期潜伏梅毒）

（1）青霉素：①苄星青霉素 G 240 万 U，分两侧臀部肌内注射，每周 1 次，共 2～3 次。②普鲁卡因青霉素 G 80 万 U，每天 1 次，肌内注射，连续 10～15 天，总量 800 万～1200 万 U。

（2）对青霉素过敏者：①四环素类：盐酸四环素 500mg，每天 4 次，连服 15 天；或多西环素 100mg，每天 2 次，连服 15 天；或米诺环素 100mg，每天 2 次，连服 15 天。②红霉素类：红霉素用法同盐酸四环素；或阿齐霉素 500mg，连续 10 天。③头孢曲松钠 1.0g，静脉滴注或肌内注射，每天 1 次，连续 10 天。

3. 晚期梅毒（包括三期梅毒、晚期潜伏梅毒及二期复发梅毒）

（1）青霉素：①苄星青霉素 G 240 万 U，分两侧臀部肌内注射，每周 1 次，共 3 次，总量 720 万 U。②普鲁卡因青霉素 G 80 万 U，每天 1 次，肌内注射，连续 20 天为 1 个疗程。也可根据情况 2 周后进行第 2 个疗程。

（2）对青霉素过敏者：①四环素类：盐酸四环素，500mg，每天 4 次，连服 30 天；或多西环素 100mg，每天 2 次，连服 30 天；或米诺环素 100mg，每天 2 次，连服 30 天。②红霉素类：红霉素用法同四环素。

4. 心血管梅毒

（1）青霉素类：不用苄星青霉素。如有心力衰竭，应予以控制后再开始抗梅治疗。为避免吉海反应的发生，青霉素注射前一天口服泼尼松 10mg，每天 2 次，连续 3 天。水剂青霉素 G 应从小剂量开始，逐渐增加剂量。首日 10 万 U，每天 1 次，肌内注射；次日 10 万 U，每天 2 次，肌内注射；第三日 20 万 U，每天 2 次，肌内注射；自第四日用普鲁卡因青霉素 G，80 万 U，肌内注射，每天 1 次，连续 15 天为 1 个疗程，总量 1200 万 U，共 2 个疗程，疗程间停药 2 周。必要时可给予多个疗程。

（2）对青霉素过敏者：①四环素类：盐酸四环素 500mg，每天 4 次，连服 30 天；或多西环素 100mg，每天 2 次，连服 30 天。②红霉素类：红霉素用法同四环素，但疗效不如青霉素可靠。

5. 神经梅毒　应住院治疗，为避免吉海反应，可在青霉素注射前一天口服泼尼松 10mg，每天 2 次，连续 3 天。

（1）青霉素类：①水剂青霉素 G 1200 万 ~ 2400 万 U/d，静脉滴注，即每次 200 万 ~ 400 万 U，每天 6 次，连续 10 ~ 14 天。继以苄星青霉素 G240 万 U，每周 1 次，肌内注射，连续 3 次。②普鲁卡因青霉素 G 240 万 U，每天 1 次，同时口服丙磺舒 0.5g，每天 4 次，共 10 ~ 14 天。继以苄星青霉素 G240 万，每周 1 次，肌内注射，连续 3 次。

（2）对青霉素过敏者：①四环素类：盐酸四环素 500mg，每天 4 次，连服 30 天；或多西环素 100mg，每天 2 次，连服 30 天。②红霉素类：红霉素用法同盐酸四环素，但疗效不如青霉素。

6. HIV 感染者梅毒　苄星青霉素 G240 万 U 肌内注射，每周 1 次，共 3 次；或苄星青霉素 G240 万 U 肌内注射 1 次，同时加用其他有效的抗生素。

五、治愈标准

1. 临床治愈　一期梅毒（硬下疳）、二期梅毒及三期梅毒（包括皮肤、黏膜、骨骼、眼、鼻等）损害愈合消退，症状消失。但是以下情况不影响临床治愈的判断，继发或遗留功能障碍（视力减退等）；遗留瘢痕或组织缺损（鞍鼻、牙齿发育不良等）；梅毒损害愈合或消退，梅毒血清学反应仍阳性。

2. 血清治愈　抗梅治疗后 2 年以内梅毒血清学反应（非梅毒螺旋体抗原试验）由阳性转变为阴性，脑脊液检查阴性。一期梅毒（硬下疳）初期，血清反应为阴性时已接受充足抗梅治疗，可以不出现阳性反应，这种情况不存在血清治愈的问题。

六、疾病随访

梅毒经充分治疗后，应随访 2 ~ 3 年。第一年每 3 个月复查 1 次，以后每半年复查 1 次，包括临床和血清（非螺旋体抗原试验）。疗后 6 个月内血清滴度未有 4 倍下降，则为治疗失败或再感染，需加倍重新治疗外，还要考虑是否需要做脑脊液检查，以观察有无神经梅毒。一期梅毒在 1 年以内、二期梅毒在 2 年以内多数病人可转阴。少数晚期梅毒血清可持续在低滴度上（随访 3 年以上）可判为血清固定。神经梅毒要随访脑脊液，每半年 1 次，至脑脊液完全转为正常。

第五节　人类免疫缺陷病毒（HIV）感染

1. 检测、初始评估、转诊概述　HIV 感染包括一个广大的临床范围，从无症状感染到获得性免疫缺陷综合征（AIDS）。其临床进展率是高度变化的。一些人可以在数月内从人类免疫缺陷病毒（HIV）感染发展到 AIDS，而其他人可以数十年保持无症状。总的说来，从 HIV 感染到 AIDS 的中位时间是 10 年左右。总之，成人感染 HIV 能长时期的保持无症状。然而，HIV 的复制在感染的各个阶段都在持续进行，在感染的随后阶段病毒负荷有实质性的增加，伴随着显著的免疫功能恶化。

随着对 HIV 感染的危险因素认识的增加，能对许多患者进行检验和早期诊断。HIV 感染的首位因素是同 HIV 感染者发生性接触，以及共用注射器。

早期诊断是重要的，因为能减缓免疫功能的衰退。HIV 感染者出现免疫功能障碍意味着其在可预防的感染方面的风险增加。预防性治疗可以降低肺炎（卡氏肺囊虫和细菌）、弓形虫脑炎和分枝杆菌病（结核和鸟分枝杆菌复合）的风险。早期诊断也便于患者咨询，这样可以减少 HIV 的传播。此外，早期诊断有利于早期将患者转诊，便于对 HIV 感染者的关怀和治疗。

2. HIV 检测　任何有 HIV 感染风险的人都应该进行 HIV 检测，尤其是那些寻求评估性传播疾病的人。适当的前后咨询和知情同意应包括在实验过程中。一些地区需要签署知情同意。

通常，HIV 感染是用 HIV-1 抗体试验检测。在 6 个月内感染的感染者，HIV 抗体的检出率>95%。在多数实验室，用两步法来检测，首先是一个敏感的筛选检查试验，例如酶联免疫测定。筛选试验结果阳性者接着被一个附加的实验证实，例如蛋白质印迹试验或免疫荧光测定。如果患者筛选检查和确证试验都是阳性，那就感染了 HIV。这样的感染者能传播 HIV。

在美国，几乎所有的 HIV 感染都是由 HIV-1 引起的，极其少的病例是被第二种病毒 HIV-2 感染的。因此，不建议对 HIV-2 进行常规临床实验。试验的适应证仅仅是在血液中心；需要特殊人口统计的人；有 HIV-2 风险因素行为的人。这些人包括那些来自 HIV-2 是其地方性流行病的国家（安哥拉、莫桑比克，法国、葡萄牙）和他们的性伴侣。缺少一个阳性的 HIV-1 抗体试验，但临床怀疑是 HIV 疾病，在这种情况下也应该考虑 HIV-2 感染的可能。

3. 急性反转录病毒综合征　这个综合征发生在一些人感染了 HIV 后，但在抗体试验阳性之前的短时间内。这个综合征有特征性的症状和体征包括发热、不适、淋巴结肿大、皮肤疹。怀疑急性反转录病毒综合征应该及时进行核酸试验检测 HIV。新的数据提示在这一时期早期开始治疗会导致一个较低的 HIV 负荷,推迟与 HIV 相关的并发症,也许会导致免疫重建。

4. HIV 感染的初始管理　把 HIV 感染者提交给一个专一的临床部门进行综合治疗是可取的。因为这些设施的有限的利用度,在计划转诊介绍和药物治疗的持续期间对于开始评估和提供心理社会的帮助,常常是可取的。这样,初始管理时的总体考虑是必要的。

最新的 HIV 感染诊断可能不是最近感染的,患者可以在感染的任何一个临床阶段被诊断为 HIV 感染。这样,警觉提示晚期感染的症状和体征,如发热、体重减轻、腹泻、口腔念珠菌病、咳嗽或呼吸短促等。这些发现提示需要紧急转诊。

在非紧急的情况下,评估一个人有新的 HIV 感染诊断,包括一个详细的药物史,特别强调性的和物质滥用史,以前的性传播疾病,明确的 HIV 相关的症状和诊断。体格检查应该包括对女性的骨盆检查,巴氏涂片和试验检查淋病和衣原体的感染。推荐的血液检查包含有血小板计数的全血细胞计数,化学检测,弓形虫抗体和肝炎病毒标记物试验,梅毒血清学试验,一个 CD4$^+$T 淋巴细胞计数。其他评估包括结核皮试和胸部 X 线。最后,还需要预防性评估性伴侣和注射药物的同伴。

5. HIV 和包皮环切　三个大规模、随机临床试验发现在高危的异性恋人群中包皮环切的男性患 HIV 的概率降低近 60%。这与在发展中国家的流行病学研究和更加有限的美国的数据一致。幸运的是,包皮环切手术是一个局麻手术,并发症少。更重要的是,前瞻性的研究数据表明包皮环切对男性性功能和满意度均无影响。这些数据为在高危人群中进行包皮环切项目提供了支持和依据。包皮环切手术可能是很少的公共卫生干预的降低 HIV 感染风险的操作之一。

（金杰　彭靖）

参 考 文 献

1. Krieger JN. Sexually Transmitted Diseases/Lue TF, McAninch JW. Smith & Tanagho's General Urology. 18th ed. Columbus: The McGraw-Hill Companies, Inc. 2013: 238-247.

2. Centers for Disease Control and Prevention. Sexually transmitted diseases treatment guidelines 2006. MMWR Morb Mortal Wkly Rep, 2006, 51(No. RR-11):1-100.

3. Corey L, Wald A, Patel R, et al. Once-daily valacyclovir to reduce the risk of transmission of genital herpes. N Engl J Med, 2004, 350(1):11-20.

4. Shahmanesh M, Moi H, Lassau F, et al. 2009 European guideline on the management of male non-gonococcal urethritis. Int J STD AIDS, 2009, 20(7):458-464.

5. 王千秋,张国成. 性传播疾病临床诊疗指南. 上海:上海科学技术出版社,2007:510-530.

6. 朱学骏. 现代皮肤性病诊疗手册. 第 2 版. 北京:北京大学医学出版社,2008:450-480.

7. Bailey RC, Moses S, Parker CB, et al. Male circumcision for HIV prevention in young men in Kisumu, Kenya: A randomised controlled trial. Lancet, 2007, 369(9562): 643-656.

第三章　泌尿生殖系统结核

第一节　结核及泌尿生殖系统结核的历史

结核病是一个历史悠久的疾病，考古发现公元前4000年的骨骼中即存在结核的病变特征，而在公元前1000年的埃及结核病是非常常见的，到18世纪的欧洲结核病达到了流行的地步，而当时英格兰1/4的死亡病例是由于结核病。而人类对于结核病的认识是从1882年Koch发现了抗酸杆菌开始的，Koch认为结核病是由于结核杆菌引起的，而关于结核病的诊断和治疗探索也是从那以后开始的。在1908年Ekehorn提出了血液传播的理论，认为结核菌可以像栓子一样顺血流流入肾血管，停留在肾实质中成为结核灶，而其他泌尿道的结核均由这个结核灶发展而来。Wildbolz在1937年提出了泌尿生殖系统结核的名称来描述，并指出肾结核和附睾结核并不是独立疾病，而只是结核血行播散造成的局部表现，这一理论在1949年被Medlar所证实，而后通过对上千例的没有泌尿生殖系统结核表现的肺结核患者的尸检，证实肾结核的病变主要是在肾皮质，而且多数为双侧发病，认为肾结核的病变是血行转移来的，而不是继发的。

结核病的细菌学诊断在1950年以前主要是依靠Ziehl-Neelsen方法，即在亮视野下的直接染色，这种方法尽管很快速而且特异性强，但敏感度相对差，因此在20世纪50年代以后，很多机构逐步采用荧光显微镜观察来代替亮视野显微镜，并且荧光显微镜的染色速度更快，敏感度更高。尽管结核菌培养的敏感度可以更高些，但由于培养所需时间较长，在20世纪50年代以前，很少有机构进行，只是在组织标本需要培养时才应用。当时主要采用的是基于蛋黄的固体培养基，比如最常用的Lowenstein-Jensen培养基，最初采用的抗酸液体培养基由于污染率高没有被广泛采用，而一种含有抗生素的液体培养基可以有效的抑制污染而得到采用。1977年一种含有放射性棕榈酸和抗生素的自动液体培养基被采用，这种培养可以通过测量CO_2的放射性来判定，但是这种培养的造价很高。而现在所采用的方法不再依赖于放射性的测量，但依赖于CO_2的测量，这种改良的办法目前被广泛应用，这种培养方法可以加快培养的速度和培养的敏感度。豚鼠接种培养在20世纪50年代至70年代曾经被广泛应用，特别是北欧国家，但现在已经被更有效的液体培养基培养所代替。药物敏感试验也是从20世纪50年代开始的，最初在液体培养基中进行，但后来改为在固体培养基中进行，由于分子生物学的发展，对于结核菌属和药物敏感的判定现在主要改为分子生物学方法，原来的培养方法已经被摒弃，而且该方法的花费很高，特异性较差。结核的血清学检测通常在抗酸染色阳性的患者中显示出良好的敏感性和特异性，但是对于轻症患者和常规培养阴性患者，血清学检测也不是很敏感。特别是在免疫缺陷的患者中，例如艾滋病患者。皮肤的结核菌素试验特异性较差，但是在临床上会对结核病的判定有很大帮助。

链霉素用于结核病的治疗是从1945年开始的，在没有链霉素之前，对于结核病的治疗一直处于探索阶段。Sancrysin是一种金化合物，在1925年至1935年期间被广泛地用于结核病的治疗。而其他一些砜化合物也曾经在动物实验中尝试治疗结核，但没有被广泛用于临床，维生素D也曾被用于抗结核治疗。其他一些化合物，比如烟碱类化合物也曾进行过抗结核治疗的实验研究，而后来的异烟肼和乙硫异烟胺都是烟碱类的化合物。当时的治疗主要包括，让结核患者休养或者让肺结核患者接受手术治疗，手术治疗主要为人工气胸或者其他的塌陷疗法。在链霉素以前的年代，肺结核的死亡率为50%，结核性脑膜炎和粟粒性结核的死亡率接近100%。当豚鼠的实验证实了链霉素的抗结核作用之后，第一个随机对照研究是在英国进行的，当时研究分为两组，一组接受每天2g的链霉素治疗，另一组只是卧床休息，结果显示链霉素的抗结核效果非常显著，但是很快链霉素治疗有效的患者又出现了结核耐药,以至于 5 年的随访比较链霉素治疗组的优势甚微(Medical Research Council,1948)。但这个研究也提示了结核耐药的问题,只是随后的研究更多的集中到如何减少结核耐药的发生。在英国随后的研究中发现,链霉素可以治愈大约 44% 的结核性脑膜炎,在这组患者中并没有出现结核耐药的现象(Medical Research Council,1948)。对于结核耐药的随机对照研究也随之而进行,Medical Research Council 在比较单用链霉素或者对氨基水杨酸与两种药物合用的研究中发现,合用药物可以明显减少结核耐药的产生(Medical Research Council,1952)。异烟肼作为一种现今最常用的一线抗结核药物,是在 1952 年被发明的。在 1952 年至上一世纪 60 年代,英国和美国的研究机构进行了一系列的随机对照研究,来优化链霉素、异烟肼和对氨基水杨酸的合用。1955 年英国在对全国的结核耐药的调查中发现,几乎所有的耐药结核菌株都是只对某一种药物耐药。基于这个调查结果,新的联合治疗方式,即上述 3 种药物联合治疗 2～3 个月,再选择其中两个药物维持治疗,被提出并在苏格兰使用,随后被全世界所接纳。这种联合治疗方式获得了非常好的效果,但是给药的时间至少 12 个月,并且逐步出现治疗失败的情况,而且当时的药物成本非常高,以至于治疗费用非常昂贵,其中最主要的是对氨基水杨酸的价格。由于需要减低价格,有人尝试单用异烟肼来治疗肺结核,不幸的是这种办法并不可取,因为对异烟肼的耐药预示着更差的预后。在同时进行的研究则主要评估其他的抗结核药物的在合用时如何减少对异烟肼的耐药。研究发现利福平在这一点上是最有效的,链霉素稍差些,而对氨基水杨酸则更差些。在 1956 年印度的结核化疗中心建立,并且研究住院的标准化疗和休养地的标准化疗哪种更有效。所有的患者都接受异烟肼和对氨基水杨酸的联合治疗一年,而患者被随机分配至住院治疗或者回家治疗。结果显示两组的治疗效果相似,而更进一步,回家治疗的患者家人和接触者并没有比住院患者的家人有更多的结核发病。这个研究结果使得绝大多数非开放性结核的患者可以不必住院治疗,大大降低了结核的治疗费用。但是同时回家治疗能否坚持一年时间的规律服药成为一个问题,而解决问题的办法除了加强随访和监督外,就是尽量缩短抗结核治疗的周期。吡嗪酰胺(PZA)在 1952 年被发明,其作用机制为可以在感染结核杆菌的细胞内聚集,破坏细胞膜达到杀菌的作用。在小鼠模型中的研究表明,当吡嗪酰胺与异烟肼和链霉素合用时,可以将结核菌完全杀灭。在吡嗪酰胺和利福平的体外杀菌试验的基础上,1970 年在东非多中心的随机对照研究开始探索抗结核治疗的短程疗法(East African/British Medical Council,1972)。入选的患者被随即分配到四个治疗组,分别为:①异烟肼和链霉素;②异烟肼、链霉素和利福平;③异烟肼、链霉素和吡嗪酰胺;④异烟肼、链霉素和氨硫脲。前三组的治疗时间为 6 个月,最后一组为 12 个月,随访时间为两年。结果显示在②③组的复发率最低,而利福平组稍优于吡嗪酰胺组,随后有更多的随机对照研究来选择最佳的短程疗法。

泌尿生殖系统结核的化疗历史并不突出,总是在遵照肺外结核的治疗原则,没有大规模的随机对照研究来阐明依据。而泌尿生殖系统结核的外科治疗是从 1870 年开始的,第一例结核的肾切除由 Bryant 完成,而在那个年代绝大多数患者都会由于没有相应的药物治疗而死亡。

第二节　泌尿生殖系统结核的诊断和处理

一、泌尿生殖系统结核的流行病学

根据世界卫生组织公布的数字,全世界在 2000 年估计有 830 万新发的结核感染患者,死亡例数为 180 万,同时结核也是感染类疾病中死亡率第二位的疾病,仅次于艾滋病。大多数结核病的患者位于发展中国家,95% 的结核病患者和 98% 的因结核病死亡的患者位于发展中国家。但是艾滋病和结核病的相互关系使得结核病的控制更加困难,结核病是艾滋病患者机会感染中最常见的,HIV 感染的患者每年发生活动结核病的概率为 10%,而正常人一生感染结核病的概率只有 5% 到 10%。泌尿生殖系统结核并不是很常见的结核病,在 1999 年纽约市的调查中显示以泌尿生殖系统结核为首发疾病的比例仅为 1.2%,而在 2003 年美国的报告中泌尿系统结核占所有肺外结核的 5%。而在英国,泌尿生殖系统结核的发病率由 1983 年的 4.5% 降到了 1993 年的 2.6%。泌尿生殖系统结核通常为结核血行转移所造成,而肾脏为泌尿系统结核最初的发病部位,而其他泌尿腔道的结核则为肾脏结核直接播散导致。而生殖道结核的最初部位为附睾或者输卵管,也是由血行播散导致。在北京大学泌尿外科研究所,泌尿系统结核在住院患者中的构成比例已从 20 世纪 50 年代的 26%，下降至 21 世纪初的2.6%，但住院患者的绝对数仅下降了 50%，说明当今诊治泌尿系统结核仍有较大的患者需求。

二、泌尿生殖系统结核的诊断

排尿症状和慢性尿频是最典型也是非特异性的结核症状，虽然症状有轻有重，但当患者表现为长期的，迁延不愈的下尿路症状时应该考虑到泌尿系统结核的诊断。慢性附睾炎也是生殖系结核的典型症状，皮肤的结核菌素试验阳性可以支持结核的诊断，但阴性却不能排除结核的诊断，泌尿生殖系统结核也是一样。大多数患者的年龄分布在 20至 40 岁之间，男女比例为 2∶1，泌尿生殖系统结核距离肺部的原发感染通常需要 3~10 年，因而很少见于小于 5 岁的儿童。50%~70% 的患者尿沉渣镜检可发现抗酸杆菌。

无菌性脓尿是肾结核的表现，但也有大约 20%的肾结核患者尿里没有白细胞。50% 的患者会有镜下血尿。其他症状，像腰痛、肾绞痛等都不是肾结核的常见症状。影像学来看，肾结核最早的表现为肾盏的"虫蚀样"变，尽管此时肾脏大小正常，但可以在增强时显示肾功能受损和集合系统因梗阻而扩张。随着损害加重，可以在 CT 扫描中看到更多、更大范围的实质病灶，增强显示肾脏失去功能。CT 是观察肾脏钙化最敏感的手段，可以区分是结核引起的实质钙化还是尿石症。实质纤维化和钙化以及梗阻的最终结果，可能导致"肾脏自截"。在自截肾脏中，结核菌还可以存活很久。研究显示在肾脏钙化的组织中 28% 的病灶中存在活的结核菌。CT 还可以发现结核导致的 Addison 病，具体表现为双侧肾上腺区的非特异软组织影，伴有纤维化和钙化，即肾上腺结核的表现。超声在诊断结核中的作用为发现受损变形的肾脏结构，扩张的肾盏、肾盂，以及肾实质的脓肿和破坏灶。

输尿管结核是肾结核蔓延所致，最常受累的部位为膀胱输尿管连接部（UVJ），较少累及肾盂输尿管连接部。影像学上经常会看到结核导致的输尿管变形，通常是扩张的，可能是由于膀胱输尿管连接部梗阻，或者反流造成。输尿管结核也可以表现为多段的狭窄，受累部位常为远端 1/3 输尿管。输尿管也可以表现为纤维化和钙化，通常为结核性脓肾或肾自截所伴随的表现，CT 对发现输尿管管壁纤维化和炎症增厚有很大帮助。

膀胱结核也是肾结核播散的结果，膀胱结核的患者会表现出更明显的下尿路症状，严重的会表现

夜间尿失禁，以及膀胱容量缩小导致的下尿路症状。早期膀胱结核主要累及输尿管口，随着疾病的发展，累及膀胱壁致使其增厚，甚至有时候会被误诊为膀胱肿瘤。

20 世纪上半叶间，泌尿外科界普遍认为一侧肾结核后对侧肾病变同样是结核，在当时可认为是不治之症。1953 年，吴阶平回顾 1936—1941 年肾结核 248 例，其中对侧肾盂输尿管积水 30 例。他总结了《肾结核中对侧积水问题》发表于《中华外科杂志》1954 年第 1 卷。1959 年，吴阶平组织全国专家报道 1334 例肾结核，其中对侧肾积水占 16%，而双肾结核仅占 9.8%。这项发现使全国数以千计的病人得到挽救。这项发现在今天仍有重要意义，1995—2005 年，北大泌尿所 286 例肾结核病人中，肾结核对侧肾积水 21 例（7.3%）。

由于附睾的血运丰富，使得附睾成为生殖系统中结核的原发部位，虽然也有自前列腺或者精囊逆行传播的途径，但很少见。虽然不少的肾结核患者合并有附睾结核，附睾结核可以是独立的生殖系统结核，而不伴有泌尿系统结核。睾丸结核则常常是附睾结核引起的。附睾结核的表现有阴囊肿胀、疼痛，很难和急性附睾炎鉴别。B 超可以观察到弥漫增大、低回声的附睾。睾丸结核的超声表现为弥漫或灶性低回声区，很难和肿瘤鉴别，但是睾丸肿瘤很少合并附睾病变，而睾丸结核则通常合并附睾病变。在生殖系统结核中，结核的病变可以导致不育，Paick 研究了 50 例射精管梗阻的不育患者，17例被诊断为生殖系统结核，包括 5 例双侧输精管梗阻的病例。

三、泌尿生殖系统结核的药物治疗

泌尿生殖系统结核的治疗目前以内科治疗为主，根据美国 CDC 和美国胸科协会推荐的指南，对于非耐药的泌尿生殖系统结核应该采取 6~9 个月的疗程。近来越来越多的证据表明，6 个月的联合治疗对大多数泌尿生殖系统结核有效。而 6 个月的疗程需要应用异烟肼、利福平、吡嗪酰胺和乙胺丁醇。肾结核可以应用短程疗法的原因可能是由于：肾结核的结核菌负荷相对于肺结核低；肾实质中抗结核药物的浓度相对高；异烟肼和利福平可以穿透至肾脓腔内；4 种药物在泌尿道都可以达到充分的浓度。药物应该一次顿服，这一点已经被证实为耐受性最好的办法。在预防狭窄和缓解炎症上，皮质激素的应用可能会有帮助。化疗的起效很快，通常在服药两周后尿培养结核菌就会呈现阴性。

近10年来,多药耐药的泌尿生殖系统结核(MDR-TB)的治疗越来越成为棘手的问题。而对这类结核的治疗需要根据培养和药敏试验的结果精心设计方案,治疗时间需要持续18~24个月。

四、泌尿生殖系统结核的外科治疗

从70年代开始,泌尿系统结核的外科治疗发生了很大的变化,外科治疗已经变成内科治疗的辅助手段。在此之前,人们普遍认为所有结核的病变组织都应该手术切除,而现在治疗的焦点是如何保留器官的功能和重建,而不再是简单切除。而且外科手术应该在抗结核药物治疗开始4~6周以后进行。

传统的肾切除手术适应证为:有钙化或者没有钙化的无功能肾脏;整个肾脏受累的严重病变,伴有高血压或者肾盂输尿管连接部狭窄;合并有肾肿瘤。但是目前认为对于无功能肾脏不一定需要切除,特别是当患者没有症状的时候。当患者表现有疼痛、血尿、高血压和脓肿形成的时候,肾切除是可以缓解患者的这些症状的治疗手段。当患者表现有持续的结核性膀胱炎或者继发肾结石的时候,也有指征进行肾切除术。通常,由于结核的肾脏炎症较重,并且瘢痕和纤维化导致手术难度增加,建议开放的方式进行手术,但对于熟练于腔内技术的泌尿外科医师也可以采用腹腔镜的方式手术(Lee,2002)。

由于现在结核的药物治疗可以使肾盂局限的病变很快治愈,很少需要再进行肾部分切除术了。但是当局部病变位于上极或者下极,出现了钙化,并且在药物治疗6周后没有反应;或者病变在治疗的过程中逐渐增大,有可能威胁到整个肾脏的时候,需要行肾部分切除术。

由于结核对输尿管的影响最常见于输尿管膀胱接合部(UVJ),出现输尿管狭窄的最常见部位也是UVJ,但是结核也可以引起输尿管其他部位甚至整个输尿管的狭窄。在急性期,可以通过放置输尿管支架(Double-J)或者经皮肾穿刺,来保护肾功能。在9%的肾结核病例中会出现输尿管远端的狭窄,其中一部分患者是由于局部水肿或仅依赖药物治疗引起的。因此,在药物治疗开始后,应该对患者随访静脉肾盂造影或者CT。如果在治疗3周后,病变加重或者没有缓解征象,建议加用皮质激素。如果治疗6周没有缓解,建议行输尿管膀胱再植。在由于UVJ狭窄而需要行输尿管膀胱再植的时候,所有的狭窄段都应该切除,并且将正常的输尿管再植到膀胱上。再植需要采用抗反流的措施,比如黏膜下隧道的方式,同时再植的时候需要注意膀胱的病变。如果已经出现膀胱挛缩,则不必行输尿管膀胱再植手术了。

膀胱结核的破坏致使膀胱出现弹性丧失和顺应性下降,当容量少于100ml时称为挛缩膀胱。膀胱扩大手术的目的是在保留原膀胱结构的基础上扩大膀胱的容量,同其他原因需要做膀胱扩大术一样,回肠、胃、结肠都可以作为扩大膀胱的材料。肾功能不全并不是膀胱扩大术的禁忌证,研究表明肌苷清除率大于15ml/min的患者都可以接受膀胱扩大术,并且在手术后肾功能可能会得到一定程度的改善。永久性尿流改道在一些特殊的情况下也用于挛缩膀胱的治疗,适应证包括:患者具有精神疾病或者智力低下;与膀胱容量减少无关的遗尿症;难以忍受的尿频、尿失禁,经药物治疗和膀胱扩大治疗无效的。偶尔会有患者要求恢复原位排尿,但是在恢复手术之前应该重新评估原膀胱的功能,包括是否存在出口梗阻,膀胱的容量以及顺应性,也就是说需要完整的尿动力学评估之后才能决定。对于结核造成的不育,虽然病变多位于输精管和附睾,但外科治疗很少奏效,解决不育的办法只能依靠辅助生殖技术。

第三节 结核的基础研究进展

一、结核菌家族的演化

结核菌属于分枝杆菌,在这个家族中包括7个种类或者亚种,由于存在这些不同的种类,使得我们可以通过比较各类不同的遗传特征来研究。虽然家族中每一种都表现为一种生态型,并且都是主要以哺乳动物为宿主,但是在遗传多样性方面表现得不很显著。研究表明这一家族中的成员在核酸水平的一致性为99.9%,在16s核糖体RNA的序列一致性也为99.9%。而且目前没有证据表明结核菌家族中存在基因的水平转换。这都说明,结核菌家族中的成员还都是相对年轻的致病原,是由2万到3万5千年前的共同祖先演变成的。最近,根据针对6个看家基因的序列分析,从东非居民分离出来的M. canetti具有现存的远古结核菌家族(M. prototuberculosis)的特征。M. canetti的看家基因是主型,它们的独立片断可以在结核菌家族中的其他成员中找到,这也就间接说明在很久以前这些结核菌家族成员间水平的基因转换(Gutierrez MC,2005)。根据核酸的不一致性进行的同源性研究推断,结核杆菌的祖先可能存在于3百万年前。由于

M. canetti 的地域局限特征提示结核杆菌的祖先也是从东非开始的,可能在比现在认为还早的时候就已经影响人类的祖先了。像这种远古人类和结核菌的联系无疑塑造了结核菌的演化过程。病原菌往往是可以在人类传播、可以导致疾病,但大多数情况下只是引起潜伏感染。选择压力同样作用于结核菌的进化过程,所以当结核菌的一株可以造成人类的慢性疾病时可以得以继续传播下去,继续影响人类;而那些可以引起人类很强的反应或者具有很强毒力的菌株由于可以使得患病的人死亡,宿主的死亡也就使得这一株结核菌不再有机会继续传播,也相应的逐步灭亡了。基于人群的研究和动物实验已经证明,在结核杆菌主要的基因组 1 中,一直保留着野生型的 pks15/1 的位点,而最近的结核菌经历了这个位点中大约 7kb 的序列缺失,而结核菌也因此毒力变得更小了。结核菌其实仍然在继续适应选择的压力,比如逐步发展成耐药的菌株。很多研究开始根据很多不可逆的遗传学改变,比如染色体片段缺失,也叫做长序列基因多态性,以及单核苷酸多态性,以及重复序列的类型来分析了解结核杆菌的发展过程。研究发现现代结核杆菌比其祖先有一个 2.1kb 的片段缺失,这个片断被命名为 TbD1,包括在亚洲比较常见的北京株结核杆菌都有同样的表现。而另外一个常见的变化,是 RD9 区域的缺失,可以区分古代的结核杆菌与现在的 M. African、M. microti、M. pinnipeddi、M. caprae 和 M. bovis。其中 M. bovis 具有最大片段的 RD9 缺失,因而被推断是最年轻的进化品种。这些研究也说明人结核杆菌并不是由 M. bovis 感染人体并演化的产物,由于人结核杆菌具有在 M. bovis 已经缺失的片断,所以不可能为牛结核杆菌的后裔,相反倒有可能牲畜所患的结核病可能来源于人类宿主。不过也有研究从 1 万 7 千年前的动物骨骼中分离出的结核菌说明动物体内存在结核菌要早于人类对动物的驯养时间。近年来对全球结核菌的 SNP 和 LSP 分析,显示世界各地不同区域的结核菌分布差异明显。这些研究还明确了人结核菌的群落结构,证实了在不同菌株间并不存在水平基因转换。这些研究结果还说明了不同分枝杆菌之间的联系,以及重要的表型特征、出现耐药的可能性和对人类宿主的适应性。但是至今关于 SNPs 和 LSPs 作为分子标记来决定结核杆菌的特征还有争议。有研究说明,每一个结核杆菌的菌株大概有 200 个可以影响基因表达的基因间的 SNP 位点,500 个基因被至少一个 SNP 所影响,并且有至少 100 个基因由于 LSPs 而表达缺失。由于 SNP 对表达的影响比较整

段基因缺失所引起的影响相对小,提示着 LSPs 是结核杆菌各种不同表性差异的主要原因。大多数耐药的产生是由于 SNPs,而 LSPs 引起结核菌毒力下降的最典型例子是 pks15/1 位点的 LSP。所以 SNPs 和 LSPs 两者都是造成结核杆菌菌株多样性的原因,并且可能由于选择的压力使得结核菌依次得以进化。

很多研究找到了结核杆菌基因型和表型之间的联系。首先,在城市的环境中,结核杆菌的传播特征总是非随机的分布在不同的少数民族群体中。例如,在旧金山的华人群体更容易感染具有来自亚洲特征的结核菌,而很少感染其他类型的菌株。这些研究结果说明随着人类的进化,结核杆菌逐步适应了某些特定人群,具有所谓的宿主-病原菌的相互配合特性,这样,即使宿主和病原菌离开了原来的地域,这种相互配合的特性仍然会起作用。然而这种宿主-病原菌的联系到底是由于社会因素、流行病学因素还是生物学因素所决定,目前还不是很清楚。但是如果生物学因素为主要的决定因素,那么非洲地区会是具有最多样化的结核菌的地域,因为那里也是人类最多样化的地区。

二、结核菌的分子结构和致病机制

随着结核杆菌的基因组序列研究的发表,对于结核菌毒力的研究变得相对简单起来。卡介苗(BCG)由于其毒力微弱,一直是人类最广泛应用的预防结核病的疫苗,是由分离出来的 M. bovis 在体外培养所获得的,而对于 BCG 的分子基础研究,是研究结核菌毒力特征的主要方向。研究发现结核菌的集落形态发生改变时,结核菌的对动物的毒力也随之消失,从人类 1921 年首次使用卡介苗以来,卡介苗显示出很好的安全性,说明卡介苗肯定是在体外培养时丧失了引起人类疾病的主要遗传元素。第一个研究采用消减杂交的方法筛选出 3 个 RDs,这些 RDs 在人结核杆菌和牛结核杆菌中都存在,但是在 BCG 中缺失。随后的研究采用全基因组基因芯片技术或者细菌人工染色体芯片技术来筛选,发现了其他的 RDs,在这当中只有 RD1 是在所有的 BCG 菌株中都没有表达,而在所有的其他结核杆菌菌株中都表达的片段。BCG 中的 RD1 包括有 7 个基因和其他两个基因的错配。因此,这些比较性的基因研究已经基本可以找到染色体上面可以影响结核菌毒力的特定区域。现在很多研究都证明 RD1 的表达对于结核杆菌家族的细菌毒力非常重要。研究发现如果对 BCG 补充 RD1 则可以增加 BCG 的毒力,动物实验还说明 RD1 可以侵犯新生

儿的免疫系统。而对结核菌株 H37Rv 敲除 RD1 片断可以降低其在巨噬细胞内生长的能力，而同样敲除了 RD1 片段的人结核菌可以表现出 BCG 的毒力。敲除 RD1 片段也可以让结核菌家族中其他的分枝杆菌毒力下降。这些研究都说明 RD1 对于结核菌的毒力至关重要，敲除 RD1 就会造成类似 BCG 的毒力，而 BCG 也可能是在培养时由于突变丧失了 RD1。RD1 基因编码了一个分泌蛋白及其底物，合起来被称作早期分泌抗原 6kD（ESAT-6）分泌系统 1（ESX-1）。另外两个基因 Rv3374 和 Rv3875 编码两个分泌蛋白，ESAT-5 和 CFP-10，而这两个蛋白是感染结核杆菌后人体免疫系统主要的攻击目标。虽然这两个蛋白都可以在培养结核菌的培养上清中检测到，但目前还不知道它们是如何分泌出来的，因为这两个蛋白都找不到明确的信号肽序列。而 Rv3870，Rv3871，Rv3876 和 Rv3877 都可以导致这两个蛋白的分泌减少，但是细胞内合成不受影响。ESAT-6 和 CFP-10 可以相互结合形成复合物，然后通过 CFP-10 的碳水末端直接作用于 Rv3871 的 C 端，而 CFP-10 的碳水末端可能具有作为 ESX-1 的信号序列的作用。分泌 ESAT-6 需要 RD1 片段上的基因，和至少其他区域的 3 个基因，分泌 EspA 需要 ESAT-6 和 CFP-10，并且分泌 ESAT-6 和 CFP-10 需要 EspA。因而可以推断很多结核菌的分泌蛋白，都像 ESAT-6 和 CFP-10 一样，是通过 RD1/ESX-1 系统来实现分泌到细胞外的过程的。研究表明，ESX-1 完整的分枝杆菌对培养的巨噬细胞毒性很高，而 ESX-1 缺陷的结核杆菌的毒力相对减小。研究还表明 ESX-1 引起的细菌毒力增高，可以促进结核菌在细胞间的播散，这一点最初是在体外培养的细胞中发现的，更进一步的研究证实 ESX-1 缺陷的结核菌很难传播到邻近的巨噬细胞中，体内试验也证明 ESX-1 对于结核菌在细胞间的传播过程中非常重要。研究提示 ESX-1 中的成分可能是可以促进巨噬细胞趋化，并将邻近的巨噬细胞吸引到受感染的细胞旁，以利于结核菌在细胞间的传播。因而 RD1/ESX-1 系统对于结核致病具有非常重要的作用。

三、对于结核菌诊断方面的研究进展

结核病的诊断一直以来是困扰临床的问题之一，基础研究的发展也促进了结核病的诊断进步。结核菌素实验（PPD）是一个很古老的结核诊断手段，但是由于很多患者有接种 BCG 的历史，结核菌素实验很难分辨阳性反应的原因是结核感染还是 BCG 引起的免疫反应。由于 ESAT-6 和 CFP-10 的发现，这一问题得以解决：ESAT-6 和 CFP-10 可以在所有的结核菌株中表达，而不在任何一株 BCG 中表达，同时二者都是具有人免疫原性的，所以只要应用这两个蛋白作为抗原就可以检测结核菌特异的感染了。

干扰素 γ 释放实验（IGRAs）主要是检测结核衍生抗原，通过 ELISA 或者 ELISPOT 方法检测由 ESAT-6 和 CFP-10-特异的 T 淋巴细胞释放出的干扰素 γ。试验都是在体外，需要新鲜的血液标本，这一实验并不需要患者接种和等待 48 小时。前瞻性的比较研究说明，BCG 接种并不会引起对 ESAT-6 免疫反应。尽管 IGRAs 可以达到区分 BCG 接种和结核感染的目的，但这个实验的敏感性相对低，也就是说实验阴性不能除外结核感染，另外一个不足是无法分辨结核是一个潜伏感染还是活动感染。

随着结核耐药出现的增加，智利人发明了显微镜下观察的结核药敏实验（MODS），最近的研究显示 MODS 的敏感性超过了自动的分枝杆菌培养和固体培养基培养，更重要的是大概在第 7 天就可以得到阳性的培养结果，而自动的分枝杆菌培养平均需要 13 天，固体培养基则需要 26 天。

第四节 耐药结核的产生、处理和预防

一、耐药结核的定义和流行病学

多药耐药结核（MDRTB）的定义是指体外实验中至少对异烟肼和利福平耐药的结核菌株。对这两种药物耐药是最具有临床意义的，因为异烟肼和利福平是目前抗结核治疗中最有效的药物。一旦结核菌对上述两种药物耐药，结核病的处理就会变得很困难和很复杂，由于其他的药物的有效性要更差一些，并且药物副反应更大。而对其他药物组合耐药，不包括异烟肼和利福平在内的话，这种耐药被称作多发耐药；而这种耐药是相对容易处理的。严重多药耐药（XDRTB）是最近才定义的，表示可以在体外对所有的一线抗结核治疗药物耐药，包括注射用药和氟奎诺酮类药物的结核菌株。XDRTB 是目前最难处理的结核。从全球范围来看，MDRTB 和 XDRTB 在很多国家都已经成为严重的问题，研究表明 MDRTB 已经在所有的国家出现，估计全球目前有 40 万 MDRTB 和 XDRTB 的病例（Zignol M，2006）。而在某些被称为热点的地区，MDRTB 的发病率更高，甚至会高于结核病总数的 3%。这些热点地区包括多米尼加共和国、拉脱维亚和前苏联的

地区（WHO，2005）。多药耐药的比例在非洲也很高。在美国多药耐药结核的发现主要集中在上述地区的移民，虽然近年来上述国家和美国 MDRTB 和 XDRTB 的出现呈下降趋势，但在世界上其他一些地区，随着结核发病的增加，MDRTB 和 XDRTB 的出现也在增加。并且在美国、澳大利亚、加拿大和西欧地区，随着外来人口的增加，外来人口结核发病的比例也在增加，因而 MDRTB 和 XDRTB 是一个全球性的问题，解决也需要全世界共同努力。

二、多药耐药结核的诊断和处理

诊断 MDRTB 和 XDRTB 的方法只有一个，就是分离出结核病患者的体液或分泌物培养，观察结核杆菌是否可以在含有异烟肼、利福平或者其他抗结核药物的条件下生长。传统的这种方法需要在固体培养基上培养结核杆菌，时间通常需要 2 个月。改良的办法可以节省一些时间，其原理为将标本接种在含有放射性标记的肉汤里，观察结核菌是否可以在含有抗结核药物的肉汤里生长，例如BACTEC、MGIT960。现在还有其他更快一些的办法，比如利用色谱仪，还有其他一些基于肉汤培养基的快速检测试验。遗传学方法可以检测，反映对某种药物耐药的特殊突变序列，就可以很快的了解耐药结核菌的状态，现在已经开始采用了

对于 MDRTB 和 XDRTB 的治疗远比对非耐药的结核菌治疗困难，通常需要采用药物效果相对差的二线抗结核药物，因为异烟肼和利福平无法使用。这些二线药物由于抗结核作用相对低，需要服用很长的一段时间。而且治疗方案中往往会包括有至少 4~5 种药敏试验提示敏感的抗结核药物，治疗的时间最少 18~24 个月。作为治疗方案中的一部分，应该每天使用注射剂型的药物直到结核培养阴性 6 个月以上。目前通常采用的治疗 MDRTB 和 XDRTB 的方案为：首先，如果药物敏感实验提示还有抗结核治疗一线药物处于敏感状态，应将其应用；包括一种注射剂型的药物，应用至培养阴性 6 个月以上；如果有可能应用一种氟奎诺酮药物；加上二线抗结核药物，使得药物总数至少超过 4 个；如果有很严重的器官损害，患者病情恶化迅速或者高程度耐药，应该根据体外培养结果及时地增加药物来抗结核治疗。XDRTB 的治疗由于很难，需要患者住院治疗观察，除了前面提到的抗结核治疗药物，还应该加上吡哆胺，每天 50~150mg。在等待培养结果的时间里，通常由于患者的病情需要开始对抗 MDRTB 的经验治疗。如果计划采用经验治疗，必须要注意打好治疗的基础，应该用至少 4 种

抗结核药物。在经验治疗开始之前，需要对患者本地的结核耐药情况有一定的了解，需要了解患者抗结核治疗的药物史，以帮助决定建立抗 MDRTB 和 XDRTB 治疗的方案。一旦结核培养和药敏的结果产生，应该立即重新评估，并且调整药物治疗策略。最近在发明新药物来治疗 MDRTB 和 XDRTB 的领域进展不大，新药物还都在临床研究阶段，并没有在临床广泛使用。

在治疗 MDRTB 和 XDRTB 的过程中，多个二线药物的治疗和长期的服用药物，使得药物的副反应发生远高于普通结核的药物治疗。在评价药物副反应和准备调整药物时，需要衡量药物副反应的轻重以及停药可能影响对 MDRTB 治疗效果孰轻孰重。研究说明，绝大多数副反应都可以在社区处理，而不影响治疗策略的有效性。在治疗期间对患者的密切随访非常重要，在住院时医生需要每天看病人，而随后可以由社区医生来完成对患者抗结核治疗的随访。社区医生也可以同时关注和处理常见的药物副反应。在包括注射剂型药物的治疗阶段需要每个月至少随访一次，每次随访都应该完成一次结核菌涂片和培养（Partners in Health，2003）。

三、多药耐药结核的预防

虽然会有一些患者在首次接受治疗时就被感染 MDRTB，但这并不是普遍的情况。大多数多药耐药结核的产生都是由于医生治疗的失误或者在治疗时患者的依从性不好，使得本来是对抗结核药物敏感的结核菌，或者简单耐药的结核菌株转变成多药耐药的结核菌株。根据 Iseman 的研究显示从药物敏感的结核菌株发展到多药耐药的结核菌株，可能需要 2~4 个错误过程，他建议当一种治疗方案失败时，最好不要只是简单加上一种药物作为治疗，因为这样会加快耐药的产生。根据 WHO 的推荐意见，处方医生必须牢记短程结核化疗的方案（2RHZE-4RH），如果患者在短程治疗过程中失败或者结核复发，则推荐使用 8 个月的治疗方案（2SRHZE-1RHZE-5HRE）。然而，后者的方案很值得重新评价，因为无论是治疗失败还是复发的病例，都比治疗前更容易出现多药耐药的情况，比较失败的短程方案，8 个月的治疗方案仅仅增加了一个药物，因而很可能会加重多药耐药的产生。在所有的结核病例中，大约 99% 的 MDRTB 出现在发展中国家，而随着全球化的发展和人口流动增加，发达国家的 MDRTB 也在增多，尽管多数集中在移民当中。而对于结核病的重视应该是一个社会问题。

四、结核病中的特殊问题

艾滋病最常见的机会感染是结核病，而且结核已造成很高的致病率和死亡率。HIV 是患结核病的唯一危险因素，HIV 携带者会有很高的风险感染结核病和治疗后复发。无论 CD4 细胞数目的多少，艾滋病患者合并结核时死亡的风险会增加 2～4 倍，并且艾滋病的进展会比未患结核病的患者更迅速。自从鸡尾酒疗法（HAART）使用以来已经大大降低了艾滋病的死亡率和进展率，然而合并与结核病的艾滋病抗反转录病毒的治疗就变得很困难，而且可能增加药物毒性，具有药物相互作用，出现反常反应等。而合并结核的患者在何时开始鸡尾酒疗法也是一个问题，通常对于已经出现严重免疫抑制的患者应该尽快开始鸡尾酒疗法，而研究表明如果同时开始鸡尾酒疗法和抗结核治疗就会出现先开始的其中一个治疗的副反应要重，因而推荐的意见是如果在持续鸡尾酒治疗的同时发现结核，可以在维持鸡尾酒治疗的同时加用抗结核治疗；对于没有开始鸡尾酒疗法的患者，如果 CD4 计数大于 100/μl，应该先开始抗结核治疗，在治疗 2 个月之后开始鸡尾酒治疗；如果 CD4 计数小于 100/μl，或者患者的免疫状态不稳定，抗结核治疗应该在鸡尾酒治疗开始 2 周后开始。

反常反应是指在抗结核治疗开始初期患者出现的疾病恶化，也被称作免疫重建炎症反应（IRIS）。虽然在不合并 HIV 感染的患者中也可以出现 IRIS，但在 HIV 患者接受 HAART 和抗结核治疗的同时更多见。虽然 IRIS 出现的原因目前还不是很清楚，但分析认为主要还是由于在治疗后出现的宿主免疫重建，加重了炎症反应造成的 IRIS。IRIS 在 HAART 和抗结核治疗中出现的比例大概为 7%～35%，并且主要出现在开始治疗的最初 2 个月内。IRIS 的发生和肺外结核的表现、低的 CD4 计数和多种 HAART 治疗历史有关，主要表现为新的淋巴结病变，发热，和肺部病变恶化等临床表现。对于 IRIS 的处理主要是对症处理，可以应用小剂量的皮质激素治疗。

肿瘤坏死因子抑制剂（TNF-α inhibitors）在治疗慢性感染性疾病中起着重要的作用，然而这些新药的采用可以增加机会感染的发生。结核病是报道最多的机会感染，44% 感染结核的患者是在 Infliximab 治疗开始的 3 个月之内，由于接受这类治疗的患者中发生结核感染的比例为 11～95/10 万，临床推荐针对所有需要肿瘤坏死因子抑制剂治疗的患者需要做结核菌素实验（PPD），需要注意的是对于因风湿症曾经接受过免疫抑制剂治疗的患者 PPD 试验可能不能准确反映结核的状态。所以在肿瘤坏死因子抑制剂治疗过程中如果患者出现呼吸系统症状，应该警惕结核及其他机会感染的可能。

（席志军　张凯）

参 考 文 献

1. Hirsh AE, Tsolaki AG, DeRiemer K, et al. Stable association between strains of Mycobacterium tuberculosis and their human host populations. Proceedings of the National Academy of Sciences of the United States of America, 2004, 101(14):4871-4876.

2. Brisse S, Supply P, Brosch R, et al. A re-evaluation of M. prototuberculosis: continuing the debate. PLoS pathogens, 2006, 2(9):e95.

3. Smith NH, Gordon SV, dela Rua-Domenech R, et al. Bottlenecks and broomsticks: the molecular evolution of Mycobacterium bovis. Nature reviews, 2006, 4(9):670-681.

4. Filliol I, Motiwala AS, Cavatore M, et al. Global phylogeny of Mycobacterium tuberculosis based on single nucleotide polymorphism (SNP) analysis: insights into tuberculosis evolution, phylogenetic accuracy of other DNA fingerprinting systems, and recommendations for a minimal standard SNP set. Journal of bacteriology, 2006, 188(2):759-772.

5. Gagneux S, DeRiemer K, Van T, et al. Variable host-pathogen compatibility in Mycobacterium tuberculosis. Proceedings of the National Academy of Sciences of the United States of America, 2006, 103(8):2869-2873.

6. Champion PA, Stanley SA, Champion MM, et al. C-terminal signal sequence promotes virulence factor secretion in Mycobacterium tuberculosis. Science, 2006, 313(5793):1632-1636.

7. Zignol M, Hosseini MS, Wright A, et al. Global incidence of multidrug-resistant tuberculosis. The Journal of infectious diseases, 2006, 194(4):479-485.

8. Moore DA, Caviedes L, Gilman RH, et al. Infrequent MODS TB culture cross-contamination in a high-burden resource-poor setting. Diagnostic microbiology and infectious disease, 2006, 56(1):35-43.

第四章　前列腺炎

前列腺炎是泌尿外科最常见而又令人困惑的疾病之一。由于慢性前列腺炎的病因不清,症状多变,诊断标准和治疗方法不统一。患者虽长期治疗,但效果不佳。使得该病患病率高、治愈率低、复发率高,且前列腺炎易合并男性不育和性功能障碍,严重影响患者的生活质量。目前,对慢性前列腺炎概念的理解、临床诊疗及相关的研究工作还存在一定的不规范的现象。因此,有必要对慢性前列腺炎的流行病学、发病机制、诊断、治疗及预防进行系统的研究。

第一节　前列腺炎的概念及其分类

一、前列腺炎的概念

前列腺炎(prostatitis)是指前列腺在病原体和(或)某些非感染因素作用下,患者出现以骨盆区域疼痛或不适、排尿异常等症状为特征的一组疾病,其概念和分类是一个密不可分的统一体,并随着对其认识的深入而发生变化。

急性前列腺炎是一种定位于前列腺的急性感染性疾病,有明显的下尿路感染症状及畏寒、发热、肌痛等全身症状,尿液、前列腺液中白细胞数量升高甚至出现脓细胞。该型前列腺炎有明确的诊断依据和治疗方案,并且疗效有明确的判断标准,预后较好。

慢性前列腺炎是一个较复杂的概念,目前的研究认为它不是一个独立的疾病,而是具有各自独特形式的综合性疾病或综合征,这种综合征有各自独特的病因、临床特点和转归。因此有学者建议使用前列腺炎综合征(prostatitis syndrome,PS)(Drach,1978)的概念。慢性前列腺炎虽然不会对患者生命直接造成威胁,但可以严重地影响患者的生活质量,尤其是对患者的精神健康的影响比糖尿病和慢性心力衰竭更为明显。

19世纪初,人们开始认识到前列腺炎的存在并探索进行前列腺液的检查;20年代,认识到病原微生物可能是其致病因素;接着肯定了前列腺液中白细胞的重要性,随后提出前列腺按摩是其主要治疗方法;40年代,抗生素开始用于前列腺炎的治疗;50年代,开始认识到无菌性前列腺炎的存在,起后一段时间,前列腺炎的研究处于相对停滞状态。直到1995年,美国国立卫生研究院(National Institutes of Health,NIH)慢性前列腺炎研讨会的召开又重新开始了对前列腺炎的研究并且制定了慢性前列腺炎的定义和新的分类;1997年北美成立慢性前列腺炎临床研究组织;1998年国际前列腺炎协作组织成立。这些机构的成立为慢性前列腺炎的研究提供了有利的条件。

二、前列腺炎的分类

科学的分类有利于更好地指导临床工作。但是,到目前为止,还没有制定出大多数学者完全认同的针对前列腺炎的分类方法。

传统的分类方法根据前列腺炎的临床表现、病原学、病理学等特征将其分成急性前列腺炎与慢性前列腺炎、细菌性前列腺炎、非细菌性前列腺炎、真菌性前列腺炎、特异性前列腺炎与非特异性前列腺炎等类型。

值得一提的是,Drach等(1978)利用 Meares-Stamey的"四杯法"第一个比较规范地对前列腺炎分类,通过比较初始尿液(voided bladder one,VB1)、中段尿液(voided bladder two,VB2)、前列腺按摩液(expressed prostatic secretion,EPS)、前列腺按摩后尿液(voided bladder three,VB3)"四杯"标本中白细胞数量和细菌培养结果将前列腺炎划分为:急性细菌性前列腺炎(acute bacterial prostatitis,ABP)、慢性细菌性前列腺炎(chronic bacterial prostatitis,CBP)、慢性非细菌性前列腺炎(chronic nonbacterial prostatitis,CNP)及前列腺痛(prostatodynia,PD)。但是,该方法操作繁琐、费用较高,对临床的实际指导意义有限。

1995年NIH在过去综合分类的基础上对前列

腺炎进行了重新分类。1998 年"国际前列腺合作网络（IPCN）"调查并肯定了这个分类方法在三年临床和研究应用中的作用，并建议推广使用。NIH分类法的要点如下。

1. Ⅰ型（category Ⅰ）：急性细菌性前列腺炎（ABP） 起病急，可表现为突发的发热性疾病，伴有持续和明显的尿路感染（urinary tract infections，UTIS）症状，尿液中白细胞数量升高，血液和（或）尿液中的细菌培养阳性，主要为革兰阴性细菌。

2. Ⅱ型（category Ⅱ）：慢性细菌性前列腺炎（CBP） 占慢性前列腺炎的 5% ~ 8%。有反复发作的下尿路感染症状，持续时间超过 3 个月，EPS/精液/VB3 中白细胞数量升高，细菌培养结果阳性。这一限定只适合 5% 的慢性前列腺炎患者，许多慢性前列腺炎患者前列腺液培养可以发现革兰阳性细菌，但却不一定存在于前列腺内，对其致病性也存在广泛的争议。此型前列腺炎需要加强相关研究，尤其是对那些还没有接受抗生素治疗的初诊患者前列腺内病原体的诊断和分析。

3. Ⅲ型（category Ⅲ）：慢性前列腺炎/慢性骨盆疼痛综合征（chronic prostatitis/chronic pelvic pain syndromes，CP/CPPS） 相当于传统分类方法中的 CNP 和 PD，是前列腺炎中最常见的类型，约占慢性前列腺炎的 90% 以上。主要表现为长期、反复的骨盆区域疼痛或不适，持续时间超过 3 个月，可伴有不同程度的排尿症状和性功能障碍，严重影响患者的生活质量；EPS/精液/VB3 细菌培养结果阴性。根据 EPS/精液/VB3 常规显微镜检结果，该型又可再分为ⅢA（炎症性 CPPS）和ⅢB（非炎症性 CPPS）两种亚型：ⅢA 型患者的 EPS/精液/VB3 中白细胞数量升高；ⅢB 型患者的 EPS/精液/VB3 中白细胞在正常范围。ⅢA 和ⅢB 两种亚型各占 50% 左右。

4. Ⅳ型（category Ⅳ）：无症状性前列腺炎（asymptomatory inflammatory prostatitis，AIP） 无主观症状，仅在有关前列腺方面的检查（EFS、精液、前列腺组织活检及前列腺切除标本的病理检查等）时发现炎症证据。患者前列腺液中的前列腺特异抗原水平可以增高。多数患者是因为血清 PSA 水平升高，而在进行前列腺组织活检时没有发生癌变，却偶然发现了炎症的存在；有一些男性不育症患者在进行不育原因检查也发现精液内存在大量的炎症细胞，因此发现了前列腺内也存在炎症反应。

然而，NIH 分类未能将盆底和下尿路作为一个功能整体。Zerman 等（2001）提出了针对慢性骨盆疼痛综合征（CPPS）的改进分类方法，主要关注于流行病学和对治疗的指导方面，可能更加具有普遍意义。

5. 其他辅助分型方法

（1）内毒素浓度分类法：Li 等（2001）分析了前列腺炎患者和非前列腺疾病患者的前列腺液或者按摩前列腺后的尿液（VB3）的内毒素水平和细菌培养结果，发现内毒素浓度在慢性细菌性前列腺炎和 CPPS（ⅢA 型前列腺炎）患者的前列腺液或 VB3 内明显增加，而 CPPS 中ⅢB 型（前列腺痛）患者的前列腺液或 VB3 内的内毒素浓度与对照组没有差别。由此推测，尽管对前列腺液或者 V33 的细菌培养是阴性的，CPPS ⅢA 型前列腺炎（非细菌性前列腺炎）的病因和发病机制可能与革兰阴性细菌感染有一定的关系，因而 CPPS ⅢB 可能与 CPPS Ⅲ A 是明显不同的疾病。目前大多数学者认为，诊断前列腺炎的常规检查项目（包括前列腺液、细菌培养或尿液的常规检查）并不能够充分描述前列腺炎的病因和发病机制，而前列腺液或 VB3 内的内毒素可以提供一个补充手段来发现慢性前列腺炎。

（2）细胞因子分类法：细胞因子作为反映炎症状况的有效指标在慢性前列腺炎的分类中的作用逐渐受到重视。但目前尚无明确的判断标准，只能作为诊断和判断预后的参考。例如 IL-1B 和 TNF-α 可以有助于区分慢性非细菌性前列腺炎的两个类型，即炎症性的ⅢA 和非炎症性的ⅢB，并且在无症状型前列腺炎中二者的数值也明显增高，临床上可以应用两者的定量对慢性前列腺炎进行更准确的分类。研究发现 IL-6、IL-8、IL-10 等可能是诊断慢性前列腺炎的有价值的指标。另外一些细胞因子，如 IL-2、NGF 等的作用和意义有待探讨。

近年来，由 Shoskes DA 等（2010）提出的 UPOINT 系统用于评估下尿路及盆底不适等症状，可用于评估前列腺癌术后、间质性膀胱炎、前列腺炎、性功能障碍等疾病（2009，2012，2013），对于 CP 可以根据不同病因提供针对性的对症治疗。UPOINT 表型分类系统（phenotypic classification system）由 6 个独立的因子组成，即排尿症状（urinary symptoms）、社会心理的（psychosocial）因素、器官特异性的（organ-specific）改变、感染（infection）、盆底肌疼痛（tenderness of pelvic floor skeletal muscles）。U 指患者表现刺激性或梗阻性排尿症状及/或夜尿。P 指与症状严重程度相关的心理问题，包括抑郁、焦虑、应激及应对不良（如灾难化、社会支持缺乏等）。

O 指直肠指检时前列腺触痛以及有明确的前列腺炎症的证据（通过 EPS 或 VB3 镜检证实）。I 指有明确的下尿路感染，包括复发性尿路感染（urinary tract infections，UTI）或前列腺特异性标本（EPS 或 VB3）培养出了尿路致病菌。N 指可能与中枢性神经系统有关的一些病因不明的情形，包括肠易激综合征、纤维肌痛、慢性疲劳综合征以及偏头痛等。T 指会阴部、盆底有明确的疼痛、痉挛或在会阴及盆底检查时出现急性肌筋膜痛性扳机点（actual myofascial painful trigger points）。UPOINT 分类系统能够对 CP/CPPS 进行分类并指导临床医师为患者制定个体化的综合治疗方案。该分类系统的实用性及有效性仍需得到临床研究的进一步验证，对于提示我们加强区别对待前列腺炎各种症状、强调以控制症状为主的个体化治疗有借鉴意义。

这是一种以患者的临床症状为主导的规范的个体化诊治分类方法，在欧美和我国都有学者报道 UPOINT 分类系统在慢性前列腺炎和（或）慢性盆腔疼痛综合征的临床诊治上有一定的临床应用价值，但还需要进一步的大规模的验证。

第二节　慢性前列腺炎的流行病学

流行病学调查与研究目的是从宏观上了解一个国家、地区或者种族的发病情况和发病因素，并从中找到预防措施，从而有效的降低其发病率。在美国，慢性前列腺炎患病率仅次于良性前列腺增生（benign prostatic hyperplasia，BPH）和前列腺癌（prostatic carcinoma，PCa）。有资料显示约有 50% 的男性在一生中的某个时期会受到前列腺炎的影响。部分前列腺炎可能严重地影响患者的生活质量，并对公共卫生事业造成巨大的经济负担。

一、慢性前列腺炎的发病情况

前列腺炎的临床发病率变化较大，各家的研究结果不尽相同。目前对前列腺炎的确切发病率的研究报道还很少。国外的一些研究表明，前列腺炎的发生率波动在 5% ~16% 之间。在我国约占泌尿外科门诊患者总数的 1/3，国内一组流行病学研究显示，15 ~ 60 岁男性中前列腺炎样症状比例为 8.4%（2009）。由于应用不同的流行病学调查方法以及所选择调查人群结构的不同，造成不同文献中报道的前列腺炎患病率有较大差异。

前列腺炎的临床发病率多数来自前往医院就诊患者的研究结果，或对某些特殊群体的人进行选择性调查，研究存在偏倚，不能反映一般人群中前列腺炎的发生情况，其结果作为分析当地前列腺炎的发生情况的依据也是不可靠的，往往可能低估了前列腺炎的实际发生情况。许多学者提出并积极进行以社区为单位的全面调查，一般居民的前列腺炎或者前列腺炎样的症状发生情况。初步发现了前列腺炎样的症状发生率为 5% ~14.2%，可能更加真实地反映了前列腺炎的流行病学情况。

Mehik A（2003）等对芬兰北部两个省 2500 名年龄在 20 ~59 岁的男性进行关于前列腺炎的随机问卷调查。回收问卷 1832 份（回收率为 75%）结果发现前列腺炎的患病率为 14.2%，年龄为 40 ~49 岁的人前列腺炎发生的危险性是年龄为 20 ~39 岁人的 1.7 倍，是年龄为 50 ~59 岁的人 3.1 倍，每年总的发生率为 37.8/10 000。

Ku 等（2001）对居住在南朝鲜 Choongchung 省（包括 Taejeon）社区参军体检的 29 017 名年轻人（20 多岁）进行 6940 份随机问卷调查前列腺炎相关症状，结果表明 6% 出现过疼痛不适，5% ~10.5% 出现过排尿异常，并对生活质量有一定的影响。Nickel 等（2001）使用美国国立卫生研究院制定的慢性前列腺炎症状指数（NIH-CPSI），对加拿大渥太华具有地理代表性的 Lenox 和 Addington 县的 20 ~74 岁男性居民 2987 例进行前列腺炎样的症状问卷调查，回访率为 29%（868 例），其中 9.7%（84 例）具有慢性前列腺炎样的症状，其中小于 50 岁的男性前列腺炎发病率为 8.5%。认为前列腺炎样症状的男性很少有人认为自己的身体是处于健康状态的，多数认为自己的身体健康状态不好或极差，这些人中多数仅具有轻微的症状，60% 需要医疗帮助，而有 1/3 需要相应的专业医生诊治。

慢性前列腺炎已经严重影响患者的身心健康和社会和谐发展，成为严重的公共卫生问题。世界各国学者对该病的流行病学进行了诸多研究。我国人口众多、地域广阔、习惯各异，具有很强的代表性和研究价值。因此，我国应进行较大规模的流行病学研究，具体可以在以下几个方面开展工作：①首先可在省、市（地区）开展现况调查，即了解不同地区、职业、年龄、生活习惯、以及气候差异、婚姻状况等不同特征人群中慢性前列腺炎的分布及影响因素，为该病的病因、发病机制研究及防治提供基线资料；②在上述现况研究的基础上，采用病例对照、队列研究等分析性流行病学研究方法寻找并检验慢性前列腺炎的病因及危险因素；③在社区高危人群中针对慢性前列腺炎的病因及危险因素进行现场干预及效果评价研究;④加强临床流行病学研究及分子流行病学研究,运用循证医学对慢性前列腺炎的文献资料进行系统总结、评价,进而为慢性前列腺炎的诊断、治疗和预防提供可靠依据。

二、慢性前列腺炎发病的影响因素

1. 慢性前列腺炎可以发生在各个年龄段的成年男性 流行病学和病理学检查研究都发现前列腺炎可以影响各个阶段的男性,尤其是中老年男性,并与老年前列腺增生具有较大的重叠性。美国 Minnesota 州的一个社区调查显示,以往诊断为前列腺炎的患者,在随后进行的统一检查诊断为前列腺炎的概率随着年龄的增加而明显增高,40、60 和 80 岁的患者分别为 20%、38%、50%。国内夏司礼等(1995)进行尸检发现,50～59 岁男性前列腺炎的发病率为 25.4%,60～69 岁有一个发病高峰,达36.4%,70 岁以上者为 13.8%。可见单纯依靠年龄因素来判断前列腺炎的发病率是不恰当的。我国前列腺炎样症状的发生率在年龄大于 30 岁者为(11.2%),明显高于年龄小于 30 岁者(5.3%)。

Tripp DA 等(2012)研究了非洲的青少年的前列腺炎样症状和抑郁症状对生活质量的影响,对社区居住的年龄 16～19 岁男性青少年($M = 16.97, SD = 0.88, N = 166$)展开调查,采用的慢性前列腺炎症状指数定义为 NIH-CPSI 会阴部和(或)射精时疼痛评分≥4(轻度);≥8(中度疼痛重度)。结果发现至少有轻度 CP-样症状的患病率分别为 13.3%,有5.4% 的青少年为重度症状。

2. 慢性前列腺炎可以有明显的季节性 天气寒冷与炎热都有可能对前列腺产生一定的影响。芬兰的调查结果显示,63% 的前列腺炎患者在天气寒冷的冬季症状明显加重,我国前列腺炎患者也普遍存在这种情况,天气越冷,温差变化越大,前列腺炎就诊的患者越多,临床症状也越重,尤其是在我国的北方地区。但 Collins 等(1998)的调查却发现,美国南部的居民比北部的居民的慢性前列腺炎发生率高 1.7 倍,提示过热也可能是慢性前列腺炎的危险因素之一。

3. 其他疾病对慢性前列腺炎发病率存在一定的影响 慢性前列腺炎可能与其他某些疾病有关。Collins 等(2002)的调查发现,患有前列腺增生的男性合并前列腺炎的发生率增高 7.7 倍,具有中度和重度下尿路症状的男性合并前列腺炎病史的发生率增高 1.8 倍和 2.8 倍;具有性传播疾病病史的男

性合并前列腺炎病史的发生率分别增高 1.8 倍;李宏军(2004)等报道在家庭及工作中具有严重精神压力的男性合并前列腺癌家族史的发生率分别增高 1.5 倍和 1.2 倍;具有输精管切除和前列腺癌家族史的男性合并前列腺炎病史的发生率较一般人群稍有所增高,可能与这些患者接触泌尿外科医生机会较多,因而有较多机会发现泌尿科其他疾病有关。美国的一个社区调查显示,40～79 岁中老年男性尽管前列腺炎发病率约为 9%,但是以往曾经诊断为前列腺炎的患者,在他们 40 岁、60 岁和 80 岁再次被诊断为前列腺炎的机会将增加到 20%、38%、50%,表明一旦诊断为前列腺炎,患者将在以后更容易被再次或者多次诊断为前列腺炎。

4. 家庭及婚姻对慢性前列腺炎发病率的影响 和谐有规律的性生活对前列腺功能的正常发挥具有重要的作用,而前列腺炎往往发生在那些性生活没有节制的人群中。慢性前列腺炎患者既不能禁欲,又不能纵欲。前列腺过度充血是引起炎症的基本变化之一,性生活中最基本的反应是生殖器充血。因此,多数学者认为纵欲过度和手淫过度的患者前列腺炎的发病率较高。芬兰 2001 年进行的调查结果显示离婚或独身的男性前列腺炎的发病率明显低于已婚男性,可能与其性刺激减少有关;Collins 等(2002)的调查结果也认为平均每个月射精次数较多的男性具有前列腺炎病史的机会也明显增加。但这与 Berger 等(1989)年的研究结果矛盾,他们认为过度的性生活并不会诱发前列腺炎,而且频繁的射精可以因前列腺液的排出而缓解部分患者前列腺充血水肿,本身就是治疗某些前列腺炎的方法。造成研究结果差异的原因可能是因为研究设计不在一个本底的水平,没有进行必要的校正。

5. 职业因素与慢性前列腺炎的发病有明显的相关性 研究发现,汽车司机患有慢性前列腺炎者甚多,赵广明等(1999)在对 318 例慢性前列腺炎患者进行职业统计中发现,司机占 28.9%,占工人群体的 46.9%,说明汽车司机具有慢性前列腺炎的比重已占相当重要的位置。其他多种不同特殊职业因素发生慢性前列腺炎的流行病学研究,还需要进一步深入研究。

6. 生活方式、饮食习惯、经济收入及文化教育背景对慢性前列腺炎的发病也存在影响 不良的生活方式和饮食习惯可能是慢性前列腺炎重要诱发因素,可以直接影响前列腺炎的发病。目前普遍认为,长时间的骑跨动作可以压迫前列腺,造成前列腺的充血水肿,是前列腺炎的诱发因素之一。但

是,Collins 等(2002)的调查却不同于多数的研究结果,他们发现骑自行车男性前列腺炎的发病率较一般人群没有显著的增高。有调查显示,年收入在5000 美元以下的美国家庭,前列腺炎的临床症状积分(NIH-CPSI)较高,工作状态也与 NIH-CPSI 密切相关。文化教育的程度也可以影响公众对前列腺炎及其相关知识的了解和接受程度及对治疗的依从性等。因此十分有必要加强前列腺疾病相关知识的普及,从而降低前列腺炎的发病率。

7. 慢性前列腺炎还存在其他影响其发病的因素 目前研究表明,在不同的国家或者社会阶层,前列腺炎发病率存在一定程度上的差异,但产生这种差异的原因还不是很清楚,是由于研究方法的不同造成的(如对前列腺炎定义、诊断标准、人群差异等)。还是由于确实存在这种地区人群发生率的真正差异。初步的研究结果表明前列腺炎在人群中的发生率没有显著差异,因此需要进一步加强分子流行病学及种族遗传学方面的研究。

三、慢性前列腺炎对生活质量的影响

当前较多的研究表明,慢性前列腺炎对患者身体和精神均有严重影响。且由于病程长,治疗效果不肯定,使患者背上沉重的经济负担。美国国立卫生研究院(NIH)目前已将慢性前列腺炎和心肌梗死、不稳定性心绞痛、活动性 Crohn 病等一起列为影响居民生活质量最为严重的慢性疾病。

NIH-CPSI 是一种实用、可靠的慢性前列腺炎患者生活质量自测表,可有效、准确地反映患者症状程度。NIH-CPSI 主要涉及慢性前列腺炎症状的 3 个主要方面:疼痛、排尿异常和对生活质量的影响,其中 QOL 用于评价影响生活质量的严重程度。梁朝朝等(2004)对 2498 例 20~59 岁慢性前列腺炎患者进行了问卷调查,并进行 NIH-CPSI 评分,结果显示慢性前列腺炎患者年龄大多数<40 岁,年龄越大,患者人数越少;近 1/2 患者病程>6 个月,>2 年者近 1/5;患者有腰腹部疼痛者占 52.3%,尿痛占23.0%,性功能障碍占 21.8%,尿频占 65.8%,排尿不适占 74.4%,有 34.9% 患者对当前治疗不满意。国内郝宗耀等(2005)调查 3000 例慢性前列腺炎患者的生活质量状况,结果表明慢性前列腺炎严重影响患者的生活质量,68.3% 患者的症状评分为中度,其中 80.0% 生活质量影响为重度,55.2% 已婚男性性功能下降,其中表现为 ED 者占 45.0%,ED患者中生活质量影响为重度者占 56.9%。

国外多数学者认为 80% 以上的前列腺炎患者会出现某种精神心理方面的问题,其中 20%~50%的患者可能表现得十分严重。其临床表现主要分为 3 类:一是神经过敏症(前列腺神经症);二是身心健康问题;三是性功能方面的问题。神经过敏症主要包括焦虑、抑郁、恐惧、不安全感等。身心健康问题在慢性前列腺炎患者中表现也较为普遍,所谓身心健康问题,指患者过度关心自己的健康状况以及自己的躯体和功能变化,如患者常因症状好坏及检验结果的反复而痛苦,把根治前列腺炎作为当前人生的主要目的,患者常终日集中于感觉症状,主观上放大症状和派生新的症状,如失眠、焦虑等。几乎所有的研究都表明患者有不同程度的性功能问题。这些症状之间关系复杂,常常相互影响、互为诱因,交织在一起,也可以以单一形式表现。Mehik 等(2001)随机调查 2500 例 20~59 岁社区居民,发现在慢性前列腺炎患者或曾经有过慢性前列腺炎症状者中,17% 害怕患前列腺癌、2.2% 担心患性病、58.2% 希望单独在公厕内排尿、17% 存在婚姻危机(其中 4% 认为慢性前列腺炎直接导致了离婚)。Jarvinen 等(1981)发现,半数以上的患者存在性心理问题或者有阶段性的性功能障碍。Mehik 等(2001)报道慢性前列腺炎患者的性欲减退为24%,ED 达 43%。Berghuis 等(2002)对 51 例 CP患者和 34 例对照者进行心理问卷调查,结果显示CP 患者的显著心理特征为疑病、抑郁、癔症、躯体化症状及性心理改变。国外学者 Ku 等(2002)应用贝克抑郁量表(BDI)等心理症状自评表进行心理症状评分,结果发现随着患者 NIH-CPSI 评分中疼痛和排尿不适评分升高,调查对象的抑郁症状评分也相应升高,而随着排尿症状增加,调查对象的男子气质逐渐降低,因此推断抑郁症状和男性气质低与早期症状发生有关。国内武立新等(2006)对 1500 例 CP 患者的精神障碍调查结果显示,CP 患者有焦虑症状者占 23.6%,存在抑郁症状者占 21.7%,同时存在 2 种症状者占13.5%,均显著高于国内正常人(常模),并发现随着患者 NIH-CPSI 积分升高,焦虑量表和抑郁量表得分也显著升高,两者检出率也呈增加趋势,CPSI 与焦虑量表和抑郁量表有明显相关性,认为慢性前列腺炎患者中大多数存在抑郁障碍,可能也是导致前列腺炎反复发作、迁延不愈和疗效不佳的重要因素之一。可见,CP 对患者身心及生活质量产生严重影响,有必要积极探索改善患者生活质量的治疗措施。

第三节 前列腺炎发病机制的研究及进展

前列腺炎的病因学研究虽然起步较晚,但也历经复杂曲折的过程。19 世纪后期,认为慢性前列腺炎与会阴部创伤、手淫及纵欲过度有关;20 世纪初,由于细菌学及感染性疾病的深入研究,微生物学家将细菌感染作为前列腺炎的病因;淋病奈瑟菌曾被认为是前列腺炎的最主要的感染性病原体;20 世纪50 年代,人们认识到前列腺的炎症反应可以没有细菌的参与。之后数十年,前列腺炎病因学研究一直没有突破性的进展。近年来,由于分子生物学等学科的快速发展,前列腺炎的发病机制研究重新被重视。但是,前列腺的病因学十分复杂,有必要把前列腺炎的病因学研究放到更为广阔的疾病统一论观点中,用辩证的眼光对待这一疾病。

一、慢性前列腺炎的病原学说受到挑战

早在 20 世纪人们就将细菌和前列腺炎联系到一起。目前多数学者仍然认为其发病与细菌等病原体感染可能有关。但不可否认的是,绝大多数前列腺炎为非细菌性前列腺炎(NBP)。Lee 等(2003)采用严格的前列腺穿刺组织进行细菌培养,结果显示慢性骨盆疼痛综合征(CPPS)患者与正常的对照组细菌培养阳性率分别为 38% 和 36%,且培养阳性率随年龄增加而上升;梁朝朝等(2004)对101 例 CP 患者和 68 名健康志愿者进行中段尿(VB2)/按摩后尿(VB3)细菌培养,两组的培养阳性率为 37.6% 和 39.7%,两者的差异也无统计学意义($P=0.872$),与 Lee 等的结果相似。推测前列腺组织及前列腺液的细菌是尿道细菌移生的结果,细菌的检出与前列腺炎症状无病因学关系,提示人们去探索病原学以外其他的病因。

二、尿液反流可能是慢性前列腺炎发病的重要因素之一

近年来国内外许多学者研究发现,前列腺炎患者存在尿液反流现象,这可能对各个类型的前列腺炎的发病均有重要意义。许多学者通过尿路的动态显像,检查慢性前列腺炎患者的前列腺内尿液反流(IPUR),同时结合计算机图像分析对其定量分析,发现在排尿过程中及排尿后均存在明显的反流,对其定量分析发现慢性前列腺炎患者尿液反流

明显高于正常人。研究表明前列腺炎病人在尿流动力学检查中显示排尿梗阻,尤其是前列腺部尿道压力增高。

Hruz 等(2003)观察 48 例ⅢB 型前列腺炎患者均有尿流动力学的排出压力增高,认为慢性前列腺炎患者的排尿异常和会阴下腹部不适可能与后尿道的解剖学异常或者改变有关。国内张小马等(2006)依据犬前列腺导管的真实形态结构,利用三维重构软件清晰虚拟重构前列腺导管、尿道、射精管的空间立体结构,较真实地显示了外周腺导管与尿流方向垂直或逆向。在后尿道高压下容易发生前列腺尿液反流,提示前列腺炎多位于外周带与前列腺导管本身的空间解剖结构密切相关。可见,前列腺内尿液反流造成的"化学性前列腺炎"不但是非细菌性前列腺炎及前列腺痛的重要原因,而且尿液反流还将病原体带入前列腺内,导致细菌性前列腺炎。临床上使用肾上腺受体阻断剂及地西泮等镇静剂缓解功能性尿道梗阻所致的尿液反流,对治疗慢性前列腺炎有一定的疗效。

三、免疫功能异常在慢性前列腺炎发病过程的作用越来越受到重视

有学者认为,慢性前列腺炎的炎症反应是全身免疫功能低下的表现,但是前列腺局部的免疫功能通常表现出异常的增强,细胞和体液免疫反应均参与了慢性前列腺炎的免疫反应过程。John 等(2001)对ⅢB 型患者前列腺穿刺标本和对照组的研究发现,前者具有明显的前列腺组织学的炎症改变,其中炎症细胞的类型以 T 淋巴细胞为主,并且炎症的级别与 CD8+/CD4+比值以及血清和精液的细胞因子水平呈正相关,提示本型患者(非炎症型前列腺炎)并非没有炎症改变,其发病无细菌、病毒感染的证据,而与自身免疫性炎症有关。Batstone 等(2002)分别对 20 名 CPPS 患者和 20 名对照者进行体外 T 淋巴细胞增殖反应的研究,将精液与淋巴细胞共同培养 5~6 天后,发现患者的 T 淋巴细胞对同源及异源精液的增殖反应远高于对 1/50 稀释的精液,而且患者组中有 13 例能产生增殖反应,而对照组中仅有 3 例;同时发现患者组中有 17 人曾患泌尿系统感染,如尿路感染、急性细菌性前列腺炎、性传播疾病等,而对照组中仅有 3 例,支持慢性前列腺炎与自身免疫性炎症有关。

国内外学者都成功建立了自身免疫性前列腺炎的动物模型,其病理改变和临床前列腺炎表现相似。一些研究表明,患者体内的分泌型 IgA(Siga)

的升高可以作为Ⅱ型前列腺炎的诊断依据之一。在治愈的慢性细菌性前列腺炎患者中,各种免疫球蛋白开始降至正常之前,前列腺液中的 IgA 维持升高近 2 年,IgG 近 6 个月。在未治愈的慢性细菌性前列腺炎患者中,前列腺中抗原特异性 IgA 和 IgG 的水平仍然保持持续升高的趋势。研究发现,慢性非细菌性前列腺炎患者前列腺液中的免疫抑制因子(IAP)明显减低,而免疫球蛋白水平 IgG、IgA、IgM 及 Siga 含量增高,提示慢性非细菌性前列腺炎的发生和免疫增强有一定的关系。慢性前列腺炎患者前列腺液中可以出现某些细胞因子水平的变化,例如 IL-1B 和 TNF-α 的变化,并可以具有较高的水平,对于慢性非细菌性前列腺炎患者应用免疫抑制剂治疗有效。近年来人们认识到特异性免疫在机体的抗感染免疫中发挥重要的作用,特别是 $CD4^+Th1$,$CD4^+17$ 两群 T 效应细胞的功能研究成为热点。有学者应用 CP 小鼠模型发现 Th1-Th17 细胞的功能变化可能参与 CP 的发病。因此深入研究宿主免疫防御机制可能有助于前列腺的诊断、特异性病原体的鉴定及新药的开发等。可以预见,随着免疫调节机制的阐明,免疫调节药物在慢性前列腺炎治疗中将占有一席之地。

四、下尿路上皮功能障碍在慢性前列腺炎发病中可能起重要作用

近年来,有的学者注意到慢性前列腺炎尤其是Ⅲ型前列腺炎与间质性膀胱炎(interstitial cystitis,IC)在临床表现、诊断指标、发病机制,甚至对治疗的反应有惊人的相似之处,推测两者可能有着共同的下尿路病理生理改变,即下尿路上皮功能障碍。下尿路上皮损害后,细胞的通透性增加,结果导致尿中潜在毒性物质(主要是钾离子等)进入膀胱肌肉中,使感觉神经除极,引起尿频、尿急等临床症状并随时间的延长症状持续进展而且加重。

Parsons 等(1998)进行钾离子敏感试验(kalium ion sensitivity test,PST)评估盆腔疼痛及对尿频症状进行评分,并测量尿钾的吸收量,即分别用水和 KCl 等溶液灌注膀胱;对正常对照组膀胱黏膜注入硫酸鱼精蛋白以破坏膀胱黏膜后行 PST,在向膀胱注入肝素修复黏膜损伤后行 PST,发现有 75% 的 IC 患者 PST 为阳性,显著高于正常对照组;对患者灌水或者 NaCl,均无膀胱刺激症状的出现;对正常对照组膀胱黏膜破坏后,79% 受试者有尿急,37% 有疼痛,钾离子的吸收量明显增多,黏膜损伤后膀胱刺激症状显著减轻,钾的吸收量也明显减少。Par-

sons 等(2002)还对慢性前列腺炎患者进行了问卷调查和钾敏感度试验,结果发现有 84% 为阳性,89% 表现为尿频、尿急,82% 表现为局部疼痛。膀胱黏膜损伤后,只有 KCl 引起症状。硫酸戊聚糖钠(pentosan polysulfate sodium,PPS)是一种结构类似于膀胱正常移行上皮保护层,主要成分氨基葡聚糖(glycosaminoglycans,Gags)。Nickel、Parsons 等通过随机、双盲、多中心的临床药物实验研究发现,PPS 能明显缓解 IC 的症状,有效率为 28% ~ 32%,高于安慰剂对照组;PPS 也能明显缓解 CPPS 的症状,降低 NIH-CPSI 评分,提高生活质量,因此推测 CPPS 和 IC 是下尿路上皮功能障碍引起的同一疾病(Parsons CL,2005)。钾离子分布的变化,作为引起慢性前列腺炎相关症状的一个因素,为前列腺炎的离子通道方面的研究提供了一条线索。

近年来,离子通道在生命科学的各个领域得到了广泛的研究。国内外对前列腺疾病离子通道方面的研究,主要集中在前列腺癌,关于离子通道在前列腺炎发病机制中的作用目前研究较少。有学者认为前列腺液中电解质成分密切相关,不同的离子改变可以认为是柠檬酸分泌改变的结果,前列腺炎患者前列腺液组分显著改变主要是由于其腺体分泌功能下降而不是增强引起的。郝宗耀等(2004)对 79 例前列腺炎患者、31 例正常对照组的前列腺液、尿液的 K^+、Na^+、Cl^-、Ca^{2+} 等浓度进行测定并分组分析,结果发现患者组 Cl^-(68.63±37.71)mmol/L 浓度显著高于对照组(45.17±19.79)mol/L。治疗有效组中前列腺液 K^+ 浓度治疗前后分别为(40.66±17.10)mmol/L,(33.42±17.27)mmol/L;治疗无效组中前列腺液 K^+ 浓度治疗前后分别为(37.57±16.93)mmol/L,(50.66±18.77)mmol/L,疼痛组与非疼痛组前列腺液 K^+ 浓度分别为(36.02±12.36)mmol/L,(48.90±16.93)mmol/L。同时还发现每组前列腺液 K^+ 浓度与前列腺液 Ca^{2+} 浓度呈正相关,而且尿液 Na^+ 浓度与尿液 Cl^- 浓度呈正相关的特点。分析患者组 EPS 的浓度的 Cl^- 升高可能与 EPS 中的枸橼酸盐分泌减少有关;治疗前后以及疼痛组与非疼痛组间均存在 EPS 的 K^+ 浓度显著变化,可能与近年来提出的下尿路上皮功能障碍有关。尿液中潜在的毒性物质(主要是钾离子)容易通过通透性增加的尿路上皮,使感觉神经去极化,引起尿频、尿急、疼痛等症状。国内郭清奎等(2006)通过对 75 例前列腺增生伴慢性炎症或不伴慢性炎症患者术后前列腺标本进行了 Kv1.3 钾离子通道的检测,发现炎症组前列腺上皮细胞 Kv1.3

钾离子通道表达活性较非炎症组降低,结果提示慢性前列腺炎存在钾离子通道异常。正常的钾离子通道开放能促进细胞内 K^+ 外流,而慢性前列腺炎患者的钾离子通道不能够有效转运 K^+,腺泡 K^+ 内浓度将会增多,K^+ 通过有功能障碍的上皮细胞间的缝隙连接渗透到基质中,刺激神经纤维末梢引起疼痛等症状。唐智国等(2007)应用膜片钳技术研究了老年及年轻 SD 大鼠原代培养前列腺上皮细胞钙离子激活钾通道电流的变化,发现老年 SD 大鼠钾离子电流强度增强,影响钙离子内流,从而可以进一步影响上皮细胞的分泌。周正兴等(2005)研究也发现 K^+ 通道对体外培养前列腺上皮细胞的增殖和凋亡具有重要的调节作用。离子通道的异常为慢性前列腺炎的药物治疗提供了一条线索。郝宗耀等(2004)研究同时发现 EPS 中的 Ca^{2+} 的浓度和 K^+ 浓度有相关性($P<0.05$),提示钙离子通道在慢性前列腺炎的发病中有可能扮演重要的角色。细胞内游离的钙离子对细胞功能和各种生理反应具有广泛的调节作用,是极其重要的第二信使。钙通道作为调节 Ca^{2+} 浓度的重要组成部分,在慢性前列腺炎发病过程中的作用需要进一步研究。随着离子通道在前列腺炎发病过程中的作用被逐步阐明,特异性的离子通道调节剂有可能成为前列腺炎药物治疗的一个选择。

五、慢性前列腺炎的发生可能也与遗传易感性有关

慢性前列腺炎的发生可能也与遗传易感性有关。并且确实存在一些慢性前列腺炎患者与健康男性遗传差异的证据。Riley 等(2002)认为慢性前列腺炎也有基因易感性。他们对 120 例 CPPS 患者和 300 名对照组测定发现,在 Xq^{11-13} 上邻近磷酸甘油酸激酶基因处有高度多态性的短串联重复片段(STR)位点,而这个短串联重复片段位于易感其他前列腺疾病的区域,通过对 9 个不同等位基因进行检测发现,所有 CPPS 患者的等位基因分布不同于对照组,其中等位基因 9.5 和 15 明显不同。在 CPPS 组等位基因 9.5 和 10 较常见,而等位基因 15 则较少见,表明 Xq^{11-13} 可能含有一个或多个使患者易感 CPPS 的遗传位点。深入研究慢性前列腺炎的某些遗传特性的改变有助于发现慢性前列腺炎易感的原因,为前列腺炎的基因预防与治疗奠定基础。

六、神经内分泌激素失衡也可能是慢性前列腺炎发病生化因素之一

研究发现周围组织器官产生的慢性或反复发作的感受伤害性信号,可以通过直接或间接方式传入并建立起中枢神经系统的慢性功能性改变。局部感受伤害所释放的肽类物质以及传出交感神经所释放的去甲肾上腺素和前列腺素是 CP 产生疼痛重要因素之一。Dimitrakov 等(2008),检测 27 例 CP 和 29 例年龄匹配的对照组,发现 CYP21A2(P450c21)酶活性降低,阻碍黄体酮转化为皮质酮和 17-羟孕酮转化为 11-脱氧皮质醇,CPSI 总分、疼痛评分与皮质醇呈显著负相关,提示皮质激素失衡可能参与 CP 的发病。除此之外,前列腺组织内散在分布的神经内分泌细胞的功能也值得研究。

七、慢性前列腺炎的发病可能是多种因素综合作用的结果

慢性前列腺炎的病因学假说众多,单一的发病机制无法解释前列腺炎复杂的临床表现,有可能是多因素共同作用的结果,如何发现慢性前列腺炎发病链上关键的某个(些)关键调控点,这对泌尿外科医生和男科医生是个挑战,相信随着研究的深入,慢性前列腺炎的病因学堡垒将会被最终攻克。

第四节　前列腺炎的诊断

目前,慢性前列腺炎的诊断还没有"金标准"。可以用于临床研究的方法学也非常有限。尽管前列腺炎是一个十分常见的疾病,但诊断标准还不明确。Nickel 指出 CP 诊断和治疗要注意几点:①要除外其他疾病;②正确的判断症状的轻重;③了解疾病对生活质量的影响。

一、诊断原则

目前,国际上推荐按照 NIH 分型诊断前列腺炎。Ⅰ型前列腺炎诊断主要依靠病史、体检和血、尿的细菌培养结果。在应用抗生素治疗前,应进行中段尿培养或血培养。经 36 小时规范处理,患者病情未改善时,建议进行经直肠 B 超等检查,全面评估下尿路病变,明确有无前列腺脓肿。Ⅱ型和Ⅲ型前列腺炎须详细询问病史、全面体格检查(包括直肠指检)、尿液和前列腺按摩液常规检查。推荐应用 NIH-CPSI 进行症状评分。推荐"两杯法"或"四杯法"进行病原体定位试验。如果患者以排尿症状为主时,建议尿流率和残余尿测定。Ⅳ型无症状前列腺炎,在前列腺按摩液(EPS)、精液、前列

按摩后尿液、前列腺组织穿刺活检及前列腺切除标本的病理检查时被发现。

二、诊断方法

前列腺炎临床表现错综复杂,诊断要综合各方面因素,尽量寻找支持诊断的临床及实验室检查证据。

(一)诊断的基本方法

1. 病史和临床症状 虽然既往的病史和临床症状不能作为诊断的确切依据,但可以提供许多重要的线索,病史询问的重点放在对以往病史的询问上,主要记录的症状包括疼痛、排尿异常、性功能改变和射精情况。由于慢性疼痛久治不愈,患者生活质量下降,并可能有性功能障碍、焦虑、抑郁、失眠、记忆力下降等。

2. 体格检查 体格检查包括全身检查和局部检查,重点放在泌尿生殖道。局部检查主要包括会阴部神经-肌肉运动特性的观察、直肠指检等。临床医生要重视体格检查,这样有助于疾病的鉴别诊断。应该指出,直肠指检除了可以获取前列腺按摩液,还可以帮助了解前列腺大小、质地、有无结节、有无压痛及其范围与程度,盆底肌肉的紧张度、盆壁有无压痛等重要信息。

3. 辅助检查

(1)前列腺按摩液(EPS)检查及其意义:EPS检查主要包括常规检查、EPS内的微量元素测定、氧化应激作用内毒素检测等。EPS常规检查通常采用湿涂片法和血细胞计数板法镜检,后者具有更好的精确度。

正常的EPS中白细胞<10个/HP,卵磷脂小体均匀分布于整个视野,pH 6.3~6.5,红细胞和上皮细胞不存在或偶见。当白细胞>10个/HP,卵磷脂小体数量减少,有诊断意义。胞质内含有吞噬的卵磷脂小体或细胞碎片等成分的巨噬细胞,也是前列腺炎的特有表现。当前列腺有细菌、霉菌及滴虫等病原体感染时,可在EPS中检测出这些病原体。一些学者曾经认为经尿道或经直肠前列腺穿刺组织培养可作为细菌性前列腺炎诊断的金标准。但实际上,当穿刺针穿过尿道或直肠壁过程中常常被污染,造成假阳性。部分学者还认为,前列腺炎病原菌主要位于前列腺的管道系统里,所以前列腺穿刺组织培养的价值未被肯定。

国内刘骋等(2005)对101例慢性前列腺炎患者和68例健康对照的中段尿、前列腺液/按摩后尿液进行细菌培养和性传播疾病的检测,对照分析两组病原微生物检测结果发现:慢性前列腺炎组及健康对照组中段尿细菌培养阳性率分别为5.0%、4.4%;前列腺液/按摩后尿细菌阳性率分别为39.6%、39.7%,前列腺液/按摩后尿液衣原体、支原体阳性率分别为33.7%、35.3%,二组中段尿、前列腺液/按摩后尿液病原微生物检出率差异无统计学意义;慢性前列腺炎组中前列腺液/按摩后尿液病原微生物阳性率不随EPS中WBC计数的增加而增加,但与患者的年龄呈正相关,对照组无这一现象。细菌及其他微生物可能不是慢性前列腺炎的病原体,而仅仅是一种移生或伴随现象。这对慢性前列腺炎的病原体学说是一个挑战。国内武立新等(2006)通过对1426例慢性前列腺炎患者的临床研究发现,慢性前列腺炎患者前列腺内炎症程度与临床症状无平行关系,慢性前列腺炎的各种症状表现是多种致病因素、多种发病机制作用的结果。这说明前列腺液内白细胞增多不一定说明有细菌感染的存在,而且前列腺液内白细胞的多少与临床症状无关,对于选择治疗方法和估计预后也没有太大的帮助。对慢性前列腺炎患者前列腺液内白细胞的意义有待重新认识。

(2)尿常规分析及尿沉渣检查:尿常规分析及尿沉渣检查是排除尿路感染、诊断前列腺炎的辅助方法。对于急性细菌性前列腺炎患者,尿常规检查可以发现大量的脓细胞,尤其以初始或者终末尿液显著,中段尿细菌培养结果常阳性。华立新等(2005)报道的35例急性细菌性前列腺炎患者,中段尿培养细菌阳性21例,其中大肠杆菌15例,假单胞菌4例,肠球菌2例。

目前尚无确切证据表明单纯的尿液检查在慢性前列腺液筛选中的价值,传统的四杯法检测尿液中的细胞成分对于判定炎症细胞的来源,诊断感染部位非常重要。"四杯法"操作复杂、耗时、费用高,在实际临床工作中推荐"两杯法"。"两杯法"是通过获取前列腺按摩前、后的尿液,进行显微镜检查和细菌培养。

(3)其他实验室检查项目:其他实验室检查项目主要包括精液检查、血常规、PSA测定、免疫反应检测及前列腺内组织压力的测定等,这些项目可以为诊断前列腺炎提供更多的实验室证据,可以根据患者情况选取。需要指出的是,前列腺炎可以使血清前列腺特异抗原(prostatic specific antigen,PSA)升高,其机制尚未完全澄清。推测主要与炎症导致的血管通透性改变有关,即所谓的PSA"渗漏学说"。Schaeffer等(2005)报道,20%的Ⅱ型前列腺炎患者 PSA 水平增高。Carver 等（2003）的调查研究表明，Ⅳ型前列腺炎即无症状前列腺炎在进行前列腺癌筛选的人群中相当普遍，其患病率高达32.2%，并可使血清 PSA 升高，平均水平为 2.3 μg/L，明显高于对照组的 1.4 μg/L，可以干扰我们对前列腺癌的诊断。国内也有类似报道，因此对于血清 PSA 水平增高的男性，首先进行简单方便的常规筛查是否存在前列腺炎，尤其是否存在无临床症状的前列腺炎症，在明确前列腺炎的诊断后，可以延期进行前列腺活检，提高 PSA 的准确性，减轻患者痛苦及节约医疗费用。

4. 病理学诊断　2001 年，由北美慢性前列腺炎协作研究网（CPCRN）和 IPCN 制定了目前最新的和最具权威性的分类方法，但前列腺炎病理改变的诊断标准并不十分明确。大部分学者认为，前列腺的病理组织学检查对治疗的指导价值不大，仅可用于评价前列腺炎的临床过程，或诊断特殊类型的前列腺炎，如肉芽肿性前列腺炎等。

5. 影像学诊断

（1）B 超：尽管前列腺炎患者 B 超检查可以发现前列腺回声不均，前列腺结石或钙化，前列腺周围静脉丛扩张等表现，但目前仍然缺乏 B 超诊断前列腺炎的特异性表现，也无法利用 B 超对前列腺炎进行分型。但 B 超可以较准确地了解前列腺炎患者肾脏、膀胱以及残余尿等情况，对于除外尿路器质性病变有一定帮助。经直肠 B 超对于鉴别前列腺、精囊和射精管病变以及诊断和引流前列腺脓肿有一定的价值。

（2）CT、MRI 及 MRS：对鉴别精囊、射精管、前列腺癌等盆腔器官病变有潜在应用价值，但对于前列腺炎本身的诊断价值仍不清楚。CT 主要用于前列腺炎患者可能合并良性前列腺增生与前列腺癌的诊断与鉴别诊断。正常前列腺的上界不超过耻骨联合上缘的 10mm，周围脂肪间隙清晰，精囊三角正常。前列腺如果有中度或者重度增大，前列腺上缘可达到耻骨联合上缘 20～30mm，可呈球形或椭圆形扩大、边缘光滑、密度均匀。磁共振成像（magnetic resonance imaging，MRI）检查的图像对比清晰度明显高于 CT 检查及超声，对常规治疗方法无效的慢性前列腺炎患者，可以进行 MRI 来帮助发现一些少见病。Nadler 等（2001）报道了一例由于阻塞性精囊结石造成的慢性骨盆疼痛综合征，CT 检查没有发现结石，而 MRI 检查发现精囊结石，通过回顾性诊断确诊，并成功治愈该病。前列腺炎的 MRI 表现不一，慢性前列腺炎可使前列腺外周区于 T_2W 像上信号强度降低，而急性时信号强度增加，还可见到外周区间隔增厚。MRI 检查对前列腺癌的诊断存在一定的局限性，在鉴别前列腺癌及伴钙化的前列腺炎、较大的良性前列腺增生、前列腺瘢痕、结核等病变时常无法明确诊断。

前列腺炎和前列腺癌是造成前列腺外周带 T_2 信号减低的最主要两种疾病，磁共振波谱分析（magnetic resonance spectroscopy，MRS）是利用磁共振现象和化学位移作用，对特定原子核及其化合物进行分析，无损伤性研究活体组织生化代谢的一种新技术，可以无创地探测其组织代谢的变化，与常规 MRI 有很强的互补性，有助于鉴别诊断。MRS 的观察对象目前以枸橼酸盐（citrate，Cit）、胆碱（choline，Cho）和肌酸（creatine，Cre）为主。Kurhanewicz 等（1996）研究认为可凭借癌和增生之间的显著的代谢差异鉴别两者。李飞宇等（2005）对 24 例 MRI 检查示外周带 T_2 信号减低的病人，经超声引导下穿刺活检分为前列腺炎和前列腺癌 2 组，根据 T_2 低信号区在外周带设定兴趣区后利用三维磁共振波谱测定各兴趣区（胆碱+肌酸）/枸橼酸盐[（Cho+Cre）/Cit] 的比值。计算并比较各组（Cho+Cre）/Cit 比值的差异。结果：前列腺炎组（Cho+Cre）/Cit 平均值为 0.98±0.17；前列腺癌组（Cho+Cre）/Cit 平均值为 1.41±0.31，两组比值的组间差别具有统计学意义（$t=8.89$，$P<0.05$），提示 MRS 可作为鉴别前列腺炎和前列腺癌的无创检查，但其存在有 29% 的比值重叠。而 Shukla-Dave 等（2004）则认为 MRS 鉴别慢性前列腺炎与前列腺癌的价值有限。说明 MRS 应与其他方法相结合才能提高其诊断的准确率，其临床应用价值有待进一步研究。

6. 特殊检查

（1）膀胱尿道镜：膀胱尿道镜为有创性检查，不推荐前列腺炎患者常规进行此项检查。在某些情况下，如患者有血尿，尿液分析明显异常，其他检查提示有膀胱尿道病变时可选择膀胱尿道镜检查以明确诊断。

（2）尿动力学：前列腺炎患者的典型表现之一就是排尿异常，其中有 30% 的患者在尿流动力学检查中存在尿流率有所下降的情况。其次，还可以出现下尿道阻力增加、膀胱功能改变和逼尿肌-括约肌的协同失调。尿流动力学改变可能是其发病原因之一，也有可能是继发的病理改变。研究表明，前列腺炎患者侵入性尿动力学检查可以发现膀胱出口梗阻、尿道功能性梗阻、膀胱逼尿肌收缩减退或逼尿肌无反射、逼尿肌不稳定等膀胱尿道功能障碍。在临床怀疑有上述排尿功能障碍，或尿流率及残余尿有明显异常时，可选择侵入性尿动力学检查以明确诊断。但目前国内缺乏大样本、多中心的研究资料。如何将尿流动力学检查结果和其他检查有机结合，仍有待进一步研究。

（二）前列腺炎症状评分

由于诊断慢性前列腺炎的客观指标相对缺乏并存在诸多争议，因此推荐应用 NIH-CPSI 进行症状评估。NIH-CPSI 目前已被翻译成多种语言，广泛应用于慢性前列腺炎的症状和疗效评估，可操作性较强。

第五节 前列腺炎的治疗

一、治疗原则

前列腺炎应采取综合治疗方法。依据患者的状况制定个体化的治疗方案。主要包括药物治疗、精神心理治疗、镇痛治疗、功能整体医学和互补替代医学治疗、局部治疗和手术治疗等。强调精神心理治疗和前列腺疾病相关知识的普及与宣传教育。慢性前列腺炎的治疗目标主要是缓解疼痛、改善排尿症状和提高生活质量，疗效评价应以症状改善为主。

二、根据不同临床类型选择相应治疗方法

（一）Ⅰ型前列腺炎

Ⅰ型前列腺炎一旦明确诊断，立即使用抗生素治疗，治疗前留取血尿标本进行菌培养，待培养结果后，再选用敏感抗生素治疗。开始时经静脉应用抗生素，如：广谱青霉素、三代头孢菌素、氨基糖苷类或氟喹诺酮等。急性细菌性前列腺炎伴尿潴留者避免经尿道导尿引流，应用耻骨上膀胱穿刺造瘘引流尿液。伴脓肿形成者可采取经直肠超声引导下细针穿刺引流、经尿道切开前列腺脓肿引流或经会阴穿刺引流。

（二）Ⅱ型和Ⅲ型前列腺炎

Ⅱ型和Ⅲ型前列腺炎的治疗目标主要是缓解疼痛、改善排尿症状和提高生活质量，疗效评价应以症状改善为主。

1. 一般治疗 健康教育、心理和行为辅导有积极作用。患者应戒酒，忌辛辣刺激食物；避免憋尿、久坐，注意保暖，加强体育锻炼。加强体育锻炼及规律的性生活有助于改善前列腺炎患者的症状。

2. 药物治疗 最常用的三种药物是抗生素、α-受体阻滞剂和非甾体抗炎镇痛药，其他药物对缓解症状也有不同程度的疗效。

（1）抗生素：目前，在治疗前列腺炎的临床实践中，最常用的一线药物是抗生素，但是只有约5%的慢性前列腺炎患者有明确的细菌感染。Ⅱ型：根据细菌培养结果和药物穿透前列腺包膜的能力选择抗生素。通常可供选择的抗生素有喹诺酮类、大环内酯类、四环素类、磺胺类药物，一般疗程为4~6周。ⅢA型前列腺炎抗生素治疗大多为经验性治疗，理论基础是推测某些常规培养阴性的病原体导致了该型炎症的发生。因此推荐先口服氟喹诺酮等抗生素2~4周，然后根据疗效反馈决定是否继续抗生素治疗。只在患者的临床症状确有减轻时，才建议继续应用抗生素。推荐的总疗程为4~6周。部分此型患者可能存在沙眼衣原体、溶脲脲原体或人型支原体等细胞内病原体感染，可以口服大环内酯类等抗生素治疗。ⅢB型前列腺炎多为非炎症性，不推荐使用抗生素治疗。

（2）α-受体阻滞剂：α-受体阻滞剂能松弛前列腺和膀胱颈等部位的平滑肌而改善下尿路症状和疼痛，因而成为治疗Ⅱ型/Ⅲ型前列腺炎的基本药物。常用的 α-受体阻滞剂有：多沙唑嗪（doxazosin）、萘哌地尔（naftopidil）、坦索罗辛（tamsulosin）、特拉唑嗪（terazosin）和赛洛多辛（silodosin）等。α-受体阻滞剂的疗程至少应在12周以上；α-受体阻滞剂可与抗生素合用治疗ⅢA型前列腺炎，合用疗程应在6周以上。

（3）非甾体抗炎镇痛药：非甾体抗炎镇痛药是治疗Ⅲ型前列腺炎相关症状的经验性用药。其主要目的是缓解疼痛和不适。迄今已经有数项随机、安慰剂对照研究评价此类药物的疗效。

（4）植物制剂：植物制剂在Ⅱ型和Ⅲ型前列腺炎中的治疗作用日益受到重视，为可选择性的治疗方法。植物制剂主要指花粉类制剂与植物提取物，其药理作用较为广泛，如非特异性抗炎、抗水肿、促进膀胱逼尿肌收缩与尿道平滑肌松弛等作用。常用的植物制剂有：普适泰、沙巴棕等。

（5）M-受体阻滞剂：对伴有膀胱过度活动症（overactive bladder，OAB）表现如尿急、尿频和夜尿但无尿路梗阻的前列腺炎患者，可以使用 M-受体阻滞剂如托特罗定治疗。

（6）抗抑郁药及抗焦虑药：对合并抑郁、焦虑的慢性前列腺炎患者，在治疗前列腺炎的同时，可

选择使用抗抑郁药及抗焦虑药。这些药物既可以明显改善患者情绪障碍症状，还可明显改善身体的不适与疼痛。临床应用时必须注意这些药物的处方规定和药物不良反应。常用的有选择性 5-羟色胺再摄取抑制剂、三环类抗抑郁剂和苯二氮䓬类等药物。

（7）中医中药：采取辨证论治予以清热利湿、活血化瘀和排尿通淋等方法。

（三）其他治疗

1. 前列腺按摩　前列腺按摩是传统的治疗方法之一，研究显示适当的前列腺按摩可促进前列腺腺管排空并增加局部的药物浓度，进而缓解慢性前列腺炎患者的症状，故推荐为Ⅲ型前列腺炎的辅助疗法。联合其他治疗可有效缩短病程。推荐疗程为 4～6 周，每周 2～3 次。Ⅰ型前列腺炎（急性炎症期）患者禁用。应该说，前列腺按摩在掌握适应证的情况下针对部分患者可以考虑采用。

2. 生物反馈治疗　研究表明慢性前列腺炎患者存在盆底肌的协同失调或尿道外括约肌的紧张。生物反馈合并电刺激治疗可使盆底肌疲劳性松弛，并使之趋于协调，同时松弛外括约肌，从而缓解慢性前列腺炎的会阴部不适及排尿症状。生物反馈治疗要求患者通过生物反馈治疗仪主动参与治疗，该治疗方法受患者主观意识影响较大。该疗法无创伤，为可选择的治疗方法。

3. 热疗　主要利用多种物理手段所产生的热力作用，增加前列腺组织血液循环，加速新陈代谢，有利于消炎和消除组织水肿、缓解盆底肌肉痉挛等。有经尿道、经直肠及会阴途径应用微波、射频、激光等物理手段进行热疗的报道。短期内虽有一定的缓解症状作用，但尚缺乏长期的随访资料。对于未婚及未生育者不推荐。

4. 机能整体医学和互补替代医学　整体医学（holistic medicine）将健康和疾病看作是身体、精神心理和环境因素相互作用的动态过程；互补替代医学（complementary and alternative medicine，CAM）是用来补充和完善传统治疗方法的一系列健康关怀活动。机能整体医学和 CAM 通过身心医学咨询、饮食制度改善、生活习惯调整、植物药治疗、维生素与矿物质供给、营养成分补充等手段来预防和辅助治疗各种慢性顽固性疾病，包括慢性前列腺炎，并取得了一定的效果，是一种新的尝试，但其治疗经验有待系统总结。

5. 心理治疗　心理干预可能有助于部分患者缓解症状。

6. 外科手术治疗　经尿道膀胱颈切开术、经尿道前列腺切除术等手术对于慢性前列腺炎难以起到治疗作用，仅在合并前列腺相关疾病有手术适应证时选择上述手术。

第六节　慢性前列腺炎诊疗过程中存在的问题及展望

一、慢性前列腺炎诊断存在的问题及展望

目前，慢性前列腺炎的诊断尚缺乏"金标准"。首先，慢性前列腺炎患者主诉较多，包括排尿症状、疼痛症状、性功能下降及其他全身不适表现，也没有特征性的临床表现和体征。其次，影像学缺乏特异性表现，实验室检查缺少统一的客观指标。过去一直应用的前列腺液常规检查作为慢性前列腺炎存在与否的重要依据，但近年来的研究显示，前列腺液常规检查结果中的白细胞多少与患者的症状无明显相关性，与治疗效果也无明显相关性，使得前列腺液常规检查结果中的白细胞计数作为慢性前列腺炎诊断重要依据的价值受到质疑。近期研究发现前列腺液中存在很多其他成分，如细胞因子、抗原、蛋白酶等，这些物质的检测也许对前列腺炎的诊断有一定的帮助，但缺乏特异性，尚不能应用于临床。此外，过去通常根据前列腺液病原微生物培养结果而分类的细菌性前列腺炎与非细菌性前列腺炎，近年来的研究也认为还需进一步研究。因为慢性前列腺炎患者及正常对照组的前列腺组织穿刺标本及前列腺液标本细菌培养，无论是细菌的种类或阳性率两者均无明显差异。认为前列腺液中的病原微生物可能不是致病菌而是尿道病原微生物移生的结果。

目前的诊断方法过于繁琐，临床很少使用，临床上更倾向于通过症状诊断。由于缺乏相关标准，更容易把许多前列腺炎样症状的求医者纳入到前列腺炎患者中。因此，慢性前列腺炎诊断的当务之急是建立一套统一的、客观的诊断标准，包括症状评分与相关辅助检查。影像学检查中磁共振波谱分析通过对前列腺组织成分分析来诊断慢性前列腺炎，是一个值得研究的内容。此外，寻找诊断慢性前列腺炎更加特异性的生化指标也是我们研究的主要任务之一。

由于存在以上种种困惑，由国内多家医院参与的"慢性前列腺炎诊断标准与疗效评判协作组"于

2011 年 6 月在合肥成立,旨在通过开展多中心研究探索以症状诊断为核心的诊疗策略。讨论认为(2012)慢性前列腺炎是长期、反复的会阴、下腹部等区域疼痛或不适,或表现为尿频、尿不尽,可伴有不同程度的性功能障碍、生育能力下降、精神、心理症状等一系列综合征,建议称为"前列腺综合征",强调以前列腺为核心,排除了病原微生物及其他疾病存在引起的、具有疼痛和(或)排尿异常症状的一组综合征。并认为评判的症状为主要症状和次要症状,主要症状包括:①疼痛症状(包括会阴、下腹部、睾丸、阴茎、腰骶部、尿痛、性生活后疼痛等);②排尿症状(包括尿频尿不尽等)。次要症状包括:①精神、心理症状(包括焦虑、抑郁、失眠、记忆力下降等);②性功能障碍(包括性欲减退、早泄、勃起功能障碍等);③生殖功能障碍(包括精液不液化、少精弱精等);④其他(如滴白等)。对其诊断标准目前定为只要符合任何 1 条主要症状伴/不伴若干条次要症状且经一定时间自我调整无缓解者可诊断。当然,如何判断疾病严重程度及验证此标准的有效性、实用性,目前正在通过多中心研究进一步探讨。

二、慢性前列腺炎治疗存在的问题及展望

目前,慢性前列腺炎的治疗方法众多,新的手段不断涌现。但由于发病机制不清,治疗基本上是经验性的,缺乏强有力的循证医学支持,且治疗效果不佳。临床医生和患者对慢性前列腺炎目前的治疗效果都不满意。治疗中有很多问题需要探讨。如抗生素是否必须使用?如果必须使用,抗生素作用的机制是什么?哪一类型慢性前列腺炎需要使用?哪一类抗生素更有效,需要治疗的时间?为什么慢性前列腺炎易复发?慢性前列腺炎的疗程多长?治愈的标准是什么?慢性前列腺炎与间质性膀胱炎有什么关系?等等。

因此,慢性前列腺的治疗是一个急需研究的课题。特别是发病机制的研究。进一步的研究应该包括病原微生物在发病中的作用,尿液反流与慢性前列腺炎的关系,慢性前列腺患者是否存在易感基因,前列腺上皮细胞功能状态与疾病的关系,各种物理治疗、生物反馈治疗的确切效果及其机制,对中医中药治疗前列腺炎的客观评价及其机制探讨等。新的药物研制也是慢性前列腺炎治疗的一项重要任务。

第七节　前列腺炎诊治指南分析及解读

前列腺炎是男性的常见病、多发病,其病因尚不完全清楚。国内前列腺炎的诊疗工作中存在一定的混乱,为顺应时代发展及与国际接轨的需要。继英国、北美和欧洲之后,我国于 2007 年、2009 年、2011 年分别制定与编写了《前列腺炎诊断与治疗指南》。制定《前列腺炎诊断与治疗指南》的意义在于:①有利于前列腺炎基本概念和认识的统一;②有利于前列腺炎诊断和治疗方法的选择和统一;③有利于前列腺炎不同治疗方式的效果判定;④有利于各地区前列腺炎诊疗结果的比较;⑤有利于提高前列腺炎的诊疗水平,进一步维护患者的利益。指南既反映了目前前列腺炎诊治研究的最新进展,又有比较鲜明的中国特色,充分体现了原则性、指导性、可操作性的原则。

一、及时制定具有鲜明的循证医学特点的《前列腺炎诊断与治疗指南》

《前列腺炎诊断与治疗指南》的临床意义如下:

1. 帮助临床医生克服以往的习惯思维局限,更全面、系统地认识前列腺炎。

2. 指南提出了前列腺炎合理的诊治思路及较为规范的诊治程序。

3. 不同类型的前列腺炎给予了具体的指导方案,进行科学正确的诊断和有效的治疗。

4. 建立在循证医学证据基础上,尽可能的保护患者的利益。

5. 特别提出了前列腺炎患者的健康教育问题,体现了以人为本的治疗理念。

二、《前列腺炎诊断与治疗指南》的主要特点

1. 首先"指南"反映了国内、外前列腺炎诊断的最新研究进展　根据大量研究表明,引起慢性前列腺炎的病因可能与以下原因有关:病原体感染;排尿功能失调;精神心理因素;神经内分泌因素;免疫反应异常;氧化应激学说;盆底相关疾病因素,最近的指南将下尿路上皮功能障碍加进病因及机制中,为病因学研究提供思路。

该"指南"将病史、体格检查、尿常规检查及前列腺按摩液常规检查纳入前列腺炎诊断程序的必需项目,使得绝大部分患者能够得到及时准确的诊

断。对于在临床上存在的Ⅳ型无症状性慢性前列腺炎,在指南中亦有所反映。

2."指南"重点突出,注重实际应用 "指南"中慢性前列腺炎/慢性骨盆疼痛综合征占主要篇幅,此型前列腺炎约占临床前列腺炎90%以上。指南提出要重视前列腺炎病史的采集,准确的病史对前列腺炎诊断起着重要作用。辅助检查强调由易到难(必需项目、推荐项目、可选择项目),以NIH分类为指导,避免大撒网式检查,以减少患者的医疗支出。"指南"亦根据国内临床研究结果,提出了用于临床治疗前列腺炎的多种方法。"指南"以直观明了的流程图形式显示前列腺炎的诊断思路,增强了可操作性。为了进一步加强国内前列腺炎的诊治规范,"指南"还以附件的形式介绍了国立卫生研究院慢性前列腺炎症状指数(NIH-CPSI)评分,及前列腺炎诊断治疗流程及病原体定位试验的具体操作方法、慢性骨盆疼痛综合征(CPPS)的UPOINT临床表现分型等。

另外"指南"中前列腺炎的病因分布反映了国内的临床实际情况。例如,引起Ⅱ型慢性细菌性前列腺炎的病原体在国外报道以大肠杆菌多见,但在国内研究表明金黄色葡萄球菌多见,较符合国内Ⅱ型慢性细菌性前列腺炎病原体感染现状,有助于指导临床治疗。

三、要全面的理解《前列腺炎诊断与治疗指南》

有了前列腺炎"指南",并不是所有问题都可以迎刃而解,要认识到指南不是硬性的规定,而是处于动态的发展和完善之中;是以循证医学为依据,结合国内外的研究结果对病因、发病机制及诊疗等多发面达成的共识。该病的诊断和治疗有待于逐步规范和探索,这在相当长一段时期内是泌尿男科工作者的重要而艰巨的任务之一。

前列腺炎病因较多且复杂,"指南"涉及NIH分类的所有类型。"指南"较为详细列出可能病因,有利于医师拓宽思路,避免临床思维的局限性,同时,也有利于前列腺炎的科研工作的开展。

四、正确运用《前列腺炎诊断与治疗指南》

"指南"的制定依据于大量国外循证医学资料,并结合部分国内资料。但"指南"是一般性的指导原则,应与具体临床实际情况相结合。除了要充分考虑患者个体性差异外,尚应考虑地区、社会、经济等具体条件。合理、正确运用循证医学资料则取决于每个医师的知识、经验和能力。应结合"指南"认真学习相关基础理论知识,积累临床实践经验,适当开展临床科研,不断提高诊疗水平。

五、有关前列腺炎诊治流程中的应用要点

灵活应用前列腺炎诊断流程图有助于避免大撒网式的检查,减轻患者经济负担,减少医疗浪费。为了使前列腺炎的诊治程序更清晰明了,"指南"以前列腺炎诊断流程图形式显示的诊断思路,简化临床诊断步骤,使检查有条不紊,旨在提醒大家尽可能全面考虑问题。

前列腺炎的诊断中应遵循的主要思路是:①重视病史及体格检查,主要包括泌尿生殖系统的检查;②根据病史选择有关检查,检查由简单到复杂,降低患者的诊断成本;③根据治疗反应做出阶段性评价,根据实际情况调整治疗方案。

六、不断完善《前列腺炎诊断与治疗指南》

不同疾病的诊治指南都是建立在循证医学的基础上,反映当时的研究进展和临床经验,因此指南的不断修改和完善是历史的必然。针对我国的具体情况,国内相关研究亦已起步,病原体感染、排尿功能失调、免疫功能异常、精神心理因素等都可能是慢性前列腺炎的致病因素。应加强对慢性前列腺炎的流行病学调查及发病机制研究,重视慢性前列腺炎患者的随访,以便按循证医学要求,不断总结临床经验,进一步提高诊断水平和治疗效果。

(梁朝朝)

参 考 文 献

1. 郭应禄,李宏军.前列腺炎.第2版.北京:人民军医出版社,2007:59-66,67-76,108-118,158-183,254-292.
2. 夏同礼,孔祥田,宓培,等.我国成人前列腺非特异性炎.中华泌尿外科杂志,1995,16(6):711-713.
3. 邓春华,梁宏,梅骅,等.前列腺内尿液反流在慢性前列腺炎发病中的作用.中华泌尿外科杂志,1998,19(6):

288-289.

4. 郝宗耀,梁朝朝,武立新,等. 慢性前列腺炎对生活质量的影响. 中华泌尿外科杂志,2005,26(6):367-370.

5. 武立新,梁朝朝,唐智国,等. 慢性前列腺炎患者 1426 例精神障碍调查分析. 中华泌尿外科杂志. 2006,27(8):512-515.

6. 刘骋,梁朝朝,张学军,等. 慢性前列腺炎病原学初步研究. 中华泌尿外科杂志,2005,26(12):826-828.

7. 张小马,梁朝朝,付圣权,等. 犬正常前列腺导管系统形态的初步研究. 中华泌尿外科杂志,2006,27(12):843-846.

8. 梁朝朝. 加强我国慢性前列腺炎的流行病学研究. 中华泌尿外科杂志,2006,26(8):509-511.

9. 梁朝朝. 慢性前列腺炎诊断标准的再认识. 现代泌尿外科杂志,2012,17(06):537-540.

10. Collins MM,Meigs JB,Barry MJ,et al. Prevalence And Correlates of Prostatitis In The Health Professionals Follow-Up Study Cohort. J Urol,2002,167(2):1363-1366.

11. Nickel JC,Alexander RB,Schaeffer AJ,et al. Chronic Prostatitis Collaborative Research Network Study Group. Leukocytes And Bacteria In Men With Chronic Prostatitis/Chronic Pelvic Pain Syndrome Compared To Asymptomatic Controls. J Urol,2003,170(3):818-822.

12. Krieger JN,Nyberg LJ,Nickel JC. NIH Consensus Definition And Classification of Prostatitis. JAMA,1999,282(3):236-237.

13. Nickel JC,Nyberg LM,Hennenfent M. Research Guidelines For Chronic Prostatitis:Consensus Report From The First National Institutes of Health International Prostatitis Collaborative Network. Urology. 1999,54(2):229-233.

14. Zhao Z,Zhang J,He J,et al. Clinical Utility of The UPOINT Phenotype System In Chinese Males With Chronic Prostatitis/Chronic Pelvic Pain Syndrome(CP/CPPS):A Prospective Study. Plos One,2013,8(1):E52044.

15. Shoskes DA,Nickel JC,Kattan MW. Phenotypically Directed Multimodal Therapy For Chronic Prostatitis/Chronic Pelvic Pain Syndrome:A Prospective Study Using UPOINT. Urology,2010,75(6):1249-1253.

第五章 膀胱炎症性疾病

第一节 概　述

膀胱炎症性疾病并非是一种得到共识的疾病概念,多指各种致病因素导致的一种膀胱壁为炎症反应长期存在的现象。即使明确为一种疾病的间质性膀胱炎,也并无明显的病因,从病理上看,也只是存在一种长期非特异性炎症现象;而其他相关疾病包括反复泌尿系统感染所致的顽固性炎性改变,化学性膀胱炎,反射性膀胱炎及嗜酸性膀胱炎等,尽管病因不同,但临床上多表现为尿频尿急和排尿疼痛现象,而且治疗方面也存在一定的共性,故本章节将着重介绍有关膀胱炎症性疾病的相关病因,发生机制,基本的病理生理改变和各自的治疗方法。

第二节 感染相关的膀胱感觉过敏

一、感染、炎症及膀胱感觉的相关研究

感染和炎症存在着一种因果关系,感染时一定存在炎症,炎症是对感染的一种组织保护反应,这种保护机制与机体对病原菌产生一种免疫反应有关,其结果是组织内出现大量的炎症细胞,这种炎症反应是机体抵抗病原菌的主要机制,但同时如果这种炎症反应因一系列的自体免疫机制而长期存在,不但影响了膀胱的感觉神经,久而久之也会影响膀胱的组织结构而改变膀胱的功能,正是由于以上因素,使得反复泌尿系统感染的患者常出现膀胱感觉过敏现象,尽管没有细菌学证据,但时常被认为是一种慢性迁延性细菌感染而延误治疗。

(一) 感染和膀胱感觉神经改变的相关性研究

要理解感染对膀胱感觉的影响,需要了解感染与膀胱感觉神经变化的相关性。最初人们发现感染诱发炎症长期存在的证据来自婴幼儿细菌性膀胱炎后出现的膀胱疼痛,而这类疼痛与膀胱壁炎症有关,甚至持续到成年。现在的研究发现与婴幼儿本身膀胱内有比较丰富的疼痛传入神经 C-纤维,加之反复的泌尿系统感染,使得 C-纤维增多,其神经末梢释放的 P 物质引发一系列的炎症,因为所诱发的 C-纤维增多现象可持续存在,甚至直至成年,导致患者自幼存在膀胱感觉过敏的基础,这类患者也易患膀胱过度活动症及间质性膀胱炎。

(二) 膀胱感觉过敏与下尿路症状相关性的病理生理基础

细菌性膀胱炎即使治愈以后膀胱壁在一定时间内也存在一定程度的炎症,有关此方面的研究多基于大鼠的动物模型,多数研究结果显示,一经感染,即使感染得到控制后数周内,膀胱壁仍存在广泛的炎症,其温度敏感试验也提示存在膀胱感觉过敏。这种感觉过敏与炎症刺激局部组织释放激神经生长因子,末梢神经纤维明显增加有关。尽管没有太多的资料来自人体的研究,但从间质性膀胱炎患者的膀胱壁活检结果分析,慢性炎症长期刺激可导致 C-纤维神经明显增加,该神经为膀胱壁伤害感受器的传入神经,主要传到尿液中有害物质所致的疼痛感,因此,可以推测,即使是细菌性感染所致的神经末梢明显增加,也多与 C-纤维增加有关。

C-纤维属于无髓鞘传入神经纤维,见于婴幼儿,成年后逐渐退化。一旦膀胱受到有害刺激,如炎症、化疗、放疗等,该纤维将明显增多,同时多伴有间质内肥大细胞的明显增多,这些病理生理变化不但导致膀胱感觉处于过度敏感状态,同时 C-纤维增生与肥大细胞释放组胺所致的膀胱间质炎症相关刺激而形成恶性循环,结果将会引起严重的刺激性储尿期症状。

二、感染相关的膀胱感觉过敏的流行病学

要了解一种病状,首先需要了解其流行病学特征,很遗憾目前尚无相关的资料,如果从感染作为诱因的角度分析,能大致了解感染相关膀胱感觉过敏患者的发生率。多数文献显示泌尿系统感染尤

其在女性发生率极高，大约10%～20%女性人群在24岁之前曾经患过泌尿系统感染，而多于50%的女性一生中至少患过一次泌尿系统感染。因此这是一种女性为主而较为普遍的一种疾病。尽管没有进行相关的流行病学调查，但相伴随的膀胱感觉过敏至少在感染后一段时间会存在并明显影响患者的生活质量，甚至会造成误诊而滥用抗生素而引起一系列的合并症。

三、感染相关膀胱感觉过敏的临床症状

曾经有明确的细菌性膀胱炎的病史，经抗生素治疗患者症状常得到明显缓解；往往在尿培养结果显示阴性后（即已清除细菌），患者仍有尿频尿急，甚至下腹或及尿道灼热、不适、甚至疼痛现象。如仔细询问病史，这种灼热或疼痛现象是造成患者尿急甚至导致尿频的主要原因。

四、实验室检查

尿常规常显示尿中少量红细胞，原有白细胞满视野现象消失，提示膀胱黏膜处于受损阶段，此时往往被误认为感染并未消除。

尿培养对感染是否持续存在是很重要的实验室检查。如尿培养显示抗生素治疗前的致病菌转阴，应提示细菌感染已被完全控制。此时症状的持续存在应该与膀胱黏膜因炎症而过度敏感有关。

五、其他检查

由于反复泌尿系统感染患者才易出现感染相关的膀胱感觉过敏，在确定目前没有致病菌外，还应进行筛选性检查以了解是否存在可能引起反复泌尿系统感染的原因，如尿流率加残余尿量测定以除外排尿困难，妇科检查以除外女性生殖器感染，泌尿系统超声检查以了解有无其他异常所致的反复泌尿系统感染，如泌尿系统结石、肿瘤、甚至结核等。

六、膀胱感觉功能检查

膀胱感觉有多种，如储尿期随着膀胱的扩张导致牵张感受器受刺激可引起明显的尿意，但这类感觉多由有髓鞘的Aδ神经纤维传导，是一种生理性的感觉，一般只有膀胱受容到一定程度才能传入能产生尿意的传入冲动。而因反复泌尿系统感染，C-纤维会明显增多，其神经末梢为伤害感受器，对

温度（冷或热）及尿液有害成分（如细菌感染及化疗药物等）会产生强烈尿意或疼痛，此类感觉还会随着膀胱壁随尿液扩张牵拉而明显加重。同时传入神经冲动的增加会诱发逼尿肌的过度活动。对膀胱不同感觉功能的理解在进行膀胱感觉功能检查时是极为重要的。

（1）冰水实验室：较为常用的膀胱感觉功能检查。具体做法为：膀胱内灌注2℃（也有改良为10℃）60ml生理盐水或蒸馏水，并保持30秒；如果患者在1分钟之内因急迫排尿感而不能延迟出现排尿即为阳性。该检查原本为通过刺激膀胱感觉神经了解其是否造成患者逼尿肌过度活动的检查，通常用于脊髓损伤患者有无逼尿肌反射亢进。但近年来发现在炎症所致的膀胱感觉功能评估中有其临床价值，阳性表现则为膀胱疼痛出现或原有的疼痛加重。也有学者提出了膀胱测压加冰水试验，可以了解患者的感觉异常是逼尿肌过度活动所为或仅仅为疼痛导致的尿急。

（2）储尿期膀胱测压的膀胱感觉功能评估：在尿动力学检查中通常以初始排尿感时膀胱灌注容量多少来判断膀胱的感觉，同时需经膀胱压力测定确定患者在此感觉出现时并未见逼尿肌收缩现象，否则提示为逼尿肌过度活动所致而非膀胱感觉过敏。尽管国际尿控学会并未给出膀胱感觉过敏诊断的具体膀胱灌注容量，但通常将初始排尿感觉出现时膀胱灌注容量低于150ml提示存在膀胱感觉过敏。在临床中，由于尿动力学检查可明显加重此类患者的症状，因此通常不建议作为首选检查，除非相应治疗无效以及高度怀疑与膀胱过度活动症有关时此检查可进一步确定诊断。

七、诊断

感染相关的膀胱感觉过敏诊断的临床意义在于并非细菌性膀胱炎感染控制后存在的迁延不愈的尿路刺激症状一定是细菌感染持续存在所致，而对感染控制后（如尿培养阴性）存在尿路刺激症状采用长期的抗生素治疗既不能缓解患者的症状，也是造成抗生素滥用的原因之一；在很多情况下，如尿培养阴性后仍应用抗生素时患者的症状逐步得到缓解，并非抗生素疗效所致，而是感染控制后膀胱炎症的逐步消退所为。如果认识到这一问题，采用抗炎症治疗不但能迅速缓解患者的症状，也可有效控制抗生素的滥用。

感染相关膀胱感觉过敏的诊断多根据患者的临床症状特点和排除其他可能引起尿频的疾病后

获得。因为引起膀胱感觉过敏的最主要病理生理机制为膀胱反复细菌感染或已存在的感染所致的炎症。而对于任何引起膀胱炎症改变的疾病均可导致膀胱感觉过敏，而在诊断中需要对此一一鉴别，不可轻易诊断之。

典型的症状包括：尿频，通常并无明显的尿急症（即突发急迫排尿感，难以延迟），尿频的主要原因与憋尿时膀胱尿意强烈有关，这种强烈的尿意也会随着储尿量的增加而更为严重。

正常的尿常规可以除外泌尿系统内大多数器质性疾病，如尿常规异常则需要做进一步的检查，如尿白细胞增多需要做尿培养以确定是否为泌尿系统感染，而尿红细胞增多则需要做尿细胞学检查以除外尿路上皮肿瘤等。

包括影像学及泌尿外科特殊检查如膀胱镜等均为排他性诊断，以了解泌尿系统是否存在某种器质性病变。

八、治疗

抗组胺药物：最为常用的药物。尽管这些药物的研发并非针对膀胱感觉过敏，但抗组胺药物是目前最为有效的治疗因炎症所致膀胱感觉过敏的药物。抗 H1 受体的药物有阿米替林、氯雷他定，抗 H2 受体的药物有西米替丁。临床上常用的药物阿米替林有多重药理作用，该药物既是一种三环类抗抑郁药，也具有较强的抗 H1 受体作用，同时还具有一定的抗胆碱能疗效，后者对膀胱过度活动症也有良好的疗效，因此对于可能合并膀胱过度活动症的患者应首选此药。但如果患者伴有排尿困难，则应慎用全剂量，建议从 12.5mg（半片）开始逐渐增量，每天最大剂量不超过 75mg（4 片）。

膀胱灌注药物：经膀胱灌注的药物有辣椒辣素和 RTX（resiniferatoxin），均为辣素类药物，其主要作用机制为封闭 C-纤维而缓解膀胱感觉过敏。一次膀胱灌注有效时间常持续 3 个月以上。

很多情况下患者膀胱感觉过敏与一些器质性疾病同时存在，因此也需要联合治疗。最为典型的是间质性膀胱炎，严重的炎症持续存在不但造成膀胱感觉过敏，甚至为膀胱疼痛。间质性膀胱炎的主要发病机制与膀胱黏膜血尿屏障破坏有关，膀胱灌注透明质酸钠可有效保护膀胱黏膜，如同时服用抗组胺药物能更为有效缓解患者的症状。

对于可以反复泌尿系统感染并长期尿频严重者，如尿培养阳性，也可以积极抗感染的同时，口服抗组胺药物以更好地缓解症状。

九、预后及研究展望

膀胱感觉过敏是一种很常见，但临床常常被忽略的膀胱病理生理改变，也常常与其他疾病合并存在，或者说任何可导致膀胱炎症反应的疾病均可导致膀胱感觉过敏，使得膀胱感觉过敏常常不作为一种治疗目标。由于在现实临床中，泌尿系统感染这种常见病是造成膀胱感觉过敏的主要因素，而很多情况下多采用抗生素治疗可能并不存在的感染而忽略了膀胱感觉过敏的可能。但从文献看，多数研究只是在动物实验或尿动力学研究层面，少见临床多中心随机对照研究证据以提醒人们感染相关膀胱感觉过敏在临床中的重要性，这也是将来值得努力的研究方向。

第三节　膀胱疼痛综合征/间质性膀胱炎

一、膀胱疼痛综合征/间质性膀胱炎的定义及其临床意义

有关间质性膀胱炎的描述有百余年的历史，而于 1915 年 Hunner 正式提出有关间质性膀胱炎的定义，描述了 5 例患者在膀胱镜检查下出现"红斑症"现象，病理提示为膀胱壁的广泛炎症，此后间质性膀胱炎作为疾病名称被广泛应用。间质性膀胱炎主要是一种病理描述，指膀胱壁内存在广泛的炎症，但这种炎症并无特异性，使得该疾病缺乏诊断性的病理表现。这类患者通常伴有尿频、尿急、憋尿时疼痛等严重的下尿路症状，同时经详尽检查除膀胱壁内广泛炎症以外，并无其他病理疾病。

有关间质性膀胱炎的病名在 NIDDK 提出了相关的诊疗标准后受到质疑。越来越多的证据显示，如临床上采用此标准，大约 1/3 膀胱疼痛相关的患者不能获得诊断，尽管这些患者通过针对间质性膀胱炎的治疗获益，但也因为不符合此标准而带来不适当治疗和保险公司赔付困难等问题，同时符合 NIDDK 间质性膀胱炎标准的患者多为晚期，使得多数患者得不到早期的治疗。因此目前不但对该诊断的标准提出了质疑，同时也对间质性膀胱炎的名称产生异议。近年提出很多新的名称建议，但从最近的文献看，为相关权威机构认可的名称为膀胱疼痛综合征（bladder pain syndrome，BPS），通常指与膀胱充盈相关的膀胱区疼痛，通常伴有夜尿次数增多，尿频和尿急。由于这类炎症性疾病的疼痛特点

并无特异性,不同时期病程,疼痛范围和涉及器官也有差异,因此也提出了BPS疼痛的定义为一种慢性盆腔疼痛(慢性指至少6个月以上)。鉴于病名的修改涉及一系列与保险公司赔付相关的法律问题,欧洲间质性膀胱炎研究学会(ESSIC)建议以膀胱疼痛综合征/间质性膀胱炎来命名此病(即BPS/IC)。

有关该病病名的变更其实还是反映了对此病最基本的病理生理改变机制不甚了解,病名的变化则为便于临床医生诊断和治疗。

二、膀胱疼痛综合征/间质性膀胱炎的流行病学

由于该疾病的病因不明,诊断尚未统一,因此流行病学资料差异很大。我国李贵忠等采用O'eary-Sant间质性膀胱炎症状及问题指数系统对门诊下尿路症状患者进行随机调查,结果显示女性下尿路症状就诊患者符合间质性膀胱炎流行病学诊断的为55%,而男性为30%;近年美国采用新BPS/IC和症状定义进行电话随机调查12 752名女性,结果显示6.53%成年女性符合BPS/IC的诊断,即相当于6530人/每10万人群;而进一步分析显示,有4.2%男性符合BPS/IC诊断,即相当于4200人/每10万人。以上结果提示BPS/IC可能成为泌尿外科最为被忽略的疾病。

有关BPS/IC可能存在的危险因素也有众多报道,我国李贵忠等报道刺激性食物,妇科感染和肛肠疾病与BPS/IC的风险有明显的相关性。而近期的荟萃分析研究显示慢性盆底疼痛综合征患者BPS/IC发生率为63%,近50%的女性慢性盆底疼痛综合征患者同时患者BPS/IC和子宫内膜异位症。也有文献报道,自体免疫性疾病可导致类似BPS/IC症状,但此时的膀胱炎症可能与自体免疫性疾病累及膀胱有关,是否为BPS/IC并无定论。

三、病因

综合目前的研究看,PBS/IC应该是多病因所致的疾病,病因尽管不同,但都造成了膀胱炎症性改变持续存在而导致相同的主诉和症状。无论是膀胱过度扩张、自体免疫疾病及反复细菌性炎症等,猜测均损害了膀胱黏膜血尿屏障的完整性,从而触发了膀胱黏膜下慢性炎症的发生和发展;产生包括C-纤维增多,肥大细胞增殖,局部的免疫反应和过敏反应等一系列神经免疫的变化,进一步损害膀胱黏膜的功能,成为一种恶性循环而导致膀胱黏膜下炎症持续存在并进行性加重。由于长期慢性疼痛的存在,甚至重塑了脊髓神经,其结果导致即使切除了膀胱,也有部分患者术后仍有明显的盆底疼痛。

近十年来,病因研究最大的发现在于抗增殖因子(antiproliferative factor,APF)与膀胱黏膜功能的相关。最初有美国马里兰大学Keay发现间质性膀胱炎患者黏膜可能分泌一种蛋白,可明显抑制正常尿路上皮的生长。Keay所领导的研究小组在2003年发现了APF可明显减低膀胱黏膜分泌HB-EGF(heparinbinding epidermal growth factor-like growth factor,HB-EGF)的功能。由于HB-EGF是维系膀胱黏膜生长的一种多肽类分子,其减少势必进一步造成膀胱黏膜生长的受阻。因此APF的上升及HB-EGF的减少目前被认为是PBS/IC患者膀胱血尿屏障破坏的一种分子机制。而尿液APF变化也可能成为BPS/IC诊断的分子标记。

有关BPS/IC的病因研究有很多假说,如肥大细胞假说,神经生物学改变假说,自体免疫炎症假说等,从现有的资料看很难用一种假说来合理解释该病发生的机制,更可能的是该病发生发展过程中的各种病理生理改变现象。

四、病理

BPS/IC的病理表现为黏膜破碎不完整,黏膜下存在着以淋巴细胞为主的广泛炎性细胞的浸润。但这种病理表现并非特异,任何因素引起的慢性炎症均有同类的病理表现。因此BPS/IC的病理并不能作为该病的诊断性检查。目前共识是BPS/IC患者膀胱黏膜及壁的病理检查目的在于除外其他可能引起同类症状的器质性疾病,如嗜酸性膀胱炎、膀胱结核及原位癌等。即使对于有典型的症状患者病理检查接近正常也并非少见(见文末彩图4-5-1)。

五、诊断与鉴别诊断

诊断的主要依据是判断患者的疼痛、压迫感和不适所致的尿频及尿急症状是否与膀胱有关。通常患者自觉随着憋尿的增加,膀胱区的疼痛、或压迫感或强烈尿意不适逐渐加重,随之导致患者尿频及尿急主诉。尽管有文献提出了症状持续时间是诊断依据之一,但时间期限也未获得共识,如有要求持续6个月或3个月不等。在临床实践中发现,持续时间短者其他疾病的可能更大,也不除外就是BPS/IC所致。

有关诊断的关键是症状的甄别，患者的主诉与确定的症状并非完全一致。对于以尿频为主诉的患者需要进一步查询促使患者排尿的原因，会发现 BPS/IC 患者并非因为时间地点方便而排尿，主要促使其排尿的原因与憋尿相关的膀胱区疼痛、压迫感和不适（通常为强烈的尿意）。

有典型的症状还不足以诊断 PBS/IC，需要除外其他器质性疾病。NIDDK 颁布的间质性膀胱炎诊断标准中列举了多数需要甄别的相关疾病，仍对临床有指导意义，只是其中一些诊断标准如红斑症阳性或膀胱容量应小于 350ml 等不符合目前学界对 PBS/IC 的理解。常见需要鉴别的疾病有反复泌尿系统感染，尿路结石、肿瘤、结核等，有些膀胱特殊炎症性疾病也需要进行鉴别，如嗜酸性膀胱炎、化学性膀胱炎、放射性膀胱炎，甚至红斑狼疮等自体免疫疾病累及膀胱等。由于需要鉴别的疾病较多，2004 年 Nickel JC 综合了日本及美国召开的间质性膀胱炎共识提出了一套诊断和鉴别诊断的解决方案，现做简要介绍。

（一）必要检查

1. 病史及体检　病史内容包括是否有典型的症状及其持续时间，以上已有阐述。体检的重点在于除外盆底区域是否存在可能引起类似症状的器质性疾病。如肛周疾病、女性尿道或前庭腺体感染、或下腹部有无肿块、膀胱尿后有无胀满，有无可能引起疼痛的皮肤病变等。男性需注意有无睾丸阴茎的器质性疾病，女性则应了解有无盆腔器官的异常。

2. 尿常规　尿常规是尿路疾病排他性检查中较为可靠的检查。正常的尿常规基本可以除外尿路系统存在器质性疾病的可能。异常的尿常规需要做详尽的检查，在除外可能的器质性疾病后，异常的尿常规本身并非意味着除外 3PS/IC 的诊断。

3. 细菌培养　尿常规检查显示有异常白细胞增多者应做尿培养以了解是否存在细菌性膀胱炎，一旦细菌性膀胱炎诊断确立，首先需进行感染的治疗的。感染控制后相关症状或有减轻但仍长期持续需要重新评估以确定是否为 BPS/IC。对于男性前列腺液有异常白细胞增多，也需要做前列腺液细菌学检查，即使细菌学检查阴性，仍需要一个疗程的抗生素治疗（一般为口服广泛扩生素 4 周）；如症状持续存在着一般可确诊为 Ⅲ 型前列腺炎。对于 Ⅲ 型前列腺炎采用的一般治疗无明显疗效，尤其是主诉以膀胱区憋尿疼痛为主的患者应高度怀疑 BPS/IC。

4. 尿细胞学检查　通常用于尿常规显示有红细胞异常增多是进行的检查。主要目的是除外膀胱原位癌。该检查的可靠性取决于检查者的经验，因此对于高度怀疑或高危人群患者（如年龄在 60 岁以上的膀胱疼痛综合征患者），应以膀胱镜检查加膀胱黏膜随机活检替代尿细胞学检查。尿细胞学检查同时也能发现嗜酸性膀胱炎，主要表现为尿中有大量的嗜酸细胞的存在。

以上检查是 BPS/IC 筛选时必要的检查，无创而有效，尤其是尿常规尿细胞学一旦正常，几乎可以除外泌尿系统内大多数器质性病变而获得 BPS/IC 的诊断。

（二）选择性检查

1. IC 问卷表评估　由于 PBS/IC 的症状有一组症状组成，并非单一症状表现，同时每个患者的主要症状表现可能不同，因此需要一综合性症状评估问卷表来评估比较症状的轻重。这类评估表也常最为流行病学调查的诊断标准，但在临床实践中应作用确诊诊断后评估症状的轻重或疗效差异的工具。获得 WHO 推荐的评估表有 3 种。①排尿日记：BPS/IC 的排尿日记可以根据该疾病的特点加以修改，如不但记录每次排尿时间、每次排尿量、每次饮水时间及每次饮水量等，还可同时记录每次排尿前是否存在憋尿痛，疼痛的严重程度和疼痛的部位，或记录压迫感以及憋尿不适的情况。②O'Leary-Sant 症状及问题评分：该问卷表分为症状部分及问题部分，各自由 4 个问题组成，与其他问卷表不同的是该问卷表不但关注了尿频尿急的严重程度，也重点关注了疼痛、压迫感或不适的严重程度，并关注了这些症状对生活质量的影响。经过多年的研究和应用，该问卷表已逐渐获得认可和普及。③WHO 还推荐采用通用的疼痛评估表评估 BPS/IC 的疼痛严重程度。该表设计简单但有效，将疼痛从无到极度疼痛分为 0～10 分，由患者根据自己疼痛的感觉自行打分。

以上 3 种问卷表尽管非诊断性检查，在 BPS/IC 的临床研究中应为主要的疗效评估手段，否则研究结果难以比较，也不易被国际学界所接受。

2. 膀胱镜检查　目前对膀胱镜检查在 BPS/IC 诊断的作用有很多研究和讨论，最基本共识是膀胱黏膜的随机活检以除外膀胱黏膜局部病理改变所致的类似症状，最为经典疾病的是膀胱广泛原位癌，该疾病也是以尿频尿急和膀胱疼痛为主要特征，近 50% 的患者尿常规可正常，而且 60 岁以上的膀胱疼痛患者为高危人群。因此目前对 60 岁以上

BPS/IC 患者建议行经膀胱镜膀胱黏膜随机活检以除外膀胱原位癌的可能。对于 BPS/IC 患者而言，黏膜或肌层活检本身并无诊断性价值，但也有学者提出了通过了解组织中肥大细胞的多少可能有利于选择相应的治疗，但此提议并未获得广泛认同。

3. 钾离子敏感试验 膀胱灌注 0.4M 氯化钾，以疼痛评分增加 2 个评分为阳性，了解膀胱黏膜的敏感性。正常患者仅 4.5% 阳性而 BPS/IC 患者则高达 70%，但也发现泌尿系统感染和放射性膀胱炎均高达 100%。因此该检查并无特异性，但对轻度不适患者，如需判断是否与膀胱黏膜功能障碍有关时，该检查有一定的临床价值。

4. 麻醉下水扩张 通常经膀胱镜膀胱灌注生理盐水，灌注压力维持在 80cmH$_2$O 并保持 1~2 分钟。有关麻醉下水扩张的临床意义一直存在争议，可以肯定的是只有在麻醉下水扩张时才能确定患者是否存在 Hunner 溃疡。目前对 Hunner 溃疡定义为 Hunner's 病灶，指麻醉下水扩张时膀胱黏膜出现的深度撕裂现象，而并非真正的溃疡。麻醉下水扩张最初作为一种 IC 的必要诊断手段，但目前对此有很大争议。因为相当一部分患者有典型的 IC 临床表现，但该检查可能为阴性，总其原因可能与这类患者膀胱炎症性改变并非很相关，从而导致无典型的红斑症征象。

5. 膀胱黏膜活检 膀胱黏膜随机活检最主要的目的是除外膀胱除炎症以外其他特殊病变。临床中常见的局部病理改变有膀胱原位癌、膀胱结核和嗜酸性膀胱炎。通常只有膀胱广泛原位癌才会导致类似 BPS/IC 的膀胱疼痛症状，正如前述，多见于 60 岁以上患者，但对于曾经膀胱黏膜活检除外膀胱原位癌者并不意味着将来并无此病；因此，对于针对 BPS/IC 治疗疗效欠佳或长期治疗有效但近期症状突然加重者建议进行再次膀胱黏膜随机活检。

由于 BPS/IC 患者膀胱感觉极度敏感，局麻行膀胱镜检查患者难以耐受，因此通常膀胱黏膜活检并不单独进行，而与麻醉下水扩张一并进行，既能缓解患者检查时的痛苦，也可顺便行麻醉下水扩张而暂时缓解患者症状。如确实无必要做麻醉下水扩张，也建议在麻醉下行膀胱镜检查及黏膜随机活检。

6. 尿动力学检查 只有在超声提示膀胱壁明显增厚或静脉肾盂造影显示膀胱外形有明显纤维化迹象而担心可能会影响到上尿路功能时才考虑行该检查。检查的主要目的是通过测定患者膀胱顺应性，了解有无行膀胱扩大术的指征。对于同时主诉有明显排尿困难 BPS/IC 患者，应行影像尿动力学检查以确定患者是否存在梗阻及其梗阻的水平。从目前的临床实践看，膀胱出口梗阻（或膀胱颈梗阻或尿道狭窄）作为 BPS/IC 混淆性疾病并非少见，梗阻解除后相关症状多能很快缓解，如 BOO 解除后 BPS/IC 症状长期不缓解，仍需考虑有 BPS/IC 的可能性。

7. 尿生物学标记 来自膀胱尿路上皮的抗增殖因子（APF）应该是近年来 BPS/IC 尿生物学标记最大的研究进展之一，抗增殖因子（APF）的发现不但为 BPS/IC 的发病机制提供了证据，也为该病提供了一种可能的生物学标记。但由于 BPS/IC 可能为一种多病因疾病，APF 作为 BPS/IC 的尿生物学标记还需临床大宗的研究数据支持。

六、治疗

BPS/IC 治疗的基本原则为：①先保守，后侵袭；②以缓解症状为主要治疗目标。因为目前并未找到真正的病因，因此对于这种病因不明的良性病来说缓解症状应该也是患者的主要诉求；③不同作用机制的药物联合治疗；④慎用不可逆的外科干预，如肠道膀胱扩大和膀胱全切加尿流改道。

（一）保守治疗

1. 经验性抗感染治疗 初诊确诊为 BPS/IC 患者，如此前并未经经验性抗生素治疗（国内此种情况其实罕见），建议一个疗程的经验性抗生素治疗；主要原因为尽管依据尿培养阴性而除外泌尿系统感染，但仍有很多病原菌并不能被普通细菌培养检出，而有研究显示在以上情况下，如给予广谱抗生素加阴道抗真菌治疗，71% 的女性患者症状得以缓解或消失。

2. 保守治疗 保守治疗的方法很多，通常包括以下几类。①饮食调节：主要避免含钾离子丰富的食物，如新鲜的橙汁等；还应避免食用辣椒、酒精和咖啡因食物。相关的证据多来自流行病学调查研究。②理疗：包括热水坐浴，经阴道盆底肌肉按摩等。③生物反馈治疗。主要为肌电生物反馈治疗，有助于 BPS/IC 所致的盆底肌痉挛并缓解相关的肌肉疼痛。这些措施尽管没有太多的循证医学证据，但经验上看确能在一定程度上缓解 BPS/IC 患者的症状。

（二）药物治疗

1. 抗组胺药物 主要作用为组胺受体阻滞（H 受体），以达到抑制组胺释放所致的炎症反应。

阿米替林：为治疗 BPS/IC 的主要口服药物。该药物为三环类抗抑郁药，原本为治疗抑郁症。该药物治疗 BPS/IC 有 3 种可能的机制：①抗组胺作用（H1 受体阻滞作用）；②抗胆碱作用，尤其是伴有 OAB 患者有明显的缓解尿频作用；③β-受体激动作用，该作用可进一步缓解传入神经充盈引起的膀胱过度活动。从现有的文献看，抗组胺作用是其治疗 BPS/IC 的主要作用机制，通过抑制 H1 受体，阻断组胺释放所致的炎症效应而减轻或缓解膀胱壁内炎症反应。常规用法为 25mg，每天 2 次，主要副作用为嗜睡，建议从小剂量开始，最大剂量不建议超过 75mg/d。

其他抗组胺药物如西咪替丁（H2 受体阻滞剂）和氯雷他定（H1 受体阻滞剂）在临床有一定应用，只是缺乏大宗随机对照试验。

实验室研究显示，间质性膀胱炎大鼠模型中 H1，H2，H3 受体表达均升高，提示抗组胺药物的联合治疗有可能提高疗效。

2. 膀胱黏膜保护剂　增加膀胱黏膜表面的血尿屏障成分而达到减少或消除尿液内渗所致的炎症反应。

爱泌罗：化学名为戊糖多硫酸钠，通过尿液排出后覆于膀胱黏膜表面而修复黏膜表面的氨基葡萄聚醣，即 GAG 层。长期服用（6 个月以上）能有效缓解 BPS/IC 患者的症状。用法为 100mg，每天 3 次，空腹服用为佳；常见合并症为胃部不适，腹泻及少许脱发等。

透明质酸钠：作用机制为修补 GAG 层。用药途径为膀胱灌注，每周 40mg/50ml 膀胱灌注 1 次，连续 4 周后每月 1 次，3 个月为 1 个疗程，有效率高达 71%。

肝素：硫酸多糖类，也有修补 GAG 层的作用。单纯肝素膀胱灌注疗效不佳，与碱化的利多卡因同时灌注，有良好的缓解症状作用，用法为每次肝素 10 万 ～ 40 万国际单位 + 10ml 2% 利多卡因 + 3ml8.4% 碳酸氢钠膀胱灌注，保留 15 ～ 20 分钟，每周灌注 1 ～ 3 次直至症状基本缓解。

3. 消炎止痛类药物　二甲亚砜（dimethyl sulfoxide，DMSO）：作用机制：①抗炎作用；②止痛作用；③肌肉松弛作用。用药途径为膀胱灌注。每 1 ～ 2 周膀胱灌注 50% DMSO 1 次，每次保留 15 分钟以上，4 ～ 8 次膀胱灌注为 1 个疗程。总有效率高达 50% ～ 90%，副作用为可能引起化学性膀胱炎（10%）或呼吸时有大蒜气味。

仙人掌毒素（resiniferatoxin，RTX）：主要作用机制为阻滞 C 纤维释放 P 物质，从而减少炎症组织内肥大细胞释放组胺和其他炎症介质，而减轻炎症同时也缓解疼痛。但目前的临床多中心研究显示其治疗 BPS/IC 的疗效并不明确，有待于更大宗的临床研究。

（三）微创治疗

1. 膀胱壁肉毒素-A 注射治疗　作用机制包括：①感觉神经的阻滞作用（主要为 C 纤维），抑制炎症介质及 P 物质释放而减轻炎症和疼痛；②抑制胆碱能神经释放乙酰胆碱，缓解逼尿肌痉挛；有关肉毒素-A 的疗效多来自小样本临床研究。有研究显示，200U/20ml 分 20 点注射（包括膀胱三角区），一次治疗 3 个月后有效率为 86.6%，5 个月为 26.6%；提示该治疗需要 3 ～ 6 个月反复进行才能维持一定的疗效。

2. 骶神经调节术　作用机制为：①通过刺激 S3 骶神经的传入神经，使得膀胱黏膜分泌 APF 减低，HB-EGF 增加，从而有助于膀胱黏膜功能的恢复；②通过刺激传入神经，激活抑制性间神经元而达到缓解疼痛的作用。该治疗的长期有效率高达 72%。

（四）外科手术治疗

外科手术包括麻醉下水扩张，Hunner 溃疡电灼术，肠道膀胱扩大术及膀胱全切尿流改道术。

1. 麻醉下水扩张　有不超过 3 个月的治疗作用，其作用机制为黏膜下感觉神经损伤而导致患者症状的暂时缓解。也有 3 小时麻醉下水扩张的疗效报道，但其疗效比常规水扩张 1 ～ 2 分钟者并无明显优势。

2. Hunner 溃疡电灼术　对有 Hunner 溃疡者进行电灼治疗始于 20 世纪 20 年代，直至近年才有相关的长期临床研究报道，结果显示对于有 Hunner 溃疡者进行电灼确实有进一步提高 BPS/IC 的治疗。

3. 肠道膀胱扩大术及膀胱全切尿流改道术　国际相关临床诊治指南均将这两种手术列为最后的治疗方法。指征包括患者疼痛及尿频症状极为严重并对现有的治疗手段无效，或膀胱纤维化并可能影响到上尿路功能；尤其是对症状严重者需要与患者充分沟通，了解膀胱扩大术后需要自家间歇导尿的可能性，或膀胱全切后重塑所面临的尿流改道和相关的合并症，通常膀胱全切后患者疼痛症状可完全消失，但也有报道由于神经机制盆底疼痛可能持续存在。

总而言之，BPS/IC 因病因不明，使得其诊断困难,排他性诊断是目前确诊 BPS/IC 的基本原则,也就需要临床医生有丰富的临床经验。治疗的选择应依据循证医学证据,采用综合治疗才会取得良好的疗效(图4-5-2)。

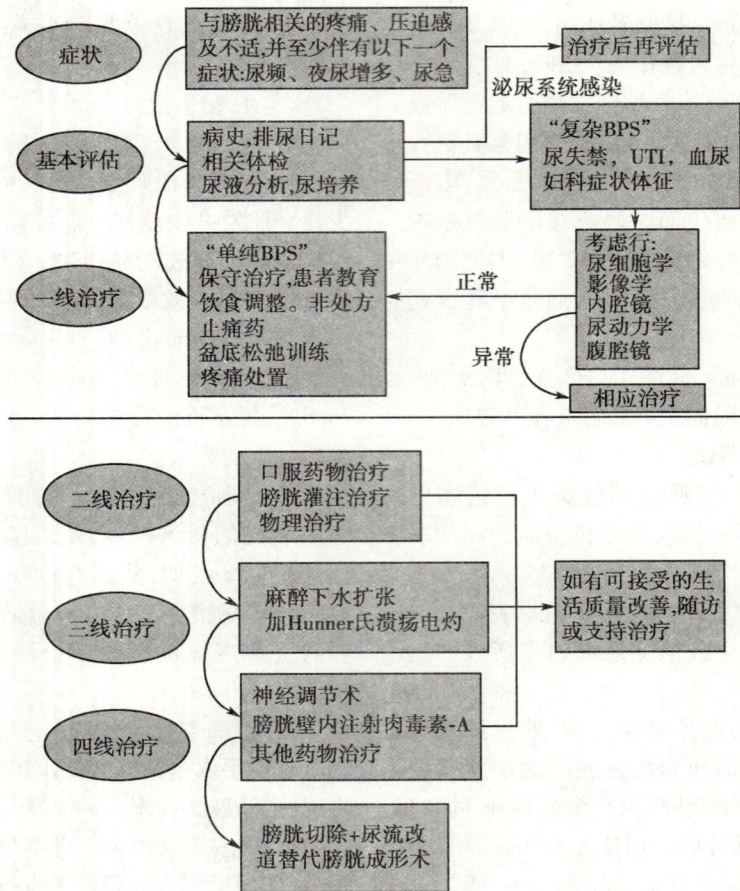

图 4-5-2 BPS/IC 诊治流程图

第四节 化学性膀胱炎

一、化学性膀胱炎的定义

化学性膀胱炎(chemical cystitis)是比较广义的疾病定义,由于不同的化学药物和不同的用药途径,引起膀胱化学性炎症的机制也不完全相同,治疗措施也各异。因此本文将着重介绍环磷酰胺出血性膀胱炎,膀胱灌注化疗相关膀胱炎及膀胱灌注BCG 相关膀胱炎。

二、环磷酰胺相关膀胱炎

有关环磷酰胺相关膀胱炎(cyclophosphamide induced cystitis)主要表现为膀胱黏膜脱落和出血,又称环磷酰胺出血性膀胱炎,尽管主要与烷化类化疗药如环磷酰胺系统化疗有关,但其他化疗药物也可能引起出血性膀胱炎(如白消安即 busulfan),因此目前更多采用化疗相关出血性膀胱炎来描述这类疾病。

1. 病因及发病机制 直接病因与环磷酰胺静脉化疗及白消安口服化疗有关。有文献报道化疗相关的出血性膀胱炎发生率为12% ~41%,随着剂量不同,发生率明显升高。如环磷酰胺静脉化疗与白消安口服联合治疗,出血性膀胱炎的发生率高达47%。因此有关化疗相关的出血性膀胱炎已成为临床肿瘤治疗中常需面对的严重合并症。

有关环磷酰胺导致严重化学性膀胱炎的机制目前已基本明确。环磷酰胺入血后经肝脏代谢分解,其代谢产物之一丙烯醛经肾脏排至膀胱内,引起膀胱黏膜及黏膜下广泛的炎症反应。典型的病理表现为黏膜下水肿、中性粒细胞浸润、出血及坏死。膀胱镜下可见大片坏死脱落的黏膜及出血。近年的研究发现炎症可激活 NF-κB 通路,明显上调前炎症介质如肿瘤坏死因子-α,白细胞介素-1β及Ⅱ型环氧化酶等,明显加重了膀胱的炎症反应,使得 NF-κB 通路成为可能治疗此类膀胱炎症的治疗靶点。

2. 临床表现 有因肿瘤及自体免疫疾病而使用烷化类化疗药者。血尿可轻可重,严重者伴血块,甚至因血块造成尿潴留。出血严重者甚至出现失血性休克表现。常伴有严重的尿频尿急。

3. 诊断与鉴别诊断 有相关病史的患者一旦出现血尿和严重的尿频尿急就应高度怀疑出血性膀胱炎,但也应与严重的细菌性膀胱炎、膀胱结石、良性前列腺增生出血、服用阿司匹林及香豆所致的出血等疾病相鉴别。

一线检查:腹平片除外尿路结石,尿培养除外细菌性膀胱炎,了解红细胞压积了解失血的严重程度,凝血功能检查除外凝血机制障碍所致的出血。

膀胱镜检查:环磷酰胺出血性膀胱炎一般较为严重,因此通常在麻醉下行膀胱炎检查,首先应经膀胱镜将膀胱内血块冲洗干净,仔细观察除外膀胱肿瘤等可能引起严重出血的其他原因。对于有明显出血点应行电灼术以止血。膀胱镜检查后应留置三腔尿管持续膀胱冲洗。

4. 环磷酰胺相关膀胱炎的预防 对于采用烷化类化疗药物者应着重于预防。预防措施包括:①化疗前及化疗期间应充分经静脉输液水化;②美司钠(Mesna)静脉滴注,常用剂量为化疗药的20%,分 3 次于化疗同时,化疗后 4 小时,8 小时滴注;③膀胱留置尿管生理盐水持续冲洗。

5. 环磷酰胺相关膀胱炎治疗

(1) 一线治疗:轻度血尿患者着重于诊断与鉴别诊断,并不需要特殊处理。对于明显血尿(尤其出现血块)者,首先应清除膀胱内血块,同时留置三腔尿管持续冲洗。如果血尿持续存在或出现大量血块导致尿管引流不畅,应行膀胱镜检查,清除血块以及电灼出血部位。

(2) 二线治疗:膀胱灌注 1% 明矾曾经是治疗膀胱内各种原因引起出血的有效手段,又称为化学性"电灼"。但明矾吸收易引起脑病,尤其是肾功能不全者发生率更高,甚至可造成惊厥或死亡,目前已很少应用。膀胱灌注 1% 福尔马林也能有效治疗膀胱内大出血。但由于福尔马林可导致黏膜纤维化,反流至输尿管易造成输尿管狭窄,有膀胱输尿管反流者应禁用。避免采用更高浓度的福尔马林,否则低顺应性膀胱的危险性明显升高。

(3) 三线治疗:三线治疗主要为外科手术治疗,目前是控制大出血并挽救生命。可以根据术中患者生命体征情况,适当选择双侧髂内动脉结扎术(或术前先行双侧髂内动脉栓塞术以观疗效),或膀胱大部切除术及肠道膀胱扩大术,或膀胱全切尿流改道术。

三、膀胱化疗药灌注治疗相关化学性膀胱炎

浅表性膀胱肿瘤经尿道膀胱肿瘤切除术(TUR-BT)后,膀胱灌注化疗药物以减少或延缓膀胱肿瘤复发是目前的标准术后治疗。膀胱灌注的化疗药物均为细胞毒性药物,对膀胱上皮细胞有一定的损害作用,这也是这类治疗延缓或减少膀胱肿瘤发生的主要机制。但是膀胱黏膜的破坏会引起一系列的膀胱炎症反应而产生严重的下尿路症状。有资料显示膀胱灌注化疗后患者出现尿频尿急及膀胱疼痛症状的发生率高达 56% ,严重者甚至会造成膀胱纤维化。

有关膀胱灌注化疗后出现以刺激性症状为主的下尿路症状是否可诊断为化学性膀胱炎目前并无定论,但从该症状产生的机制,膀胱黏膜的炎症表现和预后看,应该为化学性膀胱炎的一种。在获得诊断之前应该行尿常规和尿培养检查以除外因膀胱灌注操作可能造成的泌尿系统感染。

膀胱化疗药灌注相关的化学性膀胱炎一旦获得诊断,需要根据患者的耐受程度和膀胱肿瘤治疗的需要以决定进一步治疗。对于症状严重者,建议暂停膀胱灌注,多数患者症状得以逐渐缓解。对于灌注期间出现因化学性膀胱炎而明显影响生活质量者,建议口服阿米替林,该药物因有抗组胺和抗胆碱能的作用,很有效控制因化学炎症所致的膀胱感觉过敏和因此诱发的膀胱过度活动症。

由于此类患者炎症的产生不但与化疗药物渗入也与膀胱黏膜破坏导致尿液渗入引起炎症有关。膀胱黏膜保护也成为缓解此类患者症状的手段。如在膀胱灌注化疗期间采取膀胱灌注透明质酸钠能有效缓解化学性膀胱炎所致的刺激性症状。

第五节 放射性膀胱炎

放射性膀胱炎的病因特指放疗后膀胱输尿管的受损引起的一系列疾病,放射性膀胱炎常见于因宫颈癌所致的放疗。其他一些放射形式也可引起放射性膀胱炎,如骨髓移植前放疗等,只是更为广泛的放疗引起的不仅仅是膀胱输尿管下段的损害。

无论是膀胱、输尿管下段或直肠都是比较固定的盆腔器官。因此盆腔肿瘤术后放射治疗时会伤及这些器官而引起一系列与放射损伤相关的病理和生理改变，也因此引起一系列的临床症状和相应器官受损后功能丧失所致的症状和后果，对这些放射损伤的了解有助于医生或者患者更好地评估放疗对疾病带来的益处和相关危险。本章节将主要讨论放射治疗所致的泌尿系统损伤问题。

一、膀胱放射损伤的病理生理学

膀胱放射损伤后病理改变分为急性期、亚急性期和慢性期。急性期和亚急性期的病理改变见于放疗后 3~6 个月。镜下表现为尿路上皮脱落，非典型增生和嗜酸性粒细胞浸润等（见文末彩图 4-5-3）。临床主要症状有尿频、尿急和排尿疼痛。大约 7.7% 的患者会出现血尿。慢性期病理改变多于放疗后 6 个月逐渐出现，主要病理表现为因血管内皮损伤导致慢性缺血和纤维化，放疗对平滑肌细胞的直接损害也会导致或加重膀胱的纤维化（见文末彩图 4-5-4）。严重者出现膀胱壁的逐渐破损而导致膀胱阴道瘘（因阴道壁也同时损伤）。从病理生理的角度看，膀胱收缩功能逐渐丧失，膀胱纤维化导致膀胱顺应性减低，储尿功能亦逐渐丧失而导致膀胱储尿期压力过高，严重者出现上尿路积水。

放射性膀胱炎导致肾积水的原因并非仅仅与膀胱本身病变有关。由于受累下段输尿管也同样出现类似的病理生理改变，输尿管也常出现慢性炎症和逐渐纤维化的过程，多数患者晚期会出现输尿管狭窄，这种长段输尿管狭窄并加之放疗损伤的组织难以愈合，使得临床处理极为困难，最终往往以输尿管皮肤造口来解决输尿管梗阻的问题。

二、诊断

对于有盆腔放疗史的患者，无论放疗后多少年，只要出现尿频尿急甚至血尿，在详尽的泌尿系统检查除外其他器质性疾病后，均应高度怀疑放射性膀胱炎。

三、治疗

1. 急性期治疗 急性期最严重的症状是血尿，因此急性放射性膀胱炎也被称为出血性膀胱炎的其中一种类型。此时治疗多因膀胱灌注各种以止血抗炎的药物为主。临床上常有的药物有：①膀胱灌注 1% 的铝溶液，每小时 250ml 速度膀胱冲洗。其作用机制有促使细胞表面蛋白沉淀以减

少黏膜的通透性，还有减轻炎症、水肿和渗出的作用。②膀胱福尔马林灌注，多用于放射性膀胱炎出血严重时。由于该药物膀胱灌注会引起膀胱明显的纤维化和全身中毒症状，目前以基本弃用。

2. 亚急性及慢性期治疗 保守治疗：高压氧治疗应作为放射性膀胱炎的首先治疗，其作用机制为刺激放射损伤组织的新生血管形成。膀胱黏膜保护剂是近年来研究较多的一种治疗手段，其中包括膀胱灌注透明质酸钠和口服多聚戊聚糖钠（爱泌罗）。该两种药物不但有膀胱黏膜保护作用，使其免受尿液侵蚀而减轻炎症，亦有直接抗炎作用。无论是缓解症状和减轻膀胱黏膜破损减少出血均取得良好临床疗效。其他有很多药物治疗因样本量小，临床并未获得推广。

3. 手术干预治疗 多用于急性大出血或晚期膀胱纤维化的缓解。对于膀胱大出血者，如患者循环系统稳定，有出血性休克迹象时应采取非常措施进行止血。常用方法有膀胱内大气囊填塞、双侧髂内动脉栓塞、甚至可行急诊膀胱切除术加尿流改道术。

对于慢性期患者，如膀胱出现明显的纤维化，甚至因储尿期压力过高时也可考虑尿流改道术，此时膀胱可旷置，或同时膀胱切除以免因旷置膀胱所致慢性炎症仍引起下腹疼痛。至于采用何种尿流改道术式需慎重考虑，术中应探查肠道和输尿管放射损伤情况而定，很多情况下输尿管放射损伤严重，有明显的纤维化，此时不宜行回肠膀胱术，否则定期输尿管扩张较为困难，此种情况下通常建议输尿管皮肤造口术。

第六节 氯胺酮膀胱炎

氯胺酮作为一种非巴比妥类麻醉药在 20 世纪 80 年代即在临床广泛使用，而作为一种慢性疼痛治疗止痛药也得到疼痛科医生的广泛认可。但随着俗称为 K 粉的氯胺酮作为一种兴奋剂在街头泛滥时，由于吸食的剂量过大并长期滥用，逐渐出现有关氯胺酮所致尿频尿急和尿痛的报道，俗称"氯胺酮膀胱"，最初的报道来自加拿大多伦多大学圣·米希尔医院，报道了 9 例出现严重下尿路症状的氯胺酮滥用患者，根据当时的膀胱镜检查而称之为"氯胺酮相关溃疡性膀胱炎"。

一、流行病学

由于该病的发生与药物滥用有关，临床上作为

麻醉剂或癌症晚期疼痛患者的镇痛并无此合并症，而在药物滥用人群中调查该病的发生率比较困难，鲜有类似的资料。近年美国学者普在互联网进行一项LUT与氯胺酮相关性的调查，结果显示18 800名受调查者中，18.7%曾经服用过氯胺酮，5.8%为近6个月内至少服用过一次以上氯胺酮；服用氯胺酮者尿频尿急等下尿路症状发生率为30%，明显高于未服氯胺酮者（24%），而其中下尿路症状中尿急是最为常见也是两组间差异最大的症状。英国一项研究调查显示，经常吸食氯胺酮药物滥用者26.6%有明显的下尿路症状，而51%吸食者停止滥用后症状得以缓解。尽管以上流调规模不是很大，但也可以看出氯胺酮吸食者中下尿路症状的发生率并不低，而下尿路症状的产生多与过度吸食氯胺酮有关。

二、发病机制及病理生理改变

氯胺酮相关膀胱炎的发病机制并不清楚，由于氯胺酮原型及代谢产物去甲氯胺酮均从尿中排出，多数学者推测与氯胺酮对尿路上皮的破坏有直接相关性，而多数并非很重症状的患者停用氯胺酮后症状能得以缓解也证明此观点。

氯胺酮相关膀胱炎的病理生理改变是一种典型的膀胱炎症性疾病的发生发展过程。如膀胱黏膜破坏，黏膜下甚至基层存在以慢性炎症为特征的膀胱炎症改变。肾积水多与膀胱纤维化导致膀胱输尿管反流有关。从CT中可以看出膀胱壁明显增厚的现象（图4-5-5）。对输尿管也有一定的破坏作用，有证据显示因炎症所致输尿管也出现阶段性狭窄，输尿管的破坏可明显加重上尿路的损害，并使得治疗变得更为困难。

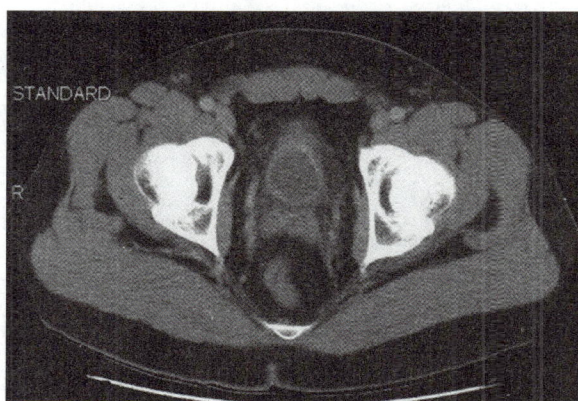

图4-5-5　盆腔CT所致膀胱壁明显增厚，提示膀胱壁出现纤维化迹象

三、临床表现、诊断和鉴别诊断

首先有明确的氯胺酮滥用病史。临床主要症状为尿频、尿急、憋尿及排尿后疼痛，一般无明显排尿困难。严重者常有肉眼血尿。尿常规常表现为红白细胞增多，但多次尿细菌学检查并无阳性发现。以上症状常随吸食氯胺酮的剂量有关，即吸食量大者症状加重，而减量或停止吸食后症状常有好转。出现膀胱纤维化的患者症状变为持续存在，即使停止吸食数月，仍有明显的症状，提示膀胱破坏到了不可逆的纤维化阶段。

临床诊断需要做详尽的检查以除外其他局部病理病变所致的尿频尿急尿痛等症状。首先应多次尿细菌学检查以除外泌尿系统感染，尤其女性患者应做此鉴别。男性应与前列腺炎进行鉴别。还应行尿细胞学检查和尿找结核菌检查以除外广泛原位癌所致的膀胱疼痛和泌尿系统结核。

超声检查可了解上尿路情况，或膀胱壁的厚度。静脉肾盂造影或CT三维成像也有其临床价值，能了解上尿路和膀胱的现状。

膀胱镜检查及膀胱黏膜活检是重要的排他性检查。由于患者憋尿时膀胱疼痛严重，故建议在麻醉下行膀胱镜检查和黏膜活检。而膀胱镜检查的主要目的应是膀胱黏膜随机活检，以除外膀胱结核、嗜酸性膀胱炎和广泛原位癌等特异性病变。黏膜活检的病理通常为慢性非特异性炎症，此点与间质性膀胱炎类似。

从临床表现和活检病理分析，氯胺酮相关膀胱炎与间质性膀胱炎极为类似，鉴别的要点在于氯胺酮膀胱炎患者通常有氯胺酮滥用史，因相同的病理生理机制使得两者的治疗并无多大差异。

四、治疗

由于目前对氯胺酮引起膀胱炎症性破坏的确切机制并不清楚，因此目前多数治疗仅限于抗炎措施，以减轻膀胱炎症和纤维化，但治疗的首要条件是患者应停用吸食氯胺酮。采用的治疗手段大多与膀胱疼痛综合征/间质性膀胱炎相同，如膀胱灌注西施泰以保护膀胱黏膜，口服阿米替林等抗组胺药物以减轻膀胱炎症和缓解疼痛和尿频，对于以尿急症为主要症状者在抗炎的基础上可口服托特罗定等抗胆碱能药物。所以以上药物治疗均有相关的小样本报道，但目前尚无临床随机对照研究。

2010年我国深圳学者报道了25例氯胺酮膀胱炎纤维化采用乙状结肠扩大术治疗的疗效，不但明显改善了肾积水,患者尿频尿急和尿痛的症状也有很大改观。但采用膀胱扩大术治疗存在一些尚未解决的问题,首先是患者输尿管是否存在病变,如何处理;再者是目前的结果为短期疗效,长期疗效还有待于随访。

（杨 勇）

参 考 文 献

1. L Ferrero-Miliani, O H Nielsen, P S Andersen, et al. Chronic inflammation: importance of NOD2 and NALP3 in interleukin-1β generation. ClinExpImmunol, 2007, 147 (2): 227-235.

2. deGroat WC, Yoshimura N. Afferent nerve regulation of bladder function in health and disease. HandbExpPharmacol, 2009, (194): 91-138.

3. Lidow MS, Song ZM, Ren K. Long-term effects of shortlasting early local inflammatory insult. Neuroreport, 2001, 12 (2): 399-403.

4. Gillenwater JY, Wein AJ. Summary of the National Institute of Arthritis, Diabetes, Digestive and Kidney Diseases Workshop on Interstitial Cystitis, National Institutes of Health, Bethesda, Maryland, August 28-29, 1987. J Urol, 1988, 140 (1): 203-206.

5. Hanno PM, Landis JR, Matthews-Cook Y, et al. The diagnosis of interstitial cystitis revisited: lessons learned from the National Institutes of Health Interstitial Cystitis Database study. J Urol, 1999, 161 (2): 553-557.

6. Li GZ, Zhang N, Du P, et al. Risk factors for interstitial cystitis/painful bladder syndrome in patients with lower urinary tract symptoms: a Chinese multi-center study. Chin Med J (Engl), 2010, 123 (20): 2842-2846.

7. Berry SH, Elliott MN, Suttorp M, et al. Prevalence of symptoms of bladder pain syndrome/interstitial cystitis among adult females in the United States. J Urol, 2011, 186 (2): 540-544.

8. Suskind AM, Berry SH, Ewing BA, et al. The prevalence and overlap of interstitial cystitis/bladder pain syndrome and chronic prostatitis/chronic pelvic pain syndrome in men: results of the RAND Interstitial Cystitis Epidemiology male study. J Urol, 2013, 189 (1): 141-145.

9. Hanno P, Lin AT, Nordling J, et al. Bladder pain syndrome//Abrams P, Cardozo L, Khoury S, et al. Incontinence. Paris: Health Publication Ltd, 2009: 1459-1518.

10. Keay S, Zhang CO, Trifillis AL, et al. Decreased 3H-thymidine incorporation by human bladder epithelial cells following exposure to urine from interstitial cystitis patients. J Urol, 1996, 156 (6): 2073-2078.

11. Philip M. Hanno. Bladder Pain Syndrome (Interstitial Cystitis) and Related Disorders//Alan J, Wein, Louis R, et al. Compbell-Walsh Urology. Philadelphia: Kennedy Blvd, 2007: 358-401.

12. Nigro DA, Wein AJ, Foy M, et al. Associations among cystoscopic and Urodynamic Findings for women enrolling in the interstitial cystitis data base (ICDB) study. UROLOGY, 1997, 49 (Suppl 5A): 86-92.

13. 善辉, 张宁, 刘科, 等. 间质性膀胱炎发生前后膀胱组织组胺受体变化的动物实验研究. 中华泌尿外科杂志, 2010, 31 (5): 335-337.

14. Morales A, Emerson L, Nickel JC, et al. Intravesical hyaluronic acid in the treatment of refractory interstitial cystitis. J Urol, 1996, 156 (1): 45-48.

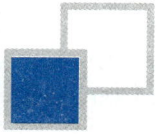

第五篇

泌尿系统结石

第一章　尿石症的基础研究

第一节　人类对尿石症认识的发展过程

尿石症(urolithiasis)是一种非常古老的疾病,人类认识尿石症的历史相当悠久,甚至可以追溯到太古时代,据考古学家证实,从那时起尿路结石就已存在。1901年,在一座数千年前的埃及古墓中,Smith发现墓中保存的一具10多岁男孩古尸的肾盂内存在结石,是迄今为止人类保存最古老的尿路结石,该结石呈黄色,核心由尿酸盐构成,草酸钙和磷酸铵镁呈层状结构包绕着核心。2000多年前的《黄帝内经》中描述尿石为"石淋"。公元前4世纪的著名"希波克拉底(Hippocrate)誓言"中也已提到尿石。

人类对尿石症的认识并不单单停留在表面,而是不断探究其发病原因和治疗方法,尿石症基础研究的发展过程就是人类对泌尿系统结石的认识过程。古代,人们认为尿路疾病是由痰、暴躁和空气引起的,神父或医生通常用咒语、妖术加上由植物、动物和尿液组成的"药品"来治疗病人。古代中东,人们发现土耳其境内尿石的发生极为少见,而波斯地域内尿石则较多见,经过比较研究认为尿石症的发生可能与服用酸奶和水果等食物有关,这些都是人类对尿石症病因的初步认识。盖伦(Galen,约129年出生于别迦摩,约200年逝世于罗马)是古罗马时期最著名和最有影响的医学大师,被认为是仅次于希波克拉底(Hippocrates)的第二个医学权威。盖伦是最著名的医生和解剖学家,也是一位多产的医学作家,他一生专心致力于医疗实践解剖研究、写作和各类学术活动,一生写了9本解剖学方面的书籍、17本生理学方面的书籍、6本病理学方面的书籍、16本关于脉搏的书籍和30本关于药物的书籍。他的见解和理论在其生后一千多年里在欧洲是起支配性的医学理论。他把所有的肾脏疾病均称为"肾",认为肾结石是肾脏脓肿、溃疡形成或者出血的后果,提出尿石与遗传、种族、气候和饮食有关,建议应用酒、蜂蜜、欧芹和黄蒿籽来治疗尿路结石。塞尔苏斯(Aulus Cornelius Celsus,公元1世纪)是另一位被公认为最伟大的医学作家,他所著的《医学(De Medicine)》是最优秀的医学经典著作之一,后来也是印刷机传入后最早付印的医学著作之一。现在所谓希腊主义时期医学及亚历山大利亚解剖学和外科学的知识,主要来自塞尔苏斯的《医学(De Medicine)》。他认识到肾脏疾病是一个慢性过程的疾病,在他撰写的著名医学教科书中,告诫人们要多睡眠,睡软床,洗温水浴和勤排便,而且应尽量避免进食咸、腐败和酸的食物。

以上对尿石症病因的认识主要集中于具体疾病的表象,随着生命科学的发展和生物技术的不断突破,人们对尿石症病因的认识也不断深入,形成各种理论和学说,但时至今日,人们对尿石症发病机制的认识仍未完全明了(表5-1-1)。

表5-1-1　人类对尿石症认识历史过程

时间	发现者	内容
公元前4800年	Smith(1901)	发现埃及古尸里的膀胱结石
公元前4世纪	Hippocrates	注意到尿液的腐败与结石有关系,推荐大量饮水,反对手术治疗
980~1037年	Avicenna	注意到当尿液是白色和清澈时,结石硬;尿液混浊或黏稠时,结石软
1668年	Duclos	从动物体内分离出草酸
1683年	Sydenham	总结了痛风的特点
1720年	Boerhaave	发现尿素

续表

时间	发现者	内　容
1767 年	Morgagni	发现膀胱结石伴有肾和输尿管的脓尿，提出了上行感染的概念
1776 年	Scheele	从肾结石中分离出尿酸
1797 年	Wollaston	准确地描述了草酸钙、磷酸镁铵和胱氨酸结石
1817 年	Marcet	①阐述了结石分析的化学方法 ②强调需要研究结石的核心和外壳 ③研究了尿液中形成结石盐类的溶解度
1824 年	Stromeyer	提出尿液中的异质结晶作用
1833 年	Berzelius	首次提出术语"胱氨"
1840 年	Brooke	证实岩石中有一水草酸钙存在
1863 年	Garrod	指出痛风患者的血尿酸升高
1897 年	Horton-Smith	发现了尿液中的变形杆菌
1901 年	Brown	证实了呈三层结构的磷酸盐结石与尿素分解细菌共存的关系
1907 年	Schmorl	阐述了伴有尿路感染的基质凝集
1908 年	Garrod	在报道其他先天性代谢紊乱同时，指出胱氨酸尿症是先天性代谢紊乱之一
1922 年	Rosenow 和 Meissner	实验证实某些细菌具有诱发结石形成的作用
1923 年	Rosevig	强调分解尿素的细菌在含钙结石形成中的重要性
1925 年	Hager 和 Magrath	提出尿素酶是感染性结石形成的基础
1926 年	Sumner	分离并提纯了尿素酶（获得 1946 年诺贝尔化学奖，尿素酶是人类证实的第一种酶）
1936 年	Bannister 和 Hey	证实海底中有二水草酸钙存在
1939 年	Flocks	指出高钙尿症与肾结石有关
1940 年	Albright	提出用枸橼酸治疗肾小管性酸中毒
1941 年	Kissin 和 Locks	注意到肾结石患者尿枸橼酸排泄减少
1943 年	Albright	提出"特发性高钙尿"一词
1951 年	Deilt 和 Rose	提出胱氨酸尿症是胱氨酸转运障碍的看法
1957 年	Watts	提出"原发性高草酸尿症"一词
1967 年	Smith 和 Williams	报道原发性高草酸尿症Ⅰ型中存在的酶系统缺陷，但是，28 年以后，他们的发现被证实是错误的
1968 年	Williams 和 Smith	报道了原发性高草酸尿症Ⅱ型
1968 年	Prien 和 Gutman	报道痛风患者也同时伴有草酸钙肾结石形成
1971 年	Robertson 和 Nordin	开始研究草酸在肾结石形成中的作用
1972 年	Nordin	报道了吸收性高钙尿症
1973 年	Griffirh 和 Musher	发现尿素分解酶是感染性结石形成的主要原因，乙酰羟氨酸能抑制鸟粪石的形成
1973 年	Coe 和 Raisen	报道了高尿酸血症性草酸钙肾结石
1973 年	Coe	报道了"肾漏"性高钙尿症
1973 年	Dttinger 和 Kolb	报告了肾结石的随机内科治疗方案：磷酸盐没有效果

续表

时间	发现者	内 容
1974 年	Pak	对高钙尿症进行分类,指出吸收性高钙尿症是高钙尿症最常见的形式
1978 年	Smith	报道了肠源性高草酸尿症
1979 年	Coe	报道了家族性高钙尿症
1983 年	Menou 和 Pak	同时发现低枸橼酸尿症是肾结石的常见原因之一
1984 年	Williams	报告了乙酰羟氨酸治疗鸟粪石的随机方案
1984 年	Baggio	发现草酸钙结石患者血红细胞中草酸转运增加,提出草酸钙肾结石可能是一种分子病的看法
1985 年	FDA	根据 Pak 的研究结果,批准枸橼酸钾用于治疗肾结石
1986 年	Ettinger	报道了草酸钙结石别嘌醇随机治疗方案
1986 年	Danpure 和 Jenniags	证实丙氨酸-乙醛酸转氨酶(AGT)缺陷是原发性高草酸尿症 Ⅰ 型的病因
1990 年	Danpure	破译了人类 AGT 基因的碱基排列顺序

第二节 尿石形成机制的几个重要理论

一、肾钙斑学说

1936 年,RandallA 经过大量的尸检研究后发现,在检查的 1154 个肾脏中,约 19.5% 的尸肾组织标本在肾乳头部位有钙盐沉着,钙盐在肾乳头的顶部或侧壁形成斑块样损伤,据此在新英格兰医学杂志(The New England Journal of Medicine)中提出了肾结石形成的新假说,即肾钙斑(Randall 斑)学说,其中描述结石病人中有磷酸钙斑块存在,并推测在其表面可诱发形成草酸钙(CaOx)结石。肾钙斑学说中,Randall 认为肾结石形成之前肾乳头已经存在着钙盐沉着,钙盐首先是在肾小管内沉着形成结石晶体,肾乳头部位钙盐沉着是大多数肾结石形成的早期表现。Randall 还将此类钙盐沉着斑块分为两种类型:①Ⅰ型钙斑较为常见,病变主要位于肾乳头黏膜下的组织内,直径约 1~2mm。通常一个肾脏可有数个肾乳头被累及,且一个肾乳头可存在多处病变。他认为此型钙盐沉着可分为三个过程:首先是钙盐沉着斑块在肾乳头黏膜表面形成;然后,钙化斑使肾乳头黏膜上皮收缩、变形甚至坏死脱落;最后无上皮覆盖而裸露的钙化斑块成为结石形成的核心,诱导结石形成,这是肾结石形成的初始阶段。Randall 认为此型钙斑多见于无代谢异常的肾结石形成的过程。②Ⅱ型斑块较少见,病变主要发生在集合管的末端和乳头管的表面,是由于尿液浓缩而使钙盐在乳头管末端沉积而形成。此类钙斑可能主要与代谢异常或者感染所引起的结石形成过程有关。

此后出现了一系列类似的报道,1940 年 Anderson 在对 180 个尸肾进行检测,发现其中约 12% 的肾乳头存在相同的钙化现象。同年 Rosenow 也报道了 239 个患者肾脏中约 22% 出现含钙的肾乳头斑块,其中 5 例患者同时存在肾乳头部位的结石。研究报道还显示肾乳头的这种钙盐沉着的现象在男性中较为常见(男女比例约为 2:1),50~60 岁是出现此类肾乳头钙盐沉着现象的高峰。随后,1941 年 Vermooten 在对南部非洲的人群研究后发现,1060 个肾脏中约 17.2% 的白种人(Caucasians)中肾脏存在着肾乳头病变,而当地黑人(班图族人,Bantus)的发生率仅 4.3%,白人结石的发生率也明显高于黑人。1942 年他又提出斑块的形成可能和骨化作用有着相似的原因。

在此基础上,Carr 于 1954 年提出了结石形成的另一种假说。他在大量的肾结石手术标本中,发现肾实质内有一种微小结石存在,这种微结石的分布与淋巴管的分布相一致,因此认为钙盐通过淋巴管输送至肾盏穹隆,并形成结晶阻塞淋巴管,即形成微小结石,被称为 Carr 微结石(Carr's concretions)。他还提出微结石的出现可能与淋巴管吸收过多的钙盐、淋巴管感染或阻塞等因素有关。钙盐结晶的不断沉着和聚集可以引起局部肾盏组织坏死和黏膜屏障的破坏,微结石脱落最终形成临床所见的肾结石。Carr 在研究中用伦琴射线检测出微结石所在的位置,并用 X 线衍射的方法检测出微结石的成分。Carr 把钙盐沉积和微结石、小结石及真正的肾结石区分开来，并认为几乎所有 9 岁以上的肾结石病人的肾标本中均可发现有微小不透过 X 线的物质。经过大量的研究，Carr 发现这种微结石主要存在于肾盏黏膜穹隆部的淋巴管内，并指出最早出现不透过 X 线物质的是在此部位而并非是肾乳头本身。由此 Carr 指出 Randall 所描述的病变只是这种微结石聚集生长的一个过程，而并非是肾乳头本身的病变所造成的。另外，X 线衍射也表明，微结石与真正的结石的关系十分密切。不过，正如 Randall 理论一样，Carr 学说亦未被完全证实。

1979 年 Andre Bruwer 采用肾脏显微放射显像方法，将原发性肾结石早期的成因归纳为 Anderson-Carr-Randall 假说，即肾实质内钙化物质沉积后，经过淋巴系统进入肾乳头，形成 Randall 肾钙斑。钙斑的表面黏膜脱落后，接触尿液而生长成为结石。

近年来，随着内镜技术和纤维 CT 技术的发展，Randall 斑这一假说获得越来越多的证据。对特发性草酸钙结石患者结石黏附部位的组织活检证实该部位肾乳头上皮出现 Randall 所描述的损伤破坏。对从间质斑块到结石进行连续的光谱分析发现，矿化成分的变化从组织磷灰石过渡到尿性磷灰石最终是草酸钙。

然而，Randall 学说也似有不足之处，例如肾石病最常见于三四十岁的人群中，而 Randall 斑则最多见于五十岁以上的人群。也有学者认为 Randall

斑在肾结石形成的过程中肯定发挥极其重要的作用，但其确切机制尚未得到证实。

二、过饱和结晶学说

尿液是一种成分复杂的液体，其中包括人体代谢产生的有机物和无机物，在某些情况下，结石成分在尿中的浓度超过它的溶解度，该成分沉淀出来形成微小晶体，这种状态被称为过饱和状态，它是尿结石形成的基础。泌尿系统结石形成可理解为尿液中的液态物质沉淀形成固态物质的物理化学过程。

如果以尿石盐的溶解度为特征，用溶度积（K_{sp}）和生成积（K_{Fp}）可将尿液区分为不同的物理化学状态：未饱和、饱和与过饱和。尿液中结石盐的过饱和已为许多学者确认。过饱和尿是泌尿系统结石形成的先决条件，即过饱和是泌尿系统结石形成的化学驱动力。尿液的饱和度可用相应的活度积（activity product，AP）与溶度积之比来表示，即 AP/K_{sp}，对于恰好饱和的水溶液来说，其饱和度为 1，而尿液的过饱和程度可随成石成分的不同而升高。它与固相形成自由能（ΔG）的关系为：$\Delta G = -RT\ln(AP/K_{sp})$，其中 R 为气体常数，T 为绝对温度。从物理化学观点，泌尿系统结石形成就是使体系自由能减小的自发过程。尿液所处的物理化学状态不同，泌尿系统结石生长的规律也各异（表 5-1-2）。

表 5-1-2　尿液的物理化学状态和泌尿系统结石生长的规律

相对饱和度 AP/K_{sp}	自由能-ΔG	尿液状态	物质传输方向	泌尿系统结石生长规律
<1	<0	不饱和	固相→液相	新结石不形成，原有结石溶解，聚集能发生
=1	=0	饱和	固相→液相	新结石不形成，原有结石不溶解，聚集能发生
>1	>0	过饱和	固相←液相	亚稳区：新结石不形成，原有结石可生长聚集

20 世纪 60 年代末到 70 年代中期，随着溶液中离子浓度测定方法的发展，物理化学溶液理论被引入尿石成因的研究，Robertson（1969）和 Finlayson（1978）都提出了泌尿系统结石形成的过饱和结晶学说，认为泌尿系统结石形成可能经历尿中结石盐的过饱和、成核、生长或聚集，以及固相转化等一系列物理化学过程。

1969 年 Robertson 等提出过饱和溶液的两种状态：①亚稳态，在此状态下，虽然尿液是过饱和的，溶液能在较长的一段时间内保持稳定，但多无沉淀和新的固相形成，一般不会形成结石；②超饱和状

态，即不稳定状态，如果尿液的过饱和程度超过了亚稳态的上限（生成积），使之处于超饱和状态，尿液中将会自发形成大量晶体，即自发的同质成核发生，成为启动结石形成的关键因素。他还发现无论是结石患者还是健康人群，绝大多数尿液中的草酸钙或是磷酸钙处于亚稳态，但结石患者尿液中钙离子等浓度更高，其溶液过饱和度也更高。随后，Pak 同年也报道了在对尿液磷酸钙离子的研究中观察到相似的结果。

由 ΔG 可以估计泌尿系统结石形成的热力学危险倾向，作为辅助诊断和评价疗效的指标。然而

人们普遍认为，对于生物体系中矿化与脱矿这种慢过程来说，其动力学性质比热力学性质更重要。结晶动力学过程包括：成核、生长或聚集，以及固相转化等三方面。在这种过饱和结晶学说的指导下，Robertson（1976）、Finlayson（1974）、Blomen（1982）等人分别提出了泌尿系统结石形成的理论模型。这些模型比较深刻地揭示了体内尿结石形成的物理化学规律。所提出的许多概念和研究方法，对于临床尿石症的防治有着重要意义。该学说的不足之处是过分强调了无机矿物质在结石形成中的作用，忽视了基质和尿中大分子的作用。此外，对矿化过程中机体代谢与细胞活动的参与也认识不足。

近年来，国内外学者利用生物学方法，建立了一系列相关的结石模型，例如特发性高钙尿和特发性高草酸尿大鼠模型，为研究晶体过饱和的发生机制和生物学影响奠定了良好基础。

三、基质学说

基于泌尿系统结石总是由无机矿物和有机基质有序地组合，二者缺一不可的事实早已广为接受。早在 1891 年，Ebstein 和 Nicolaier 就注意到基质是泌尿系统结石的骨架，提出尿石是尿中无机物质浸润到由炎症所致的上皮细胞分泌的蛋白样凝块中而形成的假说。Boyce 和 Garvey 于 1956 年首先描述了结石中的基质成分，认为结石中基质成分约占总重量的 2.5%，认为基质是泌尿系统结石成核的激活剂，在晶体中起黏结作用，并使结石老化，在结石形成中起决定性作用。1976 年 Wichkam 首次提出，基质可由受损的近端曲管析出，并与磷灰石结成小球体，在过饱和尿液中诱导尿石盐的异质成核。然而到目前为止，对基质（matrix）和尿中大分子物质在泌尿系统结石形成中的作用还不甚了解。表现在：基质是什么，由何而来，其化学成分与结构如何，与尿中大分子物质有何联系，它们在泌尿系统结石形成中各起什么作用等，都不完全清楚。

现已查明，基质是一些黏蛋白复合物（mucoprotein complex），其来源可能有：肾小球超滤液、肾小管表面的糖蛋白、坏死的肾小管细胞膜、肾小管分泌物、肾小管基层、间质组织和细菌等。对于不同成分的结石，基质占结石干重的比例不同，分别约为 2.5%（草酸钙、磷酸钙结石）、9%（胱氨酸结石）、65%（基质结石）。基质中有黏蛋白（65%）、碳水化合物（15%）、无机矿物（10%），剩余的 10% 为水。各种结石中基质的元素组成成分都比较恒定，大约含氮 10%、硫 1%、碳 58%、氢 7%、氧 24%。结石中的矿物质与基质都是结石的必要组成成分，缺一不可。究竟泌尿系统结石形成是源于基质，还是源于矿物质，尚有争论。因基质不能溶解，分析上有一定困难，其确切成分尚难肯定。

根据已有的资料，基质中的主要组分可归纳如下：①碳水化合物，基质中 15% 是碳水化合物，其中非胺基糖（主要是己糖）约占 9.6%，己糖胺约占 4.9%。己糖主要由乳糖、葡萄糖、甘露糖、鼠李糖和岩藻糖等构成；己糖胺主要是葡萄糖胺，其次是乳糖胺，但是在尿酸结石的基质中己糖胺含量较低；②酸性黏多糖（acid mucopolysaccharide，Gags），是各种链长的聚阴离子化的黏多糖，它由己糖醛酸（hexuronic acid）和己糖胺残基通过 B1-3 和 B1-4 链接，除己糖醛酸外，其余均硫酸化。蛋白多糖可能是由蛋白核心与一个或多个 Gags 通过共价键结合而成。正常尿液中酸性黏多糖约有 60% 是硫酸软骨素 A 或 C，而类肝素硫酸盐和角质素硫酸盐各占 15%；③基质蛋白，约占 65%，已被确认的基质蛋白有：基质物质 A、尿类黏蛋白（uromucoid）、TH-蛋白、白蛋白、血清 A-或 B-球蛋白、Γ-羧基谷氨酸等。其氨基酸组成成分中苏氨酸和白氨酸较多，而没有羟脯氨酸和羟赖氨酸。基质物质 A（matrix substance A，MSA）是具有免疫原性的基质部分，约占基质重的 85%。MSA 仅源于尿结石病人的肾实质，在肾功能正常的健康人尿中并未发现。其分子量为 3 万～4 万，等电点为 4.5，沉淀系数为 2.8（S20W）。MSA 中大约 75% 是蛋白，16% 是碳水化合物，5% 是水。氨基酸分析表明，谷氨酸和天门冬氨酸的含量较高；纸层析发现有乳糖和少量鼠李糖；己糖胺以葡糖胺为主，含少量乳糖胺。MSA 存在于所有尿结石的基质中，但它在尿中的浓度很低，一般结石病人尿中 MSA 的浓度与结石生长快慢成正比，复发性含钙结石病人尿中 MSA 的浓度为 23mg/dl。在肾损伤和感染病人尿中亦能发现 MSA。Moore & Gowland（1975）证明 MSA 并非单一抗原，而是具有 3～4 个对结石有特异性的抗原。尿类黏蛋白（uromucoid）在结石基质中含量不多，主要存在于尿液中。正常人尿中尿类黏蛋白的析出量为 25～50mg/d，活动性尿结石和泌尿生殖系统感染病人尿中尿类黏蛋白析出增高。Tamm & Horsfall（1950）分离并鉴定了一种尿黏蛋白，称 T-H 蛋白。免疫荧光技术证实 T-H 蛋白是在肾小管享利氏袢升支与远端曲管上皮细胞产生并排于尿中，是肾脏的特异性蛋白。在肾小管受损时，肾间质沉着增多,尿排出量增高。T-H蛋白也是管型的主要成分,被认作是基质的前体。其中66%是蛋白,12%是己糖,11%是N-乙酰己糖胺,其余为岩藻糖、唾液酸和少量的脂,分子量约7×10^6。尿类黏蛋白可能是T-H蛋白与未鉴定黏蛋白的聚合体。

有关基质在泌尿系统结石形成中的作用众说不一。有人认为基质是矿化过程中必不可少的物质,对结晶形成的部位、成分、结构起决定性作用(Boyce,1968);而另一些人则认为基质是矿化过程中随尿中无机物一起自然沉淀下来的,在泌尿系统结石形成中不起主要作用(Stanton-King,1963)。近期生物矿化研究认为,基质的合成与控制是由细胞完成的,它可提供一个有机连续相,作为矿化的介质,在该环境中基质可以:①诱发或推动成核,抑制晶体的生长和聚集;②作为模板提供表面生长点,使矿化物形成一个有序的结构;③使矿物和软组织连接。

目前,虽然已从泌尿系统结石基质和尿液中分离并鉴定了一些大分子物质,但是对它们在泌尿系统结石形成中的作用仍了解不深。

四、成石抑制物缺乏学说

1959年Thomas发现正常人的正常尿具有抑制佝偻病鼠骺软骨的矿化作用,而结石患者的尿不具备这种作用。因此,把正常尿中存在某些防止晶体沉淀的物质称为抑制物。1983年Ellion等报告,结石病人与正常人尿液中结石盐饱和度并无明显差异,推测尿液中一定存在某种物质,它们能在尿石形成的化学动力学过程中起作用,这就是尿石形成的抑制物,它能影响尿盐在饱和的尿液中成核、生长或聚集,以及固相转化第一系列结晶动力学过程。正常人尿液中由于抑制物浓度或活性高,所以不长结石,而结石患者尿液中缺少抑制物,易长结石。泌尿结石抑制物可大体分为小分子抑制物和大分子抑制物,小分子抑制物包括:枸橼酸盐、镁、焦磷酸盐、α-亚麻酸;大分子抑制物包括:酸性黏多糖、黏液素、肾钙素(NC)、骨桥蛋白(OPN)、T-H蛋白、尿凝血酶原片段1(urinary prothrombin fragment 1,UPTF1)等。

枸橼酸根是尿中最丰富的阴离子,也是钙性尿石的重要抑制因子。早在1931年,Ostery首先提出尿液中枸橼酸浓度的降低可促进含钙结石的形成,1978年,Fleish提出枸橼酸能抑制草酸钙的生长和聚集。1985年美国食品药物管理局(FDA)批准枸橼酸钾作为单味药治疗低枸橼酸尿性草酸钙结石、尿酸结石及轻中度高尿酸尿性草酸钙结石。作为临床药物,枸橼酸盐具有副作用小、可长期服用且价格低廉等优势,可被广泛用于草酸钙、尿酸和胱氨酸结石的治疗。枸橼酸盐是一种很强的钙性尿石抑制物,其机制及化学基础表现在:①与钙离子的螯合作用,枸橼酸及其盐与尿液中Ca^{2+}形成难于离解且可溶性极高的枸橼酸钙,可以随尿液排出体外,从而降低尿钙的浓度和尿中草酸钙及磷酸钙的饱和度;②封闭草酸钙晶体生长活性位点,枸橼酸及其盐可以封闭尿石矿物生长的活性位点,加强其抑制活性;③增加尿液中具有抑制尿石形成活性的大分子如Tamm Hosffall(TH)蛋白、凝血酶原片断1(UPTF1)、肾钙素、葡胺聚糖和骨桥蛋白等的浓度;④改变尿液pH,提高尿pH后,首先可以增加酸性尿石如尿酸和胱氨酸结石的溶解度,其次可增强尿液中其他抑制物质如焦磷酸盐及部分大分子的抑制活性,还可提高自身的抑制作用;⑤诱导二水草酸钙和三水草酸钙形成,在草酸钙晶体的三种水合物COM、COD和COT中,COM具有最强的吸附枸橼酸盐的能力,因此少量枸橼酸盐能抑制具有强吸附性的COM的亚临界成核而促进COD和COT的形成。

镁是尿晶体形成的一种抑制物,能迅速与游离草酸形成可溶性复合物。有人认为不是尿中钙、镁离子的绝对浓度,而是镁/钙比率影响晶体的形成,高钙尿结石患者尿镁/钙比率比正常对照组低,并用镁制剂治疗后能使镁/钙比率正常及结石复发率降低。焦磷酸盐是尿中排出的一种抑制物,能抑制草酸钙结石的形成。由于其仅占尿总结石的一小部分,因此,它在结石的形成中不起重要作用,文献亦很少提及。前列腺素E2通过调节肾小管电解质与血流变化,可影响肾小管对钠、钙等电解质的重吸收,使尿钠、尿钙排泄增多。并促进了尿结石的形成。研究发现α-亚麻酸能通过减少前列腺素E2生成而对尿石形成起到抑制作用。

酸性黏多糖(glycosaminoglycans,Gags)是各种链长的聚阴离子化的聚黏多糖,它是由己糖醛酸和己糖胺残基通过β1-3或β1-4链接的。包括4-硫酸软骨素、硫酸乙酰肝素、硫酸皮肤素、硫酸角质和肝素等。它们是一种长而无支链的聚阴离子,在组织中与蛋白结合为蛋白多糖,但在尿液中不与蛋白结合。研究认为尿液中的酸性黏多糖来源于血清,经肾脏滤出至尿液中。尿液中存在的酸性黏多糖对草酸钙(CaOx)结石形成具有明显的抑制作用,不但能抑制CaOx晶体的成核、生长和聚集,而且能抑制其与尿路黏膜的黏附过程。不同分子质量和结构的 GAGs 对 CaOx 结石形成的影响也不同。但作为同一类型的聚阴离子,它们对结石形成在成核、生长和聚集的过程中的影响有相似之处。

肾钙素(nephrocalcin,NC)是由 Ito 等发现,一种来源于肾近曲小管和亨氏袢粗段细胞的酸性糖蛋白。NC 是尿液中天然存在的一水草酸钙(COM)晶体成核、生长和聚集的主要抑制物。Nakagawa 等研究发现草酸钙肾结石患者肾钙素分子缺乏 γ-羧基谷氨酸(Gla),并认为这是尿结石形成的重要原因之一。推测其作用机制为,具有稳定双极性结构的 NC 分子通过羧基和磷酸基同晶体表面特殊位点暴露的离子结合并包裹,分子中非极性端朝外,防止了草酸钙晶体进一步生长和相互聚集。当 NC 中缺少 Gla 时,稳定的双极性结构被破坏,便不可能有效地抑制 COM 的生长和聚集。

骨桥蛋白(OPN)为带负电荷的磷酸化糖蛋白,其多肽链骨架的分子量约 32kDa。Asplin 等将 OPN 对 COM 晶体的成核、生长和聚集的抑制活性进行了检测,表明正常人尿 OPN 的浓度足以完全抑制尿草酸钙晶体的生长和聚集,对晶体成核的抑制作用较弱。相同浓度下 OPN 的抑制效能是肾钙素(NC)的 10 倍,且不受 pH、Na+ 浓度影响。草酸钙结石中 OPN 的含量很高,这一点非常支持富含天冬氨酸蛋白与 CaOx 晶体之间的特异性相互作用,及其在 CaOx 结石形成中起重要作用。不过,它在结石发病中的机制尚不确定。结石中存在 OPN 主要反映它在液相中的保护性作用,它抑制 CaOx 晶体生长,但同时也易被极度过饱和的 CaOx 晶体包裹。另外,结构异常的 OPN 可能起促进晶体生长作用,而不再起抑制作用。若 OPN 与病理状态的尿路上皮结合,有可能成为潜在的成核位点。

Tamm-Horsfall 蛋白是在生理状况下人体尿中含量最多的一种蛋白。1895 年由 Morner 首先提出并命名为"尿黏蛋白",随后 1951 年病毒学家 Tamm 和 Horsfall 进一步研究,他们从正常人尿中用氯化钠盐析的方法分离出这种高分子黏蛋白并发现它能抑制黏病毒诱导性血液凝集。T-H 蛋白作为一种尿中大分子在结石形成中的作用虽然是许多学者研究的重点,但长期以来却一直处于争议状态。结石形成的动力学过程包括成核(nucleation)、生长(growth)和聚集(aggregation),故 T-H 蛋白对结石形成的影响也从这三方面进行考虑。现已发现 T-H 蛋白和许多其他大分子存在于人的结石基质中,与结石晶体的形成有一定的关系。早期 Robert-

son 用不同化学沉淀的方法将尿中大分子分成五类,采用人工尿种子晶系统测定证明 T-H 蛋白对草酸钙结石的生长和聚集均呈抑制作用。随后 Khan 等研究证实 T-H 蛋白作为一种含酸性氨基酸的阴离子经过翻译后修饰如磷酸化、糖基化后与钙竞争性结合,从而达到抑制结石形成的作用。但亦有学者发现 T-H 蛋白对于结石生长和聚集却有双重作用,这取决于缓冲液的成分及 T-H 蛋白本身浓度:在 pH 值较高和电解质的离子强度较弱时,T-H 蛋白是结石聚集的抑制剂;在 pH 较低和电解质的离子强度提高时,T-H 蛋白是结石聚集的促进剂。Miyake 等研究指出,在低离子强度溶液中 T-H 蛋白是一种抑制剂,但随着离子强度增高这种抑制作用明显减弱。不仅如此 T-H 蛋白在结石形成、远端肾小管扩张及肾小管损伤后异常分泌,Hallson 检测结石患者尿内 T-H 蛋白时发现其唾液酸含量减少,此时 T-H 蛋白对结石的作用由抑制转为促进,并指出结石患者 T-H 蛋白可能存在基因突变导致其作用性质的改变,成为结石形成的危险因素。

随着尿石症发病机制研究的深入,发现尿液中天然存在多种与尿石形成密切相关的大分子物质,如富含 γ-羧基谷氨酸(gamma-carboxyglutamic acid,GLA)的蛋白质,它们依赖肽链上对钙有高度亲和力的 GLA 残基与钙结合,在尿石形成过程中起重要作用,这是现阶段尿石研究热点之一。近年来,人们采用草酸钙过饱和结晶法从正常人尿液中分离出一种分子量为 31kD 富含 GLA 的晶体基质蛋白(crystal matrix protein,CMP),后来发现它的分子大小、免疫学特性及氨基酸序列与凝血酶原激活后裂解片段 1 相同,就命名为尿凝血酶原片段 1(urinary prothrombin fragment 1,UPTF-1),现在越来越多的研究证实晶体基质中含量最丰富的晶体基质蛋白是尿凝血酶原片段 1,它是正常人尿草酸钙结晶的主要生理抑制因子之一,它的抑制作用与其分子上的 GLA 残基密切相关。

五、纳米细菌学说

纳米细菌是直径为 80~500nm 的革兰阴性菌,约为普通细菌的 1/100。1992 年由 Kajander E. O. 等在调查牛血清培养失败时发现了纳米细菌。这种生物膜包含了一种革兰染色阴性基因序列为 16s rRNA 的颗粒,这些颗粒被命名为"纳米细菌"。纳米细菌具有独特的矿化能力,在 pH 7.4 和生理性钙磷浓度下能形成坚硬的矿化外壳覆盖于菌体周围。傅立叶变换红外光谱(FT2IR)测得此矿化外壳的主要成分为碳酸羟磷灰石。纳米细菌对生物组织中磷灰石的钙化具有很强的调节作用,使磷灰石能在钙和磷酸盐浓度不饱和时就可形成。

目前认为纳米细菌在肾结石形成中发挥重要作用的证据包括如下几点:①Kajander EO、Ciftcioglu N 和 Khullar M 等学者在肾结石和结石培养中鉴定出纳米细菌;②Cuerpo E. G. 等通过实验发现,纳米细菌在 Loeffler 培养基中形成钙结石以及在体内试验中证实大鼠接种纳米细菌数量与肾结石的形成成正比关系。许多研究者开始通过采用抑制纳米细菌的策略以降低尿路结石的复发,减少结石病对人类活动的危害。

第三节　当前尿石研究的热点

一、尿石形成的分子机制

遗传可以影响尿石的发生,尿石发病有明显的个体差异,不同种族、性别、年龄发病情况也不相同。在美国印第安人、黑人发病率低,白人发病率高,70 岁男性白人尿石症发病率可高达 1/8。早在 19 世纪初,人们就开始注意到尿石症的家族聚集现象,有报告 25% 的肾结石患者有家族病史。随着尿石症临床医学及相关基础研究的发展,迄今已有 10 余种单基因遗传性尿石症,如胱氨酸尿症、原发性高草酸尿、肾小管酸中毒和 Dent 病等被人们所逐渐认识,然而这些患者的比例不到所有结石患者的 2%,对于绝大多数患者而言,并无明显单个基因异常而又存在结石发生的易感倾向。现在认为,特发性尿石症是一类复杂的、多病因的疾病,是遗传因素和环境共同作用的结果,有以下的遗传学特征:为多基因病,单个易感基因常见,足够多的易感基因才能致病,环境因素亦起着举足轻重的作用;多基因尿石症随易感基因的增多,发病时间更早,发病更严重、更多样,疗效更差;发病年龄、发病频率及再发病严重性的重大差异反映了受累基因的数目不同;按照多基因遗传病的累积效应,家族中患结石症的亲属越多,家族成员形成结石的危险性越高,但只有在足够量的环境因子的相互作用下才易发病。

目前已被明确认可的危险因子包括高草酸尿、高钙尿、低枸橼酸尿、高尿酸尿及成石抑制物缺乏等,可能参与这些危险因子作用的基因正在被提出。钙的饮食摄取、肠道吸收、细胞跨膜转运、肾小管对尿钙的重吸收等方面导致高钙尿的最终形成。

目前已知影响尿钙的基因有维生素 D_3 受体(VDR)基因、钙敏感性受体(CaR)基因、细胞膜钙泵(Ca^{2+}/Mg^{2+}-ATP 酶)基因、氯离子通道-5(CLCN-5)基因、钠-钙交换子(在肾脏远曲小管处调节钙重吸收功能较活跃)基因、1,2-维生素 D 羟化酶基因和肾脏钠依赖型磷酸盐转运子基因(NPT2a)等。草酸是机体不能进一步代谢的终产物,绝大部分从尿中排泄。从食物中吸收的草酸称为外源性草酸,由机体自身代谢产生的草酸称为内源性草酸。高草酸尿可分为肠源性高草酸尿、原发性高草酸尿(primary hyperoxaluria,PH)和特发性草酸尿(idiopathic hyperoxaluria,IH)。导致高草酸尿的相关基因有 delta-6-去饱和酶基因、乳酸脱氢酶(LDH)基因、4-羟-2-酮戊二酸醛缩酶(HKA)基因、乙醇酸氧化酶(GO)基因、丝氨酸羟甲基转移酶(SHMT)基因、丙氨酸乙醛酸氨基转移酶(AGT)基因和 D-甘油酸脱氢酶(DGDH)基因等。与成石抑制物缺乏可能与尿凝血酶原片段 1、骨桥蛋白、肾钙素、Bikunin 蛋白等相关基因异常有关。

随着人类基因研究的不断深入,研究者正致力于确定多基因遗传性肾结石病的致病基因图谱,一旦建立较为完善的致病基因图谱,我们将对每个患者的病因和预后有更为准确的判断,可以提出更有价值的预防措施,更可为将来从病因层面治疗尿石症提供更有价值的信息。

二、单基因遗传性肾结石的基因治疗

随着人们对原发性高草酸尿症、胱氨酸尿症、肾小管酸中毒、X-连锁隐性肾石病以及 Dent 病等遗传性肾结石病因认识的不断深入以及其致病基因被定位和克隆后,已有 10 余种单基因遗传性尿石症被人们所逐渐认识。虽然明确的致病基因已被确定,但对此类患者目前尚无有效的病因治疗手段,不过近十余年来,随着分子生物学技术的不断发展以及对人类基因认识的不断深入,许多学者正致力于基因治疗的研究。

原发性高草酸尿症(primary hyperoxaluria)是一种常染色体隐性遗传的草酸代谢障碍性疾病。发病机制是肝脏遗传性酶缺陷导致了体内的草酸形成过多,使尿液中排泄的草酸浓度显著升高,易形成草酸钙结晶及结石。临床特点是双侧肾脏草酸钙沉着和肾石症,儿童时期或者成年早期患者就可因肾衰竭而死亡。目前已经证实,根据缺陷酶的不同可将本病分为两型:Ⅰ 型较常见,是 AGXT 基因突变导致线粒体内丙氨酸乙醛酸氨基转移酶(alanine-glyoxylate aminotransferase, AGT）缺陷所致；Ⅱ型较少见，是由于 GRHPR 基因突变导致羟基丙酮酸-乙醛酸还原酶（glyoxylate/hydroxypyruvate reductase, GR/HPR）缺陷所致。目前临床上对于原发性高草酸尿患者多以对症治疗为主，如减少草酸摄入、增加尿量促进草酸钙溶解、外科手术处理肾结石、透析以及肾移植等，但这些方法治疗效果有限。可采用的病因治疗措施仅有肝移植，由于 AGT 主要存在于肝脏，GR/HPR 在肝脏内的水平也远高于其他组织，因此肝移植可作为酶替代治疗（enzyme replacement therapy, ERT）的有效手段。但器官移植同样存在移植供体有限、手术风险大以及术后需终生服用抗排斥药物等弊端。随着人们对体内错义突变的研究不断深入，发现大多数错义突变通过降低蛋白质产物的稳定性而产生多种异常效应，如聚集、降解加速或靶向错误等，若通过干预使不稳定的蛋白质产物重新获得稳定性，则可部分或全部改善该蛋白质的功能。一些被称为"化学伴侣（chemical chaperones）"的物质可以使蛋白质的稳定性增加，因此针对特异性"化学伴侣"治疗可认为是一种针对基因产物的广义基因治疗。2003 年英国学者 Michael 首先尝试针对 AGT 酶异常的体外实验研究，发现一些非特异性的蛋白质稳定物质在体外能改善一些错义突变导致的 AGT 异常聚集和靶向错误等异常。近年来，随着基因治疗在恶性肿瘤、自身免疫性疾病、遗传性疾病等领域的研究广泛开展，其已成为最有前景的治疗手段之一。早在 1995 年，Danpure 等就对原发性高草酸尿Ⅰ型的基因治疗作了展望，提出只需要将患者足够比例肝细胞内的 AGXT 异常基因矫正即可达到治疗目的，而并不一定需要将所有肝脏细胞的 AGT 基因进行矫正。Salido 于 2006 年报道用腺病毒载体转染正常 AGXT 基因治疗原发性高草酸尿Ⅰ型小鼠模型，转染后肝细胞能表达正常 AGXT 基因，且小鼠尿草酸分泌降至正常，草酸结晶明显降低。虽然提出基因治疗原发性高草酸这一观点已经有十余年，动物实验也取得了可喜的效果，但由于目前基因转染的效率仍较低及转染的靶向性等问题，临床仍未将基因治疗用于原发性高草酸尿患者的治疗。

胱氨酸尿症是基因突变所导致的一种遗传性疾病，其基因分子基础为：Ⅰ型胱氨酸尿症的编码基因为 SLC3A1，定位于染色体 2p21。目前研究发现，SLC3A1 基因存在有 10 个突变位点；Ⅱ型和Ⅲ型胱氨酸尿症的共同编码基因为 SLC7A9，定位于染色体 19q13.1。目前研究发现，SLC7A9 基因存在有 6 个突变位点。SLC3A1 以及 SLC7A9 基因的突变引起的胱氨酸转输蛋白的异常导致胱氨酸在肾小管重吸收的障碍，进而引起胱氨酸在尿中的溶解度降低，从而形成胱氨酸结石。Knoll 等报道通过 Ho:YAG 激光将裸质粒 DNA 直接转染到肾脏近曲小管细胞中，可获得稳定的 SLC3A1 和 SLC7A9 的表达。这可能是胱氨酸尿症的一种非常有希望的基因治疗途径。

三、肾脏细胞的生物学行为与结石形成的关系

近年来，人们发现泌尿系统结石的形成并不单纯是物理化学过程，更重要的是机体自身的病理生理变化，其中肾脏上皮细胞的作用越来越受到重视。

在动物模型及人体活组织细胞培养中均可发现暴露于高浓度的草酸或草酸钙晶体的肾脏上皮细胞会产生活性氧簇（ROS）及一系列炎症因子导致自身的凋亡、坏死。在活体上皮细胞的脱落使基底膜得以暴露，为晶体的黏附提供了条件。变性坏死的上皮细胞分解为碎片，而细胞碎片则可以成为进一步成核聚集的基础。肾脏上皮细胞在经历各种原因所致的损伤后可以通过大分子物质之间的识别迅速而牢固地黏附于上皮细胞膜发生滞留启动结石形成级联反应。

肾脏上皮细胞并不只是被动的受草酸、草酸钙晶体的影响，当晶体黏附后它们也会主动的摄入晶体。体外细胞培养研究表明，草酸、草酸钙的可溶形式触发级联反应致结石形成，其机制包括：改变细胞膜性质促进晶体黏附；细胞活力改变提供可成核的碎片；激活的细胞溶质中的磷脂酶 A2 触发信号级联放大而产生数个脂质介质（花生四烯酸、溶血磷脂胆碱、神经酰胺）作用于细胞内的线粒体、细胞核。总的作用结果是一些细胞因活性氧的毒性作用而死亡，一些细胞基因激活而增殖，或促进细胞产生大分子物质来调节结石的形成。

草酸、草酸钙晶体同肾脏上皮细胞相互作用致细胞损伤，继而在各种大分子的作用下触发级联反应最终导致结石的形成。这在动物模型、活组织培养、活体内均得到证实。但结石的形成是多种原因、是不同机制共同参与的结果，对其确切的发生机制目前仍存在争议，有待更深入的研究。

四、性激素在尿石形成中的作用

尿石症患者发病率在男女性别上的差异已成

共识，在大多数国家，尿路结石男女发病率的比例为2:1~3:1，在特发性结石中，这种比例更高，达4:1~5:1。人们理所当然地认为性激素是尿石形成的一个危险因素。目前有关性激素与尿石形成的研究也主要集中在草酸钙结石。一般认为，睾酮对尿石形成有促进作用，而雌激素则可抑制成石。性激素影响尿石形成的确切机制尚不清楚。

尿中存在钙盐结晶体形成的促进物和抑制物，尿枸橼酸盐能与钙结合形成一种比草酸更易溶的物质，从而减少尿中草酸钙过饱和，减少尿中草酸钙晶体的析出，阻止尿石的成核和生长。Finlayson认为雌激素能刺激枸橼酸盐的分泌，所以女性尿枸橼酸盐量要比男性多，其尿石症发病率较男性低。Lee等在卵巢切除后的实验雌鼠中观察到尿枸橼酸盐的分泌量明显下降。Marcus等用雌激素、孕激素长期治疗原发性甲状旁腺功能亢进的病人，发现雌激素能使多数老年女性病人的血、尿钙降至正常，并能稳定维持。认为雌激素可抑制甲状旁腺素的活性，特别是甲状旁腺素对骨骼的作用，从而降低血、尿钙。用雌激素治疗原发性甲状旁腺功能亢进合并尿石症的病人有一定效果，孕激素虽有此作用但不如雌激素明显。

Kuczera等调查26例男性肾结石和14例健康男性发现肾结石病人雄激素、雌激素、FSH、尿钙、尿草酸比对照组要高，提示性激素对肾结石的致病性。Lee等动物实验发现，在同量进食0.5%乙二醇（EG）致结石饮食4周的情况下，雄鼠尿草酸排出量明显高于雌鼠；去势雄鼠尿石症发生率为14.3%，比正常雄鼠明显降低；皮下种植睾酮去势雄鼠尿石症发生率回升至80%；皮下种植睾酮卵巢切除术后雌鼠尿石发生率也明显提高（40%）；皮下种植睾酮正常雌鼠发病率为10%。他认为，睾酮在尿路结石形成中有重要作用。雄激素有促进实验鼠体内草酸钙结石的形成，其机制目前仍不清楚，估计与肝内乙酸氧化酶（GAO）的活性有关。GAO由肝分泌，它能使体内乙二醇转变为草酸。雄激素有激活此酶活性的作用，雌激素虽然能抑制此酶活性及增加尿枸橼酸盐的分泌，但作用甚微，至少在雄激素作用的掩盖下，其抑制结石的效果可忽略不计。

此外，一些学者发现性激素对尿酸盐代谢也有一定的影响，如体内睾酮的下降与胰高血糖素上升，性激素与前列腺素相互协同，据认为与门腔静脉分流术后实验鼠尿石症几乎发生在雄性而雌性极少出现有关，其作用主要使鼠尿尿酸盐含量明显上升，形成尿酸结石。Terada等认为雄雌激素相互作用可诱发组织增生及矿物质沉积，引起膀胱结石和肿瘤。

五、蛋白质组学在结石研究中的应用

1975年双向凝胶电泳技术的出现，从整体上对一个细胞甚至一种生物的全部蛋白质进行分析研究的想法才得以萌生。1986年第一个蛋白质序列数据库在瑞士日内瓦大学建立。1994年，Williams和澳大利亚悉尼Maquarie大学的Marc Wilkins等首先提出了"蛋白质组（proteome）"的名词，并将其定义为"基因组所表达的全部蛋白质"。这个概念的提出标志着一个新的学——蛋白质组学（proteomics）的诞生。2000年，人类基因组计划（the human genome project，HGP）的完成，标志着分子生物学的发展进入了一个新的阶段。但是，每一种生命运动形式都是特定蛋白质群体在特定的时间和空间出现，并发挥特定功能的结果。基因DNA的序列并不能提供这些信息，仅用核酸不足以描述整个生命活动。而且由于转录、翻译过程存在着复杂的剪切、拼接、加工、修饰方式，使得基因与蛋白质表达存在一定的差异。人们逐渐意识到研究蛋白质的必要性，只有对生命活动的执行物质——蛋白质进行研究，才能更加客观和直接地反映机体的病理生理变化。

广义上，蛋白质组学研究可分为表达蛋白质组学、结构蛋白质组学、细胞图谱蛋白质组学和功能蛋白质组学。而我们通常所指的蛋白质组学是狭义上的蛋白质组学，即表达蛋白质组学，也是现今研究最热、技术发展最快的蛋白质组学，其中关键的两项技术是蛋白质的分离与鉴定。目前蛋白质分离技术可分为有胶系统和无胶系统：有胶系统是指以传统的二维聚丙烯酰胺凝胶电泳（two-dimensional polyacrylamide gel electrophoresis，2D-PAGE）为基础的经典蛋白质分离方法，是目前使用较为广泛、发展最为成熟的蛋白质分离技术；无胶系统是指脱离了凝胶的蛋白质分离方法，主要包括液相色谱（liquid chromatography，LC）、毛细管电泳（capillary electrophoresis，CE）、微毛细管色谱等。质谱技术（mass spectrography，MS）是目前生物大分子研究中最重要、应用最广泛的鉴定方法，是蛋白质组学的核心技术。2002年美国Ciphergen公司研发的基质辅助的激光解析电离-飞行时间质谱（MALDI-TOF-MS）系统集分离纯化和质谱检测于一身，可以直接检测相对原始的生物样品，并可同时进行多样品、多蛋白的检测,从而提供了适合于差异蛋白质组学研究的可比较性系统。

尿液是十分容易获得的人体生物学样本,它包含了许多蛋白分子,能够提供丰富的人体生理和疾病病理信息。因此利用蛋白质组分析技术对尿石症患者尿液中的各种特异性蛋白质进行分析,不仅有较强的可行性和可操作性,还有巨大的临床及科研价值,能给尿石症的早期诊断、鉴别诊断以及发病机制的研究提供有力的依据。国外已经尝试建立了正常人群的尿液蛋白质双向凝胶电泳图谱。最近 Schaub 等将表面增强激光解析电离-飞行时间质谱(SELDI-TOF-MS)用于研究正常人的尿蛋白质组,结果显示该方法具有敏感性高、方便快速和不受盐类物质干扰等诸多优点。通过对尿石症患者肾脏组织、尿液及血液中蛋白质表达的差异进行分析对比,首先可以发现有助于尿石症早期诊断的潜在的生物学指标,并可以此建立有效可靠且无创的检测发法,其次通过发现差异性蛋白,还可进一步探讨尿石症的发病机制。

尿液蛋白质组学是一门在蛋白质分子水平认识肾脏疾病包括尿石症机制的新兴领域。目前它的许多理论和技术还处于实验室探索阶段,存在许多问题,如更高通量、快速、简便的研究技术善待开发;尿液蛋白质的质谱分析缺乏充分的标准图谱;许多蛋白质和多肽不能鉴定;蛋白质数据库也有待继续完善等。

六、人工神经网络(ANN)的应用

人工神经网络(artificial neural networks,ANN)是基于对人脑神经组织结构和运行机制的认识与理解的基础上模拟其结构和行为的一种工程系统,具有非线性全局作用,良好的容错性与联想记忆能力,很强的自适应、自学习能力等多种优良特性,可用于模式识别、最优化问题计算、信息的智能化处理、复杂控制、信号处理等等。目前 ANN 的应用已渗透到各个领域并取得非常令人鼓舞的进展,在医学领域最近十余年也有较快的发展。医学中的许多复杂问题,信息来源既不完整,又含有假象,且经常遇到不确定性信息,决策规则往往相互矛盾,有时无条理可循,这给传统专家系统应用造成极大困难。而神经网络技术能突破这一障碍,根据已学会的知识和处理问题的经验对复杂问题做出合理的判断,给出较满意的解答,或对未来过程做出有效的预测。因此神经网络被用于医学领域的临床诊断,图像分析和解释,信号分析和解释以及药物开发等。

ANN 在医学基础研究领域的应用的重要方面是其在基因信息学中的应用,最早是由 Stormo 和 Schneider 等开始,主要包括基因组序列分析、蛋白质的结构预测和分类两个方面。基因组序列分析的主要研究内容包括:基因的发现、序列的鉴定、基因组数据库搜索、序列聚类以及功能注解等。发现基因和鉴定基因首先要剔除无用的信息,这使得基因的计算机分析难以完成。最常见的发现和鉴别基因的方法是与已知基因进行相似性比较,在这方面人工神经网络取得一些成功的应用。如 Cho 和 Walb 使用人工神经网络与已知的非冗余基因组数据匹配,根据得到的匹配结果建立基因检测模型。在基因组的研究中,综合各种相关基因数据库,采掘关键数据成为基因信息学研究的必然要求。使用非监督的学习和聚类方法可以建立起不同数据之间联系,人工神经网络模型在这些方面有很好的表现,神经网络从全局的角度考虑了不同类别间的关联,描绘出输出的拓扑结构,增加了网络对不同数据的解释能力。另外,神经网络还降低了输入数据的维数,实现输入数据在一维或二维空间的可视化。蛋白质的二级结构预测所要解决的问题是从 Helix、Strand 和 Non-Regular 中识别出由 w 个邻近残基组成模式的结构类型,使用神经网络方法可以实现蛋白质二级结构的预测,进而可以预测其三级结构。随着计算机技术的不断发展,根据不同的基因结构,神经网络可以解决在蛋白质功能预测、蛋白质之间进化关系以及蛋白质的相互作用等方面的应用问题。

目前国外已有个别学者开始将 ANN 运用于泌尿系统结石的临床治疗和基础研究等多个方面,包括尿石成分预测、输尿管结石自行排出率预测、ES-WL 疗效预测和尿石症相关基因因素预测等。Chiang 等比较了传统的识别分析方法和 ANN 对基因多态性进行分析,并以此来预测尿石症。他们将151 例确诊的结石患者与105 例健康人进行对比,比较内容包括四种基因(细胞色素 p450c17、E-钙黏蛋白、尿激酶和血管内皮生长因子)的单核苷酸多态性(SNPs)和环境因素(如饮水量、室外活动等)。当单以基因因素作为变量时,传统的识别分析方法和 ANN 对尿石症预测的准确率相近(分别为64%和65%),而当加入环境因素变量时,ANN 预测的准确率(89%)明显高于传统的识别分析方法(75%),而且通过 ANN 分析发现 VEGF 基因是最有价值的预测变量,其次分别是牛奶和水的摄入量。

神经网络方法确实给解决复杂的医学问题带来了很大的帮助,但目前多数神经网络在医学领域应用中还存在训练数量庞大、训练时间长、精确度不够高等缺陷,如何扩大神经网络的学习能力,以及如何提高学习精度和运算速度都是急需解决的问题。另外在神经网络的设计中,目前还没有一套行之有效的设计方法,往往只能根据使用者的经验和需要解决问题的实际要求在实验中摸索,如何找到一种有效的设计方法是目前人工神经网络的应用需要解决的另一问题。尿石症基础研究的复杂性为 ANN 的发展提供了一块肥沃的土地,可以预计,随着研究的不断深入,人工神经网络所具有的优点和特性使得它成为尿石症基础研究的有效工具。

(陈志强 叶章群 余虓)

参 考 文 献

1. Randall A. An hypothesis for the origin of renal calculus. N Engl J Med,1936,21:234-242.

2. Anderson WA. Renal calcification in the adult. JUrol,1940,44(1):29-34.

3. Carr RJ. A new theory on the formation of renal calculi. Br JUrol,1954,26(2):105-117.

4. Bruwer A. Primary renal calculi:Anderson-Carr-Randall progression?. AJR Am J Roentgenol,1979,132(5):751-758.

5. Robertson WG,Peacock M,Nordin BE. The significance of crystalluria in renal stone formation. Br J Surg,1969,56(5):388-389.

6. Finlayson B,Lymn RW,Taylor EW. Studies on the kinetics of formation and dissociation of the actomyosin complex. Biochemistry,1969,8(3):811-819.

7. Boyce WH,Garvey FK. The amount and nature of the organic matrix in urinary calculi:a review. JUrol,1956,76(3):213-227.

8. Salido EC,Li XM,Lu Y,et al. Alanine-glyoxylate aminotransferase-deficient mice,a model for primary hyperoxaluria that responds to adenoviral gene transfer. Proc Natl Acad Sci U S A,2006,103(48):18249-18254.

9. Knoll T,Sagi S,Trojan L,et al. In vitro and ex vivo gene delivery into proximal tubular cells by means of laser energya potential approach for curing cystinuria?. Urol Res,2004,32(2):129-132.

10. Chiang D,Chiang HC,Chen WC,et al. Prediction of stone disease by discriminant analysis and artificial neural networks in genetic polymorphisms:a new method. BJU Int,2003,91(7):661-666.

11. Li H,Ye ZQ,He W,et al. Screening of differentially expressed genes in the jejunum of rats with idiopathic hyperoxaluria. Chin Med J (Engl),2012,125(2):312-315.

12. Zhu C,Ye Z,Chen Z,et al. Association between vitamin D receptor gene polymorphisms and idiopathic hypocitraturia in the Chinese population. Urol Int,2010,85(1):100-105.

13. Williams JC Jr,McAteer JA. Retention and growth of urinary stones:insights from imaging. J Nephrol,2013,26(1):25-31.

第二章 泌尿系统结石治疗现状与展望

第一节 泌尿系统结石治疗历史

泌尿系统结石是最早进行外科治疗的疾病之一,有关结石的治疗可以追溯到 3000 多年前。最早进行的手术是经会阴膀胱取石术,公元前 400 年希波克拉底(Hippocrates)时代膀胱切开取石术已经是一项专业的工作。希波克拉底则用利尿法对肾绞痛进行治疗。文艺复兴时期有关结石的研究取得了很多成绩,但对结石的病因研究和结石的治疗没有进展。18 世纪以后,随着科学的发展,对结石的病因有了一定的认识。同时经过不同时期和不同医生的摸索,逐渐形成了现代的膀胱取石术和肾切开取石术。19 世纪晚期尼采(Nitze)发明了膀胱镜,以后又发现了 X 线,很快就用于结石的诊断。20 世纪 60 年代以后,由于科学技术的发展,先后出现了经皮肾镜取石术、输尿管镜取石术和体外冲击波碎石术,形成了现代的结石治疗。

一、早期膀胱取石术

泌尿系统结石手术是最早实行的手术。公元前 12 世纪,Susruta 已经开始做经会阴的取石手术(perineal lithotomy)。公元前 4 世纪,希波克拉底的医德誓言中提到:"I will not cut, even for the stone, but leave such procedures to the practitioners of the craft",可以看出取石手术已经是一项专业工作。早期的取石手术是经会阴完成的,公元 1 世纪改进以后,称为 Celsus 手术。会阴切口月牙形,偏左侧,横行切开直至膀胱,触及结石后取出或用钩子钩出。这种手术称"小器械手术",用了 1000 多年。到 16 世纪增加了扩张尿道的探子和钳子,扩张尿道,钳出结石,称为"大器械手术"。1552 年 Franco 首次从下腹部切开膀胱,取出结石,但认为这一路径危险,不推荐使用。1698 年 Jacques 行会阴旁切开取膀胱结石手术演示,手术时间 1 分钟多一点。早期经会阴取膀胱结石要求快,以减少出血和痛

苦。1720 年左右 Chesselden 和 Douglas 在英国提出了经耻骨上手术入路,但因腹膜损伤和没有满意的留置导尿而放弃。1753 年 Côme 在巴黎开办了一个结石医院,他发明一种带尖头芯子的直导管,经会阴切口从尿道球部插入膀胱,然后耻骨上切口,将尖头芯子穿出导管,刺破膀胱前壁,沿芯子扩大切口,取出结石,完成耻骨上切开取石术。以后由于经验的积累和对局部解剖充分的认识,形成现代的耻骨上膀胱切开取石术。

二、早期肾切开取石术

公元前 4 世纪,希波克拉底对脓肾采取切开引流的方法进行治疗,但并不进行肾脏取石手术。公元 2 世纪,盖伦(Galen)主张用"溶石液"治疗结石。公元 16 世纪古希腊和罗马有外科取出肾结石的详细记载。1635 年 Dominicus de Marchetti 在维也纳第一次为肾结石患者行切开取石术,由于出血手术分为二期完成,第一次手术后一天,取出填塞止血的纱布,重新显露创口,取出几枚结石。术后腰部有一瘘口,间断排出结石,术后 10 年患者仍然健在。早期肾切开取石的适应证是有感染和梗阻的肾结石。1872 年 Ingalls(美国)第一次进行了择期的肾切开取石术。1880 年 Morris(英国)第一次对无感染肾行肾切开取石术。20 世纪以来由于对肾脏解剖和血管的充分了解,使肾脏的切开取石手术取得很大的进展,形成了现代的肾切开取石术。

三、现代泌尿系统结石的治疗

现代泌尿系统结石的治疗除了已经广泛使用的各种开放取石手术,主要包括经皮肾镜手术、输尿管镜手术和体外冲击波碎石术。

Young1912 年报告使用输尿管镜,观察到患后尿道瓣膜的儿童扩张的输尿管,并观察到肾盂和肾盏。1964 年 Marshall 用可弯性 F9 内腔镜逆行插入输尿管观察结石,但由于器械限制,无法取出结石。1977 年 Goodman 用 F11 儿童膀胱镜作为输尿管镜观察成人输尿管,证明硬镜可以进入输尿管。1979

年 Lyon 报告了专门制作的输尿管镜,可以用作观察、电切和用套石篮套石。随着输尿管镜器械的发展,逐渐出现了直径细、亮度高、操作通道大、半可弯、可弯的现代输尿管镜和各种腔内碎石技术,使输尿管镜取石和碎石更容易操作,形成现代输尿管镜的取石手术。

经皮肾镜手术始于 1941 年,Rupol 和 Brown 通过手术的肾造瘘口,用内镜取出手术后残留的结石。1955 年 Goodwin 和 Casey 报道了经皮穿刺肾造瘘治疗梗阻性肾积水。1976 年 Ferstrom 和 Johannson 应用经皮穿刺建立的皮肾通道取石套石成功,1981 年 Wickham 和 Kellett 将这项技术命名为"经皮肾镜取石术(percutaneous nephrolithotomy,PNL)"。国内经皮肾镜技术 1984 年开始应用,1986 年可以见到北京、广州和南京等地的多篇报道。早期的 PNL 技术多采用 F24~F34 的经皮穿刺通道,1992 年吴开俊等提出了穿刺通道仅扩张到 F14~F16 的微造瘘术,后又提出一期微创经皮肾穿刺取石术(mPNL),取得了很好的疗效。

体外冲击波碎石(extracorporal shockwaves lithotripsy,ESWL)最早由 Chaussy 于 1980 年首次介绍,当时只治疗肾内比较小的结石,以后适应证逐渐扩大,几乎治疗所有的泌尿系统结石,但是经过经验积累,目前已经掌握了比较好的适应证范围。

第二节 泌尿系统结石治疗现状

泌尿系统结石常用的治疗方法包括排石、溶石、腔内取石术(膀胱镜,输尿管镜,肾镜)、体外冲击波碎石术(extracorporeal shock-wave lithotripsy,ESWL)、腹腔镜取石术以及开放手术等。这些治疗方法都可供临床选择使用,但是,对于具体的患者来说,应该根据结石的具体位置,选择损伤相对更小、并发症发生率更低的治疗方式。

近 20 多年,腔内泌尿外科和 ESWL 发展迅速,已经能够治疗大多数的结石。有些结石治疗中心,基本已经取消单纯针对结石的开放手术。目前开放性手术仅适用于一些特殊病例,例如需要同时进行解剖重建的结石患者。腹腔镜取石手术在减轻手术损伤程度方面具有一定的优势,但仅适用于需要开放手术的患者。

ESWL 具有创伤小、并发症少、无需麻醉等优点,是治疗直径 ≤20mm 或表面积 ≤300mm² 的肾结石的标准方法。如果 ESWL 效果不好,可以选择软

性输尿管镜或经皮肾镜治疗。对于体积较大的结石,ESWL 和软性输尿管镜虽然也能够成功碎石,但是需要反复多次的治疗,治疗后容易发生结石碎片的残留或形成"石街",因此要根据条件慎重选用。经皮肾镜取石术(percutaneous nephrolithotomy,PNL)能够更快更有效地碎石和取石,因此对于比较大的肾脏和输尿管上段结石,如果技术和设备条件具备,一般选择 PNL 治疗。用 ESWL 和输尿管镜碎石(ureteroscopic lithotripsy)治疗输尿管结石哪种方法更好一直存在争论。尽管相对于输尿管镜而言,ESWL 再次治疗的可能性较大,但无需麻醉,即使加上各种辅助治疗措施,ESWL 仍然是创伤最小的治疗方法,因此输尿管结石的治疗应该首选 ESWL。选择何种诊疗方法最合适,取决于泌尿外科医生的经验、所拥有的设备及治疗环境。目前各种有关泌尿系统结石的指南,在治疗输尿管结石时,无论结石处于输尿管的哪段,都把 ESWL 和输尿管镜碎石术并列作为第一选择。

经皮穿刺行灌注溶石治疗可以清除结石的残留碎片,降低结石复发的危险性。胱氨酸结石可以用溶石的方法作为辅助治疗手段。而尿酸结石,口服溶石效果良好,口服药物溶石是首选的治疗措施。碎石后再行溶石治疗可以提高溶石的速度,适用于较大的尿酸结石患者。但需要注意溶石治疗对于纯结石效果比较好,而对于混合结石效果比较差。

一、体外冲击波碎石术

1. 适应证

(1)肾结石:①单个结石 ≤2cm;②结石 2~3cm,碎石前可留置双 J 管;③铸型或多发结石,一般选择综合治疗,先行 PNL 治疗,残余结石再行 ESWL;④下盏结石、马蹄肾、异位肾和移植肾结石等肾脏集合系统形态不利于排石的患者,碎石后可以选择体位排石,或选择其他方法治疗;⑤难碎结石(胱氨酸、一水草酸钙结石)如果试行碎石 2~3 次,结石无变化或变化很小,应该换用其他方法治疗;⑥孤立肾结石 >1.5cm,术前放置双 J 管。

(2)输尿管结石:应该先选择 ESWL,如果合并感染、肾功能损害严重需要急诊处理,可以考虑先用其他方法治疗。

(3)膀胱尿道结石:一般不使用 ESWL,特殊情况下需泌尿外科医生视具体情况处理。

2. 禁忌证

(1)禁忌证:结石远端尿路梗阻,基质结石和

肾盏憩室结石。

（2）相对禁忌证：①肥胖者（体重超过标准体重一倍以上）冲击波能量衰减明显或定位困难；②脊椎畸形或肢体挛缩不能按要求摆体位者；③伴有不能治愈的出血性疾病、心肝功能严重不全、血Cr≥正常值2倍以上、传染性疾病活动期和糖尿病未控制的患者；④孕妇；⑤未育女性输尿管下段结石，注意避免损伤卵巢和输卵管。

3. 操作注意事项

（1）术前准备：①术前明确诊断。常规行腹平片（KUB）和静脉尿路造影（IVP）检查，必要时做逆行造影协助诊断，阴性结石加做CT检查。②常规术前检查包括血常规、尿常规、尿培养、血电解质、血糖、凝血功能和心肺肝肾功能检查。有条件的单位做24小时尿液的钙、磷、尿酸、草酸、胱氨酸、枸橼酸、镁、钾和肌酐检查，血钙、磷、尿酸和甲状旁腺激素检查，查找结石的病因。患者如果排出过结石，做结石分析。③术前一日肠道准备，术前禁食水。

（2）麻醉：一般不需要麻醉，可以适量使用镇痛药物。必要时可以使用连续硬膜外麻醉或蛛网膜下腔麻醉。小儿患者可以使用全身麻醉。

（3）体位：①肾及上段输尿管结石患者仰卧位。远端输尿管结石患者俯卧位。②膀胱结石患者俯卧位或半坐位。尿道结石患者半坐位。③儿童患者，麻醉后妥善固定，尽量采用B超定位。

（4）定位：阳性结石采用X线或B超定位，阴性结石采用B超定位。

（5）工作电位及轰击次数：根据机器的波源、型号和结石的部位、大小、数目成分等情况综合决定。一般电压8~14kV，或选择更小的工作电压，轰击次数<3000次。

（6）注意事项：①间断采用X线或B超观察结石粉碎情况。②术中监测生命体征，观察病人反应，并及时做出相应的处理。③感染性结石或合并尿路感染先控制感染再碎石。④双侧上尿路结石，分期分侧行ESWL。⑤一个位置的结石ESWL治疗次数不超过3~5次（依所使用的碎石机而定），如果碎石后结石没有变化，应该选择其他治疗方法。治疗的间隔时间目前无确定的标准，多数的学者认为间隔的时间以10~14天为宜。

（7）术后处理：使用抗生素、解痉药，多饮水，口服预防结石复发药物。收集排出的结石做结石分析，制定预防复发方案。定期复查，直至结石排空。

4. 并发症

（1）血尿：几乎所有患者碎石后都有轻重不同的血尿，通常无需处理。严重时，避免剧烈活动，多饮水。

（2）绞痛：对症处理，解痉，止痛。

（3）发热：静脉使用抗生素，注意解除尿路梗阻。较大结石碎石前，可以先留置D-J管。

（4）石街形成：需要积极处理，包括行石街的ESWL、输尿管镜取石术、PNL等，解除梗阻，保护肾功能。

（5）急性肾损伤：包括严重血尿、肾包膜下血肿、肾周血肿、肾挫裂伤等，须严密监测生命体征，明确诊断，积极处理。必要时可以行肾动脉造影栓塞治疗或手术治疗。

（6）消化道出血、穿孔、咯血、腹主动脉瘤破裂：目前已经很少见，需针对具体情况处理。

（7）其他：皮肤瘀斑、尿潴留等，对症处理。远期合并症包括肾萎缩、高血压，由于目前使用的碎石机的能量比较低，冲击次数有比较严格的掌握，发生率比较低。如果出现以保守治疗为主。

5. 术后随访
随访2~12周，进行KUB、B超和静脉尿路造影检查。结石排空后每年至少检查一次。

二、输尿管镜取石术

1. 适应证

（1）中下段输尿管结石，保守治疗无效。

（2）上段输尿管结石，ESWL无效，或停留时间比较长，可能有输尿管水肿结石嵌顿。尽量原位碎石取石，必要时将结石用灌注液冲回肾盂，留置输尿管支架管再行ESWL或PCN。

（3）肾结石，输尿管镜治疗肾结石以输尿管软镜为主，输尿管软镜配合钬激光可以治疗肾结石（<2cm）和肾盏憩室结石。

2. 禁忌证

（1）全身性出血性疾病未控制、重要脏器严重疾病不适合手术和传染性疾病活动期的患者。

（2）结石远端输尿管狭窄，无法用输尿管镜同时解决。

（3）尿道狭窄尿道扩张不成功。

（4）泌尿系统急性感染性疾病，需先行控制。

（5）身体严重畸形，不能摆截石位；前列腺增生硬镜无法观察到输尿管口，可以考虑用软性输尿管镜。

（6）女性月经期。

3. 操作注意事项

（1）术前准备：①术前明确诊断。常规行腹平片（KUB）和静脉尿路造影（IVP）检查，必要时作逆行造影协助诊断，阴性结石加做CT检查。②常规术前检查包括血常规、尿常规、尿培养、血电解质、血糖、凝血功能和心肺肝肾功能检查。有条件的单位作24小时尿液的钙、磷、尿酸、草酸、胱氨酸、枸橼酸、镁、钾和肌酐检查，血钙、磷、尿酸和甲状旁腺激素检查，查找结石的病因。患者如果排出过结石，做结石分析。③术前一日肠道准备，常规备皮。术前禁食水。

（2）麻醉：常用蛛网膜下腔麻醉或连续硬膜外麻醉。效果不好或不适合采用上述麻醉，可以考虑全麻。

（3）体位：常用截石位，双下肢尽量下垂，使输尿管口与尿道外口处在一条直线上。

（4）硬性或半硬性输尿管镜手术步骤

1）常规会阴部消毒铺巾，0.3%稀释碘伏冲洗尿道，经尿道放入膀胱镜或直接放入输尿管镜，找到输尿管开口，逆行插入导丝或输尿管导管，注意不要太深，以免推走结石。输尿管口如果比较紧，可以用金属橄榄头扩张器或用气囊导管先行扩张，从Fr6扩张到Fr12；也可以先行留置输尿管导管或双J管，3天后再行输尿管镜操作。由于现在应用的输尿管镜头端为Fr8或者更细，常常不需要扩张，即可直接放镜。

2）将输尿管镜沿导丝或导管贴近输尿管开口，灌注泵稍微加大压力，冲开输尿管口，用镜尖挑起导丝或沿导丝表面滑入输尿管口。输尿管口有时比较紧，可以沿导丝稍微用力或旋转镜体使输尿管镜进入输尿管。旋转镜体180°，使输尿管镜的视角朝向上前方（常用输尿管镜有5°~10°的视角），通常更容易进镜。

3）在放输尿管镜过程中，导丝要始终在视野中，输尿管管腔要尽量在视野中央。输尿管镜进入输尿管后，尽量减低灌注泵的注水压力，以免将结石冲走。进镜要慢，有时镜体将黏膜搓起，放镜时阻力增大，可以稍微退镜并轻摆镜体，然后再进镜。盆腔段输尿管由于骶骨作用，放镜时有"爬坡"的感觉，男性患者由于骶骨岬更向前突，"爬坡"更明显，可以下压镜体逐渐进入。跨越髂血管处可见输尿管随着血管的搏动而搏动。

4）沿导丝找到结石，小结石可以用取石钳或套石篮直接取出，大结石需要用气压弹道碎石机、超声碎石机或钬激光将结石击碎，如果结石上方输尿管扩张明显，可以使用阻石工具，例如阻石网或锥型导丝。3mm以下的结石碎屑可以待其自行排出，大结石可以用取石钳取出，应该尽量减少进出输尿管的次数。结石下方有增生的肉芽组织时，可以先用钬激光或用活检钳将其切除，或直接击打结石使其向上方稍移位，以便于操作。如果输尿管镜放入困难，不要勉强，尽早结束手术，改用其他方法处理结石。

5）结石处理完毕后，退出输尿管镜，直视下沿导丝放入双J管，1个月后拔除。如果输尿管损伤很轻微，也可以留置输尿管导管3~7天后拔除。留置导尿管，3~7天后拔除。

（5）软性输尿管镜手术步骤

1）常规会阴部消毒铺巾，0.3%稀释碘伏冲洗尿道，在X线监视下，使用膀胱镜或输尿管硬镜向输尿管内插入2根导丝至肾盂，一根作为工作导丝可置入输尿管软镜或软镜输送鞘；另一根为安全导丝，术中全程留置于肾盂内，一旦出现肾盂穿孔、出血等严重并发症时可沿安全导丝置入双J管，随时终止手术。

2）置入输尿管软镜，观察到结石后，可以直接通过软镜钬激光碎石。输尿管结石也可以先用输尿管硬镜碎石或者在硬镜下将结石推回到肾脏，然后再用软镜处理硬镜碎石后回冲至肾脏的大的碎石块或者整个推回至肾脏的输尿管结石。

3）对于体积较小的结石或输尿管内径较小的患者，可以不用软镜鞘，直接沿着工作导丝进镜至输尿管结石或者肾脏，然后碎石，需要注意肾盂的压力不能太高。另外，由于灌注液的流量和肾盂压力的影响，获得比较清晰的视野需要相对比较长的时间。对于体积较大的结石或输尿管内径较粗的患者，可以先置入软镜输送鞘，然后在鞘内进镜，寻找结石并碎石取石。软镜输送鞘的置入可以在X线的监视下沿工作导丝置入，头端位于结石下方或者肾盂输尿管开口处。

4）目前认为软镜鞘的使用存在如下优势：①可降低软镜手术操作难度，同时减少镜身的轴向阻力，降低软镜损耗；②可保持灌洗液的进出通畅，利于保持视野清晰，同时可避免肾盂内压力过高；③对需要镜体多次进出或需要取石的病例，软镜鞘的保护可以减少输尿管的损伤。若不能置入输尿管软镜或者软镜鞘，可以先放置双J管行被动扩张，1~2周后再碎石。

5）选用200μm或365μm钬激光光纤碎石，术中使用0.9%氯化钠溶液作为灌洗液，灌洗方式可采用压力泵或注射器人工灌注。在保持视野清晰前提下,需注意控制肾盂内压力,避免长时间压力过高。碎石可以采用"蚕食法",尽量将结石粉末化,术中注意避免激光误伤输尿管壁或肾盂壁。对于体积偏大的结石,碎石后可以用套石篮将比较大的碎块取出。手术结束前,不仅要检查输尿管,还要检查肾脏集合系统有无大的碎石块残留,按照肾盂、上盏、中盏、下盏、输尿管的顺序进行检查。根据手术情况决定是否留置双 J 管。

6)术后处理:术中和术后使用抗生素 3 ~ 5 天,肠蠕动恢复后恢复饮食。KUB 检查有无残留结石,双 J 管 1 个月后拔除,导尿管和输尿管导管 3 ~ 7 天后拔除。

4. 并发症

(1)输尿管黏膜损伤:一般较轻,有少量出血,可以继续处理结石,术后留置导管后可以很快愈合,一般不造成输尿管狭窄。输尿管镜操作时要注意动作轻柔,尽量减少损伤。

(2)输尿管穿孔:常由于用力插导管或导丝引起,当输尿管镜视野中没有管腔和导丝时,强行放镜也容易造成输尿管穿孔。术中发现输尿管穿孔后,尽量减少注水冲洗,尽快结束手术,一般术后留置导管后可以愈合。

(3)输尿管黏膜撕脱或输尿管断裂:是输尿管镜手术最严重的并发症,小的黏膜撕脱(小于5mm)可以先留置导管观察,否则需立即开放手术,视损伤部位和长度采用输尿管膀胱吻合术、肠代输尿管或自体肾移植术。损伤一般出现在试图钳夹或套石篮套较大结石时,因此较大结石应该先碎石。

(4)术后发热和感染:输尿管镜术后发热较常见,对症处理后可缓解。但有输尿管梗阻并感染或肾积脓时,术中冲水压力大或手术时间长,可以引起感染中毒性休克和尿原性败血症。如果术前有感染,应尽量控制后再行输尿管镜手术,必要时可先行肾造瘘。术中和术后注意使用敏感的抗生素。

(5)术后肾绞痛:由于术中冲水压力过大尿液外渗、输尿管水肿或血块阻塞输尿管所致,对症处理很快缓解。

(6)输尿管狭窄或闭锁:主要由于输尿管壁的损伤造成,术中应该尽量避免输尿管损伤。

(7)膀胱输尿管反流:偶有发生,如果不伴有尿路感染无需处理。

5. 术后随访
随访 2 ~ 12 周,进行 KUB、B 超和静脉尿路造影检查。结石排空后每年至少检查一次。

三、经皮肾镜取石术

1. 适应证

(1)所有不能排出的肾结石都是 PNL 的适应证。由于体外冲击波碎石(ESWL)和软性输尿管镜的广泛应用,目前 PNL 主要用于 ESWL 或软性输尿管镜不适合应用或疗效不好的结石。

(2)铸型结石或多发结石,可以先行 PNL,残余结石再行 ESWL。

(3)开放手术取石术后残余结石,手术中可以留置肾造瘘管,术后经造瘘进行取石碎石术。

(4)孤立肾、蹄铁形肾和移植肾结石,有经验的操作者可以行 PNL。

(5)有症状的肾盏憩室内结石、基质结石和胱氨酸结石。

(6)第 4 腰椎水平以上的输尿管结石,梗阻时间长合并肾积水,ESWL 和输尿管镜手术不成功,可以考虑行 PNL。

(7)肾结石合并肾盂输尿管连接部狭窄,可以碎石取石与肾盂输尿管连接部切开同时进行。

2. 禁忌证

(1)全身性出血性疾病未控制、重要脏器严重疾病不适合手术和传染性疾病活动期的患者。

(2)身体严重畸形,不能保持 PNL 体位。

(3)过度肥胖,皮肤到肾脏的距离超过穿刺扩张器的长度。

(4)肾内或肾周围急性感染未能有效控制或合并有肾结核。

(5)脾脏或肝脏过度肿大,穿刺建立通道过程中有可能引起损伤的患者。

(6)糖尿病或高血压未纠正。

3. 操作注意事项

(1)术前准备:①术前明确诊断。常规行腹平片(KUB)和静脉尿路造影(IVP)检查,阴性结石加做 B 超或 CT 检查。②常规术前检查包括血常规、尿常规、尿培养、血电解质、血糖、凝血功能和心肺肝肾功能检查。有条件的单位做 24 小时尿液的钙、磷、尿酸、草酸、胱氨酸、枸橼酸、镁、钾和肌酐检查,血钙、磷、尿酸和甲状旁腺激素检查,查找结石的病因。患者如果排出过结石,做结石分析。③术前交叉配血并备血 2 个单位。术前一日肠道准备,常规备皮。术前禁食水。

(2)麻醉:常用连续硬膜外麻醉,如果术中要进行输尿管插管,加用蛛网膜下腔麻醉。麻醉效果不好或不适合采用上述麻醉,可以考虑全麻。

（3）体位:①常用俯卧位,腹部垫高使腰背成一水平面。②也可以选择侧卧位或向健侧杂 30°卧位等不同的体位,根据操作者的操作习惯决定。

（4）手术步骤

1）首先采用截石位,用膀胱镜向患侧输尿管内插入输尿管导管,将导管固定在导尿管上,改俯卧位。

2）选择腋后线到肩胛线之间肋缘下或 11 肋间隙为穿刺点,在 C 形臂 X 线机或 B 超的引导下,用 18G 肾盂穿刺针穿刺,穿刺方向朝向结石或准备进入的肾盏,与水平面成 30° ~ 60°,进入肾盂或肾盏后,拔除针芯,可见尿液流出,如果采用 C 形臂 X 线机定位,可以经输尿管导管注入 20% 复方泛影葡胺,方便穿刺并证实穿刺针在集合系统内,同时可以观察结石和集合系统的位置关系。

3）通过穿刺针鞘放入导丝,最好能够插入输尿管腔内。如果插入肾盂或肾盏内,至少放入 5 ~ 10cm。用小尖刀沿穿刺针切开皮肤和筋膜,退出针鞘留下导丝。

4）沿导丝用扩张器进行扩张,注意保持导丝拉直有一定的张力,可以选用筋膜扩张器、金属同轴扩张器和气囊扩张器。由 Fr8 开始,逐渐扩张每次增加 2 ~ 3 号,保持每次扩张深度相同,可以在 X 线透视下了解扩张器的深度。传统 PNL 扩张至 Fr24 ~ Fr34,微造瘘 PNL 扩张至 Fr14 ~ Fr18 即可。最后把操作鞘扩入肾盂。留置导丝,并由助手专门固定操作鞘,以免术中导丝或操作鞘脱出。

5）经操作鞘放入相应型号的肾镜（微造瘘可以选用输尿管镜）,灌注泵持续灌洗,流量 200 ~ 350ml/min,压力 ≤30cmH_2O,操作鞘出水道畅时,流量和压力稍有增加视野更清晰,且要注意水吸收过多或外渗。观察到结石后,使用气压弹道碎石机、钬激光或超声碎石机进行碎石,将结石碎成小块随灌洗液冲出,稍大结石用取石钳取出。如果使用超声碎石机或超声联合气压弹道碎石,可以把结石直接吸出来,减少取出结石时间,取石比较干净,术中肾盂压力比较低。根据术前造影显示的肾盏情况,详细检查各肾盏,无结石残留,经操作鞘放入比操作鞘小 2 号或相同号的肾造瘘管,缝合固定。

6）术中如果有较多出血时,应该及时终止手术,留置肾造瘘管,待 3 ~ 7 天后再行二期手术。肾镜无法达到的肾盏有残余结石时,不必勉强取,可以 1 ~ 2 周后 ESWL 处理或用软性肾镜进行取石碎石术,也可以另外建立通道取石。术中如果操作鞘

脱出,可沿导丝放入肾镜,或镜下寻找原通道放入肾镜,不成功则需重新造瘘。

（5）术后处理:①术中和术后使用抗生素 3 ~ 5 天,根据情况可以使用 1 ~ 3 天止血药物（多数不用）,如果术后出现发热,注意及时退热、保持肾造瘘管的通畅。肠蠕动恢复后恢复饮食。②术后 3 天减少活动,KUB 或 B 超显示无残留结石,可以拔除导尿管、输尿管导管和肾造瘘管,2 周内尽量减少活动。

4. 并发症

（1）术中出血:术中出血影响操作时,可以暂停手术,封闭操作鞘,使用止血药物,必要时输血,10 ~ 20 分钟后再行手术。如果出血不能停止,应该终止手术,留置肾造瘘管,并夹闭 30 ~ 60 分钟,待二期再行 PNL。

（2）肾集合系统损伤:肾盂和肾盏的黏膜损伤一般不严重,出血多能自行停止,在肾穿刺扩张时,注意宁浅勿深,碎石时要视野清晰,与黏膜始终保持一定的距离,肾盏结石不易暴露时,不必勉强,以免损伤肾盏颈部血管。碎输尿管结石时,注意不要暴力进入输尿管,可以沿输尿管导管逐渐进入,以免损伤输尿管。

（3）术中寒战:由于结石合并感染,灌注液压力高造成细菌或毒素进入血液,引起菌血症或毒血症,导致患者出现寒战。注意术中应用抗生素,灌洗液压力不要过大,操作鞘出水要时刻保持通畅,定期取出肾镜放水,一旦出现寒战,可以静脉推注 10 ~ 20mg 地塞米松。注意灌洗液的加温和手术室保暖。

（4）术中邻近脏器损伤:术中胸膜损伤可能与穿刺点选择过高有关,穿刺时注意不要过高,在呼气末屏气后进针,能够减少胸膜损伤的机会,如果出现气液胸,需要放置胸腔闭式引流。肝、脾和结肠损伤出现机会不大,术前注意有无肝脾肿大,手术操作时注意穿刺和扩张不要太深,必要时辅助 X 线或 B 超,避免肝脾结肠的损伤,一旦出现损伤,可以先行保守治疗,如果出血比较多或保守治疗无效,需开放手术。

（5）术后出血:少量出血多数是由于输尿管导管和肾造瘘管刺激或术中的轻微损伤造成的,无需处理。大量出血可能由于小动脉损伤假性动脉瘤形成,应及早做高选择性肾动脉栓塞止血。

（6）肾盂输尿管连接部狭窄:手术中如果损伤肾盂输尿管连接部,术后可能引起狭窄,如果出现损伤,应留置双 J 管,定期复查,如果出现狭窄,可

以行肾盂输尿管内切开。

5. 术后随访 随访 2 ~ 12 周,进行 KUB、B 超和静脉尿路造影检查。结石排空后每年至少检查一次。观察有无肾功能丧失、肾周积液、复发性尿路感染、集合系统狭窄、输尿管狭窄和结石复发等。

四、开放手术

随着体外冲击波碎石和腔内泌尿外科技术的发展,特别是经皮肾镜和输尿管镜碎石取石术的应用,开放性手术在结石治疗中的运用已经显著减少,仅占 1% ~ 5.4%。但是,开放性手术取石在某些情况下仍具有极其重要的临床应用价值。

1. 适应证

(1) 应用 ESWL、输尿管镜取石术和 PNL 进行治疗存在困难,例如无相应的器械、经济原因。

(2) ESWL、PNL 和输尿管镜取石术治疗失败,或上述治疗方式出现并发症需开放手术处理。

(3) 存在同时需要开放手术处理的疾病,例如肾内集合系统解剖异常、漏斗部狭窄、肾盂输尿管连接部梗阻或狭窄、肾脏下垂伴旋转不良等。

(4) 伴行其他外科手术;肾下极无功能或萎缩肾,需要肾部分或全切;移植肾结石和异位肾结石。

(5) 巨大的膀胱结石,儿童的巨大肾结石。

2. 禁忌证

(1) 全身性出血性疾病未控制、重要脏器严重疾病不适合手术和传染性疾病活动期的患者。

(2) 身体严重畸形,不能保持手术体位。

(3) 肾内或肾周围急性感染未能有效控制。

(4) 糖尿病或高血压未纠正。

3. 注意事项

(1) 术前准备:①术前明确诊断。常规行腹平片(KUB)和静脉尿路造影(IVP)检查,阴性结石加做 B 超或 CT 检查。②常规术前检查包括血常规、尿常规、尿培养、血电解质、血糖、凝血功能和心肺肝肾功能检查。有条件的单位做 24 小时尿液的钙、磷、尿酸、草酸、胱氨酸、枸橼酸、镁、钾和肌酐检查,血钙、磷、尿酸和甲状旁腺激素检查,查找结石的病因。患者如果排出过结石,做结石分析。③如果需要术前交叉配血并备血 2 个单位。术前一日肠道准备,常规备皮。术前禁食水。

(2) 麻醉:常用连续硬膜外麻醉或全麻。

(3) 体位:①常用健侧卧位,腰部垫高。②输尿管中下段手术,选择平卧位,患侧垫高。③膀胱取石术,选择平卧位。

(4) 双侧上尿路结石的治疗原则:①双侧输尿管结石,如果总肾功能正常或处于肾功能不全代偿期,先处理梗阻严重一侧的结石;如果总肾功能较差,处于氮质血症或尿毒症期,先治疗肾功能较好一侧的结石,条件允许,可同时行对侧经皮肾穿刺造瘘,或同时处理双侧结石。②双侧输尿管结石的客观情况相似,先处理主观症状较重或技术上容易处理的一侧结石。③一侧输尿管结石,另一侧肾结石,先处理输尿管结石。处理过程中建议参考总肾功能、分肾功能与患者一般情况。④双侧肾结石,一般先治疗容易处理且安全的一侧,如果肾功能处于氮质血症或尿毒症期,梗阻严重,建议先行经皮肾穿刺造瘘,待肾功能和患者一般情况改善后再处理结石。⑤孤立肾上尿路结石或双侧上尿路结石致急性梗阻性无尿,只要患者情况许可,应及时外科处理,如果不能耐受手术,应积极试行输尿管逆行插管或经皮肾穿刺造瘘术,待患者一般情况好转后再选择适当治疗方法。⑥对于肾功能处于尿毒症期,并有水电解质和酸碱平衡紊乱的患者,建议先行血液透析,尽快纠正其内环境的紊乱,并同时行输尿管逆行插管或经皮肾穿刺造瘘术,引流肾脏,待病情稳定后再处理结石。

4. 手术方法

(1) 肾盂或经肾窦肾盂切开取石术。

(2) 非萎缩性肾实质切开取石术。

(3) 输尿管切开取石术。

(4) 肾盂成形术。

(5) 肾部分和全切术。

5. 并发症 可能的并发症包括出血、气胸、周围脏器损伤、残留结石、肾盂输尿管严重撕裂和肾衰竭。

6. 术后随访 随访 2 ~ 12 周,进行 KUB、B 超和静脉尿路造影检查。观察有无漏尿、输尿管梗阻、肾萎缩、结石复发和反复发作的尿路感染等。结石取净后每年至少检查一次。

五、溶石疗法

1. 溶石简介 溶石治疗是通过化学的方法溶解结石或结石碎片,以达到完全清除结石的目的,是一种有效的辅助治疗方式,常作为体外冲击波碎石、经皮肾镜取石、输尿管镜碎石及开放手术取石后的辅助治疗,被击碎成小块的结石由于结石表面积增加溶石效果比大块结石好。目前可以化学溶解的结石包括尿酸结石、胱氨酸结石和感染石,而对于草酸钙和磷酸钙结石,药物溶石还处于探索阶段。

常用的溶石方法包括口服药物溶石、静脉输液溶石和局部灌注药物溶石。口服药物溶石包括多饮水、口服减少结石盐形成和增加结石盐溶解度的药物。常用于尿酸结石和胱氨酸结石的溶石治疗。静脉输液溶石包括多饮水、静脉输液碱化尿液，同时可以辅助口服药物，用于尿酸结石和胱氨酸结石的溶石治疗，由于静脉输液对人体代谢影响比较大，目前应用比较少。局部灌注药物溶石采用经皮肾内灌注溶石药物，一般需要建立至少两条通道，可以减低肾盂内压力，减少药物流入膀胱内。如果治疗大结石，需置入双J管保护输尿管。局部灌注药物也可以用输尿管导管插入肾盂进行溶石或单一肾造瘘加输尿管导管进行溶石，但是需要严格控制进水压力和流量（70 ~ 120ml/h，压力 ≤ 30cmH$_2$O）。局部灌注药物溶石常用于感染结石、尿酸结石和胱氨酸结石的溶石治疗。根据结石成分不同灌注的药物溶液也不同。

2. 不同成分结石的溶石方法

（1）感染性结石：感染结石的主要成分为磷酸镁铵和碳酸磷灰石，多采用局部灌注药物溶石，常用药物为10%的肾溶石酸素（renacidin，pH 为 3.5 ~ 4 的酸性溶液）及 Suby 液（包括 Suby G 和 Suby M，pH 为 4.0 和 4.6）。溶石时间的长短取决于结石的大小，完全性鹿角型结石往往需要比较长的时间才能被溶解，一般很少单独应用溶石治疗。冲击波碎石或 PNL 术后残余结石的表面积增加或者形成结石残片，增加了结石和溶石药物的接触面积，有利于结石的溶解。局部灌注药物溶石不需麻醉即可实施，可以作为高危病例或者不宜施行麻醉和手术的患者的治疗方法。

口服药物溶石：①抗生素治疗；②氯化铵1g，每天 2 ~ 3 次，或者甲硫氨酸 500mg，每天 2 ~ 3 次，以酸化尿液；③对于严重感染者，使用尿酶抑制剂，例如乙酰羟肟酸和羟基脲等；建议乙酰羟肟酸的首剂为 250mg，每天 2 次，服用 3 ~ 4 周，如果患者能耐受，则可将剂量增加到 250mg，每天 3 次。口服药物溶解感染性结石效果有限，但是对预防感染性结石的复发和生长有一定的疗效。

（2）胱氨酸结石：胱氨酸在碱性环境中可溶解。多采用口服药物溶石，多饮水、保持每日尿量在 3000ml 以上，注意保持夜间尿量要多。口服枸橼酸钾或碳酸氢钠片碱化尿液，使尿液 pH 在 7.5 以上。尿液胱氨酸的排泄高于 3mmol/24h 时，可以用抗胱氨酸药物 D-青霉胺、乙酰半胱氨酸、α-巯丙酰甘氨酸（α-MPG）和巯甲丙脯氨酸等，这些药物全部属于硫醇类，可以使难溶的胱氨酸转变为水溶性的二硫化物衍生物，在尿液中的溶解度要高得多。D-青霉胺因副作用较多，使用时需要特别注意；α-MPG 是比较合适的药物，每日口服 0.5 ~ 2g，一般从低剂量开始，逐渐增加直到尿液胱氨酸水平低于 200mg/L。

局部灌注药物溶石可以用 0.3mol/L 或 0.6mol/L 的三羟甲氨基甲烷（THAM，pH 8.5 ~ 9.0）或用 THAM-E（pH 10.5）。THAM-E 溶石的效果更好。另外可以用硫醇类药物青霉胺、α-MPG 或乙酰半胱氨酸局部灌注。两类药物可以联合使用。

（3）尿酸结石：纯尿酸结石口服药物溶石效果良好，一般选择口服溶石。要求大量摄入液体、口服别嘌醇及使用碱性药物以提高尿液的 pH。①大量饮水使 24 小时尿量达到 2000 ~ 2500ml 以上；②口服别嘌醇100mg，每天 2 ~ 3 次，降低血尿酸、减少尿液中尿酸的排泄，使 24 小时的尿酸排泄总量低于 4mmol；③使用枸橼酸钾以碱化尿液，使尿液的 pH 保持在 6.8 ~ 7.2 之间。枸橼酸钾是临床常用的碱化尿液的药物，同时枸橼酸钾还是尿液中结石形成的抑制物，一般剂量 2g，每天 3 次。

第三节 泌尿系统结石治疗展望

近 30 年来，泌尿系统结石的治疗出现了突飞猛进的发展。以 ESWL、输尿管镜技术和经皮肾镜技术为代表的治疗技术，能够治疗泌尿系统任何部位的结石而不需要开放手术，为泌尿系统结石的治疗带来了革命性的进步。尤其是 ESWL 技术，创造了外科治疗的新理念，在不直接接触病灶的情况下，治疗疾病。但是由于结石成分、大小、部位等的多样性，患者病情的个体差异，以及医生所用设备的不同和使用设备的熟练程度不同等原因，结石的治疗远未达到完美的程度。

腔内泌尿外科的发展在很大程度上得益于医疗器械的发展，数字成像技术和制造工艺的进步，使各种腔镜管径越来越细，视野越来越大，操作通道越来越大，腔镜的操作越来越容易掌握。碎石设备包括激光和超声气压弹道的进步，使腔内碎石速度更快。各种软性镜的使用，使泌尿系统的任何部位都可以比较容易的观察到，同时对一些硬性镜不能看到的结石进行处理。随着科学技术的发展，医疗器械还将不断的进步。胶囊式消化道检查镜已经用于临床,但目前仅用于消化道的检查,还没有加入可遥控操作的活检或治疗器械。远程机械人软输尿管镜系统已经见于临床报道,在操作台上可以远程控制进行肾结石的碎石。也许将来可以向泌尿系统置入自动导航的设备,自动或遥控寻找到结石,并进行粉碎取出。

溶石治疗目前多用于尿酸结石的治疗,胱氨酸结石和感染性结石应用有一定的局限性。还没有找到能够用于人体的溶解草酸钙和磷酸钙结石的药物。也许通过努力,最终能够找到不同的药物,更容易的溶解结石,而且对人体没有明显的副作用。使泌尿系统结石成为内科治疗的疾病。

有关结石病因的研究有很多进展,但是由于结石病因的复杂性,因此从病因上对结石治疗,还仅限于一些特殊的疾病,这些疾病有些是我们已知的形成结石的疾病,例如甲状旁腺功能亢进、远端肾小管酸中毒、胱氨酸尿和痛风等。对这些疾病的治疗能够防止结石的形成。有些结石患者有基因的异常,由于基因变异造成代谢异常而引起结石,例如家族性特发性高钙尿症、黄嘌呤尿症、腺嘌呤磷酸核糖转移酶缺乏症和原发性高草酸尿症等,可以预期在不远的将来能够对这些疾病进行基因治疗,减少结石的产生。

(张晓春)

参 考 文 献

1. Wein AJ, Kavoussi LR, Novick AC, et al. Campbell-walsh Urology. 10th ed. Philadelphia, PA: WB Saunders Company, 2012: 1257-1410.
2. 吴阶平. 吴阶平泌尿外科学. 济南: 山东科学技术出版社, 2004: 1-11.
3. Paik ML., Resnick MI. Is There a Role for Open Stone Surgery. Urol Clin North Am, 2000, 27(2): 323-331.
4. 那彦群. 中国泌尿外科疾病诊断治疗指南. 北京: 人民卫生出版社, 2014: 129-242.
5. 曹展成, 章绍舜. 尿石症基础与临床研究. 济南: 山东科学技术出版社, 1990: 497-506.
6. 郭应禄. 泌尿外科内镜诊断治疗学. 北京: 北京大学医学出版社, 2004: 107-130.

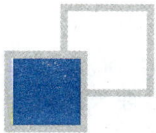

第六篇

泌尿生殖系统肿瘤

第一章 肾上腺癌

第一节 肾上腺的组织来源与肾上腺癌的相关定义及分类

一、肾上腺组织来源

肾上腺是由多种腺上皮细胞组成的内分泌腺器官,参与人体的重要的生理调节功能。肾上腺按胚胎发生学分为原始上皮组织的肾上腺皮质和来自外胚层神经嵴的肾上腺髓质两部分,表面有被膜包裹。从组织病理学分析,由外向内共由 4 层排列不同、性质特异的内分泌细胞组成,外三层为肾上腺皮质,由中胚层发育而来,在发育的第 5 周,位于肠系膜根部和发育中的性腺之间的间皮细胞增殖并进入间质。这些细胞形成胎儿皮质,而细胞的二次迁移形成最终的皮质。最内层为髓质,来自神经嵴细胞并在第 7 周迁移聚集进入胎儿皮质,而神经母细胞小结则散布于皮质。髓质形成后皮质神经母细胞小结便退化。到第 20 周,原始髓质形成。

皮质最外层为排列成球状团块样、体积较小的上皮细胞组成的球状带,主要分泌盐皮质激素——醛固酮,主要作用是维持正常的血容量及血钠浓度,作用于肾脏的远曲小管和集合管上皮细胞,促进这些细胞对原尿中的 Na^+ 的重吸收,排出 K^+ 和 H^+,除此之外,还生产重要的雄激素脱氢表雄酮(DHEA)、脱氢表雄酮硫酸盐(DOHEAS);中间层为上皮细胞排列成束条状的束状带,主要分泌糖皮质激素——皮质醇,主要作用是参与机体的各种代谢,该激素遍及体内所有细胞、组织及器官;内层为网状排列上皮细胞的网状带,主要分泌性激素,其分泌量占人体总性激素的量不大。其中束状带细胞层最厚,约占肾上腺总体积的 70%。球状带细胞层最薄,约占肾上腺总体积的 13%,网状带为 7%。皮质占据了肾上腺的 90% 的体积。虽然皮质结构要到 10~12 岁才能达到完全成熟,上述三层的带区完成却仅需要 18 个月的时间。

髓质层由排列成团或索状的多形性神经内分泌细胞组成,主要分泌儿茶酚胺类(肾上腺素,去甲肾上腺素)物质,而糖皮质激素的参与可使这个分泌过程的反应更为容易。髓质占肾上腺的 10%。髓质细胞在功能上相当于交感节后神经元,因其细胞内所含颗粒可被二铬酸钾染成棕黄色,故称为嗜铬细胞,髓质细胞间还夹杂有少量的交感神经节细胞。

二、肾上腺癌的功能性与非功能性

从病理角度分析,由于各种病因引发细胞恶变及增殖并形成新生物。肿瘤细胞根据其生长特性和转归,分为良性和恶性两大类。作为内分泌腺器官的肾上腺,上述各层具有各自特定的内分泌功能,在发生恶性肿瘤时,随着肿瘤细胞的增生,会出现相应的某种激素过量的分泌,并出现相应的内分泌功能紊乱的症状及体征。但临床确有大多数肾上腺肿瘤为非功能性,特别是非功能性肾上腺皮质肿瘤(nonfunctioning adrenal cortex tumor)。目前尚无明确的病因解释,但推测与以下原因有关。

1. 正常肾上腺组织细胞,由于在先天及后天因素作用,发生癌基因的突变或过表达所引起的促细胞增殖通路过度活化、抑癌基因失活,引起肾上腺相关细胞生物钟的失调和 DNA 错配及修复基因功能失常。从细胞分子生物学角度,肿瘤细胞分化不良导致这种异常细胞的无限增殖,而凋亡过程失衡,这些分化差的细胞,已不具备肾上腺皮质或髓质的特定的内分泌功能,因此尽管其在肾上腺或其他转移灶区域无休止的恶化、增殖,却不能引发内分泌功能紊乱的症状及体征。

2. 肾上腺恶性肿瘤细胞内,由于酶系不完备,如肾上腺皮质肿瘤,缺乏 17-羟化酶或 Δ5-3B-羟类固醇脱氢酶,不能使孕烯醇酮转变为具有生物活性的糖皮质激素、盐皮质激素及性激素,故不能产生肾上腺功能亢进的临床表现。故称之为"无功能"或"非激素性"肾上腺肿瘤。

也有研究认为无功能的肾上腺恶变为功能亢

进病人的前期病变。肿瘤细胞是否到一定程度有突发内分泌功能甚至亢进，有待进一步证实。

三、肾上腺癌的分类

发生于肾上腺的恶性肿瘤称为肾上腺癌（adrenal carcinoma）。进一步分为：

（一）肾上腺皮质癌（adenocortical adenocarcinoma）

（二）肾上腺髓质恶性肿瘤（malignant adrenalmedullary carcinoma）

1. 源于神经内分泌肿瘤：

1）恶性嗜铬细胞瘤（malignant pheochromocytoma）；

2）恶性交感性副神经节瘤（malignant sympathetic paraganglioma）；

3）恶性副交感性副神经节瘤（malignant parasympathetic paraganglioma），亦称为恶性化学感受器瘤（malignant chemodectoma）；

4）恶性副神经节瘤（malignant paraganglioma）。

2. 源于交感神经节细胞的神经性肿瘤：

1）节神经母细胞瘤（ganglineuroblastoma）；

2）神经母细胞瘤（neuoblastoma）；

3）混合性神经内分泌-神经性肿瘤。

（三）其他类肾上腺恶性肿瘤

1. 杂性肿瘤，如恶性黑色素瘤（malignant melanoma）等；

2. 未分类肿瘤；

3. 瘤样病变；

4. 肾上腺间质性恶性肿瘤。

其中1、2两类相对多见，第3类临床少见。除1、3类外多为无功能神经肿瘤。神经母细胞瘤和节细胞神经母细胞瘤在组织学上常有交叉，病变恶性程度稍有不同，后者相对较轻。

四、其他相关的名称及概念

1. 原发性肾上腺恶性肿瘤（primary adrenal malignant carcinoma）　指原发于肾上腺皮质或髓质的恶性肿瘤或由原发性肾上腺良性肿瘤发生的恶变。

2. 肾上腺转移癌（metastatic carcinoma of adrenal gland）　由其他部位转移致肾上腺发生的癌变，多数为恶性肿瘤的晚期。肾上腺转移癌比肾上腺原发癌发病率高，约占全身脏器转移癌的第四位。近些年其发病率逐渐上升。因其解剖的特点，除非肿瘤巨大偶可引起腰痛等压迫症状，同时转移癌常为无功能性，所以少有临床症状及特征，患者不易发现或被临床医师忽略。因此，肾上腺转移癌应引起重视。肾上腺转移癌常见于肺癌和乳癌，其中肺癌最为常见。

3. 肾上腺偶发瘤（adrenal incidentaloma）及肾上腺恶性偶发瘤（adrenal malignant incidentaloma）　肾上腺偶发瘤是指在健康体检和其他肾上腺无关疾病进行影像学检查时偶然发现的肾上腺肿瘤，不包括癌症患者为明确肿瘤分期而检查发现的肾上腺肿瘤。因此，已有明显的向心性肥胖、阵发性、恶性高血压或伴有低血钾等体征和症状的患者不属于偶发瘤。偶发瘤中经进一步诊断及治疗，明确为恶性称为肾上腺恶性偶发瘤。

4. 肾上腺非功能性恶性肿瘤（nonfunctional adrenal carcinoma）　指不分泌或少分泌肾上腺皮质激素，不分泌或少分泌儿茶酚胺，临床上不表现肾上腺皮质功能亢进的症状和体征，或不存在以高血压为主的儿茶酚胺血症的一系列临床表现的肾上腺恶性肿瘤，临床以发现肾上腺占位而就诊。

第二节　肾上腺皮质癌

一、肾上腺皮质癌的概述及发病率

肾上腺皮质肿瘤有良性及恶性两类。一般良性多见，恶性的肾上腺皮质癌（adrenocortical carcinoma，AAC）临床较罕见，恶性程度高，侵袭性强，早期确诊率不高，目前人们还无法认清其致病原因以及病状预断，其治疗仍以根治手术为主，尚缺乏有效的辅助治疗，术后复发率、远处转移发生率高，预后较差。

肾上腺皮质癌发病率约为每年2/100万，占所有恶性肿瘤的0.02%，占肾上腺偶发瘤的4.7%～14%。国外文献报道发病率为0.5%～2%。其中无功能肾上腺皮质癌占肾上腺皮质肿瘤为多。上海医科大学中山医院曾统计1962～1990年肾上腺皮质肿瘤60例，其中无功能性肿瘤17列，占28.3%。17例中属无功能性肾上腺皮质癌有9例占53%。田慧总结1988～1996年我国几组较多病例的无功能肾上腺肿瘤，并作统计，其中无功能肾上腺瘤占21.6%，无功能肾上腺皮质癌占18.2%，表明我国肾上腺皮质癌所占比例也较大。因其无功能，所以不易早期发现，往往要待病变增大足以压迫邻近组织、器官或肿瘤组织出现坏死症状时才就诊。肿瘤体积通常很大，直径往往超过10cm。

在年龄分布上肾上腺皮质癌有两个高发年龄段：<5岁的幼儿；40~69岁的成年人。儿童肾上腺皮质癌的发病率占所有肾上腺肿瘤的6%，男女比例1:1.3，单侧多见，双侧仅占2%~6%。

肿瘤早期确诊率不高，许多患者就诊时，肿瘤已出现周围浸润或远处转移，且进展速度快，给临床治疗造成较大困难，患者预后通常不佳。随着影像学检查方法改进及普及，肾上腺皮质癌常在健康体检或因其他疾病就诊时偶然发现，占肾上腺偶发肿瘤的10%~20%，故近年的实际发病率有所提高。发病年龄从1岁至80岁不等，以成年人或老年多见，男性多于女性。转移至淋巴结、肺、肝多见，至骨、脑者较少。

二、肾上腺皮质癌的病理特征

无功能性肾上腺皮质癌的瘤体一般体积大多直径>6cm，甚至可达30cm，重达1kg，甚至5kg。瘤体直径3cm以下少见。多为单侧发病（发生在双侧，良性腺瘤多见）。肿瘤外形常不规则，小瘤体可有薄的被膜，大肿瘤常已侵犯包膜及周边组织，呈浸润性生长，正常肾上腺组织被破坏或被淹没。肿瘤浸润上至肝脏，下及肾脏，前为腔静脉，后为脊柱均有报道，可引起周边脏器受压移位。癌肿切面颜色和腺瘤相似，呈棕黄色，质地较松脆，常见广泛出血和坏死，有时可见装满坏死物的假性囊肿，较大者可见钙化和灶性纤维化。常转移到腹主动脉淋巴结或血行转移到肺、肝等处。

光镜下肿瘤细胞呈多形性，瘤细胞大小不等，分化差者异型性核不规则，可见大量梭形细胞和核分裂象，亦可见病理分裂象。肿瘤内血管丰富，血管壁薄，癌组织易侵入血管内。分化高者镜下像腺瘤，如果癌体小又有包膜，则很难与腺瘤区别。有人认为直径超过3cm者，应多考虑为高分化腺癌。

由于肾上腺皮质肿瘤的形态学特征在良、恶性之间并无明显界限，肾上腺皮质癌的组织病理学诊断较为困难。经过多年研究，国内外许多学者对肾上腺皮质癌的诊断提出了各自不同的标准。Weiss等提出9项特征：①核异型性大小；②核分裂数>12%高倍视野；③异常核分裂；④具有嗜酸性胞质的瘤细胞占全部细胞75%以上；⑤瘤细胞呈弥漫性分布≥33%；⑥坏死；⑦静脉侵犯；⑧窦隙状结构浸润；⑨包膜浸润。然而，不是所有肾上腺皮质癌都具备上述9项特征，故Weiss等经过多年随访认为，9项中只要具备3项即可作出恶性肿瘤诊断，同时指出核分裂象、不典型分裂、静脉侵犯是最重要的3条诊断依据。Wajchenberg等提出在9项中如果≤3

项，临床表现为良性生长，可考虑腺瘤；如≥4项，可诊断肾上腺皮质癌。另有研究认为如肾上腺皮质肿瘤有脉管内瘤栓、明显的核异型及核分裂象，可作为诊断肾上腺皮质癌的重要指标；而宽大的纤维条索、肿瘤质量>60g及肿瘤直径>6cm也是比较重要的参考指标。

三、TNM分期及临床分期

肾上腺皮质癌的分期多根据病理和临床相结合。肾上腺皮质癌的美国癌症联合委员会TNM分期及临床分期见表6-1-1。

表6-1-1 肾上腺皮质癌的TNM分期和临床分期标准

T	
T_1	肿瘤<5cm，无周围组织浸润
T_2	肿瘤>5cm，无周围组织浸润
T_3	任何大小肿瘤，局部浸润，未侵犯邻近器官
T_4	任何大小肿瘤，侵犯邻近器官
N	
N_0	无淋巴结转移
N_1	局部淋巴结转移
M	
M_0	无远处转移
M_1	远处转移
临床分期	
I	$T_1 N_0 M_0$
II	$T_2 N_0 M_0$
III	$T_1 N_1 M_0$，$T_2 N_1 M_0$，$T_3 N_0 M_0$
IV	伴有远处转移，$T_3 N_1$，T_4

T-肿瘤，N-淋巴结，M-远处转移

四、肾上腺皮质癌的临床表现

肾上腺皮质癌临床症状多不典型，大体可分为有内分泌紊乱（功能性肿瘤）与无内分泌紊乱（无功能性肿瘤）两类。临床上部分患者呈现混合型激素分泌异常，约占肾上腺皮质癌患者35%。

有内分泌紊乱（功能性肿瘤）表现者多以库欣综合征合并女性男性化为最主要表现，尤其表现为多毛征，月经过少。性征异常及原发性醛固酮增多症者相对少见，引起醛固酮增多症的ACC，多数同时或相继分泌糖皮质激素或雄激素,瘤体常大于3cm,有出血和坏死,常有局部浸润和远处转移。在生化检查中可以出现混合性异常改变,既有库欣综合征又可以伴发低血钾,而且这种低钾常表现为顽固性,常规补钾见效缓慢,这可能与恶性肿瘤生长的无限制性及分化程度低有关。值得注意的是,与成人相比,儿童功能性 ACC 临床表现男性化最为常见,单纯雄激素高分泌者达55%,混合皮质醇分泌者为30%,而单纯高分泌皮质醇者不到5%。

无功能肾上腺皮质癌,起病多缓慢,症状表现各异,常有乏力、消瘦,约 1/2 患者出现间歇性低热,与肿瘤内坏死组织吸收有关。约 2/3 患者出现病灶侧腹部及腰部疼痛,瘤体大者在体位变化时疼痛加重,可因肿瘤侵犯包膜或使肾脏扭转、移位引起。体检时 1/3 病例可触及腹部包块,少数病例可因瘤体挤压致肾动脉狭窄引起高血压。较大肿瘤可伴发低血糖。而在无功能紊乱表现者中常有尿17-KS 的增高。

临床上有时初发表现即为远处转移的症状,如肺部的多发性病灶,阴道转移后出现的妇科症状,肾转移而出现的血尿,肠转移的消化道出血以及骨、脑、眼转移等症状。肾上腺皮质癌的转移主要为血行转移,最常见转移部位为肺,其次为肝脏,骨转移及淋巴结也较常见,淋巴转移主要为肾上腺周围及大动脉周围淋巴结转移。除此之外,还有胰腺、脑、小肠、膈、甲状腺转移的报道。

五、肾上腺皮质癌影像学检查

B 超、CT 或 MR 等影像学检查在肾上腺皮质癌诊断中不可或缺。特别是非功能性无症状的肾上腺肿瘤更需要依靠影像学检查明确诊断,以确定肾上腺有无异常,是否有肿瘤,帮助定位与确定肾上腺性质。许多学者认为肾上腺皮质癌中绝大部分的肿瘤直径大于 5cm。

在 CT(计算机断层扫描)和 MRI(磁共振成像)的检测下,肿瘤表现为边缘坏死和形状不对称,而且由于其低脂肪含量,很容易和良性腺瘤相区别。

放射性核素扫描、排泄性尿路造影、主动脉造影,显示肾上腺实质性占位病变也有必要选择性采用。

B 超检查:显示良性肿块回声较高;恶性者呈低回声,内有液化坏死时,其间有复合回声。有研究表明,超声对肾上腺肿瘤的诊断,无论是定位还是定性,准确性与 CT 接近,并且超声检查在显示病灶的供血来源上有其独特的优势。

CT 检查:对肿块性质的确定可提供较多帮助,目前普遍认为,CT 检查是诊断肾上腺皮质癌的首选影像学诊断手段,CT 薄层扫描可以辨别小到 3mm 的肾上腺结节。腺瘤呈类圆形,一般<5cm,表面光滑,包膜完整,密度均匀,增强扫描少有强化。肾上腺皮质癌一般较大(>5cm),轮廓不规整,密度不均匀,增强扫描时强化,边缘多有钙化;内部出血坏死、包膜外浸润、静脉瘤栓形成等均为肾上腺恶性肿瘤的影像学表现。常侵犯周边结构,如肝、肾、腔静脉,推挤肝、肾,压迫胃、结肠,短期内可有增大。

MRI 检查:较 CT 对其诊断有更多组织特性,清楚显示与周边结构的关系。MRI 图像中 T_1 和 T_2 加权信号比值对鉴别皮质癌、无功能腺瘤、嗜铬细胞瘤有重要意义。肾上腺腺瘤在 T_1 和 T_2 加权像上都类似于肝脏的信号强度,而肾上腺皮质癌的磁共振成像信号特点是在 T_1 加权像中多为等信号,有坏死为低信号,有出血则为高信号,钙化较难显示,在 T_2 加权像上信号明显增高,高于与之相邻的肝脏信号强度;常规 T_1 及 T_2 加权像加上化学位移成像、动态钆增强扫描,对肾上腺皮质癌的灵敏度为99%,特异度为 93.9%。

排泄性尿路造影,显示肾上腺肿块,推挤肾向下外方移位。钡餐透视示胃结肠受压移位。必要时行主动脉造影及选择性肾上腺动脉造影,对多血管性肾上腺肿瘤有诊断价值。

肾上腺静脉造影常与静脉取血测定激素水平结合应用。

放射性核素检查:腺瘤可显示呈均匀性放射性浓集,而腺癌呈不均匀放射性浓集表现。近年来,核素计算机断层扫描(PET)技术也应用于肾上腺恶性肿瘤的诊断。Becher 等用 18 氟化脱氧葡萄糖正电子发射扫描(18FDG-PET)技术扫描 10 例肾上腺皮质癌患者,发现所有原发病灶和转移病灶 FDG的摄取均明显增强,其敏感性和特异性分别达100% 和 97%。但对于具有内分泌功能的腺瘤或嗜铬细胞瘤,FDG-PET 与 CT、磁共振成像相似同样无法准确地区分。Barzon 等采用 [75]Se 标记甲基去甲胆固醇进行肾上腺扫描发现,所有无功能腺癌和 70%有功能腺癌均无核素的吸收,而所有正常肾上腺组织均有吸收,说明核素扫描在诊断肾上腺皮质癌中有一定价值。[11]C-Metomidate-PET([11]C-美托咪酯-正电子发射断层扫描)是新近出现的检查方法,因美托咪酯与肾上腺 [11]C-羟化酶结合,能够准确鉴别肾上腺皮质肿瘤和非皮质肿瘤,从而可以清楚地分辨复发性和转移性肾上腺皮质癌,但其诊断价值有待进一步探讨。

除此之外,血管造影和细针抽吸活组织检查在对于肾上腺皮质癌的诊断和鉴别诊断都有一定的价值和意义。细针抽吸活组织检查存在较高的假阴性,很少改变能够手术切除的恶性肿瘤的临床处理,可能发生穿刺道的肿瘤种植、出血、致命的血流动力学改变等并发症,故而一般不主张行 FNA,只有当高度怀疑 ACC 远处转移或肾上腺转移癌、与邻近器官肿瘤鉴别困难、手术无法切除并排除了嗜铬细胞瘤后才考虑应用。

六、肾上腺皮质癌生化检查

所有肾上腺皮质肿瘤都应进行肾上腺功能测定,尤其是非功能性肾上腺皮质肿瘤。有时虽无突出的临床症状,不一定是非功能性肿瘤;而实验室检查异常者,不一定都有相应的临床表现。

肾上腺皮质分泌功能的检查,包括血浆 PF、尿 UFC;17-OHCS、17-KS、CA、VMA 以及血浆醛固酮、肾素活性、电解质、性激素(雄性酮、孕烯雌酮)及糖耐量试验、小剂量地塞米松抑制试验等。

非功能性肾上腺皮质肿瘤血、尿皮质醇多正常,因肿瘤过大,消耗过多,可发生有低蛋白血症、低血糖。如双侧大肿瘤可伴发血、尿皮质醇低于正常,醛固酮多正常,17-酮皮质类固醇少数可有轻度增高。

欧洲肾上腺肿瘤研究网络推荐的实验室检查项目见表 6-1-2。

表 6-1-2　肾上腺皮质癌实验室检查

糖皮质激素过度分泌
地塞米松抑制试验
24 消失尿皮质醇排泄
血清氢化可的松
血浆肾上腺皮质激素
性类固醇及类固醇前体物
脱氢表雄酮
血清 17-羟黄体酮
血清睾酮
血清 17β 雌二醇(仅限男性及绝经后女性)
盐皮质激素过度分泌
血清钾
醛固酮-肾素比(仅限高血压或低血钾)
除外嗜铬细胞瘤
24 小时尿儿茶酚胺
血浆肾上腺素及去甲肾上腺素

近年来,细胞和分子生物学研究发现,局部高水平表达的两种胰岛素样生长因子(IGF-1、IGF-2)受体和肾上腺皮质癌的生长特点、肿瘤细胞的恶性程度密切相关。Weber 等研究发现,IGF-2 和 IGF-1 在肾上腺肿瘤形成和转化过程中起核心作用,并在肾上腺皮质癌中呈高水平表达。Aubert 等采用免疫组化法发现,皮质癌组织中核抗原 Ki267 的单克隆抗体 MIB21 呈高水平表达,与皮质腺瘤有显著性差别。单一细胞周期蛋白(如 P53、MDM22 等)表达阳性或阴性对诊断皮质癌作用不大,但 Stojadinovic 等通过免疫组化法,对多因子研究发现,在正常肾上腺组织和肾上腺皮质癌组织中 P21、MDM22 等表达明显不同。P21(-)和 MDM22(+)表达形式在正常肾上腺组织中占83%,皮质癌中仅3%;而 P21(+)和 MDM(+)在正常肾上腺中为 0 表达,在原发皮质癌中占 26%,因此这种差异具有显著意义。

七、肾上腺皮质癌的鉴别诊断

1. 肾上腺皮质转移 肾上腺皮质的非功能性肿瘤,应考虑与肾上腺转移瘤鉴别。最常见的是肺癌转移,其次为乳腺癌、甲状腺癌、结肠癌、黑色素瘤,还有肝癌、胃癌,以及肾癌、淋巴瘤等。可直接蔓延,或经血、淋巴转移。应行相关之体格检查,胸部 X 线摄片、肝、肾 B 超、CT 检查、泌尿系统造影等寻找原发病灶。转移瘤本身有其特点,短期内可见增大,发展速度快,瘤内可有出血、坏死和钙化。

2. 肾上腺皮质腺瘤 Bertagna 和 Orth 报道库欣综合征伴男性化是肾上腺皮质癌区别于肾上腺皮质腺瘤的主要特征。这是由于腺瘤细胞比较单一,只分泌皮质醇,雄激素的分泌低于正常。而肾上腺腺癌细胞不仅分泌大量皮质醇,还分泌较多量的雄激素。有些皮质癌患者分泌的醛固酮、去氧皮质酮和雌二醇的量也高于正常而出现相关的症状和体征(表 6-1-3)。

表 6-1-3　肾上腺皮质腺瘤和肾上腺皮质癌的鉴别

肿瘤特点	肾上腺皮脂腺瘤	肾上腺皮质癌
肿瘤大小	较小,常<5cm	较大,常>7cm
肿瘤轮廓规整	是	否
肿瘤边缘光滑	是	否
B 超检查显示	均质,略低回声	不均质
CT 检查显示密度	低、均匀	不均质或有钙化灶
强化	不明显	显著强化
MRI 检查显示信号	信号均匀	信号不均匀
强化	不明显	显著强化
浸润、转移	无	常有

3. 肾上腺骨髓脂肪瘤 较大的肾上腺骨髓脂肪瘤可有出血坏死,瘤内密度不均,须与肾上腺皮质癌相鉴别,后者多有包膜或周边脏器浸润征象,MRI和CT增强扫描可见不规则密度增强影,而骨髓脂肪瘤为少血管性肿瘤,增强扫描变化不大。

八、肾上腺皮质癌治疗

1. 手术治疗 手术是目前治疗肾上腺皮质癌最有效的方法。手术需完整切除肿瘤瘤体,包括清除周围脂肪组织和可疑受肿瘤侵犯的区域,进行腹膜后淋巴结清扫。皮质癌可向周围组织浸润,如肝、肾、脾脏、大血管、淋巴结等,甚至在腔静脉和右心房内生长形成瘤栓。术前有周围浸润倾向的影像学证据时,手术必须做好切除浸润组织的准备。有学者总结认为,对无明显浸润的皮质癌进行扩大切除与淋巴结清扫并不有助于提高生存率。

肋缘下切口经腹途径是较理想的手术径路,因其暴露良好便于完整切除,可减少肿瘤组织溢出,并且有助于控制腔静脉、主动脉或肾蒂血管。有学者报道在体外循环下,可通过胸腹径路切除肾上腺皮质癌并成功取出腔静脉和右心房瘤栓。

腹腔镜手术治疗良性肾上腺外科疾病具有微创、术后并发症少、恢复快等优点。然而,腹腔镜治疗肾上腺皮质癌则存在争议。由于肾上腺皮质癌可造成肿瘤组织残留或形成局部播散,有人认为其是腹腔镜手术的禁忌证。随着技术的进展和经验的积累,对原发性肾上腺皮质癌在腹腔镜下能达到有效的根治性切除,但仍无足够证据表明腹腔镜下切除效果与开放手术相当。因为其可能会造成肿瘤组织残留。对于体积较小的无功能性皮质癌,术前明确诊断较为困难,拟为皮质腺瘤或嗜铬细胞瘤而行腹腔镜肿瘤切除,一旦发现肿瘤周围粘连较重,有周围浸润倾向,应考虑其恶性性质而立即中转开放手术。

肾上腺皮质癌术后易复发,且每次复发,肿瘤本身更具有侵袭性,如果多次复发,复发间隔也会缩短。一般认为,对于局灶性复发病灶可再次甚至多次行手术切除。皮质癌转移灶最多见于肺、肝脏和骨。对于单发的或孤立性的远处转移病灶,也应尽量采用手术治疗,与单纯用化疗等姑息性治疗的患者比较,手术治疗存活时间延长,并可缓解皮质醇过度分泌产生的症状。有的患者甚至行第3次、第4次手术切除复发病灶(图6-1-1)。

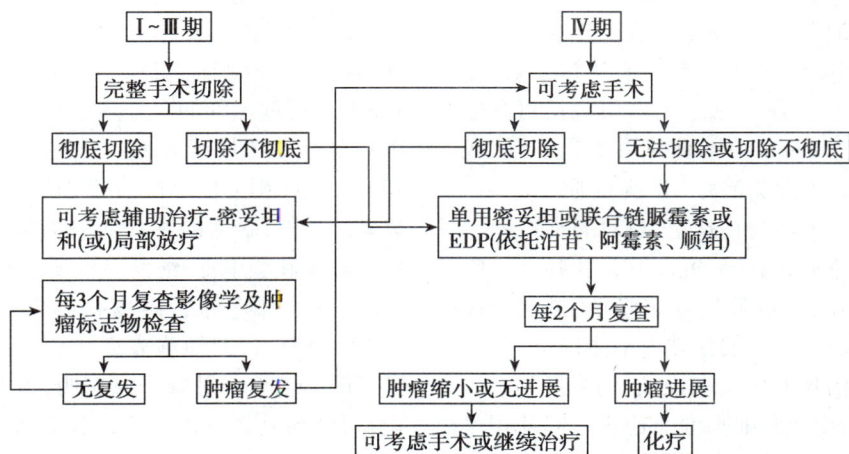

图 6-1-1 肾上腺皮质癌治疗方案确定流程

2. 双氯苯二氯乙烷治疗方案 双氯苯二氯乙烷(O,P-ODD,米托坦)能改变肾上腺外皮质激素和雄激素代谢,抑制皮质激素分泌,破坏肾上腺皮质,使肿瘤缩小。适用于无法手术、术后肿瘤残留、有转移病灶的患者,属姑息性治疗。长期治疗仅适用于最初有治疗效果的患者。有文献报道,双氯苯二氯乙烷治疗浓度>10μg/ml 或 >14μg/ml 才可能获得良好疗效,进一步的研究表明,米托坦最佳血药浓度为 14~20μg/ml。米托坦生物利用率的个体差异很大,少数患者在 4~6 周即可达到目标血药浓度,但多数患者则需要数周到数月。但最近研究认为:浓度与疗效并不存在必然联系,而其主要副作用为神经肌肉毒性,这与使用的剂量相关。

现代影像学技术能较为准确判断双氯苯二氯乙烷治疗效果。可分为完全效应,即无肿瘤存在至少4周;部分效应,即肿瘤体积减少>50%至少4

周;微效应,即肿瘤体积减少 25% ~ 50% 。双氯苯二氯乙烷的治疗效果至今存在争议,大多数学者认为,对晚期患者用双氯苯二氯乙烷口服治疗,有利于患者预后,延长生存期。对治疗无反应患者,可尝试联合双氯苯二氯乙烷联合多药化疗进行治疗。其他类固醇合成抑制剂如酮康唑、氨基导眠能(氨鲁米特)等治疗效果,目前尚缺乏足够的临床研究证据。

双氯苯二氯乙烷药物作用慢,至少维持 8 周以上,开始剂量小。每日 500mg,若无不良反应,1日 4 次,以后每 3 日增加 500mg,最大 12g/d,应注意恶心,呕吐、嗜睡、视力模糊及流涎等副作用,视严重程度而减药或停药。为防止肾上腺皮质功能减退需要合用强的松(泼尼松)。也有报道放疗后单用或联合应用 CTX,长春新碱及 5-Fu 而取得近期疗效。

3. 化学药物治疗 肾上腺皮质癌能表达多药耐药基因(MDR)21,导致 P2 糖蛋白分泌,加速细胞毒药物失效。双氯苯二氯乙烷能干扰 MDR21 和 P2 糖蛋白功能,拮抗其耐药作用,因此目前临床使用化疗药物多和双氯苯二氯乙烷联合应用。常用药物包括阿霉素、环磷酰胺、5-氟尿嘧啶、顺铂、依托泊苷等。判断化疗效果的标准同双氯苯二氯乙烷,Berruti 等用依托泊苷、阿霉素、顺铂联合双氯苯二氯乙烷治疗 28 例皮质癌患者,54% 有治疗效果(完全效应+部分效应)。最常见的副作用包括胃肠道和神经系统反应。Bonacci 等研究用依托泊苷、顺铂联合双氯苯二氯乙烷治疗 18 例皮质癌患者,33% 有治疗效果。多药物化疗也仅属姑息性治疗,由于皮质癌发病率低,临床研究尤其是化疗药物临床试验的样本量小,且肿瘤发现多晚期,进展速度快,生存期短,故联合化疗的疗效尚不能肯定。

对于非外科治疗的病人来说,服用米托坦(mitotane),单独使用或者和细胞毒类药物一起使用是最有效的治疗方法。为了取得最佳效果,药物的用量(14 ~ 20mg/L)是有严格要求的。对于病情恶化的病人来说,最有希望的可选治疗药物有:依托泊苷(etoposide),柔红霉素(doxorubicin),顺铂(cisplatin)+米托坦(mitotane)和链脲菌素(streptzotocin)+米托坦(mitotane),目前这些药物正在用于国际性Ⅲ期临床试验。肿瘤完全去除(例如通过米托坦放射疗法)以后,辅助治疗是必须的,由于术后 5 年内的存活者只占 30% 左右,目前还没有制定出有效的辅助治疗方案。但是国家注册机构,国际合作以及临床试验不仅为病人提供了重要的新式治疗仪器,而且促进了研究人员更为系统化来研究治疗肾上腺皮质癌。我们相信不远的将来对于肾上腺皮质癌的更有效的治疗,在很大程度上取决于对肿瘤分子发病原理的更深入的了解,这种了解也促进了现代癌症治疗的发展(例如,酪氨酸激酶抑制剂治疗)。

4. 射频消融治疗 射频消融治疗适用于无法手术的肾上腺皮质癌或其多发转移病灶,具有安全、微创等优点。Wood 采用 B 超或 CT 引导下射频消融治疗肾上腺皮质癌及其转移病灶,发现所有肿瘤均体积减小、图像上增强信号消失,肿瘤由瘢痕组织所替代;对于直径小于 5cm 的肿瘤,射频消融能使 67% 的肿瘤完全消融,缓解肿瘤局部症状并延长晚期皮质癌患者生存期。近年来采用介入治疗栓塞肿瘤供血动脉,术后肿瘤体积明显缩小,分泌功能降低,缓解了原发病灶引起的局部症状,提高了晚期肿瘤患者的生存质量。

5. 靶向治疗 目前正在进行相关靶向治疗的研究,主要为应用血管生成抑制剂组织肿瘤血管生成,或者通过干扰已经形成的肿瘤脉管系统治疗肿瘤,尤其是控制肿瘤转移。血管内皮生长因子(VEGF)是血管内皮增殖、趋化移行的主要信号,VEGF 主要与血管内皮细胞表面的 VEGF 受体 2 特异性结合,促进内皮细胞生长,并具有血管通透活性,可协助肿瘤细胞进入脉管系统。因此,拮抗 VEGF 是靶向治疗的一个热点研究课题。研究表明单克隆抗体(贝伐单抗)可在受体前水平拮抗 VEGF,且应用贝伐单抗治疗 ACC 的临床试验也已启动。另外,新生的肿瘤血管因为极不规则,常常伴有缺氧和酸中毒,继而会出现相对不成熟的异形细胞、诱导肿瘤脉管内皮特异性表达(如 TEM1、TEM5、TEM8),即细胞表面抗原,为相关科研提供了可能的靶点。另有研究表明,雷帕霉素(西罗莫司)可诱导血管血栓形成而抑制肿瘤血管生成,但机制尚不清楚。

6. 生物芯片技术 生物芯片技术的发展有助于鉴定 ACC 新的治疗靶点,研发理想的 ACC 小分子酪氨酸激酶受体抑制剂。目前有研究组对肾上腺良恶性肿瘤进行了相应的技术分析,结果显示肾上腺肿瘤中 IGF-2 呈高表达,因此推测 IGF-1 受体抑制剂可能是较为理想的 ACC 酪氨酸激酶受体抑制剂,并且正在进行下一步研究。

九、肾上腺皮质癌的预后

肾上腺皮质癌预后总体不良,平均生存期 18

个月。原因可能与不易早期诊断，一旦发现已近晚期，转移较早有关。虽然有个别病例根治术后存活了18年的报道，但总体来说，其5年生存率不超过35%～50%。患者的年龄、性别、肿瘤是否有功能与预后无关。决定皮质癌预后的主要因素包括：肿瘤的分期、手术方式、病理情况等。一般而言，Ⅰ～Ⅱ期的肿瘤分期预后明显好于Ⅲ～Ⅳ期，Ⅰ～Ⅳ期的5年生存率分别为30%～45%、12.5%～57%，5%～18%和0%；完整切除肿瘤者术后生存期也明显长于部分切除或仅作姑息性治疗的患者，平均生存期分别为13～28个月和3～9个月；Weiss标准是从病理上判断肿瘤预后的重要标准，其中包括细胞核分级、核分裂比例、不规则分裂数量、抱浆特征、细胞结构、坏死、血管淋巴包膜侵犯等9个方面，Weiss评分大于0～3分和4～8分的患者生存期差异有显著意义。

第三节 恶性肾上腺髓质肿瘤

胚胎发育过程中，由神经嵴来源的交感神经元细胞分化为神经母细胞和嗜铬细胞，沿脊髓腹侧游走，逐渐形成交感神经节和副神经节及肾上腺髓质，神经母细胞需经过节细胞神经母细胞阶段才成为交感神经节细胞，该系统一般不具备内分泌功能，嗜铬母细胞转化为具有内分泌功能的副神经节和肾上腺髓质。副神经节在胎儿及幼儿时期最发达，以后逐渐退化，仅余一些特殊部位的副神经节体。较为特殊的是，肾上腺髓质内尚有少量交感神经节细胞，因此，肾上腺可发生来自神经母细胞分化而来的各种神经节瘤，也可发生来自嗜铬母细胞。

分化而来的各种嗜铬或非嗜铬副神经节瘤。据此组织来源将肾上腺髓质发生的恶性肿瘤划分为如下三类：①源于神经内分泌肿瘤，包括：恶性嗜铬细胞瘤（malignant pheochromocytoma）；恶性交感性副神经节瘤（malignant sympathetic paraganglioma）；恶性副交感性副神经节瘤（malignant parasympathetic paraganglioma），亦称为恶性化学感受器瘤（malignant chemodectoma）；恶性副神经节瘤（Malignant Paraganglioma）；②源于交感神经节细胞的神经性肿瘤，包括：肾上腺节神经母细胞瘤（adrenal ganglineuroblastoma）；肾上腺神经母细胞瘤（adrenal neuoblastoma）；③混合性神经内分泌-神经性肿瘤。

由于以上恶性肿瘤有着共性及特殊性，下面将

相对常见的恶性嗜铬细胞瘤及肾上腺神经母细胞瘤的诊治特点描述如下。

一、恶性嗜铬细胞瘤（malignant pheochromocytoma）

嗜铬细胞瘤起源于嗜铬细胞（chromaffin cell）。胚胎期，嗜铬细胞的分布与身体的交感神经节有关。随着发育成熟，绝大部分嗜铬细胞发生退化，其残余部分形成肾上腺髓质。因此绝大部分嗜铬细胞瘤发生于肾上腺髓质。肾上腺外的嗜铬细胞瘤可发生于自颈动脉体至盆腔的任何部位，但主要见于脊柱旁交感神经节（以纵隔后为主）和腹主动脉分叉处的主动脉旁器又称Zuckerkandl Organ。嗜铬细胞瘤90%以上为良性肿瘤。肿瘤切面呈棕黄色，血管丰富，间质很少，常有出血。肿瘤细胞较大，为不规则多角形，胞浆中颗粒较多；细胞可被铬盐染色，因此称为嗜铬细胞瘤。

恶性嗜铬细胞瘤临床上较为罕见，在原发的肾上腺嗜铬细胞瘤中占13%～29%，而肾上腺外的比例却高达43%，其中直径大于5cm者比小肿瘤更常见（76% vs 24%）。恶性嗜铬细胞瘤患者通常预后不佳，平均5年生存率为40%左右。肾上腺嗜铬细胞瘤良性、恶性之比大约为9:1，肿瘤可生长在肾上腺内、外，有单侧及双侧肿瘤，分别为9:1。良、恶性嗜铬细胞瘤在临床表现和组织病理上均缺乏特异性指标。长期以来，恶性嗜铬细胞瘤公认的诊断标准是在没有嗜铬细胞的区域出现转移灶，如脊柱、淋巴结、肝、肺等。无论是原发还是肾上腺外病灶，如何准确迅速的判断其性质，是临床工作中亟待解决的问题。

1. 组织病理学 单一的病理形态对嗜铬细胞瘤组织难以准确判断其性质。Linnoila等将侵犯血管或包囊、肿瘤组织块状坏死、每10个高倍镜下大于5个有丝分裂细胞的肿瘤组织称为交界性肿瘤，以示区分良、恶性的嗜铬细胞瘤。Salmenkivi等通过患者长期随访发现，肾上腺外交界性肿瘤发展为恶性的比例明显高于肾上腺内的交界性肿瘤，对长期随访的要求也就更高。最近，Thompson提出了一项肾上腺嗜铬细胞瘤量化评分系统（PASS），他将肉眼和镜下的组织标本形态逐一予以量化：弥漫性生长或较大的巢状组织记2分、中心性或块状坏死记2分、每10个高倍镜下>3个有丝分裂细胞记2分、非典型性有丝分裂记2分、核染色加深记2分、大量胞质记2分、细胞单一化记2分、异型分裂记2分、浸润脂质组织记2分、血管侵犯记1分、包囊侵

犯记 1 分等,总计 20 分。应用 PASS 对 100 例肾上腺嗜铬细胞瘤患者进行随访和统计分析,结果发现 PASS≥4 分的 50 例患者中 33 例临床确诊为恶性嗜铬细胞瘤,另外 17 例组织学上均有恶性倾向但临床未出现转移灶,而 PASS<4 分者均为良性嗜铬细胞瘤。在总结既往组织学研究经验的基础上,PASS 的提出确实为判断嗜铬细胞瘤性质提供了有力帮助,但正如 Thompson 本人所说,此标准广泛应用还有待于通过更多的临床病例和长期的随访来不断进行修正。

2. 放射性核素检查和影像学检查 ^{131}I 间碘苄胍(MIBG)由于其对嗜铬细胞组织特异的亲和力,一直为诊断嗜铬细胞瘤的重要手段,对异位的阳性病灶能判断其恶性性质。MIBG 最小可检出直径 0.4cm 的病变,灵敏度和特异性分别达 88.4% 和 98.5%,但缺乏对肾上腺原发灶的诊断能力和无法对转移灶准确定位。CT、MRI 对肾上腺外转移病灶无法判断其性质和来源,但配合 MIBG 技术联合诊断有一定优势。有报道采用 MIBG、SPECT、MRI 融合图像技术在恶性嗜铬细胞瘤转移病灶识别和精确定位中显示出很好效果。

近年来 PET 技术也应用于恶性嗜铬细胞瘤诊断。Pacak 等用 PET 技术发现 9 例恶性嗜铬细胞瘤均能在 PET 图像中识别其异常,而大多数良性嗜铬细胞瘤无异常表现。对 PET 与其他诊断技术联合从而更经济有效的发挥其优势有待于进一步探索。

3. DNA 核型分析 用流式细胞仪技术(FCM)对 DNA 核型分析已用于多种肿瘤研究,尤其在许多实体肿瘤和血液系统肿瘤方面有较大优势,但对判断嗜铬细胞瘤的良、恶性仍存在较大争议。Nativ 等对 184 例嗜铬细胞瘤分析报告,非整倍体型中恶性嗜铬细胞瘤中占 20%,而二倍体型中仅占 2%。但此后多项研究都指出,良、恶性嗜铬细胞 DNA 倍体型无明显差别,甚至良性嗜铬细胞瘤异倍体型的比例高于恶性。因此,这项技术在诊断中的参考价值还有待探索。

4. 肿瘤标记物 恶性嗜铬细胞瘤的瘤标近年来研究发展迅速,涉及肿瘤发生的多个方面,为我们临床的判断提供了有力的帮助。

(1)端粒酶:端粒酶是一种能合成端粒序列的核糖核蛋白酶,被认为是一种广泛存在的肿瘤标记物。对端粒酶的提取分析包括 PCR 为基础的端粒复制扩增模型(TRAP)技术和免疫组化及原位杂交技术。Kubota 等通过 19 例肾上腺嗜铬细胞瘤细胞中端粒酶活性检测和随访发现,良性组织和正常髓质组织活性表达均正常,而 3 例确诊为恶性的组织中,活性明显升高,这与许多学者的研究结论相一致。国内范晋海等在 23 例良性嗜铬细胞瘤随访研究中发现:2 例端粒酶阳性的患者分别于术后 19 个月和 6 个月出现盆腔转移灶。1 例阴性的患者术后 10 个月出现肺部转移灶。恶性嗜铬细胞瘤患者端粒酶表达阴性可能是由于肿瘤早期端粒酶尚未激活,某些肿瘤细胞端粒酶活性缺失和实验室误差等。最近,Elder 等指出,使用逆转录 PCR 进一步研究肿瘤组织中端粒酶亚单位 Htert 的表达,发现它在恶性嗜铬细胞瘤中阳性率明显高于良性。

(2)血管内皮生长因子:血管形成是恶性肿瘤发展和转移浸润的重要变化,并在其早期就已经出现。新生血管化过程中,缺氧促使血管内皮生长因子(VEGF)及其受体的表达增加。缺氧诱导因子 HIF21A 和 PAS1 在其中起了调节作用。Favier 等对 19 例嗜铬细胞瘤组织的血管形成进行研究,他们用抗 CD34 和抗 A2 肌动蛋白免疫组化染色描记血管构造,并用原位杂交技术分析 HIF21A、PAS1、Ang 等介质的表达情况。结果发现,所有的恶性嗜铬细胞瘤血管构造均异常,而良性嗜铬细胞瘤几乎均表现为正常的形态。调节因子 VEGF、EP-AS1 在恶性嗜铬细胞瘤中表达明显高于良性,其 Mrna 分别为良性的 3.5 倍和 4.5 倍。Zielke 等使用Ⅷ因子染色和计算血管密度的方法来研究恶性嗜铬细胞瘤的血管形成,取得了相同的结论,证明了血管形成是判断恶性嗜铬细胞瘤重要的形态学证据。VEGF、EPAS1 表达情况可成为鉴别诊断的重要指标。

(3)细胞增殖相关抗原:细胞过度增殖是恶性肿瘤的重要特征。Ki267 蛋白的表达与细胞增殖密切相关,用 Ki267 的单克隆抗体 MIB21 测定其阳性细胞的比例可提供重要信息。Brown 等测定 45 例良性和 6 例恶性嗜铬细胞瘤组织中 MIB21 免疫活性,结果显示 100% 的良性和 50% 的恶性嗜铬细胞瘤 MIB21 活性<1%;另 50% 恶性嗜铬细胞瘤活性为 10%~15%。良、恶性嗜铬细胞瘤间可见显著性差异。

(4)环氧化酶(COX):环氧化酶是催化花生四烯酸转变为前列腺素(Pgs)的关键酶。其亚型 Cox-2 与肿瘤发生密切相关。Salmenkivi 等对通过免疫组化、原位杂交等技术分析其在恶性嗜铬细胞瘤中表达情况,结果显示正常肾上腺髓质中 Cox-2 表达阴性;所有恶性嗜铬细胞瘤中表达均呈中等程度或强阳性;75%的良性嗜铬细胞瘤中表达成阴性或弱阳性,良恶性嗜铬细胞瘤间有显著差异。Cox与肿瘤发生机制尚未明了,其催化产物 Pgs 可能有诱导细胞增殖、刺激 Bcl-2 介导的凋亡抑制和肿瘤血管形成的作用从而促使肿瘤发生。

(5) 肝素酶细胞外基质(ECM)和基膜蛋白的降解:是肿瘤发展、浸润和转移的重要过程。HPR是其中发挥降解作用的蛋白酶,在许多肿瘤细胞中均有表达。Ouiros 等采用原位杂交技术和免疫组化方法对 29 例嗜铬细胞瘤患者检测其肝素酶(HPR)表达。结果显示良、恶性嗜铬细胞瘤中 HPR表达阳性的比例分别为 37% 和 100%,存在显著差异。HPR 的生物学作用可能包括:降解 ECM 和基膜促使肿瘤浸润转移;激活 VEGF 介导血管形成;抑制 T 淋巴细胞免疫功能。

(6) 抑制素/刺激素 BB2 亚基异二聚体糖蛋白 2:抑制素包括 A 亚基,BA 亚基或 BB 亚基;激活素仅含 BB 亚基。Salmenkivi 等指出:抑制素/刺激素 BB2 亚基在正常肾上腺髓质中表达呈强阳性;90% 的良性嗜铬细胞瘤中呈中等或强阳性表达;100% 的恶性嗜铬细胞瘤表达呈阴性,良恶性肿瘤中表达有显著性差异。但是分子生物学研究分析糖蛋白 Mrna 表达在良恶性肿瘤中无显著性差异,表明 BB2 亚基是通过转录后的调节发挥作用的。

(7) 细胞黏合素细胞黏合素(tenascin):是细胞外基质中一种糖蛋白,在许多肿瘤形成过程中均表达增强。Salmenkivi 等通过免疫组化分析其在嗜铬细胞瘤中表达,结果显示正常肾上腺髓质 Tenascin 表达阴性;28 例良性嗜铬细胞瘤表达阴性或弱阳性;28 例组织学可疑恶性(交界性肿瘤)中有 13例表达中等强度或强阳性;7 例恶性嗜铬细胞瘤均呈中等强度或强阳性表达。Tenascin 在良恶性嗜铬细胞瘤中表达有显著性差异。Tenascin 的生物学作用体现在细胞的黏附移动,内皮细胞脱落、细胞生长等过程中。Tenascin 的过度表达改变了细胞外基质的作用从而促使肿瘤细胞的浸润。

(8) 肿瘤相关基因 原癌基因的激活和抑癌基因的突变是恶性肿瘤发生的重要机制。Liu 等通过 25 例嗜铬细胞瘤癌基因 C2myc 研究发现恶性中基因 Mrna 表达量是良性的 3 倍。Gimenez 及 Roqueplo 等研究编码琥珀酸脱氢酶亚基 B 的基因(SDHB)发现,恶性嗜铬细胞瘤的基因突变率远高于良性。其他基因如 C2erbb22、RET 等对判断嗜铬细胞瘤性质未得到证实。

(9) 由于肿瘤发病机制复杂,与标记物的关系

未完全明了,单一的肿瘤标记物难以全面反映具体肿瘤的产生和发展情况,也是许多肿瘤标志物敏感性和特异性尚不理想的原因。此外,必须考虑一定数量的研究样本,长期严格的随访和检测标准的制定等因素。临床判断仍需建立在全面客观的分析和肿瘤分子生物学的深入发展的基础上。总之,在临床中具体分析患者情况,合理利用不同诊断方法,积极治疗和长期密切随访,对提高病人生存率,改善预后具有重要意义。

5. 手术治疗 早期积极地进行手术以切除恶性病灶是临床治疗大部分恶性肿瘤包括恶性嗜铬细胞瘤的有效方法,也是根治的唯一途径。对单发肾上腺或肾上腺外嗜铬细胞瘤,术前判断其良、恶性质较困难,但仍有一些临床依据可对其恶性倾向做出初步估计。一般认为:恶性嗜铬细胞瘤体积明显大于良性,而且易浸润邻近组织血管;恶性嗜铬细胞瘤患者血去甲肾上腺素、多巴胺的含量明显高于良性,Rao 等研究还指出,恶性嗜铬细胞瘤中血浆嗜铬粒蛋白 A 含量显著高于良性;术前这些判断对于术式选择、术中处理均有指导意义。

(1) 术前准备:肾上腺恶性嗜铬细胞瘤手术前准备非常重要。术前的充分准备为降低死亡率的关键。

1) 肾上腺素能 A 受体阻滞剂:酚卞明 10 ~ 20mg,每日 3 次,术前 2 周,使血压正常后手术。

2) 肾上腺素能 β 受体阻滞剂:应用 A 受体阻滞剂后,脉搏快或心律不齐时,可加服 β 受体阻滞剂心得安(普萘洛尔)10 ~ 40mg,每日 3 次,使心率降至正常。

3) 备用升压药如去甲肾上腺素,防止术中肿瘤切除后造成血压剧降。

(2) 麻醉与体位:气管内麻醉,保持两条静脉通道,中心静脉压测定,心电监护。体位根据腰部或腹部切口而选用侧卧或仰卧位。

(3) 手术要点:手术入路可经腰部或腹部切口,巨大肿瘤可采用胸腹联合切口路径。肿瘤摘除后,如血压一度下降,继之血压又复升高或者降低不明显,要考虑对侧肾上腺或其他部位之肿瘤存在,继续作探查摘除术。术中如探查到瘤体巨大、有包囊和周围组织浸润时应考虑其恶性倾向,原则上手术应切除可见肿瘤组织,去除周围软组织和局部淋巴结,并行邻近组织探查以去除所有可能存在的残留病灶,防止因术后复发或转移而使患者失去手术根治的机会。对于已经发生转移的恶性嗜铬细胞瘤,原则上手术以去除原发灶和转移灶,但此

时患者往往已无法获得手术根治,可在术后辅以姑息性治疗。

(4) 术后处理及主要并发症:术前准备充分者,肿瘤摘除后,血压能缓慢下降,幅度较小。如血压急剧下降,可加快输液,若输液血压仍低,可输入升压药,或根据中心静脉压来调整输液量及升压药的剂量及用药时间。

应用抗生素预防感染,血压及脉搏完全稳定后可下地活动。

术后主要并发症:胃肠麻痹、腹胀及感染。术后高血糖症及糖尿,必要时作饮食控制及药物治疗。

恶性嗜铬细胞瘤临床表现复杂,术前、术中均呈良性表现的肿瘤术后亦可出现转移。Morikawa 等报道 1 例左肾上腺嗜铬细胞瘤患者术后 10 年出现肝转移,而其最初组织学及术后随访均未见异常表现,遂行开放性肝右叶切除,术后患者健康状况良好。有资料表明,像此类良性表现的嗜铬细胞瘤术后出现转移的比例可高达 8%～9%。对于良性表现的嗜铬细胞瘤术后长期随访尤为重要,嗜铬细胞瘤复发平均时间为 7.8 年,患者自觉症状、血儿茶酚胺含量、影像学检查均为随访内容。由于恶性嗜铬细胞瘤复发率高,转移病灶通常多发,最常见于骨骼,其次为肝、腹膜后、肾上腺等,治疗困难,能对转移灶成功行手术根治的情况非常少见。

腹腔镜手术不是恶性嗜铬细胞瘤治疗的禁忌证,腹腔镜肾上腺切除的绝对禁忌证为周围组织或肾上腺包囊静脉受到恶性病灶的侵犯,但这并不是所有恶性嗜铬细胞瘤的形态学特征。Janet Schek 等对 19 例嗜铬细胞瘤行腹腔镜手术,所有患者术后血压及尿儿茶酚胺恢复至正常,术后无一例有残留病灶或复发,并对肾上腺外和复发性嗜铬细胞瘤成功进行了腹腔镜下切除。对于嗜铬细胞瘤早期、局部无浸润或转移表现,虽然有恶性可能,但腹腔镜手术仍是可选的治疗方式。目前尚无腹腔镜手术造成腹膜内复发或腹腔镜鞘管造成肿瘤播散的临床报道。但术中一旦发现有邻近组织浸润或转移表现,应立即转为开放性手术,以尽可能清除病灶。

6. 放射性核素治疗　放射性核素治疗是一种姑息性治疗方法,适用于无法手术或已形成复发转移病灶的恶性嗜铬细胞瘤,对于术后高血压而考虑到残留病灶存在时,也使用放射性核素缓解儿茶酚胺过度分泌和病灶转移产生的症状,如高血压、骨转移造成的疼痛等,但无法治愈。放化疗

等治疗效果可以用肿瘤体积变化和血生化水平的改变来表示:完全效应(肿瘤消失,血生化水平恢复正常)、部分效应(肿瘤缩小≥50%,血生化水平减少≥50%)、微效应和无效应。最近,Menzel 等采用脱氧葡萄糖(FDG)为示踪剂的 PET 影像技术,能有效评价核素治疗效果。目前放疗适用的药物可分为三类。

(1) [131]I 间碘苄胍(MIBG):通过儿茶酚胺结节内再摄取方式发挥治疗作用,最常用的是 [131]I 间碘苄胍。1999 年欧洲放射住核素治疗会议统计 143 例嗜铬细胞瘤 [131]IMIBG 的平均治疗剂量为 5.3GBq,产生的效应比例为 39%。[131]IMIBG 的治疗效应与每克肿瘤吸收剂量和肿瘤体积密切相关,其直径应尽量小于 1～2cm 以保证放射性药物的良好摄取。由于临床中更多见的是较大体积的肿瘤,应先行手术切除瘤体后再进行放疗,以清除残留病灶和预防转移。[131]IMIBG 治疗效果往往是暂时的,Sisson 等研究指出,治疗中能达到完全效应的比例甚小,2 年内几乎均有复发或转移。[131]IMIBG 主要副作用是骨髓抑制,但与药物剂量并无明显关系。Rose 等用大剂量 [131]IMIBG 治疗发现可较以前提高患者生存率,并可达到完全效应。也有学者认为延长治疗时间可解决复发问题,有的患者可治疗 2～3 年甚至更长。近年来,[131]IMIBG 联合多药物化疗方案证明也能增强治疗效果。

(2) 核素生长抑素类似物:由于恶性嗜铬细胞瘤生长抑素的受体过度表达,用放射性核素标记生长抑素的类似物奥曲肽(octreotide)可特异性结合于受体起到诊断和治疗作用。

Eriksson 等用奥曲肽治疗 30 例神经内分泌肿瘤,对抑制激素释放和肿瘤细胞增殖取得了很好的效果。副作用主要为骨髓抑制。其他药物如 [111]In 四氮四乙酸环十二烷(DOTA)Octreotide、[90]Y DOTA Octreotide 等和其他受体介导的肽类物质或其类似物也已在动物实验或临床应用中显示了治疗恶性嗜铬细胞瘤的巨大潜力。

(3) 核素细胞膜抗体使用 [131]I 或 [90]Y 标记的细胞膜特异性抗体作放射性免疫治疗。Juweid 等最早将通过 [131]I 标记的癌胚抗原(CEA)的抗体用于甲状腺髓质癌的治疗,但由于肿瘤体积较大治疗效果不理想。Kraeberbodere 等通过使用增强黏附系统(AES)的双步免疫技术治疗小复发病灶,疗效较好。

7. 联合化疗　恶性嗜铬细胞瘤化疗的适应证同放射性核素治疗。用于缓解儿茶酚胺过度分泌

产生的症状,属姑息性治疗。临床上通常使用 CVD 化疗方案(环磷酰胺+达卡巴嗪+长春新碱),21 天为 1 个治疗周期。

有研究表明,此方案的血生化效应比例可达 64.3%。近年来不断有报道采用 CVD 化疗使有转移灶的恶性嗜铬细胞瘤血儿茶酚胺减至正常,转移灶的体积明显缩小。CVD 化疗过程中可出现高血压危象、血白细胞数减少和胃肠神经系统毒性,治疗过程中应检测血常规变化以调整用量。联合化疗配合放射性核素治疗可减少化疗药物剂量,缩短治疗时间并减少并发症的产生。

8. 其他治疗　血管形成是肿瘤发展和浸润的重要前提,其中血管内皮生长因子(VEGF)的过表达是其重要特征。Favier 等对 19 例嗜铬细胞瘤组织的血管形成研究后发现,恶性嗜铬细胞瘤血管构造均异常,VEGF 表达明显高于良性。用 VEGF 中和性抗体来抑制其表达从而抑制肿瘤的血管形成可能成为治疗恶性嗜铬细胞瘤的重要方法。Melnyk 等的动物实验证明,用中和性抗体抑制 VEGF 分泌能有效抑制异体移植的前列腺癌和其转移灶的生长。Zielke 等用 VEGF 中和性抗体 M461 抑制异体移植鼠嗜铬细胞瘤的血管形成,结果发现治疗后肿瘤体积仅为对照组的 60%,且 VEGF 表达明显减少。因此,用抗 VEGF 抗体治疗无法手术的恶性嗜铬细胞瘤可能成为重要手段。

近年来有学者在 CT 引导下对恶性嗜铬细胞瘤行肿瘤内乙醇注射消融治疗,使嗜铬细胞瘤及其转移灶坏死、消失,取得良好效果。这种微创性治疗对无法手术的恶性嗜铬细胞瘤可能成为有价值的治疗手段。

二、肾上腺神经母细胞瘤

肾上腺神经母细胞瘤(adrenal neuroblastoma)又称为神经细胞瘤,是来源于交感神经系统的高度恶性的肿瘤,生长迅速,很小的肿瘤即可通过淋巴系统和血液转移至肝脏、骨髓甚至皮下,临床少见。成人偶有发生,是儿童最常见的一种肿瘤,占儿童恶性肿瘤的 15%,多发生于婴幼儿,半数为 2 岁以前小儿。男女之比为 1.7:1。其发生可能与遗传因素有关。

半数发生于肾上腺髓质,亦可谓肾上腺髓质无功能性神经肿瘤;亦可见于腹部、颈部、纵隔、腹主动脉旁交感神经链、盆腔等外周交感神经的任何部位。

1. 临床病理　肾上腺神经母细胞瘤早期有完整包膜,肿瘤呈实质性、中等硬度、呈分叶状或结节状,表面血管丰富;肿瘤大小、形状不定,小者数厘米,大者可占据整个腹腔。较小时有包膜,发展到较大时,包膜即不完整,可合并出血、坏死、囊性变及钙化等。肿瘤组织内有神经分泌颗粒、可合成、分泌、储存及释放多种儿茶酚胺化合物,但因在进入血液循环前已经失活,故无相关临床表现。

肿瘤可多发,恶性程度高,发展快,转移早,可早期穿破包膜浸润至周围组织,发现时半数已有远处转移,可经血液、淋巴转移到骨髓(如颅骨眼眶部)、肝脏、皮下及骨髓等处。有时转移瘤很多,原发瘤很小。有时可自然消退或者转化为良性神经节细胞瘤。

2. 临床表现

(1) 肿块可于腹部、颈部、盆腔扪及肿块,呈球形,深而固定,表面不光滑,发展较快,可越过中线。

(2) 恶液质表现有贫血、消瘦、苍白、发热等表现。

(3) 消化道症状有纳差、恶心、呕吐、腹痛、腹泻等症状。

(4) 肿瘤出血症状肿瘤增大、局部疼痛、腹腔内出血表现等。

(5) 内分泌表现因分泌儿茶酚胺化合物,可有皮肤潮红、出汗、心悸、不安、易激惹、感觉异常等症状。

(6) 压迫症状肿瘤增大后可压迫周围组织而产生相应压迫症状。若在颈部,可有 Horner 征,呈患侧瞳孔缩小、上睑下垂、虹膜异色症。若压迫喉返神经,则有声音嘶哑。如在纵隔,可有咳嗽、呼吸困难、吞咽困难等。若压迫下腔静脉、淋巴,可有下肢肿胀。压迫脊髓时,可有瘫痪表现。在盆腔压迫输尿管时,可致肾盂积水、肾功能损害;如压迫直肠膀胱,可致便秘、尿潴留。肿瘤发生在肾上腺,可使肾脏受压并被推移向外下方。如为脊柱旁沟部位肿瘤,则沿神经根侵入椎管,形成哑铃状肿瘤。

(7) 转移症状转移至眼眶则有突眼、眶上出血症状;转移至骨,则有局部疼痛,如四肢痛,可发生病理学骨折;转移至肝脏,则有肝大、疼痛;转移至皮下,则有皮下结节以及淋巴结转移时有淋巴结肿大等。

3. 实验室检查

(1) 常规检查血红蛋白降低、淋巴细胞增多,>3×10⁹/L。

(2) 生化检查显示肾上腺内分泌功能正常,血、尿中肾上腺素(E)、去甲肾上腺素(NE)、高香草酸

（HVA）及 3-甲氧-4 羟基苦杏仁酸（VMA）升高。

（3）血浆癌胚抗原阳性，预示预后差。

（4）尿中查出胱硫醚（cystathionine）表示有转移；单克隆抗体 E3 显示有转移性肿瘤；特异性血清试剂显示淋巴结转移。

（5）放射性免疫性检查显示有细胞毒性淋巴细胞、血清封闭抗体、细胞毒性抗体；血中血管活性肠肽（VIP）值增高，可区别肿瘤性腹泻与非肿瘤性腹泻。

4. 影像学检查

（1）X 线检查：X 线平片显示肿块软组织阴影。25%～50% 肿块阴影内有散在呈斑点状钙化灶；排泄性尿路造影显示肾上腺肿瘤将肾脏、输尿管压迫、推挤向外下方移位；肿瘤在盆腔压迫输尿管致肾积水时，肾脏不显影；动脉造影显示肿瘤的供应血管。在骨转移时，X 线检查显示骨质破坏、骨质疏松、病理性骨折，骨皮质有溶骨，骨骺近端有虫蚀状破坏，骨膜下有新骨形成。

（2）放射性核素骨扫描：显示骨转移，较 X 线检查可早期发现骨、骨髓转移。

（3）超声检查：显示实质性占位病变。呈界限清楚，但不规则、非均质光团，有钙化之声影；合并坏死、出血时，则密度不均；可显示肝转移。

（4）CT、MRI 检查显示密度不均之肿瘤及钙化灶，可显示与周围组织关系及大血管受累情况。

5. 其他检查

（1）骨髓检查行骨髓穿刺涂片检查可明确诊断。已很少用。

（2）细针穿刺活组织检查在 B 超引导下对肿瘤行细针穿刺活检可确诊。

6. 鉴别诊断 肾上腺皮质癌：肾上腺皮质癌之肿瘤病程短、发展快、体积大，影像学检查密度不均、有液化、钙化，向周边组织浸润、转移征象，可与之混淆。但往往年龄较大，多发生于成年人或老年人中，无明显骨、骨髓转移。而神经母细胞瘤多为婴幼儿发病，早期肝、骨、淋巴结转移，肿瘤穿刺活组织检查可予以明确鉴别。

7. 治疗 早期发现的小肿瘤如能确诊可争取手术切除，转移灶引起局部功能异常可行姑息性手术，但预后多较差。仅一小部分肾上腺神经母细胞瘤可自然消退，甚至可发生在有广泛转移的晚期病例，类似情况在年龄越小者出现的机会越多，原因尚不明白。

（1）肾上腺神经母细胞瘤切除术指征、禁忌证及术前准备

1）适应证：肾上腺神经母细胞瘤一经诊断，应及早手术切除。术中如已发现肿瘤转移，应尽量切除原发病灶及转移的淋巴结。如肿瘤巨大与周围大血管粘连时，应尽量大部切除肿瘤，残余瘤组织留做标志物瘤，待术后做放射治疗。

2）禁忌证：术前已证实广泛转移的病例，不宜做手术治疗。可配合化学治疗及放射治疗。

3）术前准备：术前作全面查体，了解是否已经有转移。必要时做骨髓穿刺及同位素骨扫描；全身情况较差，贫血、恶液质者，应先输血，加强支持疗法，改善营养状况后再手术。巨大的肿瘤应先放射治疗，等肿瘤缩小后再做手术，可增加手术切除率；根据肿瘤切除的难度大小，术前备足血液。

4）麻醉与体位：一般采用气管内麻醉。仰卧位，患侧垫高。

（2）右侧肾上腺神经母细胞瘤切除术手术步骤：多采用上腹横切口，或上腹部肋缘下"八"字形切口，巨大的肿瘤可做胸腹联合切口。也可采用单侧腹部斜直切口；分离肿瘤时将肝脏向上牵引，切开右侧三角韧带及镰状韧带，切开十二指肠外侧腹膜，将升结肠及横结肠肝曲向内侧翻转；切开肾周围筋膜，显露肾脏：钝性游离肾周围脂肪，显露肾上腺及肿瘤。也可先显露下腔静脉，防止撕破肾上腺静脉，结扎切断肾上腺静脉，切除肿瘤：肾上腺静脉结扎切断后，提起肿瘤，显露肾上腺底部及肾上极，利用肾上腺底部组织做牵引，将肿瘤切除。

（3）左侧肾上腺神经母细胞瘤切除术：因左侧与脾、胰尾及腹主动脉甚至下腔静脉关系密切，手术应特别注意，防止上述脏器的损伤。切口选择原则与同右侧肾上腺神经母细胞瘤切除术相同，如选用单侧腹部斜直切口，应为左侧；打开腹腔后，切开胃结肠韧带及脾结肠韧带，胃大弯向上作牵引。切开肾周围筋膜，游离肾周围脂肪囊，显露出左侧肾上腺及肿瘤；分离肿瘤时先分离及结扎肾上腺静脉，将胰腺体尾部向上牵开，再分离肿瘤。注意防止损伤左侧肾静脉、脾静脉及胰尾。术中注意要点：①肿瘤若已侵犯肾脏时，病侧肾脏也应同时切除；②肿瘤巨大，而且瘤组织脆弱，血液循环丰富，术中有可能大出血及失血性休克，甚至危及生命，术中应保证足量输血，密切监测血压；③分离右侧肿瘤时，应防止损伤下腔静脉、十二指肠；而左侧肿瘤要注意保护胰腺体尾部、脾静脉、左侧肾及结肠。

（4）术后处理

1）术后常规禁食及胃肠减压，减少腹胀。静

脉补充液体,加强支持疗法。

2）伤口愈合后,开始放疗或化学治疗。神经母细胞瘤对放疗敏感,但单独使用放疗效果不理想。

3）化学药物常用长春新碱及环磷酰胺合用。每隔 2 周应用长春新碱 1.5mg/m²,环磷酰胺 300mg/m²,交替用药,每种药物各用 6 周。持续 1 年。

（5）主要并发症:手术的主要并发症是术中大出血及损伤周围重要脏器。如损伤十二指肠,可继发高位十二指肠瘘;损伤脾血管需做脾切除;损伤胰腺可出现胰瘘。

第四节　肾上腺转移性癌

一、概述

肾上腺是恶性肿瘤晚期转移的易发部位之一,仅次于肺、肝、骨,居第 4 位。肿瘤转移至肾上腺的发病率高达 26% ~ 50%。原发癌多为肺癌、肝癌、乳腺癌、肾癌、胃肠道恶性肿瘤等,尤以肺癌转移为多。文献报道由乳腺癌和肺癌引起肾上腺转移癌分别为 54% 和 36%。黑色素瘤也极易出现肾上腺转移。在肾癌根治标本中有 1.2% ~ 10% 发现肾上腺转移,在扩散肾癌病例中高达 7% ~ 23% 尸检发现肾上腺转移。提示临床不能只满足于原发癌的诊断而忽视肾上腺转移癌的可能。

恶性肿瘤肾上腺转移的方式以血行转移为主。文献报道肾上腺转移癌多为双侧,而临床统计多数为单侧转移,左侧比右侧多见,男性比女性多见。Paul 等统计 3.1% 肾癌有肾上腺转移,左侧多于右侧,其中左侧转移占 63%,右侧占 37%,可能与癌栓由左肾静脉逆向进入左肾上腺静脉有关。另有文献报道,肾癌转移至同侧肾上腺的发生率为 3.4%,转移至对侧肾上腺的发生率为 1.1%,并与肾肿瘤体积及位置有关。

肾上腺转移癌既可以发生在皮质,也可以发生在髓质,但以后者多见。原发癌继发肾上腺转移癌的机制尚不完全清楚,其主要途径是血循环播散和淋巴系统播散。

二、诊断

肾上腺转移癌起病隐匿,患者一般没有肾上腺皮质或髓质功能异常表现,仅有少数双侧肾上腺转移癌者出现肾上腺功能低下。除原发病灶症状外,肾上腺转移癌随肿瘤生长多表现为腰腹部胀痛及腹部包块,甚至有急腹症,其症状主要取决于病灶的大小。

肾上腺转移癌的诊断主要依靠 B 超、CT 及 MRI 检查。B 超诊断率可达 90%,其可发现直径为 1.0cm 以上的肾上腺肿瘤,肾上腺转移癌在 B 超下表现为实性弱回声肿物,常呈椭圆形或分叶状,边界欠平整。CT 诊断率可达 98%,CT 能发现直径<0.5cm 的肾上腺肿瘤,肾上腺转移癌密度不均匀,边界不清晰,大多有增强效应。肾上腺转移癌的 MRI 表现与肾上腺皮质癌相似,但其体积不如皮质癌大,T_1 加权信号低,T_2 加权信号增高,多数不均匀。而 PET 对肾上腺肿瘤的确诊率达 100%,缺点是价格昂贵。

肾上腺转移癌应与肾上腺原发癌及肾上腺良性肿瘤相鉴别。原发肾上腺癌或肾上腺良性肿瘤可有肾上腺皮质或髓质功能亢进表现,生化检测、影像学检查及核素显像有助于鉴别。细针穿刺活检也是一种有效的鉴别方法。

三、治疗原则及树突细胞疫苗治疗

肾上腺转移癌的治疗方式包括手术、化疗、放疗。对于肾上腺转移癌,多数学者主张积极争取外科手术治疗。肾上腺转移癌切除后的 5 年生存率可达 25% ~ 40%。Porte 等进行的关于非小细胞肺癌（NSCLC）肾上腺转移的多中心研究表明,术后患者获得平均 11 个月的无瘤生存期,最长生存时间超过 6 年,明显优于化疗和放疗（平均 7 个月和 6 个月）。提示手术切除转移癌为治疗的最佳选择。

随着影像学检查技术的发展及人们医疗保护意识的提高,肾上腺转移癌的发现已趋提前,手术技术的提高也增加了肾上腺转移癌手术治疗的成功率。对原发癌能彻底控制、单一肾上腺转移和一般状态好的患者均应行手术切除。手术方式多采用单纯肾上腺切除。肿瘤体积较大时宜做经腹部切口,以避免重要脏器的损伤,对体积小的肿瘤可采用腰部切口。关键步骤为游离肾脏,将肾脏向下、向内侧推移,即可获得较大而清楚的手术野,使操作顺利进行。受累肾上腺的区域淋巴结清除手术病死率高,除非肾上腺转移灶向外生长累及周围组织脏器,一般不采用此术式。Sehomer 等报告双侧肾上腺同时发生转移癌时,可行一侧全切,另一侧部分切除,以保留肾上腺生理功能;也可切除双侧肾上腺后做激素替代治疗。部分肾上腺转移癌患者,因肿瘤浸润、破坏大部分肾上腺组织或肾上腺出血引起肾上腺皮质功能不全,应注意补充皮质激素。对于小于 6cm 的肿瘤,可采用腹腔镜手术。但一般肾上腺转移癌瘤体较大,血管丰富,术中出血量多,操作难度大,不太适于行腹腔镜治疗。对于不适合手术治疗的患者可行放射介入治疗,选择性栓塞转移癌的供应血管,并可向瘤体内注入化疗药物或瘤体无水乙醇注射亦可取得良好效果。

近来以负载特定抗原的树突细胞(DC)作为疫苗已成为国内外学者关注的一大热点,人们将它应用于内分泌肿瘤术后残余灶及转移灶的治疗研究。树突细胞(DC)疫苗治疗的肾上腺癌,已完成了少量的临床试验。其主要思路是将负载肿瘤相关性抗原(TAA)、肿瘤细胞裂解物(Tis)、肿瘤分泌的激素等的自身 DC 通过各种途径回输入患者体内,促使机体产生特异性抗肿瘤免疫力,从而达到阻止、甚至根除肿瘤的目的。

DC 于 1973 年首次由 Steinman 发现,因其成熟时表面伸出许多树突状突起或伪足而得名。它能够表达高水平的主要组织相容性复合物(MHC)-Ⅰ,Ⅱ类分子,具有很强的抗原提呈能力,并可通过检测相对特异性表面标志得以确认。DC 源于骨髓多能干细胞,以前体细胞形式进入血液,并随血流广泛分布于全身各处。正常状态下体内绝大多数 DC 处于非成熟状态,低水平表达共刺激分子和黏附分子,具有极强的抗原内吞和处理能力,在接受某些刺激物如抗原、白介素、肿瘤坏死因子后逐步分化成熟,此时其抗原摄取及处理能力显著降低,但表达高水平 MHC-Ⅰ类分子、共刺激分子(如 CD40,CD80 和 CD86)、黏附分子等。与一般的抗原提呈细胞(APC)(如巨噬细胞)仅能刺激已活化或记忆性 T 细胞不同,DC 可以递呈内、外源性抗原,显著刺激初始 T 细胞的增殖,活化细胞毒性 T 淋巴细胞及 Th 细胞;此外,DC 还可在缺乏其他任何刺激因子的条件下启动机体的免疫反应,故而大多学者认为 DC 是体内免疫反应的始动者,在抗肿瘤免疫中有着巨大的作用。

有人从患者外周血中分离出 CD14+PBMC,再以重组人 Rhgm-CSF 和 IL-4 刺激培养转化为非成熟 DC,然后再加入患者自身 Tls 刺激培养,最后以 Rhgm-CSF 与 TNF-A 促使 DC 完全成熟。将以此方法制备的负载患者自身 Tls 的 DC 疫苗,在 B 超引导下注入 1 名转移性肾上腺癌患者腹股沟淋巴结,尽管在多次免疫后该患者产生了针对自身 Tls 的 DTH,患者还能检测到血清肿瘤标志物水平的降低,但不能缩小瘤块的体积,不能明显改善预后。

研究表明,血液中具有摄取抗原、活化 T 淋巴细胞、分泌 Thl 型细胞因子等作用的单核细胞样 DC,肿瘤患儿该细胞数量显著低于同年龄、同性别的正常儿童。另外在肿瘤组织局部微环境中,DC 细胞难以成熟、不能有效地摄取、加工处理抗原,且其向淋巴结迁移受阻;局部浸润的免疫调节型 T 细胞、肿瘤细胞及间质细胞分泌 IL-6,IL-10、转化生长因子(TGF)-R 等可诱使局部微环境中的 $CD4^+T$ 细胞向 Th2 细胞亚型偏离,从而发生免疫耐受。通过将负载肿瘤抗原或肿瘤抗原代替物的自身 DC 经各种途径回输入患者体内,可模拟天然免疫过程,激活初始 T 细胞,活化细胞毒性 T 淋巴细胞及 Nil 细胞,产生特异性抗肿瘤免疫力,达到阻止肿瘤残存灶、转移灶进展,甚至根除肿瘤的目的。

以 DC 疫苗治疗转移性的肾上腺癌研究仍处于探索阶段,众多因素对治疗效果产生影响。①DC 的成熟状态:有人应用负载 HLA-A24 限制性的 CET 肽(Tyacfvsnl)的非成熟 DC 治疗 10 位晚期肾上腺癌患者,多次免疫后,仅两名患者检测到抗肿瘤免疫反应。研究发现成熟 DC 对诱导肿瘤特异性细胞毒性 T 淋巴细胞介导的免疫反应极为关键。②DC/抗原数量比值:用以免疫的 DC/抗原比值过低难以诱发特异性抗肿瘤免疫反应,浓度过高则易致自身免疫反应。③免疫途径:不同的免疫途径可以影响迁移入淋巴样器官的 DC 数量,相对静脉注射而言,通过皮下、皮内或局部淋巴结内注入途径更易于诱发 Th1 型反应。有研究还发现不同的免疫途径可导致记忆性 $CD8^+T$ 细胞在淋巴样组织中的分布截然不同,此种分布上的差异决定了控制躯体不同部位肿瘤生长的能力。④肿瘤抗原的选择:一般而言,单一肿瘤抗原或单一肿瘤分泌的多肽激素只能诱导特定的免疫反应,理论上,Tls 可以将抗肿瘤反应扩展到多个肿瘤相关抗原或其他突变抗原,从而减少肿瘤免疫逃逸几率。但有研究结果却正好相反,估计与肿瘤细胞转移过程中去分化有关。另外,在非内分泌肿瘤研究中,已有不少应用肿瘤细胞 RNA 取代 TSA 预处理 DC 的报道。但若应用到转移性内分泌肿瘤中,能否起效还需相应的临床试验来验证。⑤免疫佐剂:合适的免疫佐剂如 KLH 可以增加 Th1 细胞的产生而增强疫苗疗效。尽管 DC 疫苗的临床疗效还不满意,相信随着对 DC 功能、肿瘤免疫逃逸机制、内分泌肿瘤 TSA 的进一步研究以及相关免疫、分子生物学技术的进展,DC 疫苗可望成为转移性肾上腺肿瘤的一种有效的治疗选择。

(张骞 金杰)

参 考 文 献

1. 卫中庆,孙则禹.现代肾上腺外科学.南京:南京大学出版社,1999:5-6.
2. 叶敏,张元芳.现代泌尿外科理论与实践.上海:复旦大学出版社,2005:435-447.
3. 李军,孔垂泽.肾上腺转移癌的诊断和治疗(附6例报告).临床泌尿外科杂志,2002,17(6):263-264.
4. 邵鹏飞,钱立新.肾上腺皮质癌诊治进展.国外医学·肿瘤学分册,2004,8(31):630-631.
5. Elsayes KM, Mukundan G, Narra VR. Adrenal masses: MR imaging features with pathologic correlation. Radiographics,2004,24(4) 573-575.
6. Ng L, Libertino JM. Adrenocortical carcinoma: Diagnosis, evaluation and treatment. J Urol, 2003, 169 (1):5211-5219.
7. Szolar DH, Korobkin M, Reittner P, et al. Adrenocortical carcinomas and adrenal pheochromocytomas: mass and enhancement loss evaluation at delayed contrast-enhanced CT. Radiology,2005,234(2):479-485.
8. Hahner S, Fassnacht M. Mitotane for adrenocortical carcinoma treatment. Curr Opin Investig Drugs, 2005, 6 (4):386-394.
9. Ferruzzi P, Ceni E, Tarocchi M, et al. Thiazolidinediones inhibit growth and invasiveness of the human adrenocortical cancer cell line H295R. J Clin Endocrinol Metab, 2005,90(3):1332-1339.
10. Heaney AP, Fernando M, Melmed S. PPAR-receptor ligands: novel therapy for pituitary adenomas. J Clin Invest, 2003,111(9):1381-1388.
11. Huang JW, Shiau CW, Yang YT, et al. Peroxisome proliferator-activated receptor independent ablation of cyclin D1 by thiazolidinediones and their derivatives in breast cancer cells. Mol Pharmacol,2005,67(4):1342-1348.
12. Shiau CW, Yang CC, Kulp SK. Thiazolidenediones mediate apoptosis in prostate cancer cells in part through inhibition of Bcl-xL/Bcl-2 functions independently of PPAR. Cancer Res,2005,65(4):1561-1569.
13. Gimenez Roqueplo AP, Favier J, Rustin P, et al. Mutations in the SD HB gene are associated with extra adrenal and/ or malignant phaeochromocytomas. Cancer Res,2003,63(17),5615-5621.
14. Allolio B, Fassnacht M. Clinical review: Adrenocortical carcinoma: clinical update. J Clin Endocrinol Metab, 2006,91(6):2027-2037.
15. Hahn PF, Blake MA, Boland GWL. Adrenal lesions: attenuation measurement differences between CT scanners. Radiology,2006,240(2):458-463.

第二章　肾癌

第一节　概　述

肾细胞癌（renal cell carcinoma，RCC）是起源于肾实质泌尿小管上皮系统的恶性肿瘤，又称肾腺癌，简称为肾癌。包括各种肾细胞癌亚型，但不包括后肾肿瘤、肾母细胞性肿瘤、间叶性肿瘤、神经内分泌肿瘤、淋巴造血组织肿瘤、生殖细胞肿瘤、转移性肿瘤以及肾盂上皮系统的各种肿瘤。

人类认识肾癌经历了一个漫长、曲折的过程，早在1883年德国的病理学家 Grawitz 根据显微镜下肾癌细胞形态类似于肾上腺细胞，提出了肾癌是起源于残存于肾脏内的肾上腺组织的假说，直到1960年 Oberling 根据电子显微镜的观察结果，提出肾癌起源于肾近曲小管，才纠正了这个被误判了77年的错误。故20世纪60年代以前论著中将肾癌称为 Grawitz' Tumor 或肾上腺样瘤。

肾癌占成人恶性肿瘤的2%～3%，是泌尿男生殖系统常见的三大恶性肿瘤之一，在泌尿外科的临床工作中占有重要位置。经过近50年的研究，有关肾癌，无论是在流行趋势、临床表现、分期、病理分类、治疗方法和观念以及临床疗效方面都发生了巨大变化，了解这些变化，掌握发展趋势，有利于我们不断提高。

（马建辉）

第二节　肾癌的流行病学及病因

一、发病率

据世界卫生组织（world health organization，WHO）国际癌症研究协会（Interactional agency of research on cancer，IARC）和国际癌症登记协会（Interactional association of cancer registries）2002年和2007年度出版的《五大洲癌症发病率》第8卷和第9卷中收录的1993～2002年五大洲60个国家中300个地区10年间肾癌发病率的统计结果显示：在全球范围内肾癌发病率呈逐年增长趋势，五大洲各国家及地区肾癌的发病率存在巨大差异，肾癌发病具有明显的地区、性别、种族、年龄以及发达国家与发展中国家的差异特点。发病率高的国家有东欧国家、德国、意大利、北美国家、澳大利亚及新西兰，发病率低的国家和地区有多数亚洲、非洲国家和部分南美国家。2007年 Curado 等发表的1998～2002年五大洲男性肾癌发病率最高的前5位国家或地区有捷克共和国（20.2/10万人口）、德国梅克伦堡（17.1/10万人口）、德国勃兰登堡（16.3/10万人口）、德国萨克森（16.0/10万人口）和立陶宛（15.6/10万人口）。女性肾癌发病率最高的前5位的国家或地区是捷克共和国（9.5/10万人口）、德国梅克伦堡（8.8/10万人口）、德国勃兰登堡（8.7/10万人口）、立陶宛（7.9/10万人口）和冰岛（7.6/10万人口）。男性肾癌发病率最低的5个国家或地区分别是泰国的南邦府（0.8/10万人口）、泰国的宋卡（0.7/10万人口）、阿尔及利亚的塞提夫（0.7/10万人口）、印度卡鲁加帕莱（0.7/10万人口）和乌干达的基亚当都县（Kyadondo county）（0.5/10万人口）。女性肾癌发病率最低的5个国家或地区分别是泰国的清迈（0.9/10万人口）、巴基斯坦的卡拉奇南部（0.8/10万人口）、马来西亚砂拉越（0.7/10万人口）、泰国的宋卡（0.6/10万人口）和泰国的南邦府（0.4/10万人口）。发病率最高与最低的国家或地区相差40倍。发病率最高在捷克，男性发病率为23.6/10万人口、女性10.9/10万人口，而非洲的冈比亚发病率很低，男性为1.0/10万人口、女性为0.8/10万人口。发达国家比发展中国家肾癌发病率平均高10～15倍，城市人口肾癌发病率也高于农村人口。此外，肾癌的发病率亦有性别及种族差异。男性肾癌发病率高于女性，男女患者比例为2∶1～3∶1。美国黑人男性肾癌发病率12.8/10万人口，美国非西班牙裔白人肾癌发病率11.1/10万人口，美国西班牙裔白人肾癌发病率10.6/10万人口。美国非洲裔人肾癌发病率比其他族裔美国人肾癌发病率高10%~20%。

我国各地区肾癌的发病率及死亡率差异也较大。2012年马建辉等报告了我国全国肿瘤防治研究办公室和卫生部卫生统计信息中心统计我国试点市、县1988~2002年15年间11个试点市、县肿瘤发病和死亡资料统计分析结果显示:①1988~1992年、1993~1997年、1998~2002年3个时间段我国肾和泌尿系统其他恶性肿瘤的发病率分别为4.26/10万、5.40/10万、6.63/10万人口。在全世界范围内,尽管我国肾癌发病率仍处于较低水平,但由于我国人民生活水平的不断提高、人均寿命的不断延长、健康查体的日益普及等原因,我国肾癌发病率和死亡率亦呈逐年增高趋势。②男性发病率、死亡率明显高于女性,我国男女患者比例约为2:1。③城市地区肾癌发病率和死亡率明显高于农村地区。④发病年龄可见于各年龄段,高发年龄50~70岁(见文末彩图6-2-1)。

二、病因

依据遗传学特点可将肾癌分为遗传性肾癌(家族性肾癌)和散发性肾癌两种。遗传性肾癌占全部肾癌的2%~4%。临床上所见的肾癌绝大多数都是散发性肾癌。有几种遗传性肾癌发病相关的抑癌基因和癌基因异常已经被明确,但绝大多数散发性肾癌的病因至今未明,大量的流行病学研究已经发现了一些与肾癌发病相关的因素。目前,已经明确具有Ⅱa级以上循证医学证据水平的肾癌发病相关因素有以下4个:遗传、吸烟、肥胖、高血压。此外,还与生活习惯、经济状况、文化背景、环境因素以及肾透析等因素相关。2013年Macleod等报道了西雅图华盛顿大学医学中心泌尿外科和弗莱德哈钦森癌症研究中心流行病研究室对华盛顿地区的居民进行了一项前瞻性队列研究,目的是验证患肾癌相关的危险因素。他们对2000年~2002年77 260例50~76岁华盛顿居民完成了一份生活方式和健康数据相关的问卷调查。调查问卷内容包括生活方式(身体质量指数、吸烟、饮酒、水果/蔬菜消费水平)和健康状况(高血压、糖尿病、慢性肾脏疾病和病毒性肝炎)。结果证实肥胖、吸烟、高血压、慢性肾脏疾病和病毒性肝炎都是肾癌发病相关的危险因素。

(一)遗传因素

有四种遗传性肾癌的病因已经明确,其中包括:①VHL综合征的病因是3号染色体短臂上VHL基因失活;②遗传性乳头状肾癌(hereditary papillary renal carcinoma,HPRC)的病因是7号染色体长臂上MET癌基因的激活突变;③遗传性平滑肌瘤病肾癌(hereditary leiomyomatosis and renal cell cancer,HL-RCC)综合征的病因是1号染色体长臂上的FH基因突变;④BHD综合征的病因是17号染色体短臂上的BHD基因失活。在散发性肾癌中也存在上述基因的异常变化,有些变化甚至可以作为病理上鉴别肾癌亚型的标志物,如VHL基因失活(等位基因缺失、突变、甲基化)可作为肾透明细胞癌的特征性改变。因此,遗传学异常变化也可能是导致散发性肾癌的病因。

(二)吸烟

2005年Hunt等对1968~2004年间发表的19个病例对照研究和5个队列研究进行了Meta分析。病例对照研究中包括肾癌患者8032例,对照组13 800例。队列研究基于1 457 754个研究对象,其中肾癌患者1326人。与从未吸过烟的人相比,吸烟者患肾癌的相对危险度(relative risk,RR)为1.38(95% CI 1.27~1.50),其中,男性吸烟者的RR为1.54(95% CI 1.42~1.68),女性吸烟者的RR为1.22(95% CI 1.09~1.36)。男性吸烟者吸烟量1~9支/天、10~20支/天、>21支/天的RR分别为1.60(95% CI 1.21~2.12)、1.83(95% CI 1.30~2.57)和2.03(95% CI 1.51~2.74)。在女性这些数值分别为0.98(95% CI 0.71~1.35)、1.38(95% CI 0.90~2.11)和1.58(95% CI 1.14~2.20)。戒烟超过10年的人比戒烟仅1~2年的人,患肾癌的RR明显下降,这说明戒烟有益于降低患肾癌的风险。

Dhote等对1988~2000年发表的12项病例对照研究和2项队列研究进行了Meta分析。结果研究显示吸烟与肾癌相关,比值比(odds ratio,OR)介于1.3~9.3。在这些研究中,男性吸烟与肾癌发病呈剂量依赖性关系,吸烟超过20包/年的才有显著性差异。吸烟20~40包/年的OR为1.3~1.6,超过40包/年的OR为1.5~9.3,<20包/年的危险性不增加。队列研究结果则证实男性肾癌和吸烟存在剂量依赖性关系,RR介于1.3~2.06。这个研究的结论认为重度吸烟是男性患肾癌的危险因素之一。

吸烟导致肾癌的发病机制并不十分明确,亚硝基复合物可能起一定作用,动物试验曾发现烟草中的亚硝基二甲胺可以引发大鼠VHL基因突变,从而诱导肾透明细胞癌。

(三)肥胖

2013年Boeing氏对肥胖与癌症相关性的研究

进行综述结果显示：绝大多数队列研究结果证明肥胖是患肾癌的危险因素。虽然一些研究结果显示肥胖的女性患肾癌的风险更高，但尚不能确定这种风险是否存在性别差异。肥胖程度一般用体重指数（body mass index，BMI）来表示，体重指数＝身高/体重^2。

瑞典一项研究检查了363 992名男性的健康记录，这些人中患肾细胞癌759例，应用泊松回归分析评价年龄、吸烟状况、体重指数及舒张压校正后的相对危险度。结果BMI较高的男性比那些较瘦者患肾细胞癌危险明显高（$P<0.001$，体重指数最高的人危险度是最低者的1.9倍（95% CI 1.3～2.7）。

Hu等对加拿大的1279个肾癌患者（691个男性和588个女性）和5370个对照进行了病例对照研究。他们将BMI分成以下几组：低体重（BMI<18.5）、正常体重（BMI 18.5～24.99）、超重（BMI>25.0），超重再细分为准肥胖（BMI 25.0～29.99）、I级肥胖（BMI 30.0～34.99）、II级肥胖（BMI 35.0～39.99）、III级肥胖（BMI≥40.0）。结果可以证明体重和肾癌的发病呈现剂量依赖性关系。结果发现无论是男性还是女性成年人，如果超重或肥胖则会造成肾癌发病风险上升。与正常MBI组相比，男性III级肥胖的OR为3.7（95% CI 1.5～9.4），女性为3.8（95% CI 2.3～6.4）。雌激素是肥胖导致肾癌发病风险上升的生物学关联所在。

另一项大规模的前瞻性研究跟踪了1971～1992年间的350 000多名瑞典男性，跟踪至1995年或死亡。其中确诊了759例肾癌，与BMI最低组相比，中等BMI组的肾癌发病风险上升了30%～60%，BMI最高组患肾癌的风险是最低组的2倍。

越来越多的来自分析性流行病学研究的证据都趋向一致地认为肥胖不论在男性还是在女性都是肾癌的危险因素。归因危险度（attributable risk）在澳大利亚为13%，在美国和加拿大为21%，在欧盟国家为25%。有学者估计，在美国27%的男性肾癌和29%的女性肾癌可以归咎于超重和肥胖。

肥胖促进肾癌发生的机制可能与雌激素、类固醇激素、胰岛素、胰岛素样生长因子-1（insulin-like growth factor-I，IGF-I）等的升高有关。动物模型中大剂量雌二醇可以诱发肾癌。肥胖导致血浆中游离雌激素的浓度上升，肥胖妇女的雌激素水平高于正常妇女，而正常肾细胞和肾癌细胞都有雌激素

和孕激素受体，但这种关联性有待进一步研究。在动物模型中雌激素可以诱导肾肿瘤生成。胰岛素和IGF-I都是对肾癌生长和分化有帮助的因子。流行病学研究显示，糖尿病患者的血浆胰岛素水平较高，更容易患肾癌。动物实验发现降低胆固醇的药物如考来烯胺可以预防肾癌，而胆固醇本身可以促进肾癌的生长。也有学者认为高水平的胆固醇和其他脂类可以通过抑制免疫细胞如巨噬细胞的作用，削弱人体的免疫监视功能，从而促进肾癌的发生和进展。

（四）高血压及其他内科疾病

多数病例对照研究发现高血压、糖尿病、慢性肾功能不全等内科疾病与肾癌之间联系密切。Häggström等监测来自挪威、奥地利和瑞典健康人群中560 388例男性和女性个体的、血压、血糖、胆固醇和甘油三酯水平。平均随访10年。共发现592例男性和263例女性患肾癌。通过Cox比例风险模型计算各种危险因素患肾癌风险比，男性人群中，最高BMI与最低BMI人患肾癌HR=1.51［95% CI 1.13～2.03］、收缩压HR=3.40（95% CI 1.91～6.06）、舒张压HR=3.33（95% CI 1.85～5.99）、葡萄糖HR=3.75（95% CI 1.46～9.68）、甘油三酯HR=1.79（95% CI 1.00～3.21）、代谢因素HR=2.68（95% CI 1.75～4.11）。女性人群中，最高BMI与最低BMI人患肾癌HR=2.21（95% CI 1.32～3.70）、代谢因素HR=2.29（95% CI 1.12～4.68）。研究结果证明无论是男性和女性，高水平的BMI、高血压、高血糖和高甘油三酯都是与患肾癌相关的危险因素。

瑞典一项超过350 000人的队列研究中，证明高血压，特别是舒张压高直接和肾癌危险性相关。男性舒张压≥90mmHg比≤70mmHg的危险性高一倍多。肥胖和高舒张压联合作用危险性更高。BMI>26和舒张压≥100mmHg的男性，患肾癌的危险性比血压和BMI正常的人高出2.7倍。

Dhote等对6个已经发表的病例对照研究进行了meta分析。其中5个研究的结果发现高血压史和肾癌相关。比值比（odds ratio，OR）介于1.4（95% CI 1.2～3.7）和3.2（95% CI 1.4～1.9）之间。其中一项研究结果表明高血压本身不是肾癌的危险因素，而是高血压和高BMI的相互作用造成的。另外3个队列研究证明高血压和肾癌有关，相对危险度（relative risk，RR）介于1.12（95% CI

1.06～1.18)到2.2(95% CI 1.4～3.5)之间。作者的结论是高血压仅能作为肾癌的危险标志,而不能作为危险因素,因为并没有找到二者之间存在剂量依赖性影响的关系。

(五) 其他危险因素

除上述病因外,散发性肾癌可能还与饮食、职业暴露、免疫功能障碍等因素有关。Grieb 等在 2003～2006 年进行了针对饮食和肾细胞癌关系的病例对照研究,发现多食蔬菜可降低肾细胞癌的发病风险,而肉食摄入量可增加肾细胞癌发病风险,水果对于肾细胞癌的发病风险无明显影响。据文献报道,接触石棉、汽油或石油产品、碳氢化合物、铅、镉,以及暴露于干洗剂等可能会导致肾癌发病风险上升。

第三节　肾肿瘤病理分类的历史演变

一、肾肿瘤病理分类的历史演变

肾肿瘤的组织来源不同,种类繁多,病理类型复杂,历史上有多种肾肿瘤分类系统,各个分类系统中对肿瘤的命名与分类方法也不尽相同。1826 年 König 等最早对肾肿瘤进行了分类描述。1951 年 Foot 等提出将肾肿瘤分为肾实质细胞肿瘤、肾盂移行细胞肿瘤、肾胚胎癌、肾间质肿瘤和继发性肾肿瘤五类。由于这个分类方法过于简单,并不能充分反映出肾肿瘤的各种类型。1970 年 Deming 和 Harvard 提出按囊性病变、胚胎组织残留以及发生在肾周的肿瘤等将肾肿瘤分为 11 种类型,这个分类系统比较详尽地将发生在肾脏及肾周围的肿瘤进行系统地分类和命名。由于这一分类系统较为复杂,1980 年 Glenn 将其简化为 6 种类型。

以上 3 个分类系统各有千秋,都在一定时期内为医学的发展做出过贡献。但有些分类或过于简单,或过于繁杂,有些术语不够准确,有些将肿瘤与瘤样病变混为一谈。为使肿瘤的命名和分类规范化,1981 年起 WHO 先后推出 3 版肾肿瘤分类标准。1981 年第一版肾脏肿瘤分类系统根据组织学来源将肾肿瘤分为八类(表6-2-1)。该分类系统各个肿瘤的命名用词准确,并将畸形、胚胎残留组织、囊肿、炎症性病变等归为瘤样病变。

1998 年 WHO 根据对遗传性肾癌的研究结果,结合肾癌组织形态学、遗传学、肿瘤细胞起源等特点推出第二版肾实质上皮性肿瘤分类标准(表6-2-2),由于在许多种肾癌亚型组织中都可见到梭形细胞成分或细胞质中含有嗜酸颗粒,病理专家们认为既往肾癌亚型分类中的颗粒细胞癌和肉瘤样癌不是一个独立的肾癌亚型,所以,在 1998 年分类中取消了颗粒细胞癌和肉瘤样癌这 2 个亚型。

表 6-2-1　1981 年 WHO 肾肿瘤分类标准

肾实质上皮性肿瘤
腺瘤
癌
肾细胞癌
其他
肾盂上皮性肿瘤
移行细胞乳头状瘤
移行细胞癌
鳞状细胞癌
肾盂腺癌
肾盂未分化癌
肾胚胎性肿瘤
肾母细胞瘤(Wilms 瘤)
中胚叶性肾瘤
多房囊性肾瘤
非上皮性肿瘤
良性
血管平滑肌脂肪瘤(错构瘤)
纤维瘤
血管瘤
其他
恶性
杂类肿瘤
肾小球旁细胞瘤
其他
肾继发性肿瘤
未分类肿瘤
瘤样病变
残存肾胚胎组织
块状肾胚胎组织
肾发育不良
血管畸形
囊肿
肾小管增生
黄色肉芽肿性肾盂肾炎
软斑病
其他

表 6-2-2　1998 年 WHO 肾肿瘤分类标准

肾实质上皮性肿瘤	**非上皮性肿瘤**
良性—腺瘤	良性肿瘤
乳头状腺瘤	血管平滑肌脂肪瘤（错构瘤）
嗜酸细胞腺瘤	平滑肌瘤
后肾腺瘤	脂肪瘤
恶性—癌	肾髓质间质细胞瘤
肾细胞癌	血管瘤
透明细胞癌	淋巴管瘤
肾乳头状腺癌	肾小球旁细胞瘤
嫌色细胞癌	恶性肿瘤
集合管癌	恶性软组织肿瘤
未分类的肾细胞癌	**其他肿瘤**
肾盂上皮性肿瘤	类癌
良性—乳头状瘤	小细胞癌
移行细胞乳头状瘤	原始神经外胚叶瘤
内翻性乳头状瘤	骨化性肾肿瘤
恶性—癌	肾错构瘤
移行细胞癌	肾皮质错构瘤
鳞状细胞癌	肾盂错构瘤
肾盂腺癌	肾源性腺纤维瘤
肾髓质癌	肾内畸胎瘤
肾盂未分化癌	恶性淋巴瘤
癌肉瘤	恶性黑色素瘤
肾母细胞性病变	**继发性肿瘤**
肾母细胞瘤（Wilms 瘤）	**肿瘤样病变**
肾源性残余	肾发育不良
肾母细胞瘤病	血管畸形
中胚层肾瘤	囊肿
囊性肾瘤	肾小管增生
良性囊性肾瘤	黄色肉芽肿性肾盂肾炎
囊性、部分分化的肾母细胞瘤	软斑病
恶性囊性肾瘤	胆脂瘤
其他儿童期肿瘤	炎性假瘤
透明细胞肉瘤	肾上腺残余
横纹肌样瘤	肾盂肾源性性腺瘤
神经母细胞瘤	其他

　　2004 年 WHO 依据肾肿瘤组织形态学、免疫表型、遗传学的特点，结合肾肿瘤患者的临床表现以及影像学改变推出了第三版肾肿瘤病理分类标准，该分类系统结合了分子生物学以及免疫组织化学方面的进展，对肾肿瘤的分类更加细化，更贴近于真实反映每个肿瘤的临床特点。新的分型标准已经得到国际上广大病理和泌尿外科医师们的认可，中国《肾细胞癌诊治指南》中也推荐采用 2004 年 WHO 最新的分类标准（表 6-2-3）。

　　以上肿瘤病理学分类的基本原则都是以形态学为基础，结合肿瘤的组织来源以及性质加以命名与分类。随着遗传学、细胞分子生物学、免疫组织化学研究的不断深入，肾肿瘤的命名将趋于细化。要确定肿瘤的病理诊断，除依赖肿瘤组织形态学改变外，还需要结合免疫组织化学表型、既往史、临床表现以及影像学改变作为辅助诊断依据，使新的诊断更能反映出各类型肾癌的生物学特点，有助于个体化治疗方案的实施。

表 6-2-3 2004 年 WHO 肾脏肿瘤病理组织学分类标准

肾细胞肿瘤	恶性纤维组织细胞瘤
肾透明细胞癌	血管周细胞瘤
多房囊性肾透明细胞癌	骨肉瘤
肾乳头状腺癌	血管平滑肌脂肪瘤(错构瘤)
嫌色性肾细胞癌	上皮样血管平滑肌脂肪瘤
Bellini 集合管癌	平滑肌瘤
肾髓质癌	血管瘤
染色体 Xp11 易位性癌	淋巴管瘤
神经母细胞瘤相关性癌	肾小球旁细胞瘤
黏液性管状和梭形细胞癌	肾髓质间质细胞瘤
未分类的肾细胞癌	神经鞘瘤(雪旺细胞瘤)
乳头状腺瘤	孤立性纤维肿瘤
嗜酸细胞瘤	**间叶和上皮混合性肿瘤**
后肾肿瘤	囊性肾瘤
后肾腺瘤	混合性上皮间质瘤
后肾腺纤维瘤	滑膜肉瘤
后肾间质瘤	**神经内分泌肿瘤**
肾母细胞性肿瘤	类癌
肾源性残余	神经内分泌癌
肾母细胞瘤(Wilms 瘤)	原始神经外胚叶肿瘤
部分囊状分化的肾母细胞瘤	神经母细胞瘤
间叶性肿瘤	嗜铬细胞瘤
主要发生于儿童	**淋巴造血组织肿瘤**
透明细胞肉瘤	淋巴瘤
横纹肌样瘤	白血病
先天性中胚层肾瘤	浆细胞瘤
儿童期骨化性肾肿瘤	**生殖细胞肿瘤**
主要发生于成人	畸胎瘤
平滑肌肉瘤(包括肾静脉)	绒毛膜癌
血管肉瘤	**转移性肿瘤**
横纹肌肉瘤	

与以往的分类相比,2004 年 WHO 肾癌病理分类有如下特点:①将家族性肾癌与散发性肾癌分别描述;②每类肾癌除描述组织病理学表现外,还加入了流行病学特点、临床特点和影像学情况、大体检查情况、免疫表型、体细胞遗传学和预后相关信息等,提供的信息更为全面,更好地使病理医师和临床医师沟通,使其有可能成为监测治疗反应和临床试验设计的指导原则之一;③明确提出将以往分型中的颗粒细胞癌归入肾透明细胞癌;④认为肉瘤样癌是所在肾癌亚型中分化差的部分,以往诊断的肉瘤样癌不再是独立病理类型;⑤增加了相当数量新类型的肿瘤如:家族性遗传性肾癌、Xp11.2 易位/TFE3 基因融合相关性肾癌、神经母细胞瘤相关性肾细胞癌、黏液样小管状和梭形细胞癌、后肾纤维瘤和后肾间质瘤、部分囊状分化的

肾母细胞瘤、儿童期骨化性肾肿瘤、上皮样血管平滑肌脂肪瘤、孤立性纤维性肿瘤、混合性上皮和间质肿瘤;⑥沿用未分类的肾癌概念,使这一体系成为一个动态系统。

二、2004 年 WHO 分类的肾癌病理类型及诊断标准

(一)肾透明细胞癌

在肾脏恶性肿瘤中 80% ~ 90% 为肾透明细胞癌(clear cell carcinoma of kidney)。发病年龄可见于各年龄段,高发年龄 50 ~ 70 岁。男女发病率之比约为 2∶1。无症状肾癌占 33% ~ 50%,10% ~ 40% 的患者出现副瘤综合征。

1. 大体特征 大体常呈实性,位于肾脏皮质,双侧发病率并无差别,5% 以下的病例可呈多中心

性发生或累及双侧肾脏。肿瘤直径 3～10cm，甚至可以更大，但是体积大小并不能决定恶性程度。肿瘤以膨胀性方式进行生长，推挤周围组织，形成纤维性假包膜。因癌细胞中含有丰富的脂质，切面呈金黄色（见文末彩图 6-2-2）。肿瘤中常见坏死、出血，囊性变常见，切面呈现多彩状，偶见钙化或骨化。

2. 组织病理学特征 癌细胞胞浆透明或嗜酸性，胞膜清楚；组织间可见小的薄壁血管构成的网状间隔；肿瘤细胞呈巢状和腺泡状结构；呈肉瘤样结构的肿瘤成分中可见到瘤巨细胞，提示预后不良；部分肿瘤中可见坏死、纤维黏液样间质及钙化、骨化（见文末彩图 6-2-3A、B、C）。5% 的肿瘤可有肉瘤样结构，该成分中可见到瘤巨细胞，提示预后差。有些肿瘤中心有坏死、纤维黏液样间质，有些还可能出现钙化和骨化。大多数的透明细胞癌无炎症反应，偶见较多淋巴细胞和中性粒细胞浸润。

3. 肾癌细胞分级 核分级对于透明细胞肾细胞癌是继分期后最重要的预后指标。分级越高，预后越差。Ⅰ级：均匀一致的小圆形细胞核，直径小于 $10\mu m$，无核仁或核仁不明显。Ⅱ级：细胞核直径大于 $15\mu m$，核形不规则，具有明显的核仁。Ⅲ级：细胞核大于 $20\mu m$，核形不规则，具有明显的核仁。Ⅳ级：细胞核的直径与形态基本同Ⅲ级，但核分裂明显，染色质粗糙呈凝块状。

4. 肾癌细胞的免疫表型 常用的免疫组化抗体：CK8、CK18（见文末彩图 6-2-4）、Vimentin、EMA、CD10 阳性。

(二) 肾乳头状腺癌

肾乳头状腺癌（papillary renal cell carcinoma，PRCC）占肾细胞癌的 10%，发病年龄、性别、男女发病率比例、症状和体征与肾透明细胞癌相似。就诊时大多数病例处于Ⅰ期。

1. 大体特征 病变累及双侧肾脏和多灶性者较多见，肿瘤切面多呈灰褐色，常有出血、坏死、囊性变（见文末彩图 6-2-5）。

2. 组织病理学特征 镜下可见多少不等的小管结构和乳头状结构，可见充满乳头的囊腔，囊腔壁的乳头被覆立方或柱状上皮。包括立方或矮柱状细胞，丰富嗜酸性胞浆细胞，分泌黏液细胞。1976 年 Mancilla-Jimenez 等首先报道并命名，1997 年由 Delahunt 和 Eble 根据组织病理学改变将其分为Ⅰ型和Ⅱ型两个亚型。Ⅰ型：肿瘤细胞呈乳头状或小管状结构，乳头核心可见泡沫状巨噬细胞和胆

固醇结晶；肿瘤细胞较小，胞浆稀少（见文末彩图 6-2-6A）；Ⅱ型：肿瘤细胞胞浆丰富、嗜酸性，瘤细胞核分级高（见文末彩图 6-2-6B）。肿瘤中可见大片坏死和肉瘤样区域，前者提示预后较好，而后者约有 5% 的乳头状肾癌可出现，两型均可发生。则是预后不良的指标。研究显示Ⅰ型 PRCC 患者生存期长于Ⅱ型患者。

3. 免疫表型 乳头状肾细胞癌 CK7 呈阳性，且Ⅰ型较Ⅱ型阳性率为高。Ⅰ型乳头状肾细胞癌具有泡沫状巨噬细胞浸润和沙粒体，CK7 和 MUCI 阳性的特点。

(三) 肾嫌色细胞癌

肾嫌色细胞癌（chromophobe renal cell carcinoma，CRCC）占肾上皮性肿瘤的 4%～10%，平均发病年龄 60 岁左右。男女发病率大致相等。与其他肾癌亚型相比无特殊的临床症状和体征。大多数文献中报道肾嫌色细胞癌患者预后良好。当出现肉瘤样结构，提示肿瘤具有侵袭性，可发生转移。Cindolo 等总结 9 篇肾嫌色细胞癌文献报道，共 523 例患者，平均年龄从 53～63 岁，无症状肾癌占 19%～68.9%，肾嫌色细胞癌占肾癌的 3.2%～11%，肿瘤平均大小 7.5cm，≤pT2 病例比例为 53%～95%，转移性肾癌病例数 11(2%)，G1/G2 病例数 44/288，平均随诊 3～5 年，16 例肿瘤进展，28 例死亡，5 年生存率 78%～100%。

1. 大体特征 肿瘤为边界清楚的实性肿物，位于肾实质内，无包膜但边界清楚，略成分叶状。大小 4～20cm，切面棕褐、浅黄或者灰白色。可见坏死，但是出血灶少见（见文末彩图 6-2-7）。

2. 组织病理学 肿瘤呈实体性结构，可出现灶状钙化及厚纤维间隔；与透明细胞性肾癌不同，瘤体中的血管为厚壁血管，而非薄壁血管；瘤细胞体积大，呈多角形，胞浆透明略呈网状，细胞膜非常清晰（嫌色细胞），亦可见嗜酸性胞浆的瘤细胞，瘤细胞的核周空晕是此型的特征之一，并可见双核细胞（见文末彩图 6-2-8）肿瘤细胞核常常不规则，常有皱褶，可见双核。有时可见肉瘤样结构。

3. 免疫表型 广谱的 CK 阳性，Vimentin 阴性，CMA 弥漫阳性，Lectins 和 Parvalbumin 阳性，肾细胞癌抗原(±)，CD10 阴性。胞浆呈 Hale 胶体铁阳性反应。

(四) 多房囊性肾细胞癌

多房囊性肾细胞癌见于 20～75 岁，平均年龄 51 岁，男女比例 3∶1。囊性肾细胞癌是一种完全由

囊腔构成的恶性肿瘤,囊腔间隔内有小灶状透明细胞,恶性生物学行为低,病程进展缓慢,预后良好。

1. 大体特征 肿瘤最大直径可达 13cm,甚至完全由囊腔构成。边界清楚,有纤维性包裹与周围组织分隔(见文末彩图 6-2-9)。有大小不等的囊腔,其内充满浆液性或血性液体。20% 以上的肿瘤间隔内可有钙化,偶见骨化。

2. 组织病理学 镜下腔面内衬数层肿瘤细胞,偶见细小乳头。瘤细胞胞质透明,扁平或肥胖,细胞核小而圆,染色质深染而致密,与透明细胞相似。囊腔间隔由纤维组织构成,较为致密,似瘢痕样组织。纤维囊壁中可见癌细胞聚集呈小巢状,瘤细胞呈透明细胞样(见文末彩图 6-2-10),不形成大的结节。癌巢中有较多的微血管。

3. 免疫表型 CK8、CK18 和 EMA 阳性,CD68 阴性。

以上四种病理类型诊断的主要依据组织病理学特点,其中多房囊性肾癌的诊断需参照影像学及肿瘤大体检查的特点。四种类型肾癌恶性程度有差异,多房囊性肾细胞癌分级几乎都是 I 级,肿瘤生长缓慢,预后好,至今尚无急速进展、复发和转移的病例报告。由于就诊时大多数肾乳头状细胞癌病例处于 I 期,故多数文献中报道其预后良好。Cindolo 等报道肾透明细胞癌的恶性程度高于肾乳头状细胞癌和肾嫌色细胞癌,后两者的 5 年生存率明显高于前者,且嫌色性肾细胞癌预后更好。但近年研究结果认为如果依据 TNM 期分析肾癌各亚型的预后并无明显差别。

(五) 集合管肾癌

2004 年 WHO 肾肿瘤病理分类中将集合管肾癌分为 Bellini 集合管癌和肾髓质癌。

Bellini 集合管癌(carcinoma of the collecting ducts of Bellini)是指来源于 Bellini 集合管的恶性上皮性肿瘤。集合管癌罕见,在肾恶性肿瘤中发病率不到 1%。Chao 等总结文献报道的 64 例集合管癌,发病年龄13 ~ 83 岁,平均发病年龄 55 岁,男女比例2∶1。就诊时淋巴结或远处转移比例为 33% ~ 83%,肾静脉或下腔静脉受侵比例为 14% ~ 33%。患者平均生存期约 1 年。在 40 例报告存活情况的病例中已经死亡 20 例,仅有 2 例存活达到 5 年。

1. 大体特征 瘤体可以从 2.5cm 到 12cm,较小时可以位于肾髓质内,有些肿瘤可以长入肾盂。肿瘤切面实性,灰白色,有时呈颗粒状。边界不清,可见坏死,囊性变及卫星灶。

2. 组织病理学 瘤细胞的形态多种多样,立方、柱状或多边形。胞质嗜酸性或透明,核深染,多形性,可见嗜酸性核仁。典型的集合管癌瘤细胞排列成小管和小管乳头状结构。周围可以有纤维结缔组织增生。部分瘤细胞被促纤维生成的间质所包绕。后者是一个重要的诊断依据。肿瘤的边界不清,腺样结构浸润到肾实质内,黏液卡红染色,有些瘤细胞胞质内可见红染黏液小体。有些集合管癌也可以有乳头状结构,但是与乳头状癌不同的是,集合管癌的乳头边界一般不清,纤维血管轴心较宽,间质纤维化明显,瘤细胞分级高。与其他的肾脏肿瘤一样,集合管癌也可以出现肉瘤样结构,通常提示预后较差。

3. 免疫表型 肿瘤细胞低分子量和广谱细胞角蛋白阳性。高分子量细胞角蛋白(34βE12,CK19)也常阳性,Vimentin 阳性。CD10 和 Villin 阴性。

(六) 肾髓质癌

肾髓质癌亦是罕见肾恶性肿瘤,几乎均伴有镰状细胞性血液病,发病年龄 10 ~ 40 岁,平均年龄 22 岁,男女发病率之比为 2∶1;常见症状是肉眼血尿,季肋部或腹部疼痛和肿块;部分患者以转移癌为第一表现就诊。Wanda 等总结文献中报告的 17 例肾髓质癌患者中,所用化疗、生物治疗及放疗方案几乎无客观疗效,患者存活时间以周计算,最短 4 周,最长的 96 周。

1. 大体特征 肿瘤位于肾脏的中央,边界不清,切面灰白,常见坏死和出血,有时肾实质内可见卫星灶。

2. 组织病理学 瘤细胞胞质嗜酸性,胞核透明,核仁明显。瘤细胞排列方式复杂,较高分化的区域排列成腺样囊性结构或者呈网状分布,形成大小不等的腔隙。低分化的区域则呈实性片状分布,其中可见鳞状细胞样和横纹肌样瘤细胞聚集。肿瘤间质有纤维组织形成并伴明显水肿。可出现间质性黏液,上皮性黏液。肿瘤中常见坏死出血,并伴有较多的中性粒细胞和淋巴细胞浸润。有时可见镰状红细胞。肿瘤可侵犯肾周组织、肾上腺和肾静脉,预后极差。

3. 免疫表型 AE1/AE3 阳性,EMA 和 CEA 弱阳性。低分子量细胞角蛋白强表达而高分子量细胞角蛋白不表达。

(七) Xp11.2 易位/TFE3 基因融合相关性肾癌 (renal carcinoma associated with Xp11.2 Translocations/TFE3 Gene Fusions)

其癌细胞的生物学特征是染色体 Xp11.2 的不同易位以及产生 TFE3 基因的融合。主要见于儿童和年轻人,年长者少见。

1. **大体特征** 肿瘤常呈黄褐色,伴坏死、出血。

2. **组织病理学** 透明细胞构成乳头状结构是最具特点的结构。也可以由含嗜酸性颗粒的瘤细胞形成巢状结构。腺泡状软组织肉瘤-TFE3(ASPL-TFE3)肾癌有大量胞质透明的肿瘤细胞以及嗜酸性胞质的瘤细胞,核仁明显。透明变性内见沙砾体,乳头状肾癌-TFE3(PRCC-TFE3)癌胞质不太丰富,沙砾体少见,多见实性巢状结构。

3. **免疫表型** TFE3 蛋白阳性,仅有 50% 上皮标记物阳性,同时表达 CD10。

(八)神经母细胞瘤相关性肾细胞癌

神经母细胞瘤相关性肾细胞癌(renal cell carcinoma associated with neuroblastoma)多见于长期生存的儿童神经母细胞瘤患者。肿瘤发病罕见,均见于儿童,平均年龄 13.5 岁。男女患病比例相等。肿瘤多为单侧,两侧肾发生的概率相近。双侧同时发生神经母细胞瘤相关性肾细胞癌者更为罕见。

1. **组织病理学** 肿瘤细胞形态多样,胞质丰富,嗜酸性,可表现为透明细胞癌,亦可见乳头状结构。

2. **免疫表型** EMA、Vimentin、CK8、18、20 阳性,CK7、17、19 阴性。

(九)黏液样小管状和梭形细胞癌

黏液样小管状和梭形细胞癌(mucinous tubular and spindle cell carcinoma)是新的肾癌类型,临床上罕见。在组织形态学的特征性表现是肿瘤组织同时具有黏液样小管状结构和梭形细胞成分。镜下见梭形细胞和立方细胞并存,后者排列呈条索状或小管结构,肿瘤内可见淡染黏液样间质。在既往的肾癌分类中因其有梭形细胞成分而归入高级别的肉瘤样癌。与 Bellini 集合管癌相似,亦可表达高分子量和低分子量角蛋白,不表达 CD10。

第四节 肾癌发生发展的
分子遗传学改变

通过对遗传性肾癌的研究,发现了几种遗传性肾癌发生的分子遗传学机制,也逐渐揭示了散发性肾癌发生、发展的部分分子遗传学机制,但散发性肾癌的确切病因和发病机制尚未完全阐明,还需进一步深入研究。已经发现的肾癌分子遗传学改变主要包括以下几类因子:缺氧诱导相关因子、细胞

周期调节因子、细胞增殖因子、细胞黏附分子等。对于这些基因、蛋白以及信号传导通路的研究,有助于揭示散发性肾癌发生、发展的分子遗传学机制,也可能用于临床的诊断、鉴别诊断、判断预后等肿瘤标记物和确定攻击肿瘤的靶点。某些基因或蛋白的表达已经用于肾癌病理诊断和各亚型的鉴别诊断。2005 年 12 月美国 FDA 批准了索拉非尼(sorafenib)用于治疗晚期肾癌标志着肾癌靶向治疗时代的到来,也显示了对分子遗传学研究的初步成果。但遗憾的是至 2013 年 10 月还没有找到大家公认的可用于指导靶向治疗以及用于预后判定的分子标记物。

一、与肾癌发生相关的分子遗传学改变

(一)p53 基因

p53 基因是一种抑癌基因,是迄今发现与人类各种肿瘤相关性最高的基因。人类 p53 基因定位于 17p13.1,鼠 p53 定位于 11 号染色体。p53 基因结构长 16~20kb,由 11 个外显子和 10 个内含子组成。p53 基因编码 393 个氨基酸构成分子量为 53kDa 的核内磷酸化蛋白,命名为 P53。1979 年发现时曾把它当成一种癌基因,直至 1989 年才知道起癌基因作用的是突变的 p53,为了区别突变型 p53 而将正常 P53 称为野生型 p53,后来证实野生型的 p53 是一种抑癌基因。其主要作用为:阻滞细胞周期、促进细胞凋亡、维持基因组稳定、抑制肿瘤血管生成。基因突变是 p53 丧失正常功能的最主要的方式,突变型 p53 可灭活野生型 p53 功能,导致细胞转化和过度增殖,使其对细胞生长的负性调节作用完全丧失,导致细胞生长信号调控严重紊乱与肿瘤形成,在调控细胞周期及凋亡方面具有重要意义,是肿瘤发生发展与预后评价最重要的分子标记物。

肾癌组织中 P53 的表达阳性率为 16%~57%,其中乳头状肾癌表达阳性率高于肾透明细胞癌和嫌色性细胞癌。俞天麟等发现肾癌组织中 P53 阳性表达率介于 42%~54% 之间,且随癌细胞恶性度增加及分期增加而升高,而良性肿瘤及正常肾组织为阴性。点变率介于 25%~71% 之间,与恶性度及分期相关。第 9 外显子点突变率明显高于其他区域,良性肿瘤及正常肾组织无点突变。P53 蛋白阳性表达与其点突变相辅相成,协同一致。

除此之外,还有研究发现有淋巴结转移和远处转移的肾癌患者 P53 阳性表达率高于没有转移的

患者。p53 阳性与 p53 阴性患者的 10 年生存率分别是 48% 和 78%。提示 p53 是一项反映局限性肾癌预后生存率的独立指标。最近，Shvarts 等的一项研究显示 p53 阳性表达与肿瘤复发有显著相关性（P<0.05 和 P=0.003）。

（二）p16 基因

p16 是抑癌基因，又叫多肿瘤抑制基因（multiple tumor suppressor，MTS）。p16 基因定位于 9p21，全长 8.5kb，由 3 个外显子与 2 个内含子组成，编码一种细胞周期素依赖性激酶 CDK4 的抑制蛋白，分子量为 15.8kD，简称 P16。P16 具有周期依赖性表达模式，能特异性地抑制 CDK4 的激酶活性并参与某些组织细胞的分化及增殖的调控。当 p16 基因发生突变和缺失，就会丧失对细胞分裂的调控，导致细胞的异常增殖，最终形成肿瘤。研究表明，细胞周期失控是癌变的重要原因。真核细胞周期受多种因素调控，其中细胞周期蛋白和 CDK 是两组重要的细胞周期调控蛋白。不同的细胞周期蛋白在不同的细胞周期通过与之相应的 CDK 促进细胞完成周期作用，其中对细胞增殖具有意义的是细胞周期蛋白 D，而细胞周期蛋白 D 过度表达会导致细胞增殖失控，故可视为一种癌基因。在细胞周期中，CDK4 由细胞周期蛋白 D 活化，CDK4 和细胞周期蛋白 D 形成复合物，能促进 G1-S 期的转变，从而促进细胞增生，这可能是肿瘤发生的主要因素。p16 能与 CDK4 结合，抑制 CDK4/细胞周期蛋白 D 复合物的催化活性，从而抑制细胞增生和恶性转化。p16 的失活与多种肿瘤的发生发展相关。

Kinoshita 等研究发现，p16 基因的缺失与肾癌的晚期事件有关，并与肾癌的转移有关。而 p16 基因表达阳性组患者的生存率较阴性组为高，提示 p16 基因参与了肾癌的发展过程。

（三）p27 基因

p27 基因是抑癌基因，定位于 12p12-13，含有 2 个外显子和 2 个内含子，编码含有 198 个氨基酸的蛋白质，分子量 270kD。p27 基因参与调节细胞周期。调控细胞增殖和分化的因素有多种，主要有细胞周期蛋白（cyclin）、细胞周期蛋白依赖性激酶（cyclin dependent kinases，CDK）、细胞周期蛋白依赖性激酶抑制剂（cyclin dependent kinase inhibitor，CDKI）。P27 是非特异性的周期素依赖酶抑制剂，对肿瘤细胞的增殖有重要的调控作用，与肿瘤的发生、发展密切相关，P27 与 CDK 或 CDK-cyclin 复合物结合而参与调节细胞周期。在包括肾癌的多种原发性肿瘤中，P27 蛋白表达水平与肿瘤的恶性程度、侵袭性的强弱及预后有明显的关系。Anastasiadis 等认为，随着 P27 在肾癌组织中表达的缺失，肿瘤的恶性程度将增加。抑癌基因 p27 的表达和分布与肾癌的发生、发展及恶性程度密切相关；P27 蛋白的表达低，肿瘤分级高，恶性程度高。

（四）C-myc 基因

C-myc 是一种细胞癌基因，人类 C-myc 基因定位于 8q24。C-myc 基因由 3 个外显子及 2 个内含子组成，编码一个 439 个氨基酸的核磷酸蛋白。调控细胞的增殖与分化，它介导细胞从休止状态转向增殖状态。C-myc 癌基因属核蛋白基因，具有转化细胞的能力，并具有与染色体、DNA 结合的特性，在调节细胞生长、分化及恶性转化中发挥作用。C-myc 蛋白能与 DNA 结合，参与转录调节，从而促进细胞的增殖和分裂，抑制细胞分化。主要通过基因扩增和染色体易位来激活，该基因发生变异被认为与人类多种肿瘤的发生有相关性。

许宁等报告 C-myc 在肾癌组织中 55.77% 分布于胞质，21.15% 分布于胞核，而在正常肾组织则全部分布于胞核。其胞质表达在病理 G2、G3 级高于 G1 级（P<0.005）；临床分期 T3、T4 期高于 T1、T2 期（P<0.001）。c-myc 的胞质表达促进肾癌的发生、发展，并与恶性程度、临床分期有关。

（五）c-erbB-2 基因

c-erbB-2 是癌基因，c-erbB-2 基因定位于染色体 17q21，编码分子量为 185kD 的跨膜蛋白 P185，是一种酪氨酸激酶蛋白。该蛋白具有受体胞外区、跨膜区、胞内酪氨酸激酶活性区 3 个部分组成，具有内源性的酪氨酸激酶活性并介导信号传导通路。1981 年 Shih 等从大鼠神经母细胞瘤细胞中发现的一段新的 DNA 序列，命名为 neu，1985 年 Coussens 等从人类 cDNA 文库中分离出与 neu 相同的序列，并被命名为 HER-2/neu，当其基因组 DNA 被克隆后始被称为 c-erbB-2，在随后的文献报道中在大鼠中将其称为 neu，而在人类则称为 c-erbB-2。P185 和表皮生长因子受体（epidermal growth factor receptor，EGFR or c-erbB-1）有广泛的同源性，二者又与 c-erbB-3、c-erbB-4 同属于 EGFR 超家族。c-erbB-2 广泛表达于人类组织的上皮细胞中，其基因扩增和过度表达与癌变有关，在肿瘤的侵袭和转移中起重要作用。

冯晓莉等的研究表明，透明细胞癌、颗粒细胞癌及乳头状肾细胞癌 C-erbB-2 的表达分别为 68.2%、93.1% 及 75.0%。77 例肾癌组织 C-erbB-2 胞内段单克隆抗体和 c-erbB-2 胞外段单克隆抗体的阳性率分别为 61%（47/77）和 45.5%（35/77）；二者联合检测总阳性率为 77.9%（60/77）。肾癌中 C-erbB-2 蛋白及 c-erbB-2 mRNA 均过表达。不同的肾癌病理类型 C-erbB-2 蛋白表达不同，颗粒细胞癌表达最高。c-erbB-2 在肾癌的不同临床分期均过表达，提示在肾癌的早期 c-erbB-2 已经发生改变。这说明 C-erbB-2 表达与临床分期及肿瘤分级无明显相关性，但与肾癌病理类型显著相关。

二、与血管形成相关的分子遗传学改变

（一）血管内皮生长因子/血管内皮生长因子受体

血管内皮生长因子（vascular endothelial growth factor, VEGF）是个大家族，包括 VEGF-A ~ E，VEGF 与胎盘生长因子-1 ~ 4（placenta growth factor, Plgf）和脊髓源性生长因子（spinal cord-derived growth factor, SCDGF）三者同属于血小板源性生长因子（platelet-derived growth factor, PDGF）超家族。人 VEGF 基因位于染色体 6p21.3，由 8 个外显子及 7 个内含子构成，基因全长 28kb，编码蛋白分子量 34 ~ 45kD，为同源二聚体糖蛋白。基因转录后外显子经选择性剪接可产生 $VEGF_{121,145,148,162,165,165b,183,189,206}$ 共 9 种不同 VEGF 蛋白亚型。大部分能产生 VEGF 的细胞主要表达 $VEGF_{121,165,189}$，其中 $VEGF_{165}$ 是 VEGF 蛋白的主要形式。血管内皮生长因子受体（vascular endothelial growth factor receptor, VEGFR）选择性地分布于血管、淋巴管、干细胞及肿瘤细胞表面。目前，已发现有 5 种 VEGFR：VEGFR-1（Fms-like tyrosine kinase, Flt-1）、VEGFR-2（kinase-domain insert containing receptor, KDR）、VEGFR-3（Flt-4）、神经纤毛蛋白-1（neuropilin-1, NRP-1）和 NRP-2。VEGFR-1、-2 和 3 均是跨膜的酪氨酸激酶受体（receptor tyrosine kinase, RTK），NRP-1 和 NRP-2 为跨膜的非酪氨酸激酶受体。VEGF 及其受体的表达受组织中氧浓度、某些癌基因或（和）抑癌基因、细胞因子以及激素等因素的调控。Vegf 为糖基化的多功能细胞因子，是最重要的促血管生成因子之一。Vegf 是缺氧诱导因子（hypoxia-inducible factor, Hif）通路的下游因子，通过与表达在血管内皮细胞上的酪氨酸受体结合，激活下游信号传导通路，调节相关蛋白的表达，起到促进内皮细胞分裂、增加血管通透性等作用。

Jacobsen 等报告血浆 VEGF 水平与肿瘤分期和分级显著相关。在肾癌组织中 VEGFR1 和 VEG-FR2 的表达明显高于癌旁正常肾组织中的表达。

Leppert 等应用免疫组化方法分别检测 340 例肾透明细胞癌和 42 例乳头状肾细胞癌肿瘤组织中 VEGF-A、VEGF-C、VEGF-D、VEGFR-1、VEGFR-2、VEGFR-3 的表达情况。结果显示，血管形成途径中，乳头状癌 VEGF-A（57%）及 VEGFR-2（49%）的表达水平高于透明细胞癌（37%），而两者 VEGFR-1 表达无差别；淋巴管途径中，透明细胞癌组织中 VEGF-D 表达水平（51%）显著高于肾乳头状腺癌（41%）。乳头状癌 VEGFR-3 表达较高（13%），VEGF-C 表达无区别。VEGF-A 可能成为抗血管形成治疗乳头状肾癌的靶点。

（二）表皮生长因子/表皮生长因子受体

表皮生长因子（epidermal growth factor, EGF）是一种含 53 个氨基酸的多肽，分子量 6201 道尔顿。EGF 广泛存在于体液和多种腺体中，在乳汁、尿液、精液中的含量较高，但在血清中的浓度较低。EGF 可刺激多种细胞的增殖，主要是表皮细胞、内皮细胞。表皮生长因子通过与细胞表面的表皮生长因子受体（epithelial growth factor receptor, EGFR）结合而起作用。EGFR 是受体酪氨酸激酶（receptor tyrosine kinase, Rtks）家族的成员，EGFR 家族包括 EGFR、Erbb2、Erbb4 等，以单体形式存在，结构上由细胞外区、跨膜区和细胞内区构成。胞内区有典型的 ATP 结合位点和酪氨酸激酶区，其酪氨酸激酶活性在调节细胞增殖及分化中起着至关重要的作用。EGFR 通过细胞外区结合如 EGF、TGFA 和 HBEGF 一类配体而被激活，介导不同信号通路，如 Ras/Raf/MEK/Erk 信号传导通路、PI3K/Akt/Mtor 信号传导通路等。

多数的研究表明，EGFR 在部分肾癌组织中高表达，并和肿瘤的分级和转移有关，高表达的患者，肿瘤恶性程度高，易发生转移，预后不良。Yao 等观察到 47% 肾癌患者 EGFR 水平增高。Langner 等对 132 例早期肾癌及 55 例转移性肾癌 EGFR 的表达进行研究，结果显示：①93% 的早期肾癌及 92% 的转移性肾癌组织中膜表达及细胞质内表达 EGFR；②细胞质内表达 EGFR 的肾癌组织与高分级、高分期的肾癌有关，同时可发现膜表达的 EGFR 在高级别的肾癌组织中出现；③细胞质内表达 EGFR 和疾病的预后不良相关。

（三）转化生长因子

转化生长因子（transforming growth factor, TGF）是指两类多肽类生长因子，即转化生长因子-α（transforming growth factor alpha, TGF-α）和转化生

长因子-β（transforming growth factor beta, TGF-β）。TGF-α 是一种血管形成促进因子，与 HER1/EGFR 受体结合，激活酪氨酸激酶活性。TGF-α 由巨噬细胞、脑细胞和表皮细胞产生，可诱导上皮发育。TGF-β 是一多功能蛋白质，可以影响多种细胞的生长、分化、细胞凋亡及免疫调节等功能。TGF-β 可以结合到细胞表面的转化生长因子 β 受体结合而激活其受体。TGF-β 受体是丝氨酸/苏氨酸激酶受体。其信号传递可以通过 SMAD 信号通路和（或）DAXX 信号通路。人类 TGF-β 有 TGF-β_1、TGF-β_2、TGF-β_3 三个亚型。肾癌患者中 HIF 高表达后促进了 TGF-α 表达。TGF-β 是一个具有多种功能的多肽家族，可抑制内皮细胞、表皮细胞、肿瘤细胞增殖，因此是一种负性调节因子。在多种肿瘤患者血清中，TGF-β_1 存在过高表达，并且与肿瘤侵袭和转移具有相关性，可能和肿瘤免疫功能抑制及肿瘤进展过程中 TGF-β 合成增加，通过自分泌和旁分泌作用，增加细胞外基质之间的相互作用、抑制免疫系统监视或增加血管生成活性来促进肿瘤侵袭和转移有关。

Hegele 等利用 ELISA 检测局限或转移性的肾癌患者 TGF-β_1，结果显示转移性肾癌患者血清 TGF 浓度显著高于局限性肾癌患者及对照组，这对早期发现转移或调节免疫化学治疗方面均有一定的意义。

（四）碳酸酐酶9

碳酸酐酶9（carbonic anhydrase IX, CA IX）是一种由 257 个氨基酸组成跨膜糖蛋白，分子质量 54kd。CA IX 由 4 个不同区域组成：N 末端信号肽、细胞外区、跨膜区和细胞内 C 末端。N 末端与聚集蛋白聚糖的角质素硫酸盐结合区有高度同源性，可能参与组织的水合。细胞外区又包括蛋白多糖区和碳酸酐酶区。CA IX 蛋白表达受 HIF 调节，在一些肿瘤组织中表达，而在正常组织中不表达或低表达，可能与肿瘤的发生发展密切相关。Bui 等研究发现，肾透明细胞癌患者的肿瘤组织中 CA IX 表达阳性率为 94%，若以 85% 为临界值，阳性率低于 85% 是转移性肾癌患者预后不良的独立因素之一。高表达 CA IX 的转移性肾癌患者平均总生存时间为 24.8 个月，低表达者为 5.5 个月。CA IX 表达阳性率高于 85% 的患者应用 IL-2 免疫治疗效果好，有效率是 CAIX 低表达患者的两倍，能够延长生存时间。而组织学亚型为乳头细胞癌和嫌色细胞癌的患者低表达或不表达 CA IX，对 IL-2 治疗不敏感。CA IX 的表达对肾癌患者免疫治疗效果的评价有一定指导意义，有可能将来成为是否选择免疫疗法治疗肾癌的指标之一。

（五）VHL 基因

VHL 基因（von hippel lindau, VHL）是抑癌基因，VHL 基因定位于 3p25-3p26 上，有三个外显子，VHL 基因全长含有 4400 个核苷酸，VHL 基因的产物是 213 个氨基酸构成的 VHL 蛋白。另外，位于第 54 号密码子的第 2 转录起始位点开始还可形成 159 个氨基酸残基的 VHL 蛋白异构体，二者功能相近，均具有抑制肿瘤活性功能。VHL 蛋白的二级结构中的 A-区可以与转录延长因子 C、B 和 Cullin-2（CUL-2）蛋白组成四聚体复合物相连接，该复合物属于 E3-泛素蛋白酶（E3-ubiquitin-proteasome）系统，参与降解多种蛋白，这也是 VHL 蛋白的基本功能。B-区可以与缺氧诱导因子 1A（hypoxia-inducible factor, HIF-1A）等底物分子相连接。这两个区域的完整对 VHL 蛋白的功能有重要意义。VHL 基因失活（包括突变、甲基化和杂合性缺失）是导致 VHL 病的遗传性肾癌的根本原因。VHL 基因失活与散发性肾癌的发生发展也密切相关，大量研究结果发现散发性肾透明细胞癌 VHL 基因的突变率为 34%～57%，VHL 基因的甲基化发生率为 5%～19%，VHL 基因的等位性缺失发生率为 84%～98%，VHL 基因突变和甲基化是肾透明细胞癌亚型的特异性改变，是诊断肾透明细胞癌重要的分子病理学依据。Yao 等研究了散发性肾透明细胞癌患者中 VHL 基因突变与预后的相关性，首次报道了 VHL 基因失活与生存率的关系，在被检测的 187 例 Ⅰ～Ⅲ期肾癌患者中，VHL 基因异常 108 例，其中 98 例（52%）为 VHL 基因突变，10 例（51.3%）为 VHL 基因过甲基化，发现 VHL 基因突变是与肾癌患者肿瘤特异性生存和无瘤生存相关的独立预后指标。

VHL 基因发生突变或过甲基化导致 VHL 蛋白失活，Pvhl 不能表达或功能异常，HIF 降解减少，导致 HIF 发生异常堆积，随之 HIF 的下游基因转录增加而过表达，产生过量的如葡萄糖转运蛋白 1（glucose transporter 1, GLUT1）、血管内皮生长因子（vascular endothelial growth factor, VEGF）、血小板衍生生长因子（platelet-derived growth factor, PDGF）、促红细胞生成素（erythropoietin, EPO）、转化生长因子 A（transforming growth factor-A, TGF-A）、表皮生长因子受体（epidermal growth factor, EGFR）、碳酸酐酶 IX（carbonic anhydrase IX, CA IX/G250）、碱性纤维生长因子（basic-fibroblast growth factor, FGF）及基

质金属蛋白酶(matrix metalloproteinases,Mmps)等,这些因子的表达增加,再进一步通过 Ras/Raf/MEK/Erk 信号传导通路及 PI3K/Akt/Mtor 信号传导通路促进了肿瘤血管形成及相关信号传导。

三、与肾癌侵袭和转移相关的分子遗传学改变

(一)基质金属蛋白酶

基质金属蛋白酶(matrix metalloproteinase,MMP)是一类活性依赖锌离子的蛋白水解酶,主要生理功能是降解细胞外基质成分。已发现有 16 种不同的 MMP,它们的分子量和特性各有不同。各类 MMP 具有相似的基本结构,包括:信号肽区域、前肽区域、催化区域及血红素结合蛋白区域。大量实验证明瘤细胞侵袭转移能力与其诱导产生蛋白酶降解 ECM、基底膜的能力密切相关。上皮性肿瘤侵袭周围组织的第一个屏障是基底膜,其主要成分是由 Ⅳ 型胶原组成,MMP2(相对分子质量为 72 000D)和 MMP9(相对分子质量为 92 000D)则能主要降解Ⅳ型胶原、明胶和纤维黏连蛋白,所以,MMP2 和 MMP9 是肿瘤浸润和转移的至关重要的蛋白酶。研究表明肾癌组织中骨桥蛋白和 MMP9 表达阳性率分别为 74.4%(32/43)和 69.8%(30/43),骨桥蛋白 mRNA 表达与 MMP2 和 MMP9 表达呈正相关($P<0.01$),两者表达在肿瘤的病理分级和临床分期之间差异具有显著性($P<0.05$)。骨桥蛋白与 MMP9 在肾癌组织中表达可能在肾癌的恶性进展中起协同作用,预示着肿瘤有较高的侵袭性。

有报道 MMP2、MMP9 在肾细胞癌中的阳性表达分别为 44.4% 和 52.8%,二者均阳性者占 33.3%。MMP2 和 MMP9 在高分级、高分期肾细胞癌中表达的阳性率明显高于低分级、低分期患者($P<0.05$),但与肾细胞癌的病理类型无关。研究表明,MMP2 和 MMP9 在肾细胞癌组织中可以高表达,并与肾细胞癌的侵袭和转移有关,其检测对临床判断肾细胞癌预后有指导意义。

(二)微小 RNA

微小 RNA(microRNA,MIRNA)是一类可调控基因表达的内源性非编码单链小分子 RNA,长度约 19～25 个核苷酸。MIRNA 通过互补或不完全互补的方式识别并结合靶基因 mRNA,从而引导沉默复合体(RNA-induced silencing complex,RISC)使靶基因 mRNA 裂解或抑制其蛋白翻译,因而在转录后水平影响基因和(或)蛋白的表达。这种调节既可以通过一个 MIRNA 调控多个基因的表达,也可以通过几个 MIRNAS 的组合来精细调控某个基因的表达。由于这些 MIRNA 具有高度保守性、组织特异性和时序性,因此可以通过机体内复杂的网络调控体系,对生物体发育、分化、增殖、凋亡、免疫调控等生理活动进行精确调控。

多项研究发现不同的 MIRNA 参与 VHL 基因调节过程,包括 MIRNA-210、MIRNA-155、MIRNA-21;上皮间质转化是上皮细胞在形态学上发生向成纤维细胞或间充质细胞表型转变并获得迁移能力的过程,因此可说明上皮间质转化是多种肿瘤发生侵袭和转移的一个重要阶段;Nakada 等研究表明,MIRNA-141 和 MIRNA-200 参与上皮间质转化过程,也就提示参与了控制转移的过程;RhO/Rock 通路是肿瘤侵袭与转移相关的细胞通路,细胞外基质成分透明质酸 HA 与其受体 Cd44 等结合并促进细胞内 Rock-1 蛋白表达,引起下游一系列细胞应答反应,进而促进癌细胞的转移,Ueno 等发现 MIRNA584 发挥类似抑癌基因的作用,介导 Rock-1 沉默,降低细胞运动性,进而调控肿瘤细胞的转移。

(三)P 选择素

P 选择素(P-selectin)是黏附分子选择素家族成员,介导肿瘤细胞与血小板及血管内皮细胞间的黏附,促进肿瘤细胞的血道转移和扩散。

多项研究表明肾癌患者肾组织中 P 选择素表达不仅在肿瘤血管内皮上表达,也在肿瘤细胞膜上表达。周同等应用免疫组化技术检测 20 例肾癌组织中 P 选择素表达,结果发现晚期肾癌(Ⅲ、Ⅳ 期)阳性表达率为 87.5%(7/8)。明显高于早期肾癌(Ⅰ、Ⅱ 期)的 33.3%(4/12),$P<0.05$。提示 P 选择素与肾癌浸润转移有关,并可能是一种新的肾癌转移及预后指标。

(四)黏蛋白

黏蛋白(mucin,MUC)是覆盖在多种组织上皮细胞表面的一类以高度糖基化和含有连续重复肽链序列为特征的高分子量糖蛋白,至今已发现 15 种。它分为分泌型和膜结合型两大类。MUC 在体内分布较广泛,主要存在于胃肠道、呼吸道、泌尿生殖道表面细胞及其分泌的黏液中,在炎症、肿瘤的发生、发展过程中黏蛋白可以发生质与量的改变。Leroy 等发现 MUC3 在正常肾组织中有很弱的表达,且这种表达仅限于肾脏的近曲小管,因此认为可以将 MUC3 作为正常肾脏近曲小管的标记。同时,在肾透明细胞癌组织中 MUC3 有较强的阳性表达,且随着肿瘤核分级的升高表达强度也升高,提示 MUC3 可能参与了肾透明细胞癌的发生和发展,

同时可能与肾透明细胞癌的预后有一定关系。这说明 MUC3 在人肾透明细胞癌中表达增强,并与肿瘤的恶性程度相关,检测 MUC3 可作为判断人肾透明细胞癌侵袭性指标之一。

(五)环氧化酶2

环氧化酶(cyclooxygenase,COX)又称前列腺素内过氧化酶还原酶,具有环氧化酶和过氧化氢酶活性,是催化花生四烯酸转化为前列腺素的关键酶。目前研究发现在人体内存在两种 COX-1 和 COX-2 同工酶。COX-1 为结构型,主要存在于血管、胃、肾等组织中,参与血管舒缩、血小板聚集、胃黏膜血流、胃黏液分泌及肾功能等的调节。COX-2 为诱导型,在结肠、胃、肝、肺、胰腺肿瘤中表达明显升高,各种损伤性化学、物理和生物因子激活磷脂酶 A2 水解细胞膜磷脂,生成花生四烯酸,后者经 COX-2 催化加氧生成前列腺素。

人类 COX-2 基因位于 1 号染色体 q25.2~q25.3,长 8.3kb,含有 10 个外显子和 9 个内含子,编码 604 个氨基酸,含有 17 个氨基酸戎基的信号肽。

项文英等应用免疫组化方法研究 46 例肾癌患者中 COX-2 表达,结果发现肾癌组织中表达阳性率为 71.74%,癌旁组织里为 32.0%,两者之间具有显著差异。Hashimoto 等检测了 131 例人肾癌中 COX-2 的表达。正常肾组织中 COX-2 无表达或弱表达,而在肾癌组织中表达水平明显增高,131 例肾癌中有 70 例(53.4%)COX-2 表达阳性,且表达水平和肿瘤的临床 TNM 分期以及病理分级有明显的相关性($P < 0.01$)。90.1% 的 COX-2 表达阴性的肿瘤属于 T1 期,78 例 T1 期肿瘤只有 23 例(32.9%)COX-2 表达阳性,而 T3 期的肿瘤有 41.4% COX-2 表达阳性。COX-2 表达阴性的肿瘤均未发现淋巴结转移,G3、C4 级肿瘤全部 COX-2 表达阳性。这些结果表明 COX-2 在肾细胞癌中的表达增高,有可能参与细胞增殖、新生血管形成以及肿瘤转移过程。

四、与肾癌预后相关的分子遗传学改变

(一)Ki-67 指数

细胞增生相关核抗原(cell proliferation-associated nuclear antigen,Ki-67)是种核增殖标志基因,它表达在核内,与细胞 DNA 的半保留复制耦联,它的合成、表达与增殖细胞的增殖周期有关,在细胞周期中除 G_0 期外各期均有表达。它在 G_1 中晚期开始表达,S 期和 G_2 期逐渐增高,M 期达最高峰。Ki-67 在非增生性的或低转化性的组织中几乎不表达,因此能准确地反映细胞增殖活性。近年来,Ki-67 已越来越多地被学者们作为反映恶性肿瘤细胞的增殖指标来应用。

Ki-67 指数是指肿瘤细胞中 Ki-67 阳性细胞所占的比例,可较准确反映细胞增殖情况。研究表明 Ki-67 指数与肾癌病理分级、分期有关,肿瘤分级、分期越高,Ki-67 阳性细胞越多,恶性度越高;Ki-67 指数增高与肾癌复发相关,复发的肾癌 Ki-67 指数明显高于未复发者。Dudderidge 等对 176 例接受根治性肾切除术的标本进行 Ki-67、Mcm2 免疫组化检测,结果显示:在肾癌组织中 Ki-67、Mcm2 表达率分别为 7.3%、41.6%。中位随访 44 个月。Ki-67 指数 <12% 患者 HR 为 1,Ki-67 指数 >12% 患者的 HR 为 2.22,低水平 Ki-67 表达的患者预后明显好于 Ki-67 高表达的患者。

(二)抗转移癌基因

抗转移癌基因(anti-metastatic oncogene,nm23)是已被公认的肿瘤转移抑制基因,在人类可分为 *nm23-H1*、*mn23-H2* 和新发现的 *DR-nm23* 三种亚型。研究表明,nm23 在分化良好的肿瘤中呈高水平表达,且 *nm23* 基因表达与淋巴结转移呈负相关,与无病生存期及总生存期呈正相关。在多数上皮源性肿瘤中,*nm23* 基因的丢失或低表达与肿瘤转移率升高及预后评估密切相关。Nakagawa 等研究了 95 例肾癌标本,*nm23-H1* 表达为 68.40%,*nrn23-H2* 表达为 50.5%。*nm23-H1* 为生存的独立预后指标,与肿瘤大小和细胞核分级相关联,在肿瘤直径 ≤5cm 患者中,*nm23-H1* 表达阳性者预后明显好于阴性者。

(三)存活素

存活素(survivin)是一种凋亡抑制基因,其过度表达与多种人体肿瘤预后不良相关联。存活素基因在胚胎发育时期广泛表达,而在成人正常分化的组织中除了胸腺等少数组织外极少表达。Byun 等检测存活素基因在人体肾癌中的表达情况。在 85 例患者中,存活素阳性者占 79%。存活素高表达与高肿瘤分期($P = 0.044$)、高肿瘤分级($P = 0.0013$)及较短的无复发生存时间($P = 0.046$)相关。多因素分析显示,存活素可作为肾癌患者预后不良的独立预测因子($P = 0.021$)。近年来研究发现,存活素基因表达在肾细胞癌发生的各个时期皆可出现,这与在结肠癌、胰腺癌中的研究报道是一致的。另外在有肾门淋巴结转移的患者组中存活素基因阳性率表达及强度显著高于无淋巴结转移

的患者组。这可以说明存活素基因与肾细胞癌恶性生物学行为及进展有密切关联性。

(四) 程序性死亡分子及其配体

程序性死亡分子 1(programmed death-1,PD1)及其配体(programmed death ligand,PDL)属于 B7 家族的共刺激分子。PD1 是一种免疫球蛋白家族 Ⅰ 型跨膜糖蛋白,PD1 胞外区包含一个 IgV 样结构域,有 4 个重要的 N 连接糖基化位点,能与其配体结合,它参与程序性细胞死亡。PDL1-3 是 PD1 的配体,研究表明他们能抑制 T 细胞增殖和细胞因子的生成,因此在免疫应答中负性调节 T 细胞及在免疫耐受中起到关键作用。

在 2013 年 ASCO 会上 Bailey 等报道,肾癌组织中 PD-L 的高表达提示预后不佳。该研究共入组 120 例肾癌患者,结果发现,PD-L1 表达阳性与表达阴性患者的 ORR 分别为 50% 和 19%($P=0.012$),PD-L3 阳性与 PD-L3 阴性患者的 ORR 分别为 29.4% 和 10.7%($P=0.075$)。PD-L1 和 PD-L3 表达均阳性者的 ORR 为 52.9%,两者表达均阴性者则为 11.1%。但 PD-1A 阳性和 PD-L3 阳性者使用 VEGFR-TKI 治疗的疗效维持时间较 PD-L1 阴性和 PD-L3 阴性者短。研究提示,PD-L1/3 表达阳性的患者接受免疫治疗的获益可能性大。

对肿瘤相关分子遗传学改变的研究是当前以及未来研究的重点,只有探明肿瘤的分子生物学改变,才能真正了解肿瘤的本质,有助于将以解剖为基础的 TNM 分期向分子分期转化,以利于真正实施个体化治疗。目前,虽然已经将某些分子生物学的改变用于肾癌亚型的病理诊断和鉴别诊断,针对某些分子靶点的靶向治疗中也已经收到了良好的效果,但还没有可靠的用于预后判定以及指导分子靶向治疗的肿瘤分子标记物用于临床。肾癌的分子分期和探寻判定预后以及指导个体化治疗肿瘤分子标记物将是未来的发展方向。

第五节 肾癌 TNM 分期

Flocks 等首先提出肿瘤大小等自身特性及肿瘤侵犯范围对患者进行区分的分期系统。此后,Robson 等将血管是否受侵列入分期中,此研究强调了手术治疗的重要性及基于解剖分期对患者预后预测的价值。1977 年起美国癌症联合委员会(The American joint committee on cancer,AJCC)依据手术前影像学和(或)手术后病理学对 T(tumor)、N(lymph nodes)、M(metastasis)三个方面的评价结果对恶性肿瘤进行分期。该分期包括手术前影像学检查评价结果判定的临床分期和依据手术后病理检查结果评定的病理分期。早在 20 世纪 80 年代初期,AJCC 与国际抗癌联盟(International Union Against Cancer,UICC)密切合作,统一了所有解剖部位的癌症的命名和分期标准,1983 年第二版起,AJCC 与 UICC 的 TNM 分期保持一致。每隔 6 ~ 8 年 AJCC 对其分期标准进行一次修订,现在应用的是 2010 年修订的第七版(表 6-2-4、表 6-2-5)。

表 6-2-4 2010 年 AJCC 肾癌分期系统

分期	标 准
原发肿瘤(T)	
T_x	原发肿瘤无法评估
T_0	未发现原发肿瘤
T_1	肿瘤局限于肾内,最大径 ≤7cm
	T_{1a}　肿瘤局限于肾内,肿瘤最大径 ≤4cm
	T_{1b}　肿瘤局限于肾内,4cm< 肿瘤最大径 ≤7cm
T_2	肿瘤局限于肾内,最大径 >7cm
	T_{2a}　肿瘤局限于肾内,7cm< 肿瘤最大径 ≤10cm
	T_{2b}　肿瘤局限于肾内,>10cm
T_3	肿瘤侵及主要静脉、肾周围组织,但未侵犯同侧肾上腺组织,不超过肾周筋膜
	T_{3a}　肿瘤侵及静脉及其分支,肾周脂肪组织和(或)肾窦脂肪组织,但未超过肾周筋膜
	T_{3b}　肉眼见肿瘤侵入膈下下腔静脉
	T_{3c}　肉眼见肿瘤侵入膈上下腔静脉或侵犯腔静脉壁
T_4	肿瘤浸润超过肾周筋膜(包括侵犯邻近的同侧肾上腺组织)
区域淋巴结(N)	
N_x	区域淋巴结转移无法评估
N_0	无区域淋巴结转移
N_1	有区域淋巴结转移
远处转移(M)	
M_x	远处转移无法评估
M_0	无远处转移
M_1	有远处转移

表 6-2-5　2010 年 AJCC 肾癌临床分期

分期	肿瘤情况		
I	T_1	N_0	M_0
II	T_2	N_0	M_0
III	T_1 或 T_2	N_1	M_0
	T_3	N_0 或 N_1	M_0
IV	T_4	任何 N	M_0
	任何 T	任何 N	M_1

AJCC 肾癌分期标准第 7 版与第 6 版相比较，主要有如下 4 大更新。

1. 肿瘤大小　肿瘤大小是 TNM 分期系统中的重要组成部分，也是最重要的预后因子。在第 6 版中把肿瘤直径 >7cm 都归于 T_2 期。近年来研究表明，肿瘤直径 7~10cm 组与 >10cm 组预后存在较大差异。Klatte 等报道直径 >11cm 肿瘤较 7~11cm 肿瘤更易出现远处转移。在校正区域淋巴结受累及远处转移后，Frank 等发现 544 例 T_2 期患者，>10cm 肿瘤较 7~10cm 的肿瘤表现了更强的侵袭性。Ku 等发现肿瘤直径 >10cm 与 <10cm 患者预后存在明显差异。因此在第 7 版的 TNM 分期肿瘤将 T_2 期分为 T_{2a}（肿瘤直径 7~10cm）和 T_{2b}（肿瘤直径 >10cm）。

2. 肾上腺受侵　在第 6 版本中将肾上腺受侵归于 T_{3a} 期。近几年研究发现肾上腺直接受侵的患者预后远比单纯肾周脂肪受侵及腔静脉瘤栓的患者预后差。而且肾上腺受侵患者的预后亦远差于无肾上腺受侵的患者。同时发现肾上腺直接受侵的患者与 T_4 期患者具有相同的预后。根据以上研究第 7 版 TNM 分期系统将肾上腺直接受侵归为 T_4 期，将肾上腺转移归为 M_1 期，这样能更好地预测患者预后。

3. 静脉瘤栓　第 6 版本 TNM 分期系统将膈上下腔静脉瘤栓列为 T_{3c} 期，将膈下下腔静脉瘤栓及肾静脉瘤栓或分支受累归于 T_{3b} 期。最近的研究发现有肾静脉瘤栓的患者预后由于下腔静脉瘤栓受侵患者，肿瘤局限于肾静脉瘤栓的 5 年生存率为 47%~69%。Kin 等分析了 226 例根治性肾切除合并静脉瘤栓取出术与 654 例单纯行根治性肾切除患者资料发现伴有肾静脉瘤栓患者与肾周脂肪受侵患者 3 年肿瘤特异性生存率差异无统计学意义。因此，在第 7 版 TNM 分期系统中将伴有肾静脉瘤栓由 T_{3b} 降为 T_{3a}。

4. 淋巴结转移　有无淋巴结转移是影响患者预后的一个重要因素。出现淋巴结转移的比率为 20% 左右，伴有淋巴结转移的患者 5 年生存率 11%~35%。淋巴结有无转移与肿瘤的大小、位置、血管受累、有无远处转移有关。研究表明，转移性肾癌伴有淋巴结转移的患者预后要明显差于单纯转移者，术前无淋巴结转移的患者生存率明显高于伴有淋巴结转移的患者。在第 6 版本中伴有淋巴结转移情况又分为 N_1（单个区域淋巴结转移）和 N_2（一个以上区域淋巴结转移）。2006 年 Terrone 等研究发现局部进展性及转移性肾癌患者中 N_1 期与 N_2 期总生存率没有显著差别。因此在第 7 版本中将 N 分期修正为 N_0（无淋巴结转移）和 N_1（有淋巴结转移）。

第六节　肾肿瘤的影像学诊断及其进展

一、影像学检查的基本原则

医学影像学检查对临床诊断肾肿瘤、评价肾癌的临床分期、决定手术方案等提供重要的参考依据。遗漏检查项目易造成误诊，而过度检查除造成医疗资源浪费外，还增加患者的经济负担、不必要的射线辐射等。建议参照中华医学会泌尿外科分会制定的《肾细胞癌诊治指南》中所推荐的检查项目和标准进行合理的检查。诊断肾肿瘤需要进行的影像学检查项目有腹部超声波检查、胸部 X 线片、腹部 CT 平扫和增强扫描、MRI 扫描检查。超声检查经济、简便，普及率高，是首选的筛查方法。腹部 CT 平扫和增强扫描及胸部 X 线片是术前临床分期的主要依据。由于既往临床研究结果显示肾癌骨转移的概率约为 25%，且多是晚期肾癌患者，所以核素骨扫描检查也不是常规减产项目，在《肾细胞癌诊治指南》中只是推荐对碱性磷酸酶升高或有相应骨症状者需进行核素骨扫描检查。此外，在某些条件下被推荐的检查项目包括：对未行 CT 增强扫描，无法评价对侧肾功能者需进行核素肾图或静脉尿路造影（intravenous urography，IVU）检查；对胸部 X 线片有可疑结节、临床分期 ≥ III 期的 RCC 患者需进行胸部 CT 扫描检查；对有头痛或相应神经系统症状患者需进行头部 CT 检查；对肾功能不全、超声波检查或 CT 检查提示下腔静脉瘤栓患者需进行腹部 MRI 扫描检查。由于费用昂贵，正电子发射断层扫描（positron emission tomography，PET）或 PET-CT 检查通常不被作为常规检查项目，而主要用于发现远处转移病灶以及评定化疗或放疗的疗效。20%～25%的肾癌在肾血管造影中无肿瘤血管显像,不能依血管显像结果诊断为肾癌,但其中有一部分病例在CT增强扫描中仍有肿瘤强化现象。因此,与B超、CT和MRI相比肾血管造影检查诊断肾癌的准确性并无明显优势。而且,肾血管造影为有创性检查,也有一定的并发症发生率。所以在《肾细胞癌诊治指南》中对肾肿瘤的诊断也没不推荐选择血管造影检查。

二、超声诊断肾肿瘤的现状及进展

1. **正常肾脏的超声影像表现** 肾纵断面像轮廓清晰,外周有表现为白色线状的肾被膜。肾被膜内为呈黑色灰阶的肾皮质,厚1～1.5cm。肾髓质的肾锥体,其回声弱于肾皮质。肾的中央有一回声较强,呈白色灰阶的不规则片状或梭形的回声区即为肾盏和肾盂结构。肾横断面像呈扁圆形,肾门处凹陷,可见肾静脉及其分支,或可见输尿管上端。

2. **肾癌的超声影像表现** 大部分肾癌的超声影像表现为低回声或等回声,少部分表现为高回声;肿瘤内有无回声区及周边有低回声声晕也被认为是判断恶性的指征。但有部分肾癌不具备这些特点,需借助CT或MRI等进行鉴别诊断。

3. **超声检查诊断肾癌的准确性** 超声检查诊断肾癌的敏感性和特异性与肾肿瘤的大小密切相关,对0～5mm、5～10mm、10～15mm、15～20mm、20～25mm与25～30mm的肾肿瘤,超声与CT检出敏感性分别为0%与47%、21%与60%、28%与75%、58%与100%、79%与100%、100%与100%。常规超声检查对肾脏小肿瘤的检出不如CT敏感,但在10～35mm的病变中,超声与CT检查鉴别肿物为囊性或实性的准确率分别为82%与80%。

4. **超声检查进展** 超声造影剂的研究取得进展,静脉内注射超声造影剂能提高血流的回声,增强多普勒信号,提高低速细小血流的检出,同时,谐波超声造影能显示肿瘤的微血管,进行肿瘤微血管的实时成像,为肾脏肿瘤的评估提供了新的平台。超声造影能够很好显示肾脏内各级血管分支、肾组织及其肿瘤外周或内部微小血管灌注情况,提高了肾脏肿块的良恶性鉴别诊断率,尤其在囊性肾癌或囊肿内壁结节或囊肿恶变,其可明显改善普通彩超偏低的血流显示率,从而明确诊断,并增加了超声与病理诊断的符合率。超声造影可以更准确地判断肿物的囊实性,可对肿物早期动脉灌注和肿物微循环状态的提供更多的信息,主要作用是用于肿瘤的鉴别诊断。

注射超声造影剂后,良、恶性肿瘤内血流显示都相应增强,但增强程度和持续时间有显著差异,恶性肿瘤血流显像增强程度明显高于良性肿瘤,造影剂廓清也较良性肿瘤快,可根据这些特点来判断肿物的良恶性。超声造影在肾囊肿、脓肿等良性病灶中无血流信号增强;在胚胎性肾腺瘤、错构瘤表现为在动脉相明显增强,延迟相明显消退。肾癌和肾错构瘤彩色血流都可增强,但肾癌增强程度较肾错构瘤高,且消退快。肾癌假包膜在灰阶超声上显示为肿瘤周围的低回声晕,而在谐波超声造影后显示为肿瘤周围的缓慢增强带。对碘过敏及肾功能不全的患者也可通过超声造影检查获得满意的肾脏增强扫描结果。

三、CT诊断肾肿瘤的现状及其进展

1. **正常肾脏的CT影像表现** 肾位于肾周间隙内,周围有脂肪影,提供了良好的对比。在肾脏的中部平面可见肾窦及肾门,并有肾蒂出入肾门。平扫时肾实质密度均匀一致,40～60Hu。比周边肝脏及脾脏略低。增强扫描可清晰显示肾动脉及肾静脉,注射完造影剂10～30秒钟后,肾皮质先增强,出现肾皮质髓质分辨现象,并可见肾柱,此时肾实质可强化至100～120Hu。肾髓质在1分钟后才强化,强化高峰时髓质的密度要略高于皮质。到3分钟时皮质和髓质均等增强,此时肾盂、肾盏开始显影。随之肾盂与输尿管均呈高密度影,要高于同时显示的腹主动脉。

2. **肾癌的CT影像表现** 病灶主要位于肾皮质,可突出于肾轮廓外,呈圆形、类圆形或不规则形;一般境界比较清楚整齐,有假包膜征象,但较大或分化差的病灶呈浸润性生长,边界往往不清楚。多数肾细胞癌CT平扫上呈低密度或略低密度,少数病灶呈高密度,这可能与肿瘤内出血或肾癌细胞的乳头、管状排列有关。由于肾细胞癌多数为富血供肿瘤,血流速度快,增强后造影剂不经过肾小球过滤,直接通过血窦经引流静脉引出,其"时间-密度"曲线呈速升速降型,这种典型变化称为皮质期"一过性显著强化",其CT值甚至可以超过同期的正常肾实质;随后造影剂被快速廓清,实质期强化程度迅速减低,通常低于同期的肾实质密度。肾细胞癌内可含囊变、出血、坏死、钙化等结构,也可合并肾盂积水,少数也可合并化脓感染及结石。尤其以坏死改变甚为常见,即使肿瘤体积很小,增强扫描后此种变化也非常清楚。

3. CT 检查诊断肾癌准确性
对肾肿瘤诊断的准确率及对分期判定的准确率达 90% ~95% 。

4. CT 检查进展
MSCT 可在不影响影图像质量的前提下在任意平面重组图像,且通过多平面重建(multi-planar reformation, MPR)、最大密度投影(maximum intensity projective, MIP)及容积重建(volume rendering, VR)技术等重建方式可清楚显示肾脏动脉及其分支、肾静脉及下腔静脉的情况,可增加囊性肾癌的分隔、结节的强化等恶性特征。MSCT 和 MRI 在肾癌临床分期中的价值相似。MSCT 具有高的空间分辨力,显示静脉内微小癌栓时,其敏感度高于 MRI。但 MSCT 平扫无法区分血液和栓子的密度差别,对栓子的显示需行增强扫描。当癌栓阻塞、肿瘤或淋巴结增大压迫阻滞了对比剂流入时,MSCT 无法准确显示腔静脉癌栓的上缘范围,影响了分期的准确性。多层螺旋 CT 血管造影(multislice spiral CT angiography, MSCTA)和对比剂增强磁共振血管成像(contrast-enhanced magnetic resonance angiography, CE MRA)可以准确评价肾血管的数目、走行以及肿瘤与其周围动脉分支的毗邻关系。MSCT 尿路成像能够获得类似于逆行肾盂造影的影像,可更加直观地显示肿瘤与集合系统的关系。

四、磁共振成像技术新进展

1. 正常肾脏的 MRI 影像表现
能清楚地显示肾脏,不用造影剂就可区别肾皮质与肾髓质。T1WI 能很好的显示肾脏的解剖结构,与周围组织器官的关系,因肾脏的中低信号与周围高信号强度的肾周脂肪形成鲜明对比,肾皮、髓质常在 T_1WI 能清楚显示皮质的信号强度高于髓质。

2. 肾癌的 MRI 影像表现
一般在 T_1WI 上,肾癌信号与肾皮质的信号接近或略低;在 T_2WI 上多呈等或稍高信号。不过若肾癌内含脂类、中性脂肪、糖原等物质较多时,在 T_1WI 上常为稍高信号,在 T_2WI 上则高信号有衰减现象。相反,若肿瘤内有坏死、囊性变时,则其表现为长 T_1 长 T_2 信号,即 T_1WI 为低信号,T_2WI 为高信号。若肿瘤内有出血时,则不论 T_1WI 或 T_2WI 均系高信号。肾细胞癌多数属于富血管恶性肿瘤,故有明显强化现象。但还要看瘤体内具体的变化,例如囊变、坏死、液化或凝固等,无论怎样强化仍超不过正常肾实质的强化程度。在 MRI 上肿瘤的假包膜征比 CT 更为清晰。假包膜征即为挤压的肾实质及其周围的纤维组织而成,具有较短的 T_1 及较短的 T_2 值,故其结构在 T_1WI 及 T_2WI 上均为一低信号的薄环,尤其在 T_2WI 显示较好。

MRI 检查对肾肿瘤分期的判定的准确性略优于 CT,特别在静脉瘤栓大小、范围的判定方面。MRI 的对比分辨力高于 CT,不需对比剂即可将血液与栓子区分开来。

3. MRI 检查进展

(1)磁共振血管成像:随着新的磁共振血管造影(magnetic resonance angiography, MRA)专用快速成像序列的开发,数据采集填充方式的改进及半自动、自动探测血管峰药浓度软件的出现,使得简单、准确、有效地获得高质量的肾血管影像成为可能。有研究显示 MRA 与数字减影血管造影(digital subtraction angiography, DSA)对肾动脉主干的显示无差异,与手术所见符合率 92.5% ,有很好的一致性,对肾动脉分支显示的特异性为 100% ,对肾动脉狭窄、肾动脉瘤及肾动静脉畸形的诊断及肾功能的评价都有重要作用。

(2)弥散加权成像:弥散是指分子的不规则随机运动,弥散加权成像(diffusion weighted imaging, DWI)主要是检测分子的随机微小运动,在临床应用中,它主要反映组织内水分子的运动,是目前唯一能在活体上进行水分子扩散测量的成像方法。病理状态下,病变组织中水分子弥散发生改变,DWI 表现为信号异常。因为 DWI 受很多因素的影响,实际工作中常用表观扩散系数(apparent diffusion coefficient, ADC)值来量化 DWI 上观察到的组织扩散情况。肾脏是人体最重要的器官之一,水的转运是肾脏的主要功能,因而它是 DWI 研究价值较大的脏器。DWI 及 ADC 值能评价肾功能,可以鉴别结核性脓肾与肾积水,还可在合并肾积水的结核性脓肾中较为准确地分辨积脓灶与积水灶,对临床治疗方案的选择有很大的价值。

(3)磁共振灌注成像:组织或器官的微循环血流动力学状态称为灌注,反映灌注状态的成像称为灌注成像。磁共振灌注成像(perfusion-weighted imaging, PWI)是将组织毛细血管水平的血流灌注情况,通过磁共振成像方式显示出来,从磁共振的角度评估组织或器官的活力及功能。目前研究肾脏灌注的方法根据对比剂的来源不同分为两类:外源性对比剂灌注成像和内源性对比剂灌注成像。前者是将顺磁性对比剂注入体内产生对比成像,而后者是利用体内自身物质通过特殊序列成像产生对比,以前者最常用。PWI 对肾血管性疾病、尿路梗阻及肾移植供体肾和移植前、后受体的肾功能评价,小肾癌的检出和定性及对囊性肾癌、肾癌伴出血病例与良性囊性病变、多房囊性肾瘤的鉴别亦有较大价值。

（4）磁共振波谱分析:磁共振波谱分析（magnetic resonance spectroscopy,MRS）是在80年代初期发展起来的一种利用磁共振现象和化学位移作用对一系列特定原子核及其化合物进行分析的方法。能够从生化代谢水平反映组织和器官的功能信息。MRS 可以测定 ^1H、^{31}P、^{13}C、^{19}F 和 ^{23}Na 等代谢物的浓度。但应用于肾脏的主要是 ^1H MRS、^{31}P MRS,且以后者为多。^{31}P MRS 的研究主要应用于肾移植病人的检查,包括对移植前受体肾脏功能、供体肾脏活性评价和肾脏移植后排斥反应的测定及移植后并发症的发现及鉴别等。^1H MRS 也对肾功能、正常肾脏组织和新生物的区分提供帮助,并可能为肾脏病变术前定性和疗效监测提供新的评价方法。

（5）新型对比剂:由于常用的 MRI 对比剂为低分子量对比剂,通过肾脏时既不被肾小管分泌又不被重吸收,完全由肾小球滤过,而且颗粒小,易扩散入组织间隙,浓度与测得的信号强度之间关系复杂,对提供的肾脏功能信息有限。新一代的大分子MRI 对比剂及氧化铁颗粒则能提供更多的肾脏功能信息。

钆联接的白蛋白（Gd-albumin）能发现肾移植后蛋白尿的起源及周期性蛋白尿的发生位置;钆联接的枝状晶体（Gd-dendrimer）的摄取能反映外髓部近曲小管的损伤;超小顺磁性氧化铁颗粒则能显示出肾脏内炎性改变的位置。目前,此类对比剂尚未广泛应用于人体,研究数据大部分来自动物试验,但随着此类对比剂临床上的广泛应用,对肾脏功能及器质性疾病的评价将提供更多有益的帮助。

（6）介入磁共振成像技术:随着开放式 MR 设备和特殊线圈的开发及应用,融合介入治疗与 MR 技术为一体的介入 MRI,可在任意平面显示病变,软组织分辨率高且对患者及医生均无 X 线辐射危害。其内容主要包括 MR 引导下非血管介入（经皮活检、肿瘤消融等）、血管介入以及微创术中 MR 导航系统等方面的应用。目前,介入 MR 在肾脏病变诊断及治疗中的文献报道逐渐增多,临床应用主要集中在 MR 引导的经皮射频消融、冷冻治疗、激光消融及 MR 引导的肾动脉栓塞等研究中。

五、正电子发射断层扫描在肾肿瘤诊断中的应用

PET 和 PET-CT 也用于肾癌的诊断、分期和鉴别诊断。Majhail 等的研究表明肾脏肿瘤的恶性程度越高,细胞膜葡萄糖转运蛋白-1（glucose transporter-1,GLUT-1）的表达增高,对 FDG 摄取增加。静脉注射氟-18 标记脱氧葡萄糖（^{18}F-FDG）后约50%未经代谢直接由肾脏排泄,FDG 不被肾小管重吸收,放射性药物浓聚在肾集合系统,影响肾脏病变的显示,而淋巴结转移和远处转移不受影响。由于肾癌血运较丰富,肿瘤组织缺氧较轻,GLUT-1 表达较低,线粒体内己糖激酶活性较低,故肿瘤组织葡萄糖代谢水平相对较低,此外肾癌组织内 6-PO_4-脱氧葡萄糖（FDG-6-PO_4）分解酶过高,均可导致肿瘤组织摄取 FDG 较低或不摄取,可出现假阴性。多组研究表明 ^{18}F-FDG PET 对肾脏原发肿瘤的诊断准确度不如 CT,但对肾癌的淋巴结转移和远处转移要优于 CT、MRI、超声、X 线片及骨显像等其他传统影像检查方法,且转移淋巴结很少出现假阴性。Powles 等复习既往文献,回顾性总结 ^{18}F-FDG PET 对肾脏原发肿瘤的诊断敏感度、特异度分别为47%～90%和80%～100%。假阳性多见于肾血管平滑肌脂肪瘤、肾外皮细胞瘤和肾嗜铬细胞瘤。Aide 等研究显示 ^{18}F-FDG PET 与 CT 对肾脏肿物和远处转移的诊断准确度分别为51%、83%和94%、89%。Kang 等研究显示 ^{18}F-FDG PET 与 CT 对原发肾癌的诊断敏感度和特异度分别为 60%、92%与100%、100%。

由于影像学的技术发展提高了肾癌的诊断符合率,使临床分期更准确,临床医师如能分运用各项检查的特点,合理为患者安排检查项目,综合影像学检查结果制定科学的治疗方案,必将进一步提高肾癌的疗效。

第七节 肾穿刺活检的研究现状及其应用价值

肾癌的诊断主要依据影像学检查,包括超声、CT 和 MRI 等。肾脏肿物的穿刺活检为有创性检查,不属于常规检查项目。正确掌握肾脏肿物穿刺活检的适应证和禁忌证,可以为临床治疗提供有价值的组织学参考结果,而不合时宜的选择的穿刺活检不仅对诊断毫无帮助,更会给患者造成不必要的创伤以及严重不良后果。

一、肾肿瘤穿刺活检的相关研究报道

2003 年,美国梅奥医学中心的 Dechet 等发表的一项前瞻性研究,分析了 CT 检查及肾脏穿刺活

检对原发性肾癌的诊断符合率。该研究分析了100例肾脏占位性病变患者,在手术前进行CT检查,术后对手术标本在体外进行2针穿刺活检,分别由2名放射科医师和2名病理科医师对CT片及穿刺活检标本石蜡切片进行独立双盲诊断。术后病理结果显示85例为恶性。4名医师的CT读片或穿刺活检评价结果诊断肾肿瘤的敏感性分别为70%、77%及81%、83%,特异性分别为20%、20%及60%、33%,CT检查或穿刺活检的误诊率分别为20%及31%。得出的结论是进行常规肾脏穿刺活检并无显著诊断价值。

2008年,美国俄亥俄州克利夫兰医疗中心的Lane等报告了2001年之前发表的关于肾脏肿物穿刺活检的英文文献系统评价结果。在该系统评价中,作者将穿刺所获组织量不足以进行病理诊断定义为穿刺失败,将穿刺所获组织与手术切除标本的病理诊断不相符定义为穿刺不准确。研究者共收集相关文献27篇,包含有2474例病例。其结果显示:穿刺活检假阴性率平均为4.4%(0~25%),假阳性率平均为1.2%(0~8.2%),穿刺失败率平均为8.9%(0~22%),病理无法确诊率平均为5.5%(0~36%),肾癌诊断的准确率平均为88.9%(40%~100%)。肾脏肿物穿刺活检并发症包括出血、感染、动静脉瘘、气胸等发生率<5%。肾脏穿刺活检后行CT发现85%~90%的患者均有不同程度的肾周出血,但只有1%~2%的患者需要输血治疗。位于肾上极的肿瘤,穿刺针需经第11或12肋间隙进入,有可能损伤胸膜或肺而出现气胸,其发生率<0.1%。肿瘤沿穿刺道种植较为罕见,发生率<0.01%。肾穿刺活检的死亡率约为0.031%。

随着影像学检查的发展和推广,无症状肾癌检出率逐年增高,这类肿瘤的特点为:体积不大(直径<4cm),局限性,无临床症状。虽然CT或MRI检查是诊断肾细胞癌的重要手段,但在临床上仍有很多这样的肾肿物由于体积小影像学特点不典型或者复杂囊肿通过影像学检查无法明确其良恶性。另一方面,近几年的多个研究表明,手术切除的肾脏小肿物中存在大量的良性病变,而直径越小,良性可能性越高。Frank等报道直径<4cm的肾脏肿物中,约30%为良性肿瘤;直径<2cm者,良性占38.5%;而直径<1cm者,达46.3%。这组数据提示我们在对于肾脏小肿物的治疗上可能存在有过度治疗。

流行病学数据表明,偶发的肾脏小肿物的发病率增幅最大的人群为70~89岁的老年患者。该人群中多数合并一种或多种合并症,因此围术期的并发症发生率和死亡率相对也更高。研究表明,只有少数小肾癌具有侵袭性生长的生物学特征,因此对于患有低级别肿瘤或全身状况不适宜手术的老年患者,可选择密切随访或采用射频消融、冷冻等微创治疗。在随访过程中,若发现肿瘤增长较快,可以行补救性手术。但是对于患有高级别肾细胞癌的患者就不适合这种治疗模式。因此,对这类患者选择肾行穿刺活检就非常必要,从中获取病理学诊断对指导个体化治疗提供重要的依据。此外,对未行手术的转移性肾癌患者治疗前进行肾穿刺活检可为决定治疗方案提供重要参考依据。

随着肾脏穿刺技术的改进和病理学诊断的进展,肾脏肿物穿刺的诊断符合率也得到了不断的提高。在Lane等系统回顾中发现,2001年之后发表的7篇肾占位穿刺活检的文献,包括有362个病例,假阴性率为0.6%,假阳性率为0%,穿刺失败率为5.2%,病理无法确诊为3.8%,肾癌诊断的准确率为96%,诊断的符合率较2001年之前的报道有所提高。近年来分子病理学研究新进展已应用于肾脏肿物穿刺的病理诊断。文献报告,碳酸酐酶Ⅸ可作为肾透明细胞癌的特异性标志物,HMB 45可用于诊断乏脂肪肾错构瘤,角蛋白可区别嫌色细胞癌和嗜酸细胞腺瘤。

对于肾脏穿刺活检并发症中学者们最担心的就是针道种植转移。文献报道肾脏恶性肿瘤穿刺活检后发生针道种植转移的概率<0.01%,而且在2000年之后的多项研究中均未报告针道种植转移出现的情况。

因此在2009年美国NCCN《肾癌临床实践指南》中提出对肾脏小肿物可考虑穿刺活检进行诊断和筛查。

二、肾穿刺活检的适应证及禁忌证

总结肾脏肿物穿刺活检的适应证主要包括以下几个方面。

1. 适应证

(1)伴有严重合并症、外科手术风险较大,需要决定是行手术还是随诊观察的肾肿瘤患者。

(2)拟行物理消融(如冷冻或射频消融)的肾癌患者。

(3)需进行化疗、靶向治疗,且不能手术的晚期肾肿瘤患者。

(4)影像学检查怀疑为淋巴瘤或白血病侵犯肾脏的患者。

2. 禁忌证

（1）孤立肾、肾功能不全和有解剖异常的肾肿瘤患者。

（2）影像学检查提示肾脏肿瘤呈浸润性生长；怀疑为尿路上皮癌或含有肉瘤样成分的肾肿瘤患者。

第八节　肾癌外科治疗原则以及根治性肾切除术观念的演变

一、肾癌外科治疗原则

2013 年 NCCN《肾癌临床实践指南》中推荐中推荐对 I～Ⅲ期肾癌患者按分期采用不同的术式。对 I A 期肾癌患者推荐首选保留肾单位手术；对 I B 期肾癌患者推荐采用根治性肾切除术或保留肾单位手术；对于不能接受手术的 T1 期肿瘤患者可以选择单纯观察或射频消融术。而对于 Ⅱ、Ⅲ期肾癌患者推荐实施根治性肾切除术。鉴于已发表的肾癌患者术后辅助治疗随机对照研究结果均未显示出已有的辅助治疗方案对预防复发或转移有益，NCCN 肾癌专家组认为对于术后高复发或转移风险的肾癌患者术后仍没有可推荐的术后预防方案，建议患者参加临床试验研究。对Ⅳ肾癌期患者，如果患者能够耐受手术治疗，NCCN 肾癌专家组推荐采用根治性肾切除术+孤立性转移灶切除术或姑息肾切除术+内科治疗，对不能耐受手术治疗的患者推荐进行内科治疗。

二、根治性肾切除术观念的演变

（一）肾癌外科手术的历史记载

1861 年美国医生 Woicott 实施的肾切除术是肾癌采用外科手术治疗的最初记载，不幸的是该例患者死于术后并发症。1875 年 Langenbuch 医生首次成功地为 1 例肾癌患者实施了肾切除术，术后患者存活。随后医生们尝试用外科手术治疗肾肿瘤。早期的文献报道中多采用单纯肾切除术治疗肾癌，手术后局部复发率高达 25%，早在 1949 年 Chute 等和 1952 年 Foley 等都曾提出过根治性肾切除术（radical nephrectomy，RN）的概念，但并未被广泛采纳。1963 年 Robson 等认为局部复发是由于手术时未能完整切除受侵的同侧肾上腺、肾周脂肪以及邻近的淋巴结所致，应扩大切除范围治疗肾癌，Robson 再次提出 RN 的概念，Robson 提出的根治性肾

切除范围包括：肾周筋膜、肾周脂肪、患肾、同侧肾上腺、从膈肌脚至腹主动脉分叉处腹主动脉或下腔静脉旁淋巴结以及髂血管分叉水平以上输尿管。Robson 强调在行 RN 时，为尽可能减少由于挤压所造成的肿瘤转移，应在分离肾脏前尽早先结扎肾血管；为保证具有足够的安全切缘，应将上述组织和器官完整切除，这一手术标准被称为经典的 RN。1969 年报道了根治性肾切除术较单纯性肾切除术治疗肾癌 5 年生存率提高了 14%（66% 与 52%），从而确立了 RN 作为局限性肾癌外科治疗的"金标准"，被各国泌尿外科医师采纳，是目前唯一得到公认可能治愈肾癌的方法。2001 年 Pantuck 等总结美国肾癌的流行病学变化，将肾癌患者 5 年生存率的提高首先归功于广泛采用 RN，其次归功于影像诊断学的进展。40 多年来随着临床研究的不断深入，经典的 RN 治疗局限性肾癌的观念逐渐发生了一些变化，经典的 RN 已不再是所有局限性肾癌手术的"金标准"。

（二）局限性肾癌根治性肾切除术观念的演变

局限性肾癌（localized renal cell carcinoma）是指 2009 年版 AJCC 癌症分期中的 $T_1 \sim T_2 N_0 M_0$ 期，也就是 I、Ⅱ期的肾癌，大家习惯上称之为早期肾癌。2004 年 Lam 等总结文献报道局限性肾癌根治性肾切除术后 5 年生存率为 75%～95%。

1. 手术入路和手术方式的演变　Robson 强调在行 RN 时早期结扎肾血管可避免术中因挤压肿瘤引起癌细胞的扩散，此观点虽然被广大的泌尿外科医师们认可，但并非总能遵照执行，尤其是当瘤体较大、肿瘤位于肾门周围时或肾脏周围粘连明显等状况下，在手术中有时很难先结扎肾血管。为了早期结扎肾血管，在开展经典 RN 的早期把经腹切口作为肾癌外科手术的标准入路，但 1990 年 Droller 报道 36 例经腹膜外入路行 RN，并对其中 3 例手术后的肾标本经动脉用生理盐水灌注，在挤压肿瘤和未挤压肿瘤的情况下分别对其流出液做细胞学检测，发现挤压肿瘤不增加流出液中细胞学检测癌细胞的阳性率。随访 3 年，未发现远处转移明显增加，作者认为经腹膜外入路可能不增加术中肿瘤细胞的扩散。1991 年 Sugao 等报道对 91 例肾癌患者采用二种手术入路比较的结果，其中 56 例经腰入路，35 例经腹入路，二组手术后的 5 年生存率无明显差别，而经腰入路的并发症明显减少。1997 年 Ditonno 等报道对 94 例肿瘤最大径<15cm 的肾癌患者随机采用经腹与经腰入路行 RN，随访 3 年，结果 Kaplan-Meier 生存曲线无明显差别，经腰入路的术

中出血量、住院天数及并发症明显少于经腹入路。随后的许多临床研究发现无论是选用腹部入路、腰部入路或胸腹联合入路对肾癌患者手术后的生存率并无明显影响。如今对肾癌开放性手术入路的选择除参考肿瘤的分期、肿瘤的部位、患者的体型等因素外，更多的是取决于主刀医师对各种手术入路掌握的熟练程度，同时根据手术中具体情况决定是否能早期结扎肾血管。自 1990 年 Clayman 等完成首例腹腔镜根治性肾切除术（laparoscopic radical nephrectomy，LRN）后，腹腔镜手术现已被广泛应用于多种泌尿男性生殖系疾病的治疗，国内、外采用 LRN 也非常普及，已是局限性肾癌外科治疗的常规术式，同开放性手术相比 LRN 具有减轻手术后切口疼痛、切口及瘢痕小、住院时间短、术后恢复快等优势，而长期随访结果显示二种术式疗效相同。LRN 可经腹腔、腹膜后及手助腹腔镜 3 种手术途径进行，切除范围及标准同开放性手术。多数学者认为腹腔镜手术适用于 T_{1-2} 期的局限性肾癌患者，对熟练掌握腹腔镜技术的医师选择 T_{3a} 期患者为腹腔镜手术适应证也是可行的；甚至有学者认为对瘤栓局限在肾静脉内的肾癌患者行 LRN 也是可行的；也有学者主张对伴有远处转移的肾癌患者应用腹腔镜手术切除原发病灶，这样将有利于患者手术后尽早进行系统治疗。随着临床研究的不断深入，现有的一些观念也将逐渐发生着变化。

2. 区域或扩大淋巴结清扫术价值观念的转变
早期的文献报道肾癌淋巴结转移的概率在 13% ~ 32%，肾癌单纯淋巴结转移而无远处转移征象的概率为 7.5% ~22.5%，故主张通过根治性肾切除+区域或扩大淋巴结清扫术提高疗效。但有学者认为早期的报道多数并未指明淋巴结转移的数量及部位，手术后长期存活者仅限于手术后显微镜下发现的一个或数个肾门淋巴结转移的患者，这部分患者术前临床分期为局限性肾癌，而手术后病理 N 分期为 N_{1-2}，占局限性肾癌患者的 2% ~3%，在这部分患者中，绝大部分转移的淋巴结位于肾门以及近肾门的下腔静脉或腹主动脉旁，而这些部位的淋巴结在行 RN 的切除范围内，不必扩大切除范围即可达到同样的结果，扩大手术范围将延长手术时间，可能会增加手术的并发症及手术死亡率。理论上肿瘤通过血行转移与淋巴转移的概率相等，临床研究发现尽管许多有远处转移的患者未发现淋巴结转移，但大部分术前已明确淋巴结转移的患者不管是否切除转移淋巴结最终将出现远处转移。此外肾脏的淋巴引流复杂多变，即使做了腹膜后淋巴结清

扫术，也可能会有已转移淋巴结的残留，故认为对局限性肾癌患者行淋巴结清扫术的意义可能仅仅起到了准确判定肿瘤的分期的作用。最具循证医学证据水平的报告来自 1999 年 Blom 等报道的 EORTC 泌尿男性生殖系协作组的前瞻性随机对照Ⅲ期临床试验结果，772 例局限性肾癌随机分为 RN 与 RN 加区域淋巴结清扫术两组，41 例由于病理分期及病理类型不符合标准出组，第一组为 369 例，第二组为 362 例。第一组共 336 例完整切除淋巴结，325 例（96.7%）病理证实无淋巴结转移，43 例（12.8%）术中可触及肿大淋巴结，其中 7 例（16%）病理证实为转移，299 例未触及肿大淋巴结，其中 4 例（1.3%）病理证实为转移。第二组中有 29 例（8.4%）术中可触及肿大淋巴结，其中 6 例（20.7%）病理证实为转移。二组 5 年总生存率 82%，对淋巴结转移的患者大范围的淋巴结清扫，除了可明确病理分期外，在 5 年生存期方面并没有显示出优势，由于两组中仅有 17% 的患者手术后死亡，尚不能对远期疗效进行评价，但两组手术中出血及手术后的并发症经统计学分析未见显著性差别。目前多数学者认为对局限性肾癌患者在行 RN 时，不必常规进行区域或扩大淋巴结清扫术。

3. 同侧肾上腺切除必要性的变化 切除肾癌同侧肾上腺是经典 RN 的常规，但 1986 年 Robey 和 Schellhammer 回顾性分析了 25 例 RN 与 27 例保留肾上腺的根治性肾切除术的结果，发现二组的生存率无明显差别，提出对肾下极肿瘤，结合术前 CT 扫描和术中探查肾上腺未见异常的患者，建议保留同侧肾上腺。此后这一问题受到关注，2001 年 Paul 等回顾性分析了 866 例肾癌行 RN 的临床资料，结果发现肾上腺转移 27 例（3.1%），其中 23 例肾上腺转移在肾癌病灶同侧，2 例在对侧，2 例为双侧。6 例（22.2%）为肾肿瘤直接侵及肾上腺，21 例（77.8%）为血行转移。在其中仅有 0.7%（6/866）为孤立性肾上腺转移，孤立性肾上腺转移的患者平均生存期 21.3 个月，伴多发转移的患者平均生存期 11 个月。同时作者总结了文献中报道的肾癌肾上腺转移率为 1.4% ~ 7.8%，平均 3.8%（222/5822）。作者认为肾上腺转移发生率与肾肿瘤分期、部位、肿瘤大小相关。2002 年 Kuczyk 等回顾性分析了 819 例根治性肾切除术后的病理及临床情况，病理证实肾上腺转移 27 例（3.3%），其中 19 例（70%）伴有淋巴结或远处转移，19 例肾上腺转移者中术前 CT 检查假阴性 5 例（26%），在 409 例肾上极肿瘤患者中有 16 例发现肾上腺转移，占肾上

腺转移的 59%。经统计学分析,作者认为肾上腺转移概率与淋巴结转移、远处转移、T_3 和 T_4 期、肾静脉或肿瘤内血管受侵、肿瘤侵及肾包膜、肾周脂肪或肾门有明显相关性,与肿瘤部位(肾上极)和肿瘤大小也有关。2004 年 Siemer 等总结 1635 例经病理证实肾癌的临床资料,其中 1010 例行经典的 RN,患者 5 年无病生存率 75%,而 625 例保留同侧肾上腺的患者 5 年无病生存率为 73%,统计学分析两组未见著性差异($P=0.17$)。由于早期肾癌的比例增高以及术前的 CT、MRI 等检查可以明确绝大多数肾上腺转移,同时考虑到对侧肾上腺转移引起的肾上腺皮质功能低下也可导致患者死亡,许多学者认为常规切除同侧肾上腺对大部分肾癌患者属于过度治疗。现代观点认为:如临床分期为 Ⅰ 或 Ⅱ 期,肿瘤位于肾中、下部分,肿瘤最大径<8cm、术前 CT 显示肾上腺正常,可以选择保留同侧肾上腺的 RN,但此种情况下如手术中发现同侧肾上腺异常,应切除同侧肾上腺。

4. 保留肾单位手术 经典 RN 的适应证对肾肿瘤的大小无具体限定,1884 年 Wells 报道了部分肾切除术成功治疗 2 例肾周肿瘤,随后的临床报道将保留肾单位的手术(nephron sparing surgery,NSS)用于治疗多发或双肾肾癌以及孤立肾或肾功能不良的肾癌患者。2000 年 Lau 等回顾性分析了 2945 例肾癌,将术前肾功能受损、既往有肾切除史、双侧肾癌及多发肾癌的病例除外,其余病例分为 RN 或部分肾切除术二组,选择二组在病理分期、分级、肿瘤大小、年龄、性别条件相平衡的各 164 例进行对比性研究,RN 组与部分肾切除术组 5 年、10 年、15 年生存率分别为 88% 与 91%、74% 与 73%、45% 与 54%。随访 10 年,RN 组 126 例(77%)和部分肾切除术组 130 例(79%)的患者长期无瘤生存。二组对侧复发率分别为 0.9% 和 1.0%,同侧复发率分别为 0.8% 和 5.4%。手术后出现蛋白尿及尿渗透压>0.12 者二组分别为 55.2% 和 34.5%,发生慢性肾功能不全(肌酐>176μmol/L)者分别为 22.4% 和 11.6%。长期随访结果显示 RN 与部分肾切除术组疗效相同,但部分肾切除术对术后肾功能的影响小。2000 年 Lee 等回顾性分析了收治的 252 例肿瘤最大径≤4cm 的肾癌,其中 183 例行 RN,79 例行 NSS(10 例为双侧),平均随访 40 个月,除 NSS 组有 1 例切除不彻底外,两组均没有肿瘤复发,无病生存率及总生存率无差别。大量的临床研究结果证明,对适当的患者选择 NSS 是可行的。目前对 NSS 的适应证、相对适应证学术界无争议,对符合这两个

适应证的肾肿瘤大小以及部位也无明确的限定。而对于对侧肾功能正常的肾癌患者,绝大多数学者认为:临床分期为 T_{1a} 期(肿瘤最大径≤4cm)、肿瘤位于肾脏周边、单发的无症状肾癌可作为 NSS 可选择适应证。近些年有些学者认为肾肿瘤最大径在 5～7cm,而其他指标符合 NSS 可选择适应证的患者中,也有一部分可完整切除肿瘤,这部分患者也可作为 NSS 可选择适应证,这一观点有待临床研究进一步证实。鉴于目前腹腔镜 NSS 手术中阻断肾蒂的时间长于开放性手术,手术中及手术后的并发症也高于开放性手术,故开放性手术仍是 NSS 的标准术式。但随着手术技术、技巧和手术设备的不断改进,这一观念也将发生变化。按各种适应证选择实施 NSS,其疗效与 RN 的疗效相同。

(三) 局部进展性肾细胞癌外科治疗现状

局部进展性肾癌(locally advanced RCC)是指伴有区域淋巴结转移或(和)肾静脉瘤栓或(和)下腔静脉瘤栓或(和)肾上腺转移或肿瘤侵及肾周脂肪组织或(和)肾窦脂肪组织(但未超过肾周筋膜),无远处转移的肾癌,2002 年版 AJCC 癌症分期为 Ⅲ 期,大家习惯上称之为中期肾癌。肾周脂肪受侵者术后 5 年生存率为 65%～80%,伴有下腔静脉瘤栓患者术后 5 年生存率为 40%～60%。

1. 肾细胞癌伴区域淋巴结转移的外科治疗 肾癌单纯淋巴结转移而无远处转移证据的概率为 7.5%～22.5%。对肾癌淋巴结转移的患者是否在行 RN 时加区域或扩大淋巴结清扫术尚缺乏多中心随机对照研究结果。一般主张对局部进展性肾癌患者在行 RN 时应尽可能切除所有肉眼可见的肿大淋巴结。Pantuck 等研究发现 $N_{1-2}M_0$ 患者的生存期与 N_0M_1 的患者相当,但手术中切除所有肉眼可见的肿大淋巴结患者的预后好于未切除者。区域或扩大淋巴结清扫术有利于准确分期,少部分淋巴结转移的患者可通过外科手术延长生存期,手术前经 CT、MRI 检查已经明确淋巴结转移的患者手术后 5 年、10 年生存率分别为 5%～30%、0～5%。Lam 等总结文献报道淋巴结转移的肾癌患者 RN 后 5 年生存率为 10%～20%。

对局部进展性肾癌患者手术后尚无标准辅助治疗方案。由于淋巴结转移的肾癌患者单纯行 RN 预后差,故主张对绝大多数淋巴结转移的肾癌患者行 RN 后需要行辅助性系统治疗。2004 年 Jocham 等报告了德国进行的一项针对局限性和局部进展性肾癌 RN 后辅助自体瘤苗治疗的多中心随机对照 Ⅲ 期临床试验结果,1997 年 1 月～1998 年 9 月,

55 个研究中心共 558 例肾癌患者登记入组,患者入组后 2 周内行 RN,根据手术前影像学检查以及手术后病理检查结果,符合下列条件的进行随机对照研究:病理类型为肾癌,手术后病理分期为 $pT_{2\sim3b}$ $pN_{0\sim3}$ M_0(1993 UICC 分期),年龄 18 ~ 70 岁,ECOG 行为状态评分为 0 ~ 2 分,同意协作并签署知情同意书者。排除标准:病理组织类型为非肾癌,手术后病理分期为 pT_1、pT_4 或 M_1,术式非 RN,复发,接受栓塞或其他针对肾癌的治疗(免疫治疗、化疗、放疗),接受免疫抑制治疗,ECOG 行为状态评分为 3 ~ 4 分,严重的急慢性心肺疾病,严重高血压(舒张压>115mmHg),在过去 3 个月内发生过心肌梗死、6 个月内发生过脑梗死,自身免疫性疾病,先前患过恶性肿瘤(基底细胞癌除外),急慢性感染(艾滋病、梅毒等),怀孕或哺乳,未行节育措施的育龄妇女,过去 30 天参加过临床试验,同时在参加其他临床试验者等。共有 379 例符合研究标准,pT_2 期 264 例,pT_3 期 115 例,随机分为术后注射瘤苗组和对照组,瘤苗组在手术后 4 周内皮内注射 6 次自体瘤苗,对比入组后 5 年及 70 个月时两组生存率及当 25% 的患者出现肿瘤进展时两组生存率及生存期,观察瘤苗是否可减少术后肿瘤进展率。瘤苗组及对照组 5 年无疾病进展生存率分别为 77.4% 和 67.8%,70 个月无疾病进展生存率分别为 72% 和 59.3%;中位肿瘤进展生存期两组未均达到,当 25% 的患者肿瘤出现进展时,瘤苗组及对照组中位生存期分别为 63.2 个月和 42.1 个月。pT_2 期患者,瘤苗组及对照组 5 年无疾病进展生存率分别为 81.3% 和 74.6%,70 个月无疾病进展生存率分别为 75.9% 和 64.2%。瘤苗组尚未达到 25% 的患者出现肿瘤进展,对照组当 25% 的患者出现肿瘤进展时中位生存期为 58.9 个月。pT_3 期患者,瘤苗组及对照组 5 年无疾病进展生存率分别为 67.5% 和 49.7%,70 个月无疾病进展生存率分别为 66.2% 和 46.9%。当 25% 的患者出现肿瘤进展时,瘤苗组及对照组中位生存期分别为 47.8 个月和 13.5 个月。结论是瘤苗组中有 12 例有毒副反应,患者耐受性好,对 $pT_{2\sim3}$ 期肾细胞癌 RN 后辅助性瘤苗注射组疗效优于对照组,但此结果需多中心性研究进一步证实。局部进展性肾细胞癌 RN 后辅助 IFN-α 和(或)IL-2/抗 VEGF 靶向治疗相关的多中心、随机对照临床试验正在进行中,结果尚无定论。

Blute 等总结淋巴结转移的高危因素包括:①肿瘤临床分期 T_3 或 T_4;②肿瘤最大径大于 10cm;③肿瘤细胞为低分化;④肿瘤组织中含有肉瘤样成分;⑤肿瘤组织中有坏死。如果具有 2 个或以上危险因素淋巴结转移的概率为 10%,如果低于 2 个危险因素淋巴结转移的概率仅为 0.6%。

2. 肾细胞癌伴肾上腺转移的外科治疗 Paul 等总结文献报道肾上腺转移率为 1.4% ~ 7.8%,平均 3.8%(222/5822)。Siemer 等报道在 1010 例经典 RN 的肾细胞癌患者中有 56 例(5.5%)病理证实肾上腺转移,$pT_{1\sim2}$ 者肾上腺转移率为 1.8%(10/557),≥pT_3 者肾上腺转移率为 12.3%(46/374)。18 例为孤立性肾上腺转移,38 例伴远处转移。孤立性肾上腺转移切除术后 5 年无病生存率为 61%,而伴远处转移者行同侧肾上腺切除术后 5 年生存率为 19%。依据局限性肾细胞癌保留同侧肾上腺的处理原则对局部进展性肾细胞癌患者行 RN 应考虑切除同侧肾上腺。

3. 肾细胞癌伴静脉瘤栓的外科治疗 肾癌一个特殊的生物学特点就是易侵及下腔静脉形成瘤栓,其发生率为 4% ~ 10%,远高于其他器官的肿瘤,而许多伴肾静脉或下腔静脉瘤栓的肾细胞癌患者影像学检查并无远处转移征象。对无淋巴结或远处转移的肾细胞癌伴肾静脉或下腔静脉瘤栓的患者行 RN 并能完整取出肾静脉以及下腔静脉瘤栓,手术后患者的 5 年生存率可达到 45% ~ 69%,Golimbu 等甚至报道手术后 5 年生存率高达 84%。但静脉瘤栓的患者如果伴有淋巴结或远处转移,手术后 5 年生存率明显减低至 0 ~ 33%。但这些报告都是小样本的非随机对照研究结果,有待多中心的随机对照研究证实。

腔静脉瘤栓长度是否影响预后目前尚存有争议,而腔静脉壁受侵则是预后不良影响因素。Hatcher 等报道腔静脉瘤栓手术后 5 年生存率为 69%,如果腔静脉壁受侵则 5 年生存率为 25%。多数学者认为伴肾静脉或下腔静脉瘤栓的局部进展性肾细胞癌患者如果伴有下列 3 个因素之一则手术治疗的效果不佳:①肿瘤侵及肾周脂肪;②瘤栓直接侵及腔静脉壁;③区域淋巴结转移。Ⅲ级和Ⅳ级下腔静脉瘤栓的外科手术需在低温体外循环下进行,腔静脉瘤栓取出术死亡率为 5% ~ 10%。

4. 侵及邻近器官或组织的肾细胞癌外科治疗 肾细胞癌常呈膨胀性生长,极少数肾细胞癌呈浸润性生长,肿瘤浸润范围可超过 Gerota 筋膜,侵及后腹壁、腰大肌、腹膜后神经根以及邻近脏器。相关的外科手术报道不多,deKernion 等报道仅有约 12% 的广泛浸润性肾细胞癌可完整切除,手术死亡率为 6%,手术后患者存活期 1 年。多数报道认为如果肾细胞癌侵及邻近器官,很少有患者手术后能生存过5年。

5. 手术后复发肿瘤的外科治疗 RN后局部复发率为2%~4%,肾细胞患者手术后如能定期复查,加上影像诊断技术的进展,可较早发现局部复发的肿瘤,部分患者仍有再次手术根治的机会。2002年Schrodter等报告在过去的10年中诊断16例局部复发无远处转移征象,中位复发时间为45.5个月。全部实施了手术探查,其中13例完整切除肿瘤,3例病理检查未见肿瘤细胞。7例手术后4~68个月死于远处转移,6例存活,中位生存期已达53个月。

(四) 转移性肾细胞癌的外科治疗

伴有远处转移的肾癌称之为转移性肾癌(metastatic renal cell carcinoma,MRCC),2002年版AJCC癌症分期为Ⅳ期,大家习惯上称之为晚期肾细胞癌。有25%~30%肾细胞癌患者在初次诊断时伴有远处转移,局限性肾癌行RN后20%~40%的患者将出现远处转移,在肾癌患者中有30%~50%最终将发展成为转移性肾癌。远处转移患者单纯手术治疗后5年生存率为0~5%。

对转移性肾癌尚无标准治疗方案,应采用以内科为主的综合治疗,外科手术主要为辅助性治疗手段。对转移性肾癌的原发病灶切除术被称为减瘤性肾切除术(cytoreductive nephrectomy,CRN)或辅助性肾切除术。

1. 减瘤性肾切除术的价值 对CRN实际价值的评价一直存有争议,一部分学者认为:CRN后有部分转移性肾癌患者的转移灶可自然消退、同时切除原发病灶和转移灶可增加治愈的机会、减少肿瘤负荷有利于后续治疗、手术可缓解患者的症状。另一部分学者认为:肾癌术后转移灶自然消退的比例太低,不能作为选择手术的理由,此外手术可增加并发症及死亡率、手术后可造成患者免疫功能降低不利于后续治疗,肾动脉栓塞或放疗同样可达到缓解症状的作用。2002年Bromwich等回顾性分析268例肾癌患者的临床资料,其中94例为转移性肾癌,仅有20例患者ECOG行为状态评分为0~1分,19例行CRN,13例术后用干扰素治疗,7例因毒副作用、4例因治疗中疾病进展而中止治疗,仅有2例完成3个月的免疫治疗;15例手术后死亡,中位生存期9.5个月;适于CRN的仅占肾癌患者的7%,认为CRN对改善肾癌患者的总生存率无明显作用。2001年Flanigan等采用多中心、随机对照的研究方式对比CRN+IFN-α与单独应用IFN-α的疗效,共入组241例转移性肾癌患者,120例行CRN+IFN-α2b,121例单独应用IFN-α2b,两组的基本情况大致相同。结果CRN+IFN-α组中位生存时间11.1个月,单独应用IFN-α组中位生存时间8.1个月($P=0.05$)。研究结果显示CRN+IFN-α可明显延长无疾病进展时间、改善患者的生存期。现在认为选择行为状态评分好的患者行CRN+免疫治疗可作为对转移性肾癌治疗的标准模式。也有学者认为:由于有相当数量的转移性肾癌患者CRN后无法进行后续治疗或病变进展或死于手术过程中及术后的并发症,建议对转移性肾癌患者先行全身治疗,仅在转移灶出现缓解之后再行辅助性CRN,以避免手术相关的死亡。

对转移性肾癌患者的选择CRN和手术的时机尚无统一的标准,多数人认为选择CRN的指征如下:①手术能够切除>75%的瘤负荷;②无中枢神经系统、骨或肝脏的转移;③足够的心、肺功能储备;④ECOG行为状态评分0~1分;⑤肿瘤的主要成分为透明细胞癌。但转移性肾癌患者手术死亡率为2%~11%,仅有0.8%的患者在行CRN后转移瘤会自然消退,不应仅以自然消退为目的选择CRN。

2. 伴有区域淋巴结转移的转移性肾细胞癌的外科治疗 对于临床诊断转移性肾癌伴区域淋巴结转移的患者行CRN时是否需要行区域或扩大淋巴结清扫术也存有争议。局限性肾癌伴淋巴结转移者预后不良,转移性肾癌患者伴有淋巴结转移也是预后不良的征兆。Pantuck等对236例N_0M_1与86例$N_{1\sim2}M_1$肾癌患者行CRN的回顾性分析显示,N_0M_1患者的中位生存期为20.4个月,$N_{1\sim2}M_1$患者的中位生存期为10.5个月。而Pantuck等另一项的研究发现$N_{1\sim2}M_0$患者的生存期与N_0M_1的患者相当,但对临床$N_{1\sim2}M_1$的患者行淋巴结切除术者的生存期较未行切除者延长5个月($P=0.0002$)。Vasselli等对比了82例术前临床诊断为N_0与72例$N_{1\sim2}$的转移性肾癌患者行CRN的效果,部分$pN_{1\sim2}M_1$患者行CRN加淋巴结切除术,与仅行CRN的N_0M_1患者的相比生存期没有差异,作者认为淋巴结切除可能会改善预后,两组的中位生存期分别为14.7和8.5个月($P=0.0004$)。以上报道均为回顾性、非随机对照分析的结果,尚不能明确对伴淋巴结转移的转移性肾癌患者行区域或扩大淋巴结清扫术的实际意义。

3. 肾细胞癌肺转移的外科治疗 大约有50%的肾癌患者将发生肺转移,由于肺转移患者多于常规复查时发现,一般无明显临床症状,手术耐受性较好,许多作者倾向于对肾癌手术后部分肺转移的患者行手术治疗,文献报道的肺转移瘤患者手术后5年生存率为21%~60%。文献中报道影响肺转移患者预后的因素包括:肺转移瘤切除的彻底性、肾原发病灶切除手术后至发现肺转移的间隔时间(disease free interval, DFI)、肺转移病灶数目的多少、是否伴有淋巴结转移、肺转移瘤的大小以及患者年龄等。多数作者认为最重要的预后因素是肺转移瘤切除彻底性,而其他预后因素在不同研究中存在明显差别。有研究认为,即使未彻底切除肺转移瘤的患者,由于降低了瘤负荷,总体疗效仍然好于未行肺转移瘤切除手术的患者,但明显差于彻底切除肺转移瘤的患者。选择什么样的肺转移患者进行手术治疗的标准仍不明了,Hofmann等建议对于一般状态良好、存在较好预后指征(DFI长的异时性肺转移、肺转移病灶数目少于7个)并且技术上可切除的患者行肺转移瘤切除术,而对于肺转移病灶无法切除、或者有不良预后指征(同时性肺转移、DFI较短、肺转移灶数目超过6个)者首选免疫治疗。

4. 肾细胞癌骨转移的外科治疗 在肾癌所有的转移部位中,骨转移占20%~25%。而尸检发现死于肾癌的患者,其骨转移率为40%。肾癌骨转移常发生在中轴骨,多为溶骨性病变,而成骨性或混合性骨转移较少见。肾癌骨转移患者常合并其他器官或组织转移,或为多发骨转移,而孤立的骨转移占1.4%~2.5%。骨转移主要引起顽固性疼痛、病理性骨折以及脊髓压迫等并发症。骨转移较其他部位转移者预后差,此类患者多采用非手术治疗,外科治疗的主要作用是缓解骨痛、治疗和预防病理性骨折及缓解脊髓压迫等症状。Fuchs等报道单发性骨转移者手术后1、3、5年生存率分别为83%、45%和23%,行扩大性转移病灶切除术或局部固定术患者的生存期显著长于单纯行辅助治疗者,但是行固定术后15%的患者会出现局部病变的进展。对孤立性骨转移患者,手术切除转移病灶不仅可以缓解症状,而且可以显著延长部分患者的生存期。

Robson提出的经典RN的推广和普及对世界范围内肾癌患者生存率的提高做出了重大贡献,随着临床研究的不断深入以及医疗技术的不断改进,虽然经典RN仍然是局限性肾癌治疗的标准术式,但40多年来经典RN的概念已经发生了变化,对于手术切口的选择不必强调经腹部入路,不必常规进行区域或扩大淋巴结清扫术。由于无症状肾癌及早期肾癌所占比例明显提高,参照中国《肾细胞癌诊治指南》选择适当的肾癌患者实施LRN、保留肾上腺或保留肾单位手术可以达到治愈肾癌的目的,也可以提高患者的生存质量。

RN仍是局部进展性肾癌首选治疗方法,对孤立性的肾上腺转移、单纯区域淋巴结转移、孤立性肾静脉或下腔静脉瘤栓患者可通过外科手术提高患者生存率。局部进展性肾癌手术后辅助性瘤苗治疗可能会提高患者生存率。

对转移性肾癌的治疗中CRN可提高免疫治疗转移性肾癌的疗效,缓解由于肾癌引起严重血尿、疼痛等症状。对肾原发病灶切除术后出现的孤立性转移瘤以及肾癌伴发孤立性转移、行为状态良好、低危险因素的患者可选择外科手术治疗,部分患者手术后可延长生存期,极少数患者可通过外科手术而治愈。但对中晚期肾癌患者外科治疗仅是综合治疗的一部分,需注意手术适应证、患者的全身状况、相关危险因素以及手术的风险,综合判断,合理选择外科手术,使患者能够从中获益。

第九节 肾癌靶向治疗的研究现状及存在的问题

2005年12月美国FDA批准了索拉非尼(sorafenib)用于治疗晚期肾癌标志着肾癌靶向治疗时代的到来。从2006年起,美国NCCN依据Ⅱ、Ⅲ期临床试验研究结果,先后推荐了索拉非尼、舒尼替尼(sunitinib)、替西罗莫司(temsirolimus)、贝伐株单抗(bevacizumab)联合IFN-α、依维莫司(everolimus)、帕唑帕尼(pazopanib)、阿昔替尼(axitinib)以及厄洛替尼(erlotinib)八种靶向方案用于转移性肾细胞癌的一线或二线治疗。与传统细胞因子治疗方案相比,这些靶向治疗方案的疗效均有不同程度的提高,患者的生存期得以延长,临床医师在给患者制定治疗方案时也多了几种选择。但随之也出现了一些新的问题亟待解决。

一、肾癌靶向治疗国外的研究现状

2012年12月5日美国NCCN推出的《肾癌临床实践指南》v1.2013版中推荐将舒尼替尼、替西罗莫司、贝伐珠单抗联合IFN-α、帕唑帕尼、索拉非尼5个靶向治疗方案以及大剂量IL-2作为一线治疗方案用于晚期肾透明细胞癌患者。将依维莫司、阿昔替尼、索拉非尼、舒尼替尼、帕唑帕尼、替西罗莫司、贝伐珠单抗联合 IFN-α 7 个靶向治疗方案及 IFN-α 和 IL-2 作为晚期透明细胞癌患者的后续治疗方案。推荐将替西罗莫司、索拉非尼、舒尼替尼、帕唑帕尼、厄洛替尼、阿昔替尼 6 个靶向治疗方案用于晚期非透明细胞癌患者的治疗。这些推荐代表了美国肾癌专家组的意见,也体现了肾癌靶向治疗的最新进展。表 6-2-6、表 6-2-7、表 6-2-8 简单总结了这些靶向治疗药物的特点和主要临床试验结果。

表 6-2-6　用于治疗晚期肾癌的靶向治疗药物特点

药物	作用靶点	药物分类	给药途径
索拉非尼	VEGFR-2,3,PDGFR-β,FLT3,KIT,RAF	VEGFR 酪氨酸激酶抑制剂	口服
舒尼替尼	VEGFR-2,PDGFR,FLT3,KIT,RET	VEGFR 酪氨酸激酶抑制剂	口服
帕唑帕尼	VEGFR,PDGFR,KIT	VEGFR 酪氨酸激酶抑制剂	口服
阿昔替尼	VEGFR-1,2,3,PDGFR-β,c-KIT	VEGFR 酪氨酸激酶抑制剂	口服
贝伐株单抗	VEGFR	VEGFR 单克隆抗体	静脉
替西罗莫司	mTOR	mTOR 抑制剂	静脉
依维莫司	mTOR	mTOR 抑制剂	口服
厄洛替尼	EGFR	EGFR 酪氨酸激酶抑制剂	口服

表 6-2-7　NCCN 推荐一线治疗晚期肾癌的靶向治疗药物临床试验结果

研究者(年份)	治疗方案	病例数	ORR(%)	PFS(月)	OS(月)
Motzer 等 2009	舒尼替尼	375	31	11	26.4
	IFN-α	375	6	5	21.8
Escudier 等 2007	贝伐单抗+IFN-α	327	30.6	10.2	23.3
	IFN-α	322	12.4	5.4	21.3
Rin 等 2010	贝伐单抗+IFN-α	369	25.5	8.5	18.3
	IFN-α	363	13.1	5.2	17.4
Hudes 等 2007	替西罗莫司	209	8.6	5.5	10.9
	替西罗莫司+IFN-α	210	8.1	4.7	8.4
	IFN-α	207	4.8	3.1	7.3
Sternberg 等 2010	帕唑帕尼	155	32	11.1	-
	安慰剂	78	4	2.8	-
Escudier 等 2009	索拉非尼	97	15	5.7	-
	IFN-α	92	9	5.6	-
Gordon 等 2009	厄洛替尼	52	11	-	27

表 6-2-8　NCCN 推荐二线治疗晚期肾癌的靶向治疗药物临床试验结果

研究者(年份)	治疗方案	病例数	ORR(%)	PFS(月)	OS(月)
Sternberg 等 2010	帕唑帕尼	135	30	7.4	-
	安慰剂	67	3	4.2	-
Escudier 等 2007	索托非尼	451	10	5.8	17.8
	安慰剂	452	2	2.8	14.3
Motzer 等 2008	依维莫司	272	1	4.9	-
	安慰剂	138	0	1.9	-
Rini 等 2011	阿昔替尼	361	19.4	6.7	-
	索拉非尼	362	9.4	4.7	-

2011 年肾癌靶向治疗方面最大的亮点当属 11 月发表在《柳叶刀》杂志上的针对转移性肾癌二线治疗方案阿昔替尼与索拉非尼随机对照的对比性Ⅲ期临床研究结果。阿昔替尼也是口服的 VEGFR 受体酪氨酸激酶抑制剂，其主要作用靶点为 VEGFR-1、VEGFR-2、VEGFR-3、PDGFR-β 与 c-KIT。该项研究针对既往接受过舒尼替尼、贝伐单抗、替西罗莫司或含细胞因子等一线治疗方案失败的转移性肾癌患者，共入组 723 例，按 1:1 随机分为阿西替尼治疗组（$n=361$）与索拉非尼治疗组（$n=362$），分别接受阿昔替尼或索拉非尼治疗。阿西替尼起始剂量 5mg，每天 2 次，如果可以耐受，则先加量至 7mg，每天 2 次，再增至 10mg，每天 2 次。索拉非尼剂量 400mg，每天 2 次。结果显示：阿昔替尼组与索拉非尼组患者的客观有效率分别为 19.4% 和 9.4%（$P=0.0001$）。阿昔替尼组患者中位 PFS 6.7 个月（95% 置信区间 6.3 ~ 8.6），索拉非尼组患者中位 PFS 为 4.7 个月（95% 置信区间 4.6 ~ 5.6），HR 为 0.665（$P<0.0001$）。在既往使用细胞因子治疗的亚组中，阿昔替尼组与索拉非尼组患者的 PFS 分别为 12.1 与 6.5 个月（$P<0.0001$）；在既往使用舒尼替尼治疗的亚组中，阿昔替尼组的 PFS 也更好，分别为 4.8 与 3.4 个月（$P=0.0107$）。阿昔替尼治疗组毒副反应发生率高于索拉非尼治疗的高血压（40% 与 29%，所有级别）、乏力（39% 与 32%）、发音困难（31% 与 14%）和甲状腺功能低下（19% 与 8%）；索拉非尼组毒副反应发生率较高的是手足综合征（27% 与 51%）、皮疹（13% 与 32%）、脱发（4% 与 32%）和贫血（4% 与 12%）。这项研究证实阿昔替尼作为二线治疗转移性肾癌患者的客观缓解率与患者的 PFS 都显著优于索拉非尼。因此，美国 NCCN《肾癌临床实践指南》v1.2012 版中新增了阿昔替尼作为晚期透明细胞癌患者的后续治疗方案以及晚期非透明细胞癌患者的治疗方案的推荐。

二、肾癌靶向治疗国内的研究现状

目前，经 SFDA 批准上市的肾癌靶向药物只有索拉非尼和舒尼替尼，其他靶向治疗药物中替西罗莫司、帕唑帕尼、阿昔替尼、依维莫司也已经在中国做过了多中心临床试验研究，即将在我国上市。贝伐株单抗、厄洛替尼均已经被 SFDA 批准分别用于胃肠肿瘤、两个或两个以上化疗方案失败的局部晚期或转移的非小细胞肺癌的三线治疗，但这 2 个靶向治疗药物都尚未进行治疗晚期肾癌的相关研究。

1. 索拉非尼治疗肾癌国内的研究现状 2006 年 9 月 SFDA 批准索拉非尼在中国上市，检索万方医学网至 2012 年 3 月底共有索拉非尼与肾癌相关文章 81 篇，其中临床经验总结论文 40 篇、综述 24 篇，基础论文 6 篇，护理论文 11 篇。我们曾对在 2010 年 1 月前发表论文的临床疗效进行过荟萃分析，包括转移性肾癌患者 608 例，其中，男性 434（71.38%）例，女性 174 例（28.62%）。透明细胞癌 531 例（87.34%），非透明细胞癌 55 例（9.05%），未分类 22 例（3.61%）。608 例患者中接受索拉非尼标准治疗方案（400mg，bid）治疗 334 例（54.93%），接受索拉非尼增量方案（600 ~ 800mg，每天 2 次）治疗 51 例（8.39%），接受索拉非尼联合干扰素-α（interferon-α，IFN-α）方案治疗 204 例（33.55%），接受索拉非尼联合化疗方案治疗 19 例（3.13%）。总体临床疗效：CR 5 例（0.82%），PR 133 例（21.88%），SD 362 例（59.54%），PD 91 例（14.97%），有 14 例（2.30%）由于报道时治疗时间未满 4 周不能评价疗效。有 57 例患者（9.38%）在治疗中索拉非尼减量或停用，死亡 67 例（11.02%）。仅有 8 篇论文报道了治疗组患者的中位 PFS 为 17 ~ 60 周，平均 PFS 为 34 周。ORR 为 22.70%，DCR 82.24%。其中索拉非尼标准治疗方案的平均客观有效率为 19.14%，索拉非尼增量方案的平均客观有效率为 46.15%，索拉非尼联合 IFN-α 方案的平均客观有效率为 29.67%，索拉非尼联合化疗的客观有效率为 36.84%。

国内临床研究结果显示索拉非尼对肾透明细胞癌、肾乳头状腺癌、肾嫌色细胞癌以及含有肉瘤样分化的转移性肾细胞癌均有效，但因病例数较少，尚需大样本临床研究结果证实。对索拉非尼标准治疗方案或索拉非尼联合化疗方案治疗失败的患者可以选择索拉非尼剂量递增方案或索拉非尼联合 IFN-α 方案治疗，仍可使大部分患者获得 PR 或 SD，并进一步延长患者的 PFS。

大多数患者对索拉非尼治疗的耐受性良好，常见的毒副反应是 HFS、脱发、腹泻、皮疹，导致索拉非尼减量或停药的主要毒副反应包括手足皮肤反应和腹泻，少数是由于高血压、口腔溃疡、骨髓移植等毒副反应。

2. 舒尼替尼治疗肾癌国内的研究现状 2008 年 5 月 SFDA 批准舒尼替尼在中国上市，检索万方医学网至 2012 年 3 月底共有舒尼替尼与肾癌相关文献 31 篇，其中临床经验总结论文 13 篇，综述 13 篇，基础论文 3 篇，护理论文 2 篇。目前尚无大样本的临床研究结果,已经报道的舒尼替尼治疗转移性肾癌的临床客观有效率在 10(4/40)~53%(8/15)。舒尼替尼推荐的标准治疗方案为 50mg/d,4/2(用药 4 周,停药休息 2 周),但国内许多报道采用的是 37.5mg/d,持续给药方式。绝大多数临床报道的有效率低于全球多中心舒尼替尼治疗晚期肾癌Ⅲ期临床研究报道的结果。

三、靶向治疗存在的一些问题

1. 靶向药物治疗晚期肾癌的完全缓解率太低,仅有 1%~3%,说明目前的靶向治疗方案仍属非根治性手段。

2. 国内报道的靶向药物治疗晚期肾癌的方案仍以单药治疗为主,需进一步探索联合治疗方案。

3. 缺乏良好的肿瘤标记物指导临床用药。

4. 靶向药物治疗也可引起严重的毒副反应,甚至导致临床上不能用足药物剂量或中断治疗。

目前已经有 8 个靶向治疗药物用于晚期肾癌的治疗,晚期肾癌患者的生存期因此得以延长,但尚不能令人满意,需寻找良好的肿瘤标记物用以指导个体化的临床用药方案,需进一步探索多药联合方案,进一步提高临床疗效,需重视预防或治疗靶向治疗的毒副反应,提高患者生存质量。还有许多方面需要我们努力去探索。

(马建辉)

第十节 影响肾癌预后的相关因素

为了能够准确地判断预后、合理选择治疗方案,各个相关学会制订了肿瘤的 TNM 分期、癌细胞分级、组织学分型、患者的行为状态评分等客观评价标准,但任何单因素评价的结果都不能令人十分满意,经过临床研究又派生出各种多因素预后评分系统,其评价结果的准确性明显提高,但仍没有彻底解决问题,有待于进一步研究。

一、pTNM 分期与预后

pTNM 分期是目前肾细胞癌最重要的预后影响因素。依据 2002 年 TNM 分期,$pT_{1a}N_0M_0$、$pT_{1b}N_0M_0$、$pT_2N_0M_0$、$pT_{3b~c}N_0M_0$、$pT_4N_0M_0$ 期患者的 5 年生存率分别为 90%~100%、80%~90%、70%~80%、40%~60%、0%~20%,而 $pT_{3a}N_0M_0$ 期侵及肾周脂肪患者的 5 年生存率 60%~80%,$pT_{3a}N_0M_0$ 侵及肾上腺患者的 5 年生存率 0~40%,淋巴结转移的患者 5 年生存率 0%~20%,远处转移的患者 5 年生存率 0%~10%。从以上统计数据结果可以看出 2002 年 TNM 分期系统能够比较准确地反映肾癌患者的预后,但 $pT_{3a}N_0M_0$ 期侵及肾上腺患者的 5 年生存率却明显低于 $pT_{3a}N_0M_0$ 期侵及肾周脂肪以及 $pT_{3b~c}N_0M_0$ 期的患者,说明此分期系统并不完善,有待进一步改进。2005 年 Frank 等发现 >10cm 的肿瘤比 7~10cm 的肿瘤更易进展。2006 年 Lam 等报道了一项包括了 639 例 T_2 期肾癌患者的国际多中心研究结果,统计分析结果显示肿瘤 >13cm 的肾癌患者,肿瘤特异性生存率明显低于肿瘤 <13cm 的患者。因而建议将 T_2 期进一步细分为 T_{2a} 和 T_{2b}。2006 年 Lam 等人总结了 2180 例 $T_2~T_4$ 期行肾切除术的肾癌患者的预后,发现肿瘤侵及肾周脂肪组织、直径 <7cm 的 T_{3a} 患者的生存期与 T_2 期患者相似,显著长于肿瘤侵及肾周脂肪组织、直径 >7cm 的 T_{3a} 患者,提示现行 TNM 分期系统中的 T_{3a} 期可进一步细分,以提高判断预后的准确性。对于 T_{1a} 期和 T_{1b} 期的最佳界限值也存有争论,Cheville 等认为肾透明细胞癌患者界限值应定为 5cm,Ficarra 等则认为 5.5cm 更为合适。

2005 年 Lam 等通过对 5729 例行手术治疗肾癌患者的分析发现,肿瘤侵及肾上腺的 T_3 期患者的预后明显差于类似大小但没有侵及肾上腺的患者。T_3 期侵及肾上腺的患者预后较其他 T_3 期差,而与 T_4 期患者预后相似,中位生存时间为 12.5 个月,五年生存率为 0%。因此建议将肿瘤侵及肾上腺的患者分在 T_4 期,并认为肾上腺受侵是局部进展性肾癌患者独立的预后不良因素。

Kim 等对比分析了 226 例行肾切除术及静脉瘤栓取出术的患者和 654 例无静脉瘤栓肾癌患者的术后资料,评估有无静脉瘤栓及静脉瘤栓部位对患者预后的影响。无瘤栓、有肾静脉瘤栓、有膈下腔静脉以及膈上腔静脉瘤栓的肾癌患者 3 年肿瘤特异性生存率分别为 89%、76%、63% 和 23%。但当患者伴有远处转移时,预后与静脉瘤栓的部位无明显相关性。Moinzadeh 和 Libertino 回顾性分析了 153 例行肾切除及静脉瘤栓取出术的患者的临床资料,认为肿瘤累及肾静脉患者的长期生存情况显著优于肿瘤累及下腔静脉的患者。另外,单纯静脉瘤栓无其他部位转移的肾癌患者行根治性肾切除术并完整取出瘤栓后,5 年肿瘤特异性生存率可达 47%~68%,但若瘤栓侵及静脉壁,5 年生存率则低于 25%。Leibovich 等分析发现 T_{3b}(侵及肾静脉)同时有肾周脂肪受侵的肾癌患者的预后明显差于无脂肪受侵者。累及肾周脂肪但未累及肾上腺的患者中位生存时间为 36 个月，其 5 年生存率为 36%。肾周脂肪受侵增加患者死亡率，而肾窦脂肪受侵比肾周脂肪受侵的患者死于肾癌的概率高 1.6 倍，可能与肾窦脂肪内较肾周脂肪内富含静脉和淋巴管有关。

淋巴结转移显著影响肾癌患者的预后，无论 T 或 M 分期如何，伴有淋巴结转移的肾癌患者预后不良，淋巴结转移的肾癌患者的五年肿瘤特异性生存率为 11% ~ 35%。转移性肾癌中无淋巴结转移的患者的中位生存期明显长于伴有淋巴结转移的患者(14.7 个月和 8.5 个月)。CT 和 MRI 诊断淋巴结转移的假阴性率较低，但特异性较差，影像上提示淋巴结肿大但术后只有 30% ~ 42% 病理证实有淋巴结转移。区域或扩大淋巴结清扫术的价值目前尚存有争议，一些学者认为根治性肾切除术加淋巴结清扫术有可能治愈部分只存在单纯淋巴结转移的患者，已经发生远处转移的肾癌患者淋巴结清扫术无明确价值。

有远处转移的肾癌患者预后差，中位生存期仅有 6 ~ 10 个月，2 年生存率为 10% ~ 20%。转移性肾癌的 1 年生存率低于 50%，5 年生存率为 5% ~ 30%，10 年生存率在 0% ~ 5%。

二、癌细胞分级与预后

1982 年 Fuhrman 等报道根据细胞核形态、核仁大小、核仁形态等将癌细胞分为 4 级，Robson 分期Ⅰ期肾癌患者以此标准分级，Ⅰ ~ Ⅳ级 5 年生存率分别为 64%、34%、31%、10%。此后 Fuhrman 分级系统被广泛采用。2000 年 Tsui 等应用多因素分析 643 例肾癌患者预后相关因素，Fuhrman Ⅰ级、Ⅱ级和Ⅲ ~ Ⅳ级肾癌患者 5 年肿瘤特异性生存率分别为 89%、65% 和 46.1%。按 1997 年国际扩癌协会(UICC)TNM 分期，1 ~ 4 级的 T_1 期肾癌患者 5 年肿瘤特异性生存率分别为 91%、83%、60% 和 0。证实癌细胞分级与 5 年生存率之间有很强的相关性，是肾癌患者重要的预后因素。依据癌细胞核多形性程度的核分级方案有几种，但所有分级系统存在的主要问题是可重复性差，特别在非福尔马林固定或固定差的组织切片中，对核仁及其大小的评价结果往往与病理医师的主观因素相关。1997 年WHO 建议采用三级的核分级系统，即将 Fuhrman 分级中的Ⅰ、Ⅱ级合并为一级。考虑到核分级有主观因素，建议参考其他形态学因素，如核分裂象、增殖指标、核形态分析等综合评定。

三、组织学亚型与预后

1998 年 WHO 将肾癌组织学亚型分为透明细胞癌(60% ~ 85%)、乳头状细胞癌(7% ~ 14%)、嫌色细胞癌(4% ~ 10%)、集合管癌(1% ~ 2%)和未分类肾细胞癌。一些回顾性、非对照性研究结果认为细胞亚型是肾癌患者预后判定指标，2003 年Cheville 等回顾性分析了 2300 例肾癌患者的预后相关因素，透明细胞癌、乳头状癌和嫌色细胞癌患者的 5 年肿瘤特异性生存率分别为 68.9%、87.4% 和 86.9%。经单变量分析，嫌色细胞癌的预后要好于乳头状细胞癌，而乳头状细胞癌又好于透明细胞癌。乳头状肾细胞癌又分为Ⅰ型和Ⅱ型，乳头状肾细胞癌Ⅰ型癌细胞多为高分化，乳头状肾细胞癌Ⅱ型癌细胞多为低分化，故Ⅰ型患者的预后好于Ⅱ型。集合管癌侵袭性强，出现远处转移早，肾髓样癌是集合管癌的亚型，几乎只发生于患镰刀状红细胞贫血的黑人青年，预后很差。但 2005 年Patard 等组织的一项有关细胞亚型与肾癌患者预后的了多中心研究，包括 4063 例肾癌患者，经多因素分析发现，与 TNM 分期、癌细胞分级和 ECOG 评分相比，组织学亚型并不是独立的预后因素，在肿瘤的分期、分级相同情况下各亚型之间的预后没有显著性差异，1001 例转移性肾透明细胞癌和乳头状肾细胞癌患者的预后同样很差。但不同组织学类型的转移性肾癌对细胞因子治疗的反应率不同，透明细胞亚型患者的反应率为 10% ~ 20%，而乳头状肾细胞癌和嫌色细胞癌细胞因子治疗效果差。

四、肉瘤样结构与预后

1997 年 UICC 和 AJCC 推荐采用肾实质上皮性肿瘤分类，由于在各种肾癌亚型中都可见到梭形细胞成分，所以在新分类中取消了以往分类中的肉瘤样癌这一分型。在 1998 年和 2004 年 WHO 肾实质肿瘤新分型中将梭形细胞成分作为高级别肾癌组织结构。2% ~ 5% 肾癌组织中有肉瘤样改变，肉瘤样结构可出现在所有的肾癌组织学亚型中，肾透明细胞癌、乳头状细胞癌、嫌色细胞癌和集合管癌肿瘤中发生肉瘤样变的比例分别为 5%、3%、9% 和 29%。在肿瘤组织中肉瘤样成分所占比例的多少影响患者预后，肉瘤样成分比例超过 5%，患者预后差，现把肉瘤样分化作为肾癌患者独立的预后指标。研究显示，84% 有肉瘤样改变的肾癌患者在就诊时已经发生转移，手术后患者 5 年和 10 年生存率分别为 22% 和 13%，平均生存期为 9 个月，而无肉瘤样变的肾癌患者的 5 年和 10 年总的生存率分别为 79% 和 76%。不同肾癌亚型肿瘤组织中有肉瘤样成分的患者与无此成分的患者相比，死于肾癌的可能性明显增加，透明细胞癌、乳头状细胞癌和嫌色细胞癌分别增加 6 倍、14 倍和 24.5 倍。Moch 等证实，肉瘤样变是透明细胞癌和乳头状癌独立的预后不良因素，且对乳头状细胞癌患者的预后判定（风险比 4.1）比对透明细胞癌患者更有价值（风险比 1.5）。

五、肿瘤组织坏死与预后

肿瘤组织坏死是指除细胞变性（如透明样变、出血和纤维化）之外的其他任何程度的镜下肿瘤坏死。Sengupta 等总结 3009 例肾肿瘤病理资料，在透明细胞癌、乳头状细胞癌和嫌色细胞癌患者标本中分别有 28%、47% 和 20% 发现有组织坏死，肿瘤组织坏死对透明细胞癌是独立的预后因素（风险比 1.95），对其他亚型则不是。Amin 等分析 405 例肾癌病理切片中组织坏死与预后的关系，结果发现有肿瘤组织坏死的肾癌患者死亡率是无组织坏死者的 3 倍。Frank 等总结 1801 例肾癌病理切片中组织坏死与预后的关系，结果发现组织坏死患者死亡危险是无组织坏死者的 2 倍。Lam 等总结加州大学洛杉矶分校（University Of California Los Angeles，UCLA）310 例局限性及转移性肾癌患者肿瘤病理资料，分析结果显示肿瘤组织坏死是局限性肾癌的独立预后因素，但是对于转移性肾癌患者，尚不能得出类似结论。肾癌组织坏死被认为是肿瘤进展的标志，对患者的预后判定有参考意义，组织坏死程度与肿瘤大小、肿瘤分期以及 Fuhrman 分级有关。

六、微小血管受侵与预后

肾癌患者发生微小血管浸润的比例为 25%~28%。有微小血管浸润的患者肿瘤易复发、肿瘤特异性生存时间短。Van Poppel 等对 180 例肾癌患者术后随访 4 年发现，有微血管浸润的肾癌患者发生进展的比例为 39.2%，而无微小血管浸润的患者为 6.2%，多因素分析发现微血管浸润是肾癌患者独立预后因素。Goncalves 等评估了 95 例局限性肾癌患者行根治性肾切除术预后相关因素，发现微血管浸润与肿瘤相关症状、高分期、高分级、肿瘤大小、肾周脂肪受侵、切缘阳性、淋巴结转移及肉瘤样变等预后不良因素有相关性。

七、肾盂集合系统受侵与预后

Uzzo 等回顾性总结 426 例肾癌患者病理资料，发现肾盂集合系统受侵的总发生率为 14% 左右，但在 T_1 和 T_2 期患者只有 3%。集合系统受侵的患者预后不良，3 年肿瘤特异性生存率为 39%，显著低于集合系统未受侵的患者（62%）。对于 T_1 和 T_2 期肾癌患者，集合系统受侵者的死亡风险是未侵者的 1.4 倍，中位生存时间为 46 个月。T_1 期患者集合系统受侵和未受侵者的 3 年肿瘤特异性生存率分别为 67% 和 81%，而 T_2 期肾癌患者集合系统受侵与未受侵者的 5 年肿瘤特异性生存率分别为 33.3% 和 76.9%，对于 ≥T_3 期的肾癌患者，集合系统是否受侵与不良预后并无明显的相关性。Palapattu 等对此进行多因素分析显示，集合系统受侵常与肾癌组织学亚型（如透明细胞癌）、肿瘤相关症状（血尿等）、高分级、高分期、肿瘤大小、有无转移等因素相关，认为集合系统受侵不是独立的预后因素。

除上述与肿瘤病理相关的因素影响肾癌患者的预后外，有研究显示肿瘤的大小、肿瘤组织中微血管密度等也与肾癌患者的预后评定有关。

八、患者的行为状态评分和临床表现与预后

Karnofsky 和 ECOG 评分是最常用的评价患者行为状态的标准，多数研究认为 Karnofsky 和 ECOG 评分是转移性肾癌患者独立的预后因素，评分差者预后不良。Tsui 等总结 ECOG 行为状态评分对各期肿瘤患者预后的影响，ECOG 行为状态评分差是独立的预后判定指标。ECOG 评分 0 分与 1 分的患者 5 年肿瘤特异生存率分别为 81% 和 51%。2004 年 De Mulder 等总结文献报道中转移性肾癌患者行为状态评分与细胞因子治疗及化疗的疗效相关性，行为状态良好（0 或 1 分）行 IL-2、IFN-α 及化疗的患者的中位生存期分别为 570 天、652 天和 352 天；行为状态中等（2 分）行 IL-2、IFN-α 及化疗的患者的中位生存期分别为 320 天、315 天和 202 天；而行为状态评分差（3 分）行 IL-2、IFN-α 及化疗的患者的中位生存期分别为 177 天、193 天和 158 天。行为状态差的患者对免疫治疗反应差。ECOG 行为状态评分在局限性肾癌患者预后判断的作用尚无定论。Frank 等回顾性分析 759 例各期肾癌患者临床资料后认为 ECOG 行为状态评分差是患者的死亡危险因素之一，但不是肿瘤特异性生存的独立预后

因素。

肾癌患者的临床表现与预后也有相关性,2003年 Schips 等总结 683 例肾癌患者的临床资料,分析肿瘤相关临床症状与预后的关系,141 例(20.8%)患者伴有肿瘤相关的临床症状,无症状与有症状肾癌患者 5 年生存率、无疾病进展生存率、肿瘤特异性生存率分别为 82%、79%、86% 与 60%、55%、65%。有症状患者的生存率明显低于无症状患者(P=0.0001)。2005 年 AUA 年会上 Kawata 等对比 252 例有症状与无症状肾透明细胞的预后,有症状(n=108)与无症状(n=144)肾透明细胞癌患者 5 年肿瘤特异生存率分别为 59.7% 与 93.1%。文献报道中与预后相关的临床表现还有血尿、腰部疼痛或不适、纳差、患者就诊前 6 个月内体重减轻超过10%、恶液质、查体时可触及肿瘤等。Kim 等报道,在 250 例 pT₁ 期肾癌患者中,恶液质的发生率为14.8%,并认为恶液质是独立的不良预后因素,显著影响患者无复发生存时间和肿瘤特异性生存时间(风险比分别为 3.03 和 4.39)。

九、实验室检测指标与预后

肾癌患者的一些实验室检测指标异常与预后也有相关性的研究报道,2006 年 AUA 大会上 Magera 等报告,在 1122 例局限性肾透明细胞(pN$_x$/N$_0$M$_0$)患者中术前红细胞沉降率(erythrocyte sedimentation rate,ESR)、血红蛋白、血钙、血肌酐及碱性磷酸酶异常的发生率分别为:44.8%(152/339)、38.2%(425/1113)、9.0%(79/874)、18.0%(201/1114)及 85.9%(781/909),作者经单因素分析显示 ESR 快、贫血、高血钙、血肌酐及碱性磷酸酶升高与局限性肾透明细胞癌患者预后的风险比分别为:3.56、2.42、1.68、1.50、0.91;多因素分析各指标异常的风险比分别为:2.04、1.68、1.44、1.19 及 0.76。也有文献报道伴有血小板增多症的肾癌患者预后不良,血小板增多症是指血小板计数>40 万/mm³。血小板增多可导致肿瘤侵袭力增高的级联反应,并可能与肿瘤的血管形成有关。伴有或不伴有血小板增多症的局限性肾癌患者行根治性肾切除术后肿瘤特异性生存期分别为 45.2 个月与 76.6 个月;而伴有或不伴有血小板增多症的转移性肾癌患者,两组患者平均生存期分别为 34 个月与 18 个月。1999 年 Motzer 等总结了 670 例转移性肾癌预后影响因素,提出血清乳酸脱氢酶(lactate dehydrogenase,LDH)高于正常上限 1.5 倍以上、低血红蛋白(hemoglobin)(女性小于 10g/L,男性小于 12g/L)、

血清钙>10mg/dl(离子校正后浓度)是肾癌预后不良的影响因素。其他因素如 ESR>70mm/h、中性粒细胞计数<6000/μl、血清白蛋白<4g/dl 也是预后不良因素,此外 IL-6、β-微球蛋白、C 反应蛋白(CRP)、血清碱性磷酸酶浓度(AKP)以及血清肌酐浓度与肿瘤分期、分级有关,但不是独立的肾癌预后因素。

十、肿瘤分子标记物与预后

以上评价肿瘤病变及癌细胞恶性的程度都是依据解剖学以及组织病理学的改变为基础,患者的临床表现也是肿瘤病变本身所引起的外在表现,这些评价指标都是当疾病发展到一定程度的一种体现,并不能充分反映出肿瘤的本质,真正能体现肿瘤生物学特点的是基因及分子水平的改变。分子生物学的进展使肾癌特异性基因及肿瘤标志物的发现成为可能,也为肾癌患者预后影响因素的研究提供了新思路,也可以根据肾癌的不同分子改变特点,有针对性地进行分子靶向治疗。

加利福尼亚大学的科研人员将 318 例各分期的肾透明细胞癌肿瘤组织进行基因芯片分析,结果发现 Ki-67、p53、Vimentin、Gelsolin 高表达的患者预后不良,而碳酸脱水酶IX(CA IX)、PTEN、CA XII 和 EpCAM 高表达者预后良好。通过多变量分析,证实了 CA IX、Vimentin 和 p53 是独立于 TNM 分期、分级和 ECOG 评分等临床信息之外的预后影响因素。

其他一些重要的分子标记物主要有缺氧诱导因子相关基因与蛋白、细胞周期调节因子、细胞增殖因子、细胞黏附分子等,如 VHL 基因、VHL 蛋白、缺氧诱导因子(HIF)、血管内皮生长因子(VEGF)、血小板衍生生长因子(PDGF)、转化生长因子α(TGF-α)、表皮生长因子受体(EGFR)、基质金属蛋白酶(MMPs)、B7-H1、BCL-2、Smac/DIABLO、Survivin、p27、P21 基因、细胞核增殖抗原(PCNA)、多种细胞黏附分子(EpCAM、EphA2、EMA、E-Cadherin、Cadherin-6 等)以及 CA125、TNF-α、CD44、MMP-9、肾多药耐药基因(MDR1)、多药耐药相关蛋白(MRP)等也可能与肾癌预后有关。Zhao 等研究发现肾透明细胞癌有 259 个基因异常表达。目前与肾癌相关分子标记物的研究正在进行中,尚未得出最终结论,也未发现一种公认的标记物比肿瘤分期和分级对预后判定的意义更大,这可能和目前研究样本量小、缺少大样本多中心研究、实验室间技术不统一有关。

十一、肾细胞癌预后的多因素评估系统

虽然单一因素分析方法简单,对肾癌患者的预后判断也有重要的意义,但其结果欠准确,将多个独立预后因素综合分析,形成了肾癌预后判定的多因素评估系统。

早期的多因素评估系统主要针对转移性肾癌患者的疗效评价,1986 年 Maldazys 等提出的多因素评估系统包括患者行为状态、肺转移及出现转移的时间。1988 年 Elson 等提出的多因素评估系统包括 ECOG 行为状态评分、初次确诊时间(>1年或≤1年)、转移灶数量、化疗情况及体重减轻情况等。以后陆续推出了多个肾癌预后多因素评估系统。

国内、外应用较为广泛的是 Motzer 评估系统,1999 年 Motzer 等总结了美国纽约斯隆/凯德琳癌症纪念研究中心(Memorial Sloan-Kettering Cancer Center,MSKCC)的 670 例行化疗及细胞因子治疗的转移性肾癌预后影响因素,提出患者 Karnofsky 评分<80 分、LDH>正常上限 1.5 倍以上、低血红蛋白(女性小于 10g/dl,男性小于 12g/dl)、血清钙>10mg/dl 治疗前未切除肾原发病灶是转移性肾癌的 5 个预后不良因素。2002 年 Motzer 等通过对应用 IFN-α 作为一线治疗方案的 463 例转移性肾癌疗效的总结,提出 Karnofsky 评分<80 分、LDH>正常上限 1.5 倍以上、低血红蛋白、血清钙>10mg/dl、从诊断至开始 IFN-α 治疗的时间<1 年是 5 个预后不良因素,并根据每位患者伴有不良因素的多少将转移性肾癌患者分为低危(0)、中危(1~2 个)和高危(≥3 个)三组,三组患者至死亡的中位生存期分别为 30 个月、14 个月、5 个月。Mekhail 等总结 353 例转移性肾癌影响预后的因素,提出在 Motzer 4 个不良因素的基础上(LDH 升高、高钙血症、低血红蛋白、从诊断至开始 IFN-α 治疗的时间短),增加先前接受过放射治疗和伴有肝、肺和腹膜后淋巴结转移部位的多少(0~1 个部位、2 个部位、3 个部位)共六项作为预后不良的危险因素,将 Motzer 对转移性肾癌患者评估系统修改为低危(0~1 项)、中危(2项)和高危(≥2 项)三组。并报道依据 Motzer 评分标准低危、中危和高危转移性肾癌分别占 19%、70% 和 11%,患者中位生存期分别为 28.6 个月、14.6 个月和 4.5 个月。按修订后的 Motzer 评分标准低危、中危和高危转移性肾癌分别占 37%、35% 和 28%。患者中位生存期分别为 26.0 个月、14.4

个月和 7.3 个月。2004 年 Motzer 等将 2002 年提出的 5 个危险因素中低血红蛋白标准进行了修改,女性<11.5g/dl,男性<13g/dl,将转移性肾癌患者危险程度分组修改为:低危(0)、中危(1 个)和高危(≥2个)三组。

此外还有 UISS(UCLA Integrated Staging System)、Kattan-Nomogram、诺摩图(Nomogram)、Cindolo、Yaycioglu、SSIGN(Stage、Size、Grade, and Necrosis)多因素评估系统,各种评估系统对预后判断有一定的差别。2005 年 Cindolo 等对 2404 例已经行根治性肾切除术的局限性肾癌患者进行的一项多中心研究,分别应用 UISS 模型、Kattan-nomogram 模型、Yaycioglu 模型、Cindolo 模型进行预后判断,因SSIGN 预测模型中无肿瘤坏死因素故未采纳此预后评估系统进行对比。结果显示,UISS、Kattan-nomogram 模型对术后肾癌患者的评估比较准确,而Yaycioglu 模型、Cindolo 模型适用于肾癌患者术前评估。

影响肾癌患者预后的因素有很多,既有与疾病相关的因素又有疾病以外的因素,疾病以外的因素如患者的性格、对待疾病的态度、经济状况以及主治医生的技术水平等,这些因素并非是对患者的预后没有影响,只是还没有可行的客观评价标准。目前应用的各种评价影响预后的指标都是与疾病相关因素,pTNM 分期是目前肾癌最重要的预后影响因素,淋巴结转移、肾上腺血行转移、肿瘤侵及肾盂、肿瘤直接突破 Gerota 筋膜侵及邻近脏器、远处转移都是已明确的预后影响因素。癌细胞病理学分级也是一个独立的预后因素,1997 年 WHO 推荐采用三级的核分级标准。在肿瘤的分期、分级相同情况下组织学亚型并不是独立的预后因素,但不同组织学类型可提示细胞因子治疗转移性肾癌的反应率。微血管浸润、肿瘤组织坏死是局限性肾癌患者的预后影响因素,肉瘤样分化可作为肾癌患者独立的预后指标。Karnofsky 和 ECOG 评分是肾癌患者独立的预后因素,肿瘤引起的局部症状(如腰痛)、贫血、恶病质、血小板增多也是比较明确预后影响因素。但由于恶性肿瘤是多基因、多因素、多步骤参与的疾病,不同个体之间的肿瘤细胞基因的表达存在异质性,任何单因素评价的结果都不能令人十分满意,肾癌预后的多因素评估系统能够更准确地预测患者的预后及对治疗的反应。目前还没有可靠的用于预后评价的分子标记物,但利用分子标志物进行肾癌细胞亚型的诊断、分子分期和预后判定表达将是未来发展方向。

<h1>参 考 文 献</h1>

1. Wein AJ, Kavoussi LR, Novick AC, et al. Campbell-Walsh Urology. 9th ed. Philadelphia: Saunders, 2007: chapter 47.

2. Frank I, Blute ML, Leibovich BC, et al. pT2 classification for renal cell carcinoma. Can its accuracy be improved?. J Urol, 2005, 173(2): 380-384.

3. Lam JS, Patard JJ, Goel RH, et al. Can pT2 classification for renal cell carcinoma be improved? An international multicenter experience. J Urol, 2006, 175: 240-241.

4. Lam JS, Patard JJ, Goel RH, et al. Significance of tumor size in locally advanced renal cell carcinoma (pT3a): An international multicenter experience. J Urol, 2006, 175: 234.

5. Cheville JC, Lohse CM, Zincke H, et al. Comparisons of outcome and prognostic features among histologic subtypes of renal cell carcinoma. Am J Surg Pathol, 2003, 27(5): 612-624.

6. Ficarra V, Guille F, Schips L, et al. Proposal for revision of the TNM classification system for renal cell carcinoma. Cancer, 2005, 104(10): 2116-2123.

7. Lam JS, Patard JJ, Leppert JT, et al. Prognostic significance of T3a renal cell carcinoma with adrenal gland involvement: an international multicenter experience. J Urol. 2005, 173: 269-270.

8. Kim HL, Zisman A, Han KR, et al. Prognostic significance of venous thrombus in renal cell carcinoma. Are renal vein and inferior vena cava involvement different?. J Urol, 2004, 171(2 Pt 1): 588-591.

9. Moinzadeh A, Libertino JA. Prognostic significance of tumor thrombus level in patients with renal cell carcinoma and venous tumor thrombus extension. Is all T3b the same?. J Urol, 2004, 171(2 Pt 1): 598-601.

10. Leibovich BC, Cheville JC, Lohse CM, et al. Cancer specific survival for patients with pT3 renal cell carcinoma-Can the 2002 primary tumor classification be improved? J Urol, 2005, 173(3): 716-719.

11. Pantuck AJ, Zisman A, Dorey F, et al. Renal cell carcinoma with retroperitoneal lymph nodes. Impact on survival and benefits of immunotherapy. Cancer, 2003, 97(12): 2995-3002.

12. Pantuck AJ, Zisman A, Dorey F, et al. Renal cell carcinoma with retroperitoneal lymph nodes: role of lymph node dissection. J Urol, 2003, 169(6): 2076-2083.

13. Vasselli JR, Yang JC, Linehan WM, et al. Lack of retroperitoneal lymphadenopathy predicts survival of patients with metastatic renal cell carcinoma. J Urol, 2001, 166(1): 68-72.

14. Studer UE, Scherz S, Scheidegger J, et al. Enlargement of regional lymph nodes in renal cell carcinoma is often not due to metastases. J Urol, 1990, 144(2 Pt 1): 243-245.

15. Waters WB, Richie JP. Aggressive surgical approach to renal cell carcinoma: Review of 130 cases. J Urol, 1979, 122(3): 306-309.

第三章　肾囊性疾病

第一节　概　　述

肾囊性疾病是较为常见并对许多医学研究领域具有重要意义的一类疾病。囊肿性病变可以是遗传性、进展性或获得性。由囊肿性疾病引起的慢性肾衰竭至少占透析患者的 5% ~ 10%，在活体肾脏体表超声即很容易证实，而尸检证明肾囊肿性病变则更常见。

一、肾囊性疾病的发病机制

自 B 超和 CT 应用以来，肾囊性疾病的检出率显著提高，已成为临床上常见的一种肾脏疾病。肾囊肿性疾病的发病机制可分为遗传性和非遗传性两类。

在非遗传性疾病中，临床最常见的是单纯性肾囊肿，该病是后天形成。研究认为这种肾囊肿可能由肾小管憩室发展而来，随年龄增长，远曲小管和集合管憩室增加。另一种非遗传性肾囊肿病为获得性肾囊肿病。该病发生在终末期肾病阶段，长期透析患者尤其容易发生。发病机制与肾单位减少而产生促肾生长因子有关，该因子能使健存的肾小球、肾小管和集合管增生，造成小管梗阻而形成囊肿。该病存在性别差异，雄激素/雌激素比值降低、雌激素水平升高进而通过雌激素受体使肾小管上皮细胞增殖，表皮生长因子（EGF）等多肽可使肾小管上皮增殖进一步增强。因男性患者的组织对高水平的雌激素适应性较女性弱，所以男性患者肾小管上皮增殖更加明显。此外，男性患者体内雄激素水平下降较女性突出，导致男性患者 EGF 受体比女性上调更显著。激素、生长因子及原癌基因 C-Erb A、C-Erb B 的作用不仅参与了获得性肾囊肿的发生，而且与这些患者中腺瘤及肾癌的高发病率密切相关。

在遗传性疾病中，多囊肾病（polycystic kidney disease，PKD）是最常见的遗传性肾病，分为常染色体显性遗传性多囊肾病（autosomal dominant polycystic kidney disease，ADPKD）和常染色体隐性遗传性多囊肾病（autosomal recessive polycystic kidney disease，ARPKD）两种。ADPKD 的主要特征是双侧肾脏形成多个液性囊泡，囊肿进行性增大，造成肾脏结构和功能的损害，最终可引起终末期肾衰竭。多囊肾病除可影响肾脏外，还累及全身多个器官，如颅内动脉瘤，二尖瓣脱垂，肝、胰、脾囊肿，腹壁疝及结肠憩室等。因此，ADPKD 也是一种系统性疾病。新生儿期，表现为呼吸窘迫，早期死亡。存活时间较长者，表现为肾功能不全和门脉高压。随着分子细胞生物学理论和技术进步，多囊肾病病因及发病机制研究取得了显著进展。目前，引起 ARPKD 的基因已在染色体上定位，ADPKD 的基因已被克隆，对 ADPKD 的发病机制也提出了一些理论学说。

二、肾囊性疾病的分类

尽管对肾囊肿性疾病已有许多研究资料，但对该类病的认识尚不够全面。一些复杂的和互相矛盾的命名使人们对该类疾病更难掌握，而正确的并能被公认的分类方法迄今尚未建立。肾囊肿疾病也必须依据不同的遗传类型、自然病程、临床特点、影像学改变、遗传特征及形态学改变来分类，有时形态学相似但遗传特征及病理改变不同也给分类带来困难。

许多学者试图对肾囊肿性疾病的分类进行研究。病理学家 Edith Louise Potter 在 1972 年所发表的研究结果是对该病分类的重大贡献，而 Jay Bernstein（1990 年）的进一步研究使我们对此有了更深入的了解。在 Blyth 和 Ockenden（1971 年）的重要文献儿童肾囊肿性疾病中，首次提出 PKD 的隐性或显性遗传类型均与年龄无关，作者证明常染色体显性 PKD 在幼儿早期就存在。同样常染色体隐性 PKD 也见于青春期，甚至成人。基于遗传和病理学研究的结果，初步改变了对儿童 PKD 的认识。

很多分类方法是由临床学家、放射学家、病理学家及遗传学家共同制定的。有时使人们产生什么是肾囊肿性疾病分类基础的疑问,从其他一些疾病的认识中得知,疾病分类必须基于最基本的病理改变,许多其他遗传性疾病即依此来分类。虽然迄今为止肾囊肿性疾病的基本缺陷仍不清楚,但近来对基因方面研究的进展是疾病分类的重要基础,由此可对疾病起到早期诊断作用。基因连锁分析将会对基因缺陷有更为清除的了解,目前已知 PKD 具有两种不同的基因类型。许多学者对病理解剖分类的价值有不同的看法,最为大家熟知的 Potter 分类法(1972 年)在临床应用中具有一定的局限性。表 6-3-1 概括了肾囊性疾病的主要特征。

表 6-3-1　肾囊性疾病的分类

1. 常染色体隐性遗传性多囊肾病(Potter Ⅰ型囊性肾病):Potter Ⅰ型肾病、肝改变
2. 常染色体显性遗传性多囊肾病(Potter Ⅲ型囊性肾病)
 (1) 位于染色体 16p(PKD$_1$)
 (2) 位于染色体 4p(PKD$_2$)
 (3) 染色体缺陷仍不清(PKD$_3$)
3. 囊性发育缺陷(整个或部分肾脏)
 (1) 偶尔或复发
 (2) 发育缺陷(AD)
 (3) 染色体隐性遗传
 (4) 性连锁遗传
 (5) 肾-肝-胰腺发育缺陷(AR)
4. 肾小球囊性疾病
 (1) 偶发的
 (2) 常染色体显性
 (3) 常染色体显性遗传性发育不良
 (4) 常染色体显性遗传性多囊肾脏的早期表现
 (5) 继发于输尿管梗阻(Potter Ⅳ型囊性肾病)
 (6) 肾小球囊性肾病
5. 单个肾囊肿
6. 获得性肾囊肿
7. 幼年性肾炎/髓质囊性病
8. 髓质海绵肾(MSK)
 (1) 偶发
 (2) 伴有常染色体显性遗传
 (3) 伴有先天性偏身肥大(NI)
 (4) 多囊肾病的早期阶段(AR 和 AD)
9. 实质旁肾囊肿
 (1) 盏状憩室
 (2) 肾盂旁淋巴管扩张
 (3) 肾周囊肿

第二节　常染色体隐性遗传性多囊肾病

一、概述

常染色体隐性遗传性多囊肾病(ARPKD)是一种遗传性畸形综合征,包括肾脏和胆道畸形。ARPKD 具有临床和组织病理学表现,然而,它有两个固定的特点:肾集合管的梭形扩张与门静脉纤维化有关的胆道发育不全。以往 ARPKD 指的是婴儿期多囊肾病或婴儿肝肾多囊性病变,或海绵肾,或微囊肾病,或 Potter Ⅰ型多囊肾病。然而这些名称都倾向于描述主要疾病病人数或者病理学的特点,不仅不实用而且混乱。如有的 ARPKD 的临床表现要迟至青春期甚至成年才表现出来。相反,其他多囊肾病可在婴儿期就有临床表现。因此,现在 ARPKD 这个称呼被普遍接受,因为它更准确地反映出遗传性疾病的特征。

ARPKD 的确切发病人数不清。美国报道为 1/6000,而欧洲的研究报道为 1/40 000。结果的不同可能因研究的人数和方法不同所致。参考所有有价值的报道,估计最可能的发病率为 1～2/10 000。根据常染色体隐性遗传的规律,杂合子是不受影响的,尽管有报道说女性该病较多见,不过该病在性别分布上一般没有差异,没有充分的证据表明该病有种族倾向,但综观各文献发现 ARPKD 极少发生在非白种人中。

二、病因

由于常染色体的隐性遗传方式,ARPKD 患儿的父母亲应是杂合子,且每个胎儿有 25% 的患病概率。Blyth 和 Ockenden 把其父母亲分为 4 个表现型组,一个家系中只有一种表现型。基于这些分析研究,他们提出四种表现型由不同的突变基因引起的独立病种。但经病例分析后,对这严格的遗传分型又产生了怀疑。然而血缘关系患者的表现型通常是相似的,大量的报道表明不同的家系亦有显著的表现型差异。

Zerres 认为 ARPKD 是由多等位基因所致。这种遗传方式表明一个基因的许多不同突变的等位基因可以解释家系中表现型的一致性,以及家系间表现型的显著差异。如上所述家系内的疾病表现型是一致的,其他一些无突变基因,其对 ARPKD 表现型产生的影响较缓和,也可解释以上现象。大多

数的研究表明 ARPKD 是一种单基因疾病,临床和病理表现可有多种。ARPKD 基因定位于人类第 6 对染色体的短臂上。排除了 ARPKD 是由 PKD$_1$ 或 PKD$_2$ 基因位点的纯合性导致的结果。用基因组扫描方法,发现了 ARPKD 和四个染色体 6p 末端部分(即随体)之间有密切遗传关系。

经过 27 个家系的分析,肾脏和肝脏总的临床表现已明确且无遗传异质性的证据。然而,这些家系中的大多数患儿较温和且可活到 1 岁以上。近来,Guay-Woodford 等阐述了 ARPKD 严重的围生期表现型是与相同的 6p 间隔密切相关的。总的来说,这些资料对基于 DNA 的产前诊断有重要作用。

三、发病机制

在 ARPKD 疾病中,肾脏的囊状病变和肾脏的一般发育是同时发生的,在一系列详细的显微解剖研究中,Osathanondh 和 Potter 认为集合管和肾单位的数量及分布与正常肾是一样的。ARPKD 中小管的畸形尤其特指集合管的棱形扩张,电镜下未见到小管的梗塞。然而,病损包括集合管,终末支的发育,尤其皮层最受影响,典型的集合管受累及的范围和出现病损时间的早晚不同,在受影响的胎儿和新生儿中,90% 有集合管扩张,而青少年只有 10% 的集合管扩张。经过仔细的显微解剖,远曲小管、袢升支同样有扩张,而且有 30% 的肾单位受损,亨氏袢角亦小囊改变,这种病理组织学类型称为 Potter Ⅰ型多囊肾。间质、肾血管以及肾小管的畸形不是 ARPKD 的重要特征。相反,胆道的损害似乎由导管盘塑形的混乱或停止而引起,这导致原始导管形态保留下来或如 Jorgensen 称之为"导管盘畸形"(DPM)。ARPKD 中的 DPM 包括 12 到 20 周胚胎期胆道支上皮的发育,Desmet 等提出 DP 塑形的缺陷可能导致各种坏死性炎症以及原始肝内胆管的破坏,门静脉的纤维化是 DPM 的继发效应,肝实质的剩余部分则正常发育,DP 塑形的缺陷是伴随着门静脉畸形发生的,导致门静脉支的"Pollard Willow"形分布。总的来论,以上因素导致所谓的"先天性肝纤维化(CHF)"的组织病理学类型。

经过近 30 年的研究,获得了大量有关肾囊肿形成机制的实验数据,提出了三个假说:①肾小管内压的升高导致了小管结构破坏;②基膜的缺陷导致了肾小管顺应性的改变;③上皮增生排列异常。从人类和动物模型研究得出的实验证据表明,集合管上皮分化的停止导致肾囊肿性病变的发生而成多囊肾病。同样,有证据表明 ARPKD 中

胆道的损害是由 DP 塑形的停止而造成的。因此,肾脏和胆道系统中管道上皮的分化停止,可解释肾脏的囊性变,胆道的发育不全以及 ARPKD 中的门静脉纤维化。

四、病理所见

肾脏:ARPKD 所累及的肾脏总是增生变大的,而且大部分人两侧对称,但是肾脏的大体形态取决于囊性变出现的时期及累及范围。在受影响的新生儿中,肾脏的重量可增大至正常的 10 倍,除此之外,这些肾还是保持着肾脏的大体形状,肾外的包膜仍是光滑的,密布着 1~2mm 大小的乳头状囊性突起,剖开肾可见这些囊状病变是集合管梭形膨大在肾皮质部的表现。髓质同样亦有膨大的集合管,但他们通常未被切到。有 90% 以上的集合管受累,肾盂、输尿管以及膀胱结构正常。镜下所有囊性变都和一层立方形上皮相连,这层立方形上皮是典型的集合系统。囊状病变是由集合小管来源的,这已被组织化学及外源凝集素结合实验研究所证实。接近集合小管的肾小球和肾单位部分结构是正常的,但常密集于两个扩张的集合管之间或位于囊下边缘,新生儿肾少有纤维化的证据。软骨的出现或其他发育障碍的存在不能诊断为 ARPKD。

肝脏:ARPKD 患者的肝脏大小正常或者稍扩大,而且常质硬。大体解剖中,肝脏被连着门静脉轨道的纤维隔分开。镜下 DPM 通常都存在着。小叶间胆管数目增多,形态弯曲并常局限于门脉周围。很少见到正常的胆管,但可见到各种门脉纤维化,小的门脉分支的发育不良以及肝内小动脉显著发育不良。其他的畸形,如胆管上皮的退化和胆汁淤积都很常见。然而,肝细胞却不受影响,肝功能无改变,严重的门脉纤维化和窦前阻塞从小的婴儿到较大儿童患者都可见到。最严重的患者,广泛的门脉纤维化和纤维间隔形成,破坏了肝小叶结构。然而,纤维化程度并不一定和年龄一致,胆道的损害也不一定发展下去。但胆管通常是扩张的,囊也常是空的。另外,有报道由整个肝内胆道扩张而形成,即 Caroli 病。

五、临床征象

1. ARPKD 可出现在不同的人群,但主要是婴儿。根据出现临床症状的年龄和肾脏集合管扩张的比例分成四个表现型:围产型(肾集合管扩张占 90% 以上),新生儿型(肾集合管扩张占 60%),婴儿型(肾集合管扩张占 25%),青少年型(肾集合管

扩张少于 10%）。

2. 产前诊断主要通过宫内超声检查和对高危妊娠的监测。胎儿特征性的有扩大的肾回声,由于羊水过少表现为特征性的脸、脊柱和手指畸形。肾肥大和肝脾肿大引起的腹部膨隆导致了难产。受累的新生儿,临床过程中常有呼吸功能不全,并在几小时内死亡。

3. 经过了围生期在婴儿期发病的患儿,高血压是发病和死亡的最重要原因。血压的高低决定 ARPKD 患者的年龄层次,如果最初高血压不明显,则病程发展慢。严重的高血压常发生于小婴儿,造成心脏肥大,充血性心力衰竭,甚至死亡。

4. 在青少年期发病者,存在先天性肝纤维化和轻度的肾髓质膨胀。出现窦前性门脉高压的并发症,包括肝脾肿大、食管静脉曲张破裂出血、门脉血栓形成及胆管扩张等,还有脾功能不全导致血小板减少,贫血及白细胞低下。

5. 除高血压外,肾小管功能异常亦很常见。低钠血症是显著特征之一,尿稀释功能的丧失可能导致患儿低钠血症的出现。酸排泄能力减少可导致代谢性酸中毒。尿液分析异常,可见镜下及肉眼血尿、蛋白尿或脓尿,以脓尿最常见。

六、影像学检查

肾脏:在 ARPKD 患者中,IVP 可发现扩大的肾,延迟肾盂造影可发现髓质条纹,典型者呈花瓣状,充盈延迟,但不能作为确诊的依据。B 超表现随病人年龄和受累肾的严重性而变化。新生儿显示扩大的、对称的、弥散的肾回声。肾边缘变暗,致肾皮质、髓质和肾窦的界限模糊。声像图特征可分为三类:第一类主要见于婴儿,其特征为锥形的强回声图类似髓质的肾钙质沉着;第二类为绝大多数的新生儿和婴儿,具有典型的肾肥大和球形强回声影像,并偶尔位于皮质外部的 2～3mm 处;第三类为较大的小孩,图像特征为中央部的强回声,而皮质边缘的 8～14mm 区域则无改变。

肝脏:B 超受累婴儿的肝脏大小可正常或肥大,而回声则比肾脏弱。扩张的肝内胆管和由于纤维化导致的门脉末梢低回声很显见,甚至在新生儿亦同样如此。在较大的小孩,可发现肝脾肿大,肝脏斑状强回声。对门脉高压者多普勒可发现门脉倒流,显著的肝内胆管扩张表明 Caroli 病的出现。

七、诊断与鉴别诊断

诊断的确主要依据临床表现,家族中隐性遗传

规律以及影像学,尤其是超声检查的结果。目前,胎儿超声是 ARPKD 产前诊断的金标准。其特征包括肾肥大回声图,羊水过少,膀胱内无尿。典型者 16～26 周大的胎儿,其超声特征很明显。胎儿超声检查不能肯定区分 ARPKD、肾小球囊性病变及 Meckel 综合征。有报道母亲甲胎蛋白水平的升高增加了 ARPKD 的危险性。因此,对妊娠后第 2～3 个月的产前诊断应小心地探查。随着分子遗传学的发展,在 DNA 基础上的产前诊断可能会成为有效的措施。

B 超和组织学研究,可鉴别 ARPKD 和囊性肾发育异常。然而,囊性肾发育异常亦有肾肥大和弥漫性强回声图像,甚至比 ARPKD 更常见,最值得注意的是,在胎儿期及围生期,B 超不能区分 ARPKD、ADPKD 和囊性肾病。许多其他的肾囊肿性病变的超声图像与 ARPKD 是相似的,且有几种这样的疾病都伴有先天性肝纤维化。然而,绝大多数这类肾脏囊性疾病都表现为多种畸形综合征。其他少见的疾病如肾盂肾炎、短暂性新生儿肾肥大及肾母细胞瘤,可能具有与 ARPKD 相似的超声图像特征。超声检查中发现的婴儿锥形强回声图和成人髓质扩张可诊断为髓质海绵肾,常见于成年女生,不可遗传的单独肾脏损害。

八、治疗

ARPKD 新生儿的存活期大大地增加了,其原因在于人工呼吸及其他支持治疗的进展。然而,现在仍不能预见哪些新生儿能存活,哪些新生儿则由于肺发育不良而不能存活。Sumest 等提出在许多 ARPKD 患儿常见到肾脏迅速增大,双侧肾切除优于单侧肾切除术,术后行腹膜透析。有人提倡患婴做持续性血透,以改善液体平衡和减轻肺水肿,给出时间来评估肺脏的远期预后。

有严重高血压的患婴,钙通道阻断剂、β-受体拮抗剂、利尿剂特别是袢利尿剂最有效。密切监测水电解质平衡,补充碳酸氢盐可改善患儿生存。脓尿较常见于这类患儿,临床表现和尿培养可确定诊断并指导抗菌治疗。

当儿童出现慢性肾衰竭或生长抑制对药物治疗不敏感时,透析和肾移植是必要的。腹膜透析比长期的药物治疗更好,事实上腹透和血透都可以选择。ESRD(end-stage renal disease)患儿是肾脏移植术适应证,1 岁患儿的存活率为 91%。同种活体相关供体移植较好。因为 ARPKD 是一种隐性遗传病,父母亲都可以作为合适的肾脏供体。

由脾功能亢进引起的白细胞低下或血小板减

少,移植术前可先考虑做脾切除术。为了改善新生儿呼吸窘迫可做肾摘除术,为控制婴儿难治性高血压,婴儿和儿童的巨大肾,可做同种移植治疗。

对门脉高压并发症应密切监测,呕血和黑便则表示食管静脉曲张的出现。内镜检查可了解曲张静脉的范围,并可行注射硬化剂治疗或曲张静脉套扎疗法。门静脉转流术可用于这类患者。伴或不伴有转氨酶升高的不明原因发热,表明胆管炎的发生,需细致的检查,常包括经皮肝穿刺活检以确定诊断并指导抗菌治疗。

九、预后及药物治疗前景

由于缺乏长期的随访研究,很难确定 ARPKD 的预后。Kaplan 等人做了较全面的预后分析:从出生开始计算存活率结果为:86% 存活至 3 个月,79% 存活至 1 岁,51% 至 10 岁,46% 至 15 岁。存活至 1 岁以上的患儿中,82% 存活至 10 岁,79% 存活至 15 岁。呼吸衰竭均是导致新生儿期死亡的首要原因。新生儿期后,肾衰竭、高血压、脓毒血症和化脓性胆管炎的并发症是导致死亡的主要原因。特别是度过了第一个月的婴儿,要比想象的好。因此,积极的治疗是必要的。对伴有呼吸功能不全的新生儿和肾功能不全婴儿治疗的进展,以及器官移植术的发展,使 ARPKD 的发病率和死亡率不断下降。

目前尚无特殊的治疗药物,许多研究者一直致力于探索多种干预措施,并取得了较大的进展,有望获得突破。根据药物所针对的不同病理生理过程,近年用于动物和临床试验的药物大致有以下几类:①针对增殖和凋亡的药物,如酪氨酸酶抑制物及 TNF-α 转化酶抑制剂、雷帕霉素、凋亡抑制剂;②抑制液体分泌的药物,如血管加压素 V2 受体拮抗剂、囊性纤维化跨膜受体拮抗剂、生长抑素类似物;③影响细胞外基质重塑及间质纤维化的药物,如金属蛋白酶抑制剂;④激素及信号通路调节剂,如雄激素拮抗剂、他汀类药物;⑤针对血管病变的药物,如 ACEI 及氯沙坦、内皮素受体拮抗剂;⑥基因治疗,如 C-Mcy 反义寡核苷酸。由于其发病的分子机制及调控非常复杂,很多问题尚未明了,未来的应用前景在于探索针对多个发病环节研发不同的药物,进行联合治疗。

第三节 常染色体显性遗传性多囊肾病

一、概述

常染色体显性遗传性多囊肾病(autosomal dom-inant polycystic kidney disease,ADPKD)是一种常见的单基因遗传病,具有遗传异质性,发病率很高,在欧美国家为 1/400 ~ 1/10 000,在国内约有 150 万患者。因该病为常染色体显性遗传,符合孟德尔遗传规律,多有明确的家族史,代代相传,凡父母双方一方患病,则 50% 子代携带致病基因,男女发病概率相等。主要表现为双侧肾皮质与髓质多个液性囊肿形成与增大,肾脏进行性增大伴肾功能逐渐下降,最终发展为终末期肾病。同时伴多系统受累,如肝囊肿、卵巢囊肿、颅内动脉瘤、心脏瓣膜异常及结肠憩室等,因此它是一种系统性疾病。肾衰竭时靠透析或肾移植维持生命。治疗措施仍局限于处理相关并发症(如高血压、感染、疼痛等),积极控制高血压可延缓高血压患者进展为肾衰竭。

ADPKD 不像 ARPKD 患者,从一出生就严重患病,随后不久就死亡(有的可在青春期发病)。AD-PKD 的慢性进行性过程为早期诊断和治疗提供了许多机会。现代分子生物学、分子遗传学的发展已使囊肿前诊断和产前诊断成为可能,并对导致 AD-PKD 的两个主要基因进行了克隆测序,研究了基因表达产物和此病的发病机制,发现它的发病机制极其复杂,一个囊性肾形成可能有许多途径。下面简略介绍其中一些学说。

二、发病机制

1996 年 Qian 等提出体细胞等位基因突变理论,即二次打击(two-hit)学说。认为患病个体先天就存在着一个 PKD₁ 或 PKD₂ 等位基因的突变,它影响到机体的所有细胞,出生后肾小管上皮细胞中各正常的等位基因在感染、中毒、应激等条件下发生体细胞突变,两次突变导致肾小管上皮细胞丧失正常功能。后一事件的发生,开始了囊肿形成的级联变化,并决定了囊肿的发生时间和部位。PKD₁ 基因中含有三个多聚嘧啶区域,这些多聚嘧啶区域能使 DNA 形成三螺旋而导致错误修复,在 PKD₂ 基因中也得到证实,这是发生体细胞突变的分子基础。当同一个肾小管上皮细胞中一对 PKD₁ 或 PKD₂ 等位基因,因两次突变而使之丧失功能时,就不能产生具有正常生理功能的多囊蛋白(PC-1 或 PC-2),使多囊蛋白复合物失去正常的结构和功能,导致囊肿的发生。近期研究发现,TNF-α 可促进 ADPKD 的发生。

有一个常见的临床特征与该假说相异。尽管有很小比例的肾单位变成囊肿,但囊肿数目仍很大,提示 PKD 基因突变率比已观察到的其他抑癌基因高得多。考虑到相对低的有丝分裂率，可以想象在成熟肾中的"二次打击"相对少。在肾发生中此时器官是较多增殖的，出现体细胞突变可能有争论。近期研究发现，TNF-α 可促进 ADPKD 的发生。

PKD 的显性表现可能通过一些突变机制引起：①来自产生一个异常蛋白质的突变，此蛋白质有一个新功能或正常活性增强；②突变产生一个异常蛋白质，此蛋白质可能干扰其他等位基因产物的功能；③来自降低或消除蛋白质活性的突变。一个显性疾病能通过体细胞突变在"两次打击"的分子水平上呈隐性。

总之，PKD 基因在不良的环境因素作用下发生"二次打击"，使多囊蛋白丧失功能，引起细胞周期调控和细胞内代谢异常，上皮细胞增殖，阻塞肾小管腔，液体积聚，细胞极性改变，不断分泌液体进入囊内，囊肿进行性增大。

三、临床表现

ADPKD 临床表现为双侧肾脏的皮质、髓质有多个液性囊肿的形成和增大，伴有肾功能损害。可累及多个系统，如消化系统、心脑血管系统、中枢神经系统、生殖系统，形成肝囊肿、颅内动脉瘤、心脏瓣膜异常等。多在 30～50 岁发病，因此临床上常称为"成人型多囊肾病"。实际上 ADPKD 可在任何时期发病，包括宫内胎儿，因此"成人型"这一称谓并不准确。作为一种累及多个系统、多个器官的全身性疾病，其临床表现包括肾脏表现、肾外表现及并发症表现。还有许多患者可能无明显症状，最后通过尸检而确诊的。

1. 肾脏表现

（1）肾脏结构异常：肾皮质、髓质存在多发性液性囊肿，直径从数毫米至数厘米不等，囊肿的大小、数目随病程进展而逐渐增加。囊液黄色澄清，创伤或合并感染时可为巧克力色。随着囊肿的不断增多、增大，肾脏的体积也不断增大，最大可超过 40cm，重达 8kg，双侧肾脏大小可不对称。肾脏大小与肾功能成反比，男性肾功能受损程度较同样情况的女性更为严重。

（2）腹部肿块：当肾脏增大到一定程度，即可在腹部扪及。触诊肾脏质地较紧密，表面可呈结节状，随呼吸而移动，合并感染时可伴压痛。

（3）疼痛：背部和胁腹部疼痛是最常见的早期症状，见于 60% 的患者，发生频率随年龄及囊肿增大而增加，女性更为常见。性质可为钝痛、胀痛、刀割样痛或针刺样痛，可向上腹部、耻骨上区放射。

急性疼痛或疼痛突然加剧常提示囊肿破裂出血，结石或血块引起尿路梗阻或合并感染。慢性疼痛为增大的肾脏或囊肿牵拉肾包膜、肾蒂、压迫邻近器官或间质炎症引起。巨大的肝囊肿也可引起右肋下疼痛。

（4）出血：30%～50% 的患者有肉眼或镜下血尿。多为自发性，也可以发生于剧烈运动或创伤后。引起出血的原因有囊肿壁血管破裂、结石、感染或癌变等。血尿的发生频率，随高血压、囊肿的增大而增加，与肾功能的恶化成正比，一般血尿均有自限性。

（5）蛋白尿：见于 14%～34% 的儿童或非尿毒症患者，合并肾衰竭者达 80%，男性多于女性。大量蛋白尿者，平均动脉压更高，肾体积更大，肌酐清除率更低，病程进展更快，是促进肾功能恶化的重要危险因素。

（6）尿液异常：尿中常见白细胞，但尿培养多为阴性，60% 患者尿中可见脂质体。

（7）贫血：有持续性血尿者可有轻度贫血。当病程进展到 ESRD 阶段，较其他病因的肾衰竭者贫血出现晚且程度轻。

（8）高血压：是最常见的早期表现之一，见于 30% 的儿童患者，60% 合并肾功能不全者，在 ESRD 中高达 80%。血压的高低与肾脏大小、囊肿多少成正比，随年龄不断上升。作为促进肾功能恶化的危险因素之一，75% 以上的成年患者血压升高早于可检测的肾脏损害。合并高血压的患者肾功能失代偿的平均年龄为 47 岁，而血压正常者为 66 岁。

（9）肾功能不全：是 ADPKD 主要死亡原因。其发病年龄从 2～80 岁不等，60 岁以上者 45% 进入 ESRD 阶段。一旦肾小球滤过率低于 50ml/min，其下降速度每年约 5ml/min。从肾功能受损到发展为 ESRD 的时间约为 10 年。早期表现为肾浓缩功能下降，肾功能不全后期尿酸排泄下降，出现高尿酸血症。

2. 肾外表现
可分为囊性和非囊性两种。囊肿可累及肝、胰、脾、卵巢及蛛网膜、松果体等器官，其中以肝囊肿发生率最高，达 50% 以上。非囊性表现为心脏瓣膜异常、颅内动脉瘤、结肠憩室等，其中以颅内动脉瘤危害最大，是 ADPKD 常见死亡原因之一。

3. 并发症
最常见的并发症包括尿路感染、肾结石和囊肿癌变。

四、诊断

1. 诊断标准
目前临床上尚无统一的标准。

Ravine 等 1994 年提出以下的诊断标准:30 岁以下患者单侧或双侧 2 个肾囊肿;30～50 岁者双侧肾囊肿至少各 2 个;60 岁以上者双侧肾囊肿至少各 4 个,如同时具有其他 ADPKD 表现,如肝囊肿等,肾诊断标准可适当放宽。主要诊断依据为:肾皮质、髓质布满无数液性囊肿,明确的 ADPKD 家族史,基因连锁分析阳性结果。辅助诊断依据为:是否存在多囊肝、肾功能不全、腹部疝、心脏瓣膜异常、胰腺囊肿、颅内动脉瘤、精囊囊肿等。

2. 诊断方法　查明家族史,通过症状、体征结合以下的辅助检查做出诊断。

(1) 影像学检查:B 超可发现直径 1.5～2.0mm 的微小囊肿,声像图表现为肾体积明显增大,肾内无数个大小不等的囊肿以及肾实质回声增强是多囊肾的三个主要表现。KUB 平片双侧肾脏增大,外缘呈分叶状、波浪状,腰大肌轮廓消失。IVP 可发现双侧肾盏移位不规律、增大、延长、分开和奇异状变形为特征。肾盏间的囊肿常使相邻的肾盏分开,盏颈部变细长,呈"蜘蛛样"形态。CT 检查:两侧肾脏增大,整个肾实质内充满大小不等的囊肿,CT 值为 8～20Hu 之间。多囊肾边缘清楚,囊肿间隔厚薄不一,互不相通,肾盂受压变形。同时可见伴发肝、胰等部位的多发囊肿,增强后囊肿间隔强化明显。如囊内容不均一,囊壁不规则增厚提示伴发感染。MRI 检查:表现为双侧肾体积增大呈分叶状。囊肿信号可能不一致,多呈长 T_1 和长 T_2 信号,也有短 T_1 和 T_2 信号,可能系囊内出血或囊液含有较多蛋白所致。

(2) 基因诊断:自 1985 年 Reeders 等发现 AD-PKD 与 16 号染色体短臂 A 珠蛋白 G3′端高度可变区(3′HVR)紧密连锁,并以 3′HVR 为探针,用基因连锁的方法成功地诊断 ADPKD 以来,ADPKD 的基因诊断已被越来越广泛的应用。常用的方法包括:①基因连锁分析;②限制性长度多态性分析;③单链构象多态性分析;④其他,如变性剂梯度凝胶电泳、Rnase 酶切保护法、荧光原位杂交术等。但都不完善,各有利弊。随着基因芯片技术不断完善和日益广泛的应用,可以预测不久的将来,能够应用基因芯片技术对 ADPKD 进行快速、简便的诊断。

五、治疗

1. 一般疗法　注意休息,不食巧克力,不饮咖啡,避免应用非甾体类抗炎药物。据报道低蛋白饮食对延缓肾功能恶化无作用,但病程晚期仍推荐低蛋白饮食。大多数患者早期无需改变生活方式或限制体力活动。当囊肿较大时,应避免剧烈的体力活动和腹部创伤。

2. 对症处理

(1) 止痛:如疼痛持续或较重时可予止痛剂,但一般止痛剂的效果差,如果疼痛严重,用止痛剂不能缓解而影响生活的,可考虑手术治疗,包括囊肿穿刺抽液注入硬化剂(如无水酒精)、经腹或腹腔镜囊肿去顶减压术及多囊肾切除术。

(2) 止血:由脓血尿或囊肿内出血多为自限性,一般减少活动或卧床休息即可。Zwettle 等报道用醋酸去氨加压素和抑肽酶能有效控制严重出血。极少数出血量大的患者需要输血治疗。血透患者有反复发作的血尿,应用小分子量肝素或无肝素透析。严重的出血可行单肾切除。

(3) 控制高血压:高血压早期可以限盐,保持适当体重,适量运动。药物治疗首选血管紧张素转化酶抑制剂类,此类药物针对 ADPKD 时过度活跃的肾素-血管紧张素-醛固酮系统,且能降低肾小球毛细血管内压,疗效在病程早期尤其明显。应用此类药物应注意不良反应,急性肾衰竭和严重肾出血。其他降压药物包括:β-受体阻滞剂、钙通道抑制剂、中枢降压药和利尿剂等。对药物不能控制的高血压,可考虑肾囊肿减压术,肾动脉栓塞术或肾切除术。

(4) 感染:尿路上行性感染是发热的首要病因,其他原因包括胆管炎、肠憩室炎等。应联用水溶性和脂溶性抗生素。水溶性抗生素包括氨苄西林、氨基糖苷类及第二、三代头孢菌素,脂溶性抗生素包括复方新诺明、环丙沙星、氯霉素及甲硝唑等。

(5) 结石:鼓励患者多饮水,结石如有症状可采用体外震波碎石,腔内镜取石或手术取石。

(6) 颅内动脉瘤:对于 18～35 岁有动脉瘤家族史的 ADPKD 患者,应行 MRI 或血管造影。小于 6mm 的动脉瘤定期复查,大于 6mm 的动脉瘤应采取手术栓塞。

3. 肾脏替代治疗　当肾衰竭进展至终末阶段需要采取替代治疗时,透析首选血液透析。因增大的肾脏占据了腹腔的大部分空间,使有效的腹膜透析面积下降,影响腹透效果。如有反复的血尿病史,应考虑肾切除。肾移植前检查包括心电图、心肺肝等功能检测。

4. 手术治疗方法　Rovsing 于 1911 年创用的穿刺治疗肾囊肿,后因手术方法上存在某些问题及病例选择不当等原因,手术方法被认为会打击、损害病人的肾功能,甚至加速患者的死亡。在 20 世纪 50 年代末基本放弃了 ADPKD 的手术治疗。近年来，随着人们对 ADPKD 的发病机制、病理生理等方面的深入研究，结合国内外长期随访资料，ADP-KD 的手术治疗日益受到重视。现在虽然认为手术治疗对于延缓 ADPKD 肾功能恶化的作用尚不明确，但对于改善临床症状效果明显，作用迅速持久。

（1）囊肿穿刺引流术：在 B 超或 CT 引导下，对直径大于 5cm 的囊肿行穿刺抽液术，并注入硬化剂，如无水乙醇、四环素等，可消除部分症状；对单发囊肿大于 8cm 以上伴有症状者、囊肿小于 5cm 或囊肿位于肾盂旁，一般不主张囊肿穿刺术。

（2）开放囊肿减压术：该术式被认为可去除囊肿生长的内源性因素，解除和缓解肾单位的梗阻，改善肾缺血且对肾功能无明显损害。术中应少用或不用电刀，以免局部高温对残存肾组织的损害作用。对于年龄较大，血压持续升高或以舒张期血压升高为主，并发心脑等重要脏器的损害，或血浆肌酐、尿素氮明显升高，肌酐清除率明显下降，肾功能完全失代偿且积极治疗仍难以恢复者，不宜手术。

（3）囊肿-肾盂内引流联合去顶减压术：术中将所见大小囊肿去顶，与大囊肿内打通相邻深部囊肿，形成一大囊腔，腔底部与肾盏交通，直达肾盂，关闭大囊腔外壁形成内引流。

（4）腹腔镜去顶减压术：具有以下优点：创伤小，手术并发症少，短期效果确切，术后恢复快，住院期短，痛苦小，一次可治疗双侧。

（5）囊肿减压大网膜包裹术：将大小囊肿去顶减压，然后把带蒂大网膜包裹肾脏与肾纤维囊断缝合固定。大网膜有丰富的血液及淋巴循环，有较强的抗感染能力，且有较多的表皮生长因子，能促进肾小管上皮细胞再生，改善肾脏血液供应状况，还可促使囊内分泌液吸收，从而有效防止囊肿进行性增大。

（6）其他：对于巨大囊肿合并感染、出血，经保守治疗无效时，可行病肾切除术，肾囊肿合并结石经体外震波碎石术无效者，可行取石术；另有报道用经皮肾动脉栓塞术治疗有出血倾向或有广泛腹部手术史的 ADPKD 患者，取得了良好的疗效。

5. ADPKD 手术治疗方法的演进

（1）Rovsing 手术：1911 年 Rovsing 为一位患者行穿刺抽液术。方法为患者取俯卧位，胸部垫枕头。手术行腰背切口，显露肾脏推开腹膜后，用针做囊肿穿刺抽液，术后患者症状改善。以后有许多学者应用了该手术。Yates-Bell 在 1932～1957 年的 25 年间做了 18 例囊肿穿刺手术，其中 2 例手术死亡。术后 6 例疼痛缓解，5 例血尿缓解，3 例肾功能暂时改善，2 例肾感染好转。该组年轻患者（<30 岁）术后生存时间（3～23 年），比年龄较大者（>30 岁）的生存时间（1～11 年）长，指出在多囊肾病变早期手术的益处。

（2）Goldstein 手术：1935 年 Goldstein 介绍了一种新的手术方式，对一例多囊肾做皮质缘切开达肾集合管系统，抽吸大囊肿，再从大囊肿腔内穿刺小囊肿，然后做肾敞开缝合，每侧 4 针，缝线贯穿肾皮质、肌肉、筋膜、脂肪、皮肤，4～5 周后瘢痕形成。由于肾脏在皮肤下面，一旦囊肿形成和增大，即可随时反复穿刺抽吸，避免了一次抽吸 1100～1200ml 囊液时患者出现休克症状。手术指征包括：腰腹部疼痛，肾功能持续性减退或血尿素氮持续升高，反复恶心、呕吐，进行性疲劳和虚弱，肾脏增大可打及，血尿。显然，这里包括了肾功能不全，甚至尿毒症的病例，而这些患者的肾功能储备不能承受任何轻微的手术和麻醉的打击。术后生存者的肾功能均有轻度改善，全身状况明显提高，且大都恢复工作，认为这些患者才是选择手术的对象。

（3）Young 手术：1946 年 Young 报道了一位 17 岁女性多囊肾患者，经腰部切口显露肾脏后，静脉注入靛胭脂，以鉴别囊肿与肾盂、肾盏，避免术后尿瘘。随后用注射器抽吸大囊肿内的液体，在拔出针头前，向囊肿内注入 1/10 囊肿容量的鱼肝油酸钠或其他硬化剂。对小囊肿只需穿刺。术毕患肾体积缩小一半。术后恢复良好，对鱼肝油无不适反应，血压得到控制，腹痛缓解。患者无症状地存活了 5 年，死于生育双胞胎时的剖宫产。尸解发现手术后的左肾比右肾小。目前，经皮肾囊肿穿刺抽吸囊液和注入硬化剂治疗单纯性肾囊肿的方法，可能来自 Young 的启示。

（4）Buck 手术：1951 年 Buck 等提出了在选择性病例做多囊肾囊肿减压术，以阻止囊肿进行性增大对肾实质功能的破坏。因此，手术应包括：①肾被膜的割除；②较大囊肿的去顶；③尽可能多的穿刺抽吸较小囊肿；④应用硬化剂防止囊肿上皮的分泌。该组报告了 6 例手术患者，2 例死亡，4 例术后肾功能改善。

（5）囊肿去顶减压术：20 世纪 50 年代末和 60 年代初，不少学者报告囊肿去顶减压术的结果均令人失望，如 Milam 等报告 2 例，Prat 等报告的 7 例，Bricker 和 Patton 报告的 4 例。通过术前及术后菊酚试验、对氨基马尿酸排泄试验、酚红排泄试验等肾功能测定，发现术后 6 个月时总肾功能均有不同程度的损害,手术侧肾功能较术前有所减退。由于减压手术的最终结果与手术目的(改善肾功能)不符,使多囊肾的外科治疗陷入僵局。大多数学者主张放弃囊肿去顶减压术,对多囊肾患者观察等待和对症治疗,待患者进入肾功能不全期后,进行血液透析和肾移植治疗。

20世纪80年代我国何尚志等在总结了前人的失败经验教训后,提出了以下基本原则:①进行囊肿去顶减压术的病例必须经过选择;②术前患者的肾功能必须正常或者轻度损害,患者的肾脏有足够的代偿功能,能经受手术和麻醉的打击;③多囊肾病的发展过程实际为囊肿在不断发生和增大,使肾单位和肾功能不断破坏和下降的过程,应建立一个以肾功能和高血压为客观指标的临床分期,使手术病例的选择、手术时机的掌握和术后随访有一个比较标准;④确立手术适应证,手术方法并在实践中不断改进和完善;⑤对患者长期随访和疗效观察。

6. 治疗进展 ADPKD的主要病因是PKD基因突变及其异常蛋白产物的表达,造成细胞异常增生、凋亡,细胞外基质异常重塑,液体异常集聚等。在病因治疗方面,人们希望通过基因治疗的方法,在前肾或后肾早期发育阶段用正常基因替换突变基因,抑制异常蛋白的表达,下调过度表达的正常基因产物或干预异常基因的继发作用,如干预异常基因导致的细胞凋亡异常等。基因治疗为最终治愈ADPKD带来了希望。

在动物模型的试验方面,发现给小鼠碳酸氢钠,碳酸氢钾能减少尿素产生,降低氧化损伤。注射舒降元(一种HMG辅酶A的抑制剂,能降低血浆胆固醇)能抑制囊肿上皮增生,减少间质炎症细胞浸润,从而减少肾脏体积、缩小囊肿。甲基脱氢皮质醇能通过其抗炎作用改善肾功能。紫杉醇能抑制囊肿上皮增生和囊肿形成,并可明显延长试验动物的生存期。目前发现的能抑制囊肿上皮和(或)囊内液体分泌的化学物质还有:奎巴因(ouabain)、氨氯吡啶(amiloride)、钒酸盐(vanadate)等。Sweeney等近期报道了应用表皮生长因子受体酪氨酸激酶抑制剂EK1387、785,能抑制囊肿的形成,延缓肾功能恶化,延长试验动物的生存期。其作用与阻断表皮生长因子受体酪氨酸激酶介导的促增生的细胞信号转导通路有关。

免疫治疗:近期有研究报道了ADPKD患者肾移植免疫治疗前后的情况,发现在部分临床症状明显改善的同时,多囊肾的大小出现了"稳定"状态,认为ADPKD可能属于基因基础上免疫性疾病,或免疫因素在其病程中起重要作用。最新研究表明雷帕霉素可有效改善Bpk和Orpk小鼠的肾脏病变,保护肾功能,可使肾移植后接受该药物治疗的多囊肾患者囊肿体积明显缩小,体现了良好的应用前景。目前,国外正在进行该药治疗ADPKD的多中心临床试验。

基因治疗:它是遗传性疾病最理想的治疗方法,然而对于多囊肾病基因治疗还面临着相当大的障碍,还不是一种现实可行的方法,而多种药物干预已在体内试验中显示出延缓疾病进展的疗效,但这些治疗的有效性尚需通过更多的动物模型和随机临床对照研究加以评价。由于ADPKD发病的分子机制及调控非常复杂,因此针对多个发病环节研究不同药物联合应用不仅可增强药效,且可减少不良反应,可能会具有更加良好的应用前景。

微创手术:随着技术的进步,机器人手术系统渐成流行的微创手术方法。它在治疗多囊肾方面有一定的优势,包括灵活的腕部操作活动,三维立体成像,操作精确等。

第四节 单纯性肾囊肿

一、概述

单纯性肾囊肿(simply renal cysts)是人类肾脏疾病中最常见的病变,也是成人最常见的囊肿性肾脏疾病。单纯性肾囊肿绝大多数的患者是成年人,男性多于女性,男女比例(1.4~1.6):1。随着年龄的增长,发病率逐渐上升。据Ravine等1993年统计,50岁以后约有50%的人有一个或多个肾囊肿;50~70岁成人中4%患双侧肾囊肿(每个肾脏至少有一个囊肿);70岁以上的人中肾囊肿的患病率达9%。本病在儿童中少见,因各种原因行腹部超声检查的儿童中,各家报道患病率在0.22%~2%之间。

二、病因和发病机制

本病的发病机制尚未完全阐明,目前认为它不是先天性遗传而是后天获得性的良性肾囊肿疾病。多年来,关于囊肿的发生,人们提出了许多观点。起初Hepler认为肾小管和(周围)血管的闭塞引发单纯性肾囊肿。随后一些学者提出单纯性肾囊肿起源于与收集系统失去联系的肾盏憩室。也有人认为它是由于局部缺血和局部炎症引起肾小管阻塞,进一步形成囊肿。此后学者Bart提出单纯性囊肿起源于远端肾小管和集合管憩室。1994 年 Franek 等研究认为,囊肿的起源具有异质性,多起源于肾小管(尤于近端肾小管多见),但部分囊肿起源不明。起源于肾小管的囊肿与肾小管相连,认为是由于某些原因引起肾单位阻塞所致。而那些起源不明的囊肿则不与肾小管相连,其发病机制涉及上皮细胞增殖及上皮细胞分泌的囊肿液体等。近来有学者的研究发现,单纯性肾囊肿囊液中含有表皮生长因子(EGF)、胰岛素样生长因子-1(IGF-1)和一种促进囊肿形成的活性物质(cyst formation-promoting activity,CFPA),这些物质促进肾小管细胞增殖,进而形成囊肿。1999 年 Blazer 等人对29 984名妊娠14~16周的妇女行胎儿肾脏超声检查时发现,胎儿的单纯性肾囊肿患病率为0.09%。但绝大多数的囊肿在出生前即消失,据此认为胎儿期单纯性囊肿发病机制,不同于出生后的儿童和成人单纯性肾囊肿发病机制。它起源于一种可逆的过程(如局部缺血),而最终囊肿会在出生前自行消失。

三、病理和病理生理改变

单纯性肾囊肿的病变可为单侧或双侧,多位于双肾上极,以右肾上极多见。每侧肾脏可有一个或几个囊肿,多个囊肿罕见。因囊肿常位于肾皮质而使肾脏外形改变。位于肾皮质深层及髓质的囊肿相对少见。起源于邻近肾窦的肾实质囊肿成为肾盂旁囊肿,肾盂周围囊肿则是指那些可能起源于淋巴系统的小的、多个融合性囊肿,较少见。巨大囊肿可容纳数升液体。小的囊肿可能完全位于肾实质内,易于压迫周围正常肾组织。囊肿壁薄而透明,并且有张力,内表面常衬以单层扁平上皮,这些扁平上皮通常是不连续的。囊肿外层由纤维组织构成,散在浸润的单核细胞。如有炎症,囊壁可增厚、纤维化,甚至钙化。囊肿与肾小球或集合管系统不相通。囊液为透明的草黄色液体,是血浆的超滤液,但脂质、胆固醇、白蛋白等血浆蛋白含量较少。囊液静水压为2kPa(15mmHg),波动于0.13~5.3kPa(1~40mmHg)间。囊液周转很快,可超过200ml/24h,更新率达20 次。囊壁不允许大分子物质通过,对低分子物质和抗生素通透性亦差。

四、临床征象

即使囊肿已有相当大小,多数患者仍没有症状和体征。囊肿多因其他目的行影象学检查时偶然发现的。有的患者因腹部触及包块(多位于肾下极

较大的囊肿),或腹部外伤后血尿和蛋白尿而就诊。

如有症状,最常见的是腰腹疼痛,由于较大的囊肿向外突起牵拉了肾包膜或囊肿压迫肾实质,也可能由于囊肿出血和感染等原因所致。

部分患者可有血尿。肉眼血尿约占6.4%,微量血尿和微量蛋白尿各占40% 和12%,后两者严重程度与囊肿大小无关。

囊肿还可压迫输尿管或肾盏颈部,引起输尿管或肾盏梗阻和继发感染。感染时有腰痛、发热、脓尿、白细胞增多。有时囊肿压迫邻近血管,使局部肾血流减少,造成该部位缺血,肾素水平升高而出现高血压。

红细胞增多症是罕见的症状,可能与囊液中高促红细胞生成素(EPO)活性有关。Franek 曾检测单纯性肾囊肿患者囊液 EPO 水平和血浆 EPO 水平,发现近端小管起源的囊肿较起源不明的囊肿,其囊液 EPO 水平明显升高。

肿瘤是一个严重少见的并发症,据统计囊壁癌变率约为1%。

五、诊断和鉴别诊断

大部分单纯性肾囊肿是在常规腹部 B 超检查和静脉肾盂造影中发现的。通常 B 超和(或)CT 即可做出明确诊断。

单纯性肾囊肿临床上主要问题是与恶性肿瘤相鉴别。单纯性肾囊肿与肿瘤同处于一个肾脏的可能性为2%。Gilbson 总结了四类单纯性肾囊肿与肾细胞癌的关系:①囊肿与肿瘤的起源无关;②囊肿起源于肿瘤内部;③肿瘤起源于囊肿内部;④囊肿发生于肿瘤近端(可能是肿瘤阻塞了肾小管引发囊肿)。

B 超单纯性囊肿:①囊肿内无回声;②囊肿壁薄,光滑,边界清楚;③超声穿刺囊肿壁后增强回声;④囊肿呈球形或类卵圆形(Goldman 和 Hastman,1990)。

CT 单纯性囊肿:①囊壁薄,光滑,边界清晰;②囊肿呈球形或类卵圆形;③囊内容物均匀一致,CT 值在-10~+20Hu,类似水密度,无增强(注射增强剂后)。

鉴别诊断需借助 B 超、CT、肾动脉造影等,主要将单纯性囊肿与肿瘤性囊肿(囊肿癌变或肿瘤内部坏死发生囊肿)区分开来。前者 B 超呈圆形液性暗区,壁薄,后壁回声增强;后者囊壁不规则,囊内瘤区有回声,后壁无回声增强。CT 在前者呈圆形低密度区,无强化,可有囊周钙化线,囊肿与肾实质界

面光滑,边界清楚锐利;后者如有钙化,多呈中央区钙化,常不完全具备单纯性肾囊肿的 CT 表现。肾动脉血管造影在单纯性肾囊肿呈圆形无血管空白区,周围血管则受压;恶性囊肿可见到肿瘤血管丰富,并有造影剂在静脉窦中浓聚形成斑状阴影。

若患者有多个囊肿,有时需与多囊肾相鉴别,如无家族史且囊肿数目容易计数,则不是多囊肾。

还应与肾盏憩室相鉴别,虽然 B 超、IVP 可能看到后者与集合管系统相通,但小的单纯性肾囊肿仍难区分。

六、治疗

单纯性肾囊肿较小者,变化缓慢,这种变化更倾向于囊肿数目的增加,对肾功能影响小,恶变机会小,故对无症状和并发症的患者不需治疗,可半年至一年复查一次。

对引起疾病不适、尿路梗阻、感染、出血、高血压、肿瘤、有破裂可能或已破裂并与肾盏相通的囊肿要尽早治疗。对直径大于 4cm 的较大囊肿,可考虑 B 超或 CT 引导下穿刺抽液,注入硬化剂(如无水乙醇、四环素)以防复发。对体积较大,或穿刺后复发的囊肿,考虑腹腔镜下或开放性手术治疗。

第五节　获得性肾囊肿

一、概述

获得性肾囊肿(acquired renal cystic disease, ARCD)是指在非囊肿性疾病所致的肾衰竭的肾脏上发生的囊肿性疾病,每侧肾脏都有一个以上的囊肿,表现为"多发性对称性囊肿"。早在 1847 年就已详尽地描述了在发生衰竭的肾脏中发现这类囊肿。虽然在肾衰竭的肾脏中出现所谓的潴留性囊肿早为病理学家所熟知,但直到 1977 年才有关于肾衰竭的肾脏囊肿性转变的再认识报道。从病理上讲,ARCD 是指 40% 以上的肾实质被多发性囊肿所替代,B 超或 CT 可发现 4 个以上囊肿。

二、病理

获得性囊肿可能有扩张的肾小管发展而来,后者在慢性肾衰竭中很常见。电镜下可以见到囊肿与近曲小管相连,并可在囊肿细胞表面见到刷状缘,此外还可观察到远曲小管肾单位上皮特征。免疫组化研究证实囊肿起源于远曲及近曲小管。通常囊肿壁是由平滑的上皮细胞构成,但也有一部分

上皮细胞增生的,甚至是异常结构。病理学证实 10% ~20% ARCD 肾脏组织存在实质性肿瘤,这些增生性特征表明终末期肾脏可能受到某些增生性刺激因子的影响,后者至少可以部分解释伴有或不伴有获得性囊肿的终末期肾衰竭的肾脏中肿瘤的发生。肿瘤通常为透明细胞癌。最近,Ishikana 发现许多 ARCD 相关肿瘤表达为乳头状癌,他报道在血透患者中切除的 43 例肾肿瘤中发现一半为乳头状癌,而不像正常人群中以透明细胞癌多见。

三、发病机制

ARCD 的发病机制尚不清楚。在透析多年的患者中较仅开始透析 12 个月者常见,但尚不清楚具体是哪一方面原因引起囊肿形成,可能的因素包括草酸盐或其他化学物质的积聚,间质瘢痕化的影响,继发性甲旁亢,肾源性生长因子及缺血。

草酸盐:在慢性透析患者体内积累,肾移植术后可以消散,而在获得行囊肿中也常会发现草酸盐结晶。同样,体外也证明草酸盐是肾脏上皮组织增生刺激因子。Ono 等发现给肾次全切的大鼠,补充草酸盐会促进肾脏囊肿形成。但临床上血浆草酸盐水平与透析者囊肿形成的关系不明确。Peck 等的研究表明草酸盐的沉积不会加速囊肿的形成。

间质纤维化:通常在肾衰竭晚期是十分广泛的,这种纤维化可能通过阻塞肾小管引起 ARCD。实验研究及临床上均发现肾小管阻塞与囊肿形成有关,但单纯性阻塞并不能完全解释 ARCD 产生。

促肾生长因子:可能与 ARCD 的增生有关。最近发现了一种促肾细胞生长因子,这种因子是从透析患者的血清中分离到的,是一种多肽或糖基化肽。该因子仅能对 ARCD 的增生做出解释,而不能解释其囊中的积聚及囊肿增大的原因。

缺血:在 ARCD 形成中的作用越来越多地受到重视。囊肿与所谓的"动脉硬化性肾病"有关。有报道缺血的孤立肾发生囊肿性改变,但同时也伴有氮质血症。临床曾有报道重度肾动脉狭窄与单侧 ARCD 和肾细胞癌有关。因此长期缺血是 ARCD 及肿瘤形成的重要危险因素。由于终末期肾脏常伴动脉、小动脉的重度狭窄,所以较易发生 ARCD。慢性缺血在终末期肾广泛间质纤维化中也起重要作用。它可以很好地解释 ARCD 的增生特征,但不能成为囊肿液潴留的原因。

四、临床特征

绝大多数 ARCD 患者没有囊肿相关症状,肉眼

血尿和（或）腰痛为其最常见的症状。相对或绝对的红细胞增多是其最常见的实验室检查指标，可能与这类患者血浆促红细胞生成素水平较高有关。据报道有囊肿患者血红蛋白为 110g/L，而无囊肿者仅为 80g/L。还有研究表明，透析年限、囊肿程度与血红蛋白水平间有一定关系。

患者还可出现发热。在肾囊肿病中常见到的类癌综合征，在 ARCD 肿瘤患者中尚未见报道，但可见到肿瘤转移的症状，如皮肤、肺、骨等转移症状。

ARCD 的患者和（或）有并发症者很少有特异性体征，部分于侧腹部可能触及肿瘤性或出血性肿块。ARCD 不是系统性疾病，肾外囊肿尚未见报道。

五、影像学的诊断作用

B 超及 CT 检查对诊断 ARCD 有鉴定的价值。CT 扫描早在 1980 年就成功地用于获得性肾囊肿的诊断，1982 年首次报道了 B 超在其诊断方面的作用。随后进行了 B 超与 CT 检查的比较性研究。

认为 B 超较 CT 诊断敏感性稍差，但更重要的是这些方法能用于诊断 ARCD 的并发症，特别是肿瘤性并发症。一次 B 超检查不能除外肿瘤，如果仍有怀疑，可做增强 CT 扫描检查。

MRI 对囊肿及肿瘤的诊断均有帮助。

六、治疗

ARCD 本身无需治疗，晚期肾衰竭患者肾脏如果较正常增大，则发生肾癌的危险性增高。但是由于缺乏症状，没有出血或没有影像学异常，常很难做出是否行肾切除的决定，但 CT 扫描发现的肿块 75% 可能为癌性。所以对于有症状或扫描发现的肿块均应行肾切除。对于一侧已失功能肾脏发生病变，而另一侧如有易发因素时，应考虑双侧肾切除术。

既往的资料显示透析患者双肾切除在非糖尿病患者中死亡率为 3% ~4%，而在糖尿病患者中则增至 15%。现在自体肾切除较过去明显减少，但近年报道透析或移植患者自体肾切除，无一例发生手术后死亡。

参 考 文 献

1. 吴阶平. 吴阶平泌尿外科学. 济南:山东科学技术出版社,2004:1705-1721.

2. Carone FA,Bacallao R,Kanwar YS. Biology of polycystic kidney disease. Laboratory investigation;a journal of technical methods and pathology,1994,70(4):437-448.

3. Hughes J,Ward CJ,Peral B,et al. The polycystic kidney disease 1(PKD1) gene encodes a novel protein with multiple cell recognition domains. Nat Genet,1995,10:151-160.

4. Mir S,Rapola J,Koskimies O. Renal cysts in pediatric autopsy material. Nephron,1983,33:189-195.

5. Gardner KD,Jr. Composition of fluid in twelve cysts of a polycystic kidney. N Engl J Med,1969,281:985-988.

6. Huseman R,Grady A,Welling D,et al. Macropuncture study of polycystic disease in adult human kidneys. Kidney Int,1980,18:375-385.

7. Hindman NM,Hecht EM,Bosniak MA. Follow-up for Bosniak category 2F cystic renal lesions. Radiology,2014,272:757-766.

8. Weibl P,Hora M,Kollarik B,et al. Management,pathology and outcomes of Bosniak category ⅡF and Ⅲ cystic renal lesions. World J Urol,2015,33:295-300.

（戴宇平）

第四章 膀胱癌

第一节 前言

　　膀胱癌(bladder cancer)是泌尿系统常见的恶性肿瘤,是我国常见的恶性肿瘤之一,2008年全国肿瘤登记中心的数据显示膀胱癌发病率位居全身恶性肿瘤的第6位,其发病率居我国泌尿系统恶性肿瘤的首位,但近年有被前列腺癌超越的趋势。膀胱癌包括尿路上皮细胞癌、鳞状细胞癌和腺细胞癌,其次还有较少见的转移性癌、小细胞癌和癌肉瘤等。其中,膀胱尿路上皮癌(bladder urothelial carcinoma)最为常见,占膀胱癌的90%以上。由于膀胱癌的生物学行为具有异质性及不可预测性,其临床诊治较为棘手。目前强调早期诊断、早期治疗、规律随诊。

第二节 膀胱癌的流行病学和病因学

一、流行病学

　　世界范围内膀胱癌发病率居恶性肿瘤第9位,在男性居第6位。在欧美,膀胱癌发病率居男性恶性肿瘤的第4位,位列前列腺癌、肺癌和结肠癌之后,在女性恶性肿瘤亦排在10位以后。2002年世界膀胱癌年龄标准化发病率男性为10.1/10万,女性为2.5/10万,年龄标准化死亡率男性为4/10万,女性为1.1/10万。美国男性膀胱癌发病率为24.1/10万,女性为6.4/10万。美国癌症协会报告2013年美国膀胱癌新发病例数为72 570例(男54 610例,女17 960例),死亡病例数为15 210例(男10 820例,女4390例)。我国男性膀胱癌发病率位居全身肿瘤的前列,但发病率远低于西方国家。2002年我国膀胱癌年龄标准化发病率男性为3.8/10万,女性为1.4/10万。近年来,我国部分城市肿瘤发病率报告显示膀胱癌发病率有增高趋势,膀胱癌男性发病率为女性的3~4倍,城市居民膀胱癌死亡率明显高于农村。2009年我国城市居民膀胱癌年龄标准化死亡率男性为3.79/10万,女性为1.30/10万;而农村男性居民膀胱癌年龄标准化死亡率为2.42/10万,女性为0.81/10万。

　　膀胱癌的预后与肿瘤大小、数目、分期与分级与其进展密切相关,尤其是分期与分级,低分期低分级肿瘤发生疾病进展的风险低于高分期高分级肿瘤。对于分期相同的膀胱癌,女性患者的预后比男性差。膀胱癌可发生在任何年龄,但主要发病年龄在中年以后,并且其发病率随年龄增长而增加。大部分膀胱癌患者确诊时处于分化良好或中等分化的非肌层浸润性膀胱癌(non-muscle invasive bladder cancer,NMIBC),即便行经尿道膀胱肿瘤切除术治疗,仍有30%~60%复发,10%~15%的患者最终发展为肌层浸润性膀胱癌(muscle invasive bladder cancer,MIBC)或转移性膀胱癌。

二、病因

　　膀胱癌的发病是一个多因素混合、多基因参与、多步骤形成的过程,异常基因型的积累加上外在环境的作用最终导致恶性表型的出现。目前比较公认的观点是病毒或某些化学致癌物作用于人体,使原癌基因(oncogene)激活成癌基因,抑癌基因(tumor suppressor gene)失活而致癌。吸烟是目前明确的膀胱癌危险因素。吸烟者患膀胱癌的危险性是不吸烟者的2~4倍,发病危险与吸烟数量、持续时间和吸入程度有关。另一重要的致病危险因素为长期接触工业化学产品,如从事芳香胺,染料,橡胶,铝,皮革,油漆,染料等。除了上述两大因素外,其他与膀胱癌发病有关的危险因素包括以下几种。①饮水中的致癌物,饮用经氯消毒并且含有氯化副产物的自来水,可使膀胱癌危险性增加;我国台湾和南美阿根廷的饮用水中的砷污染也与膀胱癌危险性增加有关。②咖啡,饮咖啡者的膀胱癌危险性高于不饮者,但两者无剂量和时间趋势,流行病学研究的结果已排除咖啡与膀胱癌之间的强相关性,但不排除两者之间相关。③尿道疾病,尿道上皮长期受到慢性刺激或人体代谢产物使尿中致癌物水平增高,可使尿路上皮增殖后癌变,例如膀胱鳞癌与埃及血吸虫感染或膀胱结石有关。④药物,大量服用含非那西汀的止痛药可使膀胱癌危险性增加,目前该药已停售。用环磷酰胺治疗的淋巴瘤患者膀胱癌发病的危险性可增高几倍,且肿瘤常为浸润性。⑤人工甜味剂,70 年代末的研究报道甜味剂可使男性膀胱癌危险性增加 60%,但此后的研究未能证实该相关性,故目前国际癌症研究机构已不再将甜味剂列入人类膀胱癌的致癌物质。⑥家族史,膀胱癌患者的直系亲属患膀胱癌的危险性约为无家族史者的 2 倍,年轻膀胱癌患者的直系亲属危险性更高。

多种原癌基因和抑癌基因与膀胱癌发生有关,这些基因在正常的时候不会引起肿瘤,它们编码的产物是对促进细胞增殖非常重要的蛋白质,如生长因子(sis)、生长因子受体(fms、erbB)、信号转导蛋白(src、ras、raf)和转录因子(myc、fos、c-jun)、细胞周期蛋白(cyclin D)和细胞凋亡调控因子(bcl-2)。当这些基因发生异常时,能使细胞发生恶性转化,此时这些基因被称为细胞癌基因,这时这些基因被激活,细胞发生恶变。影响细胞增殖的抑癌基因包括转录调节因子(Rb、p53),周期蛋白依赖性激酶抑制因子(p21),磷酸酯酶(PTEN)和细胞黏附分子(DCC)等。

第三节　膀胱癌的组织病理学

目前,膀胱癌的分级广泛采用 WHO 的国际肿瘤组织学分类(WHO 1973,1998,2004)分级标准,而浸润深度则主要以国际抗癌联盟(Union Internationale Contre le Cancer/International Union Against Cancer,UICC)TNM 分期法为标准。

一、膀胱癌的组织学类型

被覆尿路的上皮统称为尿路上皮或移行上皮。膀胱癌包括尿路上皮(移行)细胞癌、鳞状细胞癌和腺细胞癌,其次还有较少见的小细胞癌、混合型癌、癌肉瘤及转移性癌等。其中,膀胱尿路上皮癌最为常见,占膀胱癌的 90% 以上;膀胱鳞状细胞癌比较少见,约占膀胱癌的 3%～7%。膀胱腺癌更为少见,占膀胱癌的比例<2%,膀胱腺癌是膀胱外翻最常见的癌。

二、膀胱癌的组织学分级

膀胱癌的分级与膀胱癌的复发和侵袭行为密切相关。膀胱肿瘤的恶性程度以分级(Grade)表示。关于膀胱癌的分级,目前普遍采用 WHO 分级法。

1. **WHO 1973 分级法**　1973 年的膀胱癌组织学分级法根据癌细胞的分化程度分为高分化、中分化和低分化 3 级,分别用 grade 1、2、3 或 grade Ⅰ、Ⅱ、Ⅲ表示(表 6-4-1)。

表 6-4-1　膀胱尿路上皮癌恶性程度分级系统

WHO 1973 分级
乳头状瘤
尿路上皮癌 1 级,分化良好
尿路上皮癌 2 级,中度分化
尿路上皮癌 3 级,分化不良
WHO/ISUP 1998,WHO 2004 分级
乳头状瘤
低度恶性倾向尿路上皮乳头状瘤
乳头状尿路上皮癌,低分级
乳头状尿路上皮癌,高分级

注:WHO 1973,WHO 2004 分级法是两个不同的分类系统,二者之间不能逐一对应。

2. **WHO/ISUP 分级法**　1998 年 WHO 和国际泌尿病理协会(International Society of Urological Pathology,ISUP)提出了非浸润性尿路上皮(移行细胞)癌新分类法,2004 年 WHO 正式公布了这一新的分级法。

此分级法将尿路上皮肿瘤分为低度恶性倾向尿路上皮乳头状肿瘤、低分级和高分级尿路上皮癌。低度恶性倾向尿路上皮乳头状肿瘤的定义为尿路上皮乳头状肿瘤,其细胞形态正常,无恶性肿瘤的细胞学特征。虽然此种尿路上皮肿瘤进展的风险很小,但不完全属于良性病变,仍有复发的可能。

三、膀胱癌的分期

膀胱癌的分期指肿瘤浸润深度及转移情况,是判断膀胱肿瘤预后的最有价值的参数。国际抗癌协会的 2002 年第 6 版 TNM 分期法已被普遍采用,2009 年更新为第 7 版(表 6-4-2),其中膀胱癌的 T 分期和 M 分期较过去的 2002 年第 6 版没有变化,N-淋巴结分期进行了重新修订,不再以淋巴结大小作为淋巴结分期的依据。膀胱癌可分为非肌层浸润性膀胱癌（Tis，T_a，T_1）和肌层浸润性膀胱癌（T_2以上）。原位癌虽然也属于非肌层浸润性膀胱癌，但一般分化差，属于高度恶性的肿瘤，向肌层浸润性进展的概率要高得多。因此，应将原位癌与T_a、T_1期膀胱癌加以区别。

表 6-4-2　膀胱癌 2002 TNM 分期

T（原发肿瘤）
T_x 原发肿瘤无法评估
T_0 无原发肿瘤证据
T_a 非浸润性乳头状癌
Tis 原位癌（"扁平癌"）
T_1 肿瘤侵及上皮下结缔组织
T_2 肿瘤侵犯肌层
　　T_{2a} 肿瘤侵犯浅肌层（内侧半）
　　T_{2b} 肿瘤侵犯深肌层（外侧半）
T_3 肿瘤侵犯膀胱周围组织
　　T_{3a} 显微镜下发现肿瘤侵犯膀胱周围组织
　　T_{3b} 肉眼可见肿瘤侵犯膀胱周围组织（膀胱外肿块）
T_4 肿瘤侵犯以下任一器官或组织，如前列腺、子宫、阴道、盆壁和腹壁
　　T_{4a} 肿瘤侵犯前列腺、子宫或阴道
　　T_{4b} 肿瘤侵犯盆壁或腹壁
N（区域淋巴结）
N_x 区域淋巴结无法评估
　　N_0 无区域淋巴结转移
　　N_1 真骨盆区（髂内、闭孔、髂外，或骶前）单个淋巴结转移
　　N_2 真骨盆区（髂内、闭孔、髂外，或骶前）多个淋巴结转移
　　N_3 髂总淋巴结转移
M（远处转移）
　　M_x 远处转移无法评估
　　M_0 无远处转移
　　M_1 远处转移

第四节　膀胱癌的诊断

一、临床表现

1. **尿路刺激症状**　肿瘤发生在膀胱三角区或合并感染时可出现该症状，或以该症状为主。膀胱刺激症状还提示膀胱原位癌的可能性，故缺乏充分感染依据的膀胱刺激征患者要尽快全面检查以排除膀胱癌。

2. **血尿（hematuria）**　血尿是膀胱癌最常见

的症状。血尿多为肉眼血尿，其次是镜下血尿。可为间歇性，或全程血尿，或终末血尿。因为血尿的多样性而易被误诊或延误诊断。病情发展或病变范围较大或合并感染，可合并尿路刺激症状，甚至尿潴留。

二、体格检查

膀胱癌患者触及盆腔包块多是局部进展性肿瘤的证据。体检还包括经直肠、经阴道指检和麻醉下腹部双合诊等，但体检在T_a、T_1期膀胱癌中的诊断价值有限。

三、影像学检查

1. **超声检查**　超声检查可通过三种途径（经腹、经直肠、经尿道）进行，可同时检查肾脏、输尿管、前列腺和其他脏器（如肝脏等）。经直肠超声显示膀胱三角区、膀胱颈和前列腺较清楚。

2. **泌尿系统平片和静脉尿路造影（KUB+IVU）**　泌尿系统平片及静脉尿路造影检查一直被视为膀胱癌患者的常规检查，以期发现并存的上尿路肿瘤，但能够获得重要信息量尚少。

3. **CT 检查**　传统 CT（平扫+增强扫描）对诊断膀胱肿瘤有一定价值，可发现较大肿瘤，还可与血块鉴别。螺旋 CT 分辨率大大提高，可以发现较小肿瘤（1~5mm）。如果膀胱镜发现肿瘤为实质性（无蒂）、有浸润到肌层的可能或了解肝脏有无病变时可进行 CT 检查。

4. **MRI 检查**　传统 MRI 对膀胱癌检查并无明显优越之处。MRI 检查膀胱，T1 加权像尿呈极低信号，膀胱壁为低至中度信号，而膀胱周围脂肪为高信号。T1 加权像有助于检查扩散至邻近脂肪的肿瘤、淋巴结转移以及骨转移情况，甚至可评价除前列腺以外的邻近器官受侵犯情况。T2 加权像尿液呈高信号，正常逼尿肌呈低信号，而大多数膀胱癌为中等信号。低信号的逼尿肌下方的肿瘤出现中断现象提示肌层浸润。因此，MRI 有助于肿瘤分期。

5. **PET（正电子发射断层扫描）**　一般不用于诊断，因示踪剂 FDG（氟脱氧葡萄糖）经肾脏排泌入膀胱会影响对较小肿瘤的诊断，而且费用较高，限制了其应用。目前，PET/CT 主要应用于肌层浸润性膀胱癌术前分期。但也有研究认为 PET/CT 对于浸润性膀胱癌的淋巴结分期没有优势。

四、尿细胞学

尿细胞学检查（urinary cytology）是膀胱癌诊断

和术后随诊的主要方法之一。尿标本的采集一般是通过自然排尿，也可以通过膀胱冲洗，这样能得到更多的癌细胞，利于提高诊断率。尿细胞学阳性意味着泌尿道的任何部分，包括：肾盏、肾盂、输尿管、膀胱和尿道，存在尿路上皮癌的可能。尿细胞学检测膀胱癌的敏感性为 13% ~ 75%，特异性为 85% ~ 100%。敏感性与癌细胞恶性分级密切相关，分级低的膀胱癌敏感性较低，一方面是由于肿瘤细胞分化较好，其特征与正常细胞相似，不易鉴别，另一方面由于癌细胞之间黏结相对紧密，没有足够多的癌细胞脱落到尿中而被检测到，所以尿细胞学阴性并不能排除低级别尿路上皮癌的存在；相反，分级高的膀胱癌或原位癌，敏感性和特异性均较高。许多因素影响尿细胞学检查结果，如泌尿系统感染、结石、膀胱灌注治疗等。

五、尿液膀胱癌标记物

为了提高无创检测膀胱癌的水平，尿液膀胱癌标记物的研究受到了很大的关注，美国 FDA 已经批准将 BTAstat、BTAtrak、NMP22、FDP、ImmunoCyt 和 FISH 用于膀胱癌的检测。其他还有许多的标记物，如：端粒酶、存活素（survivin）、微卫星分析、CYFRA21-1 和 LewisX 等，在检测膀胱癌的临床研究中显示了较高的敏感性和特异性。虽然大部分尿液膀胱癌标记物显示出了较高的敏感性，但是其特异性却普遍低于尿细胞学检查，到目前为止，仍然没有一种理想的标记物能够取代膀胱镜和尿细胞学检查而对膀胱癌的诊断、治疗、术后随诊和预后等方面做出足够的判断。

六、膀胱镜检查和活检

膀胱镜检查（cystoscopy）和活检是诊断膀胱癌最可靠的方法。通过膀胱镜检查可以明确膀胱肿瘤的数目、大小、形态（乳头状的或广基的）、部位以及周围膀胱黏膜的异常情况，同时可以对肿瘤和可疑病变进行活检以明确病理诊断。如有条件，建议使用软性膀胱镜检查，与硬性膀胱镜相比，该方法具有损伤小、视野无盲区、相对舒适等优点。膀胱肿瘤通常是多灶性的，非肌层浸润性膀胱癌可以伴有原位癌或发育不良，表现为类似炎症的淡红色绒毛样的黏膜改变，也可以完全表现为正常。但当尿脱落细胞学检查阳性或膀胱黏膜表现异常时，建议行选择性活检，以明确诊断和了解肿瘤范围。在尿细胞学检查阳性而膀胱黏膜表现为正常、怀疑有原位癌存在时，应考虑行随机活检。如果膀胱肿瘤为

原位癌、多发性癌或者肿瘤位于膀胱三角区或颈部时，并发前列腺部尿道癌的危险性增加，建议行前列腺部尿道活检，此外，尿细胞学阳性或前列腺部尿道黏膜表现异常时，也应行该部位的活检。

七、诊断性经尿道电切术

如果影像学检查发现膀胱内有非肌层浸润的肿瘤占位病变，可以省略膀胱镜检查，直接行经尿道电切术（transurethral resection，TUR），这样可以达到两个目的，一是切除肿瘤，二是明确肿瘤的病理诊断和分级、分期，为进一步治疗以及判断预后提供依据。

TUR 方法：如果肿瘤较小（小于 1cm），可以将肿瘤与其基底的部分膀胱壁一起切除送病理检查；如果肿瘤较大，则行分步骤切除，先将肿瘤的突起部分切除，然后切除肿瘤的基底部分，基底部分应包含膀胱壁肌层，最后切除肿瘤的周边区域，将这三部分标本分别送病理检查。TUR 时尽量避免烧灼，以减少对标本组织的破坏。

八、荧光膀胱镜检查

荧光膀胱镜检查是通过向膀胱内灌注光敏剂，如：5-氨基酮戊酸（5-ALA）、Hexaminolaevulinate（HAL）或 Hypericin，产生的荧光物质能高选择的积累在新生的膀胱黏膜组织中，在激光激发下病灶部位显示为红色荧光，与正常膀胱黏膜的蓝色荧光形成鲜明对比，能够发现普通膀胱镜难以发现的小肿瘤、发育不良或原位癌，检出率可以提高 14% ~ 25%。欧洲泌尿外科学会指南推荐，在怀疑有膀胱原位癌或尿细胞学检查阳性而普通膀胱镜检查正常时，应该考虑使用荧光膀胱镜做进一步检查。但荧光膀胱镜的缺点是诊断膀胱癌的特异性相对不高，炎症、近期膀胱肿瘤电切术和膀胱灌注治疗会导致假阳性结果。

九、二次经尿道电切术

非肌层浸润性膀胱癌电切术后，相当多的肿瘤复发是由于肿瘤残余造成的，特别是中、高分级的 T_1 期膀胱癌，首次电切术后肿瘤残余率可以达到 33.8% ~ 36%，此外，由于电切技术和送检肿瘤标本质量问题，首次电切还可以造成一部分肿瘤的病理分期偏差。对非肌层浸润性膀胱癌在首次电切术后短期内进行二次经尿道电切术（ReTUR），特别是对那些高风险的 T_1 期膀胱癌，可以降低术后肿瘤复发率和进展率，并且可以获得更准确的肿瘤病理

分期。

我国膀胱癌诊治指南推荐：①膀胱肿瘤患者需询问病史，做体格检查、尿常规、B超、尿脱落细胞学、IVU检查及胸部X线片；②对所有考虑膀胱癌的患者应行膀胱镜检查及病理活检或诊断性TUR；③对怀疑原位癌、尿脱落细胞学阳性而无明确黏膜异常者应考虑随机活检；④对肌层浸润性膀胱癌患者根据需要可选择盆腔CT/MRI、骨扫描。

第五节 非肌层浸润性膀胱癌的治疗

非肌层浸润性膀胱癌占初发膀胱肿瘤的70%，其中T_a占70%、T_1占20%、T_{is}占10%。T_a和T_1虽然都属于非肌层浸润性膀胱癌，但两者的生物学特性有显著不同，由于固有层内血管和淋巴管丰富，故T_1容易发生肿瘤扩散。

某些因素同非肌层浸润性膀胱癌的预后密切相关。其中与复发密切相关的因素包括肿瘤数目、肿瘤的复发频率，尤其是术后3个月时有无复发、肿瘤大小、肿瘤分级。与肿瘤进展最相关的因素包括肿瘤的病理分级和肿瘤分期。膀胱颈处的肿瘤预后较差。根据复发风险及预后的不同，非肌层浸润性膀胱癌可分为以下三组：①低危非肌层浸润性膀胱尿路上皮癌：单发、T_a、G_1（低级别尿路上皮癌）、直径<3cm；②高危非肌层浸润性膀胱尿路上皮癌：多发或高复发、T_1、G_3（高级别尿路上皮癌）、T_{is}；③中危非肌层浸润性膀胱尿路上皮癌：除以上两类的其他情况，包括肿瘤多发、T_a~T_1、G_1~G_2（低级别尿路上皮癌）、直径>3cm等。

一、手术治疗

1. 经尿道膀胱肿瘤切除术
经尿道膀胱肿瘤切除术（transurethral resection of bladder tumor，TUR-BT）既是非肌层浸润性膀胱癌的重要诊断方法，同时也是主要的治疗手段。经尿道膀胱肿瘤切除术有两个目的：一是切除肉眼可见的全部肿瘤，二是切除组织进行病理分级和分期。TUR-BT术应将肿瘤完全切除直至露出正常的膀胱壁肌层。肿瘤切除后，建议进行基底部组织活检，便于病理分期和下一步治疗方案的确定。对于肿瘤切除不完全、标本内无肌层、高级别肿瘤和T_1期肿瘤，建议术后2~6周再次行TUR-BT，可以降低术后复发概率。

2. 经尿道激光手术
激光手术可以凝固，也可以气化，其疗效及复发率与经尿道手术相近。但术前需进行肿瘤活检以便进行病理诊断。激光手术对于肿瘤分期有困难，一般适合于乳头状低级别尿路上皮癌，以及病史为低级别、低分期的尿路上皮癌。

3. 光动力学治疗
光动力学治疗（photodynamic therapy，PDT）是利用膀胱镜将激光与光敏剂相结合的治疗方法。肿瘤细胞摄取光敏剂后，在激光作用下产生单态氧，使肿瘤细胞变性坏死。膀胱原位癌、控制膀胱肿瘤出血、肿瘤多次复发、不能耐受手术治疗等情况可以选择此疗法。

二、术后辅助治疗

1. 术后膀胱灌注化疗（instilation therapy）
尽管TUR-BT术可以完全切除非肌层浸润的膀胱癌，但在临床治疗中仍有很高的复发概率，而且有些病例会发展为肌层浸润性膀胱癌。单纯TUR-BT术不能解决术后高复发和进展问题，因此建议所有的非肌层浸润性膀胱癌患者术后均进行辅助性膀胱灌注治疗。

（1）TUR-BT术后即刻膀胱灌注化疗：TUR-BT术后24小时内完成表柔比星（epirubicin）、吡柔比星（THP）或丝裂霉素（mitomycin）等膀胱灌注化疗可以使肿瘤复发率明显降低，因此推荐所有的非肌层浸润性膀胱癌患者TUR-BT术后24小时内均进行膀胱灌注化疗，但术中有膀胱穿孔或术后明显血尿时不宜采用。TUR-BT术后即刻膀胱灌注化疗对单发和多发膀胱癌均有效。低危非肌层浸润性膀胱癌术后即刻灌注后，肿瘤复发的概率很低，因此即刻灌注后可以不再继续进行膀胱灌注治疗。

（2）术后早期膀胱灌注化疗及维持膀胱灌注化疗：对于中危和高危的非肌层浸润性膀胱癌，术后24小时内即刻膀胱灌注治疗后，建议继续膀胱灌注化疗，每周1次，共4~8周，随后进行膀胱维持灌注化疗，每月1次，共6~12个月。研究显示，非肌层浸润性膀胱癌维持灌注治疗6个月以上时不能继续降低肿瘤的复发概率，因此建议术后维持膀胱灌注治疗6个月。但也有研究发现表柔比星维持灌注1年可以降低膀胱肿瘤的复发概率。灌注期间出现严重的膀胱刺激症状时，应延迟或停止灌注治疗，以免继发膀胱挛缩。膀胱灌注治疗的副作用与药物剂量和灌注频率有关。膀胱灌注治疗主要用于减少膀胱肿瘤的复发，没有证据显示其能预防肿瘤进展。

（3）膀胱灌注化疗的药物：膀胱灌注化疗常用

药物包括表柔比星、丝裂霉素、吡柔比星、阿霉素、羟基喜树碱等。尿液的 pH 值、化疗药的浓度与膀胱灌注化疗效果有关，并且药物浓度比药量更重要。化疗药物应通过导尿管灌入膀胱，并保留 0.5~2 小时。表柔比星的常用剂量为 50~80mg，丝裂霉素为 20~60mg，吡柔比星为 30mg，羟基喜树碱为 10~20mg。其膀胱灌注化疗的主要副作用是化学性膀胱炎，程度与灌注剂量和频率相关，TUR-BT 术后即刻膀胱灌注更应注意药物的副作用。多数副作用在停止灌注后可以自行改善。

2. 术后膀胱灌注免疫治疗

（1）卡介苗（BCG）：BCG 适合于高危非肌层浸润性膀胱癌的治疗，可以预防膀胱肿瘤的进展。BCG 不能改变低危非肌层浸润性膀胱癌的病程，而且由于 BCG 灌注的副作用发生率较高，对于低危非肌层浸润性膀胱尿路上皮癌不建议行 BCG 灌注治疗。对于中危非肌层浸润性膀胱尿路上皮癌而言，其术后 5 年肿瘤复发概率为 42%~65%，而进展概率为 5%~8%，因此，中危非肌层浸润膀胱尿路上皮癌膀胱灌注的主要目的是防止肿瘤复发，一般建议采用膀胱灌注化疗，某些情况也可以采用 BCG 灌注治疗。由于术后膀胱有创面，因此术后即刻灌注治疗应避免采用 BCG，以免引起严重的副作用。BCG 膀胱灌注的剂量：BCG 治疗一般采用 6 周灌注诱导免疫应答，再加 3 周的灌注强化以维持良好的免疫反应。BCG 灌注用于治疗高危非肌层浸润膀胱尿路上皮癌时，一般采用常规剂量（120~150mg）；BCG 用于预防非肌层浸润膀胱尿路上皮癌复发时，一般采用低剂量（60~75mg）。BCG 灌注一般在 TUR-BT 术后 2 周开始。BCG 维持灌注可以使膀胱肿瘤进展概率降低 37%。需维持 BCG 灌注 1~3 年（至少维持灌注 1 年），因此建议在 3、6、12、18、24、36 个月时重复 BCG 灌注，以保持和强化疗效。BCG 膀胱灌注的主要副作用为膀胱刺激症状和全身流感样症状，少见的副作用包括结核败血症、前列腺炎、附睾炎、肝炎等。因此，TUR-BT 术后膀胱有开放创面或有肉眼血尿等情况下，不能进行 BCG 膀胱灌注。

（2）免疫调节剂：一些免疫调节剂与化疗药物一样可以预防膀胱肿瘤的复发，包括干扰素、钥孔戚血蓝素等。

3. 复发肿瘤的灌注治疗

膀胱肿瘤复发后，一般建议再次 TUR-BT 治疗。依照 TUR-BT 术后分级及分期，按上述方案重新进行膀胱灌注治疗。对频繁复发和多发者，建议行 BCG 灌注治疗。

4. 膀胱原位癌的治疗

膀胱原位癌的治疗方案是行彻底的 TUR-BT 术，术后行 BCG 膀胱灌注治疗。BCG 灌注每周 1 次，每 6 周为 1 个周期，1 个周期后有 70% 完全缓解。休息 6 周后，进行膀胱镜检和尿脱落细胞学检查，结果阳性者再进行 1 个周期，共 6 周的灌注治疗。另有 15% 的病例获得缓解。休息 6 周后，重复膀胱镜检和尿脱落细胞学检查，若结果仍为阳性，建议行膀胱根治性切除术及尿道根治性切除术。对于缓解的病例，应在第 3、6、12、18、24、30 和 36 个月时进行 1 个周期的 BCG 灌注防止复发。BCG 治疗缓解率 83%~93%，有 11%~21% 在 5~7 年内死于该病。无效及不完全反应肿瘤进展率 33%~67%。若治疗 9 个月时未完全缓解或肿瘤复发，则建议行根治性膀胱切除术。

5. T₁G₃ 膀胱癌的治疗

T_1G_3 膀胱癌通过 BCG 灌注治疗或膀胱灌注化疗，有 50% 可以保留膀胱。建议先行 TUR-BT 术，术后 2~6 周后再次行 TUR-BT 术。无肌层浸润者，术后行 BCG 灌注治疗或膀胱灌注化疗。对于 2 周期 BCG 灌注治疗或 6 个月膀胱灌注化疗无效或复发的病例，建议行根治性膀胱切除术。

我国膀胱癌诊治指南推荐：①TUR-BT 术是非肌层浸润性膀胱尿路上皮癌的主要治疗手段；②对低危非肌层浸润性膀胱尿路上皮癌，术后可只进行单剂即刻膀胱灌注化疗；③对中、高危非肌层浸润性膀胱尿路上皮癌，术后单剂即刻膀胱灌注化疗后，应进行后续化疗药物或 BCG 维持灌注治疗；④对高危非肌层浸润性膀胱尿路上皮癌，首选 BCG 膀胱灌注治疗（至少维持 1 年）；⑤膀胱灌注治疗无效的非肌层浸润性膀胱尿路上皮癌（如肿瘤进展、肿瘤多次复发、Tis 和 T1G3 肿瘤经 TUR-BT 及膀胱灌注治疗无效等），则建议行根治性膀胱切除术。

第六节 肌层浸润性膀胱癌的治疗

一、根治性膀胱切除术

根治性膀胱切除术（radical cystectomy）同时行盆腔淋巴结清扫术（pelvic lymph node dissection，PLND），是肌层浸润性膀胱癌的标准治疗，是提高浸润性膀胱癌患者生存率、避免局部复发和远处转移的有效治疗方法。该手术需要根据肿瘤的病理类型、分期、分级、肿瘤发生部位、有无累及邻近器官等情况,结合患者的全身状况进行选择。浸润性膀胱癌患者盆腔淋巴结转移的可能性为24%~43%,淋巴结清扫范围可根据肿瘤范围、病理类型、浸润深度和患者情况决定。

1. 根治性膀胱切除术的指征 根治性膀胱切除术的基本手术指征为 $T_2 \sim T_{4a}$, N_{0-x} , M_0 浸润性膀胱癌,其他指征还包括高危非肌层浸润性膀胱癌 T_1 G_3 肿瘤,BCG 治疗无效的 Tis,反复复发的非肌层浸润性膀胱癌,单靠 TUR 或腔内手术无法控制的广泛乳头状病变等;挽救性膀胱全切除术的指征包括非手术治疗无效、保留膀胱治疗后肿瘤复发和膀胱非尿路上皮癌。以上手术指征可独立选用,亦可综合应用。

2. 根治性膀胱切除术的相关事项 根治性膀胱切除术的手术范围包括:膀胱及周围脂肪组织、输尿管远端,并行盆腔淋巴结清扫术;男性应包括前列腺、精囊,女性应包括子宫、附件。如果手术尿道切缘阳性,原发肿瘤侵犯尿道、女性膀胱颈部或男性前列腺部,则需考虑施行全尿道切除。目前根治性膀胱切除术的方式可以分为开放手术和腹腔镜手术两种。与开放手术相比,腹腔镜手术具有失血量少、术后疼痛较轻、恢复较快的特点,但手术时间并不明显优于开放性手术,而且腹腔镜手术对术者的操作技巧要求较高。机器人辅助的腹腔镜根治性膀胱切除术是近年来发展起来的一种可以使手术更精确和迅速的治疗方法。

淋巴结清扫也可以为预后判断提供重要的信息。目前主要有局部淋巴结清扫,常规淋巴结清扫和扩大淋巴结清扫三种。局部淋巴结清扫仅切除闭孔内淋巴结及脂肪组织;扩大淋巴结清扫的范围是:主动脉分叉和髂总血管(近端),股生殖神经(外侧),旋髂静脉和 Cloquet 淋巴结(远端),髂内血管(后侧),包括腹主动脉远端周围,下腔静脉周围,闭孔,两侧坐骨前和骶骨前淋巴结,清扫范围向上甚至可以扩展至肠系膜下动脉水平;常规淋巴结清扫的范围达髂总血管分叉水平,其余与扩大清扫范围相同;淋巴结清扫术应清除15个以上淋巴结。阳性淋巴结占术中切除淋巴结的比例(淋巴结密度)可能是淋巴结阳性高危患者的重要预后指标之一。

3. 根治性膀胱切除术的生存率 根治性膀胱切除术围术期的死亡率为 1.8%~3.0%,患者的总体5年生存率为 54.5%~68%,10年生存率为

66%。若淋巴结阴性,T_2 期的5年和10年生存率分别为89%和78%,T_{3a} 期为87%和76%,T_{3b} 期为62%和61%,T_4 期为50%和45%。而淋巴结阳性患者的5年和10年生存率只有35%和34%。

二、保留膀胱治疗

对于身体条件不能耐受根治性膀胱切除术,或不愿接受根治性膀胱切除术的浸润性膀胱癌患者,可以考虑行保留膀胱的综合治疗。鉴于浸润性膀胱癌较高的淋巴结转移比例,考虑施行保留膀胱治疗的患者需经过细致选择,对肿瘤性质、浸润深度进行综合评估,正确选择保留膀胱的手术方式,并辅以术后放射治疗和化学治疗,且术后需进行密切随访。浸润性膀胱癌保留膀胱的手术方式有两种:经尿道膀胱肿瘤切除术(TUR-BT)和膀胱部分切除术。对于多数保留膀胱的浸润性膀胱癌患者,可通过经尿道途径切除肿瘤。但对于部分患者应考虑行膀胱部分切除术:肿瘤位于膀胱憩室内、输尿管开口周围或肿瘤位于经尿道手术操作盲区的患者,有严重尿道狭窄和无法承受截石位的患者。

由于单一的治疗无法达到理想的保留膀胱的效果,所以目前保留膀胱的综合治疗多采取手术、化疗和放疗的三联综合治疗。该治疗方案的选择指征必须严格控制,且患者必须具有良好的依从性,才能得到较好的治疗效果。

我国膀胱癌诊治指南推荐:①对于肌层浸润性膀胱尿路上皮癌首选根治性膀胱切除术,并同时进行淋巴结清扫;②如肿瘤侵犯尿道、女性膀胱颈部或男性前列腺部,或手术尿道切缘阳性时,应行全尿道切除术;③特殊情况下行保留膀胱的手术须经过仔细选择,应辅以放、化疗,并密切随访。

第七节 膀胱癌的化疗与放疗

一、膀胱癌的化疗

10%~15%的肌层浸润性膀胱癌患者在确诊时已出现转移,肌层浸润性膀胱癌行根治性膀胱切除术后,高达50%的患者会出现转移,5年生存率为36%~54%。对于 $T_3 \sim T_4$ 和(或)N+M_0 膀胱癌高危患者,5年生存率仅为25%~35%。膀胱癌对含顺铂的化疗方案比较敏感,总有效率为40%~

75%,其中12%～20%的患者局部病灶获得完全缓解,10%～20%的患者可获得长期生存。

1. 新辅助化疗 对于可手术的 T_2～T_{4a} 期患者,术前可行新辅助化疗(neoadjuvant chemotherapy)。新辅助化疗的主要目的是控制局部病变,使肿瘤降期,降低手术难度和消除微转移灶,提高术后远期生存率。新辅助化疗后,患者死亡率可下降12%～14%,5 年生存率提高5%～7%,远处转移率降低5%,对于 T_3～T_{4a} 患者,其生存率提高可能更明显。新辅助化疗的疗程一般为2～3个周期基于顺铂的联合化疗。

2. 辅助化疗 对于临床 T_2 或 T_3 期患者,根治性膀胱切除术后病理若显示淋巴结阳性或为 $pT_{3~4}$,术前未行新辅助化疗者术后可采用辅助化疗(adjuvant chemotherapy)。膀胱部分切除患者术后病理若显示淋巴结阳性或切缘阳性或为 $pT_{3~4}$,术后亦可采用辅助化疗。

3. 对于临床 T_{4a} 及 T_{4b} 患者,若 CT 显示淋巴结阴性或发现不正常淋巴结经活检阴性,可行化疗或化疗+放疗,或手术+化疗(仅限于选择性 cT_{4a} 患者)。CT 显示有肿大淋巴结经活检阳性的,则行化疗或化疗加放疗。

4. 转移性膀胱癌应常规行全身系统化疗,尤其是无法切除、弥漫性转移、可测量的转移病灶。身体状况不宜或不愿意接受根治性膀胱切除术者也可行全身系统化疗。全身化疗2～3周期后进行评价,如肿瘤减小或稳定,则追加2周期化疗。如果化疗后肿瘤可手术切除,则术后继续2周期化疗,可延长患者生存期。

5. 动脉导管化疗 通过对双侧髂内动脉灌注化疗药物达到对局部肿瘤病灶的治疗作用,对局部肿瘤效果较全身化疗好,常用于新辅助化疗。化疗药物可选用 MTX/CDDP 或单用 CDDP 或 5-Fu+ADM+CDDP+MMC 等。

6. 化疗方案

(1) 一线化疗方案:三种化疗药物活性较高,顺铂、吉西他滨、紫杉烷。一般常用2～3种化疗药物联合使用。

1) GC(吉西他滨和顺铂)方案:此联合化疗方案是目前标准一线治疗方案。一般为:吉西他滨 800～$1000mg/m^2$,第1、8、15 天静脉滴注,顺铂 $70mg/m^2$ 第2天静脉滴注,每4周重复,共2～6个周期。

2) MVAC(甲氨蝶呤、长春碱、阿霉素、顺铂)方案:甲氨蝶呤 $30mg/m^2$ 第1、15、22 天静脉滴注,长春碱 $3mg/m^2$ 第2、15、22 天静脉滴注,阿霉素 $30mg/m^2$ 第2天静脉滴注,顺铂 $70mg/m^2$ 第2天静脉滴注,每4周重复,共2～6个周期。

3) 一线替代方案:如不能使用顺铂者,可使用含卡铂或紫杉烷类的化疗方案。但如肾功能正常,卡铂不能替代顺铂。

4) 如果联合放疗,则一线化疗可用顺铂单药、顺铂联合氟尿嘧啶或丝裂霉素-C 联合氟尿嘧啶,这些药物可增加放疗的敏感性。

(2) 二线化疗方案:目前唯一被证实有效的二线化疗药物是长春氟宁。长春氟宁是一种新的第三代长春碱药品,目标反应率为8.5%～18%,疾病控制率为67%,安全性好,并可延长患者生存。其他单药可选用吉西他滨、培美曲塞、紫杉烷、异环磷酰胺等。

联合用药可选用 TC(紫杉醇和顺铂)方案,GD(吉西他滨和多西他赛)方案,TCa(紫杉醇和卡铂)方案,DC(多西他赛和顺铂)3 周方案,GT(吉西他滨和紫杉醇)方案,以及 CMV(甲氨蝶呤联合长春碱和顺铂)方案,CAP(环磷酰胺联合阿霉素和顺铂)方案,GCT(吉西他滨联合顺铂和紫杉醇)方案,GCaT(吉西他滨联合卡铂和紫杉醇)方案,CGD(顺铂联合吉西他滨和多西他赛)方案,ICP(异环磷酰胺联合顺铂和紫杉醇)方案等。

二、膀胱癌的放疗

肌层浸润性膀胱癌患者在某些情况下,为了保留膀胱不愿意接受根治性膀胱切除术,或患者全身条件不能耐受根治性膀胱切除手术,或根治性手术已不能彻底切除肿瘤以及肿瘤已不能切除时,可选用膀胱放射治疗或化疗+放射治疗。但对于肌层浸润性膀胱癌,单纯放疗患者的总生存期短于根治性膀胱切除术。

1. 根治性放疗 膀胱外照射方法包括常规外照射、三维适形放疗及调强适形放疗。单纯放射治疗靶区剂量通常为60～66Gy,每天剂量通常为1.8～2Gy,整个疗程不超过6～7周。目前常用的放疗日程为:①50～55Gy,分25～28次完成(>4周);②64～66Gy,分32～33次完成(>6.5周)。放疗的局部控制率约为30%～50%,肌层浸润性膀胱癌患者5年总的生存率为40%～60%,肿瘤特异生存率为 35%～40%，局部复发率约为 30%。

2. 辅助性放疗 通过术前 4～6 周的放疗，可使 40%～65% 的患者肿瘤降期，使 10%～42% 的患者提高局部肿瘤控制率，但根治性膀胱切除术前放疗对延长患者生存是否有益尚不明确，因此不推荐术前放疗。膀胱全切或膀胱部分切除手术未切净的残存肿瘤或术后病理切缘阳性者，可行术后辅助放疗。

3. 姑息性放疗 通过短程放疗（7Gy×3 天；3～3.5Gy×10 天）可减轻因膀胱肿瘤巨大造成无法控制的症状，如血尿、尿急、疼痛等。但这种治疗可增加急性肠道并发症的危险，包括腹泻和腹部痉挛疼痛。

三、保留膀胱的治疗策略

主要针对 T_2 和 T_{3a} 的尿路上皮癌患者。方法包括单纯经尿道电切手术、经尿道电切手术联合化疗、经尿道电切手术联合放疗、联合放化疗。

我国膀胱癌诊治指南推荐：①化疗和放疗主要作为膀胱癌的辅助性治疗；②全身化疗是转移性膀胱癌的标准治疗；③肌肉浸润性膀胱癌根治术前可选择新辅助化疗；④肌肉浸润性膀胱癌根治术前不建议进行新辅助放疗；⑤化疗应选择含铂类的联合化疗方案，GC 方案和 MVAC 方案为一线化疗方案；⑥化疗或放疗可作为根治性手术的选择性替代方式，但疗效次于根治性手术；⑦对需要保留膀胱的患者，可行经尿道切除膀胱肿瘤联合放化疗，但应密切随访。

第八节　膀胱癌的预后

膀胱癌的预后与肿瘤分级、分期、肿瘤大小、肿瘤复发时间和频率、肿瘤数目以及是否存在原位癌等因素密切相关，其中肿瘤的病理分级和分期是影响预后的最重要因素。

对于非肌层浸润性膀胱癌，可以通过 EORTC（European Organization for Research and Treatment of Cancer）制定的一个综合肿瘤数目、大小、复发频率、分级、分期和有无伴发原位癌等 6 项指标的评分系统来评估 TUR-BT 术后近期和远期复发及进展的概率（表 6-4-3、表 6-4-4、表 6-4-5），并根据复发的危险性和进展的危险性分别相应的将患者分为低危、中危和高危。

表 6-4-3 不同因素对肿瘤复发与进展影响的评分

影响因子	复发	进展
肿瘤数目		
单发	0	0
2～7	3	3
≥8	6	3
肿瘤大小		
≤3cm	0	0
>3cm	3	3
既往复发频率		
原发	0	0
≤1 次/年	2	2
>1 次/年	4	2
T 分期		
T_a	0	0
T_1	1	4
原位癌		
无	0	0
有	1	6
分级		
G_1	0	0
G_2	1	0
G_3	2	5
总分	0～17	0～23

表 6-4-4 不同评分肿瘤复发的可能性(%)

评分	1 年复发概率	5 年复发概率	复发的危险性
0	15(10～19)	31(24～37)	低危
1～4	24(21～26)	46(42～49)	中危
5～9	38(35～41)	62(58～65)	中危
10～17	61(55～67)	78(73～84)	高危

表 6-4-5 不同评分肿瘤进展的可能性(%)

评分	1 年进展概率	5 年进展概率	进展的危险性
0	0.2(0.0～0.7)	0.8(0～1.7)	低危
2～6	1.0(0.4～1.6)	6.0(5～8.0)	中危
7～13	5.0(4.0～7.0)	17(14～20)	中危
14～23	17.0(10～24)	45(35～55)	高危

近年来随着对肿瘤分子机制认识的加深,许多肿瘤标记物相继被发现可用于膀胱癌的预后判断。研究发现,生长分化因子-9(GDF-9)、转移抑制因子-1(MTSS1)以及血管内皮生长因子(VEGF)等基因均对膀胱癌的预后判断有一定价值。

第九节　膀胱非尿路上皮癌

一、鳞状细胞癌

膀胱鳞状细胞癌又称表皮样癌角化性癌、棘细胞癌等,比较少见,占膀胱肿瘤的 1.6%~7%。但在血吸虫病流行区的埃及和非洲较常见,可达55%,它们被特称为"血吸虫性膀胱癌"。非血吸虫性膀胱鳞癌通常由膀胱结石长期留置尿管或膀胱憩室引起的慢性刺激所致。高达 80% 的截瘫病人有膀胱鳞状上皮化生,其中约 5% 可发展为鳞状细胞癌。该病进展快、预后差。根治性膀胱切除术是血吸虫病性膀胱 SCC 治疗的主要方法。

病理改变:膀胱鳞状细胞癌起初常为扁平状或轻度隆起,浸润性生长,呈实体团块状,溃疡型或乳头状多单发,也可多发。病理检查以纯鳞癌多见,伴有移行细胞癌和腺癌等成分的混合癌约占 1/3。组织学特点为角化细胞出现,大癌肿鳞状细胞呈片状,排列不规则,有同心性排列的角化细胞——角化珠。根据鳞状细胞分化的程度可分为Ⅳ级,Ⅰ级:细胞高分化,极类似正常或化生的鳞状上皮细胞,有角化珠形成轻度核仁异常;Ⅱ级:癌肿呈实性生长,有广泛角化和角化珠形成;Ⅲ级:角化仅限于个别细胞且偶有角化珠;Ⅳ级:具有大的透明细胞少见的低分化鳞状细胞。小细胞型鳞癌,细胞分化很差,类似肺的雀麦细胞癌,伴有典型的鳞状细胞癌珠。血吸虫引起的鳞癌,常可见有两个胞核的巨细胞。

二、腺癌

膀胱腺癌是指在整个肿瘤内有腺体样结构。膀胱腺癌又称膀胱胶样癌、膀胱黏液腺癌或膀胱印戒细胞癌。包括原发性膀胱腺癌、脐尿管腺癌和转移性腺癌,其中主要为原发性膀胱腺癌,与膀胱癌的 0.9%~2%。

根据组织来源膀胱腺癌可分为三种类型:原发性非脐尿管腺癌、脐尿管腺癌、转移性腺癌。诊断主要依靠膀胱镜活检,B超、CT 以及 MRI 等检查可显示肿瘤大小、侵犯范围及临床分期,特别是对脐尿管腺癌,当肿瘤未侵及膀胱黏膜时,膀胱镜检可无异常发现。

1. 非脐尿管腺癌　非脐尿管腺癌可能因移行上皮腺性化生引起。长期的慢性刺激、梗阻及膀胱外翻则是引起化生的常见原因。血吸虫感染也是腺癌发生原因之一,在血吸虫流行地区膀胱腺癌约占膀胱癌的 10%。

膀胱腺癌主要症状有血尿、尿痛、膀胱刺激症状、黏液尿。原发性膀胱腺癌发生于膀胱三角区及膀胱侧壁,病变进展较快,多为肌层浸润性膀胱癌。非脐尿管腺癌的患者伴腺性膀胱炎比原位癌更常见。

临床就诊时大多数已属局部晚期,宜行根治性膀胱切除术以提高疗效。经尿道切除或膀胱部分切除术的疗效差。术后辅以放射治疗,可以提高肿瘤无复发生存率。对于进展期和已有转移的腺癌可以考虑化疗,一般采用氟尿嘧啶为基础的化疗,M-VAC 方案化疗无效。

2. 脐尿管腺癌　脐尿管腺癌可能与脐尿管上皮增生及其内覆移行上皮腺性化生有关,约占膀胱腺癌的 1/3。脐尿管腺癌只发生在膀胱顶部前壁,膀胱黏膜无腺性膀胱炎和囊性膀胱炎及肠上皮化生,肿瘤集中于膀胱壁,即肌间或更深层,而非黏膜层,可见脐尿管残留。脐尿管腺癌可浸润到膀胱壁深层、脐、Retzius 间隙及前腹壁。

脐尿管腺癌的治疗主要为手术治疗,包括扩大性膀胱部分切除术和根治性膀胱切除术。放疗和化疗的效果不佳。

3. 转移性腺癌　转移性腺癌是最常见的膀胱腺癌,原发病灶包括来自直肠、胃、子宫内膜、乳腺、前列腺和卵巢。治疗上以处理原发病为主的综合治疗。

三、未分化癌(小细胞癌)

未分化癌少见,已报道有一种小细胞癌类型,组织学上类似肺小细胞癌。肿瘤好发于膀胱两侧壁和膀胱底部。膀胱小细胞癌瘤体直径往往较大,平均约 5cm。与尿路上皮癌相似,膀胱小细胞癌主要通过淋巴转移,不同点在于其更具侵袭性,转移的更早、更快。最常见的转移部位依次为淋巴结、肝脏、骨骼、肺和大脑。就诊时患者往往已有深肌层浸润。

膀胱小细胞癌的诊断同尿路上皮癌,但应考虑有无远处转移。膀胱小细胞癌与膀胱尿路上皮癌在 CT 上的区别是:膀胱小细胞癌广基、无蒂、息肉样改变,向膀胱壁内浸润明显,在未出现膀胱邻近器官或淋巴结转移时往往已侵犯膀胱全层。膀胱小细胞癌细胞病理学特征为零散的、相互孤立、圆形、大小均匀的小细胞,细胞学上相邻的肿瘤细胞缺乏巢状或腺状结构是膀胱小细胞癌最重要的特征。小细胞癌可分为局限期和广泛期,局限期是指任何分期、最大区域淋巴结转移不超过2cm、无远处转移,其余均属广泛期。局限期治疗考虑采用小细胞肺癌的化疗方案做辅助化疗或者新辅助化疗,并联合局部治疗(手术或放疗)。手术治疗应选择根治性膀胱切除术,病理分期为T_3、T_4期考虑术后辅助化疗,化疗一般选用顺铂和依托泊苷广泛期主要采用放疗和(或)化疗为主的综合治疗。现认为新辅助化疗有望提高患者生存率。

四、混合细胞癌

混合细胞癌是指原发于膀胱的两种不同类型恶性肿瘤同时出现或并存。通常以鳞癌、腺癌或小细胞癌与尿路上皮癌共生。其病程进展快,恶性程度高,预后极差,治疗上建议行根治性膀胱切除术。根治术后没有证据表明辅助化疗有效(小细胞癌除外)。如果含有小细胞癌的成分,根治性膀胱切除术后根据分期选择小细胞癌的辅助化疗方案。

(杜 鹏)

参 考 文 献

1. Jemal A, Siegel R, Ward E, et al. Cancer statistics, 2008. CA Cancer J Clin, 2008, 58(2):71-96.

2. Ferlay J, Autier P, Boniol M, et al. Estimates of the cancer incidence and mortality in europe in 2006. Ann Oncol, 2007, 18(3):581-592.

3. Siegel R, Naishadham D, Jemal A. Cancer statistics, 2013. CA Cancer J Clin, 2013, 63(1):11-30.

4. 虞颂庭,臧美孚,夏溟. 尿路上皮肿瘤概论//吴阶平. 吴阶平泌尿外科学. 济南:山东科学技术出版社,2004:919-942.

5. 中华人民共和国卫生部. 2010 中国卫生统计年鉴. 北京:中国协和医科大学出版社,2010.

6. Bianchi M, Roghmann F, Becker A, et al. Age-stratified distribution of metastatic sites in bladder cancer: A population-based analysis. Can Urol Assoc J, 2014, 8(3-4):E148-158.

7. Lammers RJ, Witjes WP, Hendricksen K, et al. Smoking status is a risk factor for recurrence after transurethral resection of non-muscle-invasive bladder cancer. Eur Urol, 2011, 60(4):713-720.

8. Wyszynski A, Tanyos SA, Rees JR, et al. Body mass and smoking are modifiable risk factors for recurrent bladder cancer. Cancer, 2013, 120(3):408-414.

9. Barione DF, Lizarte FS, Novais PC, et al. Gene expression study related with the intrinsic pathway of apoptosis in bladder cancer by real-time pcr technique. Genet Mol Res, 2013, 12(2):878-886.

10. Chung MS, Lee SH, Lee DH, et al. Evaluation of the 7th american joint committee on cancer tnm staging system for prostate cancer in point of classification of bladder neck invasion. Jpn J Clin Oncol, 2012, 43(2):184-188.

11. Witjes JA, Comperat E, Cowan NC, et al. Eau guidelines on muscle-invasive and metastatic bladder cancer: Summary of the 2013 guidelines. Eur Urol, 2014, 65(4):778-792.

12. Goodfellow H, Viney Z, Hughes P, et al. Role of fluorodeoxyglucose positron emission tomography(fdg pet)-computed tomography(ct) in the staging of bladder cancer. BJU Int, 2014, 114(3):389-395.

13. Swinnen G, Maes A, Pottel H, et al. Fdg-pet/ct for the preoperative lymph node staging of invasive bladder cancer. Eur Urol, 2010, 57(4):641-647.

14. Sullivan PS, Chan JB, Levin MR, et al. Urine cytology and adjunct markers for detection and surveillance of bladder cancer. Am J Transl Res, 2010, 2(4):412-440.

15. Tilki D, Burger M, Dalbagni G, et al. Urine markers for detection and surveillance of non-muscle-invasive bladder cancer. Eur Urol, 2011, 60(3):484-492.

16. Wallerand H, Roupret M, Larre S, et al. The role and method of fluorescence-guided cystoscopy in 2011 for management of bladder cancer: Review of the oncology committee of the french urology association. Prog Urol, 2011, 21(12):823-828.

17. Katumalla FS, Devasia A, Kumar R, et al. Second transurethral resection in t1g3 bladder tumors-selectively avoidable?. Indian J Urol, 2011, 27(2):176-179.

18. Divrik RT, Yildirim U, Zorlu F, et al. The effect of repeat transurethral resection on recurrence and progression rates in patients with t1 tumors of the bladder who received intravesical mitomycin: A prospective, randomized clinical trial. J Urol, 2006, 175(5):1641-1644.

19. Fenner A. Bladder cancer: Outpatient laser ablation is an option for localized bladder cancer treatment. Nat Rev Urol, 2013, 10(7):368.

20. Neuhaus J, Schastak S, Berndt M, et al. Photodynamic therapy of bladder cancer. A new option. Urologe A, 2013,52(9):1225-1232.

21. Lee JY, Diaz RR, Cho KS, et al. Efficacy and safety of photodynamic therapy for recurrent, high grade nonmuscle invasive bladder cancer refractory or intolerant to bacille calmette-guerin immunotherapy. J Urol, 2013, 190(4):1192-1199.

22. Hemdan T, Johansson R, Jahnson S, et al. 5-year outcome of a randomized prospective study comparing bacillus calmette-guerin with epirubicin and interferon-alpha2b in patients with t1 bladder cancer. J Urol, 2013, 191(5):1244-1249.

23. Kawai K, Miyazaki J, Joraku A, et al. Bacillus calmette-guerin(bcg) immunotherapy for bladder cancer: Current understanding and perspectives on engineered bcg vaccine. Cancer Sci, 2012, 104(1):22-27.

24. Brausi M, Siracusano S. Collateral activity of immunotherapy with bacillus calmette-guerin for the treatment of non-muscle-invasive transitional cell carcinoma of the bladder: New insights. Eur Urol, 2012, 63(5):836-838.

25. Lammers RJ, Witjes WP, Janzing-Pastors MH, et al. Intracutaneous and intravesical immunotherapy with keyhole limpet hemocyanin compared with intravesical mitomycin in patients with non-muscle-invasive bladder cancer: Results from a prospective randomized phase iii trial. J Clin Oncol, 2012, 30(18):2273-2279.

26. Weiss C, Wolze C, Engehausen DG, et al. Radiochemotherapy after transurethral resection for high-risk t1 bladder cancer: An alternative to intravesical therapy or early cystectomy?. J Clin Oncol, 2006, 24(15):2318-2324.

27. Perdona S, Autorino R, Damiano R, et al. Bladder-sparing, combined-modality approach for muscle-invasive bladder cancer: A multi-institutional, long-term experience. Cancer, 2008, 112(1):75-83.

28. Hautmann RE, Abol-Enein H, Hafez K, et al. Urinary diversion. Urology, 2007, 69(1 Suppl):17-49.

29. Aboumohamed AA, Raza SJ, Al-Daghmin A, et al. Health-related quality of life outcomes after robot-assisted and open radical cystectomy using a validated bladder-specific instrument: A multi-institutional study. Urology, 2014, 83(6):1300-1308.

30. Stein JP, Quek ML, Skinner DG. Lymphadenectomy for invasive bladder cancer: I. Historical perspective and contemporary rationale. BJU Int, 2006, 97(2):227-231.

31. Studer UE, Collette L. Morbidity from pelvic lymphadenectomy in men undergoing radical prostatectomy. Eur Urol, 2006, 50(5):887-892.

32. Merseburger AS, Kuczyk MA. The value of bladder-conserving strategies in muscle-invasive bladder carcinoma compared with radical surgery. Curr Opin Urol, 2007, 17(5):358-362.

33. Sylvester RJ, van der Meijden AP, Oosterlinck W, et al. Predicting recurrence and progression in individual patients with stage ta t1 bladder cancer using eortc risk tables: A combined analysis of 2596 patients from seven eortc trials. Eur Urol, 2006, 49(3):466-465, 475-477.

34. Du P, Ye L, Li H, et al. Growth differentiation factor-9 expression is inversely correlated with an aggressive behaviour in human bladder cancer cells. Int J Mol Med, 2011, 29(3):428-434.

35. Du P, Ye L, Ruge F, et al. Metastasis suppressor-1, mtss1, acts as a putative tumour suppressor in human bladder cancer. Anticancer Res, 2011, 31(10):3205-3212.

36. Kopparapu PK, Boorjian SA, Robinson BD, et al. Expression of vegf and its receptors vegfr1/vegfr2 is associated with invasiveness of bladder cancer. Anticancer Res, 2013, 33(6):2381-2390.

第五章　前列腺癌

第一节　流行病学和病因

一、世界范围的发病率和死亡率

世界范围内，前列腺癌（prostate cancer，PC）发病率在男性所有恶性肿瘤中位居第二。在美国，前列腺癌的发病率已经超过肺癌，成为第一位危害男性健康的肿瘤，据美国癌症协会估计，2013 年美国大约有 238 590 例新发前列腺癌，有 29 720 例将死于此病。在欧洲，每年得到确诊的新发前列腺癌病例大约有 260 万人，前列腺癌占全部男性癌症的 11%，占全部男性癌症死亡人数的 9%。

50 岁以下的男性很少罹患前列腺癌，所占比例不到所有患者的 0.1%。前列腺癌的高发年龄在 70~74 岁之间，85% 的患者确诊时年龄都超过了 65 岁。亚洲前列腺癌的发病率远远低于欧美国家，但近年来呈现上升趋势。

自从 PSA 检查应用临床以来，局限性前列腺癌的比例增加，而晚期前列腺癌的比例则有所下降，PSA 的应用同时也导致前列腺癌的病理分期出现了明显降低的趋势，前列腺癌根治术中发现局限性前列腺癌的比例增加即证明了这一点。临床 T1~T3 期和全部级别的前列腺癌都出现了病理分期降低的情况，而这又大大地提高了外照射或手术治疗后患者的癌症特异生存率。由于还没有被随机对照的临床研究所证实，因此筛查是否可以降低前列腺癌的死亡率仍存在争论。

二、我国前列腺癌的流行病学

中国 1993 年前列腺癌发生率为 1.71/10 万人口，死亡率为 1.2/10 万人口；1997 年发生率升高至 2.0/10 万人口，至 2002 年为 3.4/10 万男性人口。另一组来自全国肿瘤防治研究办公室/全国肿瘤登记中心收集全国 30 个登记处的数据显示，1988~1992 年的前列腺癌发生率为 1.96/10 万人口，1993~1997 年为 3.09/10 万人口，1998~2002 年为 4.36/

10 万人口。1979 年中国台湾地区仅有 98 位前列腺癌新病例；1995 年已上升至 884 位，年龄标准化发生率达 7.2/10 万人口，2000 年有 635 人死亡，死亡率为 5.59/10 万人口。近 30 年来，上海地区男性的前列腺癌的发病率明显升高，从 1973~1975 年的 1.6/10 万升高到 1997~1999 年的 5.3/10 万，增加了 3.3 倍；2009 年，上海市疾病预防控制中心报道的男性前列腺癌发病率更是达到了 25.88/10 万人，居男性恶性肿瘤的第五位，泌尿生殖系肿瘤的第 1 位。北京的情况类似，从 1985~1995 年，城区的前列腺癌发病率增加了 2.3 倍，北京大学泌尿外科研究所所收治的前列腺癌患者占所有病患的比例从 20 世纪 50 年代的 0.6% 上升到 90 年代的 3.4%（增加了 5.7 倍）。

我国各地区前列腺癌发病率的分布也存在不平衡现象，通常城市发病率高于农村。在 41 个肿瘤登记地区中，年龄调整发病率较高的是广州市（11.18/10 万）、杭州市（8.81/10 万）和北京市（8.29/10 万）；阳城县（0.00/10 万）、淮安（0.52/10 万）及泰兴（0.68/10 万）等地区前列腺癌的发病率最低。

由于 PSA 筛查的广泛应用以及公众对前列腺癌认识度的增高，美国 75% 的前列腺癌患者仅有 PSA 的异常，91% 的患者病变局限。20 世纪 90 年代以来，美国前列腺癌患者的 5 年生存率在 90% 以上。而我国大部分患者是以尿路症状或骨痛而就诊，一项多中心研究显示仅 6.2% 的患者是由于 PSA 升高而被发现，就诊患者的 PSA 中位数为 46.1μg/L，就诊的 431 名前列腺癌患者中，临床 T3~T4 期的患者占 66.6%，由于大部分患者病变已为晚期，长期预后不佳，1988~1995 年上海前列腺癌患者的 5 年生存率仅为 36.5%。

由于缺少 PSA 筛查，人群暴露因素的变化是国内发达地区前列腺癌发病率迅速升高的主要原因。随着生活水平的提高，城区居民的脂肪摄入量持续增加，尤其是 20 世纪 80 年代中期以来增加更为明显，主要的食物来源中粮食和蔬菜的消费量出现下降,而动物脂肪、肉类的消费量大幅上升。1996 年,上海市区居民各年龄组的脂肪热量占总热能比均超过了 30%,其中饱和脂肪酸的摄入量增加最多,相反,具有保护作用的豆制品蛋白质占总蛋白质的比重下降,1982 年占总蛋白质的 14.5%,1992 年降低到 5.4%。生活方式的变化导致前列腺癌危险因素和保护因素的失衡,在低危人群出现明显的发病率增高的趋势。

近些年来,中国的前列腺癌发病率和死亡率迅速增加。这种迅速增加有如下原因:中国人寿命延长,诊断水平的提高以及饮食的西化。综合文献报道,前列腺癌发病率的相关危险因子可分为三类:明确的、可能的及潜在的。

三、明确的危险因子

1. 年龄 前列腺癌患者主要是老年男性,新诊断患者中位年龄为 72 岁,高峰年龄为 75～79 岁。在美国,大于 70% 的前列腺癌患者年龄都超过 65 岁,50 岁以下男性很少见,但是大于 50 岁,发病率和死亡率就会呈指数增长。年龄小于 39 岁的个体,患前列腺癌的可能性为 0.005%,40～59 岁年龄段增至 2.2%(1/45),60～79 岁年龄段增至 13.7%(1/7)。随着人类寿命的不断延长,人口构成呈老龄化趋势,男性罹患前列腺癌的可能性不断增加,死于前列腺癌的可能性也不断增大。

2. 种族 现已弄清楚了前列腺癌发生率的种族差异,如东方人的发病率很低,而北欧斯堪的纳维亚人则很高,此外,生活在美国的黑人比起类似的教育水平和社会经济地位的白人来要高很多,可高达 30% 左右。与白人相比,黑人患病要更晚期且存活率要低。五年存活率在美国黑人为 62%,而白人则为 72%。

3. 家族史 如果一个一级亲属(兄弟或父亲)患有前列腺癌,其本人患前列腺癌的危险性会增加 1 倍以上。2 个或 2 个以上一级亲属患前列腺癌,相对危险性会增至 5～11 倍。有前列腺癌阳性家族史的患者比那些无家族史患者的确诊年龄早 6～7 年。前列腺癌患病人群中一部分亚人群(大约 9%)为真正的遗传性前列腺癌,指的是 3 个或 3 个以上亲属患病或至少 2 个为早期发病(55 岁以前)。目前,许多有关基因多态性和前列腺癌遗传易感性的研究正在进行中,将为解释前列腺癌的发生提供遗传学证据。

四、可能的危险因子

1. 脂肪 很多研究均表明饮食脂肪是重要的前列腺癌的致癌因子。有人假设是因为饮食形式能改变性激素的产生,从而影响前列腺内的致癌区危险性,这不仅仅累及饮食脂肪摄入量,还波及饮食中脂溶性维生素 A、D、E 及微量元素,如锌。根据 32 个国家的统计,前列腺癌死亡率与饮食脂肪摄入高度相关,这类似于乳腺癌。比如日本男性食物含脂量低于美国男性很多,但当日本男性食物脂肪含量增到西方水平,日本男性的前列腺癌发病率开始上升。可资佐证的另一个事实是那些移居到美国的日本男性,其前列腺癌发病率处于在日本的低发病率和美国的高发病率之间。

2. 激素 前列腺是一个雄激素(androgen)依赖性器官,正常前列腺上皮的生长必须有睾酮(testosterone)的存在,早期前列腺癌已证明是内分泌激素依赖性的。虽然类固醇性激素与前列腺癌发生之间的关系还不是很清楚,但是低脂高纤维素饮食已证明能降低血液循环中睾酮进而影响男性激素的代谢,这种改变对于前列腺癌的发展起很重要的作用。但是现在还没有观察到前列腺癌患者血中高睾酮浓度。也许其他激素如催乳素和雌激素也在前列腺代谢中起着一种尚未弄清楚的作用。已有研究证明年轻的美国男性黑人血中睾酮的浓度比同年龄的白人要高,这一差异足以解释美国黑人患前列腺癌的高危险性。在另一研究中比较美国和日本男人,发现美国男人的睾酮代谢酶水平不同于日本男人。显然激素对前列腺正常生理学和癌变发生起着一种还不完全清楚的作用。

五、潜在的危险因子

1. 镉 镉是烟草和碱性电池中的微量元素,从事电焊与电镀工作的人员接触大量的镉。不少研究均表明镉与前列腺癌的发生有弱相关性。原因可能是镉与锌的相互作用,锌在前列腺组织中的含量很高,是多种细胞内代谢途径所必需的。

2. 输精管结扎术 有几个大的回顾性和前瞻性研究显示:输精管结扎术可增大前列腺癌危险性 1.2～2 倍,尤其在输精管结扎时为 35 岁以下的年轻男性,但这一发现仍然很有争议。首先,这一发现没有可用以解释的生物学基础,其次,其研究的方法也有很大缺陷。另外的研究并未发现有任何联系。因此,即使输精管结扎术与前列腺癌的发生有关,其危险性也是很低的。

3. 维生素 A 维生素 A 是脂溶性必需维生素,对于上皮细胞的正常分化、生理生长、视觉功能及生殖功能是必需的。维生素 A 缺乏症在几个动物模型上证明与几种不同的肿瘤生长有关,而替补疗法能抑制实验性动物前列腺癌。至于增加维生素 A 摄入是否增加前列腺癌的危险尚有争议。在日本和其他前列腺癌低发地区,维生素 A 的主要来源是蔬菜,而在美国主要来源是动物脂肪。因此,维生素 A 摄入与前列腺癌的危险性实际上与高动物脂肪摄入量而致的高危险相关。

4. 维生素 D 研究显示前列腺癌在北半球国家的发病率要高于赤道附近的国家,美国前列腺癌患者的死亡率与紫外线照射量呈负相关。维生素 D 可诱发前列腺癌细胞分化,并减缓其生长。

5. 男性秃顶 雄激素与前列腺癌的发生有关,也与男性秃顶的发生有关,在最近一个前瞻性临床研究中美国国立癌症研究所调查了 4421 名 25 ~ 75 岁美国男性公民,用年龄纠正的流行病学统计分析后认为,男性秃顶可增加相对危险 1.5 倍,是一个临床前列腺癌的独立危险因子。

六、分子流行病学

在前列腺癌的分子流行病学研究中,是将血液或组织中反映某种暴露情况的生物标记物,与发病率和死亡率进行相关分析来评估的。这些生物标记物反映饮食、环境污染物等方面的作用,当然其中还包括一些因子,其浓度也部分地受遗传因素决定。

1. 雄激素 雄激素通过影响腺上皮的增殖和分化来影响前列腺的发育、成熟及维持。在一生中前列腺变化的雄激素暴露量,对于前列腺癌的发生起着重要的作用,目前对此基本上没有异议。有一种假说认为,非洲裔美国人前列腺癌发病率之所以高是因为其外周血中雄激素水平较高,其依据是研究发现年轻非洲裔美国男性的总循环睾酮水平比美国白人高出 15%,同时与日本男性相比其雄激素代谢物水平更高,反映出更多的睾酮被 5α-还原酶将转化为双氢睾酮。长时期缺乏雄激素似乎可以防止前列腺癌的发生,但目前尚未明确前列腺癌发病风险与雄激素浓度之间确切的量效关系,尤其是

还不清楚正常雄激素浓度范围内是否也与前列腺癌发病风险相关。一项对前瞻性研究进行的 Meta 分析并未发现病例对照间的血清雄激素浓度差异,而另一项 PSA 时代的前瞻性研究则发现,具有较高浓度血浆总睾酮及游离睾酮水平的人,其高级别前列腺癌的发病风险较低。

2. 雌激素 推测雌激素可通过抑制前列腺上皮的生长来防止前列腺癌的发生,但另一方面,当它与雄激素联合引发炎症或产生致突变代谢产物,也可增加前列腺癌的发病风险。雌二醇与雌激素 α 受体的结合促进前列腺上皮细胞的生长,与 β 受体的结合则抑制其生长。因此雌激素 β 受体可能在前列腺癌的发生中起着重要的作用。在敲除 β-雌激素受体的小鼠中,前列腺上皮细胞表现出以分化停止为特征的过度增生,这是上皮细胞癌变的一个理想的微环境。而且在前列腺癌患者中发现,β-雌激素受体因甲基化而出现表达静默。年龄相关的前列腺疾病与血清雌激素水平升高呈平行趋势,同时在日常饮食富含植物雌激素的人群中其前列腺癌发病率低。但是血清雌激素水平与前列腺癌发病风险的资料现在还不一致。由于雌二醇还可由睾酮经前列腺内的芳香酶产生,因此使得解读血清检查结果变得复杂。

3. 胰岛素样生长因子轴 胰岛素样生长因子 1(IGF-1)是一种肽类激素,可促进儿童及青春期的生长发育,同时与成年人的去脂肪体重相关。体外实验发现 IGF-1 可以促进前列腺正常及肿瘤细胞的生长并抑制其细胞凋亡。IGF-1 在循环中是与蛋白质结合在一起的,主要的结合蛋白是胰岛素样生长因子结合蛋白 3。在前列腺中,IGFBP-3 促进细胞凋亡并可通过 1,25 双氢维生素 D 介导抑制其生长。PSA 可分解 IGFBP-3,减低其促进细胞凋亡的能力。

多个研究发现血浆 IGF-1 水平与前列腺癌之间存在正相关关系,Meta 分析对比高、低血清 IGF-1 水平得到的综合调整比数比为 1.49(95% 的可信区间为 1.14 ~ 1.95)。IGFBP-3 与前列腺癌风险关系的研究尚未获得一致的结果。

4. 瘦素 瘦素(leptin)是由脂肪细胞产生的一种肽类激素,主要功能是通过调控能量的消耗来控制体重,肥胖者瘦素水平升高。肥胖者一般出现瘦素抵抗,表现为血清瘦素水平升高。研究发现瘦素可以促进雄激素非依赖前列腺癌细胞 DU145 和

PC-3 增殖。此外瘦素似乎还可以诱导血管二皮生长因子和基本成纤维细胞生长因子的表达,促进细胞的迁移。虽然有一项病例对照研究发现,前列腺癌患者携带导致瘦素高表达的基因多态位点比对照组高出近 5 倍,但关于循环中瘦素浓度和前列腺癌风险之间关系的研究结果并不一致。由瘦素介导的能量失衡被认为有可能促进前列腺癌的转移及死亡。

第二节　前列腺癌筛查及早期诊断

一、前列腺癌的筛查

筛查(screening)患者出现相关症状之前应用一些简便有效的检查方法在肿瘤早期将其发现。前列腺癌目前常用的筛查方法包括:前列腺特异抗原(prostate specific antigen, PSA)检查、直肠指诊(digital rectal examination, DRE)、经直肠超声(transrectal ultrasonography, TRUS)检查、前列腺 MRI 检查、TRUS 引导下经直肠前列腺穿刺活检等。其中直肠指诊联合 PSA 检查是最常用和最基础的筛查方法。其他的筛查方法,如经直肠超声(TRUS)检查、前列腺 MRI 检查、TRUS 引导下经直肠前列腺穿刺活检等,往往是在直肠指诊或 PSA 检查发现异常时,进行的进一步检查,以明确诊断。

PSA 是前列腺癌最具特异性的瘤标,是由前列腺上皮细胞所分泌的丝氨酸蛋白酶,其半衰期约为 3.15 天,其基因属于微血管增渗酶基因家族。PSA 在血液中以三种形式存在:①以自由分子形式存在(F-PSA);②与 α1-抗糜蛋白酶形成复合物(PSA-ACT);③与 α2-抗糜蛋白酶形成复合物(PSA-α2M)。其中 PSA-ACT 是其主要存在的形式,仅少量以 F-PSA 及 PSA-α2M 的形式存在。正常情况下,富含 PSA 的前列腺腺泡内容物与淋巴系统之间存在着由内皮层、基底细胞层和基底膜构成的屏障相隔。当肿瘤或其他病变破坏了这道屏障时,腺管内容物即可漏入淋巴系统,并随之进入血液循环,导致外周血 PSA 水平升高。

大多数前列腺癌起源于前列腺的外周带,DRE 对前列腺癌的早期诊断和分期都有重要价值。考虑到 DRE 可能影响 PSA 值,应在抽血检查 PSA 后进行 DRE。

在欧美一些发达国家,由于前列腺癌的发病率较高,因此前列腺癌筛查的方案也比较积极:如美国泌尿外科学会(AUA)和美国临床肿瘤学会(ASCO)建议,50 岁以上男性每年应接受例行 DRE、PSA 检查,对于有前列腺癌家族史的男性应该从 45 岁开始。我国制定的《前列腺癌诊治指南 2011》,推荐 50 岁以上有下尿路症状的男性应常规进行 PSA 及 DRE 检查,有前列腺癌家族史的男性从 45 岁开始上述检查。

癌症早期检测极大地提高了癌症治疗成功的机会——这是世界卫生组织的主页给出的癌症早期检测的意义。但是这一点在前列腺癌中引起了争议。随着对前列腺癌认识的深入,有学者也提出了过度治疗的问题,认为广泛的筛查并不能提高前列腺癌患者的总体生存率。

关于这一问题,2009 年公布了在欧洲及美国进行的两项长期大规模随机临床试验结果。在美国所进行的 PLCO(Prostate, Lung, Colorectal and Ovarian Cancer Screening Trial)肿瘤筛查研究,共有 10 个中心的 76 693 名男性参与。经过 7 年的随访,结果显示筛查组和对照组的前列腺癌特异性死亡率无明显差异。而在欧洲所进行的 ERSPC(European Randomized Study of Screening for Prostate Cancer)研究的结果包括了欧洲七个国家的 162 243 名男性。随访 9 年后,研究结果显示,基于 PSA 检测的前列腺癌筛查,可以使前列腺癌特异性死亡率降低 20%,随访至 11 年时,筛查组前列腺癌特异性死亡率的降低进一步明显,为 21%。

两项类似的研究,结果不尽一致,谁的结果更接近于真相? 通过对两项研究的数据进行分析,在两项研究的参与者数量、随访时间、具体筛查措施、穿刺活检标准上,ERSPC 研究方案的具体执行较为严格,目前大多数学者认为 ERSPC 研究的结果较 PLCO 的结果更为可信,即基于 PSA 检测的前列腺癌筛查可以降低前列腺癌导致的患者死亡。

但是,ERSPC 研究者同时指出,虽然基于 PSA 检测的前列腺癌筛查可以降低前列腺癌特异性死亡率,但这种降低的代价也十分明显:每减少 1 例前列腺癌患者的死亡,约有 1410 例需要接受前列腺癌筛查,48 例需要接受前列腺癌的治疗。

正因为代价巨大,且不同患者的前列腺癌生物学行为差异显著,筛查发现的临床隐匿性前列腺癌存在过度治疗的问题,因此对于是否应该在人群中推广基于 PSA 检测的前列腺癌筛查,学者间仍存在较大的争议,目前尚未有明确的共识。

但应该强调的是,我国前列腺癌患者就诊时临床分期明显晚于欧美国家。早期发现前列腺癌,特别是在目前我国临床发现的前列腺癌多为晚期,丧失了根治性治疗机会的情况下,仍是医务工作者,特别是从事泌尿外科专业的临床医生所要致力提高的重点工作之一。DRE 联合 PSA 检测是目前公认的早期发现前列腺癌最佳的初筛方法。而 PSA 作为单一检测指标,与 DRE 比较具有更高的前列腺癌阳性诊断预测率,同时可以提高临床局限性前列腺癌的诊断率和增加前列腺癌根治性治疗的机会。

二、前列腺癌的早期诊断

由于疾病的种族特异性,前列腺癌在我国发病率不如欧美国家,但随着饮食结构、生活方式的改变,我国前列腺癌发病率近年来急剧上升,年增幅居男性恶性肿瘤首位,现已成为最常见的男性泌尿系统恶性肿瘤。而且,我国的前列腺癌患者就诊时处于晚期者居多,病死率远高于欧美,早期诊断率低是其原因之一。早期诊断前列腺癌是目前降低前列腺癌病死率最为有效的措施。

很多研究显示,以临床常用的 0~4ng/ml 的 PSA 正常范围为标准来筛选前列腺癌,其敏感性为 78.7%,特异性为 59.2%,假阳性率为 25%,假阴性率为 38%~48%。结果不能令人满意,究其原因是 PSA 只是前列腺上皮的标记物,而不是前列腺癌细胞的标记物。影响 PSA 水平的因素很多,前列腺炎、前列腺增生、急性尿潴留、前列腺活检、膀胱镜检、直肠指诊、射精和经尿道手术等均可增加血清 PSA 水平;而部分药物,如非那雄胺等会降低血清 PSA 水平。为了提高 PSA 对前列腺癌的鉴别诊断能力,许多学者提出来不同的 PSA 指数对其进行校正。简述如下。

1. 游离 PSA(F-PSA)与总 PSA(T-PSA)的比值(F/T)
1993 年 Christensson 等首先报道了 F/T 在前列腺癌鉴别诊断中的应用,发现前列腺癌组 F/T 比值(0.18)显著小于良性前列腺增生组(0.28),P<0.001。目前多数学者认为,当总的 PSA 水平在 4~10ng/ml 之间时,F/T 对鉴别前列腺病变的良恶性、减少不必要的活检具有重要意义。若 F/T 比值在 0.1~0.25 之间,应该行穿刺活检;若

F/T 比值>0.25,则前列腺癌的可能性极小,小于 10%;若 F/T 比值<0.1 时,则前列腺癌的可能性极大,大于 80%,应行穿刺活检。有研究证实,直肠指诊、膀胱镜检查及穿刺活检可以使 F/T 比值显著升高;F-PSA 与 T-PSA 平均每年增加 3% 左右,因此 F/T 比值与年龄无关;Egawa 等认为,F/T 比值与前列腺体积无关,但 Gatalona 等则发现,F/T 比值在检测前列腺体积≤40ml 的患者,尤其是前列腺体积正常的年轻患者中价值较优;有关 F/T 比值于前列腺癌的病理分期及 Gleason 评分之间的关系尚无定论,存在两种相反的观点:有认为有关的,有认为无关的。总之,有关 F/T 比值对前列腺癌的诊断价值有待进一步研究。

2. PSA 速度
PSA 速度(PSA velocity,PSAV)是指 PSA 水平的年平均升高速度,由 Carter 等于 1922 年提出。正常情况下,PSAV 随年龄的增长而缓慢线性升高。BPH 患者 PSAV 的升高分两期改变:70 岁以前 PSAV 为 0.07ng/ml 每年,70 岁以后 PSAV 的 PSAV 加快为 0.15ng/ml 每年,80 岁以上则为 0.23ng/ml 每年。而 PCa 患者的 PSA 的变化则是在短时间内突然快速的升高,PSAV 突然加快。PSAV 的特点在于能够纵向反映 PSA 的变化及病变的演变,可提高对前列腺癌的早期监测。研究证实,前列腺癌与 BPH 的 PSAV 之间有着本质的差别和显著差异,分别为 2.18ng/ml 每年和 0.48ng/ml 每年。Cater 等提出以 0.75ng/ml 每年作为鉴别良恶性的标准。PSAV 是一种纵向调查 PSA 的方法,由于受 PSA 复查次数及复查时间等的影响,临床应用也受到一定的限制,其应用价值尚待进一步观察。

3. PSA 密度
PSA 密度(PSA density,PSAD)是指单位体积的前列腺组织的 PSA 含量,为 PSA 值与前列腺体积的比值。由 Benson 等于 1992 年提出,现一般取 0.15 作为鉴别良恶性的界限值。其理论依据如下:血清 PSAD 水平依赖前列腺细胞的数量,即与前列腺体积相关。在一定体积的前列腺内,相对于一定数量的前列腺腺泡细胞,应存在一个良性来源的 PSAD 水平上限。研究显示,良性细胞的平均 PSAD 含量比癌细胞稳定,单位体积癌组织的 PSAD 升高值是良性组织的 10 倍。因此当血清 PSAD 水平超出该体积的前列腺应有的 PSAD 上限时,即因怀疑前列腺癌的存在。有报告显示,对于 PSAD 水平为 4~10ng/ml 的患者,PSAD 可显著

减少恶性病变的漏诊率。多数学者以 0.15ng/ml 每年作为其可以接受的正常值。由于 PSAD 受 B 超测量的前列腺体积影响甚大,其临床应用有一定局限性。

4. 年龄特异性 PSA(age-specific PSA) 由 Oesterling 等于 1993 年提出,指不同年龄段的男性 PSA 水平是存在差异的,各年龄段均有正常的上限值。其依据是由于 PSAD 的水平随着年龄的增加而升高,因此年龄较高的患者其 PSA 的正常水平也较高。为避免这些 PSA 水平轻度升高,但相对于其年龄段仍属正常的患者接受不必要的前列腺穿刺活检,减少由此而产生的痛苦,同时又不至于漏掉应该接受活检的患者,建立不同年龄段患者的年龄特异性 PSA 水平,就有其临床意义了。

国内学者研究证实,我国 BPH 患者血清 PSA 水平与患者年龄呈正相关,PSA 每年增加约 4.4%,这与欧美文献有关黑人及白人的结果相符合。年龄在 40~89 岁之间的 BPH 患者,T-PSA 及 F-PSA 每年分别增加与 4.4% 和 2.7%。但不同年龄的患者 T-PSA 及 F-PSA 的增加速率存在着明显的差异。如对于 T-PSA 而言,年龄为 40~49 岁、50~59 岁、60~60 岁和 70~79 岁的患者,T-FSA 的增加速率分别为每年 8.2%、3%、0.6% 和 3.2%,因此在整个研究的年龄段范围内计算 T-PSA 每年增加的绝对值显示是不合理的。但相对于每个特殊的年龄段,如将 PSA 看作每年大致迅速增长,则对临床有一定的指导意义,如年龄段在 40~49 岁及 70~79 岁的患者,T-PSA 每年增加较快,分别为 0.41ng/ml 及 0.12ng/ml。我国 BPH 患者年龄特异性 T-PSA 的值如下:40~49 岁 0~1.5ng/ml;50~59 岁为 1~3ng/ml;60~69 岁为 0~4.5ng/ml;70~79 岁为 0~5.5ng/ml;80~89 岁为 0~8ng/ml。与 Oesterling 等报道的欧美人的年龄特异性 PSA 水平相比,除 60~69 岁年龄段外,我国相同年龄段的 BPH 患者 PSA 水平均略微偏低。年龄特异性 PSA 提高了 PSA 检测前列腺癌的特异性和敏感性,降低了诊断的假阳性率及假阴性率,临床应用有一定的价值。

临床实际操作中一般都认为血清 PSA 的正常值<4ng/ml,4~10ng/ml 为中间值,>10ng/ml 为明显升高。这种划分目前国际上较为公认。Gustafsson 等对 2400 名随机选择的 55~70 岁男性进行研究,共发现前列腺癌 65 例,其中 52 例(80%)PSA 大于正常。随着 PSA 升高,前列腺癌检出率增加。

在上述 PSA 的三个范围内,前列腺癌检出率分别为 11%、26% 和 64%。如何配合其他检查,既不增加患者痛苦,又不增加检查费用,合理地进行有步骤的临床检查,及时诊断前列腺癌是我们的目标。

5. PSA 小于 4ng/ml 一般认为 PSA<4ng/ml 属于正常范围,但 PSA 正常者并不能除外前列腺癌。这是因为 PSA 是前列腺的特异性抗原,而不是前列腺癌的特异性肿瘤标志物。Catalona 等发现 61 例前列腺癌患者中 13 例(21%)PSA 正常,在另外一组 332 例前列腺癌患者中统计发现 PSA<4ng/ml 者有 73 人,占 22%。Smith 等报道的比例相似约 27%。国内学者回顾性研究从 1996 年 11 月~1999 年 6 月,于北京大学泌尿外科研究所诊断为前列腺癌的患者 103 例,经检查证实,为 BPH 的患者 810 例。对这些 BPH 及前列腺癌患者间 T-PSA 及 F/T 比值的差异进行比较研究,结果显示 BPH 及前列腺癌患者血清 T-PSA<4ng/ml 的百分比分别为 71.7% 和 10.7%。故 PSA 正常不能否定肿瘤的存在,具有一定的假阴性率。因此对 PSA 正常的老年男性,如直肠指诊、经直肠超声、CT 或磁共振等检查发现前列腺内有结节存在时,也应行前列腺系统穿刺活检,以除外肿瘤的存在,提高诊断的阳性率,降低假阴性率。

前列腺直肠指诊(DRE)是检查前列腺最简单易行的一种方法,检查的阳性率预测值同医生的临床经验有关。Rodrignez 等对 500 名患者进行研究,发现 DRE 异常时诊断前列腺癌的敏感性是 25%,而特异性则达 85%。正如《坎贝尔泌尿外科学》所指出的:因为约有 25% 的前列腺癌患者其 PSA 水平小于 4ng/ml,所以应对全部 DRE 异常的男性进行前列腺活检,无论其 PSA 水平如何。提示性床医生对 PSA<4ng/ml 而 DRE 发现硬结的患者应谨慎处理,即使活检阴性也应定期复查并重新评估。

6. PSA 自 4~10ng/ml 大多数(>80%)男性 PSA 值升高的范围在 4~10ng/ml 之间,且 PSA 升高的原因多数是前列腺增生,而不是前列腺癌。在 Gustafsson 的研究中,当 PSA 为 4~10ng/ml 时,前列腺癌的检出率为 26%。Brawer 对一组年龄大于 50 岁的男性进行 PSA 测定,PSA 为 4~10ng/ml 的人中前列腺癌占 27%。国内研究证实,BPH 及前列腺癌患者血清 PSA 介于 4~10ng/ml 的百分比分别为 22.1% 和 17.5%,因此在 PSA 4~10ng/ml

的范围内,为了提高前列腺活检的阳性率,应结合DRE 及经直肠超声(TRUS)等检查结果综合评价前列腺癌的可能性。Cooner 等总结 1807 例患者发现:PSA>4ng/ml 加 DRE(+),其活检阳性率为62%。Ravery 对 153 名男性患者进行研究分析发现:在 PSA 为 4~10ng/ml 的患者中 DRE(+)者,前列腺癌占 21.5%,DRE(+)者前列腺癌则占47.8%。结论认为对 PSA 在 4~10ng/ml、DRE(+)的患者均应行前列腺活检,PSA 为 4~10ng/ml 而DRE(-)的患者应进一步结合其他指标,如游离PSA 百分比等以确定是否行穿刺活检。

对于 PSA 在 4~10ng/ml 之间而 DRE 及 TRUS无异常的人群,为了提高 PSA 诊断前列腺癌的特异性,近年来人们提出用游离 PSA 比率(F/T PSA)、PSA 密度(PSA/前列腺体积,PSAD)及 PSA 移行带密度(PSA/移行带体积,PSA-TZ)等 PSA 相关参数来检测前列腺癌,借以提高诊断的特异性,减少不必要的活检。

(1)F/TPSA 比率的检测意义:Laguna 等认为,当总的 PSA 在 4~10ng/ml 时,F/TPSA 比率在BPH 与前列腺癌患者之间的差别有显著性,建议使用界值为 0.24 或更小。Drudi-FM 等综合研究文献报道后建议使用界值为 0.15~0.25。Herranz 等的前瞻性研究认为,在 PSA 为 2.5~10ng/ml,且 DRE(-)的患者中配合使用 F/T PSA 比率检测前列腺癌有显著性意义,当界值≤0.27 时,能够避免 23%不必要的活检,同时又能保证 95%的敏感性。Catalona 等认为,F/T PSA 比率的最适界值取决于前列腺的大小,当前列腺体积大于 40cm³ 时,PSA 在 4~10ng/mi 之间且 DRE 正常的患者使用 F/T PSA 比率界值为 0.23,既能保证 90%的敏感性,又能减少31%的不必要的活检;当前列腺体积小于 40cm³ 时使用界值为 0.14,能减少 79%的不必要的活检。国内的研究也证实当 PSA≤10ng/ml 时(包括<4ng/ml),F/T 比值对 BPH 及前列腺癌的鉴别有显著意义,但当 PSA>10ng/ml 时,则无明显鉴别意义。当F/T 比值的临界值减小时,其鉴别良恶性的特异性增高,但敏感性显著下降,反之亦然。F/T 比值0.16 时,其特异性为 82.2%,而敏感性为 72.4%。国内指南推荐采用此值作为 F/T 比值的临界值,取得了较好的鉴别良性、恶性的效果。

(2)PSAD 和前列腺移行带密度(PSAI-TZ)的测定意义:PSAD 是血清总 PSA 除以前列腺体积所

得到的参数。Seaman 等报道在 PSA 4~10ng/ml 的范围内,正常 PSAD 应小于 0.15ng/ml,建议对 PSAD≥0.15 的患者,不论 DRE 及 TRUS 如何,均应行活检处理。在临床实际工作中,使用 PSAD 有几个不利因素:①不同患者前列腺的形状不一,而计算公式却是统一的,易引起偏差;②即使同样大小的前列腺,由于前列腺上皮(PSA 的来源)量的变化,也可引起该参数出现偏差;③前列腺体积的测量需经直肠超声,测量的准确与否与测量医师的经验密切相关,即使同一医师重复检查同一患者,结果也会有不同,因此也会引起偏差。尽管有这些局限性,但多数文献仍提倡在 PSA 处于 4~10ng/ml 时使用 PSAD,虽然理想的 PSAD 界值仍不统一。由于前列腺增生的部分主要是移行带,PSA 水平也主要是反映前列腺增生的移行带部分,故有人提出并认为,用 PSAD-TZ 作为参数来鉴别 BPH 与 PCa 更有特异性,且建议使用 0.26 为界值。

7. PSA 大于 10ng/ml　当 PSA 水平>10ng/ml时,前列腺癌的发生率明显增加,从而前列腺活检的阳性率也提高了。Gustafsson、Benson 及 Herranz等分别研究发现,当 PSA>10ng/ml 时,前列腺癌的检出率分别为 64%、53% 及 46%。国内曾报道BPH 及 PCa 患者血清 T-PSA>10ng/ml 的百分比分别为 62% 和 71.8%,两组间有极显著性的统计学差异(P<0.005)。约 28% 的 BPH 及前列腺癌患者血清 PSA 水平存在重叠区域。Cooner 等总结发现PSA>10ng/ml 加 DRE(+)则前列腺癌的阳性诊断率可达 80%。1996 年 Herranz 等对 167 名 DRE(+)患者进行分析,在 PSA>10ng/ml 的患者中前列腺癌占 81.4%。目前国际上公认对 PSA>10ng/ml 的患者不论 DRE 或 TRUS 有无硬结,均应行前列腺穿刺活检;当 PSA>10ng/ml 时,若再结合 DRE,则更能提高诊断的特异性,增加前列腺活检的用性率。

8. PSA 速度(PSAV)的变化　PSA 速度的意义已在上文介绍过,对 PSA 水平的连续监测也能为鉴别良恶性前列腺疾患提供帮助。目前大家公认若 PSAV>0.75ng/ml·年,则提示患前列腺癌的可能。Carter 等发现 72% 前列腺癌患者的 PSAV>075ng/(ml·年),而非肿瘤者中仅 5% PSAV>0.75ng/(ml·年)。Smith 和 Catalona 等认为,PSAV参数更适合于 PSA≤4ng/ml 的人群。综合文献资料显示,对 PSA 的连续监测时间应至少>18 个月,PSA 检测结果应取三次的平均值,通过计算平均

PSA 变化速率对诊断更为准确。

9. 再次活检的指征　第一次活检阴性的患者,应密切随诊 PSA 等指标的变化。对 PSA-10ng/ml 及 PSA 继续升高的患者应在 3 个月内积极行第二次活检。文献报道,再次活检的癌检出率为 10%~20%,再次活检时应根据前列腺体积大小等因素适当地增加活检的针数。

高级别前列腺内皮细胞瘤(PIN)或非典型增生需再次活检,目前的资料显示 27%~79% 的 PIN 患者将发展为前列腺腺癌。Chan 和 Epstein 等报道,第一次活检结果为非典型增生的患者在第二次活检中约 49% 为前列腺癌,而 Park 等也报道了相似的结果,以前诊断为非典型增生的患者,再次活检阳性结果为 45%。

理想的再穿刺间隔时间仍不明确,不同学者报道不一。目前的文献显示,如果需要的话,6 周后就可以行第二次活检。一般文献报道的再次活检的时间间隔为 3~12 个月。决定是否行第三及第四次活检应慎重,应针对高度怀疑前列腺癌的选择人群或对前两次活检预期值极不满意的患者。文献报道第三、第四次的癌检出率较低,约为 5% 及 4%。

10. 新的肿瘤生物标记　探寻和应用新的肿瘤生物标记物是当前业内研究的热点之一。许多有前景的新的血清标志物被发现,例如前列腺癌抗原 3(prostate cancer antigen3,PCA3),PCA3 是一种非编码 mRNA。研究显示,在 PSA<4ng/ml 的患者中,PSA<4ng/ml 的患者中,PCA3 对前列腺癌检测的敏感性和特异性分别为 74% 和 91%;4ng/ml<PSA<10ng/ml 时,其敏感性和特异性分别为 58% 和 91%;当 PSA>10ng/ml 时,其敏感性和特异性分别为 79% 和 80%。α-甲酰基辅酶 A 消旋酶(alpha-methylacyl-CoA racemase,AMACR),Sreekumar 的研究发现血清中的 AMACR 在 PSA 4~10ng/ml 时诊断前列腺癌的敏感度和特异性达 77.8% 和 80.6%。

多种肿瘤标志物联合检测是今后前列腺癌及其他恶性肿瘤早期诊断的一个必然发展方向,目前血清 PSA 检测仍然是临床上筛查和监测前列腺癌的主要方法。随着研究的进一步深入以及更简单、更廉价检测方法的出现,多种标志物联合检测将在前列腺癌的早期诊断、监测治疗及预测复发中起到关键作用。

第三节　前列腺癌的临床评估及分期诊断

一、前列腺癌的症状

在前列腺癌的早期,由于肿瘤局限未侵犯前列腺癌周围的组织结构,一般无明显的临床症状。随着肿瘤的不断发展,前列腺癌将表现出多种不同的症状,包括肿瘤突入尿道或膀胱颈引起的膀胱出口梗阻症状如排尿等待、尿线无力和间歇排尿等,下尿路刺激症状如尿频、尿急、夜尿增多和急迫性尿失禁等,以及侵犯双侧输尿管开口引起的肾衰竭,局部侵犯射精管引起的血精和射精量减少。在少部分患者,当肿瘤突破前列腺纤维囊侵犯支配阴茎海绵体的盆丛神经分支时,会出现勃起功能障碍。

前列腺癌转移最常见的是盆腔、闭孔淋巴结群、全身骨骼,以及其他器官如肺、肝、肾上腺以及阴茎等,症状有骨痛、肾功能减退、贫血、淋巴结增大和下肢水肿等。其他少见临床表现包括肿瘤细胞沿输尿管周围淋巴扩散导致的腹膜后纤维化,以及异位激素分泌导致的副癌综合征和弥散性血管内凝血等。

二、前列腺癌的诊断

前列腺癌患者发病初期多无明显临床症状,因此了解患者的前列腺癌家族史就非常重要,尤其对于那些年龄小于 55 岁的男性,这是因为在前列腺癌的所有病例 25% 的患者有前列腺癌家族史。在各种治疗前的诊断措施中,有助于判断前列腺癌发展程度的指标包括直肠指检、血清 PSA、肿瘤分级、影像学检查以及盆腔淋巴结活检。局部肿瘤的范围可综合直肠指检,PSA 和肿瘤分级结果来进行判断。直肠指检联合 PSA 检查是目前公认的早期发现前列腺癌最佳的初筛方法。尽管在一定的情况下,影像学检查有助于判断肿瘤在前列腺外侵犯的情况,但是在大多数情况下这些检查对诊断没有帮助。对于淋巴结转移风险高的患者,盆腔淋巴结活检仍然是确诊的"金标准"。总之,前列腺癌的临床分期能够为患者和泌尿外科医生提供有价值的信息,能够明确新确诊的前列腺癌为局限型、局限进展型或转移型,以此来对治疗方案的选择进行指导。

1. **直肠指诊（DRE）** 直肠指诊是发现诊断前列腺癌的最有帮助的第一线检查,大多数前列腺癌起源于前列腺的外周带,DRE 对前列腺癌的早期诊断和分期都有重要价值。但是,DRE 的特异性不高,发现前列腺癌时常常病变的病理分级已达恶性程度较高的级别。考虑到 DRE 可能影响 PSA 值,应在抽血检查 PSA 后进行 DRE。

2. **前列腺特异性抗原（prostate-specific antigen,PSA）检查** PSA 作为单一检测指标,与 DRE、经直肠前列腺超声（transrectal ultrasonography,TRUS）比较,具有更高的前列腺癌阳性诊断预测率,同对评估疾病进展和预后均有重要意义,同时可以提高局限性前列腺癌的诊断率和增加前列腺癌根治性治疗的机会（详见第二节）。

3. **前列腺穿刺活检（prostate biopsy）** 前列腺系统性穿刺活检是诊断前列腺癌最可靠的检查。推荐经直肠 B 超等引导下的前列腺系统穿刺,除特殊情况不建议随机穿刺。

（1）前列腺穿刺时机:前列腺穿刺出血可能影响影像学临床分期,因此,前列腺穿刺活检应在 MRI 之后进行。

（2）前列腺穿刺指征:①直肠指检发现结节,任何 PSA 值;②B 超发现前列腺低回声结节或 MRI 发现异常信号,任何 PSA 值;③PSA>10ng/ml,任何 f/t PSA 和 PSAD 值;④PSA 4~10ng/ml,f/t PSA 异常或 PSAD 值异常。

注:PSA4~10ng/ml,如 f/t PSA、PSAD 值、影像学正常,应严密随访。

（3）前列腺穿刺针数:系统穿刺活检得到多数医师认可。研究结果表明,10 针以上穿刺的诊断阳性率明显高于 10 针以下,并不明显增加并发症。有人建议根据 PSA 水平和患者具体情况采取不同穿刺针数的个体化穿刺方案可能提高阳性率。

（4）重复穿刺:第一次前列腺穿刺阴性结果,在以下①~④情况需要重复穿刺:①第一次穿刺病理发现非典型性增生或高级别 PIN;②PSA>10ng/ml,任何 f/t PSA 或 PSAD;③PSA 4~10ng/ml,复查 f/t PSA 或 PSAD 值异常,或直肠指检或影像学异常;④PSA 4~10ng/ml,复查 f/t PSA、PSAD、直肠指检、影像学均正常。严密随访,每 3 个月复查 PSA。如 PSA 连续 2 次>10ng/ml 或 PSAV>0.75/（ml·年）,应再穿刺。

重复穿刺的时机:2 次穿刺间隔时间尚有争议,目前多为 1~3 个月。

重复穿刺次数:对 2 次穿刺阴性结果,属上述①~④情况者,推荐进行 2 次以上穿刺。有研究显示 3 次、4 次穿刺阳性率仅 5%、3%,而且近一半是非临床意义的前列腺癌,因此,3 次以上穿刺应慎重。

如果 2 次穿刺阴性,并存在前列腺增生导致的严重排尿症状,可行经尿道前列腺切除术,将标本送病理进行系统切片检查。

4. **经直肠超声检查（TRSU）** TRUS 并不是诊断早期局限性前列腺的非常精确的方法,但 TRUS 是诊断前列腺癌的一种非常有价值的手段,它可帮助医师检查患者的前列腺以及周围组织寻找可疑病灶,并能初步判断肿瘤的体积大小。此外它还能帮助引导医师进行前列腺可触及或不可触及的病变的穿刺活检。但 TRUS 在前列腺癌诊断特异性方面也较低,发现一个前列腺低回声病灶要与正常前列腺、BPH、PIN、急性或慢性前列腺炎,前列腺梗死和前列腺萎缩等鉴别,迫使临床医学家去寻找其他诊断方法。

5. **计算机断层（CT）检查** CT 检查不能显示正常前列腺的三个带（外周带、中央带和移行带）,加之多数肿瘤组织的 X 线密度与正常腺体近似或相同,故 CT 对早期前列腺癌诊断的敏感性低于磁共振（MRI）。前列腺癌患者进行 CT 检查的目的主要是协助临床医师进行肿瘤的临床分期。对于肿瘤邻近组织和器官的侵犯及盆腔内转移性淋巴结肿大,CT 的诊断敏感性与 MRI 相似。

6. **磁共振（MRI/MRS）扫描** MRI 有良好的软组织分辨率,可以显示前列腺包膜的完整性、是否侵犯前列腺周围组织及器官,MRI 还可以显示盆腔淋巴结受侵犯的情况及骨转移的病灶,在临床分期上有较重要的作用。磁共振波谱学检查（magnetic resonance spectroscopy,MRS）是根据前列腺癌组织中枸橼酸盐、胆碱和肌酐的代谢与前列腺增生和正常组织中的差异呈现出不同的波谱线,在前列腺癌诊断中有一定价值。

MRI 检查在鉴别前列腺癌与伴钙化的前列腺炎、较大的良性前列腺增生、前列腺瘢痕、结核等病变时常无法明确诊断。因此影像学检查 TRUS、CT、MRI 等在前列腺癌的诊断方面都存在局限性,最终明确诊断还需要前列腺穿刺活检取得组织学诊断。

7. **全身核素骨显像检查（ECT）** 前列腺癌的

最常见远处转移部位是骨转移,全身核素骨显像检查(ECT)是检查骨转移最敏感的检查方式。ECT可比常规 X 线片提前 3~6 个月发现骨转移灶,敏感性较高但特异性较差。这是因为与骨骼 X 线摄片相比较,骨骼 X 线摄片要求 50% 的骨密度被肿瘤代替才能辨认出远处转移病灶。对于 PSA 少于10ng/ml 并且没有骨痛的患者骨扫描不作为常规。然而,当进行了一次骨扫描后,可以为下一次有骨痛主诉的时候再次行骨扫描提供对比的标准。建议 PSA>20,GS 评分>7 的前列腺癌诊断病例进行全身核素骨显像检查,有助于判断前列腺癌准确的临床分期。

8. 盆腔淋巴结活检 临床局限性前列腺癌如果出现了淋巴结转移预示着较差的预后,更多准确的预后信息有助于对这些患者的准确诊断。虽然根据原发灶分期、血清 PSA 水平、穿刺活检分级可大致预测盆腔淋巴结转移的发生率,但是盆腔淋巴结活检仍然是检测淋巴结隐匿性转移的最准确的方法。目前对前列腺癌治疗前行腹腔镜下盆腔淋巴结活检尚存在争议,因为这一操作常常对 Gleason 评分(Gleason scoring,GS)超过 8,DRE 发现肿瘤穿透包膜,PSA 大于20ng/ml,或者影像学检查有淋巴结增大可疑的情况下实施。

三、前列腺癌的组织学分级

目前存在大量评估前列腺癌的组织学分级系统,最广泛应用的是 Gleason 分级系统。这一系统是根据镜下前列腺癌腺泡的生长形式而定,不需要细胞学特征做出诊断,按照细胞分化程度分为 1~5级(1 级为最高分化,5 级为未分化的癌腺泡),并把腺体分为主要结构区和次要结构区,二者之和形成Gleason 评分。Gleason 比较他的分级系统和患者存活时,注意到两种不同生长形式癌肿的死亡率明显不同,提示主要结构区和次要结构区均影响肿瘤的预后。如果一个癌肿只有一种均匀一致的组织学生长形式,那么最常见和次最常见生长形式积分相同。Gleason 评分(Gleason grade or Gleason score)一般在 2 和 10 之间,分化最好者,即 1+1=2,直至分化最差者即 5+5=10,为未分化的癌肿。病理科医师可根据有限的穿刺活检所得的组织标本做出一个 Gleason 分级的诊断,但必须区分主要结构区和次要结构区,否则易引起误解。如当病理报告中

Gleason 评分为 4 分时,可以理解为主要结构区和次要结构区平均得分均为 4 分的肿瘤(4+4=8)与Gleason 总评分为 4 分的前列腺癌(2+2=4),而这两种前列腺癌是预后完全不同的癌肿。Gleason 分级系统可重复性很好,对于活检组织做出的 Gleason 分级已被证明是与对随后切除的前列腺癌检查而做出的 Gleason 评分相当一致。但由于取样误差及等问题,相较于前列腺切除后的完整前列腺样本,对活检组织的分级低估也较为常见。前者发现任何数量的高分级肿瘤,都高度暗示前列腺本身可能存在更多数量的高分级肿瘤。Gleason 分级标准如下:

Gleason 1:癌肿极为罕见。其边界很清楚,膨胀型生长,几乎不侵犯基质,癌腺泡很简单,多为圆形,中度大小,紧密排列在一起,其胞浆和良性上皮细胞胞浆极为相近。

Gleason 2:癌肿很少见,多发生在前列腺移行区,癌肿边界不很清楚,癌腺泡被基质分开,呈简单圆形,大小可不同,可不规则,疏松排列在一起。

Gleason 3:癌肿最常见,多发生在前列腺外周区,最重要的特征是浸润性生长,癌腺泡大小不一,形状各异,核仁大而红,胞质多呈碱性染色(青紫色)。

Gleason 4:癌肿分化差,浸润性生长,癌腺泡不规则融合在一起,形成微小乳头状或筛状,核仁大而红,胞浆可为碱性或灰色反应。

Gleason 5:癌肿分化极差,边界可为规则圆形或不规则状,伴有浸润性生长,生长形式为片状单一细胞型或者粉刺状癌型,伴有坏死,癌细胞核大,核仁大而红,胞浆染色可有变化。

四、前列腺癌的临床分期

前列腺癌的临床分期是根据治疗前的指标如DRE、PSA、穿刺活检和影像学检查对病变发展程度进行评估,目的是为了估计肿瘤患者的预后并根据病变的程度指导治疗。目前存在两种主要的临床分期方法:Whitmore-Jewett 法和 TNM 法,推荐应用的是美国肿瘤分期和预后报告委员会(AJCC)2002年修改的 TNM 法(表 6-5-1)。

前列腺癌危险因素等级:临床上通常根据血清PSA、Gleason 评分和临床分期将前列腺癌分为低、中、高危三个等级,以便指导治疗和判断预后(表 6-5-2)。

表 6-5-1 前列腺癌临床 TNM 分期(AJCC,2002 年)和病理分期

原发肿瘤(T)

临床	病理(pT)*
Tx 原发肿瘤不能评价	pT2 局限于前列腺
T0 无原发肿瘤证据	pT2a 肿瘤限于单叶的 1/2
T1 不能被扪及和影像发现的临床隐匿肿瘤	pT2b 肿瘤超过单叶的 1/2 但限于该单叶
T1a 偶发肿瘤体积<所切除组织体积的 5%	pT2c 肿瘤侵犯两叶
T1b 偶发肿瘤体积>所切除组织体积的 5%	pT3 突破前列腺
T1c 穿刺活检发现的肿瘤(如由于 PSA 升高)	pT3a 突破前列腺
T2 局限于前列腺内的肿瘤	pT3b 侵犯精囊
T2a 肿瘤限于单叶的 1/2(≤1/2)	pT4 侵犯膀胱和直肠
T2b 肿瘤超过单叶的 1/2 但限于该单叶(1/2~1)	
T2c 肿瘤侵犯两叶	
T3 肿瘤突破前列腺包膜**	
T3a 肿瘤侵犯包膜外(单侧或双侧)	
T3b 肿瘤侵犯精囊	
T4 肿瘤固定或侵犯除精囊外的其他邻近组织结构,如膀胱颈、尿道外括约肌、直肠、肛提肌和(或)盆壁	

区域淋巴结(N)*

临床	病理
Nx 区域淋巴结不能评价	PNx 无区域淋巴结取材标本
N0 无区域淋巴结转移	pN0 无区域淋巴结转移
N1 区域淋巴结转移	pN1 区域淋巴结转移

远处转移(M)**

Mx 远处转移无法评估	
M0 无远处转移	
M1	
M1a 有区域淋巴结以外的淋巴结转移	
M1b 骨转移	
M1c 其他器官组织转移	

T 分期表示原发肿瘤的局部情况,主要通过 DRE、MRI 和前列腺穿刺阳性活检数目和部位来确定,肿瘤病理分级和 PSA 可协助分期;直肠内 MRI 鉴别包膜外侵犯和精囊侵犯的作用仍在研究中。

N 分期表示淋巴结情况,只有通过淋巴结切除才能准确地了解淋巴结转移情况。CT、MRI 和 B 超可协助 N 分期。N 分期对准备采用治愈性疗法的患者是重要的。分期低于 T2、PSA<20ng/ml 和 Gleason 评分≤6 分的患者淋巴结转移的机会小于 10%。N 分期的金标准是开放或腹腔镜淋巴结切除术。

M 分期主要针对骨骼转移,全身核素骨显像,MRI、X 光检查是主要的检查方法。一旦前列腺癌诊断确立,建议进行全身核素骨显像检查。如果核素骨显像发现可疑病灶又不能明确诊断者,可选择 MRI 等检查明确诊断。

    * 注:穿刺活检发现的单叶或两叶肿瘤、但临床无法扪及或影像不能发现的定为 T1c
    ** 注:侵犯前列腺尖部或前列腺包膜但未突破包膜的定为 T3,非 T2
    *** 注:不超过 0.2cm 的转移定为 pN1mi
    **** 注:当转移多于一处,为最晚的分期

续表

分期编组				
Ⅰ期	T1a	N0	M0	G1
Ⅱ期	T1a	N0	M0	G2,3-4
	T1b	N0	M0	任何 G
	T1c	N0	M0	任何 G
	T1	N0	M0	任何 G
	T2	N0	M0	任何 G
Ⅲ期	T3	N0	M0	任何 G
Ⅳ期	T4	N0	M0	任何 G
	任何 T	N1	M0	任何 G
	任何 T	任何 N	M1	任何 G

表6-5-2　前列腺癌危险因素等级

	低危	中危	高危
PSA(ng/ml)	<10	10~20	>20
Gleason 评分	≤6	7	≥8
临床分期	≤T2a	T2b	≥T2c

五、前列腺癌的病理分期

目前所使用的帮助进行临床分期的方法都存在着不能鉴别癌肿究竟是器官局限性肿瘤还是已经发生微转移的局部晚期肿瘤的不足之处,这种鉴别诊断对于患者的预后非常重要。而前列腺癌的病理分期是在前列腺切除后对包括前列腺、精囊以及盆腔淋巴结(如果术中进行了盆腔淋巴结活检或者清扫)在内的标本进行仔细的病理分析后得到的。因此,病理分期显示了对疾病更加精确的判断,对疾病预后的判断更加有价值。肿瘤体积和分级、前列腺包膜和精囊的侵犯情况、手术切缘情况均准确地由病理分期确定。病理分期的重要性更体现在生化复发率、生存率和肿瘤特异性生存率均和肿瘤的病理分期呈负相关。根治性前列腺切除术后判断预后最重要的病理学标准是肿瘤分级、切缘残端情况、肿瘤是否侵犯包膜、神经、精囊以及盆腔淋巴结的进展。

尽管许多诊断指标能够反映前列腺癌的发展程度,但对个体来说没有哪项指标能够准确判断前列腺癌的病理分期。临床医生往往是综合各种指标来判断肿瘤可能的发展程度。线性图和数学分析已经被用来结合多种临床指标来更准确判断前列腺癌的病理分期。

第四节　前列腺癌诊治方案制定的基本原则

一、局限性前列腺癌的治疗

在美国,前列腺癌是男性最常见的非皮肤癌,也是男性第二位致死原因。前列腺癌在许多国家很普遍,且表现出多种进展性,因此出现了许多不同的治疗方法,但最佳的检测和治疗方法仍存在争议。前列腺癌的发病随年龄的增加而升高。组织活检研究表明,40~50岁之间的男性1/4~1/3具有前列腺癌的镜下病灶,而到了90岁,这一比例超过了3/4。但还有比例较低(大约1/6)但实际数量仍巨大的男性在他们的一生中被诊断为前列腺癌。由于一些前列腺癌患者得到了有效的治疗,而另一些前列腺癌由于相对于预期寿命的生物惰性,被诊断为前列腺癌的患者中仅有约16%最终将死于该病。美国男性死于前列腺癌者约占3%。另有部分患者(未定量)虽患有前列腺癌,但死于其他疾病。

低度恶性潜能的前列腺癌对大多疗法反应较好。肿瘤的恶性程度和所采用的疗法均可影响患者的治疗效果,所以很难比较不同文献报道的治疗效果,因为不同文献报道中的患者总体并不具有严格的可比性。此外,不同治疗方法之间疗效的判定方法也并不一定具有可比性(例如对手术和放疗的生化复发的定义不同),这使得不同疗法的疗效比较复杂化。

（一）保守治疗：积极监测或观察等待

积极监测（active surveillance）和观察等待（watchful waiting）对于前列腺癌的延期治疗是不同的两个概念。观察等待是指监测患者病情变化，待肿瘤转移再给予姑息性治疗。积极监测是指在有证据表明癌症进展时给予根治性治疗从而推迟首次治疗。对预期寿命长的患者很少进行积极监测，因为在病例选择的标准和开始治疗的时机等方面仍缺少确切的依据。

延期治疗一般用于预期寿命短于 10 年的低级别（Gleason 评分 2~5）前列腺癌患者。而现在积极监测也尝试用于更年轻、肿瘤体积小、低级别或中等级别的前列腺癌患者，以避免或推迟那些可能并不是必须立即进行的治疗。一项研究显示，在新近诊断为前列腺癌的患者中有 16% 的符合积极监测的标准，大约有 10% 的人选择积极监测，另外有 4% 不完全符合积极监测标准的人也选择了积极监测。

Kattan 等学者提出了一个统计学模型，在 PSA、临床分期、活检 Gleason 评分、超声测定的前列腺体积以及源自系统性穿刺活检的变量的基础上，预测小的、中度分化的、器官局限的前列腺癌。他们将惰性前列腺癌定义为器官局限、肿瘤体积小于 0.5ml、无分化不良成分。

一些学者认为，即使不符合这些标准的患者也适用于积极监测。建议患者积极监测的潜在不利后果是：对于那些肯定会发生进展的患者进行监测，进行多次过度活检，导致后期的手术复杂化，或耽误了治疗，以致失去治愈机会。对于新诊断的前列腺癌患者，必须根据 PSA 水平、估计的肿瘤体积以及 Gleason 评分决定行立即治疗或积极监测。

肿瘤越小、治疗越早则成功的可能性越大，实施保留性功能手术的希望也越大。预期寿命短的老年患者更适合延期治疗。采用积极监测仍需要进一步研究以确定合适的选择标准、随访程序以及干预的时机。同时也有必要确定多大比例的患者在肿瘤进展时接受治疗仍可治愈。

目前，选择积极监测的患者须每三个月或半年行 DRE 和 PSA 检查，且每年或每两年行前列腺穿刺活检。如果 PSA 水平持续上升、DRE 检查提示肿瘤生长，或者活检标本存在肿瘤扩大的证据，则需要开始进行治疗。

在预期寿命长的患者中，积极监测存在一定的风险。虽然积极监测能够避免或推迟一些患者的治疗，但不可避免的也会有一些患者失去治愈的机会并最终发生转移而死于前列腺癌。这方面尚需要更多的临床研究来评价。

（二）根治性前列腺切除术

根治性前列腺切除术（radical prostatectomy）是第一种用于治疗前列腺癌的方法，已开展了 100 年以上。到目前为止，没有哪种疗法能够替代根治性前列腺切除术，根治性前列腺切除术仍是"金标准"，因为激素治疗和化疗并不能治愈前列腺癌，而即使肿瘤局限于前列腺内，放疗或其他物理疗法也无法杀灭全部癌细胞。

根治性前列腺切除术的主要优点是，只要操作技巧熟练就有可能在对周围组织损伤最小的情况下治愈前列腺癌。此外，手术标本的病理检查能够提供更准确的肿瘤分期。而且治疗失败更容易被发现，术后恢复过程也比以前更加平稳。患者几乎不需要输血。与观察等待相比，根治性前列腺切除术显著减少了局部进展和远处转移，提高了肿瘤特异生存率和总体生存率。一些根治性前列腺切除术后肿瘤复发的患者接受补救性放疗也有可能治愈。

根治性前列腺切除术的潜在缺点是必要的住院和恢复阶段；如果手术施行不当或肿瘤没有局限于前列腺内，肿瘤可能会切除不完全；有发生勃起功能障碍和尿失禁的风险。不过保留神经的根治性前列腺切除术发生勃起功能障碍和直肠并发症的可能性比放疗更小，且不管是尿失禁还是勃起功能障碍均有很好的治疗措施。

1. 根治性前列腺切除术的患者选择 接受根治性前列腺切除术的理想对象为健康、不存在不能耐受手术的基础疾病、预期寿命至少 10 年、肿瘤确实有生物学意义且能够被完全切除的患者，通常可以接受的年龄上限是 75 岁。

由于影像学检查并不能对前列腺癌进行精确分期，经常用术前的临床和病理学参数来预测前列腺癌的病理分期，以及判断哪些患者更可能从手术中获益。在设计用于预测肿瘤病理分期或治疗后无复发存活率的表格和列线图中经常使用这些参数。

治愈可能性低和预期寿命短的患者不应行根治性前列腺切除术。激素新辅助治疗并不能提高前列腺癌的可治愈性，且常常增加了保留神经手术的操作难度。

2. 癌症控制 根治性前列腺切除术的根本目的是完全切除肿瘤。重要的癌症控制终点指标包括病理提示器官局限性肿瘤且切缘阴性、生化复发

（可检测到的血 PSA）、局部进展、转移、肿瘤特异性生存率以及总体生存率。根据 Gleason 评分和 PSA 倍增时间,生化(PSA)复发的出现通常比临床转移早 8 年而比肿瘤特异性死亡早 13 年。

无进展率随临床和病理学危险因素而不同。临床独立预后因素为肿瘤分期、Gleason 评分、术前 PSA 水平以及诊断和治疗日期。预后不良的因素包括非器官局限性、神经周围浸润或淋巴血管间隙浸润、包膜外侵犯、切缘阳性、侵犯精囊以及淋巴结转移。

PSA 水平升高常常是根治性前列腺切除术后肿瘤复发的最早证据。生化复发常用作疗效判断的中间点;但并不是所有生化复发的患者最后都会发生转移或死于前列腺癌。少数患者存在不产生 PSA 的高级别肿瘤或神经内分泌肿瘤,因此,即使 PSA 处于难以测出的水平,仍有可能发生复发并可触及肿块,这体现了 DRE 在监测患者方面的作用。

(三) 放射治疗

1. 外放射治疗(三维适形放射治疗)　外放射治疗使用 γ 射线(常用光子)通过多个照射野直接照射前列腺及其周围组织。三维适形放射治疗(three-dimensional conformal radiotherapy,3D-CRT)使用计算机将射线束聚焦于前列腺区,其目的是为了把对膀胱和直肠的放射性损伤降至最小。3D-CRT 的最先进形式叫作调强放射治疗(intensity-modulated radiation therapy,IMRT),能够将射线剂量定位于几何形状复杂的照射野。使用高能质子或中子束的重粒子治疗也已经用于治疗前列腺癌患者。重粒子治疗也是 3D-CRT 的一种形式,射线束能够在组织内"停止",使得高剂量射线能够传送到局部区域。

IMRT 和重粒子的极度适形治疗的一个可能缺点是由于它们的定位太过精细,因此直肠或膀胱的不同充盈引起的前列腺移动可能会造成肿瘤逃脱,尤其是在前列腺后外周区域的肿瘤。

局限性前列腺癌的放射治疗已经得到了广泛的研究。经肿瘤解剖学范围和其他预后因素校正后,放射治疗的效果与根治性前列腺切除术大致差不多;但这容易引起误解,因为判断治疗成功或失败的终点在放疗和手术治疗是不同的。

放射剂量和照射野:来自前瞻性随机试验的证据表明,剂量增加和三维定界极大地提高了疗效。目前的研究表明,76～80Gy 或更高的剂量能够改善癌症控制。低危患者往往接受 70～72Gy 的治疗,而中危患者为 75～76Gy,高危患者为 80Gy 或更高。

虽然前列腺本身能够耐受高剂量的射线,但可由近距离放射治疗产生的直肠毒性使照射剂量受到了限制。影像学引导以获得更好的目标定界对于剂量增加很重要,而高放射剂量要求对正常组织进行保护。在 IMRT,剂量上升坡度很陡,剂量变化在 50%～100% 之间的范围可能仅有 1～1.5cm。放射剂量递增要求精确的目标定界,并高度准确地配制每日放射剂量。

2. 立体定位放疗(射波刀)　射波刀放疗通过在一个机械智能臂上搭载一个直线加速器能在几次放疗中给予更大的照射剂量。一些低危前列腺癌患者应用射波刀放疗的结果已经发表。这些结果证明了射波刀放疗短期的安全性和 PSA 下降,但仍缺少长期安全性和有效性证据。

3. 外放射与激素联合治疗局限性前列腺癌　随机临床试验表明,雄激素剥夺治疗(androgen-deprivation therapy,ADT)联合放疗可以使 PSA 高、Gleason 评分高或肿瘤体积大的前列腺癌患者从中获益,而对低危前列腺癌患者则没有益处。例如,Bolla 及其同事发现,与外放射治疗同时开始进行的持续 3 年的激素辅助治疗可提高局部进展期前列腺癌患者的肿瘤局部控制率和存活率。Hanks 及其合作者(2003 年)对放疗后激素治疗的最佳疗程进行了探讨。他们发现,与在放疗前及放疗过程中进行 4 个月的激素治疗相比,在放疗前、放疗过程中及放疗后进行 28 个月的激素治疗明显改善了除总体生存率之外的所有临床终点。但在 Gleason 评分 8～10 的前列腺癌患者中,更长时间的激素治疗可提高总体生存率。

(1) 高危局限性前列腺癌(PSA>20ng/ml 或 Gleason 评分 8～10):有关行放射治疗的高危局限性前列腺癌患者接受激素治疗的额外益处尚无深入的研究。但是根据之前提到的局限性进展期前列腺癌的随机研究,提倡对高危局限性前列腺癌患者同时行长疗程的激素治疗。

(2) 中危局限性前列腺癌(PSA10～20ng/ml,Gleason 评分 7 或临床分期为 T2b):D'Amico 及其合作者的一项回顾性队列研究表明,6 个月的雄激素剥夺治疗(放疗前 2 周开始持续至放疗后)能够改善中危和高危患者的 PSA 值,而对低危患者则无此影响。在随后的一项随机试验中,D'Amico 及其合作者(2004b)确定 6 个月的激素治疗能够改善治疗效果,尤其是中危患者。

根据这些研究,对于接受外放射治疗的局限性进展期前列腺癌患者或高危局限性前列腺癌患者，一般推荐行长疗程激素治疗。而对于中危局限性前列腺癌患者，一般则推荐行短期（6个月）的激素治疗。

治疗成功或失败的终点：由于放疗之后肿瘤细胞并没有立即被杀死，因此评价放疗的效果是很复杂的。这些肿瘤细胞的 DNA 受到了致死性损伤，但要等进入到下一次细胞分裂才会死亡。所以在放疗结束之后 2～3 年 PSA 水平缓慢下降。因此 PSA 一般每 6 个月检测一次直到 PSA 降至最低。接受外放射治疗的患者，前列腺并没有完全切除，残留的前列腺仍会继续产生 PSA。此外前列腺的炎症会造成短暂性 PSA 上升，叫作 PSA"反跳"。PSA 反跳一般发生在治疗过程的前 2 年，接受外放射治疗者比接受近距离放疗者较少出现 PSA 反跳。

4. 近距离放射疗法 近距离放疗（brachyther-apy）时，放射源（粒子或探针）直接植入前列腺或周围组织，以将高剂量射线传递给肿瘤而尽可能减少对膀胱和直肠的损伤。现代前列腺癌近距离放疗起初并不成功，因为凭手感植入放射源的剂量分布很差；但新近基于外模板的技术提供了更特异的植入模式。

近距离放疗相对容易施行，因此在治疗临床局限性前列腺癌方面得到普遍应用。近距离放疗可在全麻或局麻下进行。最常用的永久性植入物为碘-125 或钯-103 粒子。理论上说，钯的放射剂量率更高，在治疗细胞周期较短的分化不良肿瘤方面较有优势。但在实际应用中，钯并没有表现出显著优势。铱-192 已被用于治疗侵袭性更高的肿瘤，但在很多临床条件下，该方法耗时、不方便且不实用。

5. 根治性前列腺切除术后的辅助放疗 辅助放疗可能对根治性前列腺切除术后标本有不良发现的患者有益，但没有证据表明辅助放疗可改善长期生存率。辅助放疗一般以 60～64Gy 的剂量照射前列腺床。建议术后至少 3～4 个月，伤口完全愈合且控尿功能恢复后再进行辅助放疗。由于肠道并发症的发生率高，不提倡行全盆腔照射。根据复发的风险，一些患者不一定选择行辅助放疗，而适合选择监测 PSA 并避免进一步治疗直到有肿瘤复发的生化（PSA）证据。

回顾性队列研究表明，术后放疗可减少病理分期为 T3、切缘阳性的前列腺癌患者的复发率。最近的随机前瞻试验表明，术后放疗比观察有利。但是尚无随机试验比较术后辅助放疗和早期补救性

放疗。一项来自欧洲癌症研究和治疗组织的试验显示，不仅切缘阳性的患者可以获益，包膜外肿瘤侵犯和精囊受侵犯的患者也可以获益。一项来自西南肿瘤学会的试验发现术后 10 年有减少复发和 PSA 进展的作用，且总体生存率上升，但没有统计学差异，可能是因为试验样本量小。

6. 激素辅助治疗 选择行术后放疗的高危前列腺癌患者是否需要接受激素辅助治疗尚无定论。目前相关的临床试验正在进行中。这些患者行激素治疗的缺陷仅仅在于费用和激素治疗的相关副作用。一项前瞻性随机试验已经表明，早期雄激素剥夺治疗可显著提高有淋巴结转移患者的生存率。

放射治疗与根治性前列腺切除术的比较：肿瘤对射线敏感度的不均一是放射治疗作为一种治愈性疗法的重要限制之一。接受放疗的临床局限性前列腺癌患者，照射野肿瘤残存的发生率为 1/3～1/2。因此在很多患者中，有些肿瘤细胞不能被治疗剂量的射线所彻底消灭。所以即使肿瘤局限于前列腺内，放疗仍有可能无法将之治愈，即使是高剂量的（>75Gy）3D-CRT，仍有将近一半的患者在治疗后超过 2.5 年时行活检发现有癌。此外，治疗后活检发现有癌通常与较差的预后相关。手术后的治疗失败模式与放疗后的不同。没有哪一种疗法能够确保 100% 的局部控制。手术更可能在切缘失败，而放疗更可能在肿瘤中心失败。增加放射剂量和较好的剂量植入策略有助于改善肿瘤中心的局部控制。

尚缺乏放射治疗与当前其他治疗方法之间进行有效比较的资料。而现有的证据表明，对于临床局限性前列腺癌患者，根治性前列腺切除术是取得长期无进展存活更为有效的手段。一项美国监测、流行病学和最后结果（surveillance，epidemiology and end results，SEER）癌症登记处的基于人群的研究，对大约 60 000 名临床局限性前列腺癌患者进行长期生存随访，结果表明，根治性前列腺切除术的效果比放射治疗更好。不过在 PSA 时代，应用最近的技术，两种疗法均可取得更好的效果。

（四）其他疗法

1. 初期激素治疗 初期激素治疗适用于老年患者、有明显合并症而不能行治愈性治疗的患者或不愿意行治愈性治疗的患者。目前，已发表的有关临床局限性前列腺癌患者行初期激素治疗的资料很有限。

激素治疗并不能治愈前列腺癌；但很多患者可

获得长期缓解。双侧睾丸切除术和雌激素给药的方法多被促黄体生成素释放激素类似物所取代。抗雄激素的性功能障碍和骨质疏松发生率较低而发生心血管并发症的风险较高。

2. 冷冻切除　冷冻切除通过冷冻作用而破坏前列腺组织。当前技术使用氩气在中空的针管内循环以冷冻前列腺，使用氦气对尿道进行加温保暖。冷冻切除已成为根治性前列腺切除术或放射治疗后补救治疗的主要方法。最初的疗效较差，不能完全切除肿瘤，并发症的发生率也高，包括尿潴留、尿失禁、尿道肠管瘘、狭窄、慢性直肠或会阴痛以及几乎都有勃起功能丧失。通过技术改进，并发症的发生率下降，肿瘤控制率得到提高，而手术本身也更容易耐受。

冷冻切除的潜在优点为创伤小、没有暴露在射线下和外科手术的危险、可以进行重复治疗、如果对海绵体神经加温保暖即可能保留性功能。但这些优点尚需进一步验证。此外，目前也缺乏有关长期生化控制和生活质量方面的资料。

3. 组织间隙肿瘤射频消融　如果将前列腺组织加热至一个很高的温度，则会无选择性的破坏前列腺，但稍低的高温被认为可选择性的杀灭癌细胞。研究表明组织间隙肿瘤射频消融诱导的高温可作为原发肿瘤的治疗方法，可联合放疗，也可作为放疗失败的补救治疗。

与冷冻切除相似的是，这种治疗也可以重复进行。为了减少对正常组织的损害，谨慎而持续的监测很重要。可重复进行并可同时进行其他治疗是高温消融的优点。但目前尚缺乏有关并发症和肿瘤控制的长期资料。

4. 高能聚焦超声　声能可以通过超声聚焦在前列腺内产生热量以切除病灶或整个腺体。经直肠高能聚焦超声（high-intensity focused ultrasound，HIFU）能将前列腺组织温度升高至100℃，在数秒之内即可产生迅速的损伤，其范围边界清晰且可以预测，而周围组织完好无缺。HIFU的作用机制涉及声波与周围组织的相互作用，产生能够导致组织凝固的热量、高压、空腔形成气泡以及化学活性自由基，最终通过凝固坏死造成组织破坏。坏死和空腔形成需要数天至数月。由于HIFU能量是非电离的，因此可重复进行治疗。

治疗过程通常耐受良好；最常见的副作用是急性尿潴留，发生率约为20%。其他潜在的并发症包括尿瘘、尿失禁、尿道狭窄和会阴疼痛。文献报道的勃起功能障碍发生率为27%~61%。

二、局部进展性前列腺癌的治疗

广义的局部进展性前列腺癌，包括局部或淋巴结受累而无远处转移的肿瘤（T3~4N±M0）。在新诊断的前列腺癌患者中至少10%为局部进展性前列腺癌（locally advanced prostate cancer）（T3 NX/+M0）。实际上局部进展性前列腺癌或转移性前列腺癌的患者不完全死于前列腺癌。治疗方法的改进能改善这类患者的生活质量，减少肿瘤死亡率。目前，局部进展性前列腺癌的最佳治疗方法仍未统一。对于临床局限性、低级别的前列腺癌而言，无论应用何种方法治疗，患者的预后均很好。但局部或者区域进展性前列腺癌如果只采用单一治疗方法，其肿瘤复发风险就明显增加。

（一）根治性前列腺切除术

以根治性前列腺切除术治疗局部进展性前列腺癌已经越来越少。一方面，这种变化缘于对单纯根治性前列腺切除术通常不足以治愈局部进展性前列腺癌这一事实的认识。另外，优化的风险评估体系使我们在治疗前能对患者进行更准确的定位。放疗技术的发展以及对侵袭性更小的联合治疗（例如放疗和抗雄激素治疗）的认识更使高危和局部进展性前列腺癌的治疗方式逐渐远离外科干预。但无论如何，根治性前列腺切除术能治愈某些高危患者。

（二）新辅助雄激素剥夺疗法

为改善局部进展性前列腺癌或高危前列腺癌患者根治性前列腺切除术后的预后，一些学者对根治术前应用新辅助雄激素剥夺疗法（neoadjuvant androgen deprivation，NAD）进行了评价。早在1944年，Vallet就报道了1例59岁前列腺癌患者，在行睾丸切除术后再接受经会阴根治性前列腺切除术。目前，无论是回顾性还是前瞻性资料都没有证据支持局部进展性前列腺癌（特别是cT3期肿瘤）可以从术前新辅助雄激素剥夺治疗中获益。

（三）辅助放疗

前列腺切除前不进行局部或全身治疗可以避免手术时机的延迟，减少手术并发症，最重要的是能够确定哪些患者具有不良病理特征或有肿瘤残余而真正需要其他治疗方法，从而避免过度治疗。由于难以区分局部复发还是远处复发，且复发的部位决定了治疗的实际类型，时限以及效果，因此选择合适的辅助治疗方法依旧存在很大困难。

根治性前列腺切除术后行辅助放疗（adjuvant

radiation therapy,RT)是否有益目前尚没有得到证实,早期研究表明辅助放疗对远处转移或肿瘤特异性生存期没有影响,最近数据显示它可以改善生化控制率。

辅助放疗的应用与无生化复发生存率相关,其5年无生化复发生存率为50%～88%。在高危患者中,辅助放疗与单纯手术相比可以改善无生化复发生存率(30%～50%)。然而,辅助放疗的疗效还需要合理设计的临床试验验证。

(四)新辅助化疗和化疗——分泌治疗

化疗在前列腺癌的治疗中的作用主要限于晚期肿瘤。Oh 等证实紫杉醇(taxanes)单用或与其他药物联用对激素难治性前列腺癌(hormone-refractory prostate cancer,HRPC)有效,半数以上的患者PSA 水平显著下降(>50%),28%～75%患者对化疗有反应。米托蒽醌(mitoxantrone)联合低剂量类固醇激素对缓解疼痛效果优于单用类固醇激素,并已证实可用于激素难治性前列腺癌的治疗。基于这些研究,泌尿外科医师越来越关注化疗在高危或局部进展性前列腺癌患者中的早期应用。

(五)临床试验

鉴于有高危特征的患者治疗效果不是最佳,这类患者应该考虑参加新的临床试验。这些研究结果应该能回答一些目前存在的问题,如传统联合治疗的最佳类型和时限,以及化疗对局部进展性前列腺癌和高危前列腺癌的作用。

三、按照患者危险度分组所推荐的治疗方法

在诊断时对肿瘤进行分期,并对患者的合并症作出评价。各种正规的治疗措施及其相关危险和潜在益处见表 6-5-3 和表 6-5-4。对于具体的患者来说,治疗方法的选择取决于医生如何高质量的运用。

表 6-5-3　危险分组的定义

危险分组	临床分期	PSA(ng/mL)	Gleason 评分	活检标准
低度	T1a 或 T1c	<10	2～5	单侧或癌组织<50%
中度	T1b 或 T2a	<10	6 或 3+4=7	双侧
高度	T2b 或 T3	10～20	4+3=7	癌组织>50%或神经周围浸润或管样分化
极高	T4	>20	8～10	淋巴血管侵犯或神经内分泌分化

表 6-5-4　推荐的治疗方法

危险分组	预期寿命(年)	推荐的治疗方法
低度	0～5	AM,HT
	5～10	AM,RT,HT,O
	>10	RP,RT,AM,O
中度*	0～5	AM,HT,RT,O
	5～10	RT,HT,RP,O
	>10	RP,RT,O,HT
高度*	0～5	AM,RT,O
	5～10	RT,HT,RP,O
	>10	RT,RP+RT+HT,HT
极高*	0～5	AM,RT,O
	5～10	HT,RT+HT,ST
	>10	RT+HT,RP+RT+HT,HT,ST,IT

注:AM:积极监测;HT:激素治疗;RT:放射治疗;O:其他疗法;RP:根治性前列腺切除术;ST:全身治疗;IT:研究中的多形治疗。* 如果淋巴结阳性率超过 20%,则行 AM,HT,ST+HT。

第五节　晚期前列腺癌治疗的基本原则

前列腺癌是欧美国家男性最常见的恶性肿瘤,也是全球男性继肺癌之后位居第二位的恶性肿瘤。据估算,2012 年美国前列腺癌新发病例为 241 740 例,死亡 28 170 例。其发病率在全球范围内呈上升趋势,近年来尽管联合应用经直肠指检、血(PSA)、经直肠超声检查、前列腺穿刺等手段使早期前列腺癌检出率大大提高,但由于我国目前尚未普及前列腺癌筛查,多数患者在确诊时已伴有远处转移,不再适合接受放疗或前列腺癌根治术等治愈性治疗。因此,对于晚期前列腺癌患者来说内分泌治疗是最主要的治疗方法。

晚期前列腺癌在临床中通常称为进展期前列腺癌或转移性前列腺癌(advanced Pca、metastatic PCa),是指前列腺肿瘤穿透前列腺包膜,发生局限淋巴结转移,甚至侵犯到周围的精囊膀胱等器官并进一步出现远处转移。由于前列腺癌生长具有雄

激素依赖的特性,因此激素治疗对这类患者具有显著的疗效。

早在1941年,Huggins等的卓越研究就揭开了晚期前列腺癌激素治疗的序幕,他们报告,基于睾丸切除术或口服己烯雌酚的雄激素剥夺治疗(androgen deprivation therapy,ADT)对晚期前列腺癌具有显著的治疗效果。此后的临床实践表明,80%以上的转移性前列腺癌患者经过雄激素剥夺治疗可以获得主观和客观的改善。至今为止,前列腺癌的激素治疗已远远不只局限于睾丸切除术及雄激素的应用,而人们对激素治疗的认识水平也较60年前有了很大程度的进步。

一、前列腺癌激素治疗的生物学基础

正常或癌变的前列腺上皮细胞需在雄激素刺激下生长和增殖。在正常前列腺中,上皮细胞的凋亡与增殖达到一种动态平衡状态,而当前列腺上皮细胞发生癌变,其凋亡与增殖将分别减少和增加,以上动态平衡遭到破坏。并非所有前列腺癌细胞对雄激素的反应都是相同的,根据细胞凋亡与雄激素的关系,可将前列腺癌细胞分为以下3类:①雄激素依赖性细胞(androgen-dependent cells),这类细胞的生存需要雄激素的存在,而去除雄激素后,细胞将发生凋亡;②雄激素敏感性细胞(androgen-sensitive cells),这类细胞的生存并不需要雄激素的存在,但雄激素的存在可使细胞发生增殖;③雄激素不敏感性细胞(androgen-insensitive cells),这类细胞的增殖和凋亡与雄激素的存在与否无关。前列腺癌对激素治疗的初期反应取决于以上3类细胞哪种在肿瘤中占有主导地位,但是,随着雄激素剥夺治疗的进行,雄激素依赖性的前列腺癌可以逐渐转变为雄激素不敏感性前列腺癌,这可能与在无雄激素生长环境中,雄激素不敏感细胞克隆选择性增殖以及癌细胞雄激素受体突变等适应性调节有关。

前列腺癌的雄激素受体位于细胞浆内,睾酮(T)及其代谢产物双氢睾酮(DHT)是其生物活性最强的配体。睾酮来源于睾丸的Leydig细胞,其合成受垂体分泌的黄体生成素(LH)控制,而后者则为下丘脑释放的黄体生成素释放激素(LH)所调节,这一内分泌调节轴在垂体及下丘脑水平均有负反馈抑制作用。除睾酮外,血清内尚有5%~10%左右的弱雄激素来源于肾上腺,这类弱雄激素主要是脱氢表雄酮(DHEA),其分泌受垂体合成促肾上腺皮质激素(ACTH)控制,而后者则接受来自下丘脑的促肾上腺皮质激素释放激素(CRH)调节。来自肾上腺的弱雄激素虽然数量不多,但由于其在前列腺内可以转变为活性雄激素DHT,因此对前列腺癌的生长仍具有重要的意义。有研究表明,手术去势以后,虽然血清睾酮能够降低到基线水平的5%以上,前列腺内的DHT仍有去势前的40%以上,这也正是后文将要谈到的全雄激素阻断的理论依据之一。

二、前列腺癌激素治疗的分类及其效果比较

就治疗方式而言,前列腺癌的激素治疗可分为3类。即去势治疗、抗雄激素治疗以及两者的联合应用,即全雄阻断。

(一)去势治疗

去势治疗是前列腺癌激素治疗的金标准,可分为手术去势和药物去势,前者即睾丸切除术,后者包括雌激素、黄体生成素释放激素类似物(LHRH-a)和LHRH拮抗剂等三类药物的应用。去势治疗的根本目的在于使血清中睾酮浓度达到去势水平,即基线值的5%~10%以下。由于血清睾酮浓度的下降,因此总的来说,去势治疗的副作用包括:性欲的降低、勃起功能障碍等,远期的副作用还包括:精力下降、骨质疏松、肌肉萎缩、贫血等。

手术去势可以在最短的时间内(3~12小时)使睾酮达到去势水平,因此对骨转移病灶导致脊髓压迫症状的患者可以急诊施行手术。手术方法包括普通双侧睾丸切除术及双侧睾丸白膜下切除术,两种手术在降低睾酮的作用上并无差别,而后者具有美观、心理创伤小等优点。

与手术去势相比,药物去势最大的优点在于其可逆性,其临床意义有2点:首先,近年来一些学者认为间断雄激素剥夺治疗可以延缓前列腺癌非激素依赖性的产生;其次,间歇用药可以减少去势治疗的副作用,改善生活质量。

己烯雌酚(DES)主要通过抑制垂体分泌LH达到去势效果,以3mg/d的剂量应用DES后21~60天,睾酮可以达到去势水平,连续用药3年后停药睾酮浓度也不会回升。DES的主要副作用为心血管并发症。早期研究表明,与较大剂量(5mg/d)比较,以3mg/d用药,在保证治疗效果的基础上,心肌梗死、充血性心力衰竭、脑血管意外等并发症明显减少。但更小剂量(1mg/d)用药则不能确切保证睾酮去势水平。随着LHRH-a等更安全的药物的出现,DES的应用范围逐渐缩小,目前临床上雌激素不作为药物去势的一线选择,但对部分激素非依

赖性前列腺癌患者,使用低剂量的雌二醇仍然可以起到治疗效果,是二线内分泌治疗的选择之一。

LHRH-a 类药物结构与 LHRH 相似,能够与垂体上的 LHRH 受体结合并发生持续作用,在用药早期(1 周),LHRH-a 与垂体细胞结合后,首先导致黄体生成素分泌增加,后者刺激睾丸产生睾酮,这将导致病灶一过性的加速反应(flare phenomenon),这种加速反应可通过服用抗雄激素药物预防。但在 LHRH-a 的持续使用下,将导致 LHRH 受体耗竭,从而在用药 2 ~ 3 周时完全抑制睾丸释放睾酮。在临床随机研究表明,在睾酮抑制、存活率以及治疗不良事件方面,LHRH-a 与睾丸切除术并无差异,提示 LHRH-a 可以代替睾丸切除术。但少数患者应用 LHRH-a 后睾酮并不能降低到去势水平,其中机制尚不明确,但对这样的患者,可以改用手术去势治疗。

LHRH 拮抗剂通过对 LHRH 受体的拮抗作用,抑制了脑垂体释放 LH 和 FSH,从而降低体内睾酮和它的代谢产物双氢睾酮的水平。与 LHRH-a 相比,LHRH 拮抗剂使用后不导致睾酮的一过性升高(flare phenomenon)及临床症状的加剧,但 LHRH 拮抗剂随着使用时间的延长会引发组胺释放,可能产生严重的过敏反应,从而限制了其在临床上的使用。

LHRH 拮抗剂与垂体 LHRH 受体快速竞争性结合,给药 24 小时内体内 LH 水平可下降 84%。LHRH 拮抗剂的直接抑制效应避免了 LH 和睾酮的一过性高峰,而不需要联合应用抗雄激素药物治疗,这也是此类药物的主要优点之一。对于即将发生脊髓压迫或存在严重骨痛、未接受过激素治疗、并且不适于接受手术去势治疗的患者,LHRH 拮抗剂是唯一可能使其获益的选择;并且临床上已经观察到 LHRH 拮抗剂西曲瑞克(cetrorelix)的效应。

在 lhrh 拮抗剂阿巴瑞克(abarelix)的临床试验中观察到,睾酮水平在药物去势 2、4、28 天后分别下降 34.5%、60.5%、98.1%。与 LHRH 激动剂和抗雄激素药物联合治疗相比,采用阿巴瑞克单药治疗达到的睾酮去势水平的能力与前者相同。在一项开放性研究中,90% 有症状的前列腺癌患者在接受治疗后疼痛或者疾病相关症状得到改善。

许多第一代和第二代 LHRH 拮抗剂会引起显著的组胺介导的副反应,这在第三代和第四代 LHRH 拮抗剂中并不常见。然而,即使在先前的 LHRH 拮抗剂治疗过程中无任何异常,在继续治疗的过程中仍有可能发生严重变态反应。在美国,阿巴瑞克已经批准应用于不能接受其他激素治疗并且拒绝接受手术去势的晚期前列腺癌患者。考虑到此类药物罕见但严重的变态反应,患者在接受治疗后 30 分钟内必须得到严密的观察。

LHRH 激动剂仅部分抑制 FSH 水平,而在手术去势后,由于失去抑制性反馈,FSH 水平会显著增高。LHRH 拮抗剂能同时减低 LH 和 FSH 水平。在雄激素非敏感性前列腺癌移植瘤模型中,西曲瑞克(cetrorelix)能显著抑制肿瘤生长,这也表明存在其他促进肿瘤生长的因素。对于手术去势后发生疾病进展的前列腺癌患者,采用阿巴瑞克治疗能使 FSH 水平减少近 90%,但是并不能达到出现血清 PSA 有效反应的标准。

(二) 抗雄激素

抗雄激素类药物根据化学结构的不同,可以分为甾类与非甾类两种,其作用机制为与前列腺癌细胞内的雄激素受体结合,影响睾酮及双氢睾酮对受体的激活作用。

甾类抗雄激素除了有阻断雄激素受体的作用外,还有抑制垂体 LH 分泌的药物去势作用。此外研究表明,作为甾类抗雄激素的代表,醋酸环丙孕酮尚可抑制肾上腺雄激素的分泌。以上多种治疗机制提示甾类抗雄激素能够作为单一用药治疗前列腺癌,但由于醋酸环丙孕酮同样具有心血管副作用,目前用于前列腺癌治疗中的抗雄激素药物主要是非甾类药物。

非甾类抗雄激素常用的有:氟他胺(flutamide)、比卡鲁胺(bicalutamide),这类药物作用机制单一,仅仅是与雄激素受体结合,因此又称为纯抗雄激素。由于纯抗雄激素不降低睾酮,因此具有对性功能无明显影响的优点。

氟他胺服用方法为 250mg,每天 3 次,由于其需要在肝脏内转化为活性药物形式羟基氟他胺,因此药物具有肝脏毒性。轻度的肝脏损伤如氨基转移酶升高等往往在停药后具有自限性(发生率约为 10%),但也有报道服用氟他胺后致命性肝脏损害的发生率为 3/10 000,高于普通人群 10 倍,因此服药期间应定期检查肝脏功能。较早期的研究表明,单用氟他胺 750mg/d 与 DES 3mg/d 对比,氟他胺组治疗失败的时间较短(9.7 VS26.4 个月),说明单用氟他胺的治疗效果低于药物去势。

比卡鲁胺(商品名康士得)药物半衰期长,可以 50mg 每日 1 次服用,用药依从性较好,而且不需肝脏代谢即可为机体利用,因此无明显肝脏毒性,主要副作用包括男性乳房发育、面色潮红等。较近的研究表明:虽然50mg/d服用比卡鲁胺效果不能达到去势治疗,但以150mg/d剂量服用比卡鲁胺与药物或外科去势比较,在总生存率、疾病进展时间(随访6.3年)等方面无统计意义的差别,而且在维持性功能、生活质量方面优于去势组。同时由于比卡鲁胺药物副作用较小,因此在314例服用比卡鲁胺的患者中,仅1.3%的患者因无法耐受药物副作用而停药。

(三) 联合雄激素阻断

理论上,抗雄激素可以对雄激素受体起到"封闭"作用,完全阻断任何来源的雄激素(包括肾上腺分泌的弱雄激素)对前列腺癌细胞产生作用,但事实并非如此。研究表明,由于前列腺癌内往往具有不同激素敏感度的细胞亚群,因此即使在抗雄激素存在的情况下,部分细胞与雄激素(T或DHT)仍以更高的亲和性结合,并继续生长,前文也已提到,氟他胺单一用药的效果低于DES治疗。

在这种情况下,产生了联合雄激素阻断的治疗方法,即联合应用去势治疗与抗雄激素药物。在睾酮达到去势水平的情况下,进一步抑制肾上腺来源的雄激素对前列腺癌生长的刺激作用。可见,联合雄激素阻断的主要目的是干预肾上腺雄激素对前列腺癌的作用,除了现在广泛使用的去势+抗雄激素治疗外,还包括肾上腺切除术以及抗肾上腺类药物,但后两者的临床应用并不多。

研究表明,联合雄激素阻断方法与单纯去势相比可延长总生存期3～6个月,延长无进展生存期12个月,平均5年生存率提高2.9%。另外,研究发现应用比卡鲁胺的联合雄激素阻断治疗,相对单独去势可使死亡风险降低20%,并可相应延长无进展生存期。所以,目前晚期前列腺癌的治疗方法中,联合雄激素阻断已成为标准疗法。

(四) 持续内分泌治疗与间歇内分泌治疗

目前内分泌治疗是治疗晚期前列腺癌的主要的治疗方法,随着雄激素剥夺治疗的进行,前列腺癌经内分泌治疗后由激素依赖性转变为非激素依赖性,最终转化为激素不敏感性肿瘤,是前列腺癌患者癌特异性死亡的原因。近年来研究表明完全雄激素阻断并不能延长前列腺癌细胞进展到非雄激素依赖的时间,同时完全雄激素阻断带来患者生活质量的下降,同时增加了患者的相关治疗费用。

1996年,Sato等人制作了前列腺癌间歇内分泌治疗的动物模型:研究者将LNCaP细胞(一种人类身体细胞来源的可分泌PSA的激素依赖性肿瘤细胞)种植于裸鼠体内,并分别进行间歇雄激素与持续的雄激素阻断治疗。结果发现,间歇内分泌组激素依赖的时间为持续内分泌组的3倍。该组数据说明间断雄激素阻断在动物模型中确有可能延迟发展到肿瘤非依赖的时间。

在此基础上,Goldenberg等提出了间歇内分泌治疗的新概念:全雄激素抑制间断后,存活的肿瘤细胞通过补充雄激素而进入到正常的分化途径,从而恢复凋亡能力,并能推迟进入激素非依赖性细胞的进程。

多家欧美医疗机构的临床数据表明,间歇内分泌治疗与持续内分泌治疗在疾病进展时间、肿瘤相关生存时间等无统计学差异。间歇内分泌治疗的优点在于可减小患者在停用药物时期的治疗相关副作用,同时降低患者的治疗费用。

关于间歇内分泌治疗中停止及开始用药的标准无明确定义,目前,欧美医疗机构临床试验的停药标准为PSA<4ng/ml,重新开始治疗的标准为PSA>10ng/ml、PSA>20ng/ml或PSA上升至治疗前的1/2。间歇内分泌治疗作为晚期前列腺癌标准治疗方式的地位目前尚难确定,还需要大规模的随机对照试验证实。

(五) 抗雄激素撤停及更换

抗雄激素撤停现象在前列腺癌激素治疗中具有一定临床意义。虽在1989年即已发现羟基氟他胺等对LNCaP细胞增殖具有刺激作用,临床上观察到,当应用氟他胺治疗的前列腺癌患者疾病再次进展时,停用氟他胺后部分患者病情得到主、客观的缓解。此后研究表明,氟他胺、比卡鲁胺等均存在抗雄激素撤停现象,但因两者半衰期不同,前者的撤停现象多出现在停药后1周,而后者则出现在停药后6～8周。如果以停药后PSA下降到用药前的一半以上为标准来确立抗雄激素撤停现象,据统计,约有30%患者会出现这种撤停效应。

前列腺癌患者接受抗雄激素药物和LHRH激动剂联合治疗后会出现PSA水平的下降,并且从联合治疗中撤除抗雄激素药物后,血清PSA水平亦会出现下降。基于这样的反应,似乎抗雄激素药物会促进前列腺癌细胞的生长。此种现象最先在氟他胺治疗中被发现,目前在所有抗雄激素药物中均发现此种现象,包括醋酸环丙孕酮、己烯雌酚和孕激素类药物。血清PSA水平在氟他胺撤退后4周、比卡鲁胺和尼鲁米特撤退后6周内发生下降。抗雄激素药物撤除后,15%～30%患者的血清PSA水平下降超过50%,并且平均维持期3.5～5个月。但可测量肿瘤病灶却很少会出现客观改变。相对于无抗雄激素药物撤退现象的患者,其总体生存率并未增加。在设计新药临床试验时必须考虑到此种现象对研究观察的影响。目前尚未确立前瞻性标准来预测哪些患者会发生抗雄激素药物撤退现象,但已经发现在那些接受雄激素剥夺治疗后 PSA 水平迅速下降的患者中,抗雄激素药物撤退现象的发生率较高。

目前已有假设认为雄激素受体突变可能是引起抗雄激素药物撤退现象的原因,雄激素受体突变使抗雄激素药物成为雄激素受体的激动剂。目前广泛应用的前列腺癌细胞系 LNCaP 所表达的雄激素受体具有特异的点突变,当羟基氟他胺存在时,会引起前列腺癌细胞增殖;在抗雄激素药物撤退后 PSA 明显下降的前列腺癌患者中,其前列腺癌组织中可以发现同样的雄激素受体突变。比卡鲁胺与具有相似点突变的雄激素受体结合后可产生激动剂样作用;采用 X 线衍射晶体法分析突变结构,发现比卡鲁胺和突变雄激素受体的结合方式与双氢睾酮和野生型雄激素受体的结合方式相似。

另外值得注意的是,氟他胺和比卡鲁胺的撤停效应似乎具有不同的机制,因为 Scher 等报告:当氟他胺发生撤停效应后,继续应用比卡鲁胺进行抗雄激素治疗,仍然有 20% 的患者产生明确的疗效。

第六节　去势抵抗性前列腺癌的治疗

前列腺癌的内分泌治疗依据治疗效果和疾病的进展可分为 2 个阶段,早期对雄激素治疗敏感的雄激素依赖期激素依赖性前列腺癌(androgen-dependent prostatic cancer,ADPC)和晚期对雄激素治疗不敏感的去势抵抗前列腺癌(castration-resistant prostate caner,CRPC),而后者又分为两个阶段:对内分泌治疗虽不敏感但仍有反应的阶段和对所有激素治疗均无反应的阶段,前者称为激素独立性前列腺癌 AIPC(非激素依赖性前列腺癌,androgen-independent prostatic cancer,AIPC),后者称为激素难治性前列腺癌 HRPC(激素抵抗前列腺癌,hormone-refractory prostate cancer,HRPC)阶段。处于 HRPC 阶段的患者,虽然血清睾酮处于去势水平下,但病变仍发生进展,或出现新的转移灶,或原有病灶增大,或间隔 2 周连续检测 PSA 水平上升。根据 Scher H 和 Heidenreich A 研究显示,在无症状的 HRPC 患者中若仅出现 PSA 增高,而无转移,则平均生存期为 20～36 个月;若出现 PSA 增高及小范围转移则平均生存期为 18～27 个月;如不仅 PSA 增高,且有较大转移灶,则平均生存期为 9～12 个月。而在有症状的 HRPC 患者中,若出现 PSA 增高伴小范围转移灶,则平均生存期为 14～16 个月;如不仅出现 PSA 增高且有较大转移灶,则平均生存期为 9～12 个月。目前对于 CRPC 的患者,若为 AIPC,主流治疗方式是根据抗雄激素撤退效应的结果选择采用二线激素治疗或化疗,而 HRPC 主要的治疗方案是采取多西他赛新辅助化疗,多西他赛治疗患者的中位生存期为 18.9 个月。同时,CRPC 治疗的研究并没有终止,根据最新研究结果显示,对于 CRPC 的患者,使用阿比特龙药物治疗的中位生存期在 27 个月以上,使用 Slpuleucel T 抗体治疗的中位生存期为 25.8 个月,可以显著提高 CRPC 患者的预后,因为两者在 III 期临床试验中的积极表现,他们分别在 2011 年 4 月 28 日和 2010 年 4 月 29 日获得了欧洲药物管理局的批准。除此之外,还有针对骨转移患者的 alpharadin、采用新机制的内分泌治疗药物 MDV3100、二线化疗药物卡巴他赛(cabazitaxel)亦获得批准的以应用于临床。去势状态下血清睾酮<50ng/dL(1.7nmol/L)PSA 连续 3 次上涨,每次检查间隔 1 周以上,且有两次值要高过最低点 PSA 50%,同时 PSA>2ng/ml 至少 4 周的氟他胺或至少 6 周的比卡鲁胺药物的抗雄激素撤退[a] 在标准内分泌治疗情况下 PSA 不断进展。因此,对于抗雄激素药物联合其他任何形式雄激素阻断的患者,我们建议在进入下一步治疗前应首先停用抗雄药物 4～8 周并监测 PSA 水平。二线内分泌治疗对于抗雄激素治疗期间 PSA 仍在上升的患者,他们有多种疗法可供选择。包括停用抗雄药物达到抗雄激素撤退,加用另外一种抗雄激素帮助治疗,更换应用康士得和氟他胺,应用雌激素,使用抗肾上腺素药物,或者采取近两年得出的新方法如应用阿比特龙,MDV3100。

注 a:抗雄激素撤退效应:停止抗雄药物(无论甾体还是非甾体)可使小部分患者短时间内出现临床缓解,表现为 PSA 下降、症状缓解、软组织和骨转移进展变缓。

一、CRPC 的经典二线激素治疗策略

1. 应用二线激素治疗药物　由于化疗存在较高的细胞毒性,二线激素治疗对于疾病进展时无症状且仅局部转移的患者(血清 PSA 水平升高且无其他临床表现)来说是个理想的选择。在已经报道使用的二线治疗中,对患者有益的包括己烯雌酚、

草药复合物 PC-SPES、植物雌激素、氨鲁米特和皮质激素。但是这些治疗并不能延长患者的生命而仅能轻微改善症状。

2. 加用比卡鲁胺（康士得）剂量 比卡鲁胺属于非甾体类抗雄激素药物，与黄体生成素释放激素（LHRH）类似物或外科睾丸切除术联合应用于晚期前列腺癌的治疗。该药物具有剂量效应，其应用剂量越大，其 PSA 反应率越高，降低幅度越大。故而在原治疗基础上加用比卡鲁胺可有 20% 的患者得到 PSA 降低（至少降低 50%）的疗效。目前临床上应用过的最大剂量为 150mg。

3. 更换应用康士得和氟他胺 由前文的前列腺癌的内分泌治疗中我们可知康士得和氟他胺的内分泌治疗机制是有所不同的，那么这样就得到了这种治疗方式的理论基础和实施策略，在停用其中一种药物的同时，改用另外一种药物进行抗雄激素治疗。因为停用了原来的药物，所以这时可以产生雄激素撤退效应，根据 Suzuki 2008 年的研究结果显示，约有 15.1% 的患者可出现雄激素撤退效应，而在加用另外一种药物以后，35.8% 的患者 PSA 从增长变为下降，并持续了 6 个月以上。需要值得注意的是，在二线治疗策略开始时，患者的初治 PSA 越高，那么其 FPS（无进展生存期）越短，PSA 反应率越低。

4. 在停药观察期间应用酮康唑 人体内循环中起作用的雄激素并不仅仅来源于睾丸分泌，而是有 10% 来自于肾上腺分泌得来的。而酮康唑是一种细胞色素 P450 抑制剂，它与氨鲁米特、糖皮质激素一样都可以抑制肾上腺分泌雄激素的功能。在停药观察期间加用酮康唑，在显著提高 PSA 反应率（应用酮康唑组：安慰剂组，32%：11%）的同时也延缓了 PSA 的进展速率（应用酮康唑组：安慰剂组，8.6m：5.9m）。其主要副作用为肝毒性、胃肠道反应和雄激素匮乏症状。

5. 应用雌激素 由根据动物模型得来的理论推测，前列腺癌患者体内的雌激素受体数量或活性相比正常人而言有所上调。所以 Smith 考虑对前列腺癌的患者去势治疗无效的情况下应用雌激素会否达到一个良好的治疗效果，而其在 1998 年的试验结果表明，己烯雌酚（DES，diethylstilboestrol）得到了一个良好的 PSA 反应率（24%：11%），同时 80% 的应用己烯雌酚的患者中 63% 的预期生存期要高于 2 年。虽然其治疗效果良好，但是雌激素治疗的副作用远比其他治疗方式严重和强烈得多。在应用小剂量雌激素治疗的情况下，有 1/3 的患者并发了深静脉血栓，7% 的患者并发了心肌梗死。

二、CRPC 激素治疗的新方案

1. 阿比特龙 在过去的 2 年中，伴随着早期 CRPC 患者 I／II 临床试验的完成和结果发表，III 期临床试验的进行和中期分析，新的 CRPC 治疗药物出现了。而这些新药多数是应用于多西他赛化疗之后，但新开发的激素治疗药物阿比特龙却与它们不同，它在患者化疗前应用并得到了良好的疗效。最近的研究结果来自于大型 III 期试验 CCU-AA-302，选用无症状的或者症状轻微的患者来进行应用阿比特龙和安慰剂的对比，同时联用泼尼松。报告结果来自于第二预先计划的中期分析，两者拥有显著的无进展生存期差异（中位 PFS 16.5m VS 8.3m，HR：0.53，$P < 0.01$，低于预设界值）。而在预后分析上阿比特龙组也有优势表现（中位生存期未到 VS27.2m HR：0.75，$P = 0.01$）。然而，该值大于第二次中期分析指定的 P 值（$P < 0.001$），导致了一个不显著的差异。所有的次组分析和次要终点结果都支持阿比特龙组。在副作用方面，阿比特龙组的糖皮质激素副作用更强烈，同时肝功能也有一定的损害，但是大多情况下副作用比较轻微。这些积极的结果使得 EMEA（欧洲药品管理局）批准其上市应用，但其 III 期试验尚未完结所以最终结果仍属未知。阿比特龙是口服孕烯醇酮类似物，通过抑制雄激素合成过程中的关键酶 CYP17，从而进一步降低 CRPC 组织中的雄激素水平，目前临床上用量为阿比特龙（ZYTIGA）1g，每日 1 次。

2. MDV3100 作为新的雄激素受体阻滞剂，MDV-3100 显示出良好的疗效和耐受性。MDV3100 是一种新的雄激素受体阻滞剂，通过阻断雄激素和受体结合、抑制雄激素受体核转位及抑制共刺激因子的募集来阻断雄激素受体信号通路。在 I、II 期临床研究中，不论 CRPC 患者既往是否采用过化疗，该药都显示出良好的疗效和耐受性。AFFIRM 研究是一项多国、多中心参与的随机安慰剂对照的 III 期临床研究。该研究中 1199 例既往接受过多西他赛治疗且病情进展的 mCRPC 患者按 2:1 的比例随机接受 MDV3100（160mg/d，800 例）或安慰剂（399 例）治疗，主要观察终点是 OS。2012 年欧洲泌尿外科学会（EAU）年会报道了 AFFIRM 研究的中期分析结果。经中位 14.4 个月随访，MDV3100 可将患者的中位 OS 期延长近 5 个月（18.4 个月对 13.6 个月，$P < 0.001$），所有的次要终点结果如软组织转移灶的有效率（28.9% 对 3.8%，$P <$

0.001)等也和主要终点一致,MDV3100 组占优。特别值得注意的是,治疗组的不良反应发生率和安慰剂组相似。根据上述结果,独立的数据检查委员会(independent data monitoring committee)建议终止研究、揭盲,安慰剂组患者接受 MDV3100 治疗。MDV3100 不仅可应用于多西他赛化疗后,在化疗前应用的Ⅲ期临床试验也在进行中,但是具体成果还未发表。其用量为 MDV3100(enzalutamide)160mg,每天 1 次。

三、CRPC 的非激素治疗策略

1. 经典化疗方案

(1)多西他赛:多西他赛是一种细胞毒性药物,它是紫杉烷家族的一员。多西他赛通过 p53 非依赖机制促细胞凋亡。p53 非依赖机制与抑制微管解聚和抑制抗凋亡信号相关。通过 β 微管蛋白的相互作用诱导使胞内微管稳定,从而使 GTP 非依赖微管聚合且使细胞周期阻滞在 G_2/M 期,有报道,与紫杉醇(泰素)相比,多西他赛有双倍微管亲和力。此外,多西他赛还可引导 Bcl-2 体内磷酸化。Bcl-2 磷酸化与半胱羟酶活性和细胞正常抗凋亡活性丧失有关。磷酸化 Bcl-2 还可通过对促凋亡分子 Bax 失去抑制而诱导细胞凋亡。当然,其他机制如 P27Kip1 和 Bcl-xL 的抑制也相当重要。数据显示,多西他赛单药方案对转移性前列腺癌有效。

从 2004 年开始,多西他赛已成为转移性前列腺癌的一线治疗方案,这归功于一项大规模Ⅲ期随机临床试验 TAX327。该项试验证明了多西他赛较米托蒽醌联合泼尼松的优越性。TAX327 入组了 1006 名患者,这些患者从未接受过化疗且按照疼痛级别分成 3 个组,每个组同时每人每日两次口服泼尼松 5mg,3 个组分别予米托蒽醌 12mg/m²,21 天为一周期;多西他赛 75mg/m²,21 天为一周期;多西他赛 30mg/m²,每周 1 次。所有患者至少停用抗雄药物 4~6 周,整个研究时间为 30 周。由于疾病进展程度不同,更多患者入组多西他赛 3 周方案。经过中位 20.7 个月的随访,多西他赛 3 周方案和多西他赛每周方案的中位生存时间、疼痛反应率和 PSA 反应率分别为 18.9 月/17.3 月、35%/31% 和 45%/48%。多西他赛 3 周方案降低相对死亡风险 24%(95% 可信区间:6%~48%,P=0.005)。米托蒽醌组中位生存时间、疼痛反应率和 PSA 反应率分别为 16.4 个月、22% 和 32%。因为多西他赛每周方案的预后改善较 3 周方案低,故现在临床上通常选用 3 周方案。

多西他赛 3 周方案比每周方案有更显著的血液学毒性(中性粒细胞减少性发热 3% vs0,3~4 级中性粒细胞减少 32% vs 15%),但前者方案导致的恶心、呕吐、指甲改变、多泪和腹泻较后者略低。神经病变稍多见于多西他赛 3 周方案(3~4 级病变 1.8% vs. 0.9%),两组多西他赛组患者的生活质量按照 FACT-P 评判无明显差异,但都优于米托蒽醌组。

在运用多西他赛时要考虑到人群的异质性,几种不良预后因素已经被发现,比如 PSA>114ng/mL、PSA 倍增时间低于 55 天或内脏转移。最近基于 TX327 试验的研究结果提出了一个更好的风险分组。危险因素包括:内脏转移,疼痛,贫血(血红蛋白低于 13g/dL),骨扫描进展,多西他赛化疗前雌激素占优。患者分为 3 个危险组:低危组(0~1 危险因素,中位生存期 25.7m),中危组(2 危险因素,中位生存期 18.7m),高危组(3~4 危险因素,中位生存期 12.8m)。根据结果显示年龄本身并不是应用多西他赛的禁忌证。

(2)其他经典化疗药物:早期研究显示单药方案双效烷化剂——环磷酰胺抗瘤作用不强(旧文献中记载的中位抗瘤效应仅 10%~20%)。有趣的是,同期临床试验中,在标准剂量口服或大剂量静脉应用环磷酰胺同时使用促血细胞生长因子,取得了更好的抗瘤效应。阿霉素、氟尿嘧啶、顺铂等这些对不同肿瘤类型都较为有效的药物在激素抵抗前列腺癌中仅有轻-中度抗瘤活性。米托蒽醌,一种半合成蒽环类衍生物,虽然鲜有证据证明它具有客观的抗瘤活性,但临床上对肿瘤仍有一定作用。该药与小剂量泼尼松(10mg/d 口服)联用缓解症状的疗效增强。在两个比较米托蒽醌联合或单用激素(一个试验应用泼尼松,另一个为氢化可的松)的前瞻性随机临床试验中,联合方案在改善患者生活质量(如疼痛)显示优势,但生存时间并无改善。这两个试验给 FDA 在 1997 年通过米托蒽醌联合泼尼松治疗有症状的转移性前列腺癌提供了临床依据。

雌莫司汀磷酸盐,一种来源于 17β 雌二醇类磷酸盐的氮芥衍生物,在转移性前列腺癌中仅具有限单药活性。在一项 HRPCa 的前瞻性随机研究中,每日口服 560mg 雌莫司汀在缓解症状和延长生存时间方面并不优于安慰剂组。临床前期研究显示雌莫司汀抑制微管并与核质结合,然后结合其他作用于微管的药物如长春碱、多西他赛(泰素帝)和紫杉醇类(泰素),以此发挥作用。

2. 新的化疗药物卡巴他赛　基于 TROPIC 研

究结果，FDA 在 2010 年 7 月批准卡巴他赛月于多西他赛治疗后疾病进展的 mCRPC。卡巴他赛是新一代半合成的紫杉烷类药物，临床前研究显示其对多西他赛耐药的肿瘤细胞和肿瘤模型均有活性。在一项已经发表的随机多中心 III 期临床研究（TROPIC）中，755 例应用多西他赛为基础化疗方案治疗期间和治疗后出现疾病进展的 mCRPC 患者，按 1:1 的比例被分为卡巴他赛+泼尼松组（378 例）与米托蒽醌+泼尼松组（377 例），主要观察终点是 OS，次要观察终点是无进展生存（PFS）期。经中位 12.8 个月的随访，卡巴他赛组中位 OS 期为 15.1 个月，米托蒽醌组中位 OS 期为 12.7 个月，使用卡巴他赛治疗的患者较使用米托蒽醌治疗的患者死亡风险降低了 30%[风险比（HR）= 0.70，P<0.0001]。卡巴他赛组中位 PFS 期为 2.8 个月，米托蒽醌组中位 PFS 期为 1.4 个月，仍然是卡巴他赛组占优（HR = 0.74，P<0.0001）。最常见的 ≥3 级的毒副作用是中性粒细胞减少，卡巴他赛组较常见（82% vs 58%），发热性中性粒细胞减少也多见于卡巴他赛组（6% vs 1%）。最常见的 ≥3 级非血液学毒性反应为腹泻，卡巴他赛组发生率为 6%，而米托蒽醌组不到 1%。需要特别注意的是，卡巴他赛组有 4.9% 的患者发生治疗相关性死亡，这主要是由于骨髓抑制导致的相关毒性反应所致。

总体结果而言，卡巴他赛+泼尼松方案可以延长以多西他赛为基础方案治疗期间和治疗后出现疾病进展的 mCRPC 患者的生存期。

3. 特定的骨靶向治疗药物氯化镭-223（alpharadin）

前列腺癌是最易发生骨转移的实本肿瘤之一，超过 90% 的 mCRPC 患者有骨转移。骨转移所致的症状及其引起的骨相关事件可降低患者生活质量，导致患者正常功能损害，甚至加速死亡。因此，骨微环境是 CRPC 治疗的重要靶点。此理论提供了一个药物的发展方向，用药物来减少肿瘤细胞对骨骼的侵袭和其在骨骼中的增殖。而此类药物中唯一一个有预后改善的是 alpharadin，一个镭-223 发射器。它适用于多西他赛化疗失败或者不符合多西他赛化疗方案标准的骨转移患者，服用 alpharadin 的患者中位生存期为 14 个月，相比之下安慰剂对照组生存期为 11 个月，可显著改善预后，同时缓解骨转移相关症状，提高生活质量，延长无进展生存期。而患者对其耐受性好，骨抑制副作用小，因此 alpharadin 有可能成为有骨转移 CRPC 患者的标准治疗方案之一，已于 2012 年 12 月送 FDA 等待审批。

4. 免疫治疗药物西普鲁赛-T（sipuleucel-T）

西普鲁赛-T 是一种自体疫苗，其制备需抽取患者外周血分离树突状细胞，将分离的树突状细胞在体外用前列腺酸性磷酸酶-粒细胞巨噬细胞集落刺激因子（PAP-GM-CSF）融合蛋白激活后回输，从而产生针对前列腺酸性磷酸酶（PAP）的主动免疫反应，杀伤前列腺癌细胞。一项有安慰剂对照的小样本 III 期研究显示用西普鲁赛-T 治疗可延长 CRPC 患者的 OS 期。在此基础上进行的 III 期 IMPACT 研究将 512 例无症状或症状轻微的 mCRPC 患者按 2:1 的比例随机分为西普鲁赛-T 组（341 例）和安慰剂组（171 例）。入组患者无内脏转移，若既往用过化疗则需停用化疗药物超过 3 个月。结果显示，西普鲁赛-T 组患者中位生存期为 25.8 个月，安慰剂组为 21.7 个月（HR = 0.78，P = 0.03），采用西普鲁赛-T 治疗可使患者的死亡风险降低 22%，但不能提高治疗有效率和延长无疾病进展生存期。患者对西普鲁赛-T 治疗耐受性良好，最常见不良反应是 1~2 度寒战、发热和头痛。因该药物对 CRPC 患者生存期的延长，FDA 于 2010 年 4 月批准西普鲁赛-T 用于治疗无症状或症状轻微的 mCRPC 和转移性激素抵抗性前列腺癌（mHRPC）患者。西普鲁赛-T（provenge）按疗程应用，每疗程注射 3 针，每针间隔 2 周。

四、CRPC 的姑息疗法

1. 疼痛和硬膜外脊髓压迫

和其他播散的恶性肿瘤一样，进展期前列腺癌治疗的最重要目标是减轻症状，保持足够高水平的生活质量。

癌症相关疼痛无疑是最使人虚弱的症状，及时诊断疾病相关的疼痛综合征是有效应对这种极严重症状的关键。

HRPCa 患者的局部骨痛可经体外局部放疗有效缓解。总体而言，我们也建议骨扫描提示异常的疼痛区域接受平片评估以排除溶解性损害或病理性骨折的存在，这对于四肢和承重骨疼痛的评价尤为重要。

硬膜外转移常见于晚期癌症且可引起潜在致命性的并发症。由于前列腺癌倾向转移至脊椎和椎旁区域，所以硬膜外脊髓压迫风险较高。早期诊断和治疗硬膜外转移是保存下床活动能力、肠道及膀胱功能及缓解背部疼痛的关键。硬膜外脊髓压迫大多来自椎体是因为脊髓直接受到压迫，少数是因为软组织转移灶侵及椎旁区域所致。大多数患者在诊断硬膜外脊髓压迫时骨扫描及放射影像学有异常表现,而那些软组织转移至椎旁区域的患者的唯一线索可能就是神经内科检查异常。

常规应用脊髓 MRI 可排除有意义的硬膜外病变,它几乎完全取代了其他检查手段,如 CT、X 线片。治疗首先应包括静脉给予大剂量糖皮质激素,常规每日 16～100mg 地塞米松,通常先首剂静脉给予 10mg,然后每 6 小时给予 4mg,最佳剂量仍然不明确。症状缓解后 2～3 周类固醇药物用量须逐步控制。

放疗也是一种主要的治疗形式。新近报道术后放疗优于单用放疗。手术在以下情况考虑:放疗期间症状或体征明显加重;存在不稳定病理性骨折可能;放疗后复发。患者的预后也是选择治疗时需要考虑的因素,化疗几乎不被用于治疗硬膜外脊髓压迫。

2. 骨靶向治疗方法 前列腺骨转移仍是目前研究的主要课题。正常骨的吸收和形成常常按照一个有序的规律进行,两者间的互相转化在大多数恶性肿瘤骨转移中可能起到决定性的作用。正常生理状况下,骨骼重建始于破骨细胞骨吸收,然后成骨细胞分化、成熟并形成新骨,修复由破骨细胞吸收的骨骼。长期雄激素抑制使破骨细胞活性增强,导致前列腺癌相关骨丢失,随之而来的是骨矿物质和有机质的过度吸收。转移灶瘤细胞也能导致矿物质释放和有机质吸收。除了细胞因子,生长因子、肿瘤坏死因子和成骨蛋白已经在临床前期研究中被证明在诱导成骨细胞和破骨细胞活性的过程中扮演重要角色。前列腺癌的骨转移大都是成骨性的,反应在骨重建过程中成骨细胞活性占优势。这种现象归因于负责诱导成骨细胞活性的特异性生长因子的分泌。高钙血症罕见于转移性前列腺癌,事实上,本就不多见的血清钙离子浓度升高和神经内分泌亚型前列腺癌(前述)密切相关。

二膦酸盐已成为治疗前列腺癌骨转移不可或缺的组成部分。这些化合物通过抑制成骨细胞活性和增殖来减低骨吸收。唑来膦酸钠是一种有效的治疗高钙血症的静脉用二膦酸盐,它也可用来治疗绝经后妇女的骨密度下降。在进展期 HRPCa 伴骨转移的患者中使用唑来膦酸钠,相比安慰剂,可降低骨事件风险。此外,在长期雄激素阻断的前列腺癌患者中应用唑来膦酸可提高骨矿物质密度。现在,已推荐在有骨转移证据的进展期前列腺癌患者中使用唑来膦酸。方法是 4mg 静脉滴注,每 3～4 周重复 1 次,连续数月;副反应包括:乏力、肌痛、发热、贫血和轻度血清肌酐浓度升高。每日口服补充

1500mg 钙和 400U 维生素 D 在低钙血症患者中值得推荐。一种不常见的并发症是下颌骨坏死所致的进行性下颌疼痛,具体病因还不清楚,但这种并发症多见于曾接受牙科治疗或有慢性牙病及不良牙健康史的患者。因此,在这些患者中,唑来膦酸是禁用的。其他二膦酸盐如氨羟二膦酸二钠、阿伦磷酸盐和氯磷酸盐并未在前瞻性随机临床试验中证实有益。

肿瘤细胞和骨髓微环境的相互作用是骨转移原因的重要假说。肿瘤相关细胞因子诱导 RANKL 的表达,RANKL 和 RANK 结合并激活 RANK,而 RANK 存在于破骨细胞。抑制 RANKL 系统已成为研究焦点并代表了骨靶向治疗的兴起。单克隆 RANKL 抗体和重组骨保护素的应用可显著抑制破骨细胞体内外功能。

趋骨性放射性药物的发明给弥漫性骨痛的治疗提供了一个有用的方法。最常用的物质是 ^{89}Sr 和 ^{153}Sm-lexidronam(来昔决南钐)。早期研究显示,在 HRPCa 伴弥漫性骨痛患者中应用 ^{89}Sr 可使 25%～65% 的患者骨痛得到不同程度的缓解。一项临床试验结果表明,联合应用体外局部照射可更持久地控制疼痛。^{89}Sr 的药物动力学取决于骨累及的范围。相比相对局限的骨累及,弥漫的成骨性骨转移使放射性核素滞留时间显著延长。有一点必须明确,即这种放射活性物质无疑会影响骨髓毒性的持续时间和严重程度。临床经验提示 ^{153}Sm 发生严重骨髓毒性概率较低,可能与它较短的半衰期有关。在一项比较 ^{153}Sm(具放射活性)和 ^{152}Sm lexidronam 复合物(不具放射活性)的 Ⅲ 期临床试验中,1mCi/kg ^{153}Sm 可安全而有效地缓解 HRPCa 患者严重的骨痛。另有研究报道阿霉素(已知是一种很好的放疗增敏剂)可增强 ^{89}Sr 作用。评估不同化疗药物(包括紫杉烷类和放射性药物)协同作用的随机临床试验正在进行中。

第七节 前列腺癌诊治进展

一、前列腺癌的早期诊断进展

PSA 的发现和应用使对前列腺癌的检测和治疗发生了革命性的变化,但 PSA 并非前列腺癌特异性指标,其敏感性较高,但特异性较低。分子肿瘤学领域中的新发现给我们提供了大量可能的前列腺肿瘤标记物,其应用可能最终对前列腺癌的早期诊断提供更佳的灵敏度和特异度。

前列腺穿刺活检术是诊断前列腺癌的金标准，但并不完美。传统前列腺系统穿刺的假阴性率为30%～40%，此外，有研究表明，25%～40%的前列腺癌存在术后病理分级升高的现象，说明传统穿刺方法容易遗漏高级别的肿瘤。为提高前列腺癌的穿刺准确性，近来最新的研究一是不断开发更加灵敏的影像学技术以增加直接穿刺病灶的准确性，二是开发 MRI 实时引导下的前列腺穿刺。

1. 前列腺癌血清分子标记物的研究过展　基因的表观遗传修饰包括 DNA 甲基化和组蛋白乙酰化状态的改变。在前列腺癌进展中已经被评估的两种超甲基化基因的产物是谷胱甘肽硫转移酶 P1（GSTP1）和 ras 相关结构域家族蛋白异构体（RASSF1A）。GSTP1 属于一种解毒酶家族，并参与亲电子致癌物的还原代谢。这些酶被证实与前列腺癌的进展相关。在癌前病变组织（非典型性及前列腺上皮内瘤变）和前列腺癌患者的精液、尿液以及血清中的 GSTP1 CpG 超甲基化水平增高。Cairns 及其合作者证实近 79% 的前列腺癌标本中 GSTP1 超甲基化增高。Goessl 及其合作者利用前列腺按摩后取得的尿液标本，发现这种肿瘤标记物在 68% 的肿瘤局限于前列腺内的患者、78% 的肿瘤有局部进展或转移的患者、29% PIN 患者以及 2% 的 BPH 患者中出现升高。Gonzalgo 及其合作者证实患者经直肠前列腺活检后立即采集的尿液沉淀中 50% 的 GSTP1 超甲基化增高。前列腺穿刺阴性患者尿液沉淀中 33% 也发现 GSTP1 超甲基化，而 PIN 或不典型增生患者为 67%，这提示了这些患者中可能存在前列腺癌，因此需要严密的随访并需要反复活检。应用 MSP 测定体液 GSTP1 超甲基化是一种可行且结果稳定的方法，这种方法有望用来筛检前列腺癌。

除了 GSTP1，近 70% 的前列腺癌中已发现了 RASSF1A 的超甲基化。早期研究发现这种标记物与有侵袭性的肿瘤有相关性，有助于区分侵袭性肿瘤和非侵袭性的肿瘤。

α-甲基-辅酶 A 消旋酶（AMACR）基因位于 5 号染色体，已经发现其在前列腺癌组织表达上调。AMACR 的功能在于作为一种酶使从含有牛肉和乳制品的饮食中摄入的支链脂肪酸 β-氧化。已经通过免疫组织化学分析和 Western 印迹的方法证实临床前列腺癌组织中 AMACR mRNA 水平上调。Luo 和其合作者（2002）证实 88% 的前列腺癌病例中以及未经治疗的转移病例和激素难治性前列腺癌中 AMACR 强阳性。Rogers 和其合作者（2004）测定了

26 个经直肠前列腺穿刺后患者排泄的尿液 AMACR 的水平。26 人中有 18 人（69%）AMACR 水平增高，灵敏度 100%（12 个穿刺阳性患者中 AMACR 水平都增高），特异度 58%。Rubin 及其合作者（2002）通过免疫组织化学研究证实 AMACR 检测前列腺癌时可提供 97% 的灵敏度和 100% 的特异度。另外，通过结合其他标记物诸如 P63 能有助于确认在前列腺癌中的基底细胞的缺失，AMACR 有望成为检测前列腺癌的分子探针。

互补 DNA（cDNA）微阵列分析已经证实与正常前列腺和 BPH 组织相比，hepsin 在前列腺癌组织中过度表达。Hepsin 是一种 II 型跨膜丝氨酸蛋白酶，它首先在一个人类肝脏 cDNA 文库中被当作 cDNA 克隆发现的。免疫组织化学研究证实在肿瘤细胞膜中存在大量的 hepsin 染色。Stephan 及其合作者（2004）已经证实在所有前列腺癌病例中 90% 有 hepsin 染色。另外，这些作者证实在 53% 的病例中 hepsin 在前列腺癌组织中有超出 10 倍的过度表达。Hepsin 除了提供一种检测肿瘤的方法，还可能提供了前列腺癌进展的预后信息。

利用基于 SELDI-TOF 质谱分析的蛋白质组学模式，Hlavaty 及其合作者（2003）发现了一种独特的 50.8kD 蛋白质。随后通过肽链图谱法发现它是维生素 D 的结合蛋白。利用预处理的前列腺癌、BPH 以及正常患者的血清样本，这个工作小组在前列腺癌患者样本中确认出维生素 D 结合蛋白。通过 SELDI-TOF 法在 52 例前列腺癌样本中检出 50 例（96%）有这种蛋白、10 例 BPH 样本中有 3 例（30%）检出这种蛋白、50 例正常组织中有 2 例（4%）检出这种蛋白。对其作为前列腺肿瘤标记物的可行性研究正在进行中。

2. 前列腺癌的分子影像学技术进展　Patrick Walsh 于 2008 年提出："前列腺肿瘤精确成像的发展将对前列腺癌领域产生最大的影响"。分子影像学是运用影像学手段显示组织水平、细胞和亚细胞水平的特定分子，反映活体状态下分子水平变化，能够在活体状态下对正常及病变组织的细胞和分子进行结构与功能变化信息的定性和定量研究，为前列腺癌的早期诊断、治疗和病情监测提供了新的思路。目前可用于前列腺癌的分子影像学技术主要有核素分子显像、MR 分子成像、超声分子成像和光学分子成像技术。

（1）核素分子显像技术：分子核医学将分子生物学技术和放射性核素示踪技术相结合，从分子水平认识疾病的发生、发展过程。在核素标记的肿瘤

非特异性受体方面,整合素 $\alpha_v\beta_3$ 参与肿瘤血管生成和肿瘤转移,且对精氨酸-甘氨酸-天冬氨酸肽有极高亲和力,在前列腺癌的诊断、特别是骨转移的检测中具有良好的应用前景。同时亦有针对肿瘤细胞表面受体 $\alpha_v\beta_3$ 和 GRPR 双靶向核素显像的研究。针对于前列腺特异性膜抗原的胞外区抗体如 J591、工程化抗体以及在胞外域配体上标记治疗用核素如 ^{90}Y、^{177}Lu 的临床前期研究正在进行。

（2）MR 分子成像:MRS 是目前唯一能够无创检测活体器官组织代谢、生化物质定量分析的方法,常用的有 ^{1}H-MRS,也有关于 ^{19}F-MRS、^{23}Na-MRS 和 ^{31}P-MRS 的报道。在前列腺的 ^{1}H-MRS 研究中,发现枸橼酸盐、胆碱和肌酸是前列腺组织的几种重要代谢物质,可以通过前列腺组织中增高的胆碱和减低的柠檬酸盐来判断肿瘤,同时也可指导穿刺活检。Jung 等确立了以得分为 4 或 5 作为判断前列腺癌的评价标准,其特异性分别为 84.6% 和 89.3%。

（3）超声分子成像技术:靶向超声造影剂能进入血管外间隙对血管外组织显影,为前列腺癌的诊断和治疗提供了新的思路。经直肠前列腺超声还可通过观察造影剂在前列腺癌中的增强模式及时间-强度曲线来提高前列腺癌的穿刺成功率。Matsumoto 等发现,在前列腺穿刺中应用 Sonazoid 超声造影剂,可明显提高癌性病变区的显示率。Sanna 等通过将靶向 PSMA 的脲类抑制剂 DCL 与形成微泡外壳的 PLGAPEG 相连,制备能够靶向表达 PSMA 的前列腺癌细胞的超声造影剂,有望用于诊断前列腺癌,并成为潜在的药物递送载体。

（4）光学分子成像技术:光学分子成像技术是将荧光物质与能够代表疾病变化的感兴趣标记物相连接,使用特定波长的光激发荧光物质间接反映疾病的变化,主要包括生物发光和荧光两种技术。生物发光技术通常利用病毒转染、载体转染等为核酸和细胞标记荧光素酶,从而观察细胞和组织中特定基因、蛋白的表达。荧光技术则用荧光基团标记不同的配体,通过与靶标相结合,在外界光源的激发下产生光学信号。SHi 等研制的近红外 QD800 与抗 PSMA 单克隆抗体 J591 相连接,比 QD655 具有更高的敏感性,且能检测到活体小鼠的胫骨微转移病灶。Lyer 等在第三代 HIV-1 病毒载体上携带组织特异性 PSA 启动子,观察前列腺癌细胞和移植瘤中荧光素酶的表达时空效应,为前列腺癌的基因治疗提供了长期持续的评价方法。

3. MRI 引导下的前列腺穿刺活检 最新的方法是在 MRI 引导下的机器人系统前列腺穿刺活检,相比其他的穿刺方法,有较大的操作空间,穿刺的时间明显缩短,准确性大大提高,患者在穿刺过程中有更好的舒适性。另有报道,对先前经直肠超声引导的穿刺结果为阴性的患者在 3T MRI 核磁引导下再次穿刺,依然可以获得 40% 以上的阳性率。

二、前列腺癌治疗进展

对前列腺癌病因的分子生物学的深入研究为我们预测疾病临床结果提供了识别潜在靶向的机会。雄激素受体是前列腺癌中可能的靶向之一。雄激素受体的不同分子改变已经证明与去势患者的疾病进展相关,在某些情况下,这些分子改变可解释一些治疗策略相关反应的原因(雄激素撤退综合征、二线内分泌治疗某些药物是通过和雄激素受体结合发挥作用)。尽管如此,雄激素受体在前列腺癌进展病因中的作用还不清楚。已知调控前列腺癌细胞信号通路的分子复杂性和对疾病特异性进展过程中相关信号通路缺乏了解,使得前列腺癌和其他恶性肿瘤的多种靶向治疗缺乏疾病特异性。

前列腺癌中,在进行治疗性研究的生物学问题主要包括肿瘤细胞生长和生存、化疗和激素治疗抵抗、血管生成、免疫监视和逃逸、干细胞重建。

1. 细胞生长和生存(survival)途径 尽管已证明存在前列腺癌干细胞,但前列腺癌的进展是从类似于腺泡分化细胞的雄激素依赖型向具有成人干细胞特征(这些特征包括抗凋亡机制、化疗抵抗及激素非依赖信号途径)的激素抵抗型转变。现有候选细胞途径包括刺猬(Hedgehog)途径、磷脂酰肌醇 3(PI3)激酶/Akt 信号途径、MAP 激酶途径或上述途径的组合。已经证明,Hedgehog 途径的激活存在于转移性前列腺癌和其临床前期模型中,抑制该途径可致抗瘤效应且在雄激素撤退后抑制前列腺上皮更新。该途径的抑制物如环杷明(cyclopamine)类似物仍在临床前期研究。

2. PI3-激酶/Akt 信号途径 在进展期前列腺癌中,肿瘤抑制因子 PTEN(一种抑癌基因,具体指10 号染色体上磷酸酯酶和张力蛋白同系物区域的删除)的丢失在超过 50% 的转移灶和约 20% 局部进展灶中出现。PTEN 丢失和 Gleason 分数升高、分期、化疗抵抗和其他进展前列腺癌特征相关(McMenamin et al,1999)。PTEN 是 PI3-激酶/Akt 途径的负性调节器,而进展期前列腺癌的磷酸化(活化)Akt 水平常常升高。Akt 途径是通过多种细胞表面受体的信号转导途径之一。这些细胞表面受体包括胰岛素受体、表皮生长因子受体、胰岛素样生长因子受体、血小板衍生生长因子受体和白介素-6受体。Akt途径的功能类似于细胞营养和生长信号的探测器。除了通过抑制凋亡促进细胞存活外，Akt还通过mTOR（哺乳动物雷帕霉素靶位）途径和易化的信号（如c-Myc、cyclinD和血管内皮生长因子）调控细胞生长、增殖和血管的发生。功能性PTEN活性修复或抑制mTOR活性可以阻碍PTEN⁻/⁻前列腺癌异种移植的生长并恢复化疗及激素敏感性。

雷帕霉素是由Sehgal分离的天然化合物。它从含吸水链霉菌（hygroscopicus streptomyces）的土壤中获得。雷帕霉素早先作为抗真菌药物因免疫抑制作用而被弃用，而后作为一种有效的免疫抑制剂应用于实体器官移植。它的抗增殖效应和抗瘤活性（NCI细胞中）使得它在防止支架内狭窄的心脏病学和肿瘤学中得到发展。已发现雷帕霉素及其类似物CCI-779具有广谱的肿瘤敏感性。此类药物的毒性可以预测且是剂量非依赖性的。这些毒性包括斑丘疹、高甘油三酯血症、过敏反应、黏膜炎和血小板减少症。已知雷帕霉素联合多西他赛化疗应用于PTEN突变或其他遗传转变丢失所致Akt途径激活的前列腺癌患者中具有诱导细胞凋亡的能力，这两种药物联合化疗引起了人们的关注。

3. 表皮生长因子受体和血小板衍生生长因子受体途径 最近几年，抑制酪氨酸激酶小分子研究的迅猛发展在众多癌症中产生了令人鼓舞的结果，包括非小细胞肺癌、慢性粒细胞白血病和胃肠道间质瘤。上述肿瘤和酪氨酸激酶靶位突变有关，如表皮生长因子受体（EGFR）、BCR-ABL和c-Kit。这些靶位突变在上述肿瘤成因中至关重要。前列腺癌中还并未发现类似的突变，早期前列腺癌口关于酪氨酸激酶抑制剂的临床试验的结果令人失望。

EGFR在40%～80%前列腺癌细胞中表达，尤其在美国黑人中更常见。此外，临床前期数据提示EGFR表达和Gleason分数和雄激素非依赖间存在联系。在一项近100例HRPCa患者的Ⅱ期研究中，评价了EGFR酪氨酸激酶抑制剂gefitinib（易瑞沙，Iressa），结果无PSA反应或极小活性。Gefitinib抵抗与PI3激酶/Akt途径过度激活有关。因此，联合多靶向途径用药可能更有益。更多的EGFR或双重激酶抑制剂联合化疗药物或其他新药的临床试验正在进行中。

前列腺癌细胞表达高水平血小板衍生生长因子受体，该受体利用PI3激酶/Akt途径且与前列腺癌进展相关。Imatinib（伊马替尼，格列卫）单药活性低，但联合每周多西他赛可提高疗效。一项该联

合方案与多西他赛单药比较的随机临床试验也正在进行中。

4. 维生素D类似物 维生素D有分化、抗增殖和化疗增敏效应。一个每周多西他赛和高剂量钙剂的Ⅱ期临床试验显示有30/37（80%）的PSA反应率和8/15（53%）的可测量反应率，中位进展时间和中位生存时间分别为11.4个月和19.4个月。一项总数250例（每组125例）的随机临床试验比较钙剂联合多西他赛和单用多西他赛，结果表明联合用药和单药组的PSA水平下降超过50%的概率分别为63%和52%（$P=0.07$），作者还报道了两组的生存时间，分别为23.4个月和16.4个月（$P=0.03$）。该项研究并没有将生存时间作为研究终点，因此需要其他以生存时间为主要研究终点的Ⅲ期临床试验证明联合用药优于单药应用多西他赛。

5. 内皮素-1轴 临床前期研究提示内皮素A受体在前列腺癌中过度表达。高血浆内皮素水平与前列腺癌分期、分级和转移相关。内皮素是一种强效血管收缩药，其拮抗剂已被用于治疗肺动脉高压。肿瘤学中，内皮素可能是成骨细胞和前列腺癌细胞之间旁分泌信号之一，它可调节骨转移的发展并可影响细胞生长和增殖，调节成骨细胞活性且抑制凋亡。这些临床前研究提示该途径可能是肿瘤-间质相互作用干预的靶位。

阿曲生坦（内皮素受体拮抗剂）是高选择性内皮素A受体拮抗剂，该药在前列腺癌中广泛测试。早期Ⅱ期临床试验发现，10mg阿曲生坦相比安慰剂可延长HRPCa的无疾病进展时间（196天 vs129天，$P=0.21$）。其副反应是与血流动力相关的轻度反应，包括头痛、鼻炎、潮红和周围性水肿。阿曲生坦在有骨沉积和吸收标记物标记的HRPCa中可见令人鼓舞的效果。

在一项安慰剂对照、双盲、Ⅲ期HRPCa临床试验（$n=809$）中，口服阿曲生坦（10mg/天）延长了无疾病进展时间（尽管统计学上无显著差异）。该研究的次要观察终点包括生活质量改善、疼痛改善和实验室指标（PSA、AKP）下降，这些研究终点的研究结果都更倾向于支持使用阿曲生坦。目前认为，阿曲生坦的治疗作用是由于内皮素轴调节成骨细胞性转移的生物学活性所致并需要进一步研究。

6. 蛋白酶抑制剂 泛素（ubiquitin）-蛋白酶退化（degradation）途径是正常细胞加工和合成蛋白质所必要的机制。这些蛋白质具有促细胞周期、调节和细胞死亡活性。

Bortezomib（万珂，硼替佐米），一种硼酸衍生

物,是第一个被测试且推荐的用于人类,尤其是多发性骨髓瘤治疗的蛋白酶抑制剂。它在实体瘤(包括前列腺癌)中的单药或联合多西他赛应用研究正在积极进行中。

7. 免疫治疗 抗肿瘤抗原疫苗接种的主动免疫治疗已在许多不同癌症模型中进行。不同方法被采用,包括基于树突状细胞的治疗;新辅助药物如卡介杆菌、GM-CSF以及病毒载体;单抗原或全细胞疫苗;以及肿瘤遗传模型。新近,使用共刺激分子、CTLA-4阻断、toll样受体激动和胞内病毒或细菌内中介因子的联合治疗还在研究中。

几种前列腺癌疫苗已经进入积极的临床开发,包括西普鲁赛-T、自体前列腺酸性磷酸酶(PAP)引导的树突状细胞疫苗、GVAX异体重组全细胞疫苗、prostvac-VF重组过氧化物酶(pox)疫苗和BLP25 MUC1脂质体疫苗。上述疫苗通过刺激免疫系统以癌症特异性方式识别原发耐药性肿瘤。

西普鲁赛-T从CD54+树突状细胞获得,该细胞是主要抗原递呈细胞。西普鲁赛-T从个体提取,和重组融合蛋白PAP与GM-CSF加工。PAP的选择是基于前列腺细胞膜localization以及临床前期模型成功应用产生的前列腺特异免疫应答和自身免疫性前列腺炎。Ⅱ期临床试验报道了西普鲁赛-T在HRPCa中有一定活性。在随后的一项例数为127比较西普鲁赛-T和安慰剂的随机化临床试验中,研究人员发现在无疾病进展时间和无疼痛进展时间方面两者无显著差异。入组安慰剂组的患者一旦出现疾病进展即进入疫苗组,入组西普鲁赛-T组的患者疾病进展时按照医师指导进行治疗。疾病进展后阶段并非该实验前瞻性控制阶段。随访3年后原先疫苗组在生存率改善方面较优,存在显著统计学差异。然而,充分评价西普鲁赛-T的作用需要设计更好的随机化前瞻性临床试验。事后分析(post hoc analyses)提示西普鲁赛-T对Gleason≤7分的患者更有益。目前,一项安慰剂对照的西普鲁赛-T用于Gleason≤7分的前列腺癌临床试验正在进行中。尽管大规模定制个体化疫苗存在困难,但低注射相关发热和僵直发生率使得西普鲁赛-T有很好的依从性。

在鼠肉瘤模型中,当照射后的肿瘤疫苗表达GM-CSF时,改善了肿瘤的免疫排斥反应,前列腺GVAX就是从中得到启发。已知GM-CSF引导树突状细胞成熟和活化,在鼠前列腺癌模型上进行相类

似的研究,结果显示延长了生存期并抑制了肿瘤生长。目前,HRPCa患者应用GVAX的临床试验正在进行中。

8. 血管生成靶向治疗 肿瘤异质性很可能是前列腺癌转移的重要生物学要素。血管生长分子——血管内皮生长因子(VEGF)已被认为与临床分期、进展和生存相关。

在一项对已获得血清标本(从CALGB9480)分析的回顾性临床试验中,VEGF水平是前列腺癌生存的独立相关指标。类似的,VEGF抗体可减缓前列腺异体种植生长率,尤其联合应用化疗时。临床Ⅱ期试验CALGB90006在HRPCa患者中增加贝伐单抗于多西他赛和雌莫司汀。贝伐单抗$15mg/m^2$,d2;雌莫司汀280mg,每天3次口服,d1~5;多西他赛$70mg/m^2$,d2,每3周重复,同时预防性使用地塞米松和低剂量华法林。接受治疗的79个患者中,81% PSA水平下降超过50%,中位无疾病进展时间为9.7个月,中位总生存时间为21个月。这些结果使得研究者又设计了贝伐单抗联合单药多西他赛治疗HRPCa的Ⅲ期临床试验。

沙立度胺在20世纪60年代用于治疗晨晕,并且随后发现有肢体致畸作用(其机制未明)。沙立度胺的代谢产物通过多种可能的机制抑制血管生成。这些机制包括:抑制促血管生成信号如VEGF、成纤维细胞生成因子、白介素-6和肿瘤坏死因子-α。临床前期研究显示沙立度胺具T细胞共刺激活性和免疫调节效应。Ⅰ/Ⅱ期临床试验应用高剂量沙立度胺单药方案发现仅18%的PSA下降。一项比较每周多西他赛联合低剂量沙立度胺和单用多西他赛的Ⅱ期临床试验显示在反应率和生存数据方面联合组更优。然而,这项临床试验还不能发现其与标准方案间的统计学差别。临床活性和可处理毒性使得人们不断研究更有效的沙立度胺类似物及其与其他药物的联合疗法。目前,这些都还处在临床评估阶段。

沙立度胺毒性包括:深静脉血栓形成、镇静、神经病变、便秘和乏力。新沙立度胺类似物具有免疫调节特性,因此可减少神经毒性且保留更多T细胞调节功能、抗血管生成效应,甚至直接促凋亡功能。CC-5013(Revlimid)和CC-4047(Actimid)是第二代具TNF-α抑制作用的化合物,这些药物的Ⅱ期临床试验已经开始。

(许传亮 孙颖浩)

参 考 文 献

1. Jemal A, Bray F, Center MM, et al. Global cancer statistics. CA Cancer J Clin,2011,61(2):69-90.

2. Bray F, Sankila R, Ferlay J, et al. Estimates of cancer incidence and mortality in Europe in 1995. Eur J Cancer, 2002,38(1):99-166.

3. 赵平,陈万青. 中国肿瘤登记年报. 北京:中国协和医科大学,2004:365.

4. 李鸣,张思维,马建辉,等. 中国部分市县前列腺癌发病趋势比较研究. 中华泌尿外科杂志,2009,30(6):568-570.

5. 赫杰,赵平,陈万青. 2011 中国肿瘤登记年报 北京:军事医学科学出版社,2012:2-5,26-37,74-75.

6. Peyromaure M, Debre B, Mao K, et al. Management of prostate cancer in China:a multicenter report of 6 institutions. J Urol,2005,174(5):1794-1797.

7. 邵常霞,项永兵,刘振伟,等. 上海市泌尿系统恶性肿瘤相对生存率分析. 中国肿瘤临床,2005,32(6):321-327.

8. Geenle RT, Hill-Harmon MB, Murray T, et al. Cancer statistics,2001. CA Cancer J Clin,51(1):15-36.

9. Haas GP, Sakr WA. Epidemiology of prostate cancer. CA Cancer J Clin,1997,47(5):273-287.

10. Steinberg GD, Carter BS, Beaty TH, et al. Family history and the risk of prostate cancer. Prostate,1990,17(4):337-347.

11. Gronberg H, Damber L, Damber JE. Familial prostate cancer in Sweden. A nationwide register cohort study. Cancer,1996,77(1):138-143.

12. Hawk E, Breslow RA, Graubard BI. Male pattern baldness and clinical prostate cancer in the epidemiologic follow-up of the First National Health and Nutrition Examination Surgery. Cancer Epidemiol Biomarkers Prev, 2000,9(5):523-527.

13. Andriole GL, Crawford ED, Grubb RL, et al. Mortality results from a randomized prostate-cancer screening trial. N Engl J Med,2009,360(13):1310-1319.

14. Schröder FH, Hugosson J, Roobol MJ, et al. Screening and prostate-cancer mortality in a randomized European study. N Engl J Med,2009,360(13):1320-1328.

15. Michael Peyromaur, Bernard Debre, Yinghao Sun, et al. Mangement of prostate cancer in china:a multcenter report of institutions. J Urol,2005,174(5):1794-1797.

16. Wingo PA, Jamison PM, Hiatt RA, et al. Building the infrastructure for nationwide cancer surveillance and control--a comparison between the National Program of Cancer Registries(NPCR) and the Surveillance, Epide-miology, and End Results (SEER) Program (United States). Cancer Causes Control,2003,14(2):175-193.

17. Catalona WJ, Richie JP, Ahmann FR, et al. Comparison of digital rectal examination and serum prostate specific antigen(PSA) in the early detection of prostate cancer: results of a multicentre clinical trial of 6630 men. J Urol,1994,151(5):1283-1290.

18. Carvalhal GF, Smith DS, Mager DE, et al. Digital rectal examination for detecting prostate cancer at prostate specific antigen levels of 4 ng/ml or less. J Urol,1999,161(3):835-839.

19. Eastham JA, May R, Robertson JL, et al. Development of a monogram that predicts the probability of a positive prostate biopsy in men with an abnormal digital rectal examination and a prostate-specific antigen between 0 and 4 ng/ml. Urology,1999,54(4):708-713.

20. Walsh JW, Amendola MA, Konerding KF, et al. Computed tomographic detection of pelvic and inguinal lymph node metastases from primary and recurrent pelvic malig-nant disease. Radiology,1980,137(1 Pt1):57-66.

21. 蒋学祥,王霄英,肖江喜,等. 前列腺癌的 MRI 诊断. 中国医学影像技术,2001,17(9):840-843.

22. Brawer MK, Chetner NP. Ultrasonography of the prostate and biopsy. Campbell's Urology. 7th ed. W. B. Saunders,1998:2511-2515.

23. Platt JF, Bree RL, Schwab RE. The Accuracy of CT in the staging of carcinoma of the prostate. AJR,1987,149(2):315-318.

24. 陈雅清,屈婉莹,朱明. 核素骨显像对诊断前列腺癌骨转移的临床价值. 中华核医学杂志,1994,14(3):1751.

25. Gleason DF. Veterans administration cooperative urological research group:Histological grading and clinical staging of prostatic carcinoma. In Urological Pathology: The Prostate. Philadelphia:Lea & Febiger,1977:171-197.

26. Clinical Practice Guidelines in Oncology:Prostate Cancer. NCCN, Version 1. 2005.

27. Carroll PR. Nomograms are superior to staging and risk grouping systems for identifying high-risk patients:pre-operative application in prostate cancer. Urol Oncol, 2003,21(6):484-485.

28. Spigelman SS, McNeal JE, Freiha FS, et al. Rectal exam-ination in volume determination of carcinoma of the pros-tate:clinical and anatomical correlations. J Urol,1986, 136(6):1228-1230.

29. Heenan SD. Magnetic resonance imaging in prostate cancer. Prostate Cancer ProstaticDis,2004,7(4):282-288.

30. Ravery V,Schimid HP,Toublanc M,et al. Is the percentage of cancer in biopsy cores predictive of extra capsular disease in T1-T2 prostate cancer? Cancer, 1996, 78(5):1079-1084.

31. Partin AW,Carter HB,Chan DW,et al. Prostate specific antigen in the staging of localized prostate cancer:influence of tumour differentiation,tumour volume and benign hyperplasia. J Urol,1990,143(4):747-753.

32. Partin AW,Mangold LA,Lamm DM,et al. Contemporary update of the prostate cancer staging nomograms(Partin tables) for the new millennium. Urology,2001,58(6):843-848.

33. Hammerer P,Huland H,Sparenberg A. Digital rectal examination, imaging, and systematic-sextant biopsy in identifying operable lymph node-negetive prostatic carcinoma. Eur Urol,1992,22(4):281-287.

34. Sebo TJ,Bock BJ,Cheville JC,et al. The percentage of cores positive for cancer in prostate needle biopsy specimens is strongly predictive of tumour stage and volume at radical prostatectomy. J Urol,2000,163(1):174-178.

35. Siegel R, Naishadham D, Jemal A. Cancer statistics, 2012. CA Cancer J Clin,2012,62(1):10-29.

36. Huggins C,Hodges CV. Cancer Res,1941,1:293-299.

37. Robinson MR, Smith PH, Richards B, et al. The final analysis of the EORTC Genito-Urinary Tract Cancer Co-Operative Group phase Ⅲ clinical trial(protocol 30805) comparing orchidectomy, orchidectomy plus cyproterone acetate and low dose stilboestrol in the management of metastatic carcinoma of the prostate. Eur Urol,1995,28(4):273-283.

38. English HF, Kyprianou N, Isaacs JT. Relationship between DNA fragmentation and apoptosis in the programmed cell death in the rat prostate following castration. Prostate,1989,15(3):233-250.

39. Isaacs JT,Coffey DS. Adaptation versus selection as the mechanism responsible for the relapse of prostatic cancer to androgen ablation therapy as studied in the Dunning R-3327-H adenocarcinoma. Cancer Res,1981,41(12 Pt 1):5070-5075.

40. Quarmby VE,Yarbrough WG,Lubahn DB,et al. Autologous down-regulation of androgen receptor messenger ribonucleic acid. Mol Endocrinol,1990,4(1):22-28.

41. Newling DW,Pavone Macaluse M,Smith P,et al. Update of EORTC clinical trials in prostate cancer. The EORTC Genito-Urinary Group. Semin Urol,1992,10(1):65-71.

42. Yri OE,Bjoro T,Fossa SD. Failure to achieve castration levels in patients using leuprolide acetate in locally advanced prostate cancer. Eur Urol,2006,49(1):54-58.

43. Wysowski DK,Fourcroy JL. Flutamide hepatotoxicity. J Urol,1996,155(1):209-212.

44. Iversen P,Tyrrell CJ,Kaisary AV,et al. Bicalutamide monotherapy compared with castration in patients with nonmetastatic locally advanced prostate cancer: 6.3 years of followup. J Urol. 2000,164(5):1579-1582.

45. Fernand L, Bernard C. Maximum androgen blocked in advanced prostate cancer:an overview of the randomized trials. Lancet,2000,355(9214):1491-1498.

46. Klotz L,Schellhammer P,Carroll K. A re-assessment of the role of combined androgen blockade for advanced prostate cancer. BJU Int,2004,93(9):1177-1182.

47. Sato N,Gleave ME,Bruchovsky N,et al. Intermittent androgen suppression delays progression to androgen-independent regulation of prostate-specific antigen gene in the LNCaP prostate tumour model. J Steroid Biochem Mol Biol,1996,58(2):139-146.

48. Gleave M,Goldenberg SL,Bruchovsky N,et al. Intermittent androgen suppression for prostate cancer:rationale and clinical experience. Prostate Cancer Prostatic Dis, 1998,1(6):289-296.

49. Goldenberg SL,Bruchovsky N,Gleave ME,et al. Intermittent androgen suppression in the treatment of prostate cancer:a preliminary report. Urology,1995,45(5):839-844.

50. Wilding G,Chen M,Gelmann EP. Aberrant response in vitro of hormone-responsive prostate cancer cells to anti-androgens. Prostate,1989,14(2):103-115.

51. Scher HI,Kelly WK. Flutamide withdrawal syndrome:its impact on clinical trials in hormone-refractory prostate cancer. J Clin Oncol,1993,11(8):1566-1572.

52. Schellhammer PF,Venner P,Haas GP,et al. Prostate specific antigen decreases after withdrawal of antiandrogen therapy with bicalutamide or flutamide in patients receiving combined androgen blockade. J Urol,1997,157(5):1731-1735.

53. Scher HI,Liebertz C,Kelly WK,et al. Bicalutamide for advanced prostate cancer:the natural versus treated history of disease. J Clin Oncol,1997,15(8):2928-2938.

第六章 睾丸肿瘤

第一节 睾丸肿瘤相关基础知识

一、睾丸的解剖

1. 睾丸（testis）的大体结构 睾丸位于阴囊内，左右各一，一般左侧略低于右侧1cm。睾丸呈微扁的椭圆形，表面光滑，分内、外侧两面，前、后两缘和上、下两端。其前缘游离；后缘有血管、神经和淋巴管出入，并与附睾和输精管的睾丸部相接触。上端和后缘为附睾头贴附，下端游离。外侧面较隆凸，内侧面较平坦。

2. 睾丸的内部结构 其外面被一层坚韧的组织包裹，称为白膜，具有保护睾丸的作用。白膜增厚并向里面延伸，将睾丸分隔成很多小室，这些小隔叫做睾丸纵隔，小室叫做睾丸小叶。正常男子一般有200～300个小叶，小叶里面充满了睾丸实质，是产生精子的地方，称为曲细精管。若将睾丸实质切取一小块置于显微镜下观察，可以看见曲细精管是一条条的细管子。成年人，每条曲细精管的直径为150～250μm，每条的长度为30～70cm，最长的可达150cm，一个睾丸里有300～1000条曲细精管。每个睾丸小叶里的曲细精管合并为2～3条直的曲细精管，组成睾丸网，由此再合并成15～20条睾丸输出小管与附睾相通，精子由此通道进入附睾发育成熟。

3. 主要显微结构 曲细精管也称生精小管，其内衬为生精上皮，它的外层为基底膜，里面由两种结构和功能不同的细胞组成。一种是处于各种不同发育阶段的生精细胞，由它逐步发育成为精子。另一种是支持细胞（sertoli cell）；由于生精细胞附着于它的上面，它起到了支持、保护生精细胞的作用，并且它还吸取体内供给到此处的营养物质，供给生精细胞，使之发育成精子，故此得名为支持细胞。位于曲细精管之间的组织呈疏松状，称为间质，里面有丰富的血管、淋巴管。间质是将人体

内的营养物质供给到曲细精管处的必经之地。除此之外，里面还有一种具有分泌雄性激素功能的细胞，叫做间质细胞（leydig cell）。这种细胞虽小，可是功能惊人，它所分泌的雄激素分布到全身，维持男性性征和男性性功能，同时有促使生精细胞发育成精子和促使人体的合成代谢的重要作用。

二、睾丸的淋巴回流

1. 人体淋巴管道组成 毛细淋巴管是淋巴管道的起始部，以膨大的盲端起始于组织间隙，收集多余的液体。其管壁由单层内皮细胞构成，内皮细胞间的间隙较大，无基膜和外周细胞，有纤维细丝牵拉，使毛细淋巴管处于扩张状态。因此毛细淋巴管壁的通透性较大，一些不易透过毛细血管的大分子物质，如蛋白质、细菌、异物、癌细胞等较易进入毛细淋巴管。淋巴管由毛细淋巴管汇合而成，管壁内面有丰富的瓣膜，可分为浅、深淋巴管两组。浅淋巴管位于浅筋膜内，与浅静脉伴行；深淋巴管位于深筋膜深面，多与深部的血管、神经等伴行。淋巴干由淋巴管汇合而成。全身各部的浅、深淋巴管汇合成9条淋巴干：收集头颈部淋巴的左、右颈干，收集上肢淋巴的左、右锁骨下干，收集胸部淋巴的左、右支气管纵隔干，收集下肢、盆部及腹部成对脏器淋巴的左、右腰干，收集腹部不成对脏器淋巴的肠干。9条淋巴干汇集成2条淋巴导管，即胸导管和右淋巴管，分别注入左右静脉角。胸导管是全身最粗大的淋巴管道，长30～40cm。其下端起自乳糜池。乳糜池通常在第12胸椎下缘到第1腰椎体的前面，是由左、右腰干及肠干汇合而成的梭形膨大。胸导管起始后经主动脉裂孔入胸腔，沿脊椎右前方上行，至第5胸椎高度向左侧斜行，然后沿脊柱左前方上行，出胸廓上口至颈根部，呈弓形弯曲注入左静脉角。胸导管在注入静脉角之前还接纳左颈干、左锁骨下干和左支气管纵隔干。胸导管收集双下肢、盆部、腹部、左半胸部、左上肢和左半头颈部的淋巴，即全身3/4部位的淋巴。右淋巴导管约1.5cm，由右颈干、右支气管纵隔干和右锁骨下

干汇合而成,注入右静脉角。右淋巴导管收集右半颈部、右上肢、右半胸部等处的淋巴,即全身1/4部位的淋巴。

2. 睾丸的淋巴回流　实质性器官的淋巴管多是与该器官的血管走行一致,睾丸的血管起止于腹主动脉和下腔静脉,所以睾丸的集合淋巴管主要是沿睾丸动静脉上行,注入腹主动脉和下腔静脉周围的淋巴结。右侧睾丸的集合淋巴管主要是注入下腔静脉前淋巴结、腔静脉外侧淋巴结、主动脉和下腔静脉间淋巴结。左侧睾丸的集合淋巴管多是注入主动脉外侧淋巴结和主动脉前淋巴结。同时左右侧睾丸的一部分集合淋巴管可以越过正中线,进入对侧的腰淋巴结,但通常是从右侧流向左侧。此外沿睾丸血管上行的一部分集合淋巴管是可以进入髂总淋巴结和髂外淋巴结的,通常认为这属于备用通路,在功能上可能起到代偿淋巴循环的作用。

三、睾丸肿瘤标记物

睾丸生殖细胞肿瘤能够合成一些肿瘤标记物。肿瘤标记物是一类蛋白质,它有助于某些特定肿瘤的诊断。利用高度灵敏的放射免疫测定法,可检测出这些极微量的标记蛋白。用这种方法检测体液和组织切片的生物标记物,在理论上能够检测出很小的肿瘤细胞团(10^5个细胞),这种灵敏度是影像技术所达不到的。检测生化标记物,特别是甲胎蛋白(AFP)和β-人绒毛膜促性腺激素,在临床诊断、疾病分期、对生殖细胞肿瘤病人疗效监测及预后判断方面都有极大帮助。

1. 甲胎蛋白(α-fetoprotein,AFP)　甲胎蛋白是一种单链糖蛋白,分子量约7万道尔顿,最早在正常人胎儿血清中发现它的存在。在胎儿中,甲胎蛋白是一种优势的血清结合蛋白,由胎儿卵黄囊、肝、胃肠道产生的。浓度最高出现在妊娠第12~14周,然后逐渐减少,出生后1年甲胎蛋白小于40ng/ml。进一步的研究发现人肝癌和睾丸肿瘤患者甲胎蛋白升高。人甲胎蛋白代谢半衰期为5~7天,这对评估疗效有意义。在卵黄囊肿瘤中,免疫荧光法证实了卵黄囊和导管的上皮层是合成甲胎蛋白的部位。

2. 人绒毛膜促性腺激素(human chorionic gonadotrophin,HCG)　该糖蛋白分子量为38 000D,由 α和 β多肽链组成,常由滋养层细胞产生。在妊娠期,人绒毛膜促性腺激素由胎盘分泌,用以维持黄体,而在一些生殖细胞肿瘤患者血清中可检测出人绒毛膜促性腺激素。人绒毛膜促性腺激素浓度升高可见于其他多种恶性肿瘤(肝、胰腺、胃、肺、胸、肾、膀胱),或大麻吸食者。生殖细胞瘤的合胞滋养层细胞是产生人绒毛膜促性腺激素主要细胞。人绒毛膜促性腺激素的血清半衰期是24~36个小时,但是单链被清除得更快(α链20分钟,β链45分钟)。所有绒毛膜癌患者及部分胚胎癌患者均有血清人绒毛膜促性腺激素升高。

3. 乳酸脱氢酶(lactate dehydrogenase,LDH)　是一种普遍存在的细胞酶,分子量为134 000D,在胃、贲门、骨骼肌、肝、肾和大脑中含量特别高。它是组织破坏的标记物,由于它诊断特异性低、假阳性率高,所以在决定治疗方案时,必须综合考虑血清乳酸脱氢酶浓度和其他临床检测结果,但是血清乳酸脱氢酶或其任何一种同工酶的升高被认为是监测生殖细胞肿瘤疗效的一种好方法。

4. 胎盘碱性磷酸酶和 γ-谷氨酰转肽酶(placental alkaline phosphatase,γ-glutamyltranspeptidase)　胎盘碱性磷酸酶是一种胎儿同工酶,结构上与成人碱性磷酸酶不同。在用酶联免疫吸收检测法的小型研究表明,部分晚期癌症病人血清胎盘碱性磷酸酶浓度升高。γ-谷氨酰转肽酶(GGTP)是一种肝细胞酶,常在肝的良性或恶性肿瘤疾病中升高。γ-谷氨酰转肽酶不仅出现在人早期胎盘、正常睾丸、精液中,而且还出现在骶尾畸胎瘤和睾丸精原细胞瘤中。

第二节　睾丸肿瘤组织学分类

睾丸肿瘤大体上分为两类,一类是睾丸生殖细胞肿瘤(germ cell tumors,GCTs),另一类是睾丸非生殖细胞肿瘤(non-GCTs),其中前者占95%左右,而非生殖细胞肿瘤在临床中比较少见,所以在该教材中我们将以睾丸生殖细胞肿瘤为主。睾丸生殖细胞肿瘤又大体上分为精原细胞瘤(seminoma)和非精原细胞生殖细胞肿瘤(nonseminoma GCT)两类,其中前者占52%~56%,后者占44%~48%。非精原细胞生殖细胞肿瘤包括胚胎细胞癌、卵黄囊瘤、畸胎瘤和绒毛膜癌,这些肿瘤可以是单一成分的单纯肿瘤,也可以是由两种以上生殖细胞肿瘤混合存在的非单纯肿瘤。如果生殖细胞肿瘤同时有精原细胞肿瘤和非精原细胞生殖细胞肿瘤成分存在,统一将这类肿瘤归为非精原细胞生殖细胞肿瘤(NSGCT)类型。睾丸生殖细胞肿瘤组织细胞学分类见表6-6-1。

表 6-6-1　睾丸生殖细胞肿瘤组织细胞学分类

WHO 生殖细胞肿瘤分类
一、导管内生殖细胞瘤(ITGCN)
二、一种组织类型的单纯生殖细胞肿瘤
（一）精原细胞瘤(seminoma)
1. 含有合胞滋养层细胞的精原细胞瘤
2. 精母细胞性精原细胞瘤
（二）胚胎癌(embryonal carcinoma,EC)
（三）卵黄囊瘤(yolk sac tumor)
（四）滋养层细胞瘤(trophoblastic tumors)
1. 绒毛膜癌(choriocarcinoma)
2. 除绒毛膜癌外的滋养层细胞瘤
3. 单向绒毛膜癌
4. 胎盘滋养层细胞瘤
（五）畸胎瘤(teratoma)
1. 皮样囊肿
2. 单胚层畸胎瘤
3. 体细胞型恶性畸胎瘤
三、两种以上组织类型的混合生殖细胞肿瘤

From Sobin LH, Wittekind CH. UICC:TNM classification of malignant tumors. 6th ed. New York:Wiley-Liss,2002.

一、导管内生殖细胞瘤

除了精母细胞性精原细胞瘤外的所有成人有侵袭性的生殖细胞瘤都起源于导管内生殖细胞瘤(intratubular germ cell neoplasia, ITGCN)。其瘤细胞是未分化的生殖细胞,位于生精曲精管的基部,外表像精原细胞瘤。曲精小管内精子的产生下降或缺乏,正常的内容物被生殖细胞瘤代替。睾丸癌行睾丸切除的标本中发现导管内生殖细胞瘤的存在对睾丸癌的预后复发风险没有影响。导管内生殖细胞瘤在儿童中不多见。

二、精原细胞瘤(seminoma)

精原细胞瘤是最常见的一种生殖细胞肿瘤类型,发病的平均年龄比非精原细胞生殖细胞肿瘤要大,许多病人在 40~50 岁的时候被诊断。精原细胞瘤可以混有胚胎癌、卵黄囊瘤或支持细胞肿瘤。尽管免疫组化染色在生殖细胞肿瘤诊断中的作用有限,但是在精原细胞瘤中,CD30 是典型的阴性、CD117 阳性、胎盘碱性磷酸酶(PLAP)是强阳性。间变性精原细胞瘤以前被认为是精原细胞瘤的一个亚型,但是这种亚型分类没有明确的生物学及临床意义,所以现在不再被认同。起源于导管内生殖细胞瘤的精原细胞瘤被认为是其他非精原细胞生殖细胞肿瘤亚型的前兆。这种精原细胞瘤转变成NSGCT 成分的能力对精原细胞瘤的治疗处理有着重要的影响。

三、精母细胞性精原细胞瘤

精母细胞性精原细胞瘤(spermatocytic seminoma)比较少见,占不到生殖细胞肿瘤的 1%。尽管被认为是精原细胞瘤的变化亚型,但它被认为是完全不同于其他 GCTs 的一种瘤体。不像其他 GCTs,精母细胞性精原细胞瘤不起源于 ITGCN,和隐睾及双侧隐睾病史也没有关系,不表达 PLAP,也不会作为混合 GCTs 的一部分发生。组织病理学方面,它也不同于精原细胞瘤,有深染色胞浆,胞核圆形,含有典型的丝状染色质。瘤细胞与各种发育阶段的精原细胞很相似,有小的淋巴细胞浸润。发病高峰是 50~60 岁。它是一种良性肿瘤,仅行睾丸切除即可治愈。曾有一例报道,患者的病理是精母细胞性精原细胞瘤伴有骨肉瘤的成分存在,预后很差,出现了广泛的转移灶。

四、胚胎癌

胚胎癌(embryonal carcinoma, EC)由未分化的恶性细胞组成,这些细胞与早期胚胎的原始上皮细胞相似,有成簇的多形细胞核。切面显示斑驳的、淡灰白色的、肉质肿瘤,并常带有坏死的或出血区,及边界不清的包膜。有些病例中有合胞滋养层细胞存在。EC 是一种浸润性肿瘤,转移发生率较高,经常在血清肿瘤标记物正常的情况下即发生转移。它是 NSGCT 中细胞分化最差的一种类型,而且具有全面的分化为其他 NSGCT 细胞类型的能力(包括畸胎瘤),无论在原发灶中还是在转移灶中。免疫组化方面,AE1/AE3、PLAP 和 OCT3/4 染色阳性,c-KIT 阴性。

五、绒毛膜癌

绒毛膜癌(choriocarcinoma)是一种少见的有侵袭性的肿瘤,特点是易扩散,伴有血清 HCG 升高。绒毛膜癌通常通过血液途径扩散,常见的转移部位是肺和脑。镜下可见肿瘤是由合胞滋养细胞和滋养层细胞组成,其中合胞滋养细胞 HCG 染色阳性。精原细胞瘤和胚胎癌也会含有合胞滋养细胞。肿瘤的切面出血和坏死灶比较常见。和妊娠期的滋养细胞疾病比较起来,睾丸绒毛膜癌更易于出血,有时会在化疗后突然自发的出血,这种出血可能会带来灾难性的后果,特别是在肺和脑中出现时。

六、卵黄囊瘤

卵黄囊瘤(yolk sac tumor),有时也叫内胚窦瘤,在成人中非常少见,但是在纵隔和儿童 GCTs 中比较多见。混合型 GCTs 中经常有卵黄囊瘤的成分存在。镜下肿瘤由上皮样细胞组成,形成腺状和导管状的柱状结构,乳头突出,或在初级间质内形成实体岛状。上皮肿瘤细胞呈柱状、立方状、或扁平状,边界不清,泡状胞浆,并含糖原和脂肪。大的、不规则状胞核含一个或多个突起的核仁和不等的染色质。卵黄囊瘤几乎总是产生 AFP,但是不分泌 HCG。临床 I 期的 NSGCT,如果卵黄囊瘤的肿瘤标记物在正常水平,该肿瘤复发的风险较低。而升高的 AFP 在检测微小转移病灶方面有更高的敏感性。

七、畸胎瘤

畸胎瘤(teratoma)中有分化好的及未完全分化的组织成分,至少含有内胚层、中胚层、外胚层三个胚层中的两个胚层成分。特点是所有成分混合在一起,分化好的肿瘤叫成熟畸胎瘤,那些未完全分化的叫未成熟畸胎瘤。成熟的畸胎瘤包括成熟的骨、软骨、牙齿、头发和鳞状上皮细胞,肉眼观察即可看到这些成分的存在,切面囊实性并存。通常情况下,畸胎瘤的血清肿瘤标记物正常,但是部分患者有轻度的 AFP 升高。大约有 47% 的成人混合型 GCTs 含有畸胎瘤,但是单纯的畸胎瘤不常见,比较起来单纯畸胎瘤在儿童 GCTs 患者中所占的比例较大。

在成人晚期的 NSGCT 患者的转移病灶中经常可见良性畸胎瘤。这可能是 NSGCT 中那些非畸胎瘤成分,主要是 EC,转移后在转移灶内具有分化为成熟畸胎瘤的能力。畸胎瘤对化疗是有抵抗的,因此进展期的 NSGCG 在化疗后,转移灶会有残存的肿块,这些肿块需要外科手术整体切除,因为40% ~50% 的这些残存病灶中有畸胎瘤。由于畸胎瘤对化疗抵抗的特性,因此单独的化疗手段对晚期 NSGCT 的治疗方案是有局限性的。

尽管畸胎瘤有良性组织病理学的表现,但是它会有不正常的基因存在,这些异常的基因在恶性 GCT 成分中比较多见,这包括异倍体、12p 单倍体,这使得它具有广泛增殖的能力。研究也证实在畸胎瘤的囊液体中含有 HCG 和 AFP,这进一步确定了畸胎瘤的恶性潜能。畸胎瘤的基因不稳定性有着重要的临床意义。畸胎瘤的生长不受控制的情况下,可以侵犯周围的结构,变得无法手术切除。

个别情况下畸胎瘤还能转变成体细胞恶性肿瘤,如横纹肌肉瘤、腺癌或原始神经外胚层肿瘤,这些肿瘤叫畸胎瘤恶性转化。它们通常有 12 号染色体异常,说明它们来源于 GCT。这些畸胎瘤恶性转化后有高度的侵袭性,对常规的化疗抵抗,预后较差。最后要提醒的是,对于进展期的 NSGCT,如果残余的畸胎瘤未被切除,会导致后期肿瘤复发。所有这些情况都导致致命性的后果。

第三节 睾丸肿瘤流行病学及病因学

一、流行病学

发病率及发病年龄:GCTs 是相对少见的恶性肿瘤,只占男性恶性肿瘤的 1% ~2%。大约 90%以上的 GCTs 起源于睾丸,性腺外的 GCTs 占 2% ~5%,主要集中在腹膜后及纵隔两个部位。世界范围内比较起来亚洲人群发病率较低。高发病年龄段是 20 ~40 岁。双侧睾丸发病的机会大约占总 GCTs 患者的 2%。文献显示 GCT 发病率呈增加趋势,但是早期患者的比例也在增加,目前仅有10% ~30% 的患者有远处转移病灶。早期的精原细胞瘤约占男性 GCT 的 50%,所以当今的 GCTs 与20 世纪七八十年代被诊断的睾丸生殖细胞瘤比较起来,有更好的预后。

二、病因学

目前 GCT 有四个比较明确的危险因素:隐睾(cryptorchidism)、睾丸癌家族史、个人的睾丸肿瘤病史和导管内生殖细胞瘤。而不育的男性发生睾丸肿瘤的机会也相对较高。很多研究认为近年睾丸肿瘤的发病率的增加是受出生组群的影响,饮食及环境因素在 GCT 的肿瘤发生过程中起着重要的作用。

有隐睾的男性发生睾丸肿瘤的风险会增加4 ~6 倍,但是如果在青春期之前行睾丸下降固定术,其相对风险会下降 2 ~3 倍。尽管这种增加的风险主要是出现在未下降的睾丸一侧,但是一个荟萃分析认为一侧隐睾患者,对侧正常下降的睾丸发生肿瘤的机会也会轻微增加。个人有睾丸肿瘤病史的患者,其对侧发生睾丸肿瘤的风险会增加 8 ~12 倍,父亲有睾丸肿瘤病史其儿子发生睾丸肿瘤的风险也会增加 2 ~4 倍。

部分 GCTs 是源于导管内生殖细胞瘤(IT-

GCN），ITGCN 也叫原位癌。有 ITGCN 的患者发展成侵犯性 GCT 的风险显著增加，80% ~90% 浸润性 GCT 在邻近的睾丸实质内都有 ITGCN。GCT 患者对侧睾丸出现原位癌的机会是 5% ~9%，然而有睾丸萎缩和隐睾的情况时，这种机会就增加到 36%。有人认为 GCT 患者，在对侧睾丸内超声发现的微小结石与 ITGCN 的发生呈正相关。然而在普通人群中，这种微小结石的意义尚不清楚，一项研究给 1500 军人志愿者作超声，发现微小结石的比率是 5.6%，然而在随后的 5 年随访中发现，有微小结石的人员只有不到 2% 的发展为肿瘤。

三、发病机制

生殖细胞肿瘤的发病机制目前还知道的不多。前面我们提到，睾丸 GCTs 源自于 ITGCN，它的形成可能是原始生殖细胞或精母细胞分化失败，从而进入前精原细胞，这些细胞被认为处于睡眠状态，直到青春期后当它们受到升高的睾酮刺激后开始发病。

20 世纪的上半个世纪，人们认为睾丸癌的发生率增加是伴随着男性生殖系统疾病增加而增加的，比如尿道下裂、隐睾和不育症，这些病都源自睾丸发育不全综合征。而睾丸发育不全综合征是因为环境和生活方式的改变以及基因的易感性出现问题所致，但是具体是哪些因素没有明确。曾认为胎儿期雌激素的过量接触是个危险因素，但这是有争议的。雄激素减少和睾丸发育不全综合征有关证据比较确凿，但是雄激素减少和 ITGCN 或 GCTs 之间的关系仍是个假设。

环境和生活方式的改变导致睾丸癌的发病率增加的证据是第二代移民的发病情况与他们出生地的国家一致。此外，有研究发现睾丸癌的患者，其母亲血中的有机污染物比其他母亲要高。

基因方面的证据是，在一些家族中睾丸癌的发病比较集中，美国黑人和白人发病率差异很大（黑人很低），病例的对照研究发现易感基因位于 5、6 和 12 号染色体上。生殖母细胞依赖于 c-KIT 配体存活，而编码这个蛋白的基因是位于 12 号染色体的短臂上。大约 70% 的 GCTs 在 12 号染色体上多了个复制品，以 12 号染色体短臂的等臂染色体（i[12p]）形式存在。因此这个基因的突变或多态性与 GCT 之间的联系似乎是有道理的。

大约不到 10% 的 GCTs 是在性腺外，位于解剖学的中线。关于性腺外 GCTs 的发病机制有两个假说，一个是说生殖细胞沿生殖脊迁移的过程中出现错误，未能到达性腺，并在性腺外的环境中存活下来，最后恶变。另一个理论刚好相反，它认为是睾丸中的生殖细胞向外迁移，迁移到生殖腺外后，最后恶变。

原发于纵隔的 NSGCTs 有几个方面不同于起源于睾丸或腹膜后的 NSGCTs。首先是前者对化疗不后者敏感，预后较差，总的 5 年生存率是 45%。其次是纵隔 NSGCTs 有卵黄囊肿瘤成分的可能性更多，因此会伴随着 AFP 升高。他们会伴有 Klinefelter 综合征和恶性血液病，这些病例的 12 号染色体短臂会有一个额外的等臂染色体。相反，纵隔的精原细胞瘤和睾丸的精原细胞瘤预后一样。原发于腹膜后的 GCTs 和睾丸的 GCTs 相比，他们的生物学行为和预后也是相同的。

第四节　临床表现、肿瘤的转移方式、临床检查

一、临床表现

1. 症状与体征　睾丸肿瘤常见的临床表现是单个无痛的睾丸肿块。急性突发疼痛不常见，往往是由于睾丸内部急性出血或梗死所致睾丸急剧肿胀引起。疼痛在 NSGCT 患者中多见，因为这类肿瘤比精原细胞瘤血运更丰富，生长更迅速。部分病人会有很模糊的睾丸不舒服和沉重感等不适。

值得注意的是约 2/3 的 NSGCT 患者在诊断时就已经有区域或远处转移，而这种情况在精原细胞瘤中只有 15%。在 10% ~20% 的患者中，可能是由于疾病转移而出现症状，包括腹膜后肿物、颈部肿块（锁骨上淋巴转移）；呼吸症状，比如咳嗽或呼吸困难（肺部疾病转移）；腰背痛（腹膜后肿块侵及腰肌或神经根）；骨痛（骨转移）；中枢和周围神经系统表现（大脑、脊髓或外周神经根侵犯）；或单双两侧下肢水肿（髂静脉或腔静脉阻塞或血栓）。

约有 2% 睾丸生殖细胞肿瘤患者出现男性乳房女性化，男性乳房女性化可被看作一种影响全身的内分泌症状。可能与人绒毛膜促进性腺激素升高、雌激素升高或雄激素下降有关。尽管约 2/3 的 GCT 患者生育能力会下降，但是以此为主诉来就诊的并不常见。

2. 体检　医生应该仔细触诊患者的双侧睾丸，注意他们的大小及有无结节，特别是隐睾患者，睾丸的任何实性结节都应该进一步检查。有睾丸鞘膜积液和阴囊水肿的患者，一定要进一步行超声

检查。任何的腹部肿块或压痛、腹股沟淋巴结肿大（特别是以前有过腹股沟或阴囊手术史的患者）、男性乳房发育、锁骨上淋巴结肿大及胸部听诊异常的患者都应该进一步检查下去。

二、睾丸肿瘤的转移方式

肿瘤的侵犯及转移途径有三种方式，直接侵犯、血行转移及淋巴途径转移。睾丸肿瘤也不例外，但是因为有白膜的阻碍，睾丸肿瘤局部浸润至附睾或精索较为困难，淋巴或血行转移可能最先发生，这其中淋巴途径尤为重要。但纯绒毛膜癌是个例外，几乎都是通过血行播散。睾丸肿瘤的血行转移途径有两条，一是通过直接侵犯血管；二是经胸导管至锁骨下静脉入血，最终播散到肺、骨或肝。

1. 淋巴道转移对睾丸肿瘤来说是最常见的转移方式。在一开始我们曾经叙述过睾丸淋巴引流系统：对于右侧肿瘤，肿瘤随淋巴首先转移主动脉-腔静脉之间的淋巴结，而对于左侧肿瘤则首先转移至主动脉旁和主动脉前淋巴结的左边。期间存在一些交叉，特别是从右到左。这些解剖学研究为睾丸切除后，如何确定淋巴结清扫的范围提供了基础。

2. 精索包含 4~8 个淋巴管，这些淋巴管经过腹股沟管和腹膜后间隙，当输精管在输尿管腹侧越过时，这些淋巴管从中间散开，然后流向腹膜后淋巴结群。右睾丸的淋巴主要回流到位于主动脉-腔静脉之间的平第二腰椎水平的淋巴结群中；左侧睾丸首先流至主动脉旁区域淋巴结，该区位于左侧输尿管、左肾静脉、主动脉和肠系膜下动脉起始部位所包围的区域中。淋巴引流方向显示有从右流向左侧的交叉，因此交叉转移更常见于右侧肿瘤。在回顾了 104 例 NSGCT Ⅱ期患者后，印地安那州学者对睾丸癌的扩散进行了许多重要的研究，发现对侧转移常见于右侧肿瘤患者，原因是从右到左的淋巴引流。

3. 淋巴向头侧引流至乳糜池、胸导管和锁骨上淋巴结（通常为左侧），尽管胸导管-锁骨下静脉是主要的交汇部位，其他淋巴静脉交汇由于大量腹膜后淋巴结的沉积也可发生。附睾的淋巴管引流入髂外淋巴结群，使得一些睾丸肿瘤可进入盆腔淋巴结。腹股沟淋巴结转移可能主要源于肿瘤直接侵犯阴囊，或是腹股沟或阴囊手术造成的人为转移，或继发于大量腹膜后淋巴结沉积的逆行性淋巴结扩散。

熟悉睾丸的淋巴转移途径，对于理解后面睾丸肿瘤的分期以及腹膜后淋巴结清扫术的选择非常重要。

三、检查的选择

1. **阴囊超声** 睾丸肿物、睾丸鞘膜积液或者不可解释的阴囊症状或体征都应该行阴囊超声检查。由于这项检查价格便宜且无创，所以建议阴囊超声作为体检的后续检查，应广泛使用。前面我们也提到过，睾丸的微小结石和睾丸 GCT 之间没有一个明确的联系，所以如果仅仅是发现睾丸内微小结石，无需进一步检查。尽管临床中双侧睾丸先后发病的机会比同时发病的机会多，同时发病的机会比较少，我们还是要建议同时行双侧检查。

对睾丸触诊正常，但有睾丸外恶性生殖细胞肿瘤的患者，超声检查能成功识别隐蔽性睾丸肿瘤，如果超声发现睾丸内病灶，在排除瘢痕或钙化后，可直接行根治性睾丸切除，如果超声评估也正常，就可以考虑诊断原发性腺外生殖细胞瘤。

对于超声发现直径小于 1cm，不能触及的睾丸病灶，又没有转移的病灶及升高的血清肿瘤标记物，确实是诊断难题。可选择的处理办法有：腹股沟睾丸切除、腹股沟睾丸探查，术中冰冻或者用超声密切随访，恶性的风险往往与病灶的大小成正比。

2. **胸部 X 线检查** 所有 GCT 患者在决定临床治疗方案之前都需要行胸片检查。如果没有腹膜后淋巴结转移或血清肿瘤标记物升高，胸部出现转移灶的机会不多，精原细胞瘤更是如此。所以没必要常规行胸部 CT 扫描。对于初步的临床分期，仅胸片即可。当胸片有不正常或模糊的病灶需要进一步确诊时，则需要行 CT 扫描。当睾丸切除后血清肿瘤标记物仍然居高不下或者腹盆腔 CT 扫描发现有转移病变时也应该行胸部 CT 检查。

3. **CT 扫描** 腹部 CT 被认为是确认腹膜后淋巴结侵犯最有效的方法。在评估腹膜后病变上，CT 已取代静脉尿路造影术和经足淋巴管造影术。腹部 CT 能识别在主动脉旁区域直径小于 2cm 的小淋巴结团块。普遍认为，CT 对肿瘤大小及相关软组织结构和局部内脏能提供精确的三维评估。如果没有临床相关症状，GCT 脑转移的情况不多见，一般无需行头颅 CT 扫描，但是血清 HCG 浓度升高的患者常是因为绒毛膜癌出现转移，这类患者脑转移的机会大,所以要行头颅 CT 扫描。

4. 磁共振成像 在磁共振影像(MRI),T1 加权和 T2 加权成像时的正常睾丸的信号均匀。与正常睾丸实质相比,肿瘤通常在 T2 加权成像呈低信号,静脉注射钆造影剂后呈快速、早期强化。然而用 MRI 对肿瘤类型的区分是不可靠的。此外,磁共振影像学在成像和在对睾丸癌患者腹膜后疾病分期评估方面并不比 CT 有优势。

5. 正电子发射断层摄影术 已有报道用正电子发射断层摄影术(PET)对腹膜后淋巴结和对睾丸癌患者化疗后 X 光成像异常者的评估。有研究显示 PET 并不比 CT 更有优势,主要是因为它们两者都不能检测出微小淋巴结病变。

四、检验的选择

这里我们只讨论 GCT 血清肿瘤标记物的检验,在本章的一开始我们已经将几种 GCT 的血清肿瘤标记物的性质及特点做了一个基本的介绍,所以这里我们只介绍这些肿瘤标记物与各种 GCTs 之间的关系及它们的临床意义。

1. 甲胎蛋白 在中、早期的 NSGCT 中 50% ~ 70% 的患者 AFP 是升高的,而在进展期的患者中高达 60% ~ 80%。EC 和卵黄囊瘤患者分泌 AFP,而绒毛膜癌和精原细胞瘤则不分泌。所以如果原发的纯精原细胞瘤患者血清中 AFP 值升高,要考虑有 NSGCT 成分存在。值得注意的是肝细胞性肝癌、胃癌、胰腺癌、胆管癌和肺癌患者,其血清 AFP 也可能会升高。一些良性肝病 AFP 也可能升高,如感染、药物、酒精或自身免疫所致的肝损害。此外血清 AFP 升高也是功能失调性毛细血管扩张症与遗传性酪氨酸血症的一个特征。

2. 人绒毛膜促性腺激素 在低分期的 NSGCT 中 20% ~ 40% 的患者 HCG 是升高的,而进展期的患者中高达 40% ~ 60%。大约 15% 精原细胞瘤会分泌 HCG。绒毛膜癌和 EC 都分泌 HCG。血清 HCG 大于 5000IU/L 时,通常要考虑 NSGCT 的存在。肝癌、胆管癌、胰腺癌、胃癌、肺癌、乳腺癌、肾癌和膀胱癌患者 HCG 也可能会升高。由于促黄体激素与 HCG 检测有交叉反应,这会导致在原发性性腺功能低下的患者中出现假阳性,给予雄激素治疗后,性腺功能低下所致的血清 HCG 升高会在 48 ~ 72 小时后降至正常,可以借此鉴别假阳性。此外大麻的使用也可能导致 HCG 假阳性。

3. 乳酸脱氢酶 在低分期的 GCT 中大约 20% 的患者 HCG 是升高的,而进展期的 GCT 患者中升高者为 20% ~ 60%。LDH 在平滑肌、心肌和骨骼肌中均有表达。淋巴瘤也会引起 LDH 升高。LDH 有 5 个同工酶,GCT 患者血清中升高的主要是 LDH-1。LDH-1 升高与 12 号染色体短臂的拷贝数有关系,后者在 GCT 患者中是扩增的。值得注意的是 LDH 升高的程度与肿瘤的大小是成正比的。由于 LDH 对 GCT 来说没有特异性,所以它的主要作用是预后评估。

临床中,怀疑患者有 GCT 就要给其抽血检查 AFP、HCG 和 LDH 水平,在睾丸切除前有助于诊断,和睾丸切除术后的值做比较有助于下一步的治疗方案制定和随访。睾丸切除之前的肿瘤标记物水平在术后是否下降及下降的快慢,对于肿瘤分期非常重要。但是肿瘤标记物的检测结果不能决定是否要行根治性睾丸切除,因为即使 AFP 和 HCG 值在正常范围内也不能排除 GCT 的存在。即使组织病理学诊断是纯精原细胞瘤,AFP 显著升高时就要考虑 NSGCT 的诊断,因为纯精原细胞瘤是不产生 AFP 的。在极少数情况下,睾丸、腹膜后或纵隔的原发肿瘤,考虑到疾病的本身恶性及进展速度需要紧急治疗,根据极度升高的 AFP 及(或)HCG 值即可做出诊断,不需要等组织学诊断出来就可以给予治疗,等化疗完成后再行根治性睾丸切除。

第五节 睾丸肿瘤的分期及晚期的预后危险因素分类

一、睾丸肿瘤的分期

GCT 患者的预后和初始治疗方案是由疾病的临床分期所决定的。而临床分期是基于病理结果、原发肿瘤的病理分期、睾丸切除术后血清肿瘤标记物值、是否存在转移及转移病灶的范围而制定的。1997 年,国际抗癌联合会(UICC)和美国癌症联合会(AJCC)上达成了一份对精原细胞瘤和非精原细胞瘤分类的共识。以 AJCC 分期为标准对生殖细胞瘤的疾病分期采用了统一方案,第一次将血清肿瘤标记物分类用于补充过去只由解剖学确定的分期。该分期系统在 2002 年进行了更新。表 6-6-2 和表 6-6-3 是 AJCC 于 2010 年推出的第七版分期。

表6-6-2 美国癌症联合会和国际抗癌联合会的睾丸癌疾病分期系统(2010 第七版)

原发性肿瘤(T)	
pTX	原发性肿瘤未能被评估(如果未行根治性睾丸切除术,评为 TX)
pTO	没有原发肿瘤的证据(如睾丸的组织瘢痕)
pTis	导管内生殖细胞肿瘤(原位癌)
pT1	肿瘤局限于睾丸和附睾,不伴有血管/淋巴管侵犯,侵犯了白膜但是没侵及鞘膜
pT2	局限于睾丸和附睾,伴血管/淋巴管侵犯,或侵透白膜并累及鞘膜
pT3	肿瘤侵及精索,伴或不伴血管/淋巴管侵犯
pT4	肿瘤侵及阴囊,伴或不伴血管/淋巴管侵犯
区域淋巴结(N)	
NX	区域淋巴结无法评估
N0	没有区域淋巴结转移
N1	单个或多个淋巴结转移灶,单个结节最大直径≤2cm
N2	单个或多个淋巴结转移灶,单个结节最大直径>2cm,≤5cm
N3	淋巴结转移灶内,有单个淋巴结肿块最大直径>5cm
淋巴结病理学(放、化疗前,腹膜后淋巴结清扫的病理结果)	
pNX	区域淋巴结不能评估
pN0	无区域淋巴结转移
pN1	单个淋巴结肿块最大直径≤2cm,淋巴结阳性数≤5,无最大直径>2cm 淋巴结肿块
pN2	单个淋巴结肿块最大直径>2cm,≤5cm;淋巴结阳性数>5,没有淋巴结>5cm;无淋巴结外扩散证据
pN3	单个淋巴结肿块最大直径>5cm
远处转移(M)	
MX	远处转移不能被评估
M0	没有远处转移
M1	有远处转移
M1a	非区域淋巴结转移,或肺部转移
M1b	除非区域淋巴结或肺部转移外的转移

血清肿瘤标记物(S)			
	LDH	HCG(mIU/ml)	AFP(ng/ml)
S0	Normal	Normal	Normal
S1	$<1.5\times N+$	<5000	<1000
S2	$1.5\sim 10\times N+$	(or)5000~50 000	(or)1000~10 000
S3	$>10\times N+$	(or)>50 000	(or)>10 000

注:T:肿瘤;N:淋巴结;M:转移;AFP:a-胎蛋白;hCG:人绒毛膜促性腺激素;LDH:乳酸脱氢酶;N+:乳酸脱氢酶测定正常上限。

表 6-6-3　美国癌症联合会和国际抗癌联合会的睾丸癌疾病分期系统(2010 第七版)
解剖分期/预后分组

分期	T	N	M	S
0 期	PTis	N0	M0	S0
I 期	T1 ~ T4	N0	M0	SX
I A 期	T1	N0	M0	S0
I B 期	T2	N0	M0	S0
	T3	N0	M0	S0
	T4	N0	M0	S0
I S 期	Any T	N0	M0	S1 ~ S3
II 期	Any T	N1 ~ 3	M0	SX
II A 期	Any T	N1	M0	S0
	Any T	N1	M0	S1
II B 期	Any T	N2	M0	S0
	Any T	N2	M0	S1
II C 期	Any T	N3	M0	S0
	Any T	N3	M0	S1
III 期	Any T	Any N	M1	SX
III A 期	Any T	Any N	M1a	S0
	Any T	Any N	M1a	S1
III B 期	Any T	N1 ~ 3	M0	S2
	Any T	Any N	M1a	S2
III C 期	Any T	N1 ~ 3	M0	S3
	Any T	Any N	M1a	S3
	Any T	Any N	M1b	Any S

　　关于睾丸肿瘤的分期,这里我们不再赘述,原因是分期所依据的睾丸肿瘤病理、腹膜后淋巴结、影像学及血清肿瘤标记物的情况我们在别的章节都有详述,这里只不过是一个汇总,理解起来应该不难。其实最应该思考的是为什么要进行分期?或者是分期的意义何在。建议有兴趣的同学阅读一下 Campbell-walsh urology(第 10 版)里睾丸肿瘤分期这一节。

二、晚期 GCT 的预后分类

　　一项国际的回顾性的对 5202 例(患者的治疗时间是 1975 ~ 1990 年)进展期 NSGCT 患者和 660 例进展期精原细胞瘤的分析统计结果构成了 GCT 预后分类的基础。1997 年国际生殖细胞癌协助组(International Germ Cell Cancer Collaborative Group,

IGCCCG)根据分析的结果推出了晚期 GCT 的预后分类,见表 6-6-4。

　　5202 例 NSGCT 患者均使用了含铂类的(顺铂或卡铂)化疗方案,在化疗开始之前抽血评估了 AFP、HCG 和 LDH 值,肺以外内脏器官的转移和原发纵隔 NSGCT 作为独立的预后因素。660 例精原细胞瘤患者,只有肺以外内脏器官的转移是一项重要的预后预测因素。IGCCCG 推出的这个预后分类适用于有转移的 GCT 患者,用它来指导治疗决策,对化疗做出一个选择。但是它不适用于肿瘤复发的 GCT 患者。肿瘤标记物是指睾丸切除后化疗开始之前的血清肿瘤标记物值。

　　按照 IGCCCG 的标准,进展期 NSGCT 患者好、中等、差的预后比例分别是 56%、28%、16%,5 年无进展生存率分别是 89%、75%、41%,5 年总生存率分别是 92%、80%、48%。而进展期精原细胞瘤患者,没有差的预后危险组,大约 90% 属于好的预后分组,10% 属于中等的预后分组,5 年无进展生存率分别是 82% 和 67%,5 年总生存率分别是 86% 和 72%。2006 年 Van Dijk 和他的同事发表的一项荟萃分析,按照 IGCCCG 的好、中等、差标准,1775 例 NSGCT 患者(患者的治疗时间是 1989 年以后),5 年生存率分别是 94%、83%、71%。这说明我们现在对 NSGCT 的治疗方案更有效,也更有经验。

表 6-6-4　IGCCCG 进展期 GCT 预后分类系统

预后好
　非精原细胞瘤
　睾丸或腹膜后原发
　无非肺内脏转移
　AFP<1000ng/ml、HCG<5000IU/L 和 LDH<1.5 倍上限或正常
　精原细胞瘤
　任何原发灶
　无非肺内脏转移
　正常的 AFP;任何的 HCG 或 LDH

预后中等
　非精原细胞瘤
　睾丸或腹膜后原发
　无非肺内脏转移
　任一情况:AFP 1000 ~ 10 000ng/ml 或 HCG 5000 ~ 50 000IU/L 或 1.5 倍 ~ 超过正常上限的 10 倍
　精原细胞瘤
　任何原发病灶
　非肺性内脏的转移
　正常的 AFP;任何的 HCG 或任何的 LDH

预后差
　非精原细胞瘤
　以下任一指标:
　纵隔原发
　有非肺内脏的转移
　AFP>10 000ng 或 HCG>50 000IU/L 或 LDH>正常上限的 10 倍
　精原细胞瘤
　无预后差分组

注:AFP,甲胎蛋白;HCG,人绒毛膜促性腺激素;LDH,乳酸脱氢酶

第六节　睾丸肿瘤的治疗原则

一、生育的问题

尽管不育在 GCT 患者中并不常见,然而约 52% 的 GCT 患者在诊断时有精子减少的情况,10% 的患者是无精症。生精上皮对铂类为基础的化疗和放疗特别敏感,事实上几乎所有的人在化疗后都会出现无精症,精子的各项指标在 2 年后约 50% 的患者能恢复到诊断时的水平,5 年后约达 80%。精原细胞瘤放疗后,其生精功能的恢复需要 2 到 3 年或更长时间。腹膜后淋巴结清扫会导致 80% 的患者出现射精功能障碍,如果是双侧无保留神经的清扫,发生率会更高。考虑到这些治疗对生育的影响,一定要在治疗前和患者沟通,对于考虑将来准备要孩子的患者建议其精液冻存。精液冻存可以在根治性睾丸切除前或切除后,但是一定要在其他治疗前。这也是我们把这个问题放在治疗章节首段来写的原因。

二、治疗原则

生殖细胞肿瘤的治疗原则是由肿瘤生长迅速和高治愈率的特点所决定的。这就要求诊断和分期迅速,然后尽快地给予适当治疗,尽量减少不必要的死亡和治疗的副作用。在睾丸切除、影像学分期和血清肿瘤标记物评估完成后,治疗计划就应该尽快地合理地制定并实施。

即使有转移的 GCT 患者,其治愈的可能性也是相对较高的,所以对于化疗后的残余病灶也应该积极考虑手术切除,尽管这些治疗都是有创的。尤其是对于年轻的、身体状况比较好的患者,更应该考虑有创的治疗。

血清肿瘤标记物在 GCT 治疗计划的制定中作用非常大,特别是 NSGCT 更是如此。睾丸切除后,如果 AFP 或 HCG 仍持续升高,表明有转移灶的存在,即使没有影像学的证据,此时也要将化疗作为首选方案。在化疗中如果血清肿瘤标记物仍高,说明疾病属于难治型;而化疗后升高则要考虑肿瘤复发。化疗初始时,血清肿瘤标记物值是一个重要的预后因素,它直接影响着化疗方案的制定及化疗周期。

睾丸癌是相对比较少见的肿瘤,普通泌尿外科医生和肿瘤科医生很难有机会治疗大量的患者,此外治疗流程也相对复杂,有些治疗方法差异也比较微妙,所以如果没有一定量的积累很难做到更好。在美国,泌尿外科住院医师在完成训练后,大多数医生仅做过 1 到 2 例腹膜后淋巴结清扫,甚至没有。有统计显示,在病例量比较大的医疗机构中,睾丸肿瘤的生存率比较高。因此如果有可能,GCT 患者应该被安排到病例量比较大的医疗机构去治疗,腹膜后淋巴结清扫也应该由有这类手术经验的外科医生来完成。

三、根治性睾丸切除术

临床中考虑睾丸肿瘤时,治疗的第一步就是根治性睾丸切除术,该手术要求要点是在内环口水平高位结扎精索。该手术能提供组织病理学诊断和肿瘤(T)分期,同时具有并发症少和几乎零死亡率的特点。根治性睾丸切除术对于大多数患者来说,都能很好地控制局部肿瘤。不理想的病例很少,通常是由于肿瘤在手术中破裂溢出或经阴囊切口所致。所以腹股沟切口是该手术的标准切口,游离精索至内环口,分别高位结扎输精管和精索血管,其中精索血管残端要用丝线结扎,将来如果需要作淋巴结清扫时便于识别。伤口要彻底冲洗和认真止血,睾丸假体可以同期放置。该手术最常见的并发症就是术后出血,偶尔发生会导致阴囊血肿或腹膜后血肿,甚至腹膜后血肿被误认为转移灶,导致不必要的治疗。

四、腹膜后淋巴结清扫术

前面我们介绍过,除绒毛膜癌的主要转移途径是通过血运系统外,经淋巴途径扩散是其他各种GCT的主要转移途径。所以恰当的处理睾丸癌患者的腹膜后淋巴结对疾病的预后非常重要。首先临床研究也证实了腹膜后淋巴常常是睾丸癌转移的第一站,也经常是唯一的转移部位。如果患者腹膜后淋巴结清扫术(retroperitoneal lymph node dissection,RPLND)术后的病理显示腹膜后淋巴结是阴性,通常根治性睾丸切除即可治愈,无复发存活率在96%以上,少数治疗失败是因为有肺等远处转移。第二,尽管CT等影像检查的改进提高了肿瘤临床分期的准确性,但是仍有15%~40%病人的分期被低估了。有研究报道,腹膜后影像学检查阴性,在随访过程中大约25%的患者出现了腹膜后复发。即使GCT患者在化疗后,腹膜后淋巴结清扫病理证实有部分患者存在畸胎瘤或其演变的肿瘤病灶。第三,未被治疗的腹膜后淋巴结转移通常是致命的,尸检证明脑转移、肝转移及骨转移都是继腹膜后转移发生的,病灶常常同时存在,且腹膜后病灶巨大。由此可见腹膜后淋巴结清扫是GCT患者治疗的重要手段。

关于腹膜后淋巴结清扫的技术问题,在这里我们不作过多的介绍。但是我们要讨论一下腹膜后淋巴结清扫的范围。20世纪中期开始,最初的淋巴结清扫范围是从双侧肾门的上方开始,包括双侧输尿管间的所有淋巴组织,一直向下到双侧髂总动脉

分叉处。在当时由于临床分期的局限性(受影像学技术的限制),又加上缺乏其他有效的治疗手段,所以强调广泛清扫所有的淋巴结是有必要的。但是广泛的肾门上淋巴结清扫也导致了胰腺、肾脏血管等并发症的出现,几个研究也证实了在低分期的NSGCT患者中肾门上淋巴结很少有转移,故后来肾门上方的淋巴结清扫通常用于晚期NSGCT化疗后肾门或肾门上方残余的肿瘤。为了减少围术期的并发症,通常用双侧肾门下淋巴结清扫术代替了原来的肾门上淋巴结清扫,这种术式的并发症很少,死亡率不到1%。

标准的双侧腹膜后淋巴结清扫,最常见的远期并发症是腹膜后交感神经纤维的破坏所致的射精问题,能引起不育,因此在手术前要和患者商量生育及精子冻存的问题。减少这种并发症的方法主要有两种,一种是改良的腹膜后淋巴结清扫,另一种是保留神经的腹膜后淋巴结清扫术,近年来后者比较常用,该方法可用于包括双侧淋巴结清扫在内的各种清扫术式。

改良的淋巴结清扫术式在1982年第一次被报道,由于改变了手术范围,约50%的患者在3年内恢复了射精功能。之后多种改良的清扫方式相继被报道,其射精功能的恢复率为50%~88%。为了保存射精功能,手术设计就是要尽量避免损伤交感神经纤维和下腹部神经丛,所以各种改良方法都有以下两个共同的特点:①全部切除身体患侧肾血管水平至髂总动脉分叉处所有淋巴结;②尽量减少对侧的清扫,特别是肠系膜下动脉水平以下的区域。

这些改良术式的根据是转移病灶分布图及对以顺铂为基础的化疗过分依赖,中、短期的随访结果没有什么差异,但是长期的随访结果显示疾病复发率比起根治性腹膜后淋巴结清扫较高。一项500例病人的临床研究,在对其根治性淋巴结清扫后的标本进行分析发现腹膜后淋巴结阳性的患者中,23%的患者有病灶位于改良清扫范围以外。另一项532例化疗后的患者,在清扫后淋巴结阳性的病例中,32%的患者病灶在位于改良清扫范围以外。前面我们提到过,约40%的化疗后病灶中残存对化疗抵抗的畸胎瘤成分和畸胎瘤转化的恶性成分。所以如果说外科清扫范围不够,靠化疗来弥补是有很大缺陷的,其后果将是灾难性的。为此美国NCCN(National Comprehensive Cancer Network)2013版睾丸癌指南中特别推荐,改良的腹膜后淋巴结清扫或保留神经的腹膜后淋巴结清扫只是适用于I期NSGCT,对于其他的NSGCT患者,无论是首次清扫

还是化疗后清扫，都应该采用标准的清扫范围进行"卷地毯"式切除，尤其是对于化疗后需要清扫的患者，更不要因为射精功能障碍等并发症问题来姑息手术范围。

五、导管内生殖细胞瘤的治疗

ITGCN 被诊断常见于以下几种情况，由于不育行睾丸活检时、GCT 患者在行对侧睾丸活检时、准备行睾丸部分切除时对受累部分进行活检时。其治疗的根据是 ITGCN 发展成为浸润性 GCT 的风险非常高。治疗的选择包括睾丸切除、低剂量放疗和密切观察。具体的选择要根据病人对未来生育的愿望、对侧睾丸的情况和雄激素替代治疗的接受程度。首先根治性睾丸切除是一种比较确切的治疗方法，而低剂量（20Gy）放疗对局部病灶的控制效果与其相当，由于 Leydig 细胞对放疗的耐受比生精上皮强，所以低剂量放疗的优点是能保留睾丸的部分内分泌功能，但是最终 15% 到 25% 的患者放疗后需要雄激素替代治疗，因此放疗后监测患者的睾酮水平是必须的。对于未来不打算生育的患者，低剂量放疗可以首选。对侧睾丸正常，而患者又打算在未来要生育，根治性睾丸切除是首选方案，因为放疗对健侧睾丸的生精功能是有影响的。治疗前精液冻存也是一种选择，总之要和患者充分沟通。另外，以顺铂为基本药的化疗方案可减少其发展成为 GCT 的风险，但通常建议在化疗后补以放疗，并以活检随访。

第七节　精原细胞瘤的治疗和随访

一、精原细胞瘤ⅠA期和ⅠB期的治疗与随访

1. **基本治疗**　在根治性睾丸切除后，标准的治疗选择包括积极监测、辅助放疗和 1~2 周期的卡铂辅助化疗。对于这类Ⅰ期患者，无论哪种方案，其特异性生存率都在 99%。一些监测研究显示，五年的复发率是 15%~20%，复发大多位于横膈以下腹膜后淋巴结。为此 NCCN 指南认为，对于病理分期 pT1 和 pT2 的患者，监测可作为首选。如果积极监测不适合，可以考虑辅助化疗或辅助放疗，二者效果相当，各有利弊，实施前要和患者及家属充分沟通。一项随机的 1477 例患者入组的研究，单剂量卡铂化疗或放疗，二者 5 年无复发生存率是相当的，均在 95% 左右。在卡铂组中有 2 例对侧睾丸出现 GCT，而放疗组有 15 例。作者认为单剂量卡铂辅助化疗毒性小，对于睾丸切除后Ⅰ期纯精原细胞瘤的疗效和辅助放疗效果一样。当然也有人研究认为 2 周期的化疗其复发率更低，医生可以根据患者的具体情况选择。关于化疗和放疗方案，这里我们不再详述，建议有兴趣者查阅相关文献。

2. **基本治疗后的随访**　随访非常重要，无论是积极监测还是辅助性放化疗。一项 5 千多例Ⅰ期精原细胞瘤的分析显示，复发的最高风险是在前 2 年，之后会下降。积极监测时要求睾丸切除后定期检测血清肿瘤标记物（AFP、HCG、LDH），1~2 年每 3~4 个月 1 次，3~4 年每 6 个月 1 次，以后每年 1 次。腹盆腔 CT 重点是看腹膜后淋巴结情况，积极监测时要求每 1~3 年每 6 个月 1 次，4~5 年每年 1 次。对于辅助化疗后的随访，由于复发率低，血清肿瘤标记物检测要求，第 1 年每 3 个月 1 次，第 2 年每 4 个月 1 次，第 3 年每 6 个月 1 次，以后每年 1 次。腹盆腔 CT 要求是前 3 年每年 1 次。辅助放疗后，血清肿瘤标记物 1~2 年每 4 个月 1 次，以后 3~10 每年 1 次，腹盆腔 CT 前 3 年每年 1 次，以后根据临床需要。有一项 2466 例病人的荟萃分析，均接受放、化疗辅助治疗，3 年后仅 4 例复发（0.2%），所以他们建议腹盆腔的 CT 扫描在这类病人的随访中甚至可以省去，而胸片只是在临床需要时给予检查。

二、精原细胞瘤ⅠS期的治疗与随访

ⅠS 期临床中不常见，睾丸切除后通常要给予辅助放疗，放疗区域为膈下腹膜后区域，包括腹主动脉旁淋巴结，有时还要包括同侧的髂腹股沟区域淋巴结。随访和精原细胞瘤ⅠA期和ⅠB期辅助放疗后的随访一样，血清肿瘤标记物 1~2 年每 4 个月 1 次，以后 3~10 每年 1 次，腹盆腔 CT 前 3 年每年 1 次，以后根据临床需要。若复发按照 GCT 的复发来处理，后面我们会单独讨论这个问题。

三、精原细胞瘤ⅡA期和ⅡB期的治疗和随访

1. **基本治疗**　ⅡA期和ⅡB期精原细胞瘤睾丸根治性切除后的主要治疗方式是放疗。ⅡA 和ⅡB 期放疗的标准剂量分别是 30Gy 和 36Gy。与Ⅰ期相比标准的放疗野从主动脉旁区域扩大到同侧髂部。总的生存率几乎 100%。部分ⅡB 期患者可

以选择化疗,比如淋巴结病灶大于3cm,4个周期的EP(etoposide + cisplatin)方案或3个周期的PEB(bleomycin+etoposide+cisplatin)方案都行。

2. 基本治疗后的随访　精原细胞瘤ⅡA期和ⅡB期放疗后的随访包括:血清肿瘤标记物第1年每3个月1次,第2~5年每6个月1次,第6~10年每年1次。胸片及腹部CT每6个月1次,连续2年,以后每年1次。对精原细胞瘤ⅡB期化疗后的随访有所不同,但是和精原细胞瘤ⅡC期相似,我们在后面会有介绍。

四、精原细胞瘤ⅡC期和Ⅲ期的治疗和随访

1. 基本治疗　对于精原细胞瘤ⅡC期和Ⅲ期患者,在睾丸切除后基本的治疗是化疗。预后风险好的患者化疗方案可以采用3个周期的BEP方案或4个周期的EP方案,而预后风险中等的患者建议采用4个周期的BEP方案。具体预后风险评估可以参照前面我们介绍的IGCCCG进展期GCT预后分类系统。

2. 精原细胞瘤ⅡB、ⅡC和Ⅲ期的患者在化疗后的处理　在化疗后我们要检测这类患者的血清肿瘤标记水平,同时行腹盆腔CT扫描,然后根据肿瘤标记物水平和有无残余病灶进行分类。如果病人血清肿瘤标记物正常,又没有残余病灶或残余病灶不超过3cm,就不需要进一步治疗,但是需要监测随访,后面我们会有介绍。如果残余病灶大于3cm,肿瘤标记正常,建议行PET扫描来评估残余病灶是否是具有活性的肿瘤,PET在预测化疗后残余病灶的良恶性方面有较高的价值,为了减少假阳性率,PET检查应该在化疗完成至少6周后进行。值得注意的是肉芽肿,如炎性假瘤,是假阳性的主要原因。如果PET扫描结果是阴性,则不需要进一步治疗,但是需要密切随访,如果扫面结果强烈提示残余病灶是有活性的肿瘤,则要考虑手术切除。技术上如果允许,就要考虑腹膜后淋巴结清扫,如果不允许则要考虑顺铂为基础的二线化疗。精原细胞瘤和NSGCT的二线化疗方案是相同的,具体化疗方案这里不再详述。

3. 精原细胞瘤ⅡB、ⅡC和Ⅲ期的患者在化疗后的随访:胸部X线检查及血清肿瘤标记物第1年每2个月1次,第2年每3个月1次,第3年和第4年每6个月1次,以后每年1次,直到第10年。腹盆腔CT或PET检查要根据临床情况,CT必要时每6个月1次。

第八节　非精原细胞瘤生殖细胞肿瘤的治疗及随访

NSGCT被确诊后,应该进行腹盆腔CT和胸片检查,如果有相应的临床症状还要行相应的头颅MRI及骨扫描检查。前面我们也提到过,PET扫描不推荐作为NSGCT的常规检查。升高的血清肿瘤标记应该被随访和重复检查。这里我们再重复一下,NSGCT应该包括混合有精原细胞瘤成分的NSGCT和伴有AFP升高的精原细胞瘤这两种特殊类型。睾丸切除后血清肿瘤标记物的水平对于评价NSGCT的预后非常重要,也是IGCCCG预后危险分类的一个重要指标依据。经腹股沟根治性睾丸切除后的肿瘤分期是下一步治疗选择的根据,处理选择包括监测、化疗和腹膜后淋巴结清扫术。RPLND的目的有两个,一个是诊断,另一个是治疗,所以清扫手术的时间是可以选择的,要根据不同的目的而定。

一、非精原细胞瘤生殖细胞瘤ⅠA期的治疗及随访

1. 基本的治疗　根据NCCN指南的建议,对于NSGCT ⅠA期患者,在睾丸切除术后,有两种处理选择:一种是监测,另外一种是保留神经的RPLND。两种方法的治愈率都在95%以上,然而对于选择监测的患者,20%~30%的复发率,这些患者需要进一步化疗。所以选择监测的患者,随访依从性要好。而选择保留神经RPLND时,一定要术前4周内行CT扫描和术前7~10天内重复血清学肿瘤标记物检验,确保术前的准确分期。

2. 非精原细胞瘤生殖细胞瘤ⅠA期在腹膜后淋巴结清扫后的处理　RPLND后,如果清扫的淋巴结阴性(PN0),则不需要辅助化疗,密切监测就好。如果清扫的淋巴结阳性,是否需要辅助化疗则要根据淋巴结受累的程度来定。对于PN1密切监测随访即可,对于PN2和PN3来说,辅助化疗更好,密切监测是PN2的一个选择,但不是PN3的选择。关于化疗方案,对于PN1和PN2来说,2个周期的EP或BEP被推荐,对于PN3的患者需要更多周期的化疗,推荐4个周期的EP方案或3个周期的BEP方案。

3. 非精原细胞瘤生殖细胞瘤ⅠA期的随访　最初的2年,血清肿瘤标记物和胸片每2个月1

次,腹部 CT 每 4~6 个月 1 次;第 3、4 年血清肿瘤标记物和胸片每 3~4 个月 1 次,腹部 CT 每 6 个月 1 次;第 5 年血清肿瘤标记物每 6 个月 1 次,腹部 CT 每年 1 次。以后血清肿瘤标记每年 1 次,腹部 CT 可根据临床情况而定。

二、非精原细胞瘤生殖细胞瘤ⅠB 期的治疗及随访

1. 非精原细胞生殖细胞瘤ⅠB 期的基本治疗　在睾丸切除术后,减少复发的措施是腹膜后淋巴结清扫或辅助化疗。许多研究表明,两个周期的 BEP 方案对于Ⅰ期非精原细胞生殖细胞瘤预防复发疗效明确,95% 以上的患者无复发生存。基于这种情况,两个周期 BEP 被推荐为基本化疗。一项随机分组的对照研究,对于Ⅰ期的病人,在睾丸切除后给单侧的腹膜后淋巴结清扫或一个周期的 BEP 方案辅助化疗各 191 例,中位随访时间 4.7 年。结果是化疗组 2 例复发,而腹膜后淋巴结清扫组 13 例复发。该试验表明一个周期的 BEP 方案对于那些不能耐受化疗毒性的患者是个不错的选择,同时也说明对照组单侧淋巴结清扫术不是一个标准的治疗方法。对于有选择的 T2 期患者,可以考虑密切监测,但是要知道肿瘤血管侵犯是一个有意义的肿瘤复发预测因子。T2 期 NSGCT 患者如果有血管侵犯,肿瘤复发的机会是 50%,因此密切监测通常不被推荐。个别患者,如果由于患者的具体情况即使选择了监测,作为医患双方,都要理解这里的利弊及风险,且要达成随访共识。

2. 非精原细胞生殖细胞瘤ⅠB 期基本治疗后的处理　保留神经的腹膜后淋巴结清扫后的辅助治疗和ⅠA 期一样:如果清扫的淋巴结阴性(pN0),则不需要辅助化疗,密切监测就好。如果清扫的淋巴结阳性,是否需要辅助化疗则要根据淋巴结受累的程度来定。对于 pN1 密切监测随访即可,对于 pN2 和 pN3 来说,辅助化疗更好,密切监测是 pN2 的一个选择,但不是 pN3 的选择。关于化疗方案,对于 pN1 和 pN2 来说,2 个周期的 EP 或 BEP 被推荐,对于 pN3 的患者需要更多周期的化疗,推荐 4 个周期的 EP 方案或 3 个周期的 BEP 方案。对于基本化疗后的患者,如果肿瘤标记物正常,可以行保留神经的双侧淋巴结清扫术,也可以密切监测。如果影像学显示有直径大于 1cm 的残余病灶,还是要积极的行 RPLND。

3. 非精原细胞生殖细胞瘤ⅠB 期治疗后的随访同ⅠA 期,前面有过描述,不再重复。

三、非精原细胞瘤生殖细胞瘤ⅠS 期的治疗及随访

对于这类患者,基本治疗是标准的化疗,也就是 4 个周期的 EP 方案或 3 个周期的 BEP 方案。由于这类患者总是已经有播散,所以一般不推荐 RPLND 为首选。其随访和ⅡB、ⅡC 的随访一样,下面我们会有描述。

四、非精原细胞瘤生殖细胞瘤ⅡA 期的治疗及随访

1. 基本的治疗　此类患者的治疗取决于睾丸切除术后血清肿瘤标记物的水平。对于血清肿瘤标记物正常的患者,有 RPLND 和化疗两种选择,化疗方案有 4 个周期的 EP 方案或 3 个周期的 BEP 方案,如果腹膜后淋巴结为多病灶,采用化疗更适合一些。如果患者有持续的 AFP 或 HCG 升高,应该考虑在新辅助化疗后行 RPLND,因为睾丸切除术后 AFP 或 HCG 升高的患者复发率较高。

2. 非精原细胞瘤生殖细胞瘤ⅡA 期的患者在基本治疗后的处理　在基本化疗后,接下来的处理取决于血清肿瘤标记物水平和 CT 扫描残余病灶的大小,包括保留神经的双侧腹股沟淋巴结清扫和监测两种方法,其中监测为次要选择。对于 CT 扫描不到 1cm 的病灶,有可能是假阳性,处理时须谨慎。对于残余病灶 1cm 或以上者,建议行保留神经的双侧腹股沟淋巴结清扫。清扫范围包括双侧输尿管间,从膈下至髂总动脉分叉处。在基本的 RPLND 后,治疗选择包括监测和化疗,怎么选择取决于阳性淋巴结的数目。对于 pN0 的患者,监测是唯一的选择;对于 pN1 的患者有监测和化疗两种选择,由于 RPLND 对 pN1 的患者治愈率高达 60%~90%,因此我们更倾向于监测为首选,如果化疗,则给予 2 个周期的 EP 或 BEP 方案均可;对于 pN2-pN3 的患者,由于复发的风险大于 50%,给予以顺铂为基础两个周期的辅助化疗后,复发的风险总体来说小于 1%。因此建议,给予 pN2 患者 2 个周期的化疗,EP 或 BEP 均可,几乎可以使无复发生存率达到 100%,对于 pN3 要给予全疗程,即 4 个周期的 EP 或 3 个周期的 BEP 方案。

五、非精原细胞瘤生殖细胞瘤ⅡB 期的治疗及随访

1. 基本的治疗　取决于睾丸切除术后肿瘤标记的水平和影像学结果。当肿瘤标记物阴性时,CT

的结果起决定作用。如果 CT 发现病灶仅局限于腹膜后淋巴引流途径上,有两种选择。一种是行保留神经的 RPLND,以后的辅助治疗和 ⅡA 期的一样。第二种选择是给予 4 个周期的 EP 方案或 3 个周期的 BEP 方案化疗后,再行淋巴结清扫或监测随访。两种方法的副作用及毒性作用不同,但是无复发存率均达 98%,所以选择是相对的。如果转移病灶不是局限于淋巴的引流途径上,化疗就应该是首选的基本治疗,4 个周期的 EP 方案或 3 个周期的 BEP 方案,然后行保留神经的淋巴结清扫或监测随访。对于 ⅡB 期伴有持续血清肿瘤标记物升高的患者,化疗是基本的治疗,RPLND 不作为首选。NCCN 指南推荐对于预后风险好(good-risk)的 ⅡB、ⅠS、ⅡC and ⅢA 期患者,首选化疗。

2. 非精原细胞瘤生殖细胞瘤 ⅡB 期患者在基本治疗后的处理 此类病人的基本治疗是保留神经的双侧 RPLND 或化疗,此后的处理和非精原细胞瘤生殖细胞瘤 ⅡA 期的类似,请参照上面所述。

六、其他晚期转移性 NSGCT 的治疗

这类患者的首选基本治疗是化疗,但是化疗方案的选择取决于 IGCCCG 风险分类。根据风险分类,患者被分为预后风险好、预后风险中等、预后风险差三类。对于性腺外原发生殖细胞瘤,无论是腹膜后还是纵隔,首选的基本治疗也是化疗。

1. 预后风险好的 NSGCT 的基本治疗 按照 IGCCCG 分类,这类患者包括 ⅠS 期、ⅡA 和 ⅡB 期(伴持续血清肿瘤标记物升高)、ⅡC 和 ⅢA 期患者。对于这类患者,化疗的基本原则是保持最大疗效的同时减少毒性作用,随机临床试验显示要达到

此目的有两种方法,一是用长春碱取代依托泊苷,二是取消博来霉素或减少其使用剂量均可。目前,大多数文献支持 4 个周期的 EP 方案或 3 个周期的 BEP 方案,这类患者对两种方案都有很好的耐受性,且治愈率约高达 90%。

2. 预后风险中等(ⅢB 期)的 NSGCT 的基本治疗 这类患者的基本治疗是化疗,4 个周期的 BEP 方案是标准的治疗方案,治愈率大约 70%。

3. 预后风险差(ⅢC 期)的 NSGCT 的基本治疗 这类患者预后较差,使用 4 个周期的 BEP 方案治疗后,获得持续完全缓解(CR)的患者不到一半,因此应该鼓励患者积极参加相关的临床试验。4 个周期的 BEP 方案是预后风险差这类患者的标准化疗方案,VIP 方案(etoposide、ifosfamide、cisplatin)效果类似,但是毒性更大一些,对于不能耐受博来霉素的患者可以选用此方案。

4. 化疗后的处理 首先应该做 CT 扫描及血清肿瘤标记物检测来评价化疗的效果,然后再定下一步的处理方案。如果影像学检查显示病灶对化疗呈 CR(complete response),肿瘤标记物为阴性,下一步的处理为监测随访或保留神经的双侧 RPLND 两种选择。如果有残余病灶,血清肿瘤标记物又正常,如果有可能,所有的残余病灶均应被切除。若术后病理仅仅是坏死组织或成熟畸胎瘤,无需下一步治疗,只需监测随访即可。若残余病灶病理中有胚胎癌、卵黄囊瘤、绒癌或精原细胞瘤等成分,则要给予两个周期的 EP 等方案辅助化疗。对于一线化疗呈 ICR(incomplete response)的患者则要考虑二线治疗。

(杜 鹏)

参 考 文 献

1. Ulbright TM, Young RH. Metastatic carcinoma to the testis: a clinicopathologic analysis of 26 nonincidental cases with emphasis on deceptive features. Am J SurgPathol, 2008,32(11):1683-1693.

2. Wang WP, Guo C, Berney DM, et al. Primary carcinoid tumors of the testis: a clinicopathologic study of 29 cases. Am J Surg Pathol, 2010,34(4):519-524.

3. Bray F, Ferlay J, Devesa SS, et al. Interpreting the international trends in testicular seminoma and nonseminoma incidence. Nat Clin Pract Urol, 2006,3(10):532-543.

4. Wood HM, Elder JS. Cryptorchidism and testicular cancer: separating fact from fiction. J Urol, 2009, 181(2):

452-461.

5. Akre O, Pettersson A, Richiardi L. Risk of contralateral testicular cancer among men with unilaterally undescended testis: a meta analysis. Int J Cancer, 2009, 124(3): 687-689.

6. Hemminki K, Chen B. Familial risks in testicular cancer as aetiological clues. Int J Androl, 2006,29(1):205-210.

7. Karellas ME, Damjanov I, Holzbeierlein JM. ITGCN of the testis, contralateral testicular biopsy and bilateral testicular cancer. UrolClin North Am, 2007,34(2):119-125.

8. DeCastro BJ, Peterson AC, Costabile RA. A 5-year follow-up study of asymptomatic men with testicular microlithia-

sis. J Urol,. 2008,179(4):1420-1423; discussion 1423.

9. Rajpert-de Meyts E,Hoei-Hansen CE. From gonocytes to testicular cancer: the role of impaired gonadal development. Ann N Y Acad Sci,2007,1120:168-180.

10. Sonne SB,Kristensen DM,Novotny GW,et al. Testicular dysgenesis syndrome and the origin of carcinoma in situ testis. Int J Androl,2008,31(2):275-287.

11. Martin O,Shialis T,Lester J,et al. Testicular dysgenesis syndrome and the estrogen hypothesis:a quantitative meta-analysis. CienSaude Colet,2008,13(5):1601-1618.

12. Blomberg Jensen M,Leffers H,Petersen JH,et al. Association of the polymorphism of the CAG repeat in the mitochondrial DNA polymerase gamma gene(POLG) with testicular germ-cell cancer. Ann Oncol,2008,19(11): 1910-1914.

13. Kanetsky PA,Mitra N,Vardhanabhuti S,et al. Common variation in KITLG and at 5q31. 3 predisposes to testicular germ cell cancer. Nat Genet,2009,41(7):811-815.

14. Kesler KA,Rieger KM,Hammoud ZT,et al. A 25-year single institution experience with surgery for primary mediastinal nonseminomatous germ cell tumors. Ann Thorac Surg,2008,85(2):371-378.

15. Carmignani L,Morabito A,Gadda F,et al. Prognostic parameters in adult impalpable ultrasonographic lesions of the testicle. J Urol,2005,174(3):1035-1038.

16. Horan G,Rafique A,Robson J,et al. CT of the chest can hinder the management of seminoma of the testis; it detects irrelevant abnormalities. Br J Cancer, 2007, 96 (6):882-885.

17. van Dijk MR,Steyerberg EW,Habbema JD. Survival of non-seminomatous germ cell cancer patients according to the IGCC classification:An update based on meta-analysis. Eur J Cancer,2006,42(7):820-826.

18. Williams DH,Karpman E,Sander JC,et al. Pretreatment semen parameters in men with cancer. J Urol,2009,181 (2):736-740.

19. Lowrance WT,Cookson MS,Clark PE,et al. Assessing retroperitoneal lymphadenectomy experience in United States urological residency programs. J Urol, 2007, 178 (2):500-503.

20. Eggener SE,Carver BS,Sharp DS,et al. Incidence of disease outside modified retroperitoneal lymph node dissection templates in clinical stage I or ⅡA nonseminomatous germ cell testicular cancer. J Urol,2007,177(3): 937-942.

21. Carver BS,Shayegan B,Eggener S,et al. Incidence of metastatic nonseminomatous germ cell tumor outside the boundaries of a modified postchemotherapy retroperitoneal lymph node dissection. J Clin Oncol,2007,25(28): 4365-4369.

22. Carver BS,Shayegan B,Serio A,et al. Long-term clinical outcome after postchemotherapy retroperitoneal lymph node dissection in men with residual teratoma. J Clin Oncol,2007,25(9):1033-1037.

23. Krege S,Beyer J,Souchon R,et al. European consensus conference on diagnosis and treatment of germ cell cancer:a report of the second meeting of the European Germ Cell Cancer Consensus group(EGCCCG):part Ⅰ. Eur Urol,2008,53(3):478-496.

24. Mead GM,Fossa SD,Oliver RT,et al. Randomized Trials in 2466 Patients With Stage I Seminoma:Patterns of Relapse and Follow-up. J Natl Cancer Inst,2011,103(3): 241-249.

25. Oliver RT,Mead GM,Rustin GJ,et al. Randomized Trial of Carboplatin Versus Radiotherapy for Stage I Seminoma:Mature Results on Relapse and Contralateral Testis Cancer Rates in MRCTE19/EORTC 30982 Study(IS-RCTN27163214). J Clin Oncol,2011,29(8):957-962.

26. Martin JM,Panzarella T,Zwahlen DR,et al. Evidence-based guidelines for following stage Ⅰ seminoma. Cancer,2007,109(11):2248-2256.

27. Souchon R,Hartmann M,Krege S,et al. Interdisciplinary evidence based recommendations for the follow-up of early stage seminomatous testicular germ cell cancer patients. Strahlenther Onkol,201,187(3):158-166.

28. Mead GM,Fossa SD,Oliver RT,et al. Randomized Trials in 2466 Patients With Stage I Seminoma:Patterns of Relapse and Follow-up. J Natl Cancer Inst,2011,103(3): 241-249.

29. Dinniwell R,Chan P,Czarnota G,et al. Pelvic lymph node topography for radiotherapy treatment planning from ferumoxtran-10 contrast-enhanced magnetic resonance imaging. Int J Radiat Oncol Biol Phys,2009,74(3): 844-851.

30. McMahon CJ,Rofsky NM,Pedrosa I. Lymphatic metastases from pelvic tumors:anatomic classification,characterization,and staging. Radiology,2010,254(1):31-46.

31. Detti B,Livi L,Scoccianti S,et al. Management of Stage Ⅱ testicular seminoma over a period of 40 years. Urol Oncol,2009,27(5):534-538.

32. Domont J,Massard C,Patrikidou A,et al. A risk-adapted strategy of radiotherapy or cisplatin-based chemotherapy in stage Ⅱ seminoma. UrolOncol, 2013, 31 (5):697-705.

33. Garcia-del-Muro X,Maroto P,Guma J,et al. Chemotherapy as an alternative to radiotherapy in the treatment of stage ⅡA and ⅡB testicular seminoma:a Spanish Germ Cell Cancer Group Study. J Clin Oncol,2008,26(33): 5416-5421.

34. Hinz S,Schrader M,Kempkensteffen C,et al. The role of

positron emission tomography in the evaluation of residual masses after chemotherapy for advanced stage seminoma. J Urol,2008,179(3):936-940.

35. Schmoll HJ,Jordan K,Huddart R,et al. Testicular seminoma:ESMO Clinical Practice Guidelines for diagnosis, treatment and follow up. Ann Oncol, 2010, 21 (Suppl 5):v140-146.

36. de Wit M,Brenner W,Hartmann M. [18F]-FDG-PET in clinical stage Ⅰ/Ⅱ non-seminomatous germ cell tumours:results of the German multicentre trial. Ann Oncol, 2008,19(9):1619-1623.

37. Huddart RA,O'Doherty MJ,Padhani A. 18fluorodeoxyglucose positron emission tomography in the prediction of relapse in patients with high-risk,clinical stage Ⅰ nonseminomatous germ cell tumors:preliminary report of MRC Trial TE22--the NCRI Testis Tumour Clinical Study Group. J Clin Oncol,2007,25

(21):3090-3095.

38. Zuniga A, Kakiashvili D, Jewett MA. Surveillance in stage Ⅰ nonseminomatous germ cell tumours of the testis. BJU Int,2009,104(9 Pt B):1351-1356.

39. Albers P,Siener R,Krege S. Randomized Phase Ⅲ Trial Comparing Retroperitoneal Lymph Node Dissection With One Course of Bleomycin and Etoposide Plus Cisplatin Chemotherapy in the Adjuvant Treatment of Clinical Stage Ⅰ Nonseminomatous Testicular Germ Cell Tumors:AUO Trial AH 01/94 by the German Testicular Cancer Study Group. J ClinOncol,2008,26(18):2966-2972.

40. Stephenson AJ,Bosl GJ,Motzer RJ,et al. Nonrandomized comparison of primary chemotherapy and retroperitoneal lymph node dissection for clinical stage ⅡA and ⅡB nonseminomatous germ cell testicular cancer. J Clin Oncol,2007,25(35):5597-5602.

第七章　阴茎癌

第一节　阴茎癌的流行病学及病因

一、流行病学

阴茎癌(penile cancer)是较少见的男性泌尿生殖系统肿瘤，也是最常见的阴茎恶性肿瘤。阴茎癌的发病年龄，据报告欧美地区平均发病年龄为60岁左右；我国的平均发病年龄为50岁左右，其中高峰为41～60岁，约占62.4%。阴茎癌可发生于任何年龄，青年人不常发病，中老年发病率增高，普遍认为年龄每增加10岁发病率就有一次升高。

由于地理位置、宗教信仰、经济状况及卫生习惯的不同，阴茎癌的发病率存在显著差异，在欧美等发达国家阴茎癌较为罕见，其发病率不足1/10万男性，美国1986～1990年阴茎癌发病率为0.8/10万男性，亚洲、南美洲及非洲的发病率相对较高，占男性恶性肿瘤的10%～20%，其中乌干达的发病率为2.2/10万男性。我国的阴茎癌发病率在建国初期较高，1955年有报道称我国阴茎癌占全部肿瘤的11.5%，随着时代的变迁、经济的发展及卫生习惯的改善，我国阴茎癌发病率呈下降趋势，顾方六等报道从1950年开始到1970年，我国阴茎癌发病率约每10年递减10%，根据上海地区近年统计数据，我国城市男性居民阴茎癌发病率已降至发达国家水平，而更大规模的流行病学调查目前国内尚无报道。

二、病因

阴茎癌的发病原因目前还不是十分清楚，经过国内外学者多年来的大量研究，认为其发病主要与一些危险因素相关。目前公认包茎(phimosis)、包皮过长(redundant prepuce)是阴茎癌发生的危险因素。阴茎癌患者绝大多数有包茎、包皮过长病史，它可以使包皮垢和传播疾病的阴道分泌物留在包皮与龟头之间，容易产生慢性炎症长期刺激包皮和龟头，从而诱发上皮癌变的发生。早期行包皮环切术可以显著降低阴茎癌的发病率，信仰伊斯兰教和犹太教的民族在幼儿时期就行包皮环切术，其阴茎癌非常罕见。相关统计数据表明，成年后行包皮环切术对阴茎癌发病率无明显影响。另有学者认为，良好的局部卫生清洁也可以有效地降低阴茎癌的发病率，日本人不常做包皮手术，但比较重视生殖器卫生，阴茎癌发病率也很低。

近些年的研究表明，人类乳头瘤病毒(HPV)与阴茎癌的发病有密切关系，感染HPV是阴茎癌发生重要诱因，阴茎癌标本中检出HPV-DNA较为常见，同时阴茎癌患者性伴侣宫颈癌发病危险性是正常人的3～8倍，并且在宫颈癌中HPV-DNA的发现率为90%～100%。

另外，经过光化疗，即接受紫外线A照射的患者阴茎癌的发病率可比未照射的患者增高11%。免疫系统受损时，如器官移植患者使用免疫抑制剂，可使阴茎癌发病率升高。

第二节　阴茎癌的病理及其临床分期

一、病理

阴茎癌多从阴茎头、冠状沟及包皮内板发生。绝大多数阴茎癌为鳞状细胞癌，约占95%，基底细胞癌、腺癌、黑色素瘤、肉瘤等比较罕见。从肿瘤形态上可分为原位癌、乳头状癌和浸润癌。原位癌常位于阴茎头和冠状沟，呈边界清楚的红色斑块状突起，有脱屑糜烂，生长缓慢或数年不变，镜下见癌细胞限于上皮，基底膜完整与正常组织分界清楚，其表皮增厚。乳头状癌常位于包皮内板、冠状沟和阴茎头，呈乳头状或菜花状突起，伴有脓性分泌物和恶臭，质脆易出血，一般较局限，淋巴结转移较少。浸润癌以冠状沟多见，呈湿疹样，有硬块状基底，中央有溃疡，伴脓性或血性渗出液，也有人称其为溃疡型癌。晚期病例肿瘤可突破阴茎筋膜(Buck's fascia)侵犯海绵体。

阴茎癌有20%～30%病例经淋巴转移，早期容易转移到腹股沟浅、深淋巴结,偶有转移至髂外淋巴结。一般腹股沟淋巴结发生转移,则髂淋巴结转移率约为20%。远处转移较少,一般在已有淋巴结转移或局部病灶治疗后才发现。

阴茎鳞状细胞癌在病理学上包括两种分级系统,即 Broders 分级系统和 Maiche 分级系统(表6-7-1、表6-7-2)。

表 6-7-1　阴茎鳞状细胞癌 Broders 分级

分级	组织学特征
1. 高分化	明显的细胞间桥 明显的角化珠形成 细胞核轻度异形 核分裂象少
2/3. 中分化	偶见细胞间桥 少数角化珠 细胞核中度异形 核分裂象增多
4. 低分化	细胞核明显多形性 大量核分裂象 肿瘤坏死 无角化珠

表 6-7-2　阴茎鳞状细胞癌 Maiche 分级

角化程度	0分:无角化珠。角化细胞<25% 1分:无角化珠。角化细胞 25% ~ 50% 2分:不完整的角化珠或角化细胞占 50% ~75% 3分:角化珠形成或角化细胞>75%
核分裂象(每高倍视野)	0分:≥10 个核分裂象 1分:6 ~9 个核分裂象 2分:3 ~5 个核分裂象 3分:0 ~2 个核分裂象
细胞非典型增生	0分:所有细胞非典型增生 1分:多数非典型细胞每高倍视野 2分:中等量非典型细胞每高倍视野 3分:少数非典型细胞每高倍视野
炎细胞渗出	0分:无炎细胞渗出 1分:炎细胞(淋巴细胞)出现
细胞分化 1 级	8 ~10 分
细胞分化 2 级	5 ~7 分
细胞分化 3 级	3 ~4 分
细胞分化 4 级	0 ~ ~2 分

二、临床分期

阴茎癌的准确分期与治疗方案的选择及预后直接相关,目前有多种分期系统,如 Jackson 分期法(1966)、Murrell 和 Williama 分期法、TNM 分期法。国内最常用的是国际抗癌协会(UICC)2009 年 TNM 分期系统(表6-7-3)。

表 6-7-3　2009 年 UICC 阴茎癌 TNM 分期

原发肿瘤(T)	
T_x	原发肿瘤不能评估
T_0	未发现原发肿瘤
T_{is}	原位癌
T_a	非浸润性疣状癌
T_1	肿瘤侵犯皮下结缔组织
T_{1a}	肿瘤侵犯皮下结缔组织,无淋巴血管浸润,且分化良好
T_{1b}	肿瘤侵犯皮下结缔组织,伴淋巴血管浸润或分化差
T_2	肿瘤侵犯阴茎海绵体或尿道海绵体
T_3	肿瘤侵犯尿道
T_4	肿瘤侵犯其他相邻组织结构
区域淋巴结(N)	
N_x	局部淋巴结不能评估
N_0	未发现局部淋巴结转移
N_1	单个活动的腹股沟淋巴结转移
N_2	多个或双侧的腹股沟淋巴结转移
N_3	单侧或双侧固定的腹股沟淋巴结或髂淋巴结转移
远处转移(M)	
M_x	不能评估远处转移
M_0	无远处转移
M_1	远处转移

第三节　阴茎癌的手术处理

手术治疗是阴茎癌的主要治疗方法。外科手术治疗前必须明确肿瘤的浸润范围及所属淋巴结有无转移,做出准确的肿瘤分期分级,然后针对不同患者采取合适的手术方案。现代治疗的重点,放在对机体侵袭最少、尽量保留原有功能上。

一、局部病变切除

局限于包皮或阴茎头的早期小肿瘤,无深部浸润,无淋巴结转移的 T_1 期以前的肿瘤,可以行包皮环切术或局部病变切除。原位癌患者还可以用 5-Fu 霜、激光和冷冻治疗或放疗。有报道说，阴茎癌仅行包皮环切术的患者，术后肿瘤复发率高达 50%，因此术后要严密观察随访。

二、阴茎部分切除术

阴茎部分切除术（penile partial resection）是最常用的手术方式，具有手术创伤较小、操作简单、疗效确切等优点，术后能保留部分性功能、站立排尿，也是患者最容易接受的手术方式。T_1 期肿瘤，局限于阴茎头部附近，无淋巴结转移，可以考虑行阴茎部分切除术。作为治疗金标准，必须切除肿瘤近端 2cm 以上的正常组织；确认阴茎断端无淋巴管或静脉癌栓且无肿瘤浸润；阴茎残留至少 2cm 以上；无肿瘤侵犯的尿道残端要比阴茎残端长 1cm 以上，以便于尿道外口成型，防止尿道外口狭窄。

对于具备施行阴茎部分切除术患者，手术的疗效是确切的。其最常见的术后并发症为尿道外口狭窄，其次为阴茎残端肿瘤复发。据统计，局部肿瘤复发率为 6%，5 年生存率达 90% 以上，10 年生存率为 78.6%。另有报道，阴茎部分切除术后 5 年内有 11% ~ 20% 发生淋巴结转移，应密切随访。

三、阴茎全切除术

阴茎全切除术（total penectomy）适用于 T_2 期以上的阴茎癌，行阴茎部分切除术后残端肿瘤复发，或发生于阴茎体的恶性程度较高的阴茎肿瘤也应行阴茎全切除术。N_2、N_3 期的阴茎癌可以先行新辅助化疗和放疗，待条件许可再行手术切除。对于 T_4 期阴茎癌如有条件，可先行新辅助放疗和化疗，随后作补救性手术切除。当阴囊受到累及时，阴茎全切除术和阴囊、睾丸切除术同时进行。术后最常见的并发症为局部肿瘤复发和会阴部尿道造瘘口狭窄，Delela 提出将周围皮瓣植入尿道外口的内侧面，以防止术后尿道外口收缩引起的狭窄。术前无淋巴结转移的病例，即使是进展性肿瘤，术后长期疗效较好，5 年生存率可达 70% ~ 80%。

第四节　腹股沟淋巴结清扫指征及范围

淋巴系统是阴茎癌转移的主要途径，而主要的区域淋巴结是腹股沟和髂血管淋巴结，所以区域淋巴结有无转移、能否根治切除，直接影响治疗的彻底性，是影响生存率的决定因素。在阴茎癌原发灶切除后，确定区域淋巴结清除术的手术指征成为关

键性问题，多年来各持不同见解。

一、腹股沟淋巴结清扫指征

阴茎癌患者就诊时有 50% 可触及腹股沟肿大淋巴结，其中 30% ~ 60% 组织学证实已有淋巴结转移，还有相当一部分为炎性肿大。因此有学者提出即使腹股沟淋巴结肿大也不主张一律行腹股沟淋巴结清扫（inguinal lymph node dissection）。但也有学者认为在原发病灶切除 1 个月内常规行淋巴结清扫有较高的无瘤生存率。目前比较一致的认为以下情况应是腹股沟淋巴结清扫的指征：①原发病灶切除后连续应用 4 周抗生素，腹股沟仍可触及肿大固定淋巴结；②组织学或细胞学证实有转移；③有阴茎癌病史，腹股沟又出现肿大淋巴结；④原发肿瘤已侵及海绵体，肿瘤细胞低分化；⑤Ⅱ 期肿瘤，临床或影像学检查有淋巴结转移；⑥因各种原因须行姑息性手术；⑦原发肿瘤切除后不能定期随访。

二、腹股沟淋巴结清扫范围

由于淋巴回流的特殊性，至少有 50% 的转移是双侧的，因此双侧腹股沟淋巴结都要清扫。规范的手术范围是，上缘达股三角顶端下 2 ~ 3cm 平面，外缘缝匠肌外侧缘，内侧缘腹股沟韧带内孔（皮下环）垂直线（阔筋膜内缘水平）。腹股沟深、浅淋巴结（包括股管淋巴结及耻骨上脂肪垫）均需清除，为了清除大隐静脉与股静脉之间的淋巴结及软组织，有时需做大隐静脉切除。如需做髂血管淋巴结清扫，范围则是主动脉分叉以下盆筋膜、髂总动脉和髂外血管鞘及周围淋巴脂肪组织。

第五节　新辅助及辅助化疗

阴茎癌多为高分化的鳞状细胞癌，对化疗药物多不敏感，因此化疗一般用于晚期阴茎癌，且多用为辅助治疗和联合治疗。辅助化疗应用范围较广，常用的药物有：氟尿嘧啶、甲氨蝶呤、长春新碱、顺铂、博来霉素等。目前多强调联合用药，如顺铂+氟尿嘧啶，长春新碱+甲氨蝶呤+博来霉素。伴有区域淋巴结转移的根治性切除术后进行辅助化疗 5 年生存率最高可达 82% 的，而单纯性根治性切除术 5 年生存率仅为 31%。晚期阴茎癌的治疗中，很多作者强调联合治疗，即化疗、放疗和根治性手术的联合应用，其疗效远高于单一疗法。

对于伴有腹股沟淋巴结转移的阴茎癌，近年来很多作者提出了新辅助化疗的概念，新辅助化疗的含义是在明确的局部治疗前的细胞减量化学治疗，也有解释为局部治疗前的全身化学治疗。新辅助

化疗可减少原发肿瘤的肿瘤负荷,使随后进行的局部手术治疗更有可能获得成功。新辅助化疗能够控制原本通过局部治疗所不能控制的病灶。通过术前减少癌细胞的数量,可相应减少手术过程中的血源播散和局部种植的发生率。

第六节　放　　疗

放射治疗是阴茎癌的传统治疗方法之一,对于低分期的肿瘤,5 年生存率与外科手术非常接近。放疗使阴茎完整保留,保持了直立排尿功能和性功能,大大改善了患者(尤其是年轻患者)的生活质量。

治疗阴茎癌的放射源有电子线、^{60}钴、X 线、加速器等,个别情况可用镭模或^{192}铱组织间插植。原位肿瘤外放射治疗及近距离放射治疗有效率为56% ~70%,即使失败,随后进行的根治性切除术也可以达到局部控制的目的;早期肿瘤,最大直径2cm 左右(T_1)表浅外生型或轻度浸润,无淋巴结或远处转移者,可施行根治性放射治疗。对于仅做局部病灶切除、拒绝做更大范围手术患者,术后必须行放疗,避免肿瘤复发。对于阴茎全部切除的患者,为取得更好的疗效,降低复发率,可于术前术后辅助放疗。对于晚期肿瘤已无手术机会的患者,可

行姑息性放射治疗,控制病变发展,缓解症状减轻痛苦,但是若患者已经出现恶病质、广泛转移、腹腔淋巴结转移并腹水、腹股沟有较大溃疡易引起大血管损伤出血的不建议行放射治疗。对于没有淋巴结转移的阴茎癌患者不推荐行预防性放射治疗。另外,有学者提出了新辅助放疗的观点,即对于部分阴茎癌患者,先行辅助放射治疗,使肿瘤降级降期,以获得根治性手术治疗的机会。

第七节　随访及预后

一、随访

阴茎癌是一种恶性程度较低的肿瘤,即使已经出现淋巴结转移,通过淋巴结清扫也能达到较高的治愈率。大部分阴茎癌于治疗后 2 年内复发,因此规范的随访对于提高生存率至关重要。原发灶局部复发率会因为治疗手段的不同而有较大差异。手术治疗的局部复发率为 0 ~7%,而保守治疗的复发率则可达 50%。但如果做出了早期诊断,局部复发并不会降低病因特异性生存率。中华医学会泌尿外科学分会在 2011 版的《中国泌尿外科疾病诊断治疗指南》中详细列出了阴茎癌患者治疗后随访的时间及检查方法(表6-7-4)。

表 6-7-4　中华医学会泌尿外科学分会阴茎癌随访指南(2011)

病情程度	治疗方法	随访时间			检查方法	
		第1、2 年	第 3 年	第4、5 年	必要检查	可选检查
肿瘤原发灶	保留阴茎治疗	每 2 个月	每 3 个月	每 6 个月	查体/自我检查/QOL	
	阴茎部分/全部切除术	每 4 个月	每 6 个月	每年	查体/自我检查/QOL	
区域淋巴结	无肿大淋巴结	每 2 个月	每 3 个月	每 6 个月	查体/自我检查/QOL	随访中如发现淋巴结肿大可行细胞学或病理活检
	LND(N_0)	每 4 个月	每 6 个月	视具体情况	查体/自我检查/QOL	
	LND(N+)	每 2 个月	每 4 个月	每 6 ~12 个月	查体/自我检查/QOL/CT/胸片	骨扫描(有相关症状时)

注:LND(lymphadenectomy)=淋巴结清扫术;QOL(quality of life)=生活质量(包括身体和性两方面)

二、预后

阴茎癌是早期治疗预后较好的恶性肿瘤。有报道称,阴茎癌 5 年生存率为 84%。手术或放疗的早期治愈率达 70% ~80%。但若发展到晚期,尤其是伴有区域淋巴结转移,则治愈率明显下降,5 年生存率仅为 20% ~30%。阴茎癌如不治疗,一般 2 年

内死亡。普遍认为阴茎癌的预后和以下因素有密切关系:①肿瘤的分级与分期;②肿瘤的侵袭性;③区域淋巴结有否转移;④治疗方法和时机的选择;⑤联合治疗可提高生存率;⑥流式细胞术检查是可信的预后指标。

(刘修恒)

参 考 文 献

1. 吴阶平. 吴阶平泌尿外科学. 济南:山东科学技术出版社,2005:1013-1020.

2. 李鸣. 泌尿生殖系肿瘤外科学. 北京:人民卫生出版社,2011:371-392.

3. 叶定伟,叶章群. 阴茎癌. 上海:第二军医大学出版社,2011.

4. 那彦群,叶章群,孙光. 中国泌尿外科疾病诊断治疗指南. 北京:人民卫生出版社,2011:105-112.

5. 郭应禄,周利群,译. 坎贝尔-沃尔什泌尿外科学. 第9版(第1卷). 北京:北京大学医学出版社,2009:997-1022.

6. Salvioni R,Necchi A,Piva L,et al. Penile cancer. Urol Oncol,2009,27(6):677-685.

7. Togo Y,Fukui K,Nakao A,et al. Clinical study of carcinoma of the penis. Hinyokila Kiyo,2009,55(4):205-208.

8. Leijte JA,Kerst JM,Bais E,et al. Neoadjuvant chemotherapy in advanced penile carcinoma. Eur Urol,2007,52(2):488-494.

9. 边家盛. 阴茎癌腹股沟淋巴结转移行术前新辅助化疗的临床疗效分析. 现代泌尿生殖肿瘤杂志,2013,5(1):25-27.

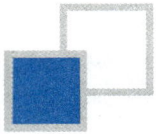

第七篇

良性前列腺增生

第一章 概述

良性前列腺增生（benign prostatic hyperplasia，BPH）是引起中老年男性排尿障碍最为常见的一种良性疾病，多发生于50岁以上男性。该疾病的组织学表现主要为前列腺基质和（或）腺体增生性改变。根据第4届国际BPH咨询委员会建议，如系前列腺增生导致前列腺体积增大称良性前列腺肥大（benign prostatic enlargement，BPE），如系尿流动力学证实存在的下尿路梗阻则称良性前列腺梗阻（benign prostatic obstruction，BPO）。

前列腺增生可分为组织学前列腺增生和临床前列腺增生，前者通过尸检确定，可以表现为明显的前列腺体积增大，也可以仅表现为显微镜下的微小增生，可以伴有临床症状，也可以不伴有临床症状。而对于临床前列腺增生，国际良性前列腺增生咨询委员会建议其定义应包括：存在前列腺长大或前列腺移行区长大的客观证据；有下尿路症状；存在膀胱出口梗阻，即：良性前列腺增生症包括组织学上的前列腺间质和腺体成分的增生、解剖学上的前列腺增大、下尿路症状为主的临床症状以及尿动力学上的膀胱出口梗阻。

下尿路症状（lower urinary tract symptoms，LUTS）是中老年男性常见的临床症状，它可以在无BPE及BOO时出现。但BPE导致不同程度的BOO，是导致LUTS的最常见原因。

2012年EAU的BPH/男性LUTS/膀胱出口梗阻（BOO）指南工作组发布的新一版指南已经更名为LUTS指南《Guidelines on the Management of Male Lower Urinary Tract Symptoms（LUTS），incl. Benign Prostatic Obstruction（BPO）》，这标志着BPH治疗理念上的重大变革：在治疗上以指导医生解除病人痛苦为导向，将成为主流，同时研究者一致认为，良性前列腺增生是引起中老年男性下尿路症状原因中最为常见的一种疾病（图7-1-1）。

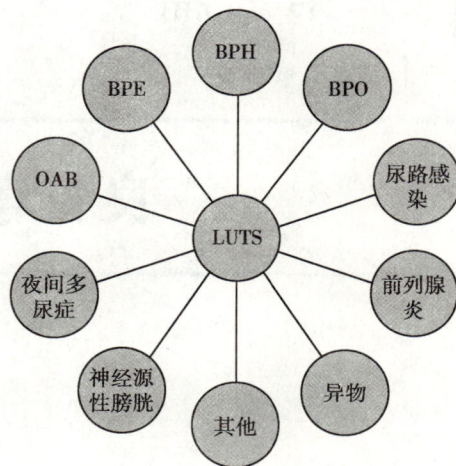

图7-1-1　下尿路症状的病因
良性前列腺增生（BPH）及其导致的BPE和BPO，是老年男性LUTS最常见的原因

一、流行病学

组织学上BPH的发病率增加与年龄的增长成正相关，最初发病年龄通常在40岁以后，60岁时发病率大于50%，而80岁时更高达83%。同时，随着年龄的增长，排尿困难等症状发生率也随之上升。研究表明，组织学诊断BPH的男性中，大约有50%的病人有中度到重度下尿路症状。亚洲人可能较美洲人更容易产生中～重度下尿路相关症状。

二、病因学

BPH的发生必须同时具备两个重要条件：即年龄的增长以及有功能的睾丸。1960年，国内学者调查了26名清朝太监老人，结果发现其中21人的前列腺已经完全不能触及，或明显萎缩。

BPH发生的具体机制尚不明确，可能是由于上皮细胞和间质细胞的细胞增殖和细胞凋亡的平衡性被破坏而导致。影响这一平衡的相关因素可能有：雄激素及其与雌激素的相互作用、前列腺间质-腺上皮细胞的相互作用、生长因子、炎症细胞、神经递质及遗传因素等。

第二章　良性前列腺增生的临床进展性

BPH为一种进展缓慢的良性前列腺疾病,其相关症状随着患者年龄的增加而进行性加重,并可能出现相应的并发症。

一、BPH 临床进展性的定义

不同的研究中,对临床进展性的定义有所不同。一些研究者以单个指标等作为该研究中进展性的定义,包括前列腺体积增大、尿流率的下降、症状评分增加、血清前列腺特异抗原(prostate specific antigen,PSA)的升高和急性尿潴留的发生等指标。另一些研究者则以复合指标进行定义。目前较为公认的显示 BPH 发生临床进展的指标包括:下尿路症状加重而导致患者生活质量下降、最大尿流率进行性下降、急性尿潴留、反复血尿、复发性尿路感染以及肾功能损害等,患者接受外科手术治疗是 BPH 临床进展的终点。

二、临床进展性的评价指标

1. LUTS 症状加重主要通过 IPSS 评分的方法来评价　随着年龄增加,BPH 患者的 I-PSS 评分逐年增加,年平均增幅为 0.29 ~ 2 分不等。

2. 最大尿流率进行性下降　尿动力学检查测定尿流率是评判 BPH 临床进展性的客观指标之一,但其对膀胱颈部出口梗阻的诊断缺乏特异性。在 Olmsted county 研究中,经过对患者 6 年的随访,40 岁年龄段患者最大尿流率每年下降 1.3%;70 岁以上年龄段患者每年下降值达到 6.5%;所有年龄组患者的最大尿流率呈持续下降,平均每年下降达 2%。

3. 相关并发症的发生　急性尿潴留、反复血尿、复发性尿路感染、结石产生以及肾功能损害等为 BPH 进展中常见的并发症,其中急性尿潴留和肾功能损害为主要评价指标。

MTOPS 的实验研究结果提示:在 BPH 导致的严重并发症包括肾功能不全、反复尿路感染、尿结石和尿失禁中,急性尿潴留发生率最高。急性尿潴留的发生是膀胱功能失代偿的主要表现,为 BPH

进展的一个重要事件。多项研究表明急性尿潴留累计发生风险为 6.8‰ ~ 12.3‰/年。

BPH 的临床进展与慢性肾功能不全之间存在着一定的关系。一项研究显示 BPH 患者的慢性肾功能不全发生率为 9%。

4. BPH 手术治疗概率上升　需接受手术治疗的风险加大、手术概率的升高是 BPH 的临床进展性的标志。

PLESS 相关研究结果显示:随访 4 年的安慰剂组中,7% 的患者发生急性尿潴留,10% 的患者需要接受外科手术治疗。急性尿潴留为进行手术治疗的首要原因。

三、BPH 临床进展的危险因素

1. 年龄　BPH 患者 AUR 及需要手术的发生率随着年龄的增加而升高。Olmsted County 研究发现 70 ~ 79 岁年龄段 AUR 的发生率比 40 ~ 49 岁年龄段高 7.9 倍。MTOPS 研究发现:安慰剂组中,年龄≥62 岁的 BPH 患者发生临床进展的可能性更大。

2. 血清 PSA　血清 PSA 可预测前列腺体积的增加、最大尿流率的改变以及急性尿潴留发生的危险和需要手术的可能性。高血清 PSA 患者的 PV 增长更快;PLESS 研究显示:急性尿潴留的发生风险和手术需要随着血清 PSA 升高而增加,4 年后累计发生率从最低 PSA 水平(0.2 ~ 1.3ng/ml)的 7.8% 上升至最高 PSA 水平(3.3 ~ 12.0ng/ml)的 19.9%。MTOPS 研究发现:血清 PSA≥1.6ng/ml 的 BPH 病人发生临床进展的可能性更大。

3. 前列腺体积　前列腺体积(prostate volume)可预测 BPH 患者发生急性尿潴留的危险性和需要手术的可能性。PLESS 研究发现 BPH 患者急性尿潴留的发生风险和手术需要随着前列腺体积的增大而增加,4 年后累积发生率从最小前列腺体积组(14 ~ 41ml)的 8.9% 上升至最大前列腺体积组(58 ~ 150ml)的 22%。Olmsted County 研究发现前列腺体积≥30ml 的 BPH 患者发生急性尿潴留的可能性是前列腺体积<30ml 的 3 倍。MTOPS 研究证实前列腺体积≥31ml 的 BPH 患者发生临床进展的可能性更大。

4. 最大尿流率　MTOPS 研究发现最大尿流率（maximum flow rate）<10.6ml/s 的 BPH 患者发生临床进展的可能性更大。另一研究表明,最大尿流率≤12ml/s 的 BPH 患者发生急性尿潴留的风险是最大尿流率>12ml/s 者的 4 倍。国内学者也发现手术与非手术 BPH 患者的最大尿流率存在明显差异。

5. 残余尿量　MTOPS 研究发现:残余尿量（residual urine volume）≥39ml 的 BPH 患者发生临床进展的可能性更大。国内学者发现 BPH 患者出现肾积水的发生率随着残余尿量的增加而明显上升。

6. 症状评分　I-PSS>7 分的 BPH 患者发生急性尿潴留的风险是 I-PSS<7 分者的 4 倍。对于无急性尿潴留病史的 BPH 患者,储尿期症状评分及总的症状评分均有助于预测 BPH 患者接受手术治疗的风险。

7. 组织学炎症　MTOPS 研究发现安慰剂组中发生急性尿潴留的 BPH 患者均具有组织学炎症。REDUCE 研究显示伴有组织学炎症的 BPH 患者的 IPSS 评分显著升高。国内研究显示 BPH 患者组织学炎症的程度与血清 PSA 水平密切相关。

此外,长期高血压(尤其是高舒张压)、前列腺移行带体积及移行带指数也可能与 BPH 的临床进展有关。尽管研究表明有多种因素可以预测 BPH 的临床进展,但目前得到多数研究支持、预测 BPH 临床进展的指标是年龄、PSA 及前列腺体积等。随着对 BPH 临床进展性的危险因素研究的日益完善,将使筛选出具有临床进展风险的 BPH 患者成为可能,以便适时进行临床干预。

第三章　良性前列腺增生的临床表现与诊断

一、临床表现和症状评分

良性前列腺增生所致的下尿路症状(LUTS)一般在 50 岁以后出现。LUTS 与梗阻程度、病变发展速度,以及是否存在感染、结石、肾功能损害等有关,与前列腺增生后的体积并不成正比。LUTS 包含贮尿期症状和排尿期症状,贮尿期症状包括尿频、尿急、夜尿增多和急迫性尿失禁等,排尿期症状包括排尿时尿线细、射程短、排尿中断、排尿后滴沥和尿潴留。

我国近期的研究认为,LUTS 发病年龄呈年轻化发展趋势,40 岁以上的患者占 70%;LUTS 给患者的心理、工作和生活带来了沉重的负担;患者就诊的主要原因包括尿频(72%)、尿急(53%)、夜尿(48%)等储尿症状,且患者自身感觉储尿期症状的影响更严重;LUTS 患者中重度症状为主(IPSS:85%;OABSS:59%),反映出患者就诊意识低、就诊时间偏晚等问题。

良性前列腺增生患者治疗前后的疗效分析,需要有量化的指标。如前所述,国际前列腺症状评分(I-PSS)(表 7-3-1)是目前国际公认的判断良性前列腺增生患者下尿路症状严重程度的最佳手段。

表 7-3-1　国际前列腺症状评分表(I-PSS)

在最近一个月内,您是否有以下症状?	在五次中						症状评分
	无	少于一次	少于半数	大约半数	多于半数	几乎每次	
1. 是否经常有尿不尽感?	0	1	2	3	4	5	
2. 两次排尿间隔是否经常小于两小时?	0	1	2	3	4	5	
3. 是否曾经有间断性排尿?	0	1	2	3	4	5	
4. 是否有排尿不能等待现象?	0	1	2	3	4	5	
5. 是否有尿线变细现象?	0	1	2	3	4	5	
6. 是否需要用力及使劲才能开始排尿?	0	1	2	3	4	5	
7. 从入睡到早起一般需要起来排尿几次?	没有	1 次	2 次	3 次	4 次	5 次	
	0	1	2	3	4	5	

症状总评分 =

I-PSS 可用于评价患者对治疗的反应性以及下尿路症状的进展情况,但不能用于确诊良性前列腺增生,这是因为当存在其他疾病时,比如下尿路感染、泌尿系统肿瘤、神经源性膀胱等,患者的 I-PSS 也会出现较高的评分;此外,女性也可以具有类似症状。Lepor 等将纳入的 101 名男性(平均 69.3±0.5 岁)及 96 名女性(平均 68.2±0.6 岁)进行 IPSS 评分,结果发现两组的平均评分无统计学差别(分别为 6.7±0.5 与 7.5±0.6,$P = 0.35$)。Chancellor 等的研究结果也显示,IPSS 并不具有前列腺特异性。

I-PSS 是由美国泌尿协会的测定委员会所制订的症状评估法,一共有 7 个调查问题,每一个问题都有 5 个答案来表示患者症状的严重程度,答案以 0 ~ 5 的计分方法计算,总分可为 0 ~ 35 分。

根据 I-PSS 的评分结果,可以将患者分为如下三类:0 ~ 7 分为轻度下尿路症状,8 ~ 19 分为中度下尿路症状,20 ~ 35 分为重度下尿路症状。值得注意的是,I-PSS 与膀胱出口梗阻(BOO)的严重程度之间并不具有相关性。

Madersbacher 等对 253 例 BPH 患者($Q_{max} \leqslant$

15ml/s 且 IPSS≥7)BOO 的相关因素进行分析,结果表明,前列腺体积、Qmax、PVR 与 BOO(通过压力-流率测定判断)显著相关,而 IPSS 与 BOO 之间无明显的相关性。El Din KE 等对 803 例 LUTS 患者 BOO 与 IPSS 的关系进行研究,发现两者相关性的临床意义很小,在有轻度下尿路症状的老年男性中,15% 有严重的 BOO,而在有严重下尿路症状的老年男性中,25% 并不存在尿路梗阻,提示单独用 IPSS 并不能预测 BOO 程度。

同时制订的生活质量评分(quality of life,QOL)(表7-3-2)用于了解患者对其目前下尿路症状水平伴随其一生的主观感受,其主要关心的是良性前列腺增生患者受下尿路症状困扰的程度以及是否能够忍受。该评分由 1 个问题组成,有 7 个不同的答案来反映患者的心情状况,总分可为 0～6 分。

以上两种评分尽管不能完全概括下尿路症状对良性前列腺增生患者的影响,但是它们提供了一种与患者交流的平台,能够使医生很好地了解患者的疾病状态。

表 7-3-2   生活质量评分表(QOL)

	高兴	满意	大致满意	还可以	不太满意	苦恼	很糟
如果在您今后的生活中始终伴有现在的排尿症状,您认为如何? 生活质量评分(QOL)=	0	1	2	3	4	5	6

二、直肠指诊和局部神经系统检查

直肠指诊(digital rectal examination,DRE)和局部神经系统检查可以初步了解前列腺和直肠的情况、评价肛门括约肌的张力以及初步判断是否有引起患者下尿路症状的神经系统疾病。

DRE 需在膀胱排空以后进行,它可以了解前列腺的大小、形态、质地、有无结节及压痛、中央沟是否变浅或消失以及肛门括约肌张力情况。

DRE 只能对前列腺体积做出初步大致的判断,如果需要相对精确地了解前列腺的形态和体积,则需进行经腹超声或经直肠超声检查(TRUS)。一项多中心临床试验将 DRE 估计的前列腺体积值与 TRUS 测定前列腺的体积值进行比较,发现两者具有很好的相关性(r=0.4～0.9);但对于前列腺体积大于 40g 的患者,通过 DRE 估计的体积值比 TRUS 测定的值小 25%～55%。

三、影像学检查

超声检查、计算机体层扫描(computed tomography,CT)和磁共振成像(magnetic resonance imaging,MRI)都能了解前列腺的形态及体积,超声检查可以了解前列腺的形态、大小、有无异常回声、突入膀胱的程度,以及残余尿量。良性前列腺增生患者超声检查声像图表现为前列腺体积增大,包膜光滑完整,无中断现象,内部通常呈均匀低回声。经直肠超声可以相对精确测定前列腺体积(计算公式为 V=0.52×前后径×左右径×上下径)。另外,经腹部超声检查可以了解泌尿系统(肾、输尿管)有无积水、扩张,结石或占位性病变。

四、前列腺特异性抗原

良性前列腺增生、前列腺癌、前列腺炎、泌尿系统感染、前列腺穿刺、膀胱镜检查、急性尿潴留、留置导尿、直肠指诊、射精、前列腺按摩以及经直肠超声检查都可能使血清 PSA 升高。血清 PSA 值和前列腺体积相关,但血清 PSA 与良性前列腺增生的相关性为 0.30ng/ml,与前列腺癌为 3.5ng/ml。血清 PSA 作为一项危险因素可以预测良性前列腺增生的临床进展,从而指导治疗方法的选择。

五、尿动力学检查

尿动力学检查对良性前列腺增生的诊断具有重要意义,这里主要是指下尿路尿流动力学,主要包括尿流率测定、充盈性膀胱测压、尿道压力图、压力/流率同步检查、排尿性尿道压力图以及压力/尿道外括约肌肌电图同步检查。尿流动力学检查可以确定膀胱出口梗阻的程度,前列腺部尿道及内、外括约肌阻力,逼尿肌功能状态。根据所测得的尿流率、逼尿肌压力、尿道压力曲线以及括约肌肌电图等数据,可以分析下尿路症状是因梗阻还是激惹所致,可了解是否存在逼尿肌不稳定、逼尿肌收缩功能受损和膀胱顺应性改变。对引起膀胱出口梗阻的原因有疑问或需要对膀胱功能进行评估时建议行此项检查。

六、伴有 LUTS 提示有膀胱出口梗阻男性的诊断流程

对于 50 岁以上的男性以下尿路症状为主诉就

诊时,应该考虑良性前列腺增生的可能,其诊断流程应当遵循以下原则进行:

1. 初诊的基本检查　对于所有的以 LUTS 为主诉,提示有膀胱出口梗阻的初诊患者,必须进行该类检查。

(1) 病史询问:采集病史时应包括以下内容:①LUTS的特点、持续时间及其伴随症状;②手术史(特别是泌尿生殖道的手术或操作)、外伤史;③既往史和性传播疾病、糖尿病、神经系统疾病病史;④药物史,可了解患者目前或近期是否服用了影响膀胱出口功能的药物(如抗胆碱能药物);⑤家族史(如是否具有前列腺癌家族史);⑥患者的一般状况。

(2) 症状评估:使用上述国际前列腺症状评分(I-PSS)和生活质量评分(QOL)进行评估。

(3) 体格检查和 DRE:①耻骨上区有无充盈的膀胱;②全面的运动和感觉功能;③肛门括约肌张力及前列腺大小、质地、形态、有无结节及压痛、中央沟是否变浅或消失。

Rous 等 1985 年提出直肠指检前列腺大小的分度方法,Ⅰ度:腺体大小达正常 2 倍,估计质量 20~25g;Ⅱ度:腺体大小达正常 2~3 倍,中央沟可能消失,估计质量 25~50g;Ⅲ度:腺体大小达正常 3~4 倍,指检刚能触及前列腺底部,中央沟消失,估计质量 50~75g;Ⅳ度:腺体超过正常的 4 倍,指检不能触及前列腺底部,估计质量75g 以上。

(4) 尿常规:尿常规可以确定下尿路症状患者是否有血尿、蛋白尿、脓尿及尿糖,离心后的尿沉渣镜检还可以了解是否有肿瘤细胞等病理发现,由此可帮助决定进一步的检查(如膀胱镜、IVU 等)或处理。研究表明,LUTS 不仅可以由 BPH 引起,伴有或不伴有前列腺增大的尿路感染患者也可出现 LUTS,大约 25% 的膀胱肿瘤患者也会出现 LUTS。

(5) 血清 PSA:血清 PSA 测定检测前列腺癌的敏感度高于 DRE,而血清 PSA 测定加 DRE 则为筛查前列腺癌的更好方法。应让患者充分了解血清 PSA 测定的意义以及其预示的危险性。

(6) 排尿日记(频率-容量表)(表7-3-3):对于以夜尿增多为主诉的患者,排尿日记的价值甚大,记录 24 小时的排尿情况有助于鉴别夜间多尿与饮水量过多。

表 7-3-3　排尿日记举例

姓名:　　　　　日期:　　　　　(请标注就寝和起床的时间)

排尿日记														
举例					第一天					第二天				
时间	排尿量	尿急	遗尿?	饮水	时间	排尿量	尿急	遗尿?	饮水	时间	排尿量	尿急	遗尿?	饮水
起床 5:15am	200	0	0											
5:30	100	+	0											
				400ml										
10:10	150													
				300ml										
11:30	275	+	0											
12:30	150	0	0	250ml										
3:00pm	220	0	0											
				250ml										
3:45	0	0												
5:30	175	0	0											
				250ml										
7:45	200	0	0											
				300ml										
9:30	175	0	0											
				250ml										
10:30 就寝	100	0	0											
3:30am 合计	250	0	0											

2. 其他推荐性检查 对于有 LUTS 但无手术指征,而且基本检查支持膀胱出口梗阻的患者,应行进一步的诊断性检查以确定患者的 LUTS 是否为膀胱出口梗阻所致。以下检查是已经被临床验证,并且得到广泛认可的内容。

(1)超声检查

(2)血肌酐测定:血肌酐测定可以了解患者肾功能是否受损以及受损程度;此外,血肌酐水平上升的患者出现上尿路扩张的概率以及 TURP 术后并发症的发生率明显升高,血肌酐水平上升为上尿路影像学检查的指征。AHCPR 前列腺指南小组曾对 12 028 例有下尿路症状的患者进行测定及评价,发现 13.6% 的患者有不同程度的肾功能损害。而肾功能受损的 BPH 患者,接受 TURP 后并发症的发生率明显高于肾功能正常的患者(分别为 70% 与 25%)。Koch 等通过对 556 名 BPH 患者进行血肌酐测定及超声检查,发现血肌酐升高的患者中 18.9% 出现上尿路扩张,而血肌酐正常的患者中仅 0.8% 出现上尿路扩张。但 MTOPS 研究的结果提示:如果排空正常的情况下可不必检测血肌酐,因为良性前列腺增生所致的肾功能损害在达到血肌酐升高时已经有许多其他的变化,如肾积水、输尿管扩张反流等,而这些可以通过超声检查及静脉肾盂造影检查得到明确的结果。仅在已经发生上述病变,怀疑肾功能不全时建议选择此检查。

(3)尿流率测定:尿流率为客观评价排尿状况的最有价值的方法,反映了膀胱逼尿肌收缩能力与尿道阻力的关系,但它并不能区分排尿异常的原因是膀胱出口梗阻(BOO),还是逼尿肌收缩无力。其主要参数包括最大尿流率(Q_{max})、平均尿流率(Q_{ave})以及排尿时间等,临床上常以 $Q_{max} < 15ml/s$ 作为排尿异常的判断标准。值得注意的是,Q_{max} 具有容量依赖性,因此进行尿流率测定时,患者的排尿量应大于 150ml,排尿量为 200～400ml 时为本项检查的最佳尿量。

(4)残余尿(PVR)测定:残余尿测定最好采用经腹超声检查。PVR 的增加可能由膀胱出口梗阻引起,亦可能由逼尿肌收缩功能不良引起。一般认为,PVR 达 50～100ml 即提示逼尿肌已处于早期失代偿状态。然而,残余尿存在明显的个体差异,故应进行重复测定;Dunsmuir 等在 3 个月的时间内,对 40 例等待 TURP 手术的 BPH 患者的 PVR 重复测定(采用 TAUS)6 次,结果发现,1/3 的患者个体内变化范围小于 120ml,2/3 的患者个体内变化范围为 150～670ml,并且 PVR 越大,变化越大。

3. 选择性检查

(1)静脉尿路造影(intravenous urography,IVU):如果下尿路症状患者同时伴有反复泌尿系统感染、镜下或肉眼血尿、怀疑肾积水或者输尿管扩张反流、泌尿系统结石应行静脉肾盂造影检查。当患者造影剂过敏或者肾功能不全时禁止行静脉尿路造影检查。

(2)尿道膀胱镜(urethrocystoscopy)检查:怀疑良性前列腺增生患者合并尿道狭窄、膀胱内占位性病变时建议行此项检查。通过尿道膀胱境检查可以了解以下情况:①前列腺增大所致的尿道或膀胱颈梗阻特点;②膀胱颈后唇抬高所致的梗阻;③膀胱小梁及憩室的形成;④膀胱结石;⑤残余尿量测定;⑥膀胱肿瘤;⑦尿道狭窄的部位和程度。

(3)尿动力学(urodynamics)检查:此项检查是通过压力-流率函数曲线图和 A-G 图来分析逼尿肌功能以及判断是否存在膀胱出口梗阻。它不仅可以确定膀胱收缩功能以及是否存在下尿路梗阻,而且还能了解储尿期膀胱感觉功能、逼尿肌的顺应性和稳定性。

第四章　良性前列腺增生的治疗

良性前列腺增生所致的下尿路症状是患者的切身感受,最为患者本人所重视。由于患者的耐受程度不同,下尿路症状及其所致生活质量的下降是患者寻求治疗的主要原因。因此,良性前列腺增生的治疗因人而异,在对患者进行治疗之前,应充分了解患者的意愿,向患者交待各种治疗方法的优缺点,以便获得较好的疗效。

一、观察等待

观察等待(watchful waiting)是一种非药物、非手术的治疗措施,主要适用于轻度下尿路症状(I-PSS 评分≤7)的患者,以及中度以上症状(I-PSS 评分≥8)同时生活质量尚未受到明显影响的患者。

因为良性前列腺增生是前列腺组织的一种进行性的良性增生过程,其发展过程较难预测,经过长时间的随访,良性前列腺增生患者中只有相对少数患者可能出现尿潴留、肾功能不全、膀胱结石等并发症。

在接受观察等待之前,患者应该进行全面检查(初始评估的各项内容)以排除各种良性前列腺增生相关合并症。

观察等待应当包括如下内容。

1. 患者教育　应该向接受观察等待的患者提供良性前列腺增生疾病相关知识,包括下尿路症状和良性前列腺增生的临床进展,特别应该让患者了解观察等待的效果和预后。同时还应该提供前列腺癌的相关知识。良性前列腺增生患者通常更关注前列腺癌发生的危险,研究结果显示有下尿路症状人群中前列腺癌的检出率与无症状的同龄人群无差别。

2. 生活方式的指导　适当限制饮水可以缓解尿频症状,例如夜间和出席公共社交场合时限水。但每日水的摄入不应少于1500ml。酒精、茶和咖啡具有利尿和刺激作用,可以引起尿量增多、尿频、尿急等症状,因此应该适当限制此类饮料的摄入。指导排空膀胱的技巧,如重复排尿等。精神放松训练,把注意力从排尿的欲望中转移开。膀胱训练,鼓励患者适当憋尿,以增加膀胱容量和排尿间歇时间。

3. 合并用药的指导　良性前列腺增生患者常因为合并其他全身性疾病同时使用多种药物,应了解和评价患者这些合并用药的情况,必要时在其他专科医师的指导下进行调整以减少合并用药对泌尿系统的影响。

二、药物治疗

良性前列腺增生患者药物治疗的短期目标是缓解患者的下尿路症状,长期目标是延缓疾病的临床进展,预防合并症的发生。在减少药物治疗副作用的同时保持患者较高的生活质量是良性前列腺增生药物治疗的总体目标。目前,治疗良性前列腺增生的药物主要包括 α-受体阻滞剂、5α-还原酶抑制剂以及中药和植物制剂。

(一) α-受体阻滞剂

α-受体阻滞剂适用于有下尿路症状的 BPH 患者。推荐坦索罗辛、多沙唑嗪、阿夫唑嗪和特拉唑嗪用于 BPH 的药物治疗。可以选择奈哌地尔等应用于 BPH 的治疗。

该类药物作用机制是通过阻滞分布于前列腺和膀胱颈部平滑肌表面的肾上腺素能受体,松弛平滑肌,达到缓解膀胱出口动力性梗阻的作用,从而改善患者的症状,提高最大尿流率,减少残余尿量。其禁忌证为对 α-受体阻滞剂过敏者、有直立性低血压者以及同时服用其他 α 受体阻滞剂者慎用;常见副作用包括头晕、头痛、无力、困倦、直立性低血压、逆行射精等,直立性低血压更容易发生在老年及高血压患者中。

根据尿路选择性可将 α-受体阻滞剂分为非选择性 α 受体阻滞剂(酚苄明,phenoxybenzamine)、选择性 α_1 受体阻滞剂(多沙唑嗪 doxazosin、特拉唑嗪 terazosin、阿夫唑嗪 alfuzosin)和高选择性 α_1 受体阻滞剂(坦索罗辛 tamsulosin)。

目前国内外临床指南都推荐坦索罗辛、多沙唑嗪、阿夫唑嗪和特拉唑嗪用于良性前列腺增生的药物治疗,不推荐哌唑嗪和酚苄明治疗良性前列腺增生。

Djavan 和 Marberger 的 Meta 分析结果显示:与安慰剂相比,各种 α_1 受体阻滞剂能显著改善患者的症状,使症状评分平均改善 30% ~ 40%、最大尿流率提高 16% ~ 25%。有研究表明,α-受体阻滞剂长期使用能够维持稳定的疗效,各种 α-受体阻滞剂的临床疗效相近,副作用有一定的不同。良性前列腺增生患者的基线前列腺体积和血清 PSA 水平不影响 α-受体阻滞剂的疗效,同时 α-受体阻滞剂也不影响前列腺体积和血清 PSA 水平。应注意的是,连续使用 α-受体阻滞剂 1 个月无明显症状改善时则不应继续使用。

阿夫唑嗪:常用剂量为 2.5mg,每天 3 次(普通型)与 10mg,每天 1 次(缓释型),首次剂量应从小剂量开始,睡前服用,逐渐加量。Jardin 等进行了一项比较阿夫唑嗪与安慰剂效果的多中心 RCT 及其延伸试验($n = 518$),结果表明,应用阿夫唑嗪治疗 6 个月后,患者的症状、最大尿流率及残余尿量均显著改善;延伸治疗 24 ~ 30 个月后,Boyarsky 症状评分由治疗前的 8.7(+/−0.3)降至 2 年后的 5.2(+/−0.3),最大尿流率亦未见下降。

特拉唑嗪:国外常用剂量为每日 5 ~ 10mg、国内为 2 ~ 6mg,首剂应从 1mg 起用,睡前服用,若无不适,以后逐渐加量。能显著改善患者的症状,提高最大尿流率,而对前列腺体积及血清 PSA 水平无显著影响;起效较快,在用药 4 ~ 8 周时可达到最大效果;治疗效果与前列腺基线大小无关。

坦索罗辛:为选择性 α_{1A} 受体阻滞剂,对前列腺平滑肌内 α_{1A} 受体的选择性比尿道平滑肌高 13 倍,比血管和其他前列腺以外的受体高 11 ~ 12 倍。国外常用剂量为每日 0.4mg,而国内常用剂量为每日 0.2mg,睡前服用。临床研究表明,坦索罗辛可使症状改善 20% ~ 48%,最大尿流率提高 1.2 ~ 4ml/s(13% ~ 44%),其效果显著好于安慰剂,且对前列腺体积及血清 PSA 水平无显著影响。与阿夫唑嗪和特拉唑嗪相比,坦索罗辛对患者的血压没有明显影响,且耐受性较好,但是逆行射精的发生率较高。

(二)5α-还原酶抑制剂

应用 5α-还原酶抑制剂治疗良性前列腺增生是通过一类假两性畸形遗传性疾病的研究而得到启发的。在多米尼尔共和国曾发现 29 个家族 47 名患者,临床现象为假阴道会阴阴囊型尿道下裂。儿时阴茎小,类似阴蒂,阴囊发育不良,形似阴唇,可扪到下降不全的睾丸,但至青春期,阴茎长大,肌肉发育良好,睾丸下降,男性特征显著,但仍扪不到前列腺,血浆睾酮轻度增高,双氢睾酮则显著下降,睾丸活检细胞及精子发生正常,这类患者证实前列腺内缺乏还原酶,不能将睾酮转化为双氢睾酮,致前列腺不能正常发育。

5α-还原酶抑制剂适用于前列腺体积增大伴有中度(I-PSS 评分 8 ~ 19 分)或重度(I-PSS 评分 20 ~ 35 分)下尿路症状的患者。其作用机制为通过抑制体内睾酮向双氢睾酮的转化,使前列腺内及血清内的双氢睾酮分别降低 90% 及 68% ~ 80%,引起前列腺上皮和基质细胞的萎缩与凋亡,从而达到缩小前列腺体积、改善排尿困难症状的治疗目的。其禁忌证为对 5α-还原酶抑制剂过敏者、妇女及儿童。

目前在我国国内应用的 5α-还原酶抑制剂包括非那雄胺(finasteride)和依立雄胺(episteride)以及度他雄胺(dutasteride)。多项大规模随机临床试验的结果表明,非那雄胺能缩小前列腺体积达 20% ~ 30%,改善患者的症状评分约 15%,提高尿流率 1.3 ~ 1.6ml/s,并能将良性前列腺增生患者发生急性尿潴留和手术干预需要的风险性降低 50% 左右。非那雄胺还能减少良性前列腺增生患者血尿的发生率与复发率;此外,经尿道前列腺电切术(transurethral resection of the prostate,TURP)术前应用至少 2 周的非那雄胺(5mg/d)能减少前列腺体积较大的良性前列腺增生患者 TURP 术中的出血量。使用非那雄胺 6 个月后获得最大疗效,连续治疗 6 年疗效持续稳定。应注意的是,非那雄胺能降低血清 PSA 的水平,服用非那雄胺每天 5mg 持续 1 年后可使 PSA 水平减低 50%。对于应用非那雄胺的患者,将其血清 PSA 水平加倍后,不影响其对前列腺癌的检测效能。其最常见的副作用包括阳痿或射精异常(2.1%)、性欲低下(1.0%)、男性乳房女性化发育(包括乳腺痛)(0.4%)等。

非那雄胺与 α 受体阻滞剂相比较:当患者前列腺体积较小时,α 受体阻滞剂对改善症状、提高最大尿流率的效果优于非那雄胺。Debruyne 等在欧洲进行了一项多中心随机对照试验,将纳入的 1051 名 BPH 患者,随机分为阿夫唑嗪(5mg,每天 2 次)、非那雄胺(保列治)(5mg,每天 1 次)及两药合应用共三组,用药时间为 6 个月。在对 IPSS 的影响方面:阿夫唑嗪组与合用组 IPSS 的降低值从用药后 1 个月始即均显著高于保列治组(用药 6 个月后三组 IPSS 的平均降低值分别为 6.3、5.2 及 6.1,阿夫唑嗪组及两药合用组与保列治组相比较的 P 值分别为 0.01、0.03);在对最大尿流率的影响方面:治疗

1 个月时,阿夫唑嗪组与两药合用组最大尿流率的提高值显著高于保列治组,但治疗 6 个月后,三组间的提高值则无显著差异。而对于其中基线 $Q_{max}<10ml/s$ 的患者(占 47%),单独应用阿夫唑嗪组及两药联合应用组最大尿流率的增加值在治疗 1 个月及 6 个月时均显著高于单独应用保列治组。

通过经济学模型间接进行的经济学评价发现,对于有中度症状的良性前列腺增生患者,若治疗时间小于 3 年,则非那雄胺效果/成本比优于观察性等待,若治疗时间小于 14 年,则非那雄胺效果/成本比优于 TURP;对于具有重度症状的 BPH 患者,当治疗时间小于 4 年时,非那雄胺治疗的效果/成本比优于 TURP。

(三)联合治疗

联合应用 α-受体阻滞剂和 5α-还原酶抑制剂适用于前列腺体积增大伴有中度(I-PSS 评分 8～19 分)或重度(I-PSS 评分 20～35 分)下尿路症状,同时生活质量受到明显影响的患者。目前的研究结果证实了联合治疗的长期临床疗效。MTOPS 的研究结果显示与安慰剂相比,多沙唑嗪和非那雄胺均显著降低良性前列腺增生临床进展的危险;而多沙唑嗪和非那雄胺的联合治疗进一步降低了良性前列腺增生临床进展的危险。进一步分析结果发现当前列腺体积大于或等于 25ml 时,联合治疗减少良性前列腺增生临床进展危险性的效果显著优于多沙唑嗪或非那雄胺单药治疗。

尽管如此,研究者发现 MTOPS 的研究设计仍存在不足之处。首先,具有 BPH 临床进展风险的患者更需要从联合治疗方案中获益,因此应着重探索联合治疗方案对此类患者的疗效,而 MTOPS 研究中仅部分受试者具有较高 BPH 临床进展风险。其次,理想的研究应明确回答与单药方案相比,联合治疗方案随着时间的延长,受试者症状改善的变化趋势和规律。而 MTOPS 研究仅显示了第 1、4 年的数据,并未对症状改善的时间变化趋势给出充分的数据支持。最后,MTOPS 研究选用的 5ARI 为仅抑制 2 型 5α 还原酶的非那雄胺。在该药之后上市的 5ARI 度他雄胺(安福达)在联合治疗中起到怎样的作用?能否给患者带来更及时的临床获益?MTOPS 研究仍没有回答。

为进一步完善循证医学证据,更深入地探讨联合治疗方案的临床疗效,研究者在总结和吸取了MTOPS 研究经验的基础上设计了一项全球多中心、随机、双盲、平行分组的大型临床研究——CombAT 研究。

CombAT 研究纳入的 4844 例 BPH 患者均存在中重度下尿路症状(LUTS),即具有较高 BPH 临床进展风险,旨在评价 5ARI 度他雄胺与 α 受体阻滞剂坦索罗辛联合治疗方案的优势。患者被随机分为度他雄胺组、坦索罗辛组和联合治疗组,研究为期 4 年。与 MTOPS 研究相比,CombAT 研究的受试者具有较高 BPH 临床进展风险,基线 PV 和前列腺特异性抗原(PSA)水平均高于 MTOPS 研究的受试者。CombAT 研究受试者每 3 个月进行 1 次随访,有利于及时比较各药物方案的优劣。结果显示,从首次观察(治疗第 3 个月)起,各治疗组 IPSS 即显著改善。该研究首次证实,以度他雄胺为基础的联合治疗方案在治疗第 9 个月时的症状改善程度显著优于任意单药组,而既往研究均未显示 1 年内联合治疗方案较 α 受体阻滞剂单药治疗的症状改善优势。该研究还证实,自治疗第 15 个月起,度他雄胺组症状改善程度即优于坦索罗辛组,并稳定持续至治疗第 4 年。对基线 PV 与 MTOPS 研究相似的亚组进行分析,结果显示,以度他雄胺为基础的联合治疗组症状改善程度较 α 受体阻滞剂组以及以非那雄胺为基础的联合治疗组更大。在降低 AUR 或需手术治疗风险方面,联合治疗组显著优于坦索罗辛组,差异在治疗第 8 个月起出现。至治疗第 4 年,联合治疗组可降低 AUR 或需手术治疗风险达 66%,而该组与度他雄胺组相比无显著差异。

CombAT 研究成为 2012 年 EAU 相关指南推荐联合治疗方案的重要依据。该指南明确肯定了长时限循证研究对证明联合治疗方案优势的重要意义:"与早期只有 6～12 个月的研究相比,长时限研究数据表明,联合治疗方案在改善 BPH 症状、Qmax 方面优于任意单药治疗,而在降低 AUR 及需手术治疗风险方面优于 α 受体阻滞剂"。

2012 年 EAU 颁布的男性 LUTS 治疗指南推荐联合治疗用于中至重度 LUTS 患者,尤其是伴 PV 增大(>40ml)和 Qmax 较低者(此类患者更易出现疾病进展),但不推荐进行短期(<1 年)联合治疗。

除此之外,美国泌尿学会临床指南与中国泌尿外科疾病诊疗指南也一致指出:5ARI 可明显抑制双氢睾酮水平,缩小 PV,长期应用可持续缓解 BPH 患者的相应临床症状,降低 BPH 并发症发生风险;α 受体阻滞剂与 5ARI 联合应用可快速缓解 BPH 患者的 LUTS,并有效降低 BPH 临床进展的发生风险。5ARI 与 α 受体阻滞剂联用使 BPH 患者获得长期和持续的临床益处,并有效降低 BPH 临床进展风险,尤其对于具有较高 BPH 临床进展风险的患者更需要强调联合治疗的重要性。从中人们也可看出,新型药物、优化的给药方案以及更加严谨的循证证据成为推动医学领域发展、造福广大患者的源动力。

由于5ARI起效较慢,初始联合治疗方案是临床医生关注的重点。美国一项研究表明,对于α受体阻滞剂治疗患者,延迟30天加用度他雄胺治疗可导致AUR风险升高18.6%,BPH相关手术风险升高26.7%。因此,适合的患者应尽早开始接受联合治疗方案。

中度BPH患者在接受联合治疗6个月后可考虑撤用α受体阻滞剂。一项研究显示,与非那雄胺相比,包含度他雄胺的联合治疗方案组患者在长期随访期间撤用α受体阻滞剂的比例显著升高(61.9% 对 43.7%,Am J Manag Care 2008,14:S160)。

对于以排尿期症状为主的患者要首选以高选择性α1A/D受体阻滞剂;对于前列腺体积>40ml的高危患者,则可以在使用α受体阻滞剂的基础上联合5α还原酶抑制剂,且联合应用应超过1年。对于排尿期和储尿期同时存在的患者,在使用α受体阻滞剂4~6周后仍有储尿期症状则应联合以M受体拮抗剂。

我们应当充分利用现有的筛查和诊断方法,对LUTS进行全面准确诊断,根据患者症状的不同选择合适的治疗方案。

(四)中药和植物制剂

中医药对我国医药卫生事业的发展以及中华民族的健康具有不可磨灭的贡献。植物制剂,如β-谷固醇(β-sitosterol)、伯泌松(serenoa repens)等在缓解良性前列腺增生相关下尿路症状方面获得了一定的临床疗效,在国内外取得了较广泛的临床应用。但是,由于中药和植物制剂的成分复杂、具体生物学作用机制尚未阐明,积极开展对包括中药在内各种药物的基础研究有利于进一步巩固中药与植物制剂的国际地位。同时,以循证医学原理为基础的大规模随机对照的临床研究对进一步推动中药和植物制剂在良性前列腺增生治疗中的临床应用有着积极的意义。

药物治疗的个体化原则:BPH药物治疗应针对患者的症状、进展风险及治疗反应等因素,在药物剂量、疗程、联合用药等方面考虑个体化治疗。

不同个体对α受体阻滞剂的反应不同,治疗剂量和疗程也存在差异。在治疗剂量方面,可采用剂量滴定来确定α受体阻滞剂的最佳治疗剂量;在疗程方面,对于症状明显、临床进展危险较大的患者

采用α受体阻滞剂+5α-还原酶抑制剂的联合治疗,建议疗程不短于1年。

三、外科治疗

良性前列腺增生是一种慢性进展性疾病,大多数患者经观察等待或药物治疗后病情保持稳定。但是,对于重度良性前列腺增生、下尿路症状已明显影响生活质量的患者,尤其是药物治疗效果不佳或拒绝接受药物治疗的患者,可考虑外科手术治疗。当患者出现以下并发症时,应采取手术治疗:①反复尿潴留(至少在一次拔管后不能排尿或两次尿潴留);②反复血尿;③反复泌尿系统感染;④膀胱结石;⑤继发性上尿路积水(伴或不伴肾功能损害);⑥膀胱巨大憩室;⑦残余尿明显增多以致充盈性尿失禁;⑧BPH患者合并膀胱大憩室,腹股沟疝、严重的痔疮或脱肛,临床判断不解除下尿路梗阻难以达到治疗效果者,应当考虑外科治疗。

选择何种外科治疗方式应当尊重患者的意愿。外科治疗方式的选择应当综合考虑医生个人经验、患者的意见、前列腺的大小以及患者的伴发疾病和全身状况。

目前,良性前列腺增生的外科治疗可分为经尿道手术治疗、微创治疗及开放性手术治疗。经尿道手术治疗包括经尿道前列腺电切术(transurethral resection of the prostate,TURP)、经尿道前列腺切开术(transurethral incision of the prostate,TUIP)、经尿道前列腺电汽化术(transurethral electrovaporization of the prostate,TUVP)、经尿道前列腺双极电切术(bipolar electrocautery,PKRP)、经尿道钬激光前列腺剜除术(transurethral holmium laser resection/enucleation,HoLRP)、经尿道激光汽化术(transurethral laser vaporization)以及经尿道激光凝固术(transurethral laser coagulation)。微创治疗包括经尿道微波热疗(transurethral microwave therapy,TUMT)、经尿道针刺消融术(transurethral needle ablation,TUNA)以及前列腺支架(stents)。开放性手术包括耻骨上前列腺摘除术(suprapubic open prostatecomy)及耻骨后前列腺摘除术(retropubic open prostatectomy)。

1. **TURP** 目前TURP仍被公认是良性前列腺增生外科治疗的“金标准”。其主要适用于治疗前列腺体积在80ml以下的良性前列腺增生患者,技术熟练的术者可适当放宽对前列腺体积的限制。其禁忌证为常规的手术禁忌,如心衰,凝血异常等、尿路感染或附睾炎、单侧或双侧髋关节强直、前列腺体积过大及膀胱挛缩。研究表明,TURP能使平

均 88%（70%~96%）的良性前列腺增生患者症状改善 85% 左右。围术期预防性应用抗生素能显著降低 TURP 术后感染性并发症的发生率。

经尿道电切综合征（transurethral resection syndrome，TURS）是重要的术中并发症，术中冲洗液吸收过多导致的血容量扩张及稀释性低钠血症，危险因素包括术中出血多、手术时间长和前列腺体积大等，其发生率约为 2%。术后各种并发症及其发生率如下：逆行射精为 65%~70%，膀胱颈挛缩约为 4%，尿道狭窄约为 3.8%，尿失禁为 1%~2.2%。

2. TUIP 适用于前列腺体积小于 30g、不适合开放手术或 TURP 的高危患者以及担心术后发生阳痿和逆行射精的较年轻患者。禁忌证同 TURP。

对于前列腺较小的良性前列腺增生患者，TUIP 改善患者症状的效果与 TURP 相似，提高最大尿流率的效果类似或稍差于 TURP。与 TURP 相比，TUIP 并发症更少，出血及需要输血危险性降低，逆行射精发生率低、手术时间及住院时间缩短，但是远期复发率较 TURP 高。

3. TUVP TUVP 是除 TURP 或 TUIP 的另外一种选择，为国际前列腺咨询委员会认为可接受的治疗 BPH 的技术之一。早期应用的为滚动电极（roller ball），当高频电流通过电极时，沟槽边缘产生高密度电流区，与前列腺接触时可迅速加热并使其产生气化，还可以在气化层下形成一层凝固层，限制液体吸收及减少出血，但手术速度慢，适合于前列腺体积小于 50~60ml 的患者。

近年出现的新的气化电极包括 VaporTome、WolfWing gold-plated cutting electrode、VaporCut 等，其较粗的电切环装置不仅容许强电流的通过，而且还可以将腺体组织移出，因此具有传统 TUVP（气化组织，出血少）及 TURP（电切快，能移出组织）的优点，有学者称之为 TUVRP。

相关研究表明，TUVP 能显著改善患者症状、提高最大尿流率，其效果与 TURP 相似；TUVP 手术时间较长，术中出血量及对冲洗液的吸收量均少于 TURP；TUVP 术后留置尿管时间及住院时间较短，但术后勃起功能障碍、逆行射精与尿失禁的发生率等于或高于 TURP。

4. 经尿道前列腺双极电切术（PKRP） PKRP 是使用双极电切系统，与单极的 TURP 相似的方式进行经尿道前列腺切除手术。采用生理盐水为术中冲洗液。术中出血及 TURS 发生减少。

5. 经尿道钬激光前列腺剜除术（HoLRP） Ho:YAG 激光所产生的峰值能量可以导致组织的汽化和前列腺组织的精确和有效的切除。HoLRP 对改善患者症状、提高最大尿流率的效果以及副作用（包括再次手术）的发生率与 TURP 相似；且术后尿管保留时间及住院时间较其他激光治疗方法及 TURP 短。

Gilling 进行了一项比较 TURP 与 HoLRP 的 RCT（n=120），随访 1 年，结果表明，两者对改善患者症状、提高最大尿流率的效果相似，HoLRP 组的手术时间长于 TURP 组，但围术期并发症较少，术后尿管保留时间及住院时间短于 TURP 组，治疗成本比 TURP 组少 24%。而该试验随访 2 年的结果表明，HoLRP 组与 TURP 组的症状改善、最大尿流率的变化，以及尿失禁、勃起功能障碍等并发症及再手术的发生率无显著差别。

6. 经尿道激光汽化术（LCV） 与 TUVF 相似，使用激光能量汽化前列腺组织，以达到外科治疗的目的。Keoghane 等进行了一项比较 LCV 与 TURP 疗效的 RCT，随访 3 年的结果显示，两组患者症状评分及最大尿流率的变化无显著差别，而 LCV 组患者围术期失血量与接受输血的人数显著低于 TURP 组。随访 5 年的 RCT 资料显示，LCV 组患者的再次手术率稍高于 TURP 组，但两组间无统计学差别（18% 与 14.5%）。

7. 经尿道激光凝固术（ILC） 光纤尖端与前列腺组织之间保持约 2mm 的距离，能量密度足够凝固组织，但不会汽化组织。被凝固的组织最终坏死、脱落，从而减轻梗阻。其优点在于操作简单，出血风险以及水吸收率低。目前尚缺乏关于 ILC 效果与安全性的随机对照试验资料。Krautschick 等进行的一项随访 2 年的临床试验（n=47）显示，经 ILC 治疗 24 个月后，患者平均 IPSS 由术前的 24 降到 9，最大尿流率由 6ml/s 到 12ml/s，2 年内 7/47 接受了再次手术。

激光在 BPH 治疗中的应用逐渐增多。目前常用的激光类型有钬激光（Ho:YAG）、绿激光（KTP:YAG 或 LBO:YAG）、铥激光（Tm:YAG）。激光的治疗作用与其波长的组织学效应和功率有关，可对前列腺进行剜除、汽化、汽化切割等。

（1）钬激光波长 2140nm，组织凝固深度 0.5~1mm，可以进行组织汽化和切割。钬激光前列腺剜除术（holmium laser enucleation of the prostate，HoLEP）切除范围理论上与开放手术相同，疗效和远期并发症与 TURP 相当。在粉碎切除组织时应避免膀胱损伤。HoLEP 的学习曲线较长。

（2）绿激光波长 532nm，组织凝固深度约

1mm,用于汽化前列腺,又称光选择性前列腺汽化术(photoselective vaporization of the prostate,PVP)。PVP 适合中小体积 BPH 患者,术后近期疗效与TURP 相当。PVP 术后不能提供病理标本。

(3) 铥激光波长 2013nm,又称 2μm 激光,主要用于对前列腺进行汽化切割。短期疗效与TURP 相当。目前还缺少长期疗效的观察。

8. TUMT　适用于药物治疗无效(或不愿意长期服药)而又不愿意接受手术的患者,以及伴反复尿潴留而又不能接受外科手术的高危患者。TUMT 产生的热能能改善前列腺组织的血液循环、破坏交感神经末梢及诱导凋亡,从而达到治疗的目的。与TURP 相比,TUMT 只能部分改善良性前列腺增生患者尿流率和下尿路症状。TUMT 的并发症较TURP 少,但是其 5 年的再治疗率高达 84.4%,其中药物再治疗率达 46.7%,手术再治疗率为 37.7%。

9. TUNA　适用于不能接受外科手术的高危患者,对一般患者不推荐作为一线治疗方法。其机制是通过射频使增生的前列腺组织产生局部坏死。术后下尿路症状改善 50% ~ 60%,最大尿流率平均增加 40% ~ 70%,3 年需要接受 TURP 约为 20%。TUMT 术后并发症及发生率:尿潴留为 13.3% ~ 41.6%,泌尿系统感染约 3.1%。

10. 前列腺支架　仅适用于伴反复尿潴留又不能接受外科手术的高危患者,作为导尿的一种替代治疗方法。它是通过内镜将金属(聚亚氨脂)装置放置于前列腺部尿道,可以缓解良性前列腺增生所致下尿路症状。常见并发症有支架移位、钙化、支架闭塞、感染、慢性疼痛等。

北美 Urolume 研究小组进行的一项多中心临床试验,纳入 126 例 BPH 患者(其中 95 例为中到重度 BPH,31 例为尿潴留患者),分别置入 Urolume 支架,随访 24 个月后,无尿潴留组患者的 Madsen-Iversen 症状评分由治疗前的(14.3±0.5)下降到(5.4±0.5)(P<0.001),最大尿流率由(9.1±0.5)ml/s 提高到(13.1±0.7)ml/s(P<0.001),残余尿由(85±9)ml 降到(47±8)ml(P=0.02);安置支架后24 个月,尿潴留组症状评分为(4.1±0.5),最大尿流率为(11.4±1.0)ml/s,残余尿为(46±7)ml。支

架的取出率为 13%。

11. 开放性前列腺摘除术　适用于前列腺体积大于 80ml 的患者,特别是合并膀胱结石、或合并膀胱憩室需一并手术者。与 TURP 相比,开放性前列腺摘除术能更完全地摘除增生的前列腺组织,但是其需要输血的概率较高,住院周期也较长。术后各种并发症及发生率:逆行射精为 80% ~ 90%,勃起功能障碍 3% ~ 5%,膀胱颈挛缩为 2% ~ 3%,尿道狭窄约 2.6%,尿失禁约 1%。

四、新治疗方法的标准化评价

良性前列腺增生的治疗方法很多,对于每一个患者,应该结合具体情况选择最合适的治疗方法。新治疗方法的涌现,必然丰富良性前列腺增生的治疗方法,同时也是对既往治疗方法的改善和挑战。在评价一个新治疗方法的疗效及不良反应时,应包括以下几个方面。

1. 与现有的治疗方法相比较,新治疗方法是否更有效?

2. 与现有的治疗方法相比较,新治疗方法不良反应的发生率怎样?

3. 新治疗方法是否适合推广于临床应用?

4. 患者的接受程度如何?

5. 新治疗方法的成本-效益如何?

五、BPH 患者尿潴留的处理

1. 急性尿潴留　BPH 患者发生急性尿潴留时,应及时引流尿液。首选置入导尿管,置入失败者可行耻骨上膀胱造瘘。一般留置导尿管 3 ~ 7日,如同时服用 α 受体阻滞剂,可提高拔管成功率。拔管成功者,可继续接受 BPH 药物治疗。拔管后再次发生尿潴留者,应择期进行外科治疗。

2. 慢性尿潴留　BPH 长期膀胱出口梗阻、慢性尿潴留可导致输尿管扩张、肾积水及肾功能损害。如肾功能正常,可行手术治疗;如出现肾功能不全,应先行引流膀胱尿液,待肾功能恢复到正常或接近正常,病情平稳,全身状况明显改善后再择期手术。

第五章　随访

针对良性前列腺增生的各种治疗都应该进行随访。随访的目的是评估疗效、尽早发现与治疗相关的副作用或并发症并提出解决方案。根据接受治疗方式的不同,随访内容也不同。

一、观察等待

随访第一次在初始诊断后 6 个月,之后每年一次。如果发生上述症状加重或出现手术指征,就需及时改变治疗方案。随访内容如下:推荐行国际前列腺症状评分(I-PSS)、尿流率检查和残余尿测定,可选择行直肠指诊和血清 PSA 测定。

二、药物治疗

随访计划是服药后 6 个月进行第一次随访,之后每年一次。随访内容同等待观察。服用 α-受体阻滞剂的患者,服药后 1 个月内应关注药物副作用。如果患者有症状改善同时能够耐受药物副作用,就可以继续该药物治疗;对于服用 5α-还原酶抑制剂的患者,随访应该特别关注血清 PSA 的变化并了解药物对性功能的影响。

三、外科手术治疗

在接受各类外科治疗(包括各种经尿道手术、开放手术)后,应该安排患者在手术后 1 个月时进行第一次随访。第一次随访的内容主要是了解患者术后总体恢复状况,术后早期可能出现的相关症状并告知患者病理检查结果。术后 3 个月时就基本可以评价治疗效果。术后随访期限建议为 1 年。随访内容如下:推荐行国际前列腺症状评分(I-PSS)、尿流率检查和残余尿测定,可选择行尿液细菌培养。

四、微创治疗

这类患者由于治疗方式的不同,其疗效和并发症可能不同,建议长期随访。随访计划为接受治疗后第 6 周和第 3 个月,然后每 6 个月一次。随访内容同手术治疗。

第六章 展望

　　良性前列腺增生是引起中老年男性排尿障碍性疾病，其发病率随着年龄的增长而增加。目前，良性前列腺增生已经成为世界各地泌尿外科临床诊疗中最常见的疾病之一，同时其庞大的患者人群以及高昂的医疗费用已经成为一种社会问题。关于良性前列腺增生，虽然在全世界范围内进行了多年的研究与实践，但我们对其的了解仍然不全面，如冰山一角。目前的研究与相应的治疗方法能有效地治疗良性前列腺增生，但是对于怎样预防其发生以及如何发现更为有效的治疗方法，对全世界的泌尿外科医师，乃至全人类，将是一个巨大的挑战。

（魏强　李虹）

参 考 文 献

1. Roehrborn CG, McConnell JD. Etiology, pathothysiology, epidemiology and natural history of benign prostatic hyperplasia//PC Walsh, AB Retik, ED Vaughan, et al. Campbell's Urology. 8th ed. Philadelphia, PA: W. B. Saunders Company, 2002, chapt 38: 1297-1330.

2. AUA Practice Guidelines Committee. AUA guideline on management of benign prostatic hyperplasia (2003). Chapter 1: Diagnosis and treatment recommendations. J Urol, 2003, 170(2 Pt 1): 530-547.

3. J de la Rosette, Madersbacher S., Alivizatos G., et al. EAU Guidelines on benign peostatic hyperplasia. Eur Urol, 2001, 40(3): 256-263.

4. Homma Y, Kawabe K, Tsukamoto T, et al. Epidemiologic survey of lower urinary tract symptoms in Asia and Australia using the International Prostate Symptom Score. Int Urol, 1997, 4(1): 40-46.

5. Thomas AW, Abrams P. Lower urinary tract symptoms, benign prostatic obstruction and the overactive bladder. BJU Int, 2000, 85 (Suppl 3): 57-68.

6. Roberts RO, Jacobsen SJ, Jacobson DJ, et al. Longitudinal changes in peak urinary flow rates in a community-based cohort. J Urol, 2000, 163(1): 107-113.

7. Rhodes T, Girman C, Jacobsen D, et al. Longitudinal prostate volume in a community-based sample: 7-year followup in the Olmsted County Study of Urinary Symptoms and Health Status among Men. J Urol, 2000, 163(1): 249.

8. McConnell JD, Roehrborn CG, Baustita OM, et al. The long-term effect of doxazosin, finasteride, and combination therapy on the clinical progression of benign prostatic hyperplasia. N Eng J Med, 2003, 349(25): 2387-2398.

9. Roehrbohn CG, McConnell JD, Bonilla J, et al. Serum prostate specific antigen is a strong predictor of future prostate growth in men with benign prostatic hyperplasia: PLESS study. J Urol, 2000, 163(1): 13-20.

10. Temml C, Brossner c, Dobrovits M, et al. The natural history of lower urinary tract symptoms over 5 years. Eur Urol, 2003, 43: 274-380.

11. Djavan B, Seitz C, Dobrovits M, et al. Multicenter European prospective comparative study of phytotherapy and watchful waiting in men with mild symptoms of bladder outlet obstruction: can progression be delayed or prevented?. J Urol, 2004, 171(1): 244-246.

12. Rule AD, Laeber MM, Jacobsen SJ. Is benign prostatic hyperplasia a risk factor for chronic renal failer?. J Urol, 2005, 173(3): 691-696.

13. 厥艳红, 王学梅. 双平面经直肠超声诊断良性前列腺增生的探讨. 中华男科学, 2005, 11(3): 191-194.

14. Bhargava S, Canda AE, Chapple CR. A rational approach to benign prostatic hyperplasia evaluation: recent advances. Curr Opin Urol, 2004, 14(1): 1-6.

15. Kaplan SA, McConnell JD, Roehrborn CG, et al. Combination therapy with doxazosin and finasteride for benign prostatic hyperplasia in patients with lower urinary tract symptoms and a baseline total prostate volume of 25 ml or greater. J Urol, 2006, 175(1): 217-220.

16. Wei Qiang, Wu Jianchen, Roderic Macdonald, et al, Antibiotic prophylaxis for transurethral prostatic resection in men with preoperative urine containing less than 100000 bacteria per ml: A systematic review. The Journal of Urology, 2005, 173(4): 1175-1181.

17. Walmsley K, Kaplan SA. Transurethral microwave thermotherapy for benign prostate hyperplasia: separating truth from marketing hype. J Urol, 2004, 172 (4 Pt 1): 1249-1255.

18. Boyle P, Robertson C, Vaughan ED, et al. A meta-analysis of trials of transurethral needle ablation for treating symptomatic benign prostatic hyperplasia. BJU Int, 2004, 94(1):83-88.

19. Masood S, Djaladat H, Kouriefs C, et al. The 12-year outcome analysis of an endourethral wallstent for treating benign prostatic hyperplasia. BIU Int, 2004, 94 (9): 1271-1274.

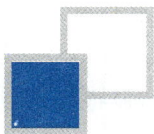

第八篇

膀胱尿道功能障碍性疾病

第一章　神经源性膀胱研究现状与进展

近年来,国内外神经源性膀胱的基础与临床研究领域经历了较大的发展与变化,同时也存在一些问题亟待解决,以下就该领域的现状与进展、存在的问题以及中国神经源性膀胱指南做一阐述。

第一节　神经源性膀胱相关的基础研究进展

正常控尿需要可控制的膀胱储尿和及时完全的膀胱排空。近年来,对于人类膀胱储尿和排尿有一些新发现。目前最引人注目的是膀胱传入神经支配的重要性,传入神经被认为能够在几种病理状态下为膀胱充盈、膀胱排空刺激提供信息。从尿路上皮到大脑皮层的传入神经支配中,一旦尿液到达膀胱,膀胱的膨胀过程即激活了尿路上皮的动力学特性;有关尿路上皮和它的神经支配的研究发现:尿路上皮起着一个重要的感觉器官的作用。尿路上皮可以具有分泌特性、也具有代谢活性,可以看到裸露的神经轴突穿透上皮基层,为尿路上皮提供感觉神经支配。在尿路上皮的基层,存在有丰富的被假定为传入神经的神经丛。超微结构研究表明:这些神经纤维有许多清楚的、致密的、含核的囊泡存在于轴突的曲张体中。动物和人类的免疫组化研究表明:无髓神经纤维的香草样和嘌呤类受体存在于膀胱的基层,其在导致逼尿肌过度活动(detrusor overactivity,DO)和膀胱过敏等病变中的准确作用尚有待进一步研究。在女性特发性膀胱过度活动症(overactive bladder,OAB)的患者中可以发现嘌呤类神经纤维分布增多,临床上神经源性及特发性 OAB 患者对膀胱内灌注香草碱有效也表明:在这些疾病中,传入神经纤维对于逼尿肌收缩的启动是极其重要的。

传入纤维与躯干神经、交感和副交感神经共同行走,并通过背根进入脊髓。关于人类脊髓功能的研究最近尚无更多进展,通过患者脊髓前侧柱切断术前、术后的临床研究发现了传递下尿路感觉信号的一些神经通路。然而脊髓除了具有外周神经和中枢皮层的连接作用外,还具有许多复杂的节段反射,骶神经调节能够有效抑制 DO 的机制很可能就是作用在这个水平。

功能性脑成像技术的出现为研究人类膀胱控制的神经学机制带来了新的曙光。动物实验表明灰质对于膀胱传入冲动来说是一个重要的感觉传递中枢,PET 成像研究证实了它在人类的中心作用。对膀胱胀满感和尿急的分别研究表明:这两个过程均涉及到不同的、复杂的神经元活动网络,通过膀胱充盈而激活的区域位于大脑前叶。这些可能就是膀胱胀满感、恰当的排尿位置判断、决定排尿以及达到社会性控尿的基础。

第二节　神经源性膀胱诊断和治疗现状与进展

在过去的 20 年里,对神经源性膀胱的概念和理解经历了重要的变化,尿动力学和复杂的神经生理技术的引入为精确、详细地评估下尿路功能状态铺平了道路,这些检查使我们能够确定逼尿肌和括约肌功能障碍的病理生理基础和模式。在膀胱低压条件下实现充足储尿:这对于维持下尿路功能障碍患者尿路的完整性是必需的,这一概念也强调了尿动力学测定的重要性和必要性,影像尿动力学测定是阐明神经源性膀胱患者下尿路病理生理改变、并进行分类的基础和"金标准"。除了复杂的尿动力学和神经生理检查以外,病史采集和体格检查(特别是神经学查体)仍然起着重要作用,尤其是在确定治疗原则时。

对同一下尿路功能障碍可提供多种治疗方案,目前神经源性膀胱的治疗目的仍然是:①保护肾功能:膀胱必须有足够大的容积、并且能够低压储尿、在无高压及流出道无梗阻条件下能够完全排空膀胱,这些对于维系患者的生命是非常重要的。②失禁的处理或重建控尿能力:这一点对于改善患者的生活质量是重要的。神经源性膀胱尿道功能障碍并不是一种静止的状态,其下尿路及上尿路随时间可以发生功能和形态学的改变；因此，专门的、规律的泌尿系统检查与随访对于达到上述目的是至关重要的。泌尿系统核磁成像技术（MRU）能够弥补目前常规使用的超声或静脉肾盂造影（intravenous pyelography，IVP）的手段的不足，为神经源性膀胱患者的上尿路状态提供更详尽的信息。

一、保守治疗

神经源性膀胱的治疗首先应进行保守治疗：有规律的、尽可能的膀胱完全排空、控制液体摄入、避免尿路感染和尿失禁是成功治疗的先决条件。具体地说，保守治疗应该包括行为治疗、间歇导尿、药物治疗、电刺激和外部辅助装置。留置尿管、尤其长期留置尿管已很少使用，但在一些特殊病例也可以应用。对于每一种治疗形式，需要进行更多的研究来改进成功率、降低并发症、获得较好的社会经济效果。生活质量已经变得非常重要，其改变了对治疗的决策。

间歇导尿治疗对于许多神经源性膀胱患者来说仍是主流方法，目前尚无法确定一种最好的导管和一种最好的办法；但目前也有一些新型尿管问世，如亲水型重复使用尿管、抗生素覆盖尿管等，这些尿管的长期效果尚有待进一步观察。患者的依从性、良好的技术教育和导尿的基本规则是通向成功的最好途径。许多患者在使用了一段时间间歇导尿后又放弃之，对此应该找出放弃的原因。目前重要的问题是对比"无菌导尿"与"清洁导尿"的差别，以及从医学角度出发来讨论何种导尿管、何种润滑剂或技术是最好的。

行为训练和物理治疗仍然需要完全改进，30年前最常使用的耻骨上叩击排尿和 Crédé 手法排尿由于不安全的原因已经在很大程度上被废弃，除非患者有特殊的要求。对于逼尿肌过度活动的患者，定时排尿管理、盆底收缩来抑制逼尿肌、生物反馈、电刺激等手段均在研究中；对于逼尿肌活动低下的患者，最大化电刺激正在被评估，该技术对于那些轻中度症状者疗效可能会更好，优点是缺乏危险。

药物治疗的目标主要是控制神经源性膀胱过度活动、改善不全的尿道闭合功能。口服抗胆碱能药物已经应用多年、并获得一些成功，口干和便秘是其主要副作用，因此需寻求一些膀胱组织或 M 受体亚型特异性更强、耐受性更好的新药。多数药物都是 M3 或合并其他 M 受体亚型的拮抗剂，这些药物的膀胱内直接灌注、经皮途径以及与其他药物（如 α-受体阻断剂、影响下尿路感觉系统的药物）的联合应用等临床实验正在进行。辣椒辣素和RTX 的膀胱内灌注的研究结果并不令人鼓舞。目前药物治疗中关注的热点是 A 型肉毒毒素（BTX-A）治疗：将 BTX-A 注射入膀胱逼尿肌以治疗神经源性 OAB 以及神经源性尿失禁，这一方法的有效性已被国内外学者确定，这一微创治疗在无效的抗胆碱药物治疗和外科手术治疗之间提供了一种新的治疗选择；然而，必须考虑到反复的 BTX-A 注射可能导致的膀胱壁特性的长期改变。括约肌痉挛和逼尿肌-括约肌协同失调（DSD）也可以通过注射BTX-A 来治疗，这些技术是有希望的，但其长期疗效以及社会经济学研究有待进一步开展。另外，去氨加压素（DDAVP）开始被常规应用，其舌下含服糖衣片剂型也正在研究与应用之中。

非侵入性神经调节包括通过肛门-外生殖器刺激进行的阴部传入神经刺激（阴茎背神经刺激）、膀胱腔内刺激和经皮刺激，有报道获得良好结果。膀胱腔内刺激（IVES）取决于技术细节，必须进行进一步研究，因为 IVES 是一项在皮层或外周神经不全损伤的患者中能够诱导和改进膀胱感觉、增强后排尿反射的技术。目前的研究聚焦于开发一些使用微创技术、更容易地对下尿路不同部位的神经进行刺激的新方法。

外部集尿装置在研究克服阴茎回缩、皮肤病变等问题上似乎经历了有规律的变革，目前尚无一种容易使用的、有效的女性外部集尿装置。

二、外科手术

大多数神经方面的疾患能够导致膀胱和尿道功能障碍，包括逼尿肌过度活动（DO）或活动低下、导致梗阻的逼尿肌-括约肌协同失调（DSD）、导致尿失禁的括约肌张力减弱等。多种病变共存可对膀胱尿道功能产生综合影响，这些功能异常可以导致排空障碍、储尿障碍、或储尿排尿障碍。外科治疗的地位随着一些成功的保守治疗的出现而发生改变。外科处理必须依据完整的尿动力学为基础，膀胱排空障碍可由逼尿肌活动低下（逼尿肌无收缩或收缩力减弱）、或尿道阻力增高所致，这种情况通常可以采用自家间歇导尿来治疗，但四肢麻痹和认识障碍者除外。

1. 排控障碍的处理　包括增强逼尿肌收缩力及降低流出道阻力。对于骶髓上脊髓损伤患者，当逼尿肌活动低下为主要问题时，逼尿肌活动的增加可以通过骶神经前根刺激（brindley-finetech）来获得,其可以电刺激排尿、电刺激诱导勃起和改善肠道功能;另一种方法是应用功能电刺激(FES)来刺激背阔肌或腹直肌的逼尿肌成形术。在男性,可以通过电刀或激光进行尿道括约肌切断术,或通过尿道括约肌支架植入术来降低尿道阻力;也可将BTX-A直接注射入尿道外括约肌来降低尿道阻力;再配合阴茎套导管或阴茎夹管理尿失禁。在女性可采用留置尿管或耻骨上膀胱造瘘方式。未来研究应集中于电刺激技术的改进和逼尿肌成形术来增强已经减弱的逼尿肌功能;但当DSD成为主要问题时,括约肌BTX-A注射术及支架植入术以其微创性和可逆性比括约肌切断术更可取。从微创的角度来看,阴部神经调节及骶神经调节在神经源性膀胱患者中可能成为增加逼尿肌收缩力的有效途径,而各种逼尿肌成形术由于常常导致上尿路损毁需要严密长期随访。

2. 储尿障碍的处理 DO和尿道阻力降低均可导致储尿障碍,产生尿失禁。当膀胱腔内压增高时,可以使用抗毒蕈碱类药物治疗;当药物治疗失败时,可以采用去神经术、神经调节术、或膀胱腔内BTX-A治疗。也可施行侵入性更大的肠道膀胱扩大术、或自体膀胱扩大术。当神经源性括约肌力量减弱导致尿失禁时,尿道阻力可以通过人工尿道括约肌植入术、尿道周围填充剂注射术、尿道吊带术、股薄肌尿道肌肉成形术等方法来加以提高。在未来,我们可以看到使用神经调节更多的进展,该技术能够降低逼尿肌的过度活动以增加储尿能力,在Flowler氏综合征其可以兴奋排尿;15~30多导程刺激器的进一步开发正在进行。尿道周围胶原注射的持久性较差,已被其他填充剂、球囊植入或尿道吊带术所取代。膀胱假体的研制已有10年余,若要用其来长期解决脊髓损伤患者的问题,尚有较长的路要走。神经源膀胱的导尿管理是一项常规方法,进行间歇导尿前,一些基本的膀胱尿道异常(DO、低顺应性、括约肌力量减弱、感觉丧失等)必须被恰当地处理。最后的手段可以采用肠道膀胱扩大术、尿流改道及管状或可控储尿囊建立等方法;近年组织工程的膀胱扩大术显示出较好前景,笔者已经在临床中进行尝试。各种处理方法必须以保护肾功能、重建控尿机制、重建独立生活能力和可能的性功能为最终目的,使患者的精神、体格和认知能力达到一致。

三、神经调节和神经电刺激

最近在神经泌尿学领域重要的进展是神经电调节和神经电刺激,其为目前治疗下尿路功能障碍最具前景的途径之一。目前,全世界范围内对神经调节的各种方法进行了实验室和临床研究,如脊髓刺激、骶神经刺激、外周的盆神经和阴部神经刺激、盆底肌和逼尿肌等效应器官刺激等。国内外学者也报道将BTX-A作为一种神经调节剂来调节膀胱尿道功能。这些技术的进展为我们展示了较好的前景。

1. 骶神经前根刺激和骶神经刺激 为了更好地理解不同的技术和它们的适应证,首先有必要区别骶神经前根刺激(SARS)和骶神经刺激(SNS)或骶神经调节(SNM)。

SARS用以诱导一次能够导致膀胱排空的膀胱收缩,从这种意义上说,在下运动神经元完整的脊髓损伤(SCI)患者中SARS是一种真正意义上的"膀胱起搏器"。在这种情况下,电刺激效果是由一小部分无髓鞘的副交感内脏传出运动神经纤维的电活动所致、进而直接诱导出一次逼尿肌平滑肌的收缩。要达到这一目的,刺激电流强度就要高到足以激活无髓鞘的神经纤维,这一强度远远超过了疼痛阈值,因此限制了其在完全性脊髓损伤患者或少数残存部分感觉的不全脊髓损伤患者中的应用。目前骶神经根刺激在临床上仅用于与完全性骶神经去传入术(SDAF)相结合来进行,SDAF即对所有能够将传入冲动输送进入S2~S4骶髓节段的传入背侧神经根进行外科横断。只有这种后根切断术才能够将膀胱由低顺应性的过度活动状态转换为高顺应性的无反射状态,允许膀胱在低压力状态下能够连续储存大量尿液、达到控尿和保护上尿路功能的目的。以狒狒实验为基础,Brindley研究出一种刺激系统,其将电极放置于硬膜内的双侧骶神经前根或腹神经根;根据这一概念,去传入术也必须在硬膜内进行。电刺激的能量通过一体外的脉冲发生器发出、经过无线电传输后由埋植于体内皮下的天线所接收、进而传递到电极。理论上,骶神经前根刺激术与骶神经去传入术相结合的观念已成为脊髓损伤患者下尿路功能康复的一种理想方法,在90%的患者中刺激器能够达到排尿、控尿和改善顺应性的效果,并且并发症发生有限;缺点是手术损伤较大,可能丧失残留的勃起功能和排便功能,因此临床应用受限,问世至今40余年仅数千例患者使用。

SNS或SNM的效果主要是由能够将传入冲动输送入S2~S4骶髓节段和(或)脑桥中脑排尿中枢的δ髓鞘传入神经纤维的电活动来实现的。因此,

SNS 主要被用于治疗那些具有能够达到中枢神经系统的完整感觉传入通路的特发性排尿功能障碍，如运动型及感觉型急迫性尿失禁、逼尿肌收缩无力等。神经调节治疗下尿路功能障碍已有 30 多年历史，1981 年，Tanagho 和 Schmidt 小组发明了一种持续神经调节技术，即在一侧骶神经孔内插入一电极、并与一植入体内的脉冲发生器（电池）相连，产生一延续的刺激，因而获得持久的临床效果。在运动型急迫性尿失禁患者中，临时外部神经调节技术和永久植入技术的临床有效率均达到 70%～90%。在尿潴留患者中也可以获得相似的疗效，以重建排尿功能。目前双导程的植入装置已经问世，因此可以进行双侧或两个节段的骶髓传入神经电刺激，以便增加临床效果。当前的研究主要集中于可调节的电流特征、或不同的电极设计，以便进一步改善疗效。对于一些类型的神经源性膀胱（如隐形骶裂、不全脊髓损伤、多发硬化等），SNM 也具有较好疗效，目前尚无肯定的指标及方法可以预测 SNM 在这类患者中的疗效，笔者经验是至少应保证患者下尿路神经传导的上行下达通路的完整或大部分存在，这可以通过盆底电生理测定进行判断。

2. **阴部神经调节**　阴部神经——由起自 S_{2-4} 神经根的躯体纤维组成，是支配盆底肌肉、尿道外括约肌、肛门括约肌和盆腔器官的主要神经。其通过梨状肌下孔穿出盆腔，绕过坐骨棘的背面，出坐骨小孔到达坐骨直肠窝，在离开阴部神经管（Alock）之前，分成 3 个终末支肛（直肠下）神经、会阴神经、阴茎（阴蒂）背神经。最近 20 多年来，不断有学者寻找各种方法直接刺激阴部神经，目的在于获得对盆底功能障碍有益的效应。作为骶神经调节的创始人，Tanagho 研究了动物模型中直接阴部神经刺激的效果。Junemann 和 Schmidt 描述了阴部神经的临床意义和定位技术。1990 年，Schmidt 报道了 2 例脊髓脊膜膨出患者进行植入性阴部神经慢性刺激疗法。最近，2 种新的微创阴部神经调节方法被描述，为临床广泛应用带来了曙光。一种方法采用骶神经刺激器，方法与 SNS 大致相似：经会阴入路或后方入路，局麻下经皮穿刺植入尖端倒刺电极，不同的是要进行神经生理学监测以指导电极进入正确位置，即阴部神经管，尽可能靠近阴部神经。如果测试有效即尿失禁次数改善超过 50%，则二期植入脉冲发生器。另一种是慢性阴部神经刺激方法：采用 Bion（一种自带电池、远程控制、电流可调、整合电极的微型神经刺激器），大小 28mm×3.3mm，重 0.7g。宜先进行筛选，采用穿刺针和外部脉冲发生器，进行尿动力学检查。如果膀胱反射容积或测压容积增加 50% 以上，则适合植入 Bion。上述 2 种方法均微创，技术相对简单，初步研究效果可靠，副作用轻微，患者耐受良好，显示出良好的应用前景。但尚需进行大规模的长期的以及多中心的研究以获取更多的经验。最近 Bion 通过在欧洲临床应用后发现远期疗效存在问题，目前已经推出临床试验。

3. **盆神经电刺激**　盆神经电刺激主要用于治疗膀胱收缩无力，系经手术暴露盆神经，将环圈状电极悬挂在神经干上进行电刺激；但实际应用中患者常同时伴尿道外括约肌收缩，因而实际应用价值有限。

4. **盆底肌肉电刺激**　盆底肌肉电刺激通过增强盆底肌肉的力量可以治疗压力性尿失禁，也通过激活神经通路抑制逼尿肌收缩以达到治疗急迫性尿失禁的目的，多数学者认为效果满意，但方法学需要标准化，且需要一定疗程。

5. **逼尿肌直接电刺激**　逼尿肌直接电刺激主要用于治疗逼尿肌收缩无力，既往通过手术将电极埋植于逼尿肌内进行电刺激的方法，由于电极移位、纤维化、侵蚀等问题使临床应用受限；但经尿道的膀胱腔内刺激方法值得临床应用，尤其对于一些神经传导通路存在或部分存在的脊柱裂患者有一定疗效。

随着神经科学研究的进一步深入和技术的进步，神经调节将在以下方面获得更大的进展。①适应证的选择：如何更好的选择患者以提高疗效；②更好的刺激设备和植入技术的开发、参数的选择；③作用机制的阐明。神经调节正在改变着泌尿外科学、尤其是神经泌尿学的未来，排尿功能障碍、盆底疼痛、性功能障碍和肠道功能障碍等一些功能性疾病，将不再依赖于药物或破坏性重建手术。我们可以通过调节神经、用微创方法来治疗这些功能失调和功能障碍；在大的开放性手术实施之前，神经调节将成为一线的治疗方法。

四、其他疗法

近年来，国内外在神经源性膀胱的治疗方面还有很多进展，如膀胱神经重布线、膀胱神经再支配、组织工程膀胱扩大或膀胱再生、生物工程技术等，这些都为这类患者的治疗带来希望；但是明确的新方法由实验室、通过临床试验、再到成熟临床应用有很长的路要走。神经源膀胱尿道功能障碍是非常复杂的，具有不同的形式，治疗方法也很多。临床工作中必须首先通过尿动力学及神经电生理等检查明确患者的下尿路病理生理改变类型及神经系统完好程度,结合患者的社会和经济状态、选择最适合患者的一种方法施行治疗;目前尚缺乏一种能够适合所有类型和形式的神经源膀胱尿道功能障碍治疗的方法。

第三节　神经源性膀胱诊断和治疗中值得重视的问题与未来展望

神经源性膀胱是一个由来已久的医学难题,对其研究与探索至今方兴未艾。随着基础与临床研究、以及临床实践的深入,各种常规疗法得到广泛应用、新的疗法层出不穷,在此过程中以下问题值得我们思考与重视。

一、神经源性膀胱诊疗中值得思考的问题

1. 全面了解尿路功能是制定治疗方案的前提　神经源性膀胱的本质是一种由于下尿路神经支配异常或病变导致的功能障碍,目前对于尿路功能障碍的诊断只有依赖尿动力学检查,通过尿动力学检查可以明确膀胱与尿道等下尿路的功能状态及其协同性,尤其是影像尿动力学检查还可以明确输尿管反流等上尿路损毁的程度。同时静脉肾盂造影、超声、放射性核素肾图或泌尿系统核磁水成像(MUR)技术(图 8-1-1)有助于了解上尿路的形态与功能。只有明确了上尿路及下尿路的功能状态,才能因地制宜、有的放矢地选择不同方法、实施治疗。治疗方案的制定应着眼于长期效应,使患者经治疗后长期获益;还应重视上、下尿路功能的整体性和统一性。应避免不加选择地施行治疗。

2. 在处理下尿路时必须重视上尿路功能的保护　神经源性膀胱等下尿路功能障碍的直接后果是上尿路损毁、肾衰竭、患者死亡(图 8-1-2),这一点在对唐山大地震的历次调查中均得到证实。因此,在企划神经源性膀胱的治疗时,无论从近期、还是远期的角度,都必须遵循以下神经源性膀胱的治疗目的与原则:①首先是保护上尿路以确保生存寿命,通过各种措施来创造膀胱的尿动力学安全状态(足够的容量、低压储尿、无梗阻的完全排空);②其次是处理尿失禁、恢复可能的控尿,改善患者生活质量。在临床实践中经常可见有违上述原则而导致不良后果的病例,如有的病例在忽略处理膀胱出口梗阻的情况下一味增加膀胱收缩力、排空膀胱,结果导致上尿路损毁。

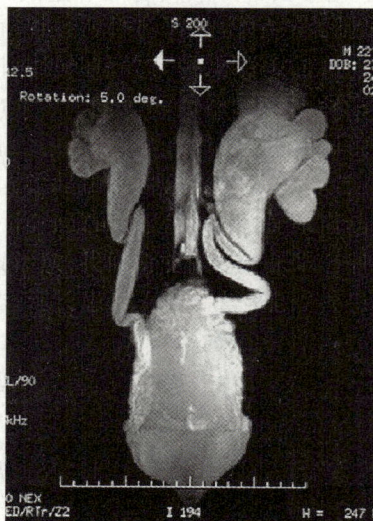

图 8-1-1　一例脊膜膨出致神经源性膀胱患儿的 MUR 图像:双侧肾盂输尿管重度扩张迂曲

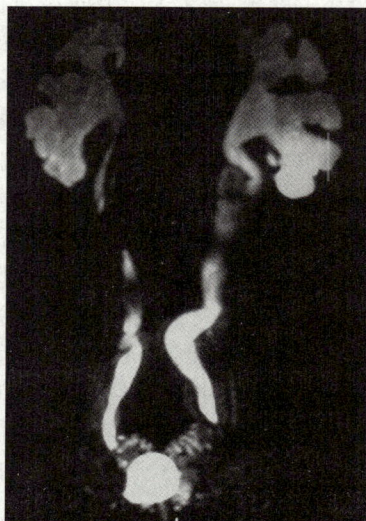

图 8-1-2　神经源性膀胱患儿 MUR 图像
该患儿数年前接受某种增强膀胱收缩力的手术,术后膀胱虽能够基本排空,但导致了严重的肾盂输尿管积水、肾衰竭(血肌酐水平达 600mg/L)

因此,神经源性膀胱的治疗方案制定时,必须考虑和强调远期疗效、以及尿路功能的系统性和完整性。

3. 建立患者恰当的期望值　就目前的科学技术水平,无论是由于神经系统先天异常、还是后天病变或损伤导致的神经源性膀胱尿道功能障碍很难被完全治愈,我们所能做的是采取各种方法来保护肾功能、延长患者寿命,尽可能改善患者生活质

量;理想状态是恢复生理排尿。因此在开始各种治疗前应与患者充分沟通,将患者对治疗的期望值降到恰当的水平,以减少医患纠纷的发生。

4. **在维系生命与改善生活质量间努力寻找平衡**　如前所述,神经源性膀胱的治疗目的首先是保护肾功能以维系生命,其次是改善患者生活质量。但当两者发生冲突时,维护生命应该占首要地位。比如一高位脊髓损伤患者双侧输尿管重度低压反流、肾功能不全,患者不适合膀胱扩大术时,这样的情况就适合行括约肌切断术、配合外部集尿器控制尿失禁的方法;虽然生活质量有所下降,但生命得到了保障。因此我们在施行治疗时,必须在维系生命与改善生活质量间努力寻找平衡。

5. **正确处理常规治疗与新方法的关系**　在神经源性膀胱的治疗的领域,有许多问题尚未解决,因此任何有意义的研究、探索性新方法、新技术均应该得到鼓励。只有不断探索,才能寻找到理想的方法、推进科学的发展。但是探索性研究应该建立在常规治疗的基础之上,因为这些常规的方法是前人经验的积累,比如间歇导尿已经被广泛证明为管理某些神经源性膀胱的有效措施,因此我们必须加以继承与发扬,使其更能为患者所接受和坚持。

6. **正确对待科技进步与临床现实的距离**　科技的进步的确为临床医学带来了曙光,神经源性膀胱的治疗也不例外。干细胞移植、组织工程、神经再生、器官移植等科技进步的成果不断被应用于该领域,但是成功的基础研究与临床应用往往存在一段距离。我们期待这样的进步,我们同时也在为之而努力,但是有些患者由于缺乏正确的引导而思维发生偏差,比如我们经常遇到这样的患者:他们在苦苦等待干细胞移植、膀胱移植等技术的成功而拒绝临床常规方法的治疗,最终导致了肾功能的损害。这是值得我们深思的现实问题。

7. **科学知识的普及与灌输**　在临床实践中经常遇到这样的患者,他们不理解我们的治疗目的和原则、不同意治疗方案、不坚持已经选择的治疗方法。究其原因还是在神经源性膀胱这个领域我们的科学知识普及和灌输不够,许多正确科学的理论、原则和方法不被广泛了解和接受,这是摆在我们专业人员目前的现实而严峻的问题。

二、神经泌尿学的未来展望

神经泌尿学的未来在哪里?我们需要改进的

地方在何处?在哪里我们需要创新?这些都是我们需要思考的问题。比如关于间歇导尿,我们需要对照研究,以证明是否此导管或技术比另外的好;当然创新总是受到临床的欢迎,创新的目标是使得间歇导尿更加简单易行。药物治疗将集中在传入通路方面,肉毒素治疗的结果令人鼓舞。虽然骶神经去传入术具有明显的缺点,但联合前根刺激和后根调节的方法颇具前景,但逼尿肌-括约肌协同失调的问题需要克服。技术的改进可能为骶神经及阴部神经调节治疗神经源性膀胱带来希望。在膀胱组织工程技术,我们期望来自膀胱的细胞被种植在生物基质上、进而代替神经病变性的膀胱。总之,无论如何,进一步的努力均应该集中在如何避免破坏性手术、改进针对补偿缺陷进行的症状性治疗、开发更多的复原性重建治疗。迄今为止以及近期之内,虽然神经泌尿学尚存在不足,但在脊髓休克期开始即对膀胱施行正确的初始处理、进行恰当的膀胱康复和终生的神经学关注,这仍然是确保神经源性膀胱患者、尤其是截瘫患者享有几乎正常的生活寿命和较高生活质量的关键。

第四节　中国神经源性膀胱诊断治疗指南介绍

中华医学会泌尿外科学分会于 2010 年出版了"神经源性膀胱诊断与治疗指南",并于 2013 年开始修订。指南制定的目的是进一步更新信息、为临床工作者提供关于神经源性膀胱的定义、流行病学、诊断、治疗以及随访等方面的最新知识与推荐,以期为我国不同医疗条件下的医护人员在神经源性膀胱的诊断方法和治疗手段的选择方面提供最新参考与指导。笔者作为该指南主编,现将该指南修订版的主要内容介绍如下。

一、神经源性膀胱的定义

神经源性膀胱(neurogenic bladder,NB)是由于神经控制机制出现紊乱而导致的下尿路功能障碍,通常需在存有神经病变的前提下才能诊断。根据神经病变的程度及部位的不同,神经源性膀胱有不同的临床表现。此外,神经源性膀胱可引起多种长期并发症,最严重的是上尿路损害、肾衰竭。

二、病因

所有可能影响储尿和(或)排尿神经调控的疾

病都有可能造成膀胱和（或）尿道功能障碍，神经源性膀胱的临床表现与神经损伤的位置和程度可能存在一定相关性、但并无规律性，目前尚缺乏大样本的神经源性膀胱的流行病学研究数据。对已知有神经疾病的患者应评价是否有下尿路功能障碍。在某些神经源性膀胱发生率很高的疾病中，虽然没有尿路症状，也应评价下尿路功能。另外，如果出现某种特异性下尿路功能障碍，应考虑到可能存在未知的神经病变。

三、病理生理

下尿路（膀胱和尿道）有两个主要功能：在适当的时机进行储尿和排尿。为了调节这两种生理过程，一个类似于切换电路的复杂神经控制系统，对膀胱的储尿功能和尿道的括约功能进行协调。脑桥排尿中枢对这个系统进行控制，同时又接收来自高级中枢的神经输入，尤其是来源于额叶内侧的神经冲动。因此，脊髓-脑干-脊髓排尿反射通路的任何部位受损，都将导致储尿和排尿功能障碍。神经源性下尿路功能障碍通常可由脑桥上、骶上脊髓、骶髓、骶髓以下及外周神经病变引起。

1. **脑桥上病变** 脑桥上病变由于损伤了大脑的抑制中枢，大脑皮质无法感知膀胱充盈，不能随意控制储尿和排尿，往往出现逼尿肌过度活动（DO），临床上多表现为尿失禁；由于脑桥排尿中枢是完整的，逼尿肌-括约肌协同性通常为正常，很少发生逼尿肌-括约肌协同失调（DSD），因此对上尿路的损害较小。常见的脑桥上病变的原因是脑卒中、帕金森病和痴呆等。

2. **骶髓以上的脊髓损伤** 骶上脊髓损伤患者，中枢调节排尿的下行通路被阻断，这种协调膀胱、肠道、括约肌功能的反射通路因此被打乱；同时，完全 SCI 后膀胱尿道感觉的上传通路被中断，括约肌的保护性反射以及中枢对逼尿肌自主反射的抑制作用丧失。所导致下尿路功能障碍的典型模式是 DO 及 DSD，产生逼尿肌高压、残余尿增加、尿失禁及泌尿系统感染等表现，进而导致膀胱输尿管反流、输尿管扩张、肾积水及肾脏瘢痕化等上尿路损害，严重者导致肾功能不全甚或尿毒症。

3. **骶髓损伤** 骶髓损伤患者根据逼尿肌神经核和阴部神经核损伤情况不同，临床表现也不同。

如果逼尿肌神经核损伤而阴部神经核完整，表现为逼尿肌松弛或无反射、膀胱容量增大且压力低，由于外括约肌痉挛，从而导致尿潴留，这类患者对上尿路损害相对较小，出现尿失禁情况也少。如果阴部神经核损伤而逼尿肌神经核完整，则表现为括约肌松弛、DO 或者痉挛、膀胱容量降低，由于膀胱出口阻力较低，很少引起上尿路损害，但尿失禁症状比较严重。如果逼尿肌神经核和阴部神经核同时损伤，则出现混合的改变。骶髓病变多见于骶髓发育异常（如骶裂、骶脊膜膨出等）患者，其下尿路病理生理复杂、个体差异很大，除了上述典型改变以外，经常会出现 DO 及 DSD 等骶髓上损害的特征，可能与神经发育缺损水平及病变累及水平较高有关；由于病变的长期性，这类患者上尿路损害程度不次于、甚或超过骶上脊髓损伤患者。

4. **骶髓以下及周围神经病变** 排尿骶反射中枢受损、或者相关外周神经受损，均可累及支配膀胱的交感和副交感神经，或同时累及支配尿道括约肌的神经，导致逼尿肌反射及收缩力减弱或消失、和（或）尿道内外括约肌控尿能力减低，出现排尿困难或尿失禁。

不同水平的神经病变导致的神经源性膀胱其病理生理改变具有一定规律性，但并非完全与病变水平相对应。同一水平病变、不同病因、不同患者或同一患者在不同病程，其临床表现和病理生理改变均可能有一定差异。另外神经源性膀胱患者储尿障碍与排尿障碍常常并存，必须从储尿、排尿及其协同性多方面来分析病理生理改变。影像尿动力学是揭示神经源性膀胱患者下尿路及上尿路病理生理改变及其规律性的准确方法、"金标准"，也是分类的基础。

Madersbacher 根据神经损伤部位、充盈以及排尿阶段膀胱逼尿肌和尿道外括约肌的功能状态，提出了一个分类图（图 8-1-3），描述了多种神经源性膀胱的类型，是对下尿路病理生理改变的直观描述与总结。

四、分类

神经源性膀胱分类标准应包含以下内容：①以尿动力学结果作为分类基础；②反映临床症状；③反映相应的神经系统病变；④全面反映下尿路及上尿路的功能状态。

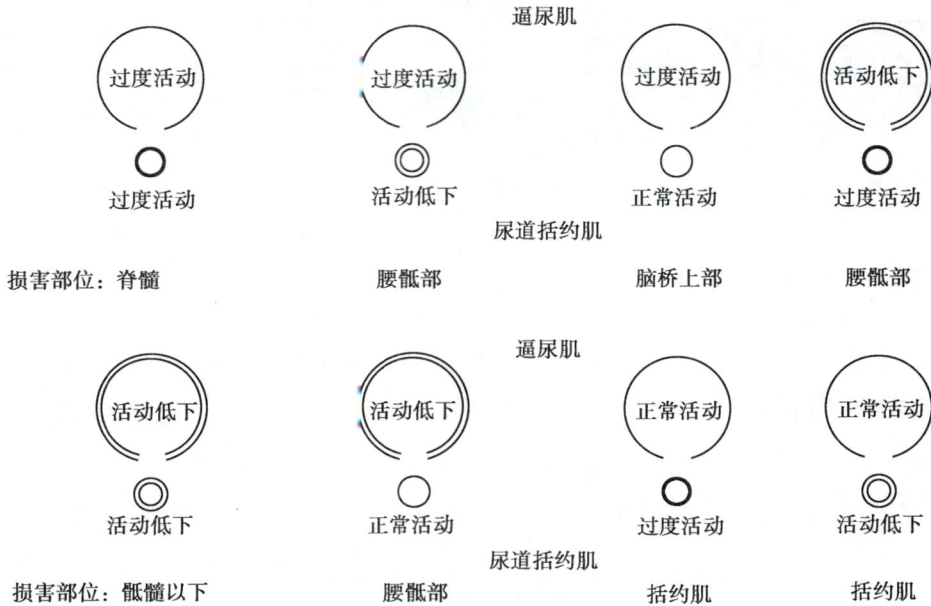

图 8-1-3　Madersbacher 典型神经病变所致下尿路功能障碍类型图

目前尚无理想统一的神经源性膀胱分类方法。国际尿控协会(ICS)仅将下尿路功能与功能障碍分为储尿期和排尿期两部分描述,并基于尿动力学结果针对患者储尿期和排尿期的功能提出一个分类系统(表 8-1-1),该分类可以较好反映膀胱尿道的功能及临床症状,但其没有反映上尿路状态,也需要补充相应的神经系统病变的诊断。

廖利民在既往下尿路功能障碍分类方法的基础之上,提出了一种包含上尿路功能状态的神经源性膀胱患者全尿路功能障碍的新分类方法(表 8-1-2),其中对肾盂输尿管积水扩张提出了新的分度标准。此分类方法可为评估、描述、记录上尿路及下尿路的病理生理变化、制定治疗方案提供全面、科学及客观的基础。

表 8-1-2 对膀胱输尿管反流的分级参照国际反流分级标准: Ⅰ 级:反流至不扩张的输尿管; Ⅱ 级:反流至不扩张的肾盂肾盏; Ⅲ 级:输尿管、肾盂肾盏轻中度扩张,杯口变钝; Ⅳ 级:中度输尿管迂曲和肾盂肾盏扩张; Ⅴ 级:输尿管、肾盂肾盏重度扩张,乳头消失,输尿管迂曲。但是许多神经源性膀胱患者并无膀胱输尿管反流存在,却经常出现肾盂肾盏积水扩张和输尿管迂曲扩张;廖利民依据静脉肾盂造影或泌尿系统核磁水成像(MRU)检查,新提出了肾盂输尿管积水扩张分度标准:1 度:肾盂肾盏轻度扩张、输尿管无扩张;2 度:肾盂肾盏中度扩张、杯口变钝,输尿管轻度扩张;3 度:肾盂肾盏中度扩张和输尿管中度扩张迂曲;4 度:肾盂肾盏重度扩

张、乳头消失,输尿管重度扩张迂曲。上述肾盂输尿管积水扩张经常源自膀胱壁增厚导致的壁段输尿管狭窄梗阻。此方法最后对患者肾功能的损害程度也进行了分类。

表 8-1-1　下尿路功能障碍分类

储尿期	排尿期
膀胱功能	膀胱功能
逼尿肌活动性	逼尿肌收缩性
正常或稳定	正常
逼尿肌过度活动	逼尿肌收缩力低下
特发性	逼尿肌无收缩
神经源性	
膀胱感觉	尿道功能
正常	正常
增强或过度敏感	尿道梗阻
减弱或感觉低下	尿道过度活动
缺失	机械梗阻
非特异性	
膀胱容量	
正常	
高	
低	
顺应性	
正常	
高	
低	
尿道功能	
正常	
功能不全	

表 8-1-2　廖氏神经源性膀胱患者全尿路功能障碍分类方法

下尿路功能		上尿路功能
储尿期	排尿期	
膀胱功能	膀胱功能	膀胱输尿管反流
逼尿肌活动性	逼尿肌收缩性	无
正常	正常	有:单、双侧
过度活动	收缩力低下	程度分度
	无收缩	Ⅰ
膀胱感觉		Ⅱ
正常	尿道功能	Ⅲ
增加或过敏	正常	Ⅳ
减退或感觉低下	梗阻	Ⅴ
缺失	过度活动	
	逼尿肌-尿道外括约肌协同失调	肾盂输尿管积水扩张
膀胱容量	逼尿肌-膀胱颈协同失调	无
正常	括约肌过度活动	有:单、双侧
增大	括约肌松弛障碍	程度分度
减小	机械梗阻	1
		2
顺应性		3
正常		4
增高		
降低		膀胱壁段输尿管梗阻
		无
尿道功能		梗阻
正常		
功能不全		肾功能
膀胱颈		正常
外括约肌		代偿期
		失代偿期
		氮质血症
		尿毒症

五、神经源性膀胱的诊断

神经源性膀胱的早期诊断和客观评估非常重要,只有早期诊断才能尽早及时治疗,防止并发症的产生与进展。神经源性下尿路功能障碍的出现有时可能并不伴随神经系统症状,但却仍然提示有神经系统病变存在的可能。早期诊断及治疗,能有效避免不可逆的下尿路、甚至上尿路病变的发生与进展。神经源性膀胱的诊断主要包括三个方面(表8-1-3)。

表 8-1-3　神经源性膀胱诊断推荐意见

推 荐 意 见	等级
病史采集	A
必须进行详细的病史采集,注意泌尿系统、肠道、神经系统及性功能的既往史及现病史。特别注意疼痛、感染、血尿、发热等可提示特异性诊断的症状	A
体格检查	A
制订下一步检查计划时应考虑患者是否有身体缺陷	A
尽可能详细进行神经系统检查,尤其是阴部/骶区的感觉及反射。详细检查肛门直肠的感觉与收缩功能,以及盆底功能	A
辅助检查	A
尿常规、肾功能、尿细菌学检查、泌尿系统超声、泌尿系统平片、膀胱尿道造影检查	A
下尿路及盆底电生理检查,尽力寻找神经病变或缺陷的直接证据	B
上尿路 MRU 或 CT 三维重建成像,可以明确肾盂输尿管积水扩张程度及迂曲状态	B
尿动力学检查	A
排尿日记	B
尿流率及残余尿等非侵入性检查必须安排在侵入性检查之前	A
对接受侵入性尿动力学检查的患者来讲,影像尿动力学检查是诊断评估神经源性膀胱尿路功能障碍的金标准;推荐开展以 X 线造影液体为介质的充盈期膀胱压力-容积-EMG 测定及排尿期压力-流率-EMG 测定	A
充盈期膀胱-压力容积测定时,充盈膀胱速率应与生理状况相似(推荐速率为 10ml/min),充盈膀胱所用盐水应加热至体温	B

1. **导致膀胱尿道功能障碍的神经系统病变的诊断**　如病变的性质、部位、程度、范围、病程等,应通过神经系统疾病相关的病史、体格检查、影像学检查和神经电生理检查明确,必要时请神经科医生协助诊断。

2. **下尿路和上尿路功能障碍以及泌尿系统并发症的诊断**　如下尿路功能障碍的类型、程度,是否合并泌尿系统感染、结石、肿瘤,是否合并肾积水、输尿管扩张迂曲、膀胱输尿管反流等上尿路损害。应从相应的病史、体格检查、实验室检查、尿动力学检查和影像学检查、膀胱尿道镜加以明确。

3. **其他相关器官、系统功能障碍的诊断**　如是否合并性功能障碍、盆腔脏器脱垂、便秘或大便失禁等,应通过病史、体格检查、实验室检查、影像学检查加以明确。

在进行任何侵入性检查之前,必须进行详尽的病史采集与全面的体格检查。对于怀疑神经源性膀胱的患者而言,必须在侵入性检查之前完成病史采集、排尿日记以及体格检查,这些初诊资料对于长期的治疗及随访很有必要。

六、神经源性膀胱的治疗

1. 神经源性膀胱的治疗目标与原则(表 8-1-4)

2. 神经源性膀胱的常用治疗方法
(1)保守治疗(表 8-1-5)

表 8-1-4　神经源性膀胱治疗推荐意见

推 荐 意 见	等级
神经源性膀胱治疗的首要目标是保护肾脏功能、使患者能够长期生存,次要目标是提高患者生存质量	A
治疗策划应遵循从无创到有创的循序渐进原则,结合患者综合情况制订适合患者自身的个体化治疗方案	A
治疗的黄金法则是确保逼尿肌压力在储尿期和排尿期都保持在低压、安全范围内	A
神经源性膀胱患者治疗后应定期、终生随访,病情进展时应及时调整治疗及随访方案	A

表 8-1-5 神经源性膀胱保守治疗推荐意见

推 荐 意 见	等级
保守治疗是神经源性膀胱治疗的初始方法,并贯穿于治疗的不同阶段;不同类型神经源性膀胱适合不同的保守疗法	A
自身行为训练为其他疗法的辅助方法	B
盆底肌肉锻练在盆底肌及尿道括约肌不完全去神经支配的患者中,可抑制逼尿肌过度活动、改善盆底功能或尿失禁状态	B
任何辅助膀胱排空的方法、或手法辅助排尿都必须谨慎,必须在尿动力学检查允许前提下施行、并定期随访	C
盆底生物反馈可结合其他盆底锻练方法开展,应用 EMG 生物反馈来指导训练盆底肌,可以加强盆底肌张力和控制能力,巩固盆底肌训练的效果	B
间歇导尿是膀胱训练的一种重要方式,膀胱间歇性充盈与排空,有助于膀胱反射的恢复,是协助膀胱排空的金标准;间歇导尿具有实施原则、应用条件与标准方法,必须遵循	A
留置导尿和膀胱造瘘在原发神经系统疾病急性期的短期应用是安全的,但长期留置导尿或膀胱造瘘均有较多并发症	C
男性尿失禁患者可选择使用阴茎套和外部集尿器,对于已经接受尿道外括约肌切断术的男性患者应使用外部集尿器	B
膀胱腔内灌注治疗的药物主要有 M 受体阻断剂	C
胫后神经刺激和外部临时电刺激(如阴茎/阴蒂或腔内)可抑制神经源性逼尿肌过度活动	B
IVS 的适应证为神经源性膀胱感觉减退、和(或)逼尿肌收缩力低下的患者	B
盆底肌电刺激途径多经阴道或肛门插入电极,以间歇式电流刺激盆底肌肉群,主要用于治疗尿失禁	B
针灸疗法具有易于操作、痛苦小、经济等优点,对于一些疗效确切且安全性好的穴位(如八髎、三阴交和中极),针灸可作为改善神经源性下尿路功能障碍的选择方法	C

(2)口服药物治疗:神经源性膀胱的药物治疗效果与作用于膀胱尿道的神经递质及受体分布相关。膀胱收缩最主要是通过乙酰胆碱诱导刺激膀胱平滑肌中的节后副交感胆碱能受体引起。乙酰胆碱是人类膀胱逼尿肌产生收缩的主要神经递质,逼尿肌上主要分布 M_2 和 M_3 受体,其中 M_3 受体被认为是调控逼尿肌收缩的主要受体亚型。M 受体阻断剂通过竞争性抑制乙酰胆碱与逼尿肌上 M_3 和 M_2 受体的结合而抑制膀胱逼尿肌反射性收缩、减轻逼尿肌过度活动(DO)程度,进而起到治疗神经源性膀胱的作用。α 肾上腺素受体兴奋可以使尿道平滑肌层收缩、导致尿道内口关闭;$α_{1A}$ 受体在男性尿道前列腺部及女性尿道的分布上占绝对优势,因此 α-受体阻滞剂可降低膀胱出口阻力。应用单一药物治疗神经源性膀胱的疗效有限,包括药物治疗在内的联合治疗才能获得最大疗效(表 8-1-6)。

表 8-1-6 神经源性膀胱药物治疗推荐意见

推 荐 意 见	等级
采取包括药物治疗在内的联合方式来治疗神经源性膀胱	A
M 受体阻断剂治疗神经源性逼尿肌过度活动,可降低储尿期膀胱压力、保护上尿路功能,可配合间歇导尿或其他方式来排空膀胱	A
α-受体阻滞剂可以降低神经源性膀胱患者膀胱出口阻力、减少残余尿	B
去氨加压素治疗神经源性膀胱患者夜尿症	B
磷酸二酯酶抑制剂(PDE5-I)治疗神经源性逼尿肌过度活动	C
M 受体激动剂及胆碱酯酶抑制剂治疗逼尿肌收缩无力的证据不足	D
α-受体激动剂治疗神经源性尿道括约肌功能不全的证据不足	D
黄酮哌酯治疗神经源性逼尿肌过度活动的证据不足	D

（3）临床常用的手术治疗方法：神经源性膀胱的手术治疗方法分为治疗储尿功能障碍的术式、治疗排尿功能障碍的术式、同时治疗储尿和排尿功能障碍的术式和尿流改道术式四大类，本指南仅阐述在神经源性膀胱治疗中应用的临床常用术式。

重建储尿功能可以通过扩大膀胱容量和（或）增加尿道控尿能力两条途径实现，重建排尿功能可以通过增加膀胱收缩力和（或）降低尿道阻力两条途径实现。需要特别指出的是：鉴于神经源性膀胱的病因、病理生理机制、临床症状及病程演进的复杂性和多样性，治疗的首要目标是保护上尿路功能，而不是单纯提高控尿和（或）排尿能力，因此在选择任何手术治疗方法之前都应与患者充分沟通，将患者的治疗期望值控制在合理的范围以内（表8-1-7）。

表8-1-7　神经源性膀胱手术治疗选择推荐意见

推荐意见	等级
选择手术治疗方式前患者必须接受影像尿动力学及上尿路影像学等全面检查，评估膀胱感觉、容量、顺应性、逼尿肌稳定性及逼尿肌漏尿点压力，明确膀胱颈和尿道外括约肌的张力状态、是否存在逼尿肌-尿道括约肌协同失调、是否存在膀胱输尿管反流以及肾积水等上尿路损害	A
手术治疗方案确定时应综合考虑患者的全身状态、治疗意愿与期望值、意识状态、肢体功能、治疗依从性、生活环境、经济状态、文化宗教背景等诸多因素，与患者充分沟通后，将患者的期望值控制在合理的范围内，术后需长期规律随访	A
膀胱壁A型肉毒素注射术、肠道膀胱扩大术治疗神经源性逼尿肌过度活动	A
对于严重的膀胱输尿管反流及膀胱壁段输尿管狭窄患者在实施肠道膀胱扩大术时同期行输尿管抗反流再植术	B
自体膀胱扩大术治疗神经源性逼尿肌过度活动	B
在特定患者选用骶神经调节术治疗神经源性逼尿肌过度活动	B
骶神经调节术、逼尿肌成形术可增加膀胱收缩力	C
骶神经后根切断+前根刺激术可重建完全性脊髓损伤患者的储尿与排尿功能	C
单独应用骶神经前根刺激术	D
在特定患者选用尿道外括约肌切断术降低尿道阻力。降低尿道阻力的术式应用于男性神经源性膀胱患者，术后尿失禁可配合外用集尿器	B
尿道括约肌A型肉毒素注射术降低尿道阻力	B
膀胱颈切开术降低尿道阻力	C
尿道支架置入术降低尿道阻力	D
用于增加尿道控尿能力的术式有人工尿道括约肌植入术、尿道吊带术配合间歇导尿	B
儿童患者填充剂注射术增加尿道控尿能力	C
尿流改道在神经源性膀胱的手术治疗中具有严格的适应证	C

七、神经源性膀胱常见泌尿系统并发症的处理

1. 膀胱输尿管反流的处理　膀胱输尿管反流（VUR）分为原发性和继发性，本指南仅阐述神经源性膀胱继发VUR的处理。治疗目的和神经源性膀胱一样，首先保护患者的肾功能。在纠正继发性

VUR之前，必须首先纠正DSD、低顺应性膀胱、膀胱内病理性高压、泌尿系统感染等导致VUR的诱发因素。部分继发性VUR随着DSD的纠正、膀胱顺应性的改善可以减轻甚至消失。纠正了诱发因素后仍然存在的VUR，可以考虑微创或开放手术治疗（表8-1-8）。

2. 泌尿系统感染的处理（表8-1-9）

表 8-1-8 ICS 有关神经源性膀胱合并输尿管反流诊治推荐意见

推 荐 意 见	等级
影像尿动力学检查可以确诊有无膀胱输尿管反流(VUR)、判断反流程度、确定反流时膀胱压力、了解膀胱功能障碍类型	A
在实施抗反流治疗前、或抗反流治疗同期应纠正导致 VUR 的诱发因素	A
在诱因去除后 VUR 仍不消失者,应进行外科治疗	A
膀胱镜下输尿管口填充剂注射抗反流术治疗 VUR 具有微创优点,应严格选择填充剂种类	B
对于程度较重的反流[高等级反流和(或)低压反流]在行膀胱扩大术的同期行输尿管抗反流再植术,输尿管粗大者应行裁剪或折叠	B
对于神经源性膀胱在未行膀胱扩大术的情况下,单独行输尿管抗反流再植术	D
定期影像学随访:每年至少应进行两次 B 超检查、一次影像尿动力学检查,根据情况决定进一步检查	B

表 8-1-9 ICS 有关神经源性膀胱合并泌尿系统感染诊治推荐意见

推 荐 意 见	等级
反复发作的尿路感染可导致神经源性膀胱患者肾功能损害、生活质量下降、预期寿命缩短,必须积极控制	A
神经源性膀胱患者尿路感染有许多病因、诱因及危险因素,在开始治疗 UTI 前或治疗和预防过程中应积极寻找并去除之	A
降低膀胱压、排空膀胱、处理 VUR、纠正不正确的排尿方式、去除泌尿系统结石等措施应贯穿于神经源性膀胱患者 UTI 治疗与预防的整个过程	A
间歇导尿可降低部分神经源性膀胱患者尿路感染发生率	A
大部分无症状性菌尿患者无需抗生素治疗	B
对于临床诊断的 UTI 患者在开始经验性治疗前进行尿培养,根据药敏试验选择性使用抗生素	A
每日适量饮水有利于预防 UTI	A
常用口服蔓越莓提取物、乌洛托品、L 蛋氨酸酸化尿液等方法来预防神经源性膀胱患者 UTI	C
常规膀胱冲洗、尤其是抗生素盐水进行常规膀胱冲洗来预防神经源性膀胱患者 UTI	D
常规预防性使用抗生素来防治神经源性膀胱患者 UTI	D

八、小儿神经源性膀胱

小儿神经源性膀胱(PNB)较成人神经源性膀胱具有自身特点,包括治疗困难、病程长、对上尿路危害大等。新技术、新方法的应用显著降低了上尿路并发症的发生率(表 8-1-10)。

九、生活质量与随访

1. 生活质量(表 8-1-11)
2. 随访(表 8-1-12)

表 8-1-10 ICS 小儿神经源性膀胱诊治推荐意见

推 荐 意 见	等级
小儿神经性膀胱(PNB)的诊断要参考神经系统损害的病史、储尿和排尿异常症状和相关体格检查,提示 PNB 时应进行影像尿动力学检查	A
治疗原则是保护肾脏功能、使患儿能够长期生存,在学龄期注意提高患儿生存质量	A
积极治疗原发病。根据临床症状、神经系统和影像学检查及尿动力学检查结果对 PNB 进行分类,然后依据尿动力学分类进行针对性个性化治疗	A
膀胱高压、逼尿肌-括约肌协同失调、慢性尿潴留等均是上尿路损害的危险因素,应尽早对这些因素采取治疗措施	A
与骨科、肛肠外科、妇产科、康复等相关科室联合评估和制定治疗方案	B
清洁间歇导尿联合 M 受体阻断剂作为基础治疗方法	A
严格外科手术适应指征,结合个体情况制定手术治疗方案	A
神经源性膀胱患者治疗后应定期、终生随访,病情进展时应及时调整治疗及随访方案	A

表 8-1-11　ICS 有关神经源性膀胱患者生活质量评估方法推荐意见

推 荐 意 见	等级
神经源性膀胱治疗的主要目标之一是改善生活质量	A
在评价神经源性膀胱及神经源性肠道的疗效时,必须进行生活质量评估	A
缺乏针对神经源性膀胱患者生活质量评估的特异性测量评估工具。有效工具包括针对脊髓损害和多发性硬化病患者的 Qualiveen® 量表、困扰症状的视觉模拟评分法(VAS)。此外,通用的 SF-36、KHQ、I-QoL 等问卷也可应用	B

表 8-1-12　ICS 有关神经源性膀胱患者随访推荐意见

推 荐 意 见	等级
将尿常规(1 次/2 个月),泌尿系统超声及残余尿量测定(1 次/6 个月),肾功能及尿动力学检查(1 次/1 年)作为为基础随访检查项目	B
随访期发现危险因素出现或处于危险进展期,患者必须接受影像尿动力学检查	A
患者上尿路及下尿路病理生理状态发生变化时应及时调整随访时间,间隔应缩短	B

十、结论

神经源性膀胱是一个多元化的复杂疾病,需要个性化治疗与动态随访。在治疗之前必须对患者进行全面、具体的诊断,并把当前医疗水平、患者心理状况及其对未来期望值等因素都考虑进去。临床医师可以从丰富的治疗方法中进行选择,并与患者及其家属共同确定恰当的治疗方案;每种方案各有优劣,即使某种治疗取得成功,终身密切随访也是必需的。本指南提供权威的循证医学推荐及专家建议,以指导我国临床工作者尽可能详实地评估和确定神经源性膀胱状况,并与患者共同选择合适治疗方案。总之在当前技术状态下,神经源性膀胱治疗的黄金法则为"有效、安全、微创"。

(廖利民)

参 考 文 献

1. Stohrer M,Goepel M,Kondo A,et al. The standardization of terminology in neurogenic lower urinary tract dysfunction with suggestions for diagnostic procedures. Neurourol Urodyn,1999,18(2):139-158.
2. Abrams P,Cardozo L,Fall M,et al. The standardization of terminology of lower urinary tract function:Report from the standardization subcommittee of the International Continence Society. Neurourol Urodyn,2002,21(2):167-178.
3. Nosseir M,Hinkel A,Pannek J. Clinical usefulness of urodynamic assessment for maintenance of bladder function in patients with spinal cord injury. Neurourol Urodyn,2007,26(2):228-233.
4. Guidelines on neurogenic low urinary tract dysfunction (2012). European Association of Urology. www. uroweb. org
5. Abrams P,Cardozo L,Khoury S,et al. Incontinence. 3rd ed. Plymouth:Health Publications Ltd,2005:97-143.
6. 廖利民,宋波. 神经源性膀胱诊断治疗指南 // 那彦群,叶章群,孙光. 中国泌尿外科疾病诊断治疗指南. 北京:人民卫生出版社,2011:177-208.
7. 廖利民,吴娟,鞠彦合,等. 脊髓损伤者泌尿系管理与临床康复指南. 中国康复理论与实践,2013,19(4):301-317.
8. 廖利民. 神经源性膀胱尿路功能障碍的全面分类建议. 中国康复理论与实践,2010,16(12):1101-1102.
9. 廖利民. 尿动力学. 北京:人民军医出版社,2012:298-307.
10. 廖利民. 神经源性膀胱的诊断与治疗现状和进展. 中国康复理论与实践,2007,13(7):604-606.
11. 廖利民. 神经源性膀胱的治疗现状和进展. 中国康复医学杂志,2011,26(3):201-205.
12. 廖利民,李建军. 神经源性膀胱治疗中值得重视的问题与未来展望. 中国康复理论与实践,2007,13(7):601-603.
13. 廖利民. 神经源性膀胱诊断治疗指南(修订版)// 那彦群,叶章群,孙光. 中国泌尿外科疾病诊断治疗指南. 北京:人民卫生出版社,2013.

第二章　女性压力性尿失禁及盆底膨出

本章节将涉及老年妇女最常见的盆底疾病,它包括女性压力性尿失禁(stress urinary incontinence,SUI)和盆腔脏器脱垂(pelvic organ prolapse),后者临床常用称呼为盆底膨出。两类疾病归属盆底功能障碍性疾病,在本科教材中没有单独讲解此内容。一般的理解,此两类疾病分属泌尿外科中的女性泌尿(female urology)亚专业及妇科学中的妇科泌尿(gynecology urology)亚专业,但有趋势显示盆底外科(pelvic surgery)可能更能全面系统地管理此类具有相同发病机制或手术途径的疾病。除本章将讲解的两类疾病外,直肠类疾病也将可能归属盆底外科。

盆底功能障碍性疾病与其他器质性疾病的主要区别在于其发病基础是自身结构的改变和(或)功能变化,而不像其他器质性疾病是受外来病理性改变所致,因此其术前评估、治疗原则及术后效果评价与其他器质性疾病相比有一定差异。对盆底功能障碍性疾病的评估更注重其对患者生活质量的影响;术后疗效评价标准也将以生活质量为核心,其中包括性生活质量,其"治愈"标准因人而异。所以对本章节内容的理解更多的需要尿控理论和对盆底结构的熟悉。

女性压力性尿失禁和盆底膨出是老年妇女常见的盆底疾病,其根本原因是衰老的病理过程。虽然此病对生命很少构成威胁,但却严重影响女性的生活质量,随着人民生活水平的提高,此类患者的就医要求会急剧增加。我国老龄化进程很快,根据我国的人口调查结果,目前估计60岁以上老龄人口已经达到2亿,到2020年将超过人口的20%,即使按女性占一半计算,结合美国的统计资料:80岁以前的女性接受上述两种疾病的手术概率为11%,我们不难看到一个极巨大的医疗需求。

第一节　女性压力性尿失禁的发病机制及分类

一、尿失禁的概况

按照国际尿控协会(international continence so-ciety,ICS)的定义,尿失禁的临床表现是尿液不自主从尿道口流出,并造成了个人卫生及社交障碍问题。它可以是一种患者描述的主要症状(比如压力性尿失禁、急迫性尿失禁);也可能是一种疾病的伴随现象(比如前列腺患者的尿失禁)或本身就是一种疾病(存在病理因素,比如输尿管异位后尿道开口、低顺应膀胱)。尿失禁的发病率因为判断尿失禁的标准与程度的不同而存在较大差异,国外较早期的文献显示女性4.5%～53%,男性1.6%～24%,国内调查的结果显示绝经后妇女压力性尿失禁发生率在30%左右。

目前临床上常见的尿失禁可分为下列四类:压力性尿失禁(stress urinary incontinence,SUI)、急迫性尿失禁(urgency urinary incontinence,UUI)、混合性尿失禁(mixed urinary incontinence,MUI)与充盈性尿失禁(overflow urinary incontinence)。有些尿失禁与上述4类存在区别,ICS也认可下列用语:无意识尿失禁(unconscious/unaware incontinence)、持续尿失禁(continuous leakage)、遗尿(nocturnal enuresis)及排尿后滴沥(postvoid dribble)。在临床工作中,我们多数时间可以从患者的症状叙述中给出尿失禁的正确诊断,但我们需要注意针对可疑患者的鉴别诊断,其中针对女性患者特别提出对可疑患者必须行截石体位的会阴及阴道检查,以及运用尿动力检查最后给出确定的诊断。

二、女性压力性尿失禁的发病机制

女性压力性尿失禁的发病机制以前有尿道缩短、膀胱颈下降、膀胱尿道后角扩大等说法,但至20世纪90年代中期后,对发病机制的认识统一为尿道下移及固有括约肌功能障碍。

女性压力性尿失禁是发生在储尿期的问题,为了更好地理解女性压力性尿失禁的发病机制,有必要从尿控的观点了解正常储尿的生理过程。与储尿期有关的尿动力指标包括:膀胱内压、逼尿肌压、腹压、尿道闭合压及固有括约肌压。其中膀胱内压=逼尿肌压+腹压;尿道闭合压=固有括约肌压+

腹压。当不等式膀胱内压小于尿道闭合压或立时，患者可以获得正常储尿功能，但当其中的变量：腹压、逼尿肌压、固有括约肌压发生变化导致不等式反向变化时即会出现尿失禁。当逼尿肌压顺应性下降或无抑制收缩导致膀胱内压大于尿道闭合压，从而引起的尿失禁为急迫性尿失禁。

正常控尿患者，当腹压增加时，尿道闭合压与膀胱内压会同时增加，从而维持不等式膀胱内压小于尿道闭合压成立。但当腹压增加，膀胱颈及尿道会出现下移时，腹压传递到尿道的压力会明显小于传递到膀胱的压力，尿控的解释是腹压传导率异常，如果导致不等式反向变化，就会出现压力性尿失禁。但临床工作中我们发现，不是所有出现尿道下移的患者都会出现压力性尿失禁，这说明尿道下移并不是靠腹压传导率就可以完全解释的。

20世纪90年代中期，DeLancey发现尿道所处的位置在静止状态可以被像吊带样的肌筋膜压迫，这个肌筋膜就是耻骨尿道韧带。他的模型说明正是这层支撑结构的稳定性而不是尿道的位置决定是否发生尿失禁。如果耻骨尿道韧带受损，当患者腹压增加时，韧带就会失去了对尿道的支撑，尿道在下移旋转的过程中尿道中段呈现开放现象，压力性尿失禁也就会发生；如果耻骨尿道韧带稳定，尿道位置即使下移，尿道中段始终处于关闭状态从而达到控尿功能，这个理论就是我们治疗压力性尿失禁所依靠的"尿道中段理论"，也称吊床理论（hammock theory）。

上述腹压传导率和尿道中段理论对女性压力性尿失禁发生机制的解释其实是一致的，因为耻骨尿道韧带稳定完好是腹压传导的解剖基础，腹压增加时将尿道挤压到正常的韧带上，保持尿道中段的闭合是控尿的关键。至于尿道出现下移，但不出现压力性尿失禁的原因可解释为耻骨尿道韧带的长度及强度因人而异，在那些韧带短而强的患者，尿道下的支撑轻微丧失就足以引起在尿道下移的同时出现中段尿道开放，反之则不然；另外一个重要的原因就是无论腹压增加时尿道下移程度如何，如果患者膀胱颈功能强大，始终处于关闭状态，即使中段尿道此时出现开放，但也不会出现压力性尿失禁现象。

固有括约肌功能障碍（intrinsic sphincter dysfunction，ISD）会引起尿道关闭压的显著下降，也可导致不等式反向变化出现压力性尿失禁，此类压力性尿失禁的发病机制与耻骨尿道韧带的稳定与否没有关系。这类情况多见于先天性ISD、膀胱颈术后及盆腔术后接受放疗的患者。

三、女性压力性尿失禁的分类

女性压力性尿失禁的分类根据发病机制进行。目前常将压力性尿失禁分为两型：解剖型与功能型。

解剖型压力性尿失禁在临床上常见，约占90%以上，其发病机制为因耻骨尿道韧带松弛，腹压增加时腹压传导率不一致，尿道解剖位置下移的同时尿道中段开放。其主要表现为当截石位查体时，嘱患者增加腹压时可见尿道下移。棉签试验就是为检查尿道下移而设计的。

功能型压力性尿失禁约占压力性尿失禁10%，其分类的发病机制为尿道括约肌关闭功能缺陷。高龄（大于70岁）、症状严重、子宫切除术后放疗、膀胱颈切开术后患者需高度怀疑。

由于尿道下移与膀胱膨出具有相同的发病机制（盆底韧带松弛），两者经常同时发生，此前根据尿道下移与膀胱膨出的程度不同也将压力性尿失禁分为0、Ⅰ、ⅡA、ⅡB、Ⅲ、Ⅳ五类，但由于五分类方法繁琐，对临床治疗的指导意义与两型分类方法相当，目前临床已经很少有人采用。如果压力性尿失禁患者合并有盆底膨出，POP-Q评分即可良好反映患者状况。

第二节　盆底膨出的发病机制及分类

一、盆底膨出概况

盆底膨出是老年女性的常见盆底疾病，尽管我们都知道老龄化导致的盆底功能衰退是盆底膨出的主要原因，但有关盆底的神经、肌肉、结缔组织及它们的相互关联是如何导致盆腔脏器脱垂发生的尚有许多待研究探讨的问题。

我们一般会认为盆腔脏器（膀胱、子宫、直肠）是受盆底肌肉支撑的，盆底肌的松弛将导致盆腔脏器脱垂，其实盆腔脏器应当同盆底肌一样是盆腔的一个组成部分，它是通过包绕其表面的腹膜、周围的盆底筋膜及盆底肌固定于骨盆上而获得稳定结构的，其中的主韧带和骶韧带是起稳定作用的最重要结构。

（一）盆腔脏器分区

习惯将盆腔按脏器位置分为前、中、后三个腔室，前腔室包括膀胱与尿道；中腔室为子宫；后腔室为直肠。目前三腔室的脱垂治疗涉及泌尿、妇科及肛肠，因"整体理论"将其发病均归于盆底筋膜的受损，有将盆底疾病看作一个整体的趋势，将来由单一的盆底外科处置更具优势。

（二）盆底支撑功能分区

盆底支撑是不同水平的支撑合力的结果，其主要支撑组织是盆内筋膜、盆底肌。按照不同的支撑部位与支撑方向，盆底支撑分为三个水平。

Ⅰ水平支撑：支撑宫颈及阴道上三分之一部位，支撑组织是由宫颈旁及阴道旁筋膜组织融合形成，子宫主韧带及骶韧带是其主要组成部分，它附着于骨盆及骶骨上，站立位时分别向上、偏后方牵引并固定阴道上份及宫颈。阴道骶前固定术治疗子宫脱垂即是以修复Ⅰ水平支撑为依据的。

Ⅱ水平支撑：支撑阴道大部，支撑组织的形态和方向与Ⅰ水平支撑已有不同，其主要靠阴道两侧的旁筋膜组织直接附着于盆壁形成支撑作用，两侧盆壁的附着处形成盆筋膜腱弓，盆筋膜腱弓两端分别在耻骨体后方和坐骨棘。Ⅱ水平支撑方向是将阴道向两侧固定，由于Ⅰ、Ⅱ水平的支撑作用，阴道中段呈后斜近水平位，前后壁呈紧贴状。网片置入的前盆底重建术可以完全模仿Ⅱ水平支撑，达到对阴道前壁膨出的完整治疗。

阴道远端直接与肛提肌、尿道口、会阴体等组织附着融合形成Ⅲ水平支撑。

三个水平的支撑组织类型和应力方向均不同，可以因受损的方式不同出现不同的临床表现。

二、盆底膨出的发病机制

盆底膨出发生时，盆腔脏器均会经过生殖裂孔，而生殖裂孔的大小和张力是靠肛提肌的活动来完成的；同时我们也了解到盆内筋膜组织是固定盆腔脏器的主要方式，所以肛提肌与盆内筋膜组织的协同作用丧失是盆腔脏器脱垂发生的机制。

如果盆底肌（肛提肌）功能正常，当腹压增加时，其强有力的收缩可以暂时关闭生殖裂孔，同时阴道内压力会随之增加，这样可以对抗盆腔脏器下降的力，从而减轻对盆内筋膜、韧带的牵拉作用，长久保持器官的正常位置；如果盆底肌（肛提肌）受损，不能很好提供关闭生殖裂孔的作用，短时间内靠盆内筋膜组织、韧带的牵拉作用尚可维持盆腔脏器的位置，但最终会造成不可逆损伤，形成脱垂。所以产后的盆底肌功能恢复训练非常重要。

20世纪90年代初到中期Petros和Ulmsten通过一系列的研究提出了盆底整体理论（integral theory），此理论对盆底功能障碍性疾病发生的机制作了分析，核心思想为盆底各功能分区中的筋膜、韧带受损会引起患者相应的脱垂、大小便排泄异常，甚至盆底疼痛。与上述发病机制的叙述的主要差别在于："整体理论"强调筋膜、韧带的受损是发病的主要因素，盆底肌对盆腔器官的支撑是通过附着在其上的筋膜、韧带来起作用的。

虽然我们可以怀疑整体理论描述的盆底筋膜、韧带解剖结构改变与相应的症状、体征是否存在必然的联系，但已经从尿道中段悬吊术的治疗效果中得到了肯定的回答。

三、盆底膨出的分类

盆底膨出的分类方法以膨出发生的部位为原则，但其中反映的实质问题应当是盆底支撑结构的损伤部位，下面列举临床中最常见分类的疾病。

（一）前腔室：阴道前壁膨出

前腔室包括膀胱及尿道，主要接受阴道旁筋膜组织形成的Ⅱ水平支撑维持正常形态。尿道的脱垂还与耻骨尿道韧带有关，临床上习惯称为尿道下移，与压力性尿失禁的发生有关，已在其他章节描述。膀胱的膨出也习惯称为阴道前壁膨出，分为中央型缺陷、旁侧缺陷两类。中央型缺陷的原因与阴道壁自身壁张力下降有关，临床表现为阴道壁中央呈膨胀样膨出，其实质为膨大的膀胱壁。旁侧缺陷顾名思义就是阴道旁筋膜组织受损，临床表现大多为阴道前壁整体下移，与中央型缺陷的主要区别为阴道黏膜的皱褶仍然保持，但上述两种缺陷常同时存在。阴道上部接受Ⅰ水平支撑，当子宫脱垂时阴道上部也会随之出现下移，其下移程度受下部阴道壁的支撑程度决定。

（二）中腔室：子宫及穹隆膨出

子宫处于中腔室，接受主韧带与骶韧带为主构成的Ⅰ水平支撑固定。当子宫全切后，阴道顶端，也称穹隆端仍会出现脱垂，称为穹隆脱垂。

（三）后盆腔：阴道后壁膨出

阴道后壁中段的膨出，也称直肠膨出，与阴道前壁旁侧缺陷膨出相类似，但阴道后壁下段的膨出有所不同，因为阴道远端是直接与肛提肌融合而固定的（Ⅲ水平支撑），所以对于因为产伤所致的阴道后壁下段膨出，只需缝合损伤的肛提肌即可。

第三节　女性压力性尿失禁患者尿道及盆底状况的评估

在对病史详细询问，排除诸如急迫性尿失禁、充盈性尿失禁、尿道憩室、生殖器尿瘘及神经源性膀胱后，需要对尿道及盆底的状况进行评估，评估的目的主要是决定采用何种治疗方式才能最大限度地达到患者的治疗期望值。如果患者决定采用保守治疗，评估工作可以暂时不进行。

一、尿道状况的评估

做尿道的评估包括两方面的内容：解剖状态与功能状态。解剖状态的评估可以从截石位详细的查体或膀胱造影、经会阴超声及 MRI 等形态学检查获得；功能状态需要从尿动力学检查获得。观察尿道下移程度是对压力性尿失禁患者尿道状态最重要的评估。棉签试验是常用的方法，但将棉签置入尿道患者会有明显的不适感。POP-Q 评分中 Aa 点的位置与膀胱颈位置相当，通过观察 Aa 点的下降程度即可以估计尿道的下降程度。如果尿道下移不明显或未见下移，应当考虑患者压力性尿失禁的原因以功能性，即内括约肌功能障碍（ISD）为主。功能性压力性尿失禁的主要机制为尿道内括约肌功能障碍导致的膀胱颈口持续开放，膀胱造影和经会阴超声可以从图像上进一步得到证实，但临床中需要依靠影像学证据来评估尿道状况的患者较少，因为通过患者的病史症状特点、查体及尿动力检查基本可以满足对尿道状态的评估。

尽管尿动力检查不是用来诊断压力性尿失禁的方法，对于症状典型的单纯压力性尿失禁术前可以不行尿动力检查已经得到广泛的认可，但对症状严重、具有其他 LUTS 症状及复发患者行尿动力检查同时采用形态学检查评价膀胱、尿道状态是有必要的。尿动力检查项目中，腹压漏尿点压力（ALPP）仍是我们重视的指标，如小于 $60cmH_2O$ 应当考虑功能性压力性尿失禁占主导。最大尿道闭合压力（MUCP）因为数值波动较大，仅供参考。尿动力检查对尿道状况的评价可以用来帮助选择治疗方式，但对判断术后效果帮助不大。

二、盆底状况的评估

由于女性压力性尿失禁与盆底膨出的发病机制有相同之处，均为相应的盆内筋膜、韧带松弛所致，两种情况也常同时发生，相互影响。所以在对女性压力性尿失禁尿道状况评估的同时，也需要对盆底状况做出评估，以便做出正确的治疗选择。

盆底膨出的种类较多，患者主要描述的症状是阴道内有"肿物"脱出，同时还可能伴发尿失禁、排尿困难，甚至肾脏积水等症状。盆底膨出的诊断并不困难，难点在于对膨出程度的正确估计，按照"整体理论的"要求，需要通过对脱垂程度的检查推断出盆底筋膜、韧带组织的受损类型。此前妇科习惯用阴道半程评价方法（half-way vaginal profile）（表8-2-1）来评价盆底膨出程度，此方法简单，受临床医师的喜爱，但新的盆腔脏器脱垂定量表（POP-Q）（表8-2-2）因其对各膨出部位更加精确的描述，对手术方式选择有一定的指导作用，并且不同医师做出的评价效果一致性好，从而成为目前全世界共同认可的盆底膨出程度的评估方法。

根据 POP-Q 的评估结果，可将盆底膨出进行不同程度的分级，分级结果有利判断患者是否需要接受手术治疗。分级结果见表8-2-3。

泌尿科医师在对女性压力性尿失禁的诊治过程中，必然会经常遇到阴道前壁膨出的患者，截石位查体所得到的评估结果可能会小于术中评估结果，如果估计膨出需要同期修复，术前应当向患者提前沟通，以避免术中更改手术方案。

表 8-2-1　阴道半程评价方法
(half-way vagnal profile)

分级	膨出最低点的位置
0	没有膨出
I	最低点不到阴道长度一半
II	最低点接近处女膜缘水平
III	最低点超出处女膜缘，阴道外露不及一半
IV	阴道几乎完全膨出

表 8-2-2　盆底膨出 POP-Q 评分表（pelvic organ prolapse quantification）

	定位点定义	变化值
Aa	阴道前壁距处女膜缘 3cm 处固定点	变化范围-3cm ~ +3cm
Ba	Aa 点以上阴道前壁最低点	变化范围-3cm ~ 阴道全长
Ap	阴道后壁距处女膜缘 3cm 处固定点	变化范围-3cm ~ +3cm
Bp	Ap 点以上阴道后壁最低点	变化范围-3cm ~ TVL
C	宫颈或宫颈阴道瘢痕最低点	变化范围-TVL ~ +TVL
D	后穹隆高点（子宫保留时）	
生殖器裂孔（genital hiatus，GH）		尿道外口至处女膜后缘距离
会阴体距离（perineal body，PB）		处女膜后缘到肛门口距离
阴道全长（tatal vaginal length，TVL）		C 点或 D 点在正常位置时的阴道长度

表 8-2-3 POP-Q 评估结果分级方法

分级	POP-Q 评估结果
0 级	Aa、Ba、Ap、Bp=−3cm；C 和 D≤−(TVL-2)cm
Ⅰ 级	最低点<−1cm
Ⅱ 级	−1cm≤最低点≤+1cm
Ⅲ 级	+1cm<最低点<+(TVL-2)cm
Ⅳ 级	最低点≥+(TVL-2)cm

第四节 女性压力性尿失禁及盆底膨出的治疗原则

对女性压力性尿失禁与盆底膨出的治疗选择要根据患者的病史与查体结果，更重要的内容是询问出患者对治疗后的期望值。

在制定女性压力性尿失禁及盆底膨出的治疗前，需要了解其发生机制及评估状况，这些我们已经在前面章节做了一定描述。面对具体制订治疗方案，我们还应当充分了解患者迫切要求解决的症状，因为无论是压力性尿失禁或盆底膨出，抑或两者同时存在的患者，她们的需求均是希望改善生活质量，我们既不能因为两种疾病之间的发病机制有相同之处，就同期施行手术治疗，造成过度治疗；也不能因为患者没有叙述相关症状而忽略术前沟通或同期治疗，使患者术后相应症状出现造成再次治疗或引起医疗纠纷。

在制定治疗方案之前，除需考虑常规的医疗原则，比如先保守后有创、微创优先、有效为先等基本医疗原则外，我们还应当充分认识到没有哪一种治疗方案是对压力性尿失禁或盆底膨出是最佳的治疗方案，其中的原因除疾病的发生机制、种类不同外，外科医师对手术方式的熟悉程度也对制定治疗方案有影响。

目前治疗女性压力性尿失禁及盆底膨出的手术方法及人工合成材料层出不穷，随着科技的发展肯定还会不断涌现出新的治疗方法及材料，比如依靠机器人手术，更理想的生物材料等，但其治疗原则不会有太大的变化。

一、单独女性压力性尿失禁的治疗原则

偶发或较轻微的压力性尿失禁可进行保守治疗，目前保守治疗的内容包含生活方式改变、行为物理治疗，失去手术治疗机会患者还可使用尿垫、尿管。尚无有效药物治疗女性压力性尿失禁。

临床诊治过程中，一旦患者提出压力性尿失禁症状影响其日常生活，就存在施行抗尿失禁手术的必要性。有时患者对手术会有犹豫，主要原因是压力性尿失禁症状仅对生活造成不方便，患者可以通过改变生活方式或忍受的方式暂时自己处理，要求治疗的愿望不如其他对生命有威胁的器质性疾病迫切。此时耐心、简单地从尿失禁的发病机制、发展规律与患者沟通，是患者接受抗尿失禁手术治疗的关键。

近 20 年来抗尿失禁手术发生了根本性的改变，在中段尿道理论建立之前，我们采用的方法主要是悬挂术（suspension），常用术式为 MMK、Burch 手术，其中 Burch 手术更是此前的抗尿失禁手术金标准。自 20 世纪 90 年代中期无张力吊带尿道中段悬吊术（mid-urethra sling，MUS）运用以来，抗尿失禁手术除具有明显微创优势外，更是取得良好的长期有效率。MUS 治疗的机制是在腹压增加导致尿道下移过程中关闭将开放的尿道中段，从而达到治疗目的，其早期代表性产品为 TVT。多项 RCT 均证实 TVT 术十年有效率达 90% 以上。2007 年 ICS 认可无张力吊带尿道中段悬吊术取代 Burch 手术成为治疗女性压力性尿失禁的金标准。

目前无张力吊带尿道中段悬吊术产品繁多，但除吊带产品不同外，其根本的手术方式只有三类，即经耻骨后途径（retropubic，RP）、经闭孔途径（trans-obturator，TO）及单切口途径（single incision surgery，SIS），其中单切口手术还包括可调节手术方式。针对解剖型压力性尿失禁的治疗选择，目前 AUA 与 EUA 的指南均认为经耻骨后途径与经闭孔途径效果一样，只是倾向性认为前者由于上市时间最长，已经获得长期有效的肯定，对于症状较重、肥胖、体力劳动、有盆底手术史及既往手术失败的患者建议选用经耻骨后途径手术。单切口手术无疑是最微创的治疗选择，但其目前只有较短期的疗效观察，某些单切口产品的退市也对此手术方式的长期疗效留下了不确定因素。

尽管解剖型尿失禁都会出现颈口开放的情况，也可以理解为这些患者都存在不同程度的固有括约肌功能障碍（ISD），用 MUS 也可以达到治疗的目的。但对尿道固定，腹压增加时尿道无下移的单一 ISD 患者，MUS 就不能发挥其治疗机制，达不到治疗效果，此时需要考虑采用耻骨上经阴道自体筋膜悬吊术（pub-vaginal fascia sling）及尿道周围充填剂注射进行治疗。

尽管 Burch 手术已经失去了治疗压力性尿失禁的金标准地位，但在压力性尿失禁患者需要同时处理盆腔疾患的情况下，Burch 手术仍为最佳选择。

二、单独盆底膨出的治疗原则

盆底膨出治疗的总原则是重建正常的阴道解剖、恢复因盆底膨出而引发的异常症状。尽管盆底膨出可以引起相关的盆底症状，比如尿频、排尿困难、便秘、下腹坠胀等，术后上述症状也可能会得到改善，但是我们很难判断患者主诉的症状就与我们发现的盆底膨出一定相关，有时在消除脱垂症状后，临床其他症状还是很难得到改善，此点术前必须和患者详细交待沟通。

根据患者盆底膨出的程度及患者主诉的盆底症状，其主要治疗原则为：POP-Q 评级 Ⅰ度及 Ⅱ度无症状患者给予观察或保守治疗；Ⅱ度有主诉相关症状及以上级别膨出患者应当积极考虑手术治疗。在国内，由于保守治疗主要归于妇科盆底康复管理，以下主要讨论手术治疗盆底膨出的原则，重点是手术方式的选择。

盆底膨出的手术治疗方式选择受下列因素的影响，首先是盆底膨出的类型，其次是手术医师对手术的熟悉程度。选择的项目包括经阴手术或经腹手术，选择何种修补材料。已经证实传统盆底修补手术存在较高的膨出复发率，并且有的术式或存在操作难度大，或破坏阴道结构较大，或发生泌尿系统并发症较多，在临床上的运用已在逐渐减少，故本节内容不予讨论。另外，子宫脱垂是否切除子宫目前已经受到极大质疑，主流观点为修补手术同期切除子宫除增加手术难度外，由于切除子宫的同时也破坏了主、骶韧带的自身支持作用，可能增加术后复发的概率，还会增加术后相关并发症，比如合成网片暴露率明显增加，所以除非同时伴有子宫病变，不主张子宫切除是修补手术的一部分，从卫生经济学的角度理解也应该如此。

尽管经阴合成网片修补术因网片造成的阴道内暴露、阴道壁僵硬等并发症受到 FDA 的多次质疑，但多个专业组织，包括国际尿控学会（ICS）、国际妇科泌尿学会（IUGA）均认为不应当限制经阴合成网片的运用，但需要根据患者膨出情况做出恰当选择，同时对相关术者进行严格的培训，培训内容包括术前的医患沟通、经阴手术技术及术后与网片相关并发症处理能力的培训。

（一）阴道前壁膨出

阴道前壁膨出，也称膀胱膨出，是盆底膨出中最常见的一种表现，分为中央型缺损和旁侧型缺损两种类型。由于两类缺损术前查体难于完全区分，中央型缺损经腹修补难于达到手术部位，加之目前修补材料套装化程度非常高，经阴途径行前盆腔重建可以很好完成对两类缺损的治疗，故阴道前壁膨出的治疗原则应当首选经阴途径的网片重建。如果患者明确以旁侧缺损为主，同时存在需要经腹处理的病变，在经腹处理病变的同时，可行耻骨后阴道旁侧修补术给予治疗。

（二）子宫脱垂及穹隆脱垂

临床中单纯的子宫脱垂不多见，常伴有阴道前壁和阴道后壁的膨出，目前因子宫良性病变切除子宫的患者较多，随着女性平均寿命的提高，可以想到穹隆脱垂患者会明显增加。尽管经阴合成网片置入术可以治疗子宫及穹隆脱垂，但对于复发患者、重度脱垂及较年轻的患者而言，较多学者主张经腹阴道骶前固定术是首选治疗方案。

（三）阴道后壁膨出

阴道后壁膨出，也称直肠膨出，常随子宫脱垂一并发生，也常在前盆底重建术后数年出现阴道后壁膨出加重而出现症状。由于经腹途径较难处理较低位的阴道后壁膨出，一般不单独采用经腹途径来修复后壁膨出，故经阴合成网片置入是治疗的首选。

（四）全盆底重建术

任何有损盆底结构的因素都可能致三个水平的支撑筋膜、韧带受损。一般子宫Ⅲ度以上膨出以及穹隆膨出基本预示需要进行全盆底重建术。

三、压力性尿失禁与盆底膨出合并发生的治疗原则

在我国目前的就诊模式下，尽管多数单纯盆底膨出患者会首先选择妇科就诊，但多数压力性尿失禁患者会首先选择泌尿门诊就诊，由于压力性尿失禁与盆底膨出相同的发病机制，泌尿外科医师肯定会面临如何处理压力性尿失禁合并盆底膨出的问题。

（一）压力性尿失禁合并阴道前壁膨出

在对压力性尿失禁患者进行查体评估时，如果发现阴道前壁 POP-Q 评分达到Ⅱ度，我们应当意识到患者在麻醉状态下 POP-Q 评分可能在 2cm 左右，所以应当术前告知患者有可能在行尿道中段无张力吊带悬吊时同期进行阴道前壁膨出，如果单行抗尿失禁吊带手术，随着阴道前壁膨出的加重，患者可能很快会出现排尿困难症状。

（二）盆底膨出与隐匿性压力性尿失禁

在阴道前壁（膀胱）膨出的程度大于尿道下移（膨出）时，膀胱与尿道会形成扭曲成角，造成原本存在的压力性尿失禁症状被掩盖。我们应当对下列情况做出正确判断。

1. 存在压力性尿失禁症状时如患者目前或既往有明确的压力性尿失禁症状主诉，应当建议患者在接受盆底膨出重建手术的同时，同期接受抗尿失禁手术，以避免盆底膨出修复后压力性尿失禁症状重新出现或加重。

2. 无压力性尿失禁症状时对此类患者不主张同期行抗尿失禁手术，但应当告知患者术后仍可能有约10%的患者会出现不同程度的压力性尿失禁症状，其中可能有少数患者需要再行抗尿失禁手术。

第五节 展 望

"整体理论"的建立和被广泛的接受说明盆底疾病是有相同发病机制的，单一专科治疗盆底功能障碍性疾病存在缺陷，我们需要联合其他专科，希望建立多学科的治疗团队，或建立真正的盆底外科来完整解决盆底功能障碍性疾病。目前国际尿控学会（ICS）与国际妇科泌尿学会（IUGA）联合举办学术年会即是对这一趋势的最好解释。

寻找更加微创的女性压力性尿失禁治疗方法将会是近几年的研究热点，各厂家为争市场会增加科研投入，其领域包括操作方式的更加可靠、简化和新型材料的吊带。期盼国产吊带能早日面世，减少患者的医疗费用。尿道周围充填剂注射在国内尚未开展，我们失去了一种治疗选择，希望能够尽快得到改变。干细胞尿道周围注射仍然处于研究层面，即使将来试验证明治疗有效，能否取代将来更加微创的吊带技术还是一个问题。

盆底功能障碍的研究领域将来会非常广泛，首先是发病机制的研究，其次是各种修补材料的研制。虽然我们已经了解到整体理论机制，但盆底筋膜韧带发生变化的机制我们还不清楚，对阴道壁及盆内筋膜组织成分胶原纤维，弹性纤维的研究；盆内筋膜和骨盆壁连接缺陷的研究；盆底结构改变与腹压力学的关系研究，这些研究与脱垂的因果关系如何都是我们希望知道的。新型修补材料，包括生物材料的研究也将会是将来的重点，与抗尿失禁吊带一样，我们期盼国产修补材料早日面世。

尽管经阴网片置入手术（TVM）因网片相关并发症受到一定影响，但包括ICS、IUGA在内的专业组织仍在总结经验，推广TVM手术，毕竟经腹手术的创伤更大、机器人手术在国内难于推广，相信将来在盆底膨出的治疗中，TVM仍将是主流选择。

（沈 宏）

参 考 文 献

1. Olsen AL, Smith VJ, Bergstrom JO, et al. Epidemiology of surgically managed pelvic organ prolapsed and urinary incontinence. ObstetGynecol, 1997, 89(4):501-506.
2. Hampel C, Wienhold D, Benken N, et al. Definition of overactive bladder and epidemiology of urinary incontinence. Urology, 1997, 50(Suppl):4-14.
3. DeLancey JOL. Structural support of the urethra as it relates to stress urinary incontinence: The hammock hypothesis. Am J ObstetGynecol, 1994, 170(6):1713-1720.
4. DeLancey JOL. Stress urinary incontinence: Where are we now, where should we go? Am J Obstet Gynecol, 1996, 175(2):311-319.
5. Blaivas JG, Olsson CA. Stress incontinence: Classification and surgical approach. J Urol, 1988, 139(4):727-731.

第三章 膀胱过度活动症

第一节 膀胱过度活动症定义的演变及流行病学

一、膀胱过度活动症定义的演变

尿频、尿急、急迫性尿失禁是临床常见的下尿路症状。随着尿动力学的发展，人们对这些下尿路症状的认识也不断深入。

20世纪70年代，在尿动力检查过程中发现了一种现象，即在膀胱充盈期，逼尿肌可以出现一种不自主的收缩，研究者需要用一个专业术语来描述这一现象。不同的国家研究者使用了不同的名称，英语国家如美国、加拿大、英国等使用了"unstable bladder"，丹麦、挪威、瑞典等国家则使用"detrusor hyperreflexia"，这样就产生了用词上的混乱。尿动力学检查中发现的这种现象可以由很多因素引起，最常见的就是神经系统病变，为了进一步区分病因，1980年，第一届国际尿控协会（international continence society，ICS）年会主席 Tage Hald 建议使用"detrusor hyperreflexia"来形容有神经系统病因的不自主逼尿肌收缩，而用"unstable bladder"来形容没有明确病因的不自主的逼尿肌收缩。1988年，ICS 提出逼尿肌功能过度活动（overactive detrusor function）的概念，将其定义为充盈性膀胱测压时，储尿期出现的患者不能完全抑制的、自发或诱发的非自主的逼尿肌收缩。

1996年，Wein 和 Abram 组织召开了一次关于"unstable bladder"的专题会议，与会的专家们对当时 ICS 有关定义很不满意，因为造成这一现象的病因很多，这两个术语并不能准确地反映真实的疾病情况，同时，在对医师、护理人员及患者进行宣教时，很容易产生歧义。

1999年，ICS 标准化委员会第一次使用"overactive bladder"描述患者的症状，而使用"detrusor overactivity"来形容尿动力检查中发现的不自主的逼尿肌收缩。随后在2002年，ICS 标准化小组规范

了有关充盈性膀胱测压过程中逼尿肌过度活动的一系列定义：①逼尿肌过度活动（detrusor overativity）：为一个尿动力学检查过程中观察到的特性，即在充盈期自发或诱发产生的逼尿肌不自主收缩；②期相性逼尿肌过度活动（phasic detrusor overativity）：膀胱测压充盈期出现一连串典型的逼尿肌不可抑制收缩波，伴或不伴有尿失禁；③终末性逼尿肌过度活动（terminal detrusor overativity）：在膀胱测压过程中发生的单次不可抑制性的不自主逼尿肌收缩，伴有尿失禁，且通常为完全性排空膀胱；④逼尿肌过度活动性尿失禁（detrusor overactivity incontinence）：由于逼尿肌不自主收缩导致的尿失禁；⑤神经源性逼尿肌过度活动（neurogenic detrusor overactivity）：当与神经性病变相关时，这时也可用逼尿肌反射亢进来代替；⑥特发性逼尿肌过度活动（idiopathic detrusor overactivity）：当无法确定明确的原因时。此时也称为逼尿肌不稳定。

如此一来，对于那些病因明确的尿急、尿频、急迫性尿失禁患者，临床医生可以很好地进行诊治。但是在临床工作中还有很大一部分患者通过各种检查都不能找到病因，而他们的尿频，尿急等症状却很严重。如何对这类患者进行准确的诊断和治疗成了临床医生面临的一大问题。

2002年，ICS 正式提出膀胱过度活动综合征（overactive bladder syndrome）的概念，即 OAB。其同义词包括尿急综合征（urge syndrome）和尿急-尿频综合征（urgency-frequency syndrome）。具体定义为尿急，伴或不伴有急迫性尿失禁，通常伴随着尿频和夜尿增多。其中，尿急是指一种突发、强烈的排尿欲望，且很难被主观抑制而延迟排尿。尿频为一种主诉，是指患者自觉每天排尿次数过于频繁。在主观感觉的基础上，成人日间排尿次数≥8次，夜间排尿次数≥2次。每次尿量<200ml 时考虑为尿频。急迫性尿失禁则是指若急迫排尿感未被抑制，或未及时到达厕所而发生尿失禁，且常出现膀胱完全排空。这些症状既可以单独出现，或以任何复合形式出现。膀胱过度活动症对患者的心理、就

业、家庭、身体以及性生活等方面均造成不同程度的影响,必须引起医生或患者的重视。

OAB 概念的提出为具有此类症状特征的患者在就医过程中的病情描述以及与医务工作者的沟通提供了一个桥梁,方便临床诊断及疗效评估;同时也为学术界对一系列问题的研究及研究结果的发表提供了相对统一的概念。随之而来的是临床诊断和治疗行为的逐步规范和完善。中华医学会泌尿外科学分会自 2007 年开始制定《膀胱过度活动症诊断治疗指南》,每年进行修订。2012 年,美国泌尿外科学会(American urological association, AUA)与尿动力学、女性盆底医学和泌尿生殖系统重建学会(society of urodynamics, female pelvic medicine and urogenital reconstruction, SUFU)联合发布了成年人非神经源性膀胱过度活动症诊治指南。

当然,现行的 OAB 定义并非完美无缺,学术界还存在不少争议。首先,OAB 定义中过分强调尿急在诊断中的地位,而忽略其他影响患者生活质量的症状。临床诊治过程中若严格按照 OAB 定义进行诊断,而仅具有尿频、尿失禁及夜尿等症状的患者不能诊断 OAB。其次,目前概念过分强调膀胱在 OAB 定义中的核心地位,然而很多具有 OAB 症状的患者其主要病理改变部位在大脑或其他参与控尿的神经系统,如帕金森病及脊髓多发硬化患者常伴有尿急、尿失禁等 OAB 症状,如果临床治疗以膀胱为靶点,不仅加重了患者经济负担,更达不到治疗目的。此类患者在缓解症状的基础上,原发病的治疗更为关键。

总之,人类对疾病的认识是一个不断深入和发展的过程,现行 OAB 概念与定义的缺陷从某种意义上讲并不取决于此概念的提出者与推崇者,而是由于目前对储尿/排尿生理研究的局限,在此领域有很多科学问题尚未阐明。相信随着对下尿路神经生理、储尿与排尿皮层中枢控制、排尿相关感觉传导与控制等科学研究的不断深入以及 OAB 概念在临床应用中所发现的问题与积累的经验,OAB 概念与定义必将日趋完善。

二、膀胱过度活动症的流行病学

OAB 临床患病率高。2001 年,Millsom 等报道了欧洲 6 国(法国、德国、意大利、西班牙、瑞典、英国)OAB 患病率调查结果,在 16 776 名被调查者中,2785 名(16.6%)有 OAB 表现,其中尿频是最普遍的症状,其次是尿急和尿失禁,且 OAB 患病率随年龄增加而增高,但男女间差异无统计学意义。

OAB 在美国被列为十大慢性病之一,比糖尿病和胃溃疡的患病率还高。2003 年,Stewart 等报告了美国膀胱过度活动症评估(the national overactive bladder evaluation, NOBLE)项目调查结果,NOBLE 项目组对美国 5204 名 18 岁以上人群进行电话调查,并将 OAB 分为干性 OAB(1 个月内尿急次数≥4,且每天尿频次数≥8)和湿性 OAB(1 个月内发生急迫性尿失禁的次数≥3)。结果显示男性 OAB 患病率为 16.0%(394/2469),女性为 16.9%(463/2735)。根据患者有无尿失禁进一步分为湿性 OAB 和干性 OAB,女性湿性 OAB 患病率为 9.3%,干性 OAB 和 7.6%,男性湿性 OAB 患病率为 2.6%,干性 OAB 为 13.4%。据此他们推断美国 18 岁以上人群中约有 3300 万 OAB 患者,干性 OAB 和湿性 OAB 者分别为 2100 万和 1200 万。

2008 年,北京大学人民医院泌尿外科在北京地区对 2973 名 18 岁以上女性进行了 OAB 患病情况问卷调查,调查对象年龄在 18～90 岁之间。结果显示,北京地区 18 岁以上成年女性 OAB 的患病率为 4.7%,随年龄增长呈现明显上升趋势。2010 年,由中华医学会泌尿外科学分会尿控学组发布了我国首个大规模 OAB 流行病学调查结果,该调查覆盖了我国华北、东北、华东、中南、西南、西北六大地区的 34 个城市,结果显示,中国 OAB 的总体患病率为 6.0%,其中男性患病率 5.9%,女性患病率为 6.0%。OAB 整体患病率随年龄的增长明显增高,同年龄段男性和女性 OAB 的患病率相近。18～40 岁人群 OAB 患病率为 1.1%,其中男性的患病率为 1.1%,女性的患病率为 1.0%。41 岁及以上人群 OAB 的患病率为 11.3%,其中男性患病率为 10.9%,女性患病率为 11.8%。多因素分析显示:男性身体质量指数(body mass index, BMI)升高将增加 OAB 的患病风险,女性绝经、经阴道分娩、多次分娩增加 OAB 的患病率。

第二节　膀胱过度活动症的发病机制

OAB 定义中已经明确指出其病因不明。从理论上说,任何疾病都应当有其病因和发病机制,只是目前的检测手段还无法确定而已。相信随着科学研究手段的不断进步,在不久的将来,这类疾病的病因一定会最终被阐明。我国《膀胱过度活动症诊断治疗指南》提出了四种可能的发病机制:①逼尿肌不稳定:指由非神经源性因素所致的储尿期逼尿肌异常收缩引起相应的临床症状;②膀胱感觉过敏:在较小的膀胱容量时即出现排尿欲;③尿道及盆底肌功能异常;④其他原因:如精神行为异常,激素代谢失调等。有关研究也较多,为便于理解和拓展思路,从以下几方面分别进行介绍。

一、排尿生理

OAB 的发生涉及整个排尿活动神经调控的每一环节,因此了解排尿生理有助于我们更好的理解 OAB 症状是如何产生的。排尿活动分为两个不同的周期,即储尿期和排尿期。两个周期协调而有规律地进行。储尿期,膀胱舒张,尿道关闭。当膀胱充盈到一定程度时,逼尿肌收缩,尿道开放,进入排尿期。OAB 的特征性异常即是这种周期活动的间隔时间缩短。一次正常的排尿活动,必须具备如下几个条件:①中枢神经系统正常;②自主神经正常,交感神经及副交感神经系统协调;③膀胱解剖与生理活动正常;④尿道解剖与生理活动正常。这四个环节构成一个统一的整体,任何一个环节出现障碍都会导致排尿活动异常,出现相应的临床症状。

(一) 与排尿相关的神经及中枢

1. 大脑中的相关中枢　研究表明,在中枢神经系统中,大脑皮层、丘脑、基底神经节、边缘系统、小脑、下丘脑、脑干均参与了排尿活动的神经调控。位于大脑额叶近中央前回两侧叶上部的有关区域与排尿能密切相关。主要包含两个中枢,分别是位于额叶上部的逼尿肌运动中枢和位于感觉运动皮质区的尿道外括约肌运动中枢。这两个中枢接受来自逼尿肌及尿道括约肌的传入冲动和位于脑干排尿中枢传来的冲动,并传出冲动至脑干排尿中枢,参与膀胱功能调节。丘脑是最大的皮层下接收站,接收由内外环境刺激产生的外周传入冲动和本体感觉传入冲动。来自膀胱的感觉传入冲动以及来自脑桥排尿中枢的传入冲动,通过丘脑核传送至大脑皮层,而来自尿道外括约肌的传入冲动则经丘脑的腹侧核传入大脑皮层。基底神经节中的尾状核和壳核具有控制逼尿肌收缩活动的能力。边缘系统是内脏包括膀胱传出冲动与体神经传出冲动的交合处,与排尿控制和尿失禁发生有关。小脑则是协调控制整个运动神经活动的重要中枢。目前认为,小脑在排尿活动中的作用主要包括:维持尿道外括约肌及盆底肌的张力;控制尿道外括约肌收缩节律和强度;与脑桥一起对逼尿肌收缩产生抑制作用;参与逼尿肌和尿道外括约肌的协调。下丘脑的上、下视丘、结节和乳头体与逼尿肌运动有关。电刺激前、侧丘脑可引起膀胱收缩和排尿,刺激后、内侧丘脑则抑制膀胱收缩。神经学研究已证实位于脑干腹侧区的脑桥排尿中枢在排尿控制中起着非常重要的作用。此区主要包括:①脑桥背内侧 Barrington 核区(M 区),能直接兴奋逼尿肌运动神经元,并通过兴奋骶髓中间部位的抑制性神经元,抑制尿道括约肌运动神经元,启动排尿。②脑桥背盖腹外侧的 L 区:此区兴奋可提高尿道外括约肌收缩力,并抑制膀胱收缩,为储尿中枢。③中脑导水管周围灰质区(periaqueductal gray,PAG)接收来自膀胱的传入冲动,并由此传递至 M 区和 L 区。功能性核磁共振(functional magnetic resonance imaging,fMRI)显示脑桥上部的一些区域参与了人的排尿反射的调节,这些区域间的相互协调是通过神经递质实现的,参与排尿反射的中枢神经递质及其受体见表 8-3-1。

表 8-3-1　中枢神经系统中参与排尿反射的神经受体及其配体

配体	受体	功能
去甲肾上腺素(NE)	$AR_s(\alpha,\beta)$	排尿反射 兴奋:α_1 抑制:α_2 β(?)
γ-氨基丁酸(GABA)	$GABA_A$、$GABA_B$	抑制排尿反射
甘氨酸(Glycine)	GlyR	抑制排尿反射
类罂粟碱(opioids)	μ,δ,κ	抑制排尿反射
5-羟色胺(serotonin)	$5\text{-}HT_{1\sim7}$	抑制排尿反射
多巴胺(Dopamine)	D_1 和 D_2	抑制排尿反射
谷氨酸(Glutamate)	NMDA、AMPA	兴奋/抑制功能
痛敏肽 N/OFQ	NOP	兴奋/抑制功能

注:AR=肾上腺素能受体;GlyR=甘氨酸受体;HT=5-羟色胺;NMDA=N-甲基-D-天冬氨酸;AMPA=α-氨基羟甲基噁唑丙酸;N/OFQ=痛敏肽;NOP=痛敏肽受体

2. 脊髓中的相关中枢 脊髓中枢是排尿控制的低级中枢,也是大脑及皮层下中枢传入和传出的必经之路。起源于 $S_2 \sim S_4$ 的副交感神经控制膀胱的收缩,当来自中枢的兴奋性传出冲动到达 $S_2 \sim S_4$ 的副交感神经元后,再经骶前神经、盆神经到达膀胱,通过其节后纤维释放乙酰胆碱(ACh)激活逼尿肌细胞上的胆碱能受体 M_2 和 M_3,使其收缩。而位于脊髓胸腰段($Th_{11} \sim L_2$)的交感神经则通过其节后神经纤维释放的去甲肾上腺素(NE)分别作用于逼尿肌细胞上的 β_3 受体和尿道平滑肌细胞上的 α_1 受体,松弛膀胱,关闭尿道,达到储尿的目的。控制尿道括约肌的躯干神经位于骶髓(Onuf 核),通过释放 Ach 引起尿道外括约肌收缩。

3. 排尿相关器官水平的神经支配 正常储尿和排尿依赖于支配排尿器官的自主神经和躯干神经间共济协调。支配膀胱和后尿道的自主神经包括交感神经和副交感神经,支配尿道外括约肌、尿道旁横纹肌的躯干神经为阴部神经。

支配膀胱和后尿道的副交感神经元位于脊髓 S_{2-4} 中间外侧柱,其节前纤维自前根出脊髓组成盆神经,分布至膀胱及后尿道。这些神经元胞体及其树突在脊髓内的分布呈相对器官集中,且各节前神经元发出的轴突通过许多侧突与骶髓不同区域的神经元发生突触联系。盆神经节前神经元的轴突与分布于膀胱的节后神经元的突触联系即可位于盆神经丛的神经节内,也可位于膀胱壁内。排尿、排便、阴茎勃起、射精等生理活动都与盆神经和躯干神经间的共济协调有关。

支配膀胱及尿道的节前交感神经元位于脊髓 $Th_{11} \sim L_2$ 段,沿腰内脏神经下行经位于 $L_3 \sim S_1$ 平面大血管前面的腹下神经丛,再分为腹下神经左右支经骶丛最终达膀胱尿道壁。进入骶丛的交感神经部分与副交感神经和交感链的节后交感神经元发生突触联系。

尿道外括约肌的横纹肌由阴部神经支配,其运动神经元位于 S_{2-4} 节段前角,这些神经元也呈现拓扑学分布,即支配尿道外括约肌、盆底横纹肌和肛门括约肌的神经元呈相对集中现象。Hollabaugh 等通过尸体连续切片的方法证实横纹括约肌受盆神经和阴部神经的盆内支与会阴支支配。提示尿道外括约肌除受躯干神经支配外,同时还受自主神经支配。

盆神经节在排尿调控中起过滤器的作用。盆神经节内包含胆碱能神经元、肾上腺素能神经元及中间神经元,接受副交感节前纤维冲动的兴奋和交感纤维冲动的抑制。排尿阈值以下的副交感传出冲动到达盆神经节时被阻滞,冲动不能继续往下传导。当达到排尿阈值的冲动到达时,被盆神经节放大增强后再下传,使膀胱完全收缩,达到完全排空膀胱的目的。

(二)与排尿相关的神经研究中存在的主要问题

人类的排尿活动为后天习得,相关的神经调控机制十分复杂,目前还有许多问题尚未阐明。比如自主神经系统与排尿的关系复杂:①支配逼尿肌的交感和副交感神经互有突触连接;②交感 α 受体对不同部位的逼尿肌可产生与副交感 M 受体相同的作用;③在以躯体运动神经支配为主的尿道外括约肌也同时受到自主神经支配。此外,精神因素是如何影响排尿活动也有待进一步研究。

二、逼尿肌不稳定与膀胱过度活动症

一旦经尿动力学检查证实 OAB 患者存在逼尿肌不稳定收缩的现象,则可以很好地解释患者的 OAB 症状。虽然病因不明,但这类患者 OAB 症状的产生过程至少应包括两个主要环节:其一,起病原因作用于逼尿肌。其二,逼尿肌组织最终出现不稳定收缩。后一环节所包括的内容较多,如逼尿肌的兴奋及兴奋调节、兴奋的传递、兴奋收缩耦联等。在上述两大环节中起病原因通过哪些环节作用于逼尿肌和逼尿肌的兴奋调控是目前临床和基础研究较多的领域。为便于叙述,在此暂将逼尿肌兴奋变化前、后相关机制分别称为 DI 兴奋启动和兴奋调节相关机制。

(一)兴奋启动相关机制

1. 胆碱能神经超敏学说 该学说的经典解释为:当膀胱组织中胆碱能神经受到破坏后,胆碱能节后纤维对乙酰胆碱的敏感性增加进而出现 DI。有学者发现慢性膀胱出口梗阻和神经源性膀胱的膀胱组织中有胆碱能 M 受体的高表达。但在有关文献中也有不少的矛盾结果,临床上应用抗胆碱药物治疗 DI 也并不能取得完全满意的效果,因此仅用胆碱能神经超敏或胆碱能神经学说不能完满解释 DI 的发生机制。

2. 非胆碱能非肾上腺素能神经(non-cholinergic non-adrenergic,NANC)学说 有学者发现电刺激盆神经和逼尿肌引起的肌肉收缩反应不能完全被胆碱能和(或)肾上腺素能拮抗剂消除,基于这一现象提出膀胱除受胆碱能和肾上腺素能神经支配外还受 NANC 神经支配的概念。NANC 神经是由许多既独立于自主神经系统之外，又对自主神经有影响的神经所组成。

现研究较多且较为明确的能抑制膀胱收缩的有：①嘌呤能神经：指含有嘌呤受体，以三磷酸腺苷（ATP）为递质的神经。ATP能使膀胱表面的神经节后纤维出现去极化并引起膀胱收缩。最近对ATP受体的研究显示膀胱逼尿肌中存在着P2X亚型，对逼尿肌收缩有较显著的抑制作用。②血管活性肠肽（vasoactive intestinal peptide，VIP）：免疫组织化学研究显示，人逼尿肌及尿道平滑肌中有VIP神经分布，动物骶髓排尿中枢及盆神经节中也发现VIP免疫反应阳性的神经纤维。外源性VIP可使逼尿肌及尿道平滑肌松弛。VIP神经功能失常可能与某些不稳定膀胱的发生有关。③一氧化氮（NO）：大多数动物和人体逼尿肌肌条的体外实验显示NO能使逼尿肌松弛，但也不乏持有不同看法的文献报道：大鼠的体外实验研究发现，经动脉给予NOS抑制剂后，膀胱感觉过敏，膀胱的容量和排尿量减少，可能为NOS直接作用于逼尿肌，减少NO的合成，从而使膀胱的感觉过敏，膀胱的容量减少。说明在正常的生理情况下，储尿期NO有舒张逼尿肌的作用，对维持膀胱的顺应性有重要意义。另有学者采用同样的方法对幼羊动脉给予NOS抑制剂后发现：膀胱容量增加，残余尿量增加，认为是NOS抑制剂影响了膀胱颈和尿道的松弛，增加膀胱出口阻力的结果。总之NO对膀胱功能的调节是复杂的，还不十分清楚。

3. ICC样细胞与逼尿肌兴奋性　1893年，西班牙神经解剖学家Cajal用甲基蓝及嗜银染色法在胃肠道神经系统中观察到一类特殊的间质细胞，命名为Cajal间质细胞（interstitial cells of Cajal，ICC）。目前认为它是胃肠运动的起搏细胞并介导神经递质的传递。1996年，Smet等首先描述了在豚鼠和人膀胱内也存在ICC样细胞。最新的研究认为，膀胱中ICC样细胞可能是膀胱逼尿肌的起搏者，在神经肌肉信号传递中起调节作用。人和豚鼠的膀胱ICC样细胞对C-Kit、Vimentin和Cx43表达，它们都可以被作为膀胱ICC样细胞标记物，其中C-Kit被广泛用于标记ICC细胞。C-Kit标记阳性的ICC样细胞在豚鼠的膀胱中主要有3类：位于膀胱黏膜下区域，逼尿肌平滑肌肌束边缘和肌束间的组织间隙。在膀胱黏膜下层，C-Kit标记阳性的ICC样胞呈星形网状分布。用C-Kit和蛋白基因产物9.5（protein gene product9.5，PGP9.5）双标记法观察发

现，这些膀胱ICC样细胞与神经末梢连接。在膀胱黏膜下层，同样发现了Vimentin标记阳性的细胞网络，而在这些Vimentin标记阳性细胞网络中，只有部分C-Kit阳性，提示在这个区域中ICC样细胞有不同的种群。在肌层，C-Kit标记阳性的ICC样细胞位于平滑肌肌束的边缘，它们通过若干外侧支延伸，平行分布于肌束周围，与神经末梢关系密切。而有些C-Kit标记阳性的ICC样细胞位于逼尿肌肌束间。肌层的这些细胞大都呈星形状并彼此相互连接，用C-Kit和PGP9.5双标记法观察，它们与神经干和神经节紧密连接。Vimentin标记阳性的ICC样细胞在逼尿肌平滑肌肌束边缘和肌束间的组织间隙中被广泛发现，其中肌束间的细胞形成明显的网状结构。用C-Kit和Vimentin双标记法观察发现，这些细胞相互重叠交错。但在逼尿肌肌层Vimentin标记阳性的ICC样细胞，也是部分呈C-Kit标记阳性，部分呈阴性。

McCloskey等利用Fluo-4/AM荧光示踪剂能与钙离子结合产生钙荧光，通过激光共聚焦显微镜观察，结果显示从豚鼠逼尿肌上获得平行分布于逼尿肌束周围的ICC样细胞，能产生自发性电活动，表明这类细胞可能在膀胱中具有起搏功能。Hashitani等的研究表明，逼尿肌的自发性电活动源于逼尿肌束边缘的肌细胞，胞内的钙浓度首先产生自发的一过性增高，随后刺激逼尿肌细胞产生动作电位，并通过肌间的缝隙连接传导，引起其他肌束的电位变化和收缩活动，而肌层的ICC样细胞位于逼尿肌平滑肌肌束的边缘，形成了通过缝隙连接相互连接的细胞层，这就表明肌层的ICC样细胞很可能是自发性电活动的起源。当膀胱ICC样细胞被拟胆碱药物或ATP刺激时，神经递质产生应答，细胞内有瞬间的钙振荡产生。这些都提示膀胱ICC样细胞可能具有起搏功能。

近来有研究显示，膀胱ICC样细胞可能与膀胱动力障碍性疾病有关。如许多ICC样细胞在正常人的膀胱中被发现，但在巨膀胱-小结肠-肠蠕动迟缓综合征患者（megacysti-microcolon intestinal hypoperistalsissyndrome，MMIHS）的膀胱中ICC样细胞却明显减少，提示膀胱ICC样细胞的缺乏，可能影响了膀胱中平滑肌细胞间的信息传递、神经传递及自发性电活动的产生，而这些就可能导致MMIHS患者排尿功能障碍。笔者近期研究显示，膀胱出口梗阻以后，大鼠膀胱内ICC样细胞数量明显增加，

提示 ICC 样细胞可能在膀胱出口梗阻所致的 DI 发生中起重要作用,具体机制有待进一步研究。

(二) 兴奋调节相关机制

1. 逼尿肌的兴奋性与 DI 的关系 与所有可兴奋组织一样,逼尿肌组织存在着对刺激产生兴奋反应的能力:在体外试验中,正常逼尿肌组织无自发性收缩,但当受到适当强度的牵拉刺激后将出现节律性收缩反应;在体内试验中,当膀胱充盈至最大膀胱容量时,逼尿肌将出现意识无法抑制的收缩,表明逼尿肌是一种具有自发兴奋能力的组织,但在整体情况下,逼尿肌活动受人为意识的控制,据此,经典的描述认为:"逼尿肌是介于随意和非随意肌之间的一种特殊的平滑肌。"

由于用前述以神经调节为基础的理论不能满意地解释 DI 产生机制,且 DI 是一种人为意识不能抑制的逼尿肌收缩反应,因此研究逼尿肌组织的兴奋性及兴奋性调节变化将是认识 DI 的最有效途径之一。近年来已有研究显示:膀胱出口梗阻和脊髓横断可以诱发大鼠膀胱出现 DI,DI 组逼尿肌肌条的肌肉张力和自动收缩的频率均明显高于正常逼尿肌;DI 逼尿肌在较小的牵张负荷下即出现收缩,在同等的牵张负荷下 DI 逼尿肌的收缩频率明显增加。这些结果表明膀胱出口梗阻和神经源性因素导致的 DI,逼尿肌组织本身的兴奋增高了,据此提出了肌源性 DI 理论。

2. 逼尿肌细胞兴奋性调节 对于可兴奋细胞,跨膜电位,跨膜离子通道是影响细胞兴奋性的最主要的因素。有关逼尿肌细胞的跨膜电位及离子通道的研究近年来有明显增加的趋势。阐明逼尿肌细胞的兴奋调节才能最终认识肌源性理论。

Ca^{2+} 通道:应用 Ca^{2+} 拮抗剂治疗 DI 已有数十年的历史,其基本的依据是:Ca^{2+} 内流是可兴奋细胞动作电位产生最重要的因素之一,阻断跨膜 Ca^{2+} 内流则将消除或抑制细胞兴奋。但临床应用结果显示硝苯地平(心痛定)、维拉帕米(异搏停)等药物治疗 DI 虽能一定程度缓解临床症状,但并不能完全消除 DI。近年来的研究显示:①在逼尿肌细胞膜上存在着 L 和 T 两种 Ca^{2+} 通道,从功能上看 T 型 Ca^{2+} 通道在动作电位产生的初始阶段发挥重要作用,因此仅阻断 L 型通道在拮抗逼尿肌细胞兴奋中的作用可能十分有限,而阻断 T 型通道产生的抑制逼尿肌兴奋作用可能更大;②在逼尿肌细胞肌浆网上,L 型通道发挥主要作用,阻断 L 型通道后逼尿肌细胞的收缩力将受到抑制。目前临床所用的 Ca^{2+} 通道阻滞剂均为 L 型(尚无 T 型),此类药物缓解症状可能与其抑制逼尿肌收缩力有关,因其仅能阻断 L 型通道,可能因此而不能消除 DI。

K^+ 通道:90 年代后,应用 K^+ 通道开放剂治疗 DI 开始引起人们的兴趣,K^+ 外流是维持膜电位稳定,对抗 Ca^{2+} 内流引起细胞去极化的主要因素。理论上讲如果 K^+ 通道持续处于开放状态将降低或消除细胞的兴奋性。但到目前止尚无能取得满意治疗效果的 K^+ 通道开放剂问世。对心肌等多种可兴奋细胞的研究显示,K^+ 通道有数十种亚型,在逼尿肌中也已发现十余种亚型,但目前尚不清楚何种亚型最为重要,对此问题的研究仍在进行中。

3. 逼尿肌细胞间兴奋传递 在心肌、胃肠平滑肌间存在着电兴奋传递的特殊结构,如存在于心肌中的闰盘,它能将兴奋从一个细胞传入相邻的细胞并最终产生全心收缩。正常逼尿肌间以紧密连接(是机械力传递的主要物质基础)为主,仅有少量的缝隙连接(是易化电传导的结构基础),现已发现 DI 逼尿肌中缝隙连接的数量有所增加,提示逼尿肌细胞间电兴奋传递能力增强在 DI 发生中可能有某种作用。由于正常逼尿肌收缩(见于排尿时)是由神经参与的一种协调性活动,因此逼尿肌细胞间的兴奋传递作用并不起主导作用,而 DI 发生主要是由于局部的甚至是单个的逼尿肌细胞兴奋引起,因此细胞间的电兴奋传递可能有极重要作用。研究逼尿肌细胞间兴奋传递,将有助于我们理解 DI 的发生机制,并为开发新型 DI 治疗药物提供理论依据。

可见,无论何种因素作用于逼尿肌,一旦导致逼尿肌出现不稳定收缩,最终必然产生 OAB 症状。然而许多 OAB 患者在尿动力学检查时并不能检测到逼尿肌不稳定收缩,而仅仅表现为功能性膀胱容量减小,感觉过敏。那么膀胱感觉功能是如何形成的呢?膀胱感觉过敏患者的 OAB 症状又是如何产生的呢?

三、膀胱感觉过敏与膀胱过度活动症

正常的膀胱感觉功能是周期性储尿和排尿的重要前提。当膀胱感觉过敏时,在较小的膀胱容量下,频繁的传入冲动到达脑桥排尿中枢必然会导致产生频繁的尿意。因此在膀胱感觉传入通路中任一环节出现问题均可能出现 OAB 症状,了解膀胱

感觉功能形成机制有助于理解尿频、尿急等 OAB 症状的产生。

（一）目前对膀胱感觉产生机制的认识及其与 OAB 的关系

目前研究表明，位于膀胱壁内感觉神经及其受体在膀胱感觉功能形成中起着重要作用。从解剖结构上看，膀胱组织主要由上皮、逼尿肌组成。膀胱的感觉传入神经纤维在上皮下形成神经丛，部分延伸到逼尿肌层，少数神经末梢终止于上皮的基底细胞层。膀胱感觉的传入神经纤维包含有髓鞘的 Aδ 纤维和无髓鞘的 C 纤维。Aδ 纤维对膀胱充盈过程中膀胱内压敏感，其兴奋阈值约为 $5 \sim 15 cmH_2O$，即膀胱内压的初感尿意容量。Aδ 纤维兴奋后将神经冲动经脊髓传到脑干，然后传递至中脑导水管周灰质，最后到脑桥排尿中枢产生尿意。在鼠膀胱已证实 Aδ 纤维仅对膀胱充盈产生反应，表现为容量感受特性，对膀胱黏膜的牵张敏感。C 纤维主要是对膀胱黏膜化学性和冷刺激敏感，具有高机械性阈值特征。Smet 等研究发现无髓鞘感觉神经纤维存在多种活性成分，其中包括：降钙素基因相关肽、P 物质、血管活性肠肽、Y 物质、乙酰胆碱以及 ATP。因此，一旦 Aδ 纤维兴奋阈值降低，过早将兴奋传至排尿中枢，必然导致尿频等 OAB 症状。此外，当下尿路出现炎症的时候，感受化学性刺激的 C 纤维必然会兴奋，同样产生 OAB 症状。

位于神经末梢的神经受体在膀胱感觉功能的形成中起着中介作用。目前研究认为 P2X₃ 嘌呤受体和 Vanilloid-1 受体在膀胱感觉形成及调控中起着重要作用。研究发现在人的膀胱黏膜及黏膜下神经丛均有 P2X₃ 受体表达。Vlaskovska 等的实验表明，P2X₃ 基因敲除后，膀胱充盈虽然可以诱发小鼠膀胱上皮细胞释放 ATP，但是与正常小鼠相比，其膀胱启动阈值明显升高，排尿反射延迟。小鼠膀胱内灌注 P2X₃ 受体激动剂可以导致伤害性和非伤害性神经纤维兴奋阈值降低，然而灌注 P2X₃ 受体拮抗剂可以升高伤害性神经纤维的兴奋阈值，而对非伤害性神经纤维无作用。充盈性膀胱测压结果显示，P2X₃ 受体缺陷小鼠排尿次数较正常小鼠明显减少，在麻醉情况下，P2X₃ 受体缺陷小鼠表现为排尿反射减弱。以上结果提示在病理情况下，位于膀胱黏膜下层的神经末梢的 P2X₃ 受体表达异常可能会导致 OAB 症状的产生。

除 P2X₃ 受体外，膀胱逼尿肌组织内的传入神经纤维以及黏膜下神经丛内还大量表达对辣椒辣素（capsaicin）敏感的 vanilloid-1 受体。已有研究表明辣椒辣素及其类似物 RTX（resiniferatoxin）能够引起离体的兔膀胱上皮释放 NO，达到舒张逼尿肌的作用。在对体外培养的膀胱上皮细胞的研究中发现，辣椒辣素可以通过激活钙依赖的一氧化氮合酶的方式诱发细胞一过性释放 NO。而相同刺激条件下去除上皮后的膀胱肌条 NO 的释放明显减少。用 vanilloid 受体拮抗剂 capsazepine 预处理后的膀胱上皮即使给予辣椒辣素也不能引起 NO 释放。vanilloid 受体缺陷的小鼠的膀胱肌条和上皮不受辣椒辣素及其类似物的影响。由此可见，辣椒辣素引起的膀胱感觉可能主要通过两条途径：直接刺激伤害性感觉神经纤维上的 vanilloid 受体或刺激膀胱上皮细胞上的 vanilloid 受体。因此，某些伤害性刺激激活膀胱上皮细胞上的 vanilloid 受体同样会产生 OAB 症状。

（二）目前对膀胱感觉与尿频产生认识方面存在的主要问题

膀胱感觉过敏可以导致 OAB 症状。由于尿意是经大脑皮层整合后的一种主观意识，精神紧张同样会产生尿意，此时的尿意并非是由下尿路的传入冲动所致。那么我们如何来评价患者的膀胱感觉功能呢？能否找到一种能够客观量化地评价膀胱感觉功能的方法以鉴别精神因素所导致的 OAB 症状呢？

四、尿道及盆底肌功能异常与膀胱过度活动症

尿动力学检查发现，许多 OAB 患者在膀胱测压时不仅没有逼尿肌不稳定收缩，而且没有感觉功能过敏的现象。那么这类患者的 OAB 症状又是如何产生的呢？目前研究表明：膀胱邻近组织病变：如肛门直肠疾病（便秘、内外痔）、盆底肌功能障碍、慢性前列腺炎、妇科疾病（盆腔及生殖道炎症、子宫脱垂）、尿道外口及包皮疾病等。女性内分泌失调，尤其是绝经期前后也是一常见病因。

慢性前列腺炎是中青年男性最常见的泌尿系统疾病，占泌尿外科门诊的 25% ~45%。该病主要症状为疼痛，排尿症状，性功能异常和生殖功能异常。患者常因之而产生较严重的心理负担，进而对其事业、家庭产生影响，甚至产生某些恶性社会问题。WHO 将该病称为 21 世纪病。笔者前期研究

显示,大鼠前列腺、膀胱、盆底肌伤害感觉神经在脊髓 L_5-S_2 节段有显著的相互重叠。充盈性膀胱测压结果显示,大鼠前列腺在受到炎性刺激时可以引起膀胱功能的改变,而膀胱功能改变则是前列腺炎引起下尿路症状的重要原因。通过神经示踪剂双标研究表明前列腺与膀胱之间存在内脏-内脏神经反射,这种神经通路和自主神经,尤其是副交感神经参与了前列腺炎患者的排尿异常症状产生。

此外,临床上许多 OAB 患者常伴有便秘现象,而许多直肠功能障碍患者也同时存在尿频、尿不尽等下尿路症状,笔者采用洛派丁胺 1.5mg/kg 灌胃(早晚各一次)建立大鼠便秘模型,出现便秘的第 5 天行充盈性膀胱测压,结果显示便秘的情况下,大鼠可以出现功能容量减小、低顺应性以及逼尿肌过度活动等多种改变,由此可见,便秘可引起膀胱功能障碍,并产生相应的排尿异常症状。

可见,膀胱邻近组织病变同样可以引起患者的 OAB 症状,因此在 OAB 诊断和治疗时,膀胱邻近组织病变不容忽视。

五、其他原因

(一) 神经中枢和神经传递异常

正常人在膀胱容量达到最大容量的 1/2 出现初始尿意时,上行性神经兴奋冲动和下行性抑制冲动基本相等,在膀胱容量达到 3/4 出现强排尿欲时,若此时无条件排尿,则下行性神经冲动增加,可暂时延迟排尿并防止尿失禁的发生,只有在达到最大膀胱容量或排尿时才出现下行性兴奋性冲动。如果上行性神经冲动增加或下行性抑制减弱或出现异常的下行性兴奋冲动则将出现尿频尿急或紧迫性尿失禁。曾有学者发现中枢抑制性神经递质 GABA 减少与尿频产生有关。但有关神经兴奋和传递的研究还较少,尚无完整的认识。

(二) 排尿功能发育不全或退化

婴幼儿均为反射性排尿,这种排尿不需要大脑皮层参与,也不能被意识抑制,尿动力学上表现为逼尿肌不稳定。成年后正常人排尿均需要受意识控制,储尿期无逼尿肌收缩。排尿功能发育不全或退化常有以下三种表现形式:①自幼即有尿频、尿急和紧迫性尿失禁症状,其可能的原因是婴幼儿型反射性排尿持续存在,应对造成反射性排尿现象持续存在的原因进行仔细的分析和检查,如中枢神经系统发育、脊髓尤其是腰骶部、膀胱尿道解剖性生理等;②学龄期前后起病,常为突然出现症状,症状也常突然完全消失,尿常规等客观检查常无异常发现,这类患者症状产生的原因多为排尿和控制排尿技能退化或应用错误,暗示治疗及行为治疗多可获得立竿见影的效果;③尿路感染、婚姻生育、妇科疾病或手术、精神创伤等后出现持续的尿频尿急症状,客观检查无明显的异常发现,这类患者中可能有部分与排尿和控制排尿功能退化(类似于婴幼儿排尿)有关,排尿训练可起到较好的效果。

(三) 紧张、焦虑及异常排尿习惯

排尿活动是除中枢神经系统之外,受神经、精神影响最大的功能活动之一。紧张、焦虑、多疑多虑、怕尿失禁、怕排尿疼痛等均常使患者有意或无意的"自我提醒排尿",长此以往将形成不良的排尿心理和习惯。这类患者在精神紧张及休闲无事时症状常较重,而在心情愉快或专心于某些有意义的活动时症状较轻中。精神心理因素作为一种病因或易患因素在发病中发挥作用,对病程迁延不愈也有十分重要的影响。

第三节　膀胱过度活动症的评估

一、患者排尿情况的评估

对 OAB 患者排尿异常情况可采用问卷调查、排尿日记(表 8-3-2)和尿垫记录漏尿量等方法,对排尿异常症状进行量化评价,能为疾病的诊断和疗效评判提供客观的量化指标。排尿日记是通过患者自己连续记录排尿情况 3~7 天。记录每次排尿时间、排尿量、尿失禁情况、伴随症状。详细的排尿日记还需记录每日饮水情况。需要注意的是在一段典型的日常生活期间连续记录每天的排尿情况非常重要。由于影响因素太多,生活不规律期间的排尿日记意义不大。

目前常用的有关下尿路症状的问卷调查表为国际前列腺症状评分(IPSS)和生活质量评估(QOL)。虽然在 1994 年第二届国际 BPH 咨询委员会建议将 IPSS 和 QOL 问卷表列为正式的全世界应用于前列腺增生量化评分表,但这两份表格所涉及的排尿异常症状并非 BPH 独有,因而也同样适用于 OAB 患者排尿状况的评估,并可作为疗效观察后的量化指标。

表 8-3-2　排尿日记

姓名：　　　　　　　　　　　　　　　　　　　　　　　日期：

液体摄入			排尿情况			备注
时间	体积 ml	性质	时间	尿量 ml	伴随症状	

二、膀胱感觉功能的评估

前已述及膀胱感觉过敏是 OAB 的重要发病机制之一，那么我们如何对 OAB 患者的膀胱感觉功能进行评价呢？近年来国内外学者们在膀胱感觉评估方法进行了许多有益的探索，下面分别介绍目前已有的膀胱感觉功能评估方法。

（一）尿动力学检查

尿动力学检查是通过受检者在充盈性膀胱测压过程中的主观感觉进行判断。患者出现尿意后，若继续注入介质，有强烈的排尿欲望、极度不适或下腹部及会阴部疼痛感可诊断膀胱感觉过敏，而膀胱容量大而无尿意及逼尿肌收缩则考虑感觉迟钝。其主要指标有初始充盈感觉容量、初始尿意容量、强烈尿意容量以及最大膀胱容量以及相应尿意容量时的膀胱内压。显然，这种依赖于受检者主观描述的方法很难对膀胱的感觉功能进行客观量化评估。临床应用证实，即使是正常人的膀胱，其尿意容量也存在较大差别。虽然尿动力学检查在评价膀胱感觉功能上缺乏客观性，但是目前仍然是临床上较常用的方法。

（二）交感皮肤反应（sympathetic skin response，SSR）

SSR 是一项用来客观评价自主神经功能的神经电生理指标。其本质是在中枢神经系统参与下的发汗反射，可以由外源性及内源性因素诱发。已有研究表明，交感皮肤反应的传入通路在脊髓，并且与膀胱的感觉传入密切相关。程伟等采用 Keypiont 诱发电位肌电图仪连续记录了健康成年人、膀胱感觉过敏及感觉减退患者在口服呋塞米后膀胱自然充盈过程中手掌和脚底的 SSR 变化。结果发现膀胱充盈在唤起主观尿意感觉的同时能诱发出 SSR，且 SSR 与主观尿意感觉的出现和消失有着较好的一致性。随着尿意感觉的增强，SSR 的波幅和频率也随之增加。这种现象在不同的膀胱感觉功能状况下都是存在的。表明膀胱充盈所诱发出的 SSR 与下尿路的主观尿意感觉是同步的，通过膀胱充盈诱发的 SSR 可能是反映膀胱感觉的方法之一。然而进一步比较各组间 SSR 波幅下面积值（areas under curves，AUC）时却发现不同组间的 AUC 值无统计学差异，提示 AUC 不能作为膀胱感觉功能的量化指标。由于 SSR 对检测环境要求较高，环境温度改变、噪音等均可不自主诱发出 SSR，故 SSR 的临床运用价值尚值得探讨。

（三）正电子发射断层扫描（positron emission tomography，PET）

PET 是近年来医学影像学领域最先进技术之一。它是通过正电子标记的示踪剂去氧葡萄糖如 ^{18}FDG 来显示大脑特定区域的代谢活动。由于人的神经精神活动伴随着能量代谢，因此局部大脑葡萄糖代谢率高低可以反映大脑的生理功能的强弱。因此通过观察人在外界刺激下、不同行为及心理活动状态下中枢神经系统相应特定功能区的葡萄糖代谢率变化，可以反映相应脑区的活动。已有研究表明，在自主控尿和强烈尿意时，大脑额叶和扣带回的神经元兴奋性增强。在膀胱充盈过程中 PAG

区神经元兴奋性明显增强,提示 PAG 是连接大脑皮层和下尿路的重要中继站,是排尿反射的感觉运动环路。以上研究结果提示通过 PET 检测膀胱充盈过程中大脑额叶和扣带回神经元兴奋性改变来判断受检者膀胱感觉功能是可行的,但是由于 PET 检查费用昂贵,其临床应用受到限制。

(四) 电流感觉阈值(current perception threshold,CPT)

CPT 则是近年来发展起来的一种应用于躯体感觉功能检测的电生理方法。已有研究证实,根据神经纤维的直径、传导速度及电记录特性可将其分为 4 种类型:A、B、C 及 γ 纤维;在周围神经中,振动觉及触觉、轻压觉、关节位置觉是由大直径、有髓鞘纤维(A_α,A_β)传导的;温度及痛觉主要通过小直径、薄髓鞘的 A_δ 和无髓鞘的 C 纤维传导的。在进入脊髓后,振动觉、精细触觉由后索传导,痛温觉由脊髓丘脑束传导。研究还表明,高频电流检测阈值与大神经纤维功能的测试具有良好的相关性($r=0.42\sim0.69$,$P<0.01$),低频电流检测阈值与小纤维功能的测试具有良好的相关性($r=0.34\sim0.46$,$P<0.005$)。CPT 的工作原理就是针对不同的神经纤维选择不同频率的电流刺激,对感觉神经纤维的主要分支的电流感觉阈值(即能引起感觉而无病痛的最小神经选择性经皮电刺激强度)水平进行定量检测。它不仅能测知感觉神经功能的完整性,而且可以确定与节段性脱髓鞘作用和轴突变形有关的外周神经疾病。CPT 可以用来检测代谢性、中毒性、先天性、压迫性、损伤性和其他外周神经病以及中枢神经系统病变的感觉损伤。Ukimura 等将这种方法应用于膀胱感觉功能的评价。他们分别采用频率为 2000Hz,250Hz 以及 5Hz 的交流正弦刺激电流,分别选择性地作用于 A_β、A_δ 和 C 纤维。结果显示,除 3 例脊髓完全横断损伤者外,所有受检者均能检测到 CPT 值。在 5Hz 电流刺激时,8 例逼尿肌反射亢进患者(骶髓上脊髓不完全性损伤)膀胱CPT 值(4.0 ± 1.9)较正常对照(26.2 ± 17.7)明显降低($P<0.01$),提示无髓鞘的 C 纤维敏感性增高;11 例神经源性膀胱活动低下的患者(包括盆腔手术术后、骶髓下脊髓损伤以及糖尿病)在 2000Hz($P<0.05$),250Hz($P=0.07$)以及 5Hz($P<0.05$)条件下的 CPT 值较正常组明显升高,提示膀胱感觉功能减退。这一结果提示通过神经选择性的 CPT 检查对膀胱感觉功能进行量化是可行的。但是,电刺激情况下膀胱感觉神经兴奋性改变与膀胱自然充盈时感觉神经的兴奋性变化是否一致?经尿道插入刺激电极产生的不适感觉是否会影响检查结果?这些都有待进一步研究。

三、膀胱过度活动症的诊断

正常排尿依靠健全的神经系统、正常的膀胱逼尿肌和尿道括约肌功能。OAB 的发病机制涉及不同水平的中枢、外周神经和膀胱逼尿肌本身对排尿抑制作用减弱或非正常的兴奋。其他形式的储尿和排尿功能障碍也可引起膀胱逼尿肌的非抑制性收缩。因此,OAB 的正确诊断需依靠筛选性检查和选择性检查。

(一) 筛选性检查

指一般患者都应该完成的检查项目。

1. **病史** ①典型症状:包括症状出现的时间及严重程度;②相关症状:排尿困难、尿失禁、性功能、肢体运动及排便状况等;③相关病史:泌尿及男性生殖系统疾病及治疗史;月经、生育、妇科疾病及治疗史;其他盆腔脏器疾病及治疗史;神经系统疾病及治疗史。

2. **体检** ①一般体格检查;②特殊体格检查:泌尿及男性生殖系统、神经系统、女性生殖系统。

3. **实验室检查** 尿液分析。

(二) 选择性检查

如不能明确 OAB 诊断或怀疑患者有某种病变存在,应该选择性完成的检查项目。

1. 尿流率、泌尿系统超声检查(包括残余尿测定)。

2. **排尿日记** 鼓励记录排尿日记,尤其对于不能描述每日液体摄入及排尿情况的患者。另外,排尿日记还可用于评估治疗效果等。推荐连续记录 3~7 天。

3. **症状问卷** 可选择 OABSS(表 8-3-3)、Overactive Bladder Questionnaire(OAB-q)(表 8-3-4)等。

4. **病原学检查** 怀疑有泌尿或生殖系统炎症者应进行尿液、前列腺液、尿道及阴道分泌物的病原学检查,如涂片或培养。

5. **细胞学检查** 疑有尿路上皮肿瘤者进行尿液细胞学检查。

6. **尿路平片、静脉尿路造影、泌尿系统内腔镜、CT 或 MRI 检查** 怀疑泌尿系统其他疾病者。

7. **侵入性尿动力学检查** ①目的:确定有无下尿路梗阻,评估膀胱功能。②指征:侵入性尿动力学检查并非常规检查项目,但在以下情况时应进行侵入性尿动力学检查:尿流率减低或残余尿增多;首选治疗失败或出现尿潴留;在任何侵袭性治疗前;对筛选检查中发现的下尿路功能障碍需进一步评估。③选择项目:充盈期膀胱测压;压力-流率测定等。

8. 其他检查 血生化;血清PSA(男性55岁以上);对于高龄或怀疑认知能力有损害的患者可行认知能力的评估等。

表8-3-3 膀胱过度活动症评分(OABSS)

姓名:_____ 年龄:_____ 性别:_____
联系方式:_____ 联系地址:_____

问题	症状	频率/次数	得分(请打√)
1. 白天排尿次数	从早晨起床到晚上入睡的时间内,小便的次数是多少?	≤7 8~14 ≥15	0 1 2
2. 夜间排尿次数	从晚上入睡到早晨起床的时间内,因为小便起床的次数是多少?	0 1 2 ≥3	0 1 2 3
3. 尿急	是否有突然想要小便、同时难以忍受的现象发生?	无 每周<1 每周≥1 每日=1 每日2~4 每日≥5	0 1 2 3 4 5
4. 急迫性尿失禁	是否有突然想要小便、同时无法忍受并出现尿失禁的现象?	无 每周<1 每周≥1 每日=1 每日2~4 每日≥5	0 1 2 3 4 5

总得分

OAB的诊断标准:问题3(尿急)的得分≥2分,且总分≥3分
OABSS对OAB严重程度的定量标准:3≤得分≤5为轻度OAB;6≤得分≤11为中度OAB;得分≥12为重度OAB

表8-3-4 OAB-q简表

姓名: 日期:

这份问卷主要用于评估在过去4周中,以下症状对您的困扰程度。请在最能表述该种症状所带给您的困扰程度的空格内打√。

在过去4个星期中,您是否曾因以下症状而感到困扰?	没有困扰	有点困扰	有些困扰	相当困扰	非常困扰	极其困扰
1. 因尿急而感到不适						
2. 有些预兆或毫无预兆突发尿急						
3. 偶有少量的漏尿						
4. 夜尿						
5. 夜间因排尿而苏醒						
6. 因尿急而出现漏尿症状						

请仔细回顾在过去的 4 周中,您所有的膀胱相关症状及其对您生活的影响。请尽可能回答每一道有关您多少时间有此感觉的问题,并在最合适的空格内打√

在过去 4 个周中,有多少时间您的膀胱相关症状使您……	从来没有	很少时候	有些时候	相当多的时候	多数时候	所有时候
1. 需在公共场所设计到厕所的最快路径						
2. 觉得好像身体的某些地方出问题了						
3. 在夜间无法良好休息						
4. 因经常去厕所而感到沮丧和烦恼						
5. 尽量避免远离厕所的活动(如散步、跑步或远足等)						
6. 在睡眠中苏醒						
7. 减少体育活动(如体育锻炼、运动等)						
8. 与伴侣或配偶之间产生矛盾						
9. 在与他人结伴旅行时因需反复停下来去厕所而感到不自在						
10. 和家人或朋友之间的关系受到影响						
11. 睡眠时间不足						
12. 感到尴尬						
13. 一到陌生地点就尽快找出最近的厕所						

第四节　膀胱过度活动症的治疗

由于 OAB 病因不明,是通过排除诊断确定的一个综合征,因此治疗目的是缓解症状而并非要逆转病理生理异常。综合国内外相关诊治指南及文献,主要治疗方法如下。

一、首选治疗

OAB 患者的首选治疗包括行为治疗和药物治疗。

(一) 行为治疗

可同其他形式治疗联合应用。

1. **生活方式指导**　通过指导患者改变生活方式,如减肥、控制液体摄入量、减少咖啡因或酒精摄入等,可以改善患者症状。

2. **膀胱训练**　膀胱训练的方法有二。其一是延迟排尿,延长排尿间隔时间,逐渐使每次排尿量大于 300ml。该方法的治疗原理是让患者重新学习和掌握控制排尿的技能,打断精神因素的恶性循环,降低膀胱的敏感性。该方法要求患者切实按计划实施治疗,可通过排尿日记等方式增强患者的信

心。对于充盈期末逼尿肌压大于 $40cmH_2O$ 的低顺应性膀胱患者。其二是定时排尿,该方法主要针对尿失禁严重,且难以控制者。目的是减少尿失禁次数,提高生活质量。

3. **盆底肌训练**
4. **生物反馈治疗**
5. **其他行为治疗**　改善睡眠等。

(二) 药物治疗

1. **目前国内常用 M 受体阻滞剂**　托特罗定(tolterodine)和索利那新(solifenacin)。

这些药物通过拮抗 M 受体抑制储尿期逼尿肌收缩,并对膀胱具有高选择性作用,其在保证疗效的基础上,最大限度地减少了副作用。

(1) 托特罗定:托特罗定是膀胱高选择性 M 受体阻滞剂,能够同时阻断 M_2 和 M_3 受体。对膀胱的亲和性高于唾液腺。常用剂量为 2 ~ 4mg/d,分为速释型和缓释型。

(2) 索利那新:索利那新对 M_3 受体亚型的亲和性较高,对膀胱的选择性也高于唾液腺,半衰期约为 50 小时。采用剂量为 5 ~ 10mg/d,可根据病情调整剂量。

M 受体阻滞剂有一些副作用,如口干、便秘、眼干、视力模糊、尿潴留等。因为缓释型药物造成的

口干发生率低于速释型,应首先考虑使用缓释剂。窄角型青光眼的患者不能使用 M 受体阻滞剂。

其他 M 受体阻滞剂包括奥昔布宁(oxybutynin)和丙哌唯林(propiverine)。

2. 其他可选药物有镇静和抗焦虑药、钙通道阻断剂、前列腺素合成抑制剂及中草药制剂,但尚缺乏可信的试验报告。

(三) 改变首选治疗的指征

当出现如下情况时可改变首选治疗:○治疗无效;②患者不能坚持治疗或要求更换治疗方法;③出现或可能出现不可耐受的副作用;④治疗过程中尿流率明显下降或剩余尿量明显增多。

二、可选治疗

(一) A 型肉毒毒素(botulinum toxin A,BTX-A)逼尿肌注射

对 M 受体拮抗剂治疗效果欠佳或不能耐受 M 受体拮抗剂副作用者,可以使用 BTX-A 逼尿肌注射治疗。BTX 是肉毒杆菌产生的神经毒素,通过抑制神经节和神经肌接头处的乙酰胆碱释放,使肌肉麻痹。目前市面上销售的医用 BTX-A 产品虽然血清型相同,但由于生产过程中分离、纯化工艺的差别,它们的使用剂量、疗效及作用持续时间和安全性差异很大。目前的文献报道支持特发性逼尿肌过度活动和神经源性逼尿肌过度活动的注射剂量分别为 200U 和 300U,但存在发生排尿困难的风险,且呈剂量依赖关系,50U 时发生率为 8.9%,而 300 个单位时高达 25.5%,权衡疗效和并发症风险,100U 的剂量较适合。BTX-A 的作用持续时间在 3 ~ 12 个月不等。Schulte-Baukloh 等对 17 例因脊髓脊膜膨出所致逼尿肌反射亢进症患儿进行了 BTX-A 逼尿肌注射治疗。患儿年龄 1 ~ 6 岁,抗胆碱药物疗效不佳,或存在难以忍受的副作用,并在注射前行间隔性清洁自家导尿。注射治疗使用 BTX-A 85 ~ 300U(12U/kg,不超过 300U)对膀胱逼尿肌进行注射(膀胱三角区除外)。2 ~ 4 周后进行尿动力学检查,结果膀胱反射容量、最大膀胱容量和膀胱顺应性均显著增大,最大逼尿肌压显著下降。Rapp 等对 35 例顽固性 OAB 患者使用 BTX-A 注射治疗。男 6 例,女 29 例,均有顽固的尿急、尿频伴或不伴急迫性尿失禁,抗胆碱药物治疗失败。BTX-A 300U 分 30 个位点进行膀胱逼尿肌注射,包括膀胱底部、两侧壁和三角区。疗效评定指标为尿失禁调查简表评分(IIQ27),未行尿动力学检查。注射后 3 周,症状完全缓解 12 例(34%),轻度缓解

9 例(26%),无改善 14 例(40%)。7 例患者注射后发生轻度血尿、盆底疼痛和排尿困难,均在 3 天内消失。

(二) 膀胱灌注辣椒辣素或辣椒辣素类似物(resiniferatoxin,RTX)

RTX 是一种从类似仙人掌的植物中提炼出来的刺激性干乳胶,含与双萜植物有关的大戟二萜醇,与辣椒辣素分子结构类似,二者同属辣椒素族药物,可作用于膀胱感觉神经末梢 C 纤维上的辣椒素受体(vanilloid receptor 1,VR1),特异性阻滞 C 纤维的感觉信号传入,从而减弱或抑制逼尿肌的自发活动,达到治疗逼尿肌反射亢进的目的。尽管 RTX 与辣椒素分子结构类似,但两者间仍有明显差异。①RTX 的分子更大且脂溶性更高,在组织中的渗透性更慢,因此作用产生起效稍慢。②辣椒辣素作用快、持续时间短、呈暴发式。而 RTX 则作用慢而持久,通过抑制电压依赖式钠离子通道,导致钙离子内流,在类似条件下 RTX 导致的内流比辣椒辣素强 300 倍,钙离子在细胞内积聚到一定浓度后使神经脱敏。③辣椒辣素最初引起 C 纤维兴奋,使外周神经末梢除极和释放动作电位,然后才对伤害感受器脱敏(神经肽的消耗),而 RTX 最初只引起轻微兴奋,随后迅速脱敏。④RTX 同时具有高香草醛族的结构特性,因此比辣椒辣素的效能高出 1000 倍。100nM 的 RTX 与 1mM 辣椒辣素即可导致完全性脱敏作用,但 RTX 对膀胱传入神经的刺激性更小。辣椒辣素在灌注期间会导致剧烈的不适,如:疼痛、烧灼感、尿频、尿失禁、血尿和尿路感染、自主反射障碍(头痛、焦急、恶心呕吐、出冷汗、竖毛反应、心动过缓、血压高达 170/102mmHg)等,患者通常需在全麻下进行灌注,而 RTX 不会或只会引起轻微的不适感。

(三) 神经调节

行为和药物治疗后 OAB 患者症状仍不能得到改善,可以进行神经调节治疗,包括会阴周围感觉神经刺激(通过胫骨、腓骨、阴蒂、阴茎、肛门、阴道电刺激等)和骶神经电刺激治疗。以电流刺激会阴周围感觉神经可抑制排尿反射,防止膀胱不自主收缩。此方法可用于神经源性逼尿肌过度活动和特发性逼尿肌过度活动患者。通常使用较低频率(5 ~ 10Hz),较低强度(<50mA)的电刺激。治疗方法包括 4 种:慢性电刺激治疗、最大电刺激治疗(maximum electro-stimulant therapy,MES)、干扰性电刺激治疗、经皮神经电刺激治疗(transcutaneous electric nerve stimulation,TENS)以及功能性磁刺激

(functional magnetic stimulation, FMS)。早在 1963 年 Caldwell 就通过在尿道周围植入电极对尿道外周神经进行电刺激治疗,结果 50% 尿失禁患者得到改善和治愈。以后外周神经刺激治疗的方法大量被应用,但治疗效果仍未得到肯定。Eriksen 等报道由阴道或肛门作电刺激可抑制逼尿肌过度活跃,防止尿失禁的发生。连续治疗 7 次,1 年后随访,77% 患者治愈或改善。Bratt 等对 30 例女性 OAB 患者进行 MES 治疗,随访 10 年,20 例患者尿急、急迫性尿失禁症状消失,对生活质量感到满意。但多数文献无长期随访,无法得知多少患者确实得到真正的治愈和改善。Caputo 等报道了阴道电极电刺激治疗 76 例患者,其中压力性尿失禁 19 例、逼尿肌不稳定 30 例和混合性尿失禁 27 例,经过 6 周的治疗,总有效率达 76%。压力性尿失禁患者治疗有效率 89%,逼尿肌不稳定患者有效率 73%,混合性尿失禁患者有效率达 70%,6 个月后随访,87% 患者疗效稳定。骶神经电刺激治疗通过电刺激骶神经根(S_3)来抑制或兴奋 $S_2 \sim S_4$,令膀胱和尿道恢复正常的储尿和排尿功能。其疗效已得到认可,但机制仍不甚清楚。Janknegt 等对 96 例顽固性尿失禁患者进行了 30.8 个月的骶神经电刺激治疗。其中治愈 26 例(尿失禁现象消失),36 例患者尿失禁现象和尿垫使用量均减少。患者的每次平均尿量和最大尿量均增加,每天排尿次数明显减少。

自 1985 年 Baker 等利用磁场对大脑皮层进行了有效的磁刺激以来,国外学者就磁刺激对神经系统和脑电活动的影响进行了大量的研究工作。磁刺激是根据法拉第原理设计的,即利用一定强度的时变磁场刺激可兴奋组织,从而在组织内产生感应电流。通过刺激盆底神经的肛门直肠分支、阴部神经和下肢肌肉的神经可以抑制逼尿肌的过度活动,刺激 S_3 传入神经根也可以激活脊髓的抑制通路。另外刺激盆底的感觉传入神经通路也可能直接在脊髓水平或经其他神经旁路抑制逼尿肌运动神经元的冲动,从而抑制排尿反射或逼尿肌过度活动和反射亢进。Sheriff 等采用 FMS 治疗,能显著性抑制脊髓损伤导致的膀胱逼尿肌反射亢进。

(四) 外科手术

手术治疗仅适用于严重低顺应性膀胱,膀胱容量过小,且危害上尿路功能,经其他治疗无效者。主要方法包括逼尿肌横断术、膀胱自体扩大术、肠道膀胱扩大术、尿流改道术等。

膀胱自体扩大术和膀胱成形术(回肠膀胱成形术、结肠膀胱成形术等),主要适用于 OAB 中小容量低顺应性膀胱的患者,其目的为增加膀胱容量及顺应性,降低膀胱内压,避免上尿路功能损害,并获得良好的贮尿功能,但是其并发症(排尿困难、尿潴留、膀胱结石、膀胱穿孔等)需引起注意。如出现排尿困难和尿潴留等并发症可以采取间隔性清洁自家导尿配合使用。膀胱自体扩大术的手术方法是将膀胱体部的逼尿肌切开或切除,留下膀胱黏膜,形成膀胱憩室,以改善膀胱逼尿肌过度活动。对于神经源性逼尿肌过度活动的疗效比较明确。Leng 等对 69 例 OAB 行膀胱扩大术(37 例行膀胱自体扩大术,32 例行膀胱成形术)的患者进行比较,发现两者并发症(尿潴留和膀胱穿孔)发生率分别为 3% 和 20%,差异有统计学意义。

尿流改道术分为暂时性和永久性两种。而永久性尿流改道术又分为不可控性和可控性两种。尿流改道术较少用于 OAB 患者,但在顽固性 OAB 引起的严重盆底疼痛患者中,尿流改道术优于膀胱成形术。

(五) 针灸治疗

针灸是中医学灿烂的瑰宝,与西医相比有着其自身的优越性和独特之处。针灸治疗主要是以中医的基本理论为指导,通过针灸刺激人体一定的部位,从而调理人体的各个脏腑、经络、气血的功能,以达到治疗疾病的目的。虽然针灸治疗的确切机制还是不十分清楚,但一些研究表明其能改善受损的神经系统功能,故相应改善排尿症状。如研究针灸对脊髓损伤的作用机制,发现针刺能增加损伤段脊髓的含氧量,从而促进脊髓的血运增加,减少坏死的程度及减轻水肿。真正的脊髓横贯性损害虽然是不可逆的损伤,但针刺治疗在一定程度上可取得代偿性的功能重建,使处于正常生理功能的脊髓组织发挥代偿作用,从而使肌容量、肌营养、肌张力有明显改善,使得患者排尿症状有所恢复。

由于排尿低级中枢在腰骶部,与盆神经、$S_2 \sim S_4$ 节前角细胞及阴部神经的反射均有密切关系。而这些部位恰是几个针灸治疗脊髓损伤最常用几个穴位,如位于督脉的主要腧穴如命门、腰阳关和膀胱经脉的肾俞、大肠俞、膀胱俞、次髎穴位所在。

三、OAB 治疗中需注意的几个问题

(一) OAB 治疗中抗胆碱药物应用的时间

现行的 OAB 诊治指南已将抗胆碱能治疗列为 OAB 的首选治疗方法之一。临床医生在治疗过程常面临以下问题。①如果抗胆碱能治疗有效,那么用药多久为宜?②如果无效,以何时间为准?③停

换药的指征？针对上述问题,现行的指南也没有一个明确的规定。Cardozo 等报道的一项采用索利那新 5mg/10mg 进行的随机、双盲、安慰剂对照的临床研究显示,口服索利那新 5mg 3 天后,即可显著改善 OAB 患者的尿急症状。这一结果提示,抗胆碱能治疗对患者尿急症状确实有效。而 Lee 等的一组数据表明,抗胆碱能治疗成功后中断治疗 3 个月时,65% 的患者需要接受再次治疗,62% 的患者出现症状复发,由此可见长期治疗可能是 OAB 患者的最佳选择。目前能查到的抗胆碱能治疗试验观察时间在 6 周到数年不等,能查到的指南中 OAB 最短治疗随访时间为 4 周,因此 OAB 患者口服抗胆碱能药物至少 4 周以上。当然,对以下情况应区别对待:病因可控制者,如尿路感染、泌尿系统结石、前列腺术后等可在症状控制缓解后停药;而病因不明或不可控制者建议较长时间使用。

(二) 综合应用精神行为和抗胆碱药物治疗 OAB

精神因素对人的排尿活动有着很大的影响。对于那些精神因素引起的 OAB 患者,特别是以夜间症状为主的患者,合理应用精神心理药物,有较好的疗效。用药策略:镇静、抗焦虑、安眠。常用药物:多虑平、氟西汀(百优解)、地西泮(安定)、中成药等。

四、其他合并有膀胱过度活动症症状疾病的诊治原则

OAB 是一个独立的症候群,但在临床上,有许多疾病也可出现 OAB 症状,如夜尿症、良性前列腺增生症、神经源性排尿功能障碍、各种原因所致的泌尿生殖系统感染等。在这些疾病中,OAB 症状可以是继发性的,也可能是与原发病伴存的症状,如良性前列腺增生症患者的 OAB 症状。由于这些疾病中的 OAB 症状常有其自身的特殊性,在此介绍几种临床常见疾病的 OAB 症状的诊治原则,以期能为临床医生在治疗原发病的同时处理 OAB 症状提供帮助。

(一) 夜尿症

夜尿症是近年备受关注的疾病,是指夜间入睡后因尿意而被唤醒,排尿次数大于 2 次/夜。并不是夜间排尿都归结于夜尿症,入睡前的排尿、因其他原因而醒来并附带的正常排尿以及睡眠状态下的遗尿症均不属于夜尿症。

成年男性夜尿症的患病率为 9%～14%,老年人及患有下尿路疾病(如良性前列腺增生)的男性

患者的患病率更高。夜尿症的患病率随着年龄的增加而增高。在亚洲,夜尿症的患病率也很高,中国台湾、新加坡和韩国报告的夜尿症患病率分别为 25.9%、55.5% 和 72.7%(40～89 岁人群)。

夜尿症的发生机制主要为膀胱容量减少和多尿,其中膀胱容量减小可分为功能性膀胱容量减小或解剖性膀胱容量减小,前者常见于 OAB 患者,但也见于良性前列腺增生引起的膀胱出口梗阻患者,后者多由神经异常、膀胱壁纤维化或膀胱癌导致。多尿则是指总尿量增多,即体重为 70kg 的成年人在 24 小时内排尿量超过 2.8L 或者夜间排尿比例过大,通常夜间尿量不超过全天尿量的 20%,而夜间排尿比例过大的人夜间尿量会超过全天的 33%。无论哪种情况,多尿都有可能是由不适当的饮水或肾小管再吸收水分功能受损造成的。不适当的饮水方式主要包括三种情况:①过量饮水;②睡前不适当饮水;③饮水量正常,但水中含有很大比例的利尿成分,如饮用酒精、咖啡因等。多数过量饮水为行为所致,但在某些疾病情况下患者容易烦渴和多饮水,如糖尿病、尿崩症和原发性烦渴症等。糖尿病患者血糖控制不佳时很容引起渗透性利尿。尿崩症是一种水平衡失调的症状,根据病因又可分为中枢性尿崩和肾性尿崩症。中枢性尿崩是由于下丘脑和垂体后叶的抗利尿激素分泌不足所致;肾性尿崩症则是由于肾脏受体对抗利尿激素不敏感而引起。

排尿日记是诊断夜尿症病因的有效方法,根据患者排尿日记的数据,可以计算夜尿指数(nocturia index, Ni)、夜间多尿指数(nocturnal polyuria index, NPi)和夜间膀胱容量指数(nocturnal bladder capacity index, NBCi),将这些数据综合起来,就可以确定某患者的夜尿症病因。Ni 等于夜间排尿总量(nocturnal urine volume, NUV)除以最大排尿量(maximum voided volume, MVV),如果 Ni 大于 1,说明夜间尿液产生量大于功能性膀胱容量。NPi 等于 NUV 除以 24 小时排尿总量,如果 NPi 大于 33%,说明夜间多尿。NBCi 等于实际夜间排尿次数(actual number of noct-urination)和预测夜间排尿次数(predicted number of nocturnal voids, PNV)之差,PNV 等于 Ni-1,NBCi 越大,由于夜间排尿容量小于 MVV 而引起更加频繁的夜尿。夜间多尿在许多疾病或治疗中可能被忽略,如充血性心力衰竭、糖尿病、阻塞性睡眠呼吸暂停综合征、脑血管意外、外周性水肿以及夜晚服用利尿剂或摄入液体等。

禁水试验(water deprivation test, WDT)可以区

分尿崩症和烦渴症,禁水试验是指在整个夜晚控制患者饮水,检测晨尿的渗透压,渗透压>800mOsm/kg 表示抗利尿激素分泌正常。若患者有夜晚饮水的习惯,则试验的时候需要安装监控器,以防止患者脱水。禁水试验正常则意味着多尿症是由原发性烦渴症引起,而原发性烦渴症有可能是过量饮水或精神因素导致。烦渴症可能与中枢神经系统的病史有关,如脑损伤、辐射或有手术史等。精神因素导致的烦渴症是一种长期的行为,需要进行行为矫正治疗,如减少液体摄入量等,但很多患者都会对这种治疗有所抵触。若禁水试验异常,则提示尿崩症。进一步可通过肾浓缩能力测试(renal concentration capacity testing,RCCT)区分中枢性尿崩症和肾性尿崩症,具体方法如下:成年人先排空膀胱,鼻内滴入 40μg 去氨加压素或者口服 0.4mg 去氨加压素,3~5 小时后检测尿液渗透压;服药 12 小时后进水。服用去氨加压素后尿渗透压恢复正常者为中枢性尿崩症,可用去氨加压素进行治疗。反之,肾浓缩能力下降者(尿渗透压<550mOsm/kg)则提示肾性尿崩症。

许多患有夜尿症的患者通常有夜间多尿和低夜间膀胱容量的混合症状。一项近期对 850 名膀胱过度活跃的患者的调查显示,对于年轻患者而言,夜间膀胱容量减少是夜尿症发病的主要机制;而对于老年人,夜间多尿症则可能多与夜间多尿密切相关。对 194 例患有夜尿症的患者调查显示,由于夜间多尿而引起的夜尿症占 7%,低夜间膀胱容量占 57%,解剖性膀胱容量减少引起的多尿占 23%,夜间多尿和低夜间膀胱容量混合症状的占 36%。

找到潜在因素是治疗夜尿症的第一步。凡是被诊断为夜尿症的患者,首先要改变生活方式和行为方式,比如夜晚要避免饮酒和咖啡,并尽可能减少水的摄入;睡前穿长筒袜及下午提升腿部可减少水潴留;使用经鼻持续正压呼吸可治疗睡眠呼吸暂停综合征,降低因呼吸疾病引起的夜尿症。任何在夜间可能唤醒患者因素都需要排除,但这些措施并不能单独发挥作用,多数情况下,还须使用药物配合治疗。如今,治疗夜尿症药物的成分主要有醋酸去氨加压素和其他多种抗胆碱能药物。治疗方法的选择取决于排尿失调的具体类型,由于不同药物的治疗效果和安全性有所不同,需要根据不同个体有针对性的选用。当治疗有多种病症的老年患者时,要考虑药物和治疗之间存在的潜在副作用。

醋酸去氨加压素是一种精氨酸抗利尿激素的合成类似物,在过去的几十年中被用来治疗尿崩症和夜尿症。精氨酸抗利尿激素在哺乳动物体内维持液体总量和渗透平衡方面发挥着主要作用,血浆渗透压的变化会刺激脑下垂体分泌精氨酸抗利尿激素,从而刺激肾吸收水分。去氨加压素作为精氨酸抗利尿激素一种类似物,能增加尿液渗透压,降低总尿液量。去氨加压素在治疗夜尿症中的功效在不同人群中已经得到验证,研究涉及到男性、女性及老年人,也包括长期和短期的研究。总体来讲,去氨加压素延长了夜尿的间距,降低了夜尿的次数、夜晚排尿量和排尿次数百分比。

然而该药物也存在副作用,包括头痛、恶心、头晕和低钠血症等。使用去氨加压素引起低钠血症的风险随着年龄的增加而增大,药物会降低钠离子浓度基线。一项系统的研究发现,使用口腔或者鼻腔去氨加压素治疗的老年人有 7.6% 出现低钠血症,因此,在对老年人使用去氨加压素治疗时需仔细观察体内钠浓度,同时要避免用去氨加压素治疗那些患有烦渴症、肝硬化、充血性心力衰竭的夜尿症患者。

抗胆碱能药物,包括曲司氯铵、氯化奥昔布宁、酒石酸托特罗定、达菲那新和琥珀索利那新,是治疗膀胱过度活动症和其他膀胱相关疾病的首选药物,这些药物可直接抑制逼尿肌内的毒蕈碱受体,而毒蕈碱受体被胆碱能神经丛释放的乙酰胆碱刺激时会导致膀胱收缩和排尿。最近的研究表明,除了这一机制外,抗胆碱能药物也经传入神经发挥作用,缓解尿急症。毒蕈碱受体在人体内广泛分布,意味着抗胆碱能药物的作用不仅仅局限于膀胱,其在膀胱外产生作用会引起口干、便秘、头痛和头晕等副作用,但其治疗膀胱过度活动症的效果是毋庸置疑的。

临床上常用抗胆碱能药物来治疗夜尿症。一些临床试验也为抗胆碱能药物缓解夜尿症状提供了证据支持,如在比较索利那新和托特罗定治疗膀胱过度活动症的双盲试验中,研究者观察到两种药物均有效减少了夜尿(分别减少了 0.71 次和 0.63 次),虽然该试验缺乏安慰剂对照组,使其结果解释受限,但另一项在美国进行的曲司氯铵安慰剂对照研究进一步验证了使用曲司氯铵的患有膀胱过度活动症的患者夜尿次数比使用安慰剂组明显减少(P<0.05,1 周治疗 4 次)。达菲那新在治疗夜尿症方面的药效还不够明朗,在一个为期 12 周的安慰剂对照试验中,观察到每周的夜尿次数有所改善,而类似的研究却显示达菲那新并没有改善夜尿次

数。有研究表明，奥昔布宁治疗夜尿症的功效有限，该研究设计了一组安慰剂对照试验，调查行为治疗法和药物治疗法对尿失禁妇女的作用，结果显示，奥昔布宁的效用大大地优于安慰剂，但确不如行为变化作用明显。在一个为期 6 个月的实验中，43 名患有前列腺良性增生下尿路症状曾用 α 阻断剂治疗无效的男性患者，在使用托特罗定后发现其夜间平均排尿次数从 4.1 次降低到了 2.9 次。

虽然这些药物有共同的作用机制，但抗胆碱能药物确有不同的物理化学特性和药代动力学特性，这些特性在一些特定群体中影响了药物的安全性和耐受性。奥昔布宁、索利那新、托特罗定和达菲那新是叔胺类药物，能够穿透血-脑屏障，阻断中枢毒蕈碱受体，对中枢神经系统造成不利影响（如意识模糊和产生幻觉）。尽管达菲那新可以透过血-脑屏障，但并不伴有认知的副作用，这可能归结于 M1 毒蕈碱受体的低亲和性。此外，还没有数据显示索利那新对中枢神经系统有明确影响。曲司氯铵是季铵类，血-脑屏障的透过性低，对中枢的影响小。另外，曲司氯铵是这类药物中唯一不大量通过肝脏细胞色素 P450 酶系统代谢的，从而降低了曲司氯铵与其他通过这一渠道代谢的药剂相互作用的可能性。在为老年患者选择恰当的治疗方式时，需要认真考虑到抗胆碱能药物对中枢神经系统造成的潜在威胁或与其他药物在代谢过程中的相互作用。

肉毒杆菌毒素是一种突触前神经肌肉阻断剂，能够阻断乙酰胆碱的囊泡释放，诱导选择性的和可逆的肌无力。关于膀胱相关的功能紊乱已存在大量的研究，主要集中于神经源性和特发性逼尿肌过度活动，但多数研究中参与人群较少。已有研究显示，肉毒杆菌 A 毒素（botulinum A）能减少膀胱过度活动症患者的夜尿次数。目前，肉毒杆菌毒素治疗方法存在局限性，如价格昂贵、药效周期短、必须通过手术重复注射以维持药效等，但在其他方法治疗无效时，肉毒杆菌毒素仍不失为治疗难治性神经源或特发的逼尿肌过度活动症患者的一种有效治疗手段。

（二）良性前列腺增生症

良性前列腺增生症（benign prostatic hyperplasia，BPH）是泌尿外科最常见的疾病。目前研究表明，30% ～60%的 BPH 患者合并有 OAB 症状，47%的 OAB 患者合并有 OAB 症状，BOO 越严重，OAB 发生率越高，约50%的膀胱出口梗阻合并 OAB 的患者在 BOO 解除后 OAB 症状仍然存在，部分没有 BOO 的 BPH 患者也存在 OAB 症状。那么合并有 OAB 的 BPH 患者究竟如何治疗？如何防止尿潴留的发生？欧洲 LUTS 诊治指南提出了以下三条重要原则：①所有男性 LUTS 患者在接受药物治疗之前（或同时）均应给予改变生活方式的建议；②中-重度 LUTS 患者如果 α-受体拮抗剂和 M 受体拮抗剂单药治疗不佳可考虑联合用药；③怀疑存在 BOO 的患者应谨慎应用联合药物治疗。其中，对改变生活方式的建议如下：①采用膀胱训练：延迟排尿间隔时间；②合理液体摄入：每日液体量不少于 1500ml，注意摄入时间；③改良生活嗜好：避免或减少咖啡因、酒精、辛辣摄入；④优化排尿习惯：放松、二次排尿、尿后尿道挤压；⑤分散尿意感觉：如挤捏阴茎、呼吸练习、会阴加压等；⑥调整治疗用药：替代和更换对排尿有影响的药物；⑦加强生活护理：对肢体或智力有缺陷的患者提供必要辅助；⑧积极治疗便秘。

此外，在 BPH 治疗过程中，必须合理用药以防止尿潴留的发生。对于有 BOO 的患者，应慎用抗胆碱能药物，对于没有 BOO 的患者，则可以安全使用抗胆碱能药物，而逼尿肌收缩乏力的患者不能使用抗胆碱能药物。剩余尿是重要的参考指标，William 等的一组数据显示剩余尿<50ml 或 <40% 功能性膀胱容量时发生尿潴留的风险小。在用药顺序上，应先用 α 受体阻滞剂再用抗胆碱能药物。

对于 BPH 术后患者的 OAB 症状，应注意如下几点。首先要保持尿管畅通，尽量排空膀胱。其次，应积极处理膀胱痉挛，如采用硬膜外应用以含吗啡为主的镇痛剂，早期使用 M 受体阻滞剂。逼尿肌收缩功能正常的患者一般都能顺利拔管。

（三）神经源性排尿功能障碍

神经源性排尿功能障碍患者的常见病因为脑卒中、脊髓损伤和帕金森病等。诊治原则：①积极治疗原发病；②根据是否有 BOO 对 OAB 进行治疗，原发病稳定，无下尿路梗阻的 OAB，诊治原则同 OAB；③有 BOO 者按 BOO 的诊治原则进行处理。

（四）压力性尿失禁

对于合并有 OAB 症状的压力性尿失禁患者治疗原则如下：①以 OAB 为主要症状者首选抗 OAB 治疗；②OAB 解除后，压力性尿失禁仍严重者，采用针对压力性尿失禁的相关治疗。

（五）其他

除前述几种疾病外，还有许多泌尿和男性生殖系统疾病都可引起或伴随 OAB 综合征。如急慢性泌尿系统特异性和非特异性感染、急慢性前列腺炎、泌尿系统肿瘤、膀胱结石、膀胱及前列腺手术后膀胱痉挛等。虽然这些膀胱局部病变不称为 OAB，但在控制和解除膀胱局部病变后，仍可使用本原则指导治疗,以缓解 OAB 症状。

诊治原则:①积极治疗原发病;②在积极治疗

原发病同时使用抗 OAB 药物,以缓解症状。

（六）OAB 的诊治策略（图 8-3-1）

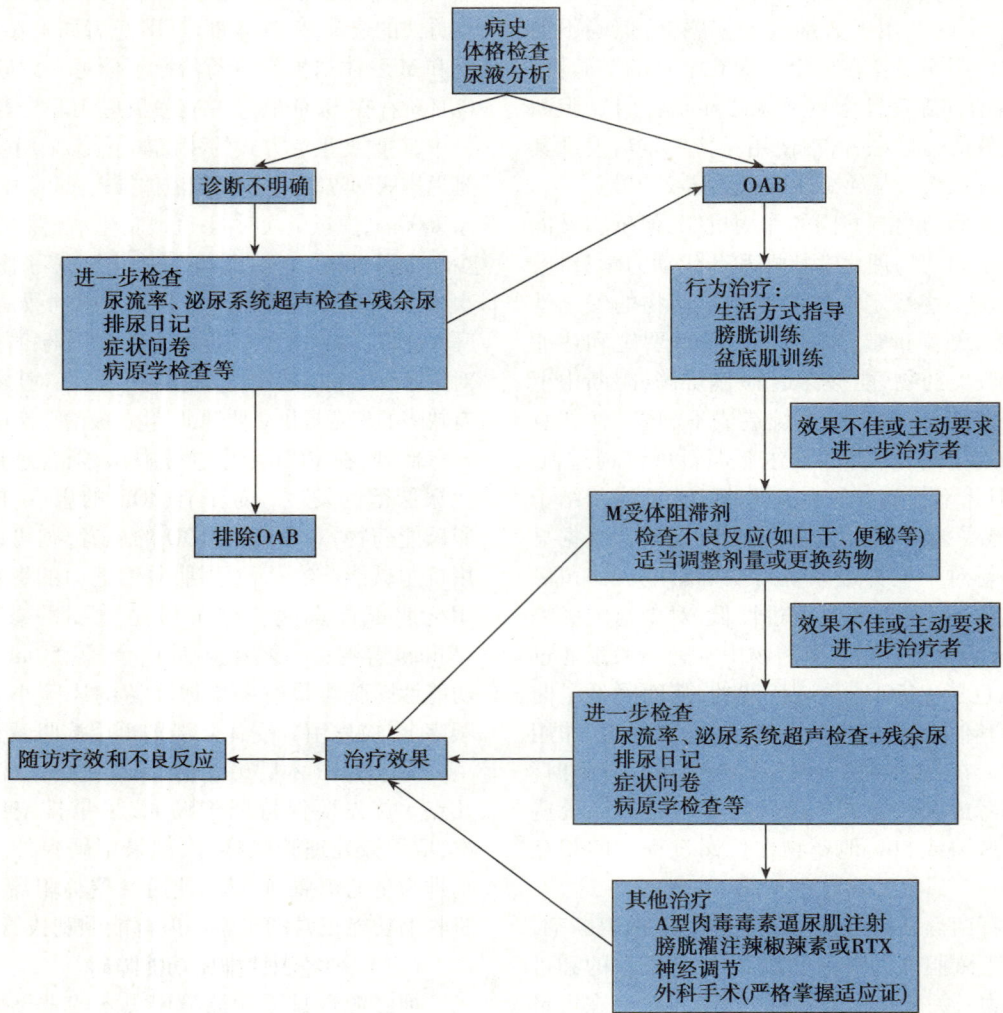

图 8-3-1　OAB 的治疗策略

第五节　膀胱过度活动症的诊治现状与展望

一、膀胱过度活动症的诊治现状

OAB 是一个缺乏特异性的疾病,定义中采用了一些"通常"、"伴或不伴有"和"其他明显病变"等不确定的词语。此定义的问题在于其过分简单化了复杂的症状群,并暗示 OAB 是一个独立的疾病且有着独特的治疗方式。实际情况是,OAB 症状之间并不存在协调一致的相关性,OAB 症状的原因也不完全清楚,现有的治疗方法,不论是针对尿急、急

迫性尿失禁、尿频还是夜尿,都只对部分患者有效。

与所有基于症状进行诊断的疾病一样,OAB 也存在将生理性的轻微症状诊断为疾病的倾向,一旦诊断,随之而来的是不必要的治疗。现有的 OAB 患病率的国外流行病学调查的发病率均较高,但这些调查的回复率均较低,症状发生的时间不明确,所采用的流行病学调查的定义无法区分轻度暂时性症状和真正产生困扰并需要进一步诊治的症状。因此,在临床工作中,应该避免把那些症状轻微甚至只有暂时性症状者当做患者进行不必要的治疗。而对于那些确实需要治疗的患者,我们应该分别检查患者的每个症状,了解与之相关的不同危险因素以及各自潜在的病理生理机制,进行针对性治疗。

二、膀胱过度活动症的诊治展望

(一) OAB 的生物标志物

由于 OAB 为一种排他性诊断,若能找到一种生物标志物无疑将会提高 OAB 的诊治水平。从目前研究来看,可能作为 OAB 生物标志物的有神经营养因子、促肾上腺皮质激素释放因子、前列腺素和炎性因子如 C 反应蛋白,而最有应用前景的是神经营养因子。

神经营养因子包括神经生长因子(nerve growth factor,NGF)与脑源性神经营养因子(brain-derived nutrition factor,BDNF),是神经细胞生、分化、生长与存活所必需的生长因子。研究表明膀胱上皮与逼尿肌细胞可分泌 NGF 和 BDNF。NGF 可高选择性地结合于神经营养因子受体 Trk A,BDNF 可高选择性地结合于受体 Trk B,这两种受体均为表达于膀胱上皮细胞与传入神经的细胞表面的跨膜糖蛋白。尿液中 NGF 与 BDNF 的升高可通过受体等通路导致膀胱逼尿肌过度活动。

研究表明,膀胱组织内的 NGF 主要功能是调节交感神经节后纤维及传入神经的生长与功能,并可能是一种激活传入神经 C 纤维,介导其病理变化的化学介质。在有尿急或 DO 患者的膀胱组织与尿液中,均可检测到 NGF 水平的升高,与对照组相比,OAB 患者的尿 NGF 水平显著升高约 12 倍。另有研究证实,OAB 患者尤其是在有急迫性尿失禁症状的 OAB 患者尿液中的 NGF 水平升高。OAB 患者尿 NGF 水平可能还与患者尿急症状的严重程度相关。Liu 等研究发现,干性 OAB 患者与湿性 OAB 患者的尿 NGF 水平均显著高于对照组或仅有膀胱感觉过敏的人群;而湿性 OAB 患者的尿 NGF 水平又显著高于干性 OAB 患者。男性 BOO/OAB 与 BOO/DO 患者的尿 NGF 水平显著高于 BOO/无 OAB 人群或对照组人群,BOO/OAB 患者与 BOO/DO 患者的尿 NGF/肌酐水平差异无统计学意义。在女性患者中,尿 NGF/肌酐比值>0.05 的比例在 SUI 患者中为 9%,DO 患者中为 77%,SUI 合并 DO 的患者中为 81%,抗压力性尿失禁术后新发 DO 的患者中为 80%。Chen 等研究显示,以尿 NGF/肌酐比值>0.05 作为诊断 OAB 的标准时,敏感性与准确性分别为 67.9% 与 93.8%。

BDNF 是人体内数量最多的一种神经营养因子。研究表明,BDNF 主要由小-中型的肽能神经元分泌,也可由非神经细胞分泌,在感觉神经生长及发挥功能上起重要作用。BDNF 较多存在于脊髓中的感觉神经末梢,除了其对神经细胞的营养与重塑作用外,也对伤害感受有重要的介导作用。动物研究证实:阻断 BDNF 后有慢性膀胱炎症的受试小鼠膀胱功能得到改善。而无论 BDNF 阻断与否,均不影响正常动物的膀胱排尿反射,提示 BDNF 对膀胱功能的影响可能仅限于病理状态。另一项临床研究表明,对照组受试者尿液中的 BDNF/肌酐比值均较低,而 OAB 患者尿液中的 BDNF/肌酐比值则显著上升,并且与年龄或尿液取样时间无关。结果提示 BDNF 有可能作为 OAB 诊断的生物标志物。在 3 个月的行为方式调节后,OAB 患者的 BDNF 水平下降,但仍高于健康受试者。该研究也进行了 BDNF 作为 OAB 诊断标准的准确性评估,提示 BDNF 有望成为 OAB 的诊断标志物。

近年来,随着 OAB 发病机制的研究不断深入,多种用于治疗 OAB 的新药临床试验正在进行中。相信在不久的将来 OAB 的药物治疗会取得很大的进步。

(二) OAB 的治疗药物

1. 肾上腺素受体阻滞剂　在体和离体实验均已证实,大脑和脊髓表达多种肾上腺素受体,并参与排尿控制。动物实验显示,肾上腺素受体阻滞剂萘哌地尔(naftopidil)可以作用于大鼠腰骶干而抑制膀胱过度活动。在对 96 例良性前列腺增生患者,联合使用坦索罗辛(tamsulosin)8 周可以明显减轻患者储尿期和排尿期症状。抗抑郁药瑞波西汀正在进行一项用于治疗混合型尿失禁的二期临床试验,这是一种选择性的去甲肾上腺素再摄取抑制剂,与 M 受体亲和力很低,因而口干等副作用很小,有望成为治疗 OAB 的新药。由于吗啡及其类似物对排尿反射具有很强的抑制作用,CNS 中的阿片受体也是治疗 OAB 的另一潜在靶点。阿片受体的配体曲马多(tramadol)可以抑制去甲肾上腺素和 5-羟色胺的再摄取,其对排尿症状的作用尚处于临床前研究阶段。动物实验显示,曲马多可以抑制脑梗死引起的大鼠逼尿肌过度活动。

2. 5-羟色胺再摄取抑制剂　5-羟色胺受体系统与 OAB 的关系的研究结论尚有争议。使用抗抑郁药舍曲林(一种选择性的 5-羟色胺再摄取抑制剂)后患者的尿失禁发生率增高,尤其是老年患者。而临床上常用的抗抑郁药氟西汀(fluoxetine)对逼尿肌有抑制作用。国外有公司正在研究5-羟色胺受体激动剂 capeserod hydrochloride 治疗急迫性尿失禁的作用。到目前为止,还没有足以令人信服的证据表明针对5-羟色胺受体系统的药物对 OAB 的治疗有效。欧洲一项对306名 OAB 患者的随机对照研究显示,与安慰剂相比,5-羟色胺再摄取抑制剂度洛西汀(duloxetine)可以明显减少患者排尿次数,急迫性尿失禁的发生率,提高生活质量评分。

有研究显示中枢神经系统中的γ-氨基丁酸及其受体与排尿反射密切相关。口服或鞘内注射γ-氨基丁酸受体激动药巴氯芬(baclofen)可以用于治疗由尿道上皮和上皮下C纤维活化引起的逼尿肌不稳定。尽管巴氯芬对下尿路的作用几十年前就已经被证实,但是目前还没有足够证据将其应用于 OAB 的治疗。实验研究表明,外源性的 GABA 对排尿反射有抑制作用。临床前研究显示,5-羟色胺再摄取抑制剂 tigabine 应用于大鼠顽固性逼尿肌活动过度效果满意。

3. 速激肽(tachykinins) 研究表明中枢和外周神经系统中的速激肽在排尿反射调节中起重要作用。哺乳动物源性的速激肽,如P物质,神经激肽A(neurokinin A,NKA)、神经激肽B,可作为感觉神经递质激活特异性受体(NK-1,NK-2)。NK-1受体拮抗剂可以抑制膀胱至脊髓的感觉传入冲动,从而提高排尿的启动阈值却不影响正常排尿。一项双盲、随机、安慰剂对照研究显示,绝经后有急迫性尿失禁的女性服用160mg NK受体拮抗剂 aprepitant 8周,治疗组患者白天排尿次数及急迫性尿失禁次数较安慰剂组均明显减少。许多新的 NK-1 受体拮抗剂如 casopitant、sanofi-aventis SSR 240600、tanabe A-5538 的疗效还在进行临床试验。

4. β₃受体激动剂 β3-肾上腺素能受体激动剂治疗 OAB 是源于人类膀胱组织中的 β3-肾上腺素能受体介导了逼尿肌松弛。到目前为止,已经有3种选择性β₃受体激动剂正被用于 OAB 治疗研究,包括 mirabegron(又称 YM178)、ritobegron(也称 KUC-7483、KUC-7322)、solabegron(又称 GW427353)。学者们分别从细胞水平、离体组织水平以及在体动物实验以及各种 OAB 动物模型开展了深入研究。其中,多个动物在体研究结果让我们看到了 OAB 治疗的新希望,Takasu 等研究发现,乌拉坦麻醉大鼠,静脉注射 mirabegron 对膀胱的节律性收缩的抑制作用呈剂量依赖性,并且在不超过 3mg/kg 剂量时对膀胱的收缩幅度无明显影响。Hatanaka 等研究显示,在戊巴比妥麻醉大鼠,静脉注射 mirabegron 可降低膀胱内压力和自发性膀胱收缩频率,伴随着心脏速率增幅高达11%,平均血压下降高达29%,且呈剂量依赖关系。而对脑梗死诱发大鼠膀胱功能障碍的研究表明 mirabegron 可以明显提高排尿量,甚至接近正常水平。在对膀胱出口梗阻大鼠的研究发现,静脉注射 mirabegron 可以减少储尿期逼尿肌收缩频率,降低膀胱收缩幅度,而对排尿时膀胱的收缩压力、阈值压力、排尿量、剩余尿和膀胱容量没有影响。Maruyama 等研究表明,在乌拉坦麻醉状态下,十二指肠给予 ritobegron 或静脉使用其活性代谢产物 KUC-7322 同样可以降低膀胱内压力,对心率没有影响,血压仅有 10mmHg 的轻微降低。Hicks 等以雌性犬为实验动物,在异丙酚麻醉情况下,通过膀胱内滴入醋酸诱发膀胱收缩,静脉注射 solabegron 可明显增加排尿容量阈值,但没有显著影响排尿效率、膀胱收缩幅度和持续时间。在该研究中,可观察到平均动脉压下降和心率增加。

5. 痛敏肽/痛敏肽受体系统 研究表明痛敏肽在膀胱初级传入神经纤维有明显的抑制作用,一项随机、双盲、安慰剂对照研究显示,膀胱内给予 1mM 痛敏肽对可疑明显抑制人的排尿反射。Lazzeri 等将痛敏肽用于治疗神经源性逼尿肌反射亢进患者,膀胱内膀胱内给与 1mg 痛敏肽,连续10天,患者功能性膀胱容量增大,尿失禁次数明显减少,尿动力学参数明显改善。

(宋波 方强)

参 考 文 献

1. 廖利民. 膀胱过度活动症定义之我见. 现代泌尿外科杂志,2013,18(1):76-77.
2. Kuhtz-Buschbeck JP,Van Der Horst C,Pott C,et al. Cortical representation of the urge to void:a functional magnetic resonance imaging study. Journal of Urology,2005,174(4Pt-1):1477-1481.
3. Sui GP,Rothery S,Dupont E,et al. Gap junctions and connexin expression in human suburothelial interstitial

cells[J]. BJU International,2002,90(1):118-129.

4. Davidson RA,McCloskey KD. Morphology and localization interstitial cells in the guinea pig bladder:Structural relationships with smooth muscle and neurons. Journal of Urology,2005,173(4):1385-1390.

5. 程伟,宋波,熊恩庆,等. 应用交感皮肤反应评价膀胱感觉功能. 中国临床康复,2005,9(17):22-24.

6. Kuo HC. Videourodynamic characteristics and lower urinary tract symptoms of female bladder outlet obstruction. Urology,2005,66(5):1005-1009.

7. Schulte-Baukloh H,Knispel HH,Stolze T,et al. Repeated botulinum-A toxin injections in treatment of children with neurogenic detrusor overactivity[J]. Urology,2005,66(4):865-870.

8. Schneider T,de la Rosette JJMCH,MichelMC. Nocturia:A non-specific but important symp tom of urological disease. Intertional Journal of Urology,2009,16(3):249-256.

9. 关志忱. 夜尿症的临床研究进展. 北京大学学报(医学版),2010,42(4):487-491.

10. Steers WD,Herschorn S,Kreder KJ,et al. Duloxetine compared with placebo for treating women with symptoms of overactive bladder. BJU Intertional,2007,100(2):337-345.

11. Sellers DJ,Chapple CR,W-Hay DP,et al. Depressed contractile responses to neurokinin A in idiopatnic but not neurogenic overactive human detrusor muscle. European Urology,2006,49(3):510-518.

12. Green SA;Alon A,Ianus J,et al. Efficacy and safety of a neurokinin-1 receptor antagonist in postmenopausal women with overactive bladder with urge urinary incontinence. Journal of Urology, 2006, 176(6 Pt 1):2535-2540.

13. Igawa Y,Michel MC. Pharmacological profile of β3-adrenoceptor agonists inclinical development for the treatment of overactive bladder syndrome. Naunyn Schmiedebergs Arch Pharmacology,2013,386(3):177-183.

14. Igawa Y,Schneider T,Yamazaki Y,et al. Functional investigation of β-adrenoceptors in human isolated detrusor focusing on the novel selective β3-adrenoceptor agonist KUC-7322. Naunyn Schmiedebergs Arch Pharmacology, 2012,385(8):759-767.

15. Michel MC,Ochodnicky P,Homma Y,et al. β-adrenoceptor agonist effects in experimental models of bladder dysfunction. Pharmacol Ther,2011,131(1):40-49.

16. Maruyama I,Goi Y,Tatemichi S,et al. Bladder selectivity of the novel β_3-agonist ritobegron (KUC-7433) explored by in vitro and in vivo studies in the rat. Naunyn Schmiedebergs Arch Pharmacol, 2012, 385(8):845-852.

17. Maruyama I,Tatemichi S,Goi Y,et al. Effects of ritobegron(KUC-7483),a novel selective β3-adrenoceptor agonist,on bladder function in cynomolgus monkey. J Pharmacol Exp Ther,2012,342(1):163-168.

18. Lazzeri M,Calo G,Spinelli M,et al. Daily intravesical instillation of 1 mg nociceptin/orphanin FQ for the control of neurogenic detrusor overactivity:a multicenter, placebo controlled,randomized exploratory study. Journal of Urology,2006,176(5):2098-2102.

第四章　男性尿失禁

第一节　概　述

尿失禁，简单来说，是指尿液不自主的漏出或溢出，是泌尿外科的一个症状，很多疾病都可以导致。通常认为，由于解剖结构和生理功能的不同，女性更容易发生尿失禁。近年来，随着对尿失禁研究的不断深入，前列腺增生和前列腺癌手术的不断增多，男性尿失禁越来越受到重视。

一、男性尿失禁的流行病学

男性尿失禁的流行病学研究很多，但是各个研究所采用的年龄分组和尿失禁的定义并不相同，大部分的研究基于中老年男性。流行病学资料大部分来自欧美，因此，以白种人群居多。文献荟萃分析表明，基于社区人群调查，在 19～44 岁年龄组，尿失禁的患病率为平均 4.8%；在 45～64 岁年龄组，尿失禁的患病率增加到 11.2%；在 65 岁及以上年龄组，患病率为 21.1%；在 17 个基于社区老年男性尿失禁的流行病学研究中，平均尿失禁的发生率高达 32.2%，可见尿失禁的发生是与年龄密切相关的。在所有的相关研究中，急迫性尿失禁是最常见的尿失禁类型，19～44 岁年龄组平均发生率为 3.1%，而超过 65 岁年龄组中，发生率达到 11.7%，同样是随年龄增加的（表 8-4-1）。

在美国，有少数研究评估了尿失禁的严重程度。一项基于社区的对于 778 例超过 40 岁男性人群的横断面调查表明，有 10.8% 的受访者在过去 1 年中有尿失禁导致内裤变湿的情况发生。根据美国退伍军人初级保健诊所的统计，在 41～60 岁年龄组中，有 4.8% 的人每天都出现尿失禁，这种情况在超过 60 岁年龄组中增加到 8.9%。根据美国的资料，估计每天出现尿失禁的发生率在 45～64 岁年龄组为 4.8%，超过 65 岁为 8.3%，超过 80 岁则为 9.3%。其中，严重的尿失禁需要更换内裤的情况发生率在 45～64 岁年龄组为 2%，超过 65 岁则为 4%。

表 8-4-1　不同年龄组尿失禁及其亚型的患病率

年龄（岁）（研究数）	患病率（95% CI）
19～44	
总尿失禁（11）	4.81（3.69～5.94）
混合性尿失禁（3）	0.70（0.11～1.29）
压力性尿失禁（5）	0.74（0.14～1.34）
急迫性尿失禁（7）	3.09（1.96～4.21）
45～64	
总尿失禁（27）	11.2（10.14～12.26）
混合性尿失禁（4）	1.53（0.94～2.12）
压力性尿失禁（13）	3.78（1.56～6.00）
急迫性尿失禁（14）	7.75（4.99～10.50）
65～79	
总尿失禁（41）	21.13（19.90～22.35）
混合性尿失禁（10）	6.13（2.53～9.74）
压力性尿失禁（15）	2.67（1.95～3.39）
急迫性尿失禁（20）	11.70（9.27～14.14）
80+	
总尿失禁（17）	32.17（29.62～34.73）
混合性尿失禁（1）	9.40（9.34～9.46）
急迫性尿失禁（3）	18.18（6.84～29.51）

摘译自：Shamliyan TA et al. Male urinary incontinence：prevalence，risk factors，andpreventive interventions. 2009）

有关男性尿失禁在种族/民族中的差异的相关研究不多，一项来自美国的大样本人群调查显示，黑人尿失禁发生率（21%）比白人（16%）更高。另一项研究表明，非西班牙裔男性（38%）尿失禁发生率比西班牙裔男性（31%）更高。退伍军人中，白人男性（32%）与黑人男性（33%）的尿失禁发生率相似。

基于社区的研究中，偶发尿失禁的发生率资料很少，报道差异也很大。英国的一项对于 40 岁以上年龄组的研究发现，1 年内偶发尿失禁率为 4%，其中 40~49 岁年龄组为 2%,而超过 80 岁年龄组则增加到 11%。另一项美国的研究表明 超过 60 岁年龄组,1 年偶发尿失禁率为 20%。

二、男性尿失禁的危险因素

很多文献报道了基于社区调查的男性尿失禁的危险因素。研究发现,年龄作为尿失禁的独立危险因素,与尿失禁成正相关;而对于急迫性尿失禁来说,超过 70 岁的老年人,比年轻组与年龄的相关性更明显。糖尿病作为一个常见的慢性疾病,与尿失禁有持续性的正相关。此外,有数个研究报告,身体健康不佳及有其他合并疾病的男性更容易发生尿失禁。大便失禁是否是尿失禁的危险因素仍不清楚,一个包含 2198 例男性的研究提示,大便失禁可能会增加急迫性尿失禁的概率,但在另外一个研究中未发现二者有相关性。关节炎患者有更高的尿失禁和急迫性尿失禁发生的概率。加拿大国家人群健康调查资料显示,服用镇静剂、泻药和利尿剂的男性出现尿失禁的概率大大增加。记忆力变差,癫痫和神经系统疾病也与更高的尿失禁发生率相关。在社区男性调查中,中风与尿失禁显著相关。活动受限也增加尿失禁的风险。

患泌尿系统感染的男性有着较高的尿失禁发生率。很多研究表明,前列腺疾病显著增加尿失禁的发生,其中,前列腺癌的相对危险系数(RR)为 2,接受前列腺根治术的患者 RR 为 4.3,而前列腺癌放疗后的 RR 为 2.3。

第二节　男性急迫性尿失禁

一、男性 LUTS 与 OAB

下尿路症状(lower urinary tract symptoms,LUTS)包括储尿期症状(白天尿频、尿急、急迫性尿失禁和夜尿增多),排尿期症状(尿流缓慢、尿流中断、尿等待和用力排尿)和排尿后症状(尿不尽感和尿末滴沥)。膀胱过度活动症(overactive bladder,OAB),根据国际尿控学会的定义,是指以尿急为主要症状,可伴有或不伴有急迫性尿失禁,通常伴有尿频和夜尿增多的综合征。大量研究表明,OAB 是所有 LUTS 症状中最令患者苦恼的症状,不论男女。在男性,通常认为 LUTS 与前列腺增生(benign prostatic hyperplasia,BPH)有关,但实际上,两者的概念和定义是不一样的(图 8-4-1)。

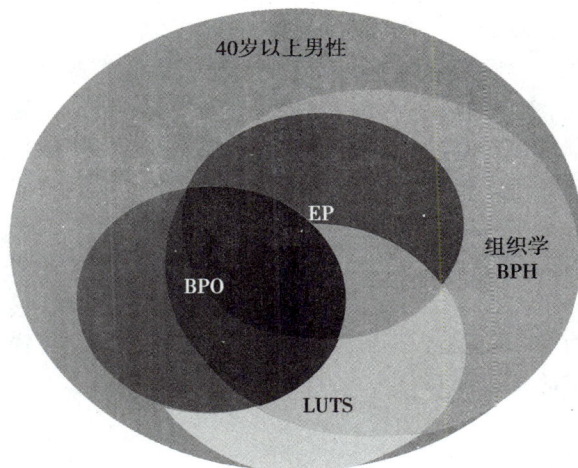

图 8-4-1　组织学 BPH 与 LUTS 关系

在所有年龄大于 40 岁的男性,大约有 50% 会出现组织学 BPH;其中大约 50% 会受 LUTS 困扰,而他们的 LUTS 也可能与其他疾病有关。在组织学 BPH 中,有一部分会出现前列腺体积的明显增大(enlargement of the prostate,EP)。组织学 BPH 或 EP 均可导致膀胱出口梗阻(bladder outlet obstruction,BOO),但 BOO 也可能由其他原因所造成。因此,治疗时应考虑 LUTS 患者是否同时存在 EP 或 BOO。

EPIC 研究显示,LUTS(包括 OAB)在男性和女性中都很常见。其中,储尿期症状(男性 51.3%,女性 59.2%),排尿期症状(男性 25.7%,女性 19.5%)和排尿后症状(男性 16.9%,女性 14.2%)在男女间发生率相似。EPIC 研究还证实,OAB 发生率不但在男女性之间发生率相似(男性 11%,女性 13%),而且都随年龄而增加。一项日本的流行病学调查得到相似的结果,在 40 岁以上人群中,OAB 总的发生率为 12.4%,其中男性为 14.3%,女性为 10.8%,发生率同样随年龄增加。

显然,由于 LUTS,包括 OAB,在男女性之间发生率相似,并且都随年龄而增加,因此不能把男性 LUTS 简单的归因于前列腺增生。而且,在男性,储尿期症状比排尿期症状更常见,更使患者困扰,因此,在治疗 LUTS 患者时,要考虑到与逼尿肌相关的储尿期症状,特别是最困扰患者的尿急和急迫性尿失禁。

在男性,来医院就诊的 LUTS 患者与参与社区调查的 LUTS 患者的泌尿系统症状是不同的。有研究表明,尽管来就诊的男性 LUTS 患者以排尿期症状为主,其中大部分患者(80%)仍受到尿急和(或)急迫性尿失禁等储尿期症状的困扰。因此,储尿期症状仍然比排尿期症状对 LUTS 患者的生活质量影响更大。日本一项包括 10 434 例 LUTS 患者的基于国际前列腺症状评分（IPSS）的问卷调查显示,夜尿增多是最常见的 LUTS(94.8%),随后是尿流缓慢(92%),白天尿频(88.2%),尿急(70%),尿流中断(68.7%)和用力排尿(62%)。其中,尿急和夜尿增多有随年龄增加的趋势,而其他症状没有发现这个趋势。这个研究还发现,绝大多数 LUTS 患者同时具有排尿期症状和储尿期症状,仅有 5% 的患者仅有储尿期症状,而仅有排尿期症状的患者只占 1%。

逼尿肌过度活动（detrusor overactivity, DO）是尿急和其他 OAB 储尿期症状的最常见原因,通常与膀胱出口梗阻（bladder outlet obstruction, BOO）和良性前列腺增大（benign prostatic enlargement, BPE）相关。BOO 患者的尿动力学研究显示,在接受前列腺切除术的患者中,超过 50% 的患者有 DO。手术后,有 2/3 之前有 DO 的患者逼尿肌恢复正常,这说明 DO 与 BOO 存在因果关系（图 8-4-2）。但是,无论是 DO 还是 OAB 症状,都有可能独立于 BOO,因为许多 LUTS 患者并没有 BOO,这些患者的症状更可能与年龄相关。

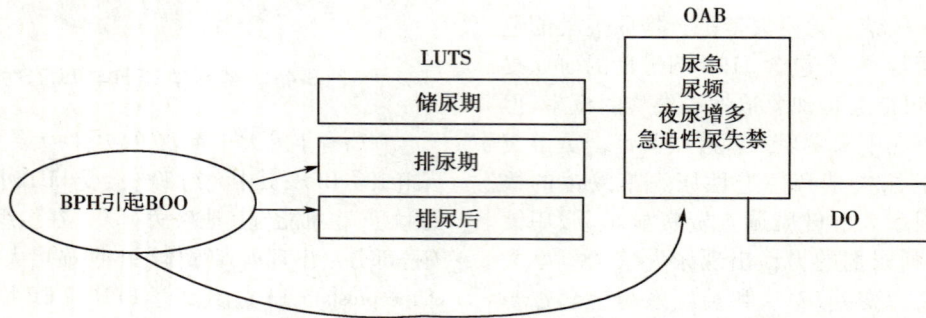

图 8-4-2　BPH 引起的 BOO 直接导致排尿期和排尿后 LUTS,OAB 症状主要与 DO 有关
（Athanasopoulos A, et al. The role of antimuscarinics int the management of men with symptoms of overactive bladder associated with concomitant bladder outlet obstruction:an update. 2011）

基础研究发现,BOO 患者膀胱组织中胆碱酯酶染色的神经减少,而对 BOO 患者膀胱活检进行药理学研究,发现从有 DO 患者膀胱取出的逼尿肌肌条有去神经化的超敏反应。从尿道部分梗阻产生 DO 的动物学模型中也发现了同样的去神经化的药理学和形态学证据。已经有证据表明,BOO 导致膀胱压力上升,引起膀胱壁血流减少（缺血）,是导致逼尿肌部分去神经化的原因。因此,BOO 导致膀胱部分去神经化,引起膀胱超敏性,可能是导致 OAB 的原因。增加的尿流阻力也可能导致逼尿肌电生理特性的改变,重组 C 纤维介导的排尿反射,这些都与动物模型产生 DO 相关。也有研究认为,前列腺增生导致前列腺尿道解剖学改变,导致感觉异常（传入异常）,同样可以导致 DO,证据是单独阻断感觉神经（利多卡因局麻）,在梗阻没有解除的情况下,DO 消失了。

男性 OAB 症状可以仅由膀胱功能异常引起,例如 DO,而与前列腺疾病无关。OAB 的发生似乎与性别无关,可以由多种因素引起的膀胱结果和功能的改变造成,也可能由全身性合并疾病造成。心血管、代谢和内分泌因素可能与 LUTS 的发生有关。在有关 LUTS 与血管风险因素（高血压,高脂血症,糖尿病及吸烟）相关性研究中发现,不论男女,具有两项或更多血管风险因素的患者,其 IPSS 显著增加,提示动脉硬化是发生 LUTS 的潜在风险因素。动物模型研究显示,血管阻塞导致的缺血和低氧血症引起逼尿肌结构和功能的改变,氧化应激导致膀胱传入通路超敏,均可导致 DO。

二、男性 OAB 的治疗

（一）α-受体阻滞剂

男性 LUTS 患者绝大部分为中老年,传统上首先应用针对前列腺和（或）BOO 的药物,例如 5α 还原酶抑制剂和 α-受体阻滞剂。这些药物耐受性良好,而且已经被证实对于 BOO 患者排尿期症状效果良好。那么,α-受体阻滞剂是否能够改善 LUTS 患者的储尿期症状,特别是 OAB 症状呢?迄今为止,共有 4 项临床药物研究涉及到这个问题,其中三项研究证实,α-受体阻滞剂坦索罗辛能够显著减少 IPSS 评分中的储尿期症状;另一项研究显示,α-

受体阻滞剂赛洛多辛也可以显著减少 IPSS 评分的储尿期症状。但是,目前没有研究显示 α-受体阻滞剂对缓解 OAB 症状有任何作用。

(二) 抗毒蕈碱单药治疗

多年以来,抗毒蕈碱治疗主要应用于女性,临床药物试验也通常只包括女性。近年来,抗毒蕈碱治疗开始应用于推测没有 BOO 的男性。有 3 个大型临床研究,均包含推测没有 BOO 的男性和女性。针对男性的亚分析表明,所有这 3 个研究中的男性,接受抗毒蕈碱治疗(2 个为托特罗定缓释片,1 个为索利那新 5mg)后效果良好,没有发生尿潴留或并不比安慰剂对照组更多。有意思的是,Ronchi 等专门研究了索利那新对逼尿肌收缩力弱患者的影响。结果表明,抗毒蕈碱治疗可以导致尿动力学参数的变化,但没有临床意义,患者的排尿困难并未加重,尿潴留的发生率极低。以上研究说明,对于没有 BOO 的 OAB 患者,抗毒蕈碱单药治疗不会增加尿潴留的风险。

迄今为止,抗毒蕈碱单药治疗男性 BOO 合并 OAB 患者的研究很少,效果也不尽如人意。例如,对于 TIMES 研究的亚分析表明,托特罗定单药治疗 BOO 合并 OAB 患者的尿急症状并无显著效果。但是,就安全性来说,急性尿潴留可能仅对于那些储尿期症状明显且合并严重的 BOO 患者才具风险。在对于另一个抗毒蕈碱药物丙哌维林的研究中,Nishimatsu 等报告的 26 例 BOO 合并 OAB 患者中没有发生一例急性尿潴留。Abrams 等对于经尿动力学证实的 BOO 合并 OAB 患者,给予托特罗定 2mg 每日 2 次,149 例患者中 87% 完成了 12 周的治疗。他们发现尿动力学参数并没有变化,仅仅是残余尿略有增加(25ml)。而且,仅有 1 例尿潴留发生。在这个研究中,储尿期症状明显改善。也有研究显示抗毒蕈碱单药治疗效果不好,Kaplan 等在一项大样本随机对照药物研究中发现,单用托特罗定缓释片每日 4mg,在减少尿急次数,改善 IPSS 以及患者治疗受益方面与安慰剂并无显著性差异,但安全性尚好,仅有 1 例发生急性尿潴留。有研究显示,应用抗毒蕈碱治疗,发生急性尿潴留的风险增加 2.9 倍,但大部分发生于治疗开始的 30 天内,原因仍不清楚。也有研究发现,抗毒蕈碱治疗超过 1 年是残余尿增加超过 50ml 的危险因素,而 PSA 水平及前列腺体积并不是危险因素。

就抗毒蕈碱单药治疗来说,现有的文献提示,哪些患者能够得到最佳疗效仍不十分清楚;安全性方面,仅略微增加急性尿潴留的风险。相对而言,轻度梗阻,小前列腺,低 PSA 水平,合并 OAB 患者,应用抗毒蕈碱单药治疗最有可能受益。

(三) α-受体阻滞剂与抗毒蕈碱联合治疗

1994 年,Chapple 和 Smith 提出 α-受体阻滞剂与抗毒蕈碱联合治疗 BPH 理论上的可能性。从那时起,大量的联合治疗的药物研究问世(表 8-4-2)。

表 8-4-2 对男性 BOO 合并 OAB 症状采用抗毒蕈碱和 α-受体阻滞剂联合治疗的主要药物研究

研究(年)	患者数量	治疗药物	研究类型	服药时间(周)	效果	尿潴留例数	证据水平
Lee 等(2005)	142	丙哌维林+多沙唑嗪	前瞻性随机对照双盲多中心	8	排尿日记(+) IPSS(储尿期症状+) 患者满意度(+)	0	1b
Kaplan 等 TIMES 研究(2006)	225	托特罗定+坦索罗辛	前瞻性随机对照双盲	12	PPTB(+) 排尿日记(+) IPSS(+)	2	1b
MacDiarmid 等(2008)	203	奥昔布宁+坦索罗辛	前瞻性随机安慰剂对照	12	IPSS(储尿期症状+) QoL(+) 尿流率和 PVR 改善	0	1b
Chapple 等(2009)	283	托特罗定缓释片+α-受体阻滞剂	前瞻性安慰剂对照双盲	12	IPSS(+) 症状困扰程度(+) 排尿日记(+) 尿流率和残余尿	3	1b
Kaplan 等(2009)	398	索利那新+坦索罗辛	前列腺安慰剂对照双盲	12	排尿日记(+) IPSS 尿流率和残余尿	7	1b

续表

研究(年)	患者数量	治疗药物	研究类型	服药时间(周)	效果	尿潴留例数	证据水平
Athanasopoulos 等(2003)	25	托特罗定+坦索罗辛	前瞻性随机	12	尿动力学(储尿期+) QoL(+)	0	2b
Lee 等(2004)	68	托特罗定+多沙唑嗪	前瞻性观察性研究	12	IPSS(+)	2	2b
Maruyama 等(2006)	51	丙哌维林或奥昔布宁+萘哌地尔	前瞻性随机对照	12	IPSS QoL 尿流率和残余尿	0	2b
Yang 等(2007)	33	托特罗定+特拉唑嗪	前瞻性随机	6	IPSS(储尿期+) 尿流率和残余尿	0	2b
Yokoyama 等(2009)	23	丙哌维林+萘哌地尔	前瞻性随机对照	4	IPSS(储尿期+) 排尿日记(+)	0	2b
Mohanty 等(2009)	38	托特罗定+坦索罗辛	前瞻性随机	12	尿动力学(+) QoL(+) 排尿日记(+) IPSS	0	2b
Wiedemann 等(2009)	4382	氯氮䓬+α-受体阻滞剂	前瞻性多中心开放研究	4	IPSS(+) QoL(+) 排尿日记(+) 使用尿垫(+)	未统计	3b
Kang 等(2009)	70	丙哌维林+坦索罗辛	前瞻性	12	QoL(+) IPSS 尿流率和残余尿	0	3b
Aldmir 等	45	托特罗定+阿夫唑嗪	前瞻性	12	IPSS 尿流率和残余尿	0	3b

(PPTB:患者感觉治疗获益;(+):抗毒蕈碱和α-受体阻滞剂联合治疗组获益)

(Athanasopoulos A,et al. The role of antimuscarinics int the management of men with symptoms of overactive bladder associated with concomitant bladder outlet obstruction:an update. 2011)

从这些研究可以看出,联合治疗对于排尿日记、主观满意度、IPSS 评分储尿期症状和 QoL 等疗效指标改善均超过 α-受体阻滞剂单药治疗,但在尿流率和残余尿方面疗效相似。而且,安全性方面,上述研究发生尿潴留极少,说明联合治疗对绝大多数患者来说是安全的。

(四)抗毒蕈碱与5α 还原酶抑制剂联合治疗

Chung 等于 2010 年报道了托特罗定与度他雄胺联合治疗有 OAB 症状的 LUTS 患者。共 51 例患者,接受超过 6 个月的度他雄胺治疗后,加用托特罗定治疗,为期 12 周。发现尿频,尿急及夜尿次数显著减少。IPSS 评分经度他雄胺单药治疗后从平均 19.3 降至 14.3,加用托特罗定后进一步降至 7.1;储尿期评分在加用托特罗定后从 9.8 降至 4.5;残余尿仅增加 4.2ml,最大尿流率仅减少 0.2ml/s。没有尿潴留发生。从研究结果看,这个方案对于较大前列腺(大于 30g)合并 OAB 症状的患者是可行的,虽然这个研究证据水平较低。

(五)抗毒蕈碱联合治疗的安全性

从越来越多的文献看,无论是与 α-受体阻滞剂还是5α 还原酶抑制剂联合,抗毒蕈碱制剂的应用并不增加新的副作用。即使抗毒蕈碱制剂本身的副作用,如口干,便秘,低血压等,在临床应用中也并不特别显著。更令人担心的急性尿潴留,只要不是残余尿过多(超过 200ml),也没有显著增加。实际上,几乎所有的研究都发现尿潴留的风险微乎其微。

近年来,动物研究发现抗毒蕈碱治疗对排尿期影响很小,这也支持了抗毒蕈碱治疗 BOO 的安全性。在托特罗定或托特罗定联合坦索罗辛治疗男性 LUTS 的临床研究中,从安全性和尿动力学参数也显示对于 BOO 患者是安全的,抗毒蕈碱制剂对逼尿肌收缩力的抑制作用并未使 BOO 患者排尿困难加重。目前对抗毒蕈碱治疗对中枢神经系统的影响还没有综述性研究，但有些抗毒蕈碱制剂可以通过血-脑屏障，可能会影响认知。对中枢神经系统的风险主要集中于较弱的人群，如老年患者和多发性硬化、帕金森病等中枢神经系统损害的患者。对这类患者，应谨慎用药。

（六）哪些患者从联合治疗中最能受益

抗毒蕈碱联合治疗 BOO 合并 OAB 患者疗效显著，已成为共识，但究竟哪些患者最能够受益，其具体细节仍不清楚。TIMES 研究显示，托特罗定缓释片 4mg 联合治疗对于基线更小的前列腺（<29ml）和更低的 PSA 水平（<1.3ng/dl）疗效显著。在 Chaaple 等研究的亚分析中，托特罗定缓释片 4mg+α-受体阻滞剂比安慰剂+α-受体阻滞剂对持续 OAB 患者耐受性更好，但与前列腺体积及 PSA 水平无关。因此，仍需要更多的临床研究来确定哪些患者更能从抗毒蕈碱联合治疗中受益。

（七）治疗新进展

进来，有关研究显示抗毒蕈碱制剂联合磷酸二酯酶抑制剂 5（PDE5-I）可能是个值得考虑的选择。PDE5-I 可以增加一氧化氮在平滑肌中的浓度，可以松弛前列腺，就像对阴茎和膀胱颈的作用一样。尽管缺乏长期随访，以及潜在的对心血管系统的影响，已经有研究表明这类药物可以改善某些患者的储尿期和排尿期 LUTS 症状。但近期一项包括北美、欧洲及澳大利亚 50 个中心的双盲、安慰剂对照多中心研究中，没有发现 PDE5-I 对于储尿期 LUTS 症状有治疗作用。

另一个潜在的治疗选择是 β3 受体激动剂。以前认为，这类药物仅影响在 OAB 患者非排尿期逼尿肌过度活动的频率，对逼尿肌活动幅度没有影响。但最新的研究表明，β3 受体激动剂有明确的松弛逼尿肌作用。在临床应用方面还需要更多的临床研究。

从以上研究来看，男性急迫性尿失禁属于 OAB 症状，而 OAB 症状属于 LUTS。LUTS 的发生随年龄及 BPH 产生的 BOO 而增加。对于 LUTS 的排尿期症状，应用传统的 BPH 治疗有良好的效果，但对储尿期症状作用不明显，这就需要考虑采用抗毒蕈碱制剂，单药或联合治疗。从大量的药物研究结果看，抗毒蕈碱制剂与α-受体阻滞剂联合治疗，对于 BOO 合并 OAB 症状有良好的效果，安全性良好，尿潴留的风险很小。

第三节　男性压力性尿失禁

在自然状况下，男性压力性尿失禁发生率很低，已经被社区流行病学调查所证实。因此，男性压力性尿失禁主要发生于医源性或创伤所造成，其中，前列腺癌根治术后尿失禁是最常见的病因。

前列腺癌根治术后尿失禁的发生率，有很多文献报道，差异很大，从 5% 直至 87%。发生率差异如此之大的原因有以下几方面：①历史因素，前列腺癌发病率越来越高，手术数量越来越多，手术医师的技术越来越熟练，因此，越是近期的文献，报告的尿失禁发生率越低；②随着医学技术的进步，前列腺癌根治术的方式越来越多，从传统的开放手术，到腹腔镜手术，直至近年来越做越多的机器人辅助前列腺癌根治术，手术方式不同，尿失禁的发生率也可能不一样；③前列腺癌根治术手术较复杂，学习曲线较长，手术的熟练程度不一样，有些著名癌症中心的前列腺癌专家，手术后患者的控尿率可达惊人的 91%～98%；④不同的医师对前列腺癌根治术后尿失禁的认识不同，没有一个标准的定义和诊断标准，这可能是最重要的一点。

一、发病机制

前列腺癌根治术后尿失禁的风险来源于术前因素（年龄，术前控尿状态等），术中因素（手术技术，医师的经验等）和术后因素。更好地理解和掌握男性盆腔解剖，可以减少术后尿失禁的发生。Walsh 革命性的改良了前列腺癌根治术的手术方式，正是由于保留了血管神经束，不但使患者术后性功能得以保留，术后控尿率也得到了显著改善。

迄今为止，前列腺癌根治术后尿失禁的病因仍不十分清楚，但是，膀胱颈功能的损害，术中神经和括约肌的损伤，可能是几个重要因素。尿道括约肌的功能损害不仅由于肌肉的直接损伤，还可能由神经支配受损所导致。近来的研究表明，前列腺癌根治术后，固有括约肌损害，男性控尿系统的完整性遭到破坏，即使括约肌的功能本身是好的，仍然会导致尿失禁。

功能性尿道长度是维持括约肌功能的重要因素。有研究表明，最小功能性尿道长度应大于 28mm，因此，术中尽量保留尿道可以减少术后尿失禁的发生。此外,有文献报道保留膀胱颈也可以增加术后早期控尿率。虽然为了减少前列腺癌根治术术后尿失禁,外科医师为此做了很多尝试和改良,例如保留膀胱颈,膀胱颈重建,尿道周围悬吊,后壁横纹括约肌重建,前壁和后壁联合重建,保留盆筋膜,前壁全保留,保留神经等,但这些术式的效果不一,证据不足,目前仍没有一个公认的能够确切提高控尿率的改良术式。

二、诊断与评估

显而易见,前列腺癌根治术后尿失禁严重影响患者的生活质量,患者要求控尿,得以回归社会的愿望十分强烈。对压力性尿失禁精确的诊断和评估非常重要,因为这是正确的治疗的前提。然而,目前仍然缺乏公认的对于前列腺癌根治术后尿失禁的评估方法。欧洲泌尿外科学会对于男性尿失禁的评估推荐采用两步法。初步的评估包括病史,对于症状的客观评估,体格检查包括直肠指诊和骶区的神经系统检查。此外,需要追加的检查还包括超声(测量残余尿量),尿液分析,尿失禁问卷(推荐 ICIQ-SF,比较简便实用)以及尿垫试验。就诊断精确性来说,24 小时尿垫试验最好,但在临床应用中,1 小时尿垫试验最常用,因其简便实用。在初步的诊断评估后,就可以进行一线保守治疗。如这些治疗在 8 ~ 12 周后证明无效,则需要进行第二步的诊断评估,包括膀胱镜或尿动力学检查,需要考虑外科治疗(诊断流程见图 8-4-3)。

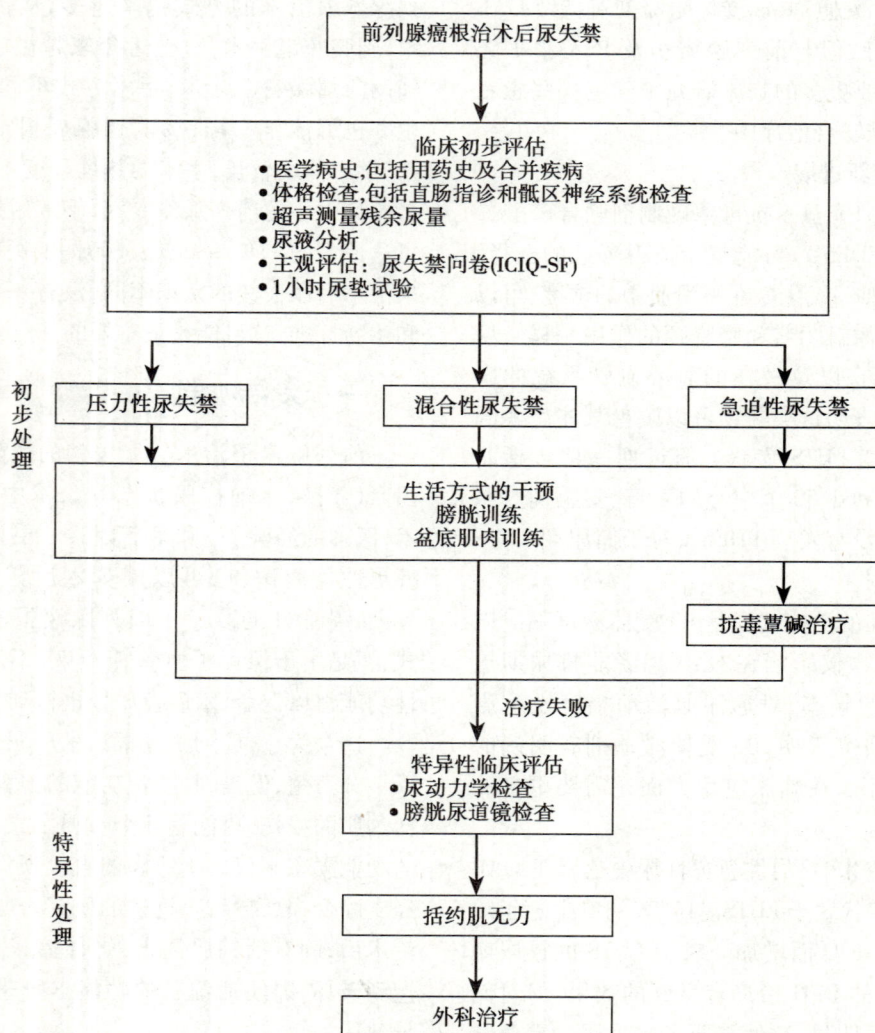

图 8-4-3 前列腺癌根治术后压力性尿失禁诊断和处理流程(European Association of Urology 2008 guidelines)

三、保守治疗

保守治疗是前列腺癌根治术后尿失禁的一线治疗，尤其在术后 6～12 个月内。保守治疗包括生活方式的干预（如限制液体摄入），盆底肌肉训练（pelvic floor muscle training，PFMT）结合或不结合生物反馈，膀胱训练等。其中，PFMT 是受到广泛推荐的治疗方式。目前对于前列腺癌根治术后尿失禁保守治疗的研究存在很多问题，现有的研究往往既不随机，又缺乏对照，缺乏标准的治疗流程，甚至对于尿失禁及控尿的定义也不统一。因此，在保守治疗前列腺癌根治术后尿失禁方面，询证医学证据要大大弱于女性压力性尿失禁。

（一）PFMT-生物反馈-电刺激-行为治疗

PFMT，即"Kegel 练习"，最早由 kegel 推广，可以在术前或术后立即开始。其开始的最佳时间，练习持续时间及每次练习的收缩次数仍没有确定的标准，但大多数专家认为，应该在拔除尿管后立即开始，每天多次训练，应持续数月直至见效。有研究发现，PFMT 甚至对男性持续性压力性尿失禁有效。有些泌尿外科专家推荐前列腺癌根治术前即开始 PFMT，因为有证据表明，术前开始训练的患者，在术后 3 个月的控尿率显著高于术后才开始训练的患者。而且，术前开始训练的患者，达到控尿的时间也早于术后开始训练者。但是，在术后 1 年时，差异又变得不那么显著（控尿率分别为 98.7% 和 88.0%），说明术前训练可能只是在术后早期起作用。

生物反馈是指采用适当的设备，在患者 PFMT 时提供声音或视觉的反馈，一帮助患者正确的训练。加入生物反馈后的 PFMT，其有效性在不同的研究中是相互矛盾的。很多研究表明生物反馈可以增加 PFMT 的有效性，但更多的研究持相反的观点。因此，对于是否在 PFMT 中加入生物反馈，没有定论。

多个研究证实，电刺激治疗对于尿失禁是无明显效果的。但近来一篇前瞻性随机研究表明，电刺激加生物反馈治疗在 8 周后达到控尿，而单纯 PFMT 组需要 13.88 周。

对于前列腺癌根治术后尿失禁患者，欧洲泌尿外科学会推荐减少液体摄入和膀胱刺激，但目前为止并没有确切的临床证据提示生活方式的干预有确切的作用。

（二）药物治疗

目前，没有任何药物被批准用来治疗前列腺癌根治术后压力性尿失禁。度洛多辛是一种 5-羟色胺和去甲肾上腺素再摄取抑制剂，已经被证明在治疗女性压力性尿失禁中有效。近年来，也有关于度洛多辛治疗男性压力性尿失禁有效性的研究。Filocamo 等报告，度洛多辛对于 PFMT 有协同效应，其解释是 PFMT 和度洛多辛分别有独立的治疗靶点（盆底肌的支持和外括约肌增强）。安慰剂对照的随机试验显示，度洛多辛每日 80mg，服用 8 周即可明显改善控尿率，在 12 周时，尿失禁次数减少了 52.2%。度洛多辛的常见和可能导致停药的副作用是恶心，可以通过小剂量逐渐加量来缓解。需要指出的是，度洛多辛并没有被批准治疗前列腺癌根治术后尿失禁，属于超适应证范围用药。

在前列腺癌根治术后早期，可能逼尿肌过度活动也是尿失禁的发生原因，这些患者可以应用抗胆碱治疗，但是目前没有有证据的推荐意见。

四、外科治疗

经过保守治疗后，大约仍有 2%～5% 的前列腺癌根治术后尿失禁患者持续漏尿超过 1 年，这些患者推荐外科治疗。

（一）注射治疗

在近几十年，多种物质（如胶原，硅酮，自体脂肪，自体软骨细胞，聚糖苷/透明质酸共聚物）被作为填充剂进行尿道内注射，治疗压力性尿失禁。在内镜下用特殊的穿刺针将填充物环形注射于尿道括约肌或其远端的黏膜下，使尿道黏膜向腔内隆起，起到控尿作用。总体来说，短期效果良好，但长期效果较差，因为诸如胶原，自体脂肪，自体软骨细胞等很快会迁移。另外，胶原还会引起过敏反应。Westney 等报告胶原注射后的有效时间为（6.3±8.14）个月，完全控尿率仅 17%。有几个研究显示，特氟龙注射的控尿率为 17%～76%，但后来发现特氟龙在动物实验中可以迁移至淋巴结，脾，肺和脑，已停止应用。

目前应用的注射材料包括聚糖苷/透明质酸共聚物（deflux），热解碳微球（durasphere），聚二甲硅氧烷（macroplastique）。这些材料迁移很慢，并且不会危害其他器官。同样的，短期疗效很好，但要达到满意的长期疗效就需要再次注射。

注射治疗的主要副作用是排尿困难，尿潴留及泌尿系统感染。注射填充物一般不影响之后的人工尿道括约肌植入，但注射后的炎症反应可能会导致冰冻尿道。

（二）干细胞治疗

首个自体成肌细胞及成纤维细胞注射治疗男性前列腺癌根治术后尿失禁由 Strasser 于 2008 年报道，共 63 例患者，控尿率达到 65%，另外有 27% 患者有改善。但并没有其他研究证实。实际上，由于涉及复杂的伦理问题，很多相关治疗已经停止。

（三）男性吊带

首个男性吊带术式在 20 世纪 70 年代早期由 Kaufman 报道，但由于成功率很低而并发症发生率很高，并没有得到满意的疗效。随着技术的进步和新材料的出现，目前男性吊带对于括约肌功能存在，未行放疗的前列腺癌根治术后轻、中度压力性尿失禁患者来说，不失为一个疗效不错的治疗选择。男性吊带术式的基础在于被动的、半环形尿道压迫或球部尿道的重置。由于吊带不会影响尿道背部的血流，因此尿道萎缩的风险大大小于人工尿道括约肌。男性吊带有许多改良术式，包括不同弹性的材料，不同的外科入路，不同的吊带位置及不同的固定方法。

1. 骨锚式吊带（bone-anchored sling systems）

InVance 吊带（图 8-4-4），采用硅涂层聚酯材料，通过经会阴切口放置于球尿道下方，用钛螺钉固定于坐骨耻骨支，每侧 3 枚螺钉。骨锚式吊带最早报道于 2001 年，16 例患者控尿率达到 88%，无并发症。Onur 等报告一组 46 例患者，成功率高达 97%，他们推荐骨锚式吊带仅适用于轻到中度尿失禁。Rajpurkar 等报告另一组 46 例患者，治愈率仅为 37%。对于放疗后患者，骨锚式吊带并不适合，治愈率仅为 25%。这种术式的并发症包括会阴疼痛，残余尿增多，尿潴留等，少数由于感染或固定螺钉松脱而需要取出吊带。骨锚式吊带失败后，仍可行人工括约肌植入术，而且并不影响疗效。

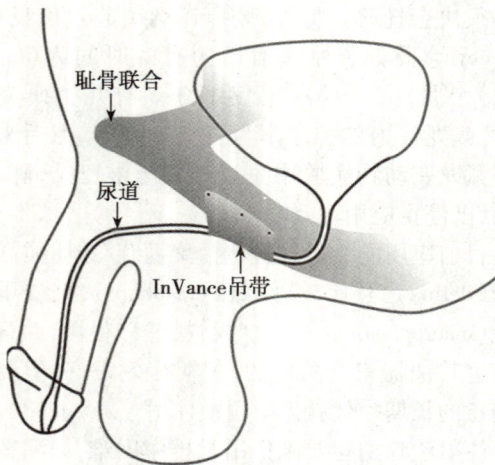

图 8-4-4 InVance 吊带（Bauer RA，et al. Post-prostatectomy incontinence：all about diagnosis and management. 2009）

2. 可调式吊带（readjustable sling systems）

目前可调式吊带有 Argus 和 Remeex 两种。

Argus 吊带是一种不透 X 线的硅酮泡沫软垫，轻柔压迫球部尿道。通过耻骨后或经闭孔途径置入，对肥胖患者更有优势。控尿率可达 65%，近期的前瞻性研究显示对于中、重度压力性尿失禁的疗效高达 79%。并发症主要为会阴疼痛，以及感染或尿道、膀胱和腹壁的侵蚀而取出吊带。

Remeex 吊带（图 8-4-5）是一种可调式尿道下吊带，吊带两端分别与两根牵引线相连，经皮于耻骨上 2cm 腹直肠筋膜处永久放置一调节器，与牵引线相连。此吊带置入后，可通过外部操作调节张力。此术式由 Sousa-Escandō 于 2004 年首先报道，仅 6 例患者，5 例治愈。一项欧洲多中心研究，51 例患者，平均随访 32 个月，治愈率为 64.7%。但与 Argus 吊带相比，Remeex 吊带术后至少需要再调节一次才能达到以上的效果。而且，其术后会阴不适发生率较高，也有术中膀胱损伤及术后感染或侵蚀导致吊带取出的报道。

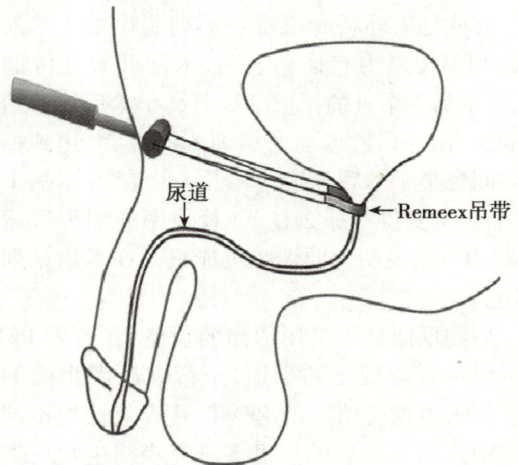

图 8-4-5 Remeex 吊带（Bauer RA，et al. Post-prostatectomy incontinence：all about diagnosis and management. 2009）

3. 功能性尿道后吊带（functional retrourethral sling）

AdVance 吊带（图 8-4-6）是一种新型的创新性吊带悬吊术，第一次提供了一种非梗阻性，功能性的治疗途径。其他吊带以及人工括约肌，其控尿的原理均为压迫尿道。而尿道后吊带，从尿动力学研究来看，并没有产生尿道梗阻。此种吊带可以调整由于前列腺癌根治术所造成的解剖改变，使括约肌周围松弛和下降的支持组织回到术前的位置，从而得以控尿。AdVance 由 Rheder 和 Gozzi 于 2007

年首先报道。20 例患者,治愈率(不需使用尿垫)为 40% ,改善率(每天使用 1 ~ 2 块尿垫)为 30% 。最新的 67 例患者的治疗表明,治愈率和改善率分别为 52% 和 38% 。

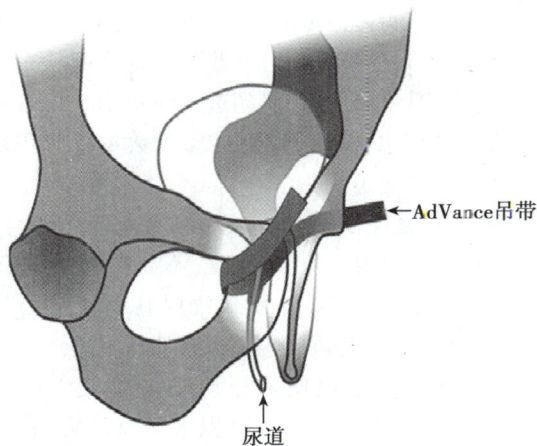

图 8-4-6　AdVance 吊带(Bauer RA,et al. Post-prostatectomy incontinence:all about diagnosis and management. 2009)

4. Pro-ACT 吊带　这是一种可调节的吊带(图 8-4-7),可通过逐步调节获得与尿道最佳的结合。有两个球囊置于膀胱颈两侧,与置于阴囊的钛容器相连,容器内有液体,可调节球囊大小。术后调节非常简便,只需通过局麻即可实施。Pro-ACT 吊带最早由 Huebner 和 Schlarp 于 2005 年报道。117 例患者,平均随访期为 13 个月,改善率为 92% ,治愈率为 67% 。2 年后,生活质量评分改善近一倍。球囊调节平均为 3 次。尿垫使用从每天平均 6 块减少至 1 块。有 32 例患者需要再次置入吊带,成功率仍然达到 75% 。Gregori 等报道采用 B 超引导的球囊置入,显示可以减少并发症。对于放疗后患者不推荐使用 Pro-ACT 吊带,因为并发症高而疗效不满意。

(四) 人工尿道括约肌

人工尿道括约肌(artificial urinary sphincter, AUS)目前仍然是外科治疗男性压力性尿失禁的金标准。首次报道在 1972 年,型号为 AMS-721,之后经过数次改进,至 1987 年达到令人满意的成熟的型号,即沿用至今的 AMS-800(图 8-4-8)。之后除一些小改进(如抗菌涂层)外,在技术上没有大的改进。目前也还有一些其他类型的人工尿道括约肌,如 FlowSecure 和 Zepuyr ZSI 375 等,但仅有少量的文献报告了一些初步的结果。据估计,在世界范围内,大概有超过 150 000 例患者接受了人工尿道括约肌植入,其中绝大部分为 AMS-800。当然,价格昂贵,手术创伤较大以及需要有经验的外科医师操作是人工尿道括约肌存在的几个问题。高感染率,尿道受压导致尿道高萎缩率也限制了人工尿道括约肌的应用。

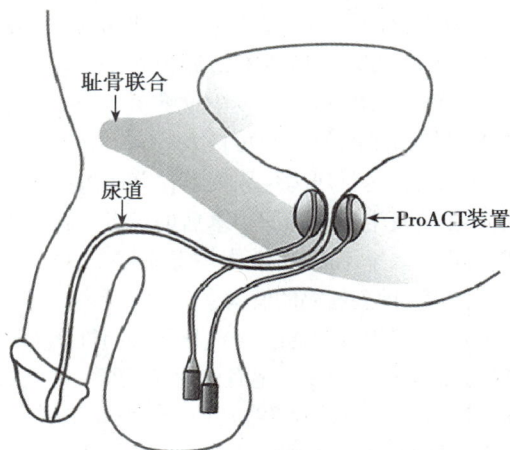

图 8-4-7　ProACT 吊带(Bauer RA,et al. Post-prostatectomy incontinence:all about diagnosis and management. 2009)

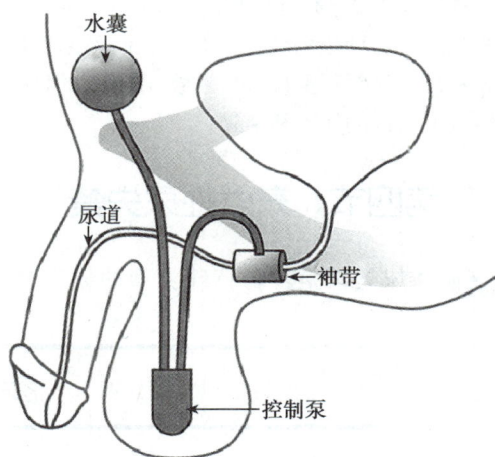

图 8-4-8　人工尿道括约肌 AMS-800 (Bauer RA, et al. Postprostatectomy incontinence:all about diagnosis and management. 2009)

目前,AMS-800 的成功率高于其他外科治疗,长期随访结果也令人满意。年龄不是人工尿道括约肌的限制因素,即使超过 75 岁的老年人,其成功率也很高。文献荟萃分析结果表明,AMS-800 的治愈率(完全不使用尿垫)为 4.3% ~ 85.7% ,改善率为 61% ~ 100% ,平均 79% 。

2003 年,Wilson 等报告了一项新的植入技术,仅采用单阴囊切口,将调节水囊置于耻骨后间隙,使得手术变得简单易行，手术时间也大大缩短。这组 37 例患者治愈率达到 66%。随访 1 年，并发症与传统术式相比没有增加。对于放疗或冷冻治疗后等高危患者，单切口术式也并不增加并发症。但目前来说，大部分医师仍然选择双切口术式。

人工尿道括约肌的副作用主要为感染/侵蚀，发生率为 8.5%（3.3%～27.8%）；机械故障，发生率为 6.2%（2.0%～13.8%）；尿道萎缩，发生率为 7.9%（1.9%～28.6%）。发生这些并发症，都可以导致人工括约肌的取出和再植入。

综上所述，男性压力性尿失禁在普通人群中发生率很低，主要发生于前列腺手术后的患者。就国内来说，随着生活水平不断提高，人均寿命越来越长，前列腺疾病特别是前列腺癌的发病率会越来越高。可以想象，前列腺癌根治术会越做越多，医源性男性压力性尿失禁也会逐渐受到重视。笔者认为，对于轻、中度压力性尿失禁患者，行为治疗和盆底肌肉训练是最适合的。对于重度患者或保守治疗无效，而对于生活质量有较高要求的患者，应考虑手术治疗。遗憾的是，前文所述的男性吊带及人工括约肌，由于各种原因，进入国内较晚，导致国内相关领域基本还是空白。可喜的是，目前国内有些医院和医师已经开始进行相关的手术和治疗。相信随着男性压力性尿失禁理念的不断推广，会有更多泌尿外科医师重视这个领域，在不久的将来，也会出现我们自己的经验和结果。

第四节 充溢性尿失禁

充溢性尿失禁是一种特殊类型的尿失禁，是由于膀胱内大量残余尿，超过了膀胱容量而从尿道溢出。在男性，多由老年 BPH 或神经源性膀胱造成。

BPH 造成的充溢性尿失禁，主要症状为尿失禁多发生于夜间，患者往往主诉夜间遗尿。白天偶有遗尿。由于多为慢性尿潴留，患者往往感觉排尿困难并不明显，自述排尿尚可。此类患者 B 超检查发现膀胱内大量残余尿，一般超过 300ml，有些患者还可发现双肾积水，多为轻至中度，少数重度肾积水患者可有肾功能不全。

对于充溢性尿失禁的处理，首先是留置尿管，膀胱持续引流。在此阶段，不要嘱患者夹闭尿管，定时开放，而应持续开放尿管引流。因为由于长期慢性尿潴留，膀胱逼尿肌失代偿，只有充分引流，才能尽快使逼尿肌功能恢复。引流至少 1～2 个月，多数患者肾积水可以消失，肾功能恢复正常。此时可行尿动力学检查，多数患者膀胱逼尿肌功能恢复，应考虑外科治疗。需注意的是，少数患者逼尿肌受损严重，需较长时间恢复。笔者曾诊治一名充溢性尿失禁患者，膀胱引流后 8 个月才恢复逼尿肌功能。对于此类患者，需要耐心等待其恢复。

膀胱逼尿肌失代偿严重，功能无法恢复的，则需要长期膀胱引流，推荐耻骨上膀胱造瘘，定期更换造瘘管。对于行动自如的患者，或家庭护理条件良好的，间断清洁自家导尿是一个很好的治疗方法。

（肖云翔）

参 考 文 献

1. Shamliyan TA, Wyman JF, Ping R, et al. Male urinary incontinence: prevalence, risk factors, andpreventive interventions. Reviews in urology, 2009, 11(3): 145-165.

2. Roehrborn CG. Male lower urinary tract symptoms(LUTS) and benign prostatic hyperplasia(BPH). Med Clin North Am, 2011, 95(1): 87-100.

3. Yamaguchi O, Aikawa K, Shishido K, et al. Place of overactive bladder in male lower urinary tract symptoms. World J Urol, 2009, 27(6): 723-728.

4. Athanasopoulos A, Chapple C, Fowler C, et al. The role of antimuscarinics in the management of men with symptoms of overactive bladder associated with concomitant bladder outlet obstruction: an update. Eur Urol, 2011, 60(1): 94-105.

5. Kaplan SA, Roehrborn CG, Abrams P, et al. Antimuscarinics for treatment of storage lower urinary tract symptoms in men: a systematic review. Int J Clin Pract, 2011, 65(4): 487-450.

6. Bauer RA, Bastian PJ, Gozzi C, et al. Postprostatectomy incontinence: all about diagnosis and management. Eur Urol, 2009, 55(2): 322-333.

7. Aa FVD, Drake MJ, Kasyan GR, et al. The artificial urinary sphincter after a quarter of a century: a critical systematic review of its use in male non-neurogenic incontinence. Eur Urol, 2013, 63(4): 681-689.

8. Adamakis I, Vasileiou I, Constantinides CA, et al. The

treatment of iatrogenic male incontinence: latest results and future perspectives. Rev Recent Clin Trials, 2013, 8 (1):36-41.

9. Tyritzis SI, Katafigiotis I, Constantinides CA, et al. All you need to know about urethrovesical anastomotic urinary leakage following radical prostatectomy. J Urol, 2012, 188 (2):369-376.

第五章　膀胱颈梗阻

第一节　概　述

原发性膀胱颈梗阻(primary bladder neck obstruction,PBNO)指排尿时逼尿肌收缩但膀胱颈不能开放而导致排尿困难的一种病状,梗阻的组织成分多指膀胱颈部平滑肌成分而非良性前列腺增生,因此对男性而言多指年龄小于50岁且无良性前列腺增生并合并有膀胱出口梗阻的患者;对于女性而言,因为无良性前列腺增生,膀胱颈梗阻的机制更为单纯,多指膀胱颈平滑肌增厚或张力过高导致梗阻。

第二节　病因及流行病学

一、病因

真正的病因并不清楚,但从发病机制看存在两种梗阻机制:一是膀胱颈平滑肌张力过高或肥厚导致膀胱颈开放不良。早年也有学者提示可能与膀胱颈部慢性炎症有关,长期的慢性炎症导致膀胱颈组织内胶原纤维增多而出现梗阻;另一种机制猜测交感神经过度兴奋导致膀胱颈处于协同失调状态,因此很多患者膀胱镜检查并无明显异常,但在同步影像显示逼尿肌收缩时膀胱颈则处于关闭状态。也有学者提出起括约肌作用的尿道周围横纹肌可延伸至膀胱颈而导致膀胱颈梗阻,但临床中并未发现此类患者膀胱颈处存在横纹肌的证据。

二、流行病学

由于原发性膀胱颈梗阻的诊断并无统一标准,而且尿道狭窄或与手术及外伤相关的膀胱颈瘢痕性挛缩等也有类似的症状和表现,因此很难进行基于社区的原发性膀胱颈梗阻的流行病学研究。现有的流行病学资料多来自特殊人群的研究,如Kaplan等对137例50岁以下有排尿困难的男性进行尿动力学分析发现54%为原发性膀胱颈梗阻。Nitti等在另一研究中发现,18~45岁有下尿路症状的男性中,经尿动力学检查证实47%存在PBNO;

而我国台湾一组数据显示,55岁以下下尿路症状伴尿流率下降者,经尿动力学检查证实33%为PBNO。以上研究显示对于有下尿路症状伴排尿困难的男性(即除外良性前列腺增生、外伤性尿道狭窄和逼尿肌功能障碍等器质性因素),原发性膀胱颈梗阻可能是导致其症状的主要原因之一。但对女性而言,少有相关的流行病学资料,Nitti等在一项大宗女性下尿路症状人群进行尿动力学分析研究发现,大约4.6%可能为PBNO。

第三节　临床表现及评估

一、临床表现

PBNO的临床表现多为复杂的下尿路症状,患者往往以长期尿频尿急等储尿期症状为主诉,甚至被诊断为腺性膀胱炎或黏膜白斑等一些继发于梗阻的膀胱慢性炎症病变。如详细询问病史,却能发现明显的排尿期症状;由于梗阻的存在常合并感染,因此男性患者也多被误诊为前列腺炎而女性则误诊为泌尿系统感染,尽管抗生素常有效,但因不被认识的膀胱颈梗阻存在使得感染反复发作而导致病情愈发复杂难懂;梗阻严重者可出现急性或慢性尿潴留。因此在临床中遇到反复或顽固性慢性前列腺炎患者,或反复泌尿系统感染的女性,需进一步询问患者的排尿情况,一旦患者主诉有排尿困难,或对这类患者均进行尿流率检查,不难发现排尿困难的原因,但是否为PBNO还需做进一步的影像尿动力学检查;而对无任何神经系统病变和尿道器质性病变的急性或慢性尿潴留患者均应行影像尿动力学检查以明确诊断。

二、评估

1. **尿流率及残余尿量测定**　尿流率和残余尿量测定是评估排尿功能的筛选性无创检查,对男性而言如果有效最大尿流率(即排尿量在150ml以上)≤15ml/s,女性低于20ml/s均提示患者可能存在排尿功能减低的问题;而无论男性或女性残余尿量均不应大于50ml。但尿流率或残余尿量本身并不能区分排尿功能障碍是梗阻所致或逼尿肌收缩力低下而为,因此一旦发现尿流率或残余尿量不正常,应进一步行尿动力学检查。

2. 尿动力学检查 普通尿动力学检查(即非影像同步尿动力学)能有效区分排尿功能障碍的两大原因,即逼尿肌收缩力减低或膀胱出口梗阻。但无同步影像则难以区分梗阻的原因或解剖水平,此点对 PBNO 的诊断尤为重要。另一个需要关注的问题是目前判断有无梗阻的尿动力学参数压力流率测定时基于男性尿道的特征所建议的数学模型而建立,仅适用于男性膀胱出口阻力的评估。而由于女性尿道短粗其正常尿道的阻力现状与男性明显不同,尽管也可以采用压力流率形式判断出口阻力情况,但梗阻状态的判断参数显然会与男性有明显不同,尽管目前有关女性膀胱出口阻力判断的研究常有报道,但国际上对此并无共识。

(1)男性影像尿动力学评估:有关尿动力学检查的技术细节并非此文描述重点。对于有排尿功能障碍(即尿流率减低或残余尿量增多)男性,如果并非处于良性前列腺增生的年龄,影像尿动力学检查的主要目的是:①储尿期膀胱顺应性是否良好,是否存在逼尿肌过度活动,膀胱感觉是否正常;②排尿期逼尿肌收缩力是否良好;③排尿期膀胱出口阻力是否处于梗阻状态;④通过同步影像判断,如压力流率显示膀胱出口处于梗阻状态,则梗阻的水平位于膀胱颈或尿道其他部位。通过对逼尿肌收缩功能或梗阻解剖水平的评估,基本可以明确一旦接触梗阻患者的排尿功能是否能有所恢复。

男性膀胱颈梗阻的影像尿动力学表现:对于有 PBNO 的患者,因长期得不到诊治,多数患者有一定的焦虑,而在行尿动力学检查时难以诱发排尿期逼尿肌反射,操作者应耐心诱导,并给予患者良好的隐私环境才能获得准确的尿动力学结果。图 8-5-1 为男性 PBNO 患者经典的影像尿动力学图形。

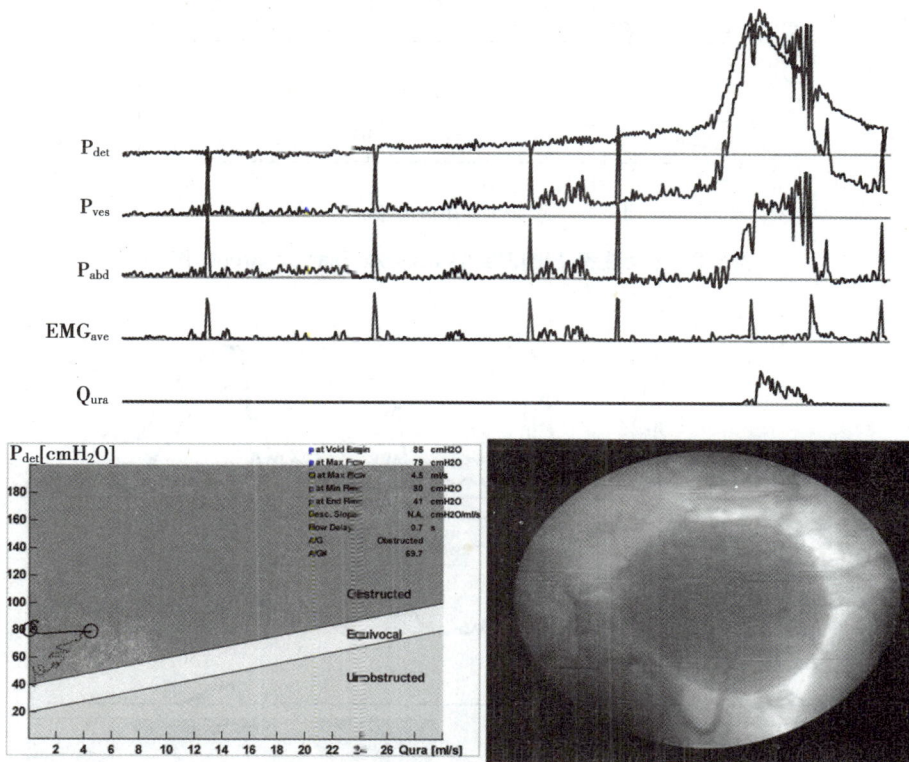

图 8-5-1 男性膀胱颈梗阻影像尿动力学图形

男性,38 岁,排尿困难多年并留置尿管。膀胱镜检查,F24 镜鞘插入顺利,膀胱颈略太高,并无膀胱颈挛缩。影像尿动力学显示:储尿期逼尿肌稳定,排尿期逼尿肌收缩力增强,P-Q 图提示为膀胱出口梗阻,排尿期逼尿肌收缩接近最大时同步影响显示膀胱颈未开放,提示为膀胱颈梗阻所致排尿困难。膀胱颈内切开后 3 年随访,最大尿流率 33ml/s,无残余尿,无尿频尿急,无排尿困难,无逆行射精。

(2)女性膀胱颈梗阻的影像尿动力学检查:女性尿动力学检查最大问题在于膀胱出口梗阻判断的标准与男性不同。P-Q 图作为膀胱出口梗阻诊断的金标准并不完全适用于女性,因为 P-Q 图是基于男性尿道而建立,而女性尿道通常阻力远低于男性,如采用 P-Q 图判断将导致很多存在梗阻的女性患者而出现假阴性现象。Axelrod 及 Blaivas 曾建议逼尿肌压力至少大于 20cmH₂O 时,最大尿流率低于 12ml/s 即可诊断女性膀胱出口梗阻。Blaivas 于 2000 年再次提出了采用 Blaivas-Groutz 图用于判断女性膀胱出口梗阻,如图 8-5-2 所示,纵坐标为最大逼尿肌压力,而横坐标则以自由尿流率取代通常的同步尿流率。从该图可以看出逼尿肌压力达到 20cmH₂O 时,最大自由尿流率应该超过 12cmH₂O,否则可诊断为膀胱出口梗阻。由于 Blaivas-Groutz 图为根据女性尿道特征设计的经验公式图形表达,应更能反映女性尿道阻力特点,近年来也越来越被人们所认可。

Blaivas-Groutz 图仅解决了女性膀胱出口梗阻的判断,如需对女性梗阻的解剖部位进行判断仍应行影像尿动力学检查。图 8-5-3 为典型的女性 PBNO 影像尿动力学检查结果,如图所示,逼尿肌收缩至最大时膀胱颈并未开放,提示为膀胱颈梗阻。尽管只有同步尿流率数据,由于患者最大逼尿肌收缩压超过 150cmH₂O,应提示有明显的膀胱出口梗阻,结合同步影像,梗阻部位应该在膀胱颈。

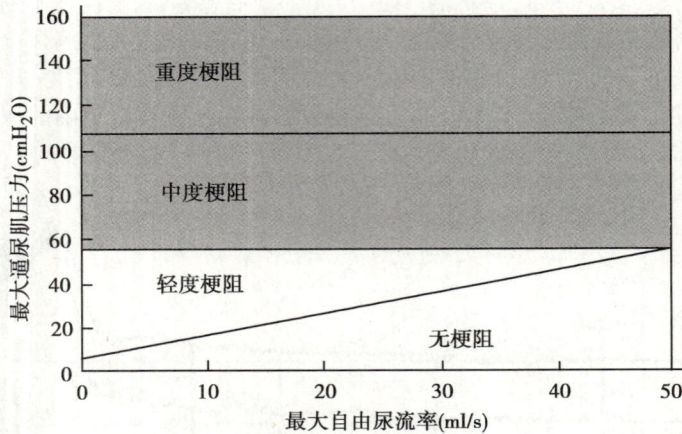

图 8-5-2 女性膀胱出口阻力判断标准:Blaivas-Groutz 图

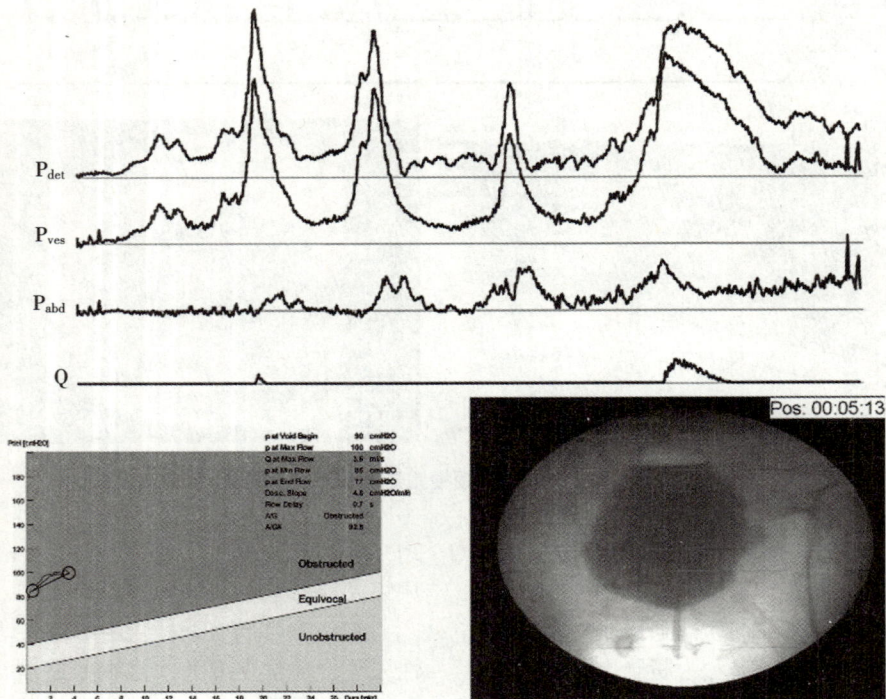

图 8-5-3 女性原发性膀胱颈梗阻的影像尿动力学图形

储尿期逼尿肌过度活动,排尿期逼尿肌压力超过150cmH$_2$O,同步透视显示逼尿肌压力接近最大时膀胱颈不开放,提示存在膀胱出口梗阻,而同步透视显示梗阻部位位于膀胱颈。

由于女性膀胱出口梗阻更为常见的原因为尿道中远段狭窄,通过同步影像鉴别女性膀胱出口梗阻的解剖水平显得更为重要(图8-5-4)。

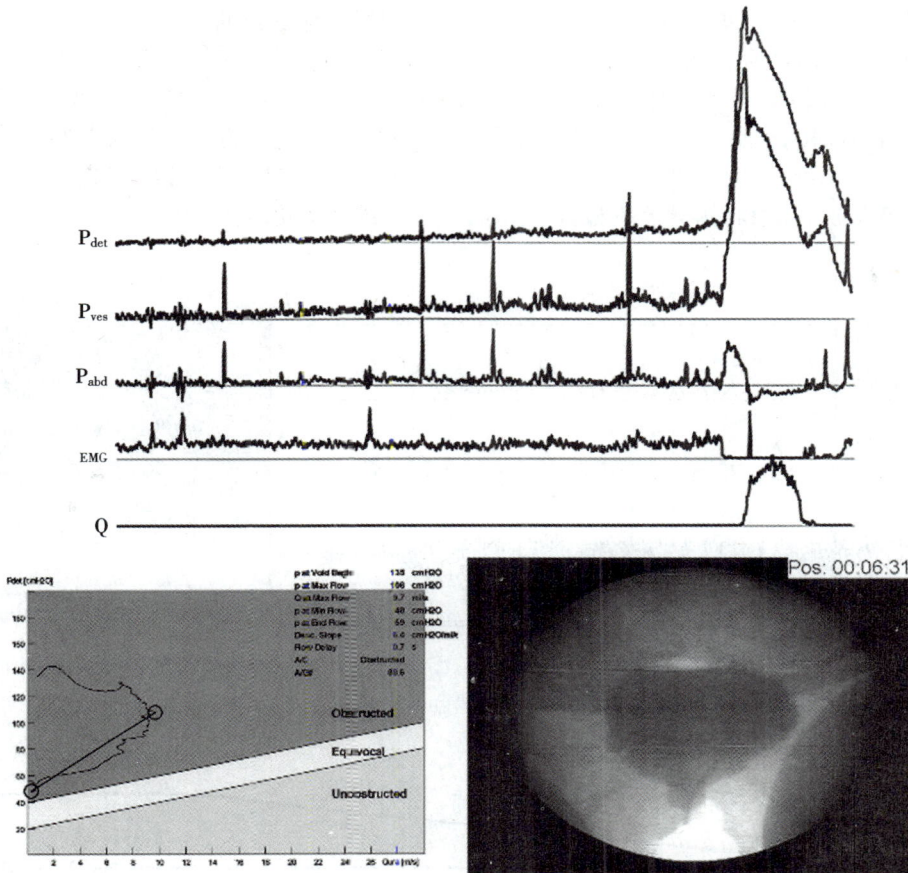

图8-5-4　女性中远段尿道狭窄的影像尿动力学检查

如图所示,排尿期逼尿肌收缩超过100cmH$_2$O,逼尿肌收缩接近最大时,膀胱颈明显扩张,但中远段尿道明显狭窄。该病治疗主要以尿道扩张为主,因此通过影像尿动力学鉴别女性膀胱出口梗阻的解剖水平显得尤为重要。

3. 实验室检查　实验室检查多为术前一般状况的评估,对该病本身并无诊断意义,其中包括肝肾功能及尿液分析等。对于膀胱出口梗阻的患者,常合并泌尿系统感染,因此尿常规显示有红白细胞者应行尿细菌学检查。严重梗阻而影响上尿路功能者应行肝肾功能检查。

4. 影像学检查

(1)泌尿系统超声:筛选性影像学检查。主要了解上尿路情况,有无残余尿量及前列腺大小等可能与下尿路梗阻有关的病状。

(2)静脉肾盂造影检查:可更为精细判断上尿路膀胱的形态。

(3)CT扫描:用于除外可疑盆腔器官疾病造成的下尿路梗阻。

第四节　诊断及鉴别诊断

一、诊断

原发性膀胱颈梗阻的诊断依据详尽的病史收集,在错综复杂的下尿路症状病史中要辨别患者存在排尿困难症状,通过尿流率及残余尿量两种有效的筛选性检查了解患者的排尿功能,一旦这两种筛选性检查提示存在排尿功能障碍,影像尿动力学检查多能做出准确的判断。

二、鉴别诊断

1. 逼尿肌收缩功能受损 逼尿肌功能受损的尿动力学诊断有一定的难度,首先需要鉴别逼尿肌不能收缩是检查时排尿环境所致或确实存在逼尿肌反射不能,简单的鉴别方法是:①要了解患者有无可能造成逼尿肌不能收缩的神经系统疾病;②要了解平时的排尿状态,如果患者平时排尿时多用腹压,则尿动力学检查时逼尿肌不能反射可能存在逼尿肌功能严重受损情况;③对女性而言,要获得女性的自由尿流率情况,如果自由尿流率极高,尿动力学检查时因尿道阻力过低而逼尿肌的功能多反映到排尿的动能上(即尿流率),而逼尿肌压力则难以因此升高(势能较低)(图 8-5-5),因此对女性而言,只有自由尿流率较低时,尿动力学检查发现逼尿肌收缩压力过低(一般低于 20cmH$_2$O)才可做出逼尿肌收缩受损的判断(图 8-5-6);④对女性患者而言,如果一般尿动力学检查一时难以判断逼尿肌收缩功能,可以行逼尿肌等容收缩压测定(即在排尿时突然压迫尿道口而阻断尿流),等容收缩压可迅速升高至 90cmH$_2$O 以上,提示该女性患者逼尿肌收缩储备功能基本正常。

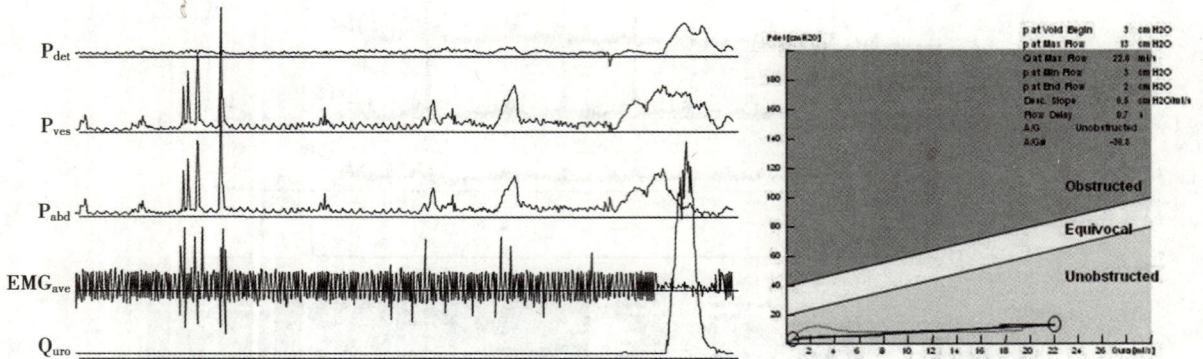

图 8-5-5 该图为一排尿功能正常的女性尿失禁患者,从图中可以看出,该患者最大尿流率极高,此时尽管逼尿肌反射能诱导而出,但因尿道阻力过低,逼尿肌压力升高并不明显

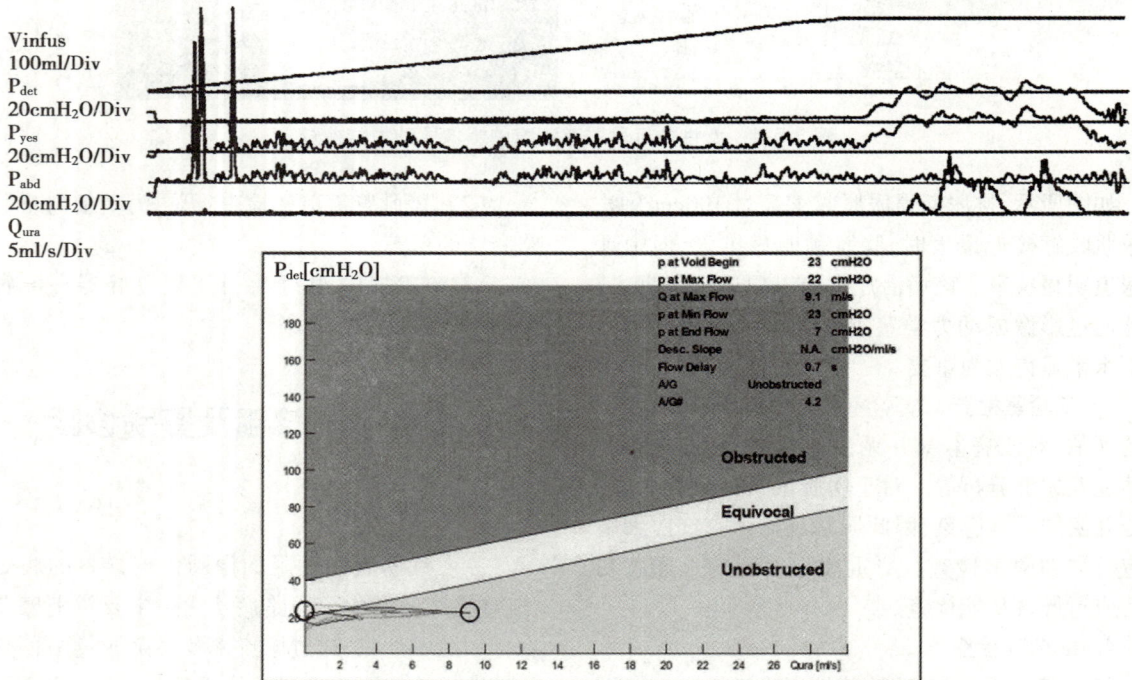

图 8-5-6 女性逼尿肌收缩力受损
尿流率明显减低,逼尿肌收缩力也未明显升高,提示患者尿流率减低的主要原因与逼尿肌收缩力受损有关

无论什么机制引起的膀胱出口梗阻，长期梗阻会导致逼尿肌功能的严重受损，但尿动力学本身在逼尿肌收缩力明显减低时（或不收缩时）是难以判断膀胱出口阻力状况，但从经验上看，只要逼尿肌期相性收缩存在，逼尿肌压力超过 $20cmH_2O$，梗阻截除均有助于患者排尿功能的恢复。

2. 尿道狭窄 无论男性或女性尿道狭窄通常经膀胱镜即可获得诊断。但影像尿动力学能提供更为有用的信息，如 P-Q 图提示膀胱出口梗阻可确定该尿道狭窄是否导致了尿道阻力增加至梗阻的程度；或可评估排尿期逼尿肌收缩功能。同步影像对女性尿道狭窄有特殊的诊断作用，如图所示（图8-5-4），女性尿道中远端狭窄往往与盆底肌痉挛有关，此时膀胱镜检查并非能发现有明显的尿道狭窄，但排尿期尿动力学检查同步影像可清楚显示逼尿肌收缩接近最大时，膀胱颈过度扩张，尿道中远端成鸟嘴样狭窄。

3. 良性前列腺增生 对良性前列腺增生的男性患者而言，是否引起膀胱出口需要经尿动力学才能做出诊断。但对于梗阻虽严重但前列腺体积偏小一般尿动力学检查却难以确定是良性前列腺增生所致或膀胱颈梗阻所为。1999 年杨勇报道了良性前列腺增生尿动力学分析，以因排尿困难拟行 TUR-P 的患者为研究对象，前列腺体积 30ml 为界，尽管两组患者经尿动力学分析均存在梗阻且梗阻的分级相同，而 30ml 以上的良性前列腺增生患者其前列腺体积与梗阻分级成正相关，即前列腺体积越大梗阻越严重；而 30ml 以下良性前列腺增生患者其前列腺体积与梗阻分级无相关性，提示小前列腺增生患者梗阻的机制可能与 BPH 无关。在以上研究基础上，该研究小组随后报道了小前列腺增生随机行 TUR-P 联合膀胱颈内切开术的临床研究，结果显示 TUR-P 联合膀胱颈内切开组其术后 IPSS 评分（5.6 分）明显低于单纯 TUR-P 组（13 分），而 TUR-P 联合膀胱颈内切开组术后平均最大尿流率（24.7ml/s）明显高于单纯 TUR-P 组（12.8ml/s）。该研究进一步证实了小前列腺增生患者其梗阻的主要机制为膀胱颈梗阻。

4. 神经源性膀胱 神经源性膀胱也是以排尿困难为主要主诉，同时常伴有尿失禁。神经源性膀胱多有明显的神经系统损伤病史。值得关注的是即使是神经源性膀胱也可能同时伴有膀胱颈梗阻，影像尿动力学能做出准确的判断。

第五节 治 疗

一、男性膀胱颈梗阻的治疗

1. 药物治疗 主要药物为 α-受体阻滞剂，其作用机制是通过松弛膀胱颈后尿道平滑肌而达到缓解或减轻膀胱出口梗阻的作用，以缓解或减轻患者排尿困难的症状。但并非所有膀胱颈梗阻的男性患者。Yang 等报道显示对于年轻男性原发性膀胱颈梗阻者，单纯 α-受体阻滞剂治疗有效者仅占 54.2%，接近一半患者并不能从药物治疗中受益，其中原因或与长期梗阻的膀胱颈出现慢性纤维化，或胶原过度沉积。而且药物即使有效也不能彻底消除膀胱颈梗阻，停药后膀胱颈梗阻多近期内即可出现。

2. 经尿道膀胱颈内切开术 男性 PBNO 行经尿道膀胱颈内切开术后常见合并症为逆行射精，这对年轻且仍有生育要求的男性患者而言是个问题，也有研究显示单侧膀胱颈内切开术后发生逆行射精的可能性明显低于双侧。另一个担心的问题是勃起功能障碍，尽管从文献报道中看很少发生此类合并症，但膀胱颈两侧深度切开还是有可能伤及勃起神经。手术基本原则为以 3、9 点或 5、7 点为切开部位，切开长度为至前列腺窝中部，深度应直达包膜外脂肪。多选择一侧切开以避免逆行射精或勃起功能障碍，对于膀胱颈梗阻内切开后复发者建议两侧切开以便取得更好的疗效。对于年轻男性而言，通常不建议行前列腺切除术，因后尿道组织过多切除会明显增加术后逆行射精的风险。

二、女性原发性膀胱颈梗阻的治疗

1. 药物治疗 主要药物也是 α-受体阻滞剂。但女性原发性膀胱颈梗阻和男性比较属于比较罕见的疾病，相关的临床研究更少。Kumar 等报道了有关女性原发性膀胱颈梗阻 α-受体阻滞剂治疗的疗效，随访结果显示大约 50% 女性患者症状得到明显的缓解，最大尿流率从 9.5ml/s 升至 15.1ml/s，但与正常女性比较，其尿流率的改善程度并非满意。

2. 经尿道膀胱颈内切开术 女性膀胱颈内切开术的主要担忧是出现压力性尿失禁。这类合并症常常难以避免，但如果切开程度掌握恰当，发生率并不高。2014 年张鹏等报道女性膀胱颈内切开术后发生压力性尿失禁并行尿道中段悬吊术者为5%左右,而发生膀胱阴道瘘为3.6%;几乎所有的患者排尿困难均得到明显的缓解;手术基本原则是膀胱颈3,9点或5,7点切开两侧膀胱颈,长度不超过1cm,深度为完全切断膀胱颈环形纤维且达到脂肪层。

总之,无论男性或女性原发性膀胱颈梗阻均为比较少见,也是比较不为临床医生所熟悉的疾病。以α-受体阻滞剂为主的药物治疗尽管能缓解部分患者的症状,但并不能治愈该类疾病。彻底的治愈手段为经尿道膀胱颈内切开术,手术成功与否不但取决于手术基本原则的掌握,更需要包括影像尿动力学在内的准确诊断,最终才能获得良好的疗效。

(杨 勇)

参 考 文 献

1. Nitti VW, Lefkowitz G, Ficazzola M, et al. Lower urinary tract symptoms in young men: videourodynamic findings and correlation with non-invasive measures. J Urol, 2002, 168(1):135-138.

2. Yang SSD, Wang CC, Hseih CH, et al. α1-adrenergic blockers in young men with primary bladder neck obstruction J Urol, 2002,168(2):571-574.

3. Blaivas JG, Groutz A. Bladder outlet obstruction nomogram for women with lower urinary tract symptomatology. Neur-ourolUrodyn,2000,19(5):553-564.

4. 潘柏年,陶然,杨勇,等. 经尿道治疗小前列腺增生引起的膀胱出口梗阻. 中华泌尿外科杂志,2000,21(5):291-293.

5. Victor WNitti. Primary Bladder Neck Obstruction in Men and Women. Rev Urol,2005,7(Suppl 8):S12-S17.

6. Peng Zhang, Zhi-jin Wu, Ling Xu, et al. Bladder Neck Incision for Female Bladder Neck Obstruction: Long-term Outcomes. Urology, 2014,83(4):762-767.

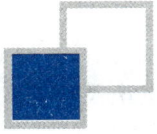

第九篇

男 科 疾 病

第一章 阴茎勃起功能障碍

第一节 概　　述

　　阴茎勃起功能障碍(erectile dysfunction,ED)是指阴茎持续不能达到或维持足够的勃起以完成满意的性生活,病程3个月以上。本病在祖国传统医学即有记载,称之为"阳痿",西方国家称之为"性无能",两者都是医患双方不愿接受的贬义词,ED确切定义了这种性功能障碍的本质。但严格意义上说,ED仅是个主诉、症状,不能称为疾病。

　　ED是男子常见的性功能障碍,是一个令人困扰的问题。尽管ED是一种良性病症,但它与人们的身心健康密切相关,对患者及其家人的生活质量均产生重大影响。首先,ED患者常常有严重的自卑感和羞怯心理。迄今,害羞一直是患者讳疾忌医的原因,不少ED患者仍因羞怯心理而回避到正规医疗单位就诊,而茫然求助于江湖游医,既耗尽钱财,又得不到合理治疗。其次,ED影响法律上判定婚姻的有效性。ED对患者及其配偶的生活质量构成严重的不利影响,并动摇婚姻的有效性和家庭的稳定性。直到现在,ED仍然是离婚的原因之一。

第二节 阴茎勃起功能障碍的流行病学

　　美国马萨诸塞州男性老龄化研究中发现,1290名40~70岁男性的ED患病率为52%,其中轻、中、重度ED患病率分别为17.2%、25.2%和9.6%。尽管在40至70岁间轻度ED的患病率保持恒定(17%),但中度ED和重度ED的患病率分别增加了2倍(从17%到35%)和3倍(从5%到15%)。随着社会人口老龄化趋势及人们对生活质量要求的不断提高,最新的流行病学数据显示ED在我国也具有较高的患病率。据统计,我国11城市医院门诊就诊的ED患者中,30~50岁的ED患者占60%以上,中度和重度的ED患者占42.9%和29.9%。2000年上海市1582名中老年男性的ED患病率为73.1%。2003年在北京、重庆及广州3个地区调查2226名中年男性的ED患病率为40.2%。同年,北京市社区调查1247名已婚男性,其中40岁以上者ED患病率为54.5%;2010年BPC-BPH研究小组调查北京市社区共1644名50~93岁男性,ED的患病率为90.45%;另一组北京地区764名健康体检60岁以上的男性问卷调查ED的患病率为89.4%。综合国内现有报道资料,ED的患病率随年龄增加而升高。以上ED的流行病学报告结果波动较大,主要与研究设计和方法,以及被调查者的年龄分布和社会经济地位有关。

第三节 阴茎解剖与勃起的生理

一、阴茎的正常解剖结构

　　1. 阴茎海绵体　阴茎海绵体的白膜是由多个亚层组成的双层结构,其内侧环行纤维束支撑并包容海绵体组织。从白膜内层发出放射状的海绵窦内柱,以加强纵隔的力量,对勃起组织提供必要的支撑。白膜外层纤维束自阴茎头至阴茎角纵向排列,进入耻骨下支,该层纤维在白膜的5~7点处缺失。与阴茎海绵体不同,尿道海绵体无外层纤维及海绵窦内支撑结构,使其在勃起时保持较低压力状态。白膜由弹力纤维组成网状结构,其上覆盖胶原纤维。导静脉在白膜的内、外层间短距穿行,常斜行穿越纤维束。阴茎背动脉走行更垂直,但被纤维组织鞘包绕。

　　2. 阴茎的动脉供血及静脉回流　双侧阴部内动脉是阴茎血供的主要来源。该动脉的终末部分分为三支:尿道球部动脉、阴茎背动脉和海绵体动脉(深动脉)。海绵体动脉供应阴茎海绵体,背动脉供应阴茎皮肤、皮下组织和阴茎头,尿道球部动脉供应尿道海绵体。三支动脉间常见交通支。有些人阴茎供血的多数可能来自髂外动脉的副阴部动脉或闭孔动脉。阴茎头的静脉血主要经背静脉回流,尿道海绵体静脉血主要经螺旋静脉、尿道静脉和球静脉回流。阴茎海绵体静脉血的回流较为复杂,其中,远段主要经背深静脉回流至前列腺前静脉丛,其近段主要由海绵体静脉和角静脉引流至前列腺前静脉丛和阴部内静脉。三条海绵体的静脉回流均起始于白膜下小静脉,后者汇合成导静脉穿出白膜。阴茎头有大小不等的静脉与背静脉自由交通。阴茎皮肤和皮下组织静脉由背浅静脉引流,汇入大隐静脉。

3. 阴茎的神经支配　脊髓自主神经勃起中枢位于骶2-4和胸12-腰2的内侧核。来自胸腰段的神经纤维(交感)与骶段的神经纤维(副交感)汇合形成下腹下丛和盆丛,两者发出神经纤维支配盆腔脏器。支配阴茎的神经(海绵体神经)经精囊腺和前列腺的侧后方下行,并与膜部尿道一同穿越尿生殖隔。海绵体神经的部分纤维与海绵体动脉及尿道球部动脉相伴进入阴茎海绵体和尿道海绵体,其余部分与阴茎背神经远行,在不同节段进入阴茎海绵体和尿道海绵体,控制阴茎的中段和远端。海绵体神经末梢支配螺旋动脉和海绵窦平滑肌,负责控制阴茎勃起和消退过程中的血管变化。

躯体运动神经中枢位于骶髓2-4节段的腹侧角。运动神经纤维加入阴部神经,支配球海绵体肌和坐骨海绵体肌。起始于阴茎受体的躯体感觉神经传输痛觉、温度觉、触觉和振动觉。生殖器刺激诱发的性欲感的传导通路和中枢仍未阐明。大脑对脊髓勃起通路有调节作用,多个脊髓上区域参与勃起功能,包括下丘脑、边缘系统、丘脑腹侧-中脑盖、侧黑质、桥脑侧腹和延髓。特别是下丘脑的内侧视前区和室旁核,中脑的脑室管周灰质,延髓的旁巨细胞核中枢,均密切参与了阴茎勃起的控制。

二、阴茎勃起生理

1. 阴茎勃起机制　阴茎勃起的解剖机制发现于20世纪80年代,研究者用电子显微镜观察了疲软和勃起状态时阴茎的切片。在这些模型中,疲软状态下的阴茎海绵体显示海绵窦、动脉和小动脉均呈收缩状,引流小静脉在白膜下形成丛状。在勃起状态的模型中可见动脉树扩张,海绵窦膨胀,白膜下静脉和导静脉被挤压。根据上述研究和对血管舒张剂诱导勃起的观察,可见动脉树和海绵窦中的平滑肌是阴茎勃起过程的关键因素。

平滑肌的内在张力,或是肾上腺素能张力性递质维持了阴茎疲软状态下的平滑肌和小动脉的收缩。当平滑肌在神经递质的作用下舒张时,入血阻

力降至很低,以使动脉和小动脉扩张,海绵窦膨胀,接受大量增加的入血量。海绵窦贮存血液使阴茎快速增长增粗,直至达到白膜的最大容量。同时,海绵窦膨胀,在窦壁之间及其与白膜间挤压白膜下静脉丛。白膜层不均匀的伸展也挤压了导静脉,使静脉流量降至极低水平。

平滑肌收缩由Ca^{2+}调控。当胞浆内游离Ca^{2+}浓度由静息时的120~270nmol/L至500~700nmol/L后,钙调素-Ca^{2+}复合物与肌原蛋白轻链激酶结合。而后活化的激酶使肌原蛋白轻链磷酸化,终止了肌原蛋白-肌动蛋白相互作用的抑制,启动平滑肌的收缩。当胞浆内游离Ca^{2+}浓度降至静息水平时,Ca^{2+}与钙调素解离,后者又与肌原蛋白轻链激酶解离,使其失活。去磷酸化的肌原蛋白轻链恢复其对肌原蛋白头与肌动蛋白结合的抑制作用,使平滑肌舒张。

在性刺激过程中,神经末梢和血管内皮释放的NO弥散进入海绵体及血管平滑肌细胞内,激活鸟苷酸环化酶,后者催化生成第二信使环磷酸鸟苷(cGMP)。而cGMP可活化蛋白激酶G,使钾、钙通道磷酸化并超极化,胞浆内钙离子浓度降低。最终的结果是肌原蛋白头与肌动蛋白解离,平滑肌舒张。除NO-cGMP通路外,其他数种神经递质(如血管活性肠肽VIP、降钙素基因相关肽CGRP)和药物(如前列地尔)与膜受体竞争结合,并激活环磷酸腺苷(cAMP)通路,也能使离子通道磷酸化,平滑肌舒张。相反,去甲肾上腺素、肾上腺素和内皮素能活化激酶C,生成三磷酸肌醇和二酰基甘油,使胞浆内钙离子浓度增加,平滑肌收缩。

勃起的消退发生于cGMP和cAMP分别被特异性磷酸二酯酶(PDE5和PDE3)水解,变为无活性的GMP和AMP后。截至目前,已有11类磷酸二酯酶被确认。阴茎富含5型磷酸二酯酶(PDE5,GMP特异性),因而5型磷酸二酯酶特异性抑制剂(西地那非、泛地那非和塔地那非)可以改善ED患者的阴茎勃起功能。

2. 阴茎勃起类型　人类阴茎勃起有四种类型:反射性勃起、心理性勃起、夜间勃起和人工诱导的勃起。反射性勃起由生殖器部位的触摸刺激诱发,该种勃起持续时间较短,不易主观控制,可在较高位脊髓病变时保留。心理性勃起较复杂,由记忆、幻想或视听刺激下诱发。研究结果显示,性腺功能减退者能保留视听刺激引发的阴茎勃起,说明雄激素对阴茎勃起并非必需,但能增强其功能。夜间勃起可自发于无刺激时或睡眠时。多数睡眠性

勃起发生于快速动眼相（REM）睡眠中。触发快速动眼相睡眠的机制位于桥脑网状结构。在快速动眼相睡眠期间，桥脑盖的胆碱能神经元活化，而蓝斑的肾上腺素能神经元和中脑的5-羟色胺神经元保持静默。这种不同递质神经元活化的差异可能导致了快速动眼相的阴茎勃起。性腺功能减退或接受抗雄激素治疗者夜间勃起的次数和持续时间均会显著减少。人工诱导的勃起可通过阴茎海绵体局部注射生理盐水及血管活性物质如罂粟碱、前列腺素等诱发。

3. 阴茎勃起过程 自主神经兴奋可使阴茎充盈勃起，海绵体开始灌血。当阴茎充分勃起后，坐骨海绵体肌收缩（躯体神经活化），挤压阴茎海绵体近端，使海绵体内压超过收缩期血压，阴茎发生强直性勃起（表9-1-1）。强直勃起期自然地发生于自慰或性交中，但也能发生在不需要肌肉收缩的阴茎轻度弯曲时。阴茎勃起过程可分为6个时期，详见表9-1-1。阴茎头的血流动力学机制与阴茎海绵体不同，由于其外周无白膜包绕，因而在充分勃起期发挥动静脉瘘的作用。然而在强直勃起期，多数静脉通道均被暂时挤压，阴茎头会进一步增大。

表9-1-1 阴茎勃起过程分期

疲软期（1）
只有少量动、静脉血流；血气值相当于静脉血气值。血流速度:2.5~8ml/（100g·min）

充盈前（灌注）期（2）
阴部内动脉血流在收缩期和舒张期均增加。阴部内动脉压力下降；海绵体内压不变。阴茎长度增加

充盈期（3）
海绵体内压增加直至达到充分勃起。阴茎更粗更长，并有搏动。伴随海绵体内压的增加，血流速度下降，当内压达到舒张压水平时，血液只在收缩期流入

充分勃起期（4）
海绵体内压升至收缩压的80%~90%。阴部内动脉压力增加，但稍稍低于体循环压力。动脉血流较灌注期明显减少，但仍多于疲软期。尽管静脉通道多数被挤压，但静脉血流仍多于疲软期。血气值接近动脉血

骨性或强直勃起期（5）
由于坐骨海绵体肌的收缩，海绵体内压升至收缩期血压水平以上，导致强直勃起。此期内几乎无血流通过海绵体动脉；然而，由于持续时间很短，因而不会发生组织缺血和损伤

消退期（6）
射精后或性刺激终止后，交感神经恢复释放递质，导致海绵窦和小动脉的平滑肌收缩。平滑肌的收缩使动脉血流减至疲软期水平，将海绵窦内的大量血液排出，静脉通道重新开放。阴茎恢复其原疲软时的长度和周径

4. 阴茎勃起的神经递质 阴茎勃起的神经控制涉及了肾上腺素能、胆碱能和非肾上腺素能非胆碱能（NANC）神经效应系统的作用。肾上腺素能神经介导海绵体内平滑肌的收缩，维持阴茎的疲软状态。胆碱能神经诱发平滑肌舒张和阴茎勃起的机制是：①通过抑制性中间神经元的作用抑制肾上腺素能神经；②乙酰胆碱刺激内皮细胞释放氧化氮（NO）。阴茎勃起的主要神经递质是来自副交感神经和NANC神经末梢的NO。血液冲入海绵窦的牵张力会刺激内皮细胞释放NO，能进一步增强平滑肌舒张和勃起。此外，血氧分压和海绵窦内皮细胞分泌的物质，如前列腺素、内皮素和血管紧张素，也会参与阴茎勃起和消退的控制。能诱导阴茎勃起或消退的物质见表9-1-2。尽管不同物质的作用有差异，但在大剂量时，所有勃起诱导剂均可使平滑肌舒张，而所有的勃起消退诱导肌均会使平滑肌收缩。

表9-1-2 已报告的阴茎勃起诱导剂和抑制剂

诱导剂	抑制剂
罂粟碱	新福林
酚妥拉明	肾上腺素
酚苄明	去甲肾上腺素
胸腺胺	间羟基去甲麻黄碱
前列地尔（前列腺素E1）	麻黄碱
血管活性肠肽（VIP）	
降钙素基因相关肽（CGRP）	
氧化氮供体	
鸟苷酸环化酶激活剂	
多巴胺受体激动剂	
磷酸二酯酶抑制剂	
Rho激酶抑制剂	
促黑素受体激动剂	

第四节 阴茎勃起功能障碍的病因及病理生理

一、阴茎勃起功能障碍的病因及危险因素

阴茎的勃起是神经内分泌调节下一种复杂的血管活动,这种活动需要神经、内分泌、血管、阴茎海绵体及心理因素的密切协同,并受全身性疾病、营养与药物等多因素的影响,其中任一方面的异常均可能导致 ED。因此,ED 的病因错综复杂,通常是多因素所导致的结果。

1. **精神心理性病因** 国内外许多文献报道,精神心理障碍可导致 ED。心理压力与 ED 密切相关,如日常夫妻关系不协调、性知识缺乏、不良的性经历、工作或经济压力、对媒体宣传的不正确理解、对疾病和处方药副作用的恐惧所致的焦虑和抑郁性心理障碍和环境因素等。同样,勃起功能障碍也可引起抑郁、焦虑和躯体症状。大鼠实验研究显示,焦虑时的交感神经系统过度兴奋是心理性 ED 的重要原因。有报道认为心理性 ED 可能不是单纯的功能性疾病,下丘脑可能参与了心理性 ED 的病理生理过程,心理性 ED 也可能存在未被人们认识的潜在病因和病理生理机制。

精神性疾病也是诱发 ED 的常见病因之一,如精神分裂症患者的 ED 发生率可高达 16% ~ 78%,其病因复杂多样,患者精神性疾病症状的严重程度与性功能障碍均呈正相关。

2. **内分泌性病因** 内分泌异常可引起 ED。有报道不同年龄组勃起功能障碍患者血清性激素异常的内分泌性 ED 的发生率为 16.1%。

(1) 性腺功能减退症:男子性腺(睾丸)分泌睾酮是阴茎正常勃起的一个重要因素,任何导致血睾酮水平降低的疾患几乎不可避免地使勃起功能受损。原发性性腺功能减退患者病变部位在睾丸,其血清睾酮降低,伴有血清 LH 和(或)FSH 升高,故又称高促性腺素性性腺功能减退症。这类患者大多有严重的不可逆转的睾丸功能损害。先天性因素有克氏综合征及双侧无睾症等;后天性因素有性腺损伤和全身性疾病等。继发性性腺功能减退患者病变部位在下丘脑或垂体,血清 LH、FSH 和睾酮均降低,也称为低促性腺素性性腺功能减退症。先天性因素有选择性 GnRH 缺乏症、选择性 LH 缺乏症、先天性促性腺素综合征;后天性因素有损伤

(创伤、梗塞性疾病、肿瘤、手术、放疗等)、外源性或内源性激素(雄激素、雌激素、糖皮质激素、生长素、甲状腺素)过多、高泌乳素血症(特发性、药物性、肿瘤)等。

雄激素合成减少或作用障碍:几种罕见的遗传疾病由于酶的缺乏,使睾酮合成减少,以致出生时生殖器畸形或男性化不足。5α-还原酶异常或缺乏雄激素受体造成雄激素不敏感。雄激素不敏感综合征临床表现可从不育到两性畸形。

(2) 甲状腺疾病:甲状腺素异常可以改变下丘脑-垂体-性腺轴功能,引起 ED。甲状腺功能亢进患者体内雌二醇分泌量增加及其代谢产物的清除减少,使血清雌二醇水平升高和睾酮对 hCG 的应答减弱。甲亢患者性欲减退可能与甲状腺素的高代谢作用和循环中雌二醇升高而抑制间质细胞功能有关。此外,甲状腺功能减退者也可发生 ED,这类患者血清睾酮水平降低。血清泌乳素增高的原发性甲状腺功能减退者,也可发生 ED。

(3) 其他内分泌疾患:肢端肥大症者血清生长素水平升高,50% 的患者性欲和勃起功能减退,其血 LH 降低,LH 对 GnRH 的反应减弱,提示下丘脑-垂体功能不全。肢端肥大症患者血清泌乳素升高可部分地解释其性腺功能减退的原因。库欣综合征患者血清皮质醇水平升高,抑制 LH 分泌,使血清睾酮水平下降,也可造成继发性性腺功能减退和 ED。

3. **代谢性病因** 代谢性疾病导致的 ED,以糖尿病最为多见,发生率高达 30% ~ 70%,比非糖尿病患者高 2 ~ 5 倍。随着糖尿病患者年龄增长和病程的延长,ED 发生率会明显增加。由于糖尿病导致的病理生理改变较复杂,包括神经血管等多方面的因素,但实质上,起启动作用的仍可能是内分泌因素。糖尿病患者,可发生不同程度的自主神经、躯体神经以及周围神经功能性、器质性或神经递质改变。糖尿病还可引起阴茎海绵体白膜的异常,主要表现为包膜厚度增加,胶原的波浪样结构消失,海绵体与平滑肌之间大量增生的胶原纤维致使海绵体的顺应性下降,即海绵体舒张功能受损。

血脂代谢异常也是 ED 重要的危险因素,其机制尚无定论。可能涉及血管结构与功能、内皮细胞、平滑肌及神经等的改变。40 岁以上男性高脂血症患者与 ED 关系更为密切。多数研究认为,血脂异常主要通过两种方式影响阴茎动脉血流:一是导致髂内动脉、阴部内动脉和阴茎动脉等大血管粥样硬化,减少了阴茎动脉血流量;二是损伤血管内皮

细胞,影响阴茎勃起过程中的血管平滑肌松弛。

4. 血管性病因 正常的血管功能是阴茎生理性勃起的基础。血管性病变是 ED 的主要原因,占 ED 患者的近 50%,并随着男性年龄的增加发病率有明显增加的趋势。

动脉性 ED 是 40 岁以上男性发生 ED 常见的原因之一。造成 ED 的动脉性原因包括任何可能导致阴茎海绵体动脉血流减少的疾病,如:动脉粥样硬化、动脉损伤、动脉狭窄、阴部动脉分流及心功能异常等。高血压与勃起功能障碍的发生有共同的危险因素,几乎所有能导致高血压的危险因素,如吸烟、高脂血症、肥胖等均能增加 ED 的发病率。

静脉性 ED 的发病率也较高,约占 ED 患者的 25%~78%,包括阴茎白膜、海绵窦内平滑肌减少所致的静脉漏。静脉病变常见的原因有:先天性静脉发育不全、各种原因造成的瓣膜功能受损(老年人的静脉退化、吸烟、创伤、糖尿病等可能使静脉受损后出现闭塞功能障碍)、海绵体白膜变薄、异常静脉交通支和阴茎异常勃起手术治疗后造成的异常分流等。临床及影像学资料提示,随着年龄的增加,静脉漏也随之增多。

5. 神经性病因 大脑、脊髓、海绵体神经、阴部神经以及神经末梢、小动脉及海绵体上的感受器病变可引起 ED,由于损伤的部位不同,其病理生理学机制也不同。

(1)中枢神经系统疾病:大脑疾病如脑血管意外、帕金森病、肿瘤、癫痫、早老性痴呆及器质性精神病等可能引起下丘脑中枢功能紊乱,或脊髓中枢过度抑制而引起 ED。脊髓和中枢神经系统许多疾病常常并发 ED,ED 仅是中枢神经系统广泛病变所致多种功能障碍之一,这些功能异常通过多种途径对性功能产生影响从而引起 ED。脊髓水平的疾病如脊柱裂、椎间盘突出、脊髓空洞症、肿瘤及多发性硬化等可影响传入与传出神经通路,导致性功能障碍。

(2)脊髓损伤:脊髓损伤引起的 ED 取决于损伤的程度及损伤部位。上段脊髓完全损伤后,95%的患者有勃起能力(反射性勃起);而下段脊髓完全损伤的患者,仅 25% 的人能保留勃起功能(心理性勃起);但是,若为不完全损伤,两组 90% 以上的患者保存有勃起能力。目前认为胸腰段交感神经通路可能传送心理性勃起的冲动,由于只有 25% 的下段脊髓完全损伤患者通过交感通路获得勃起,显然骶段副交感神经元是最重要的勃起中枢。

(3)周围神经损伤或病变:骨盆骨折,结直肠、膀胱、前列腺等器官的手术可能损伤海绵体神经或阴部神经,破坏神经通路,而导致勃起障碍。周围神经病变如糖尿病、慢性酒精中毒、维生素缺乏等也可以引起神经病变,可能影响海绵体神经末梢,致神经递质缺乏。躯体感觉神经损害造成的感觉障碍性勃起功能障碍可有正常的夜间勃起,且开始时对性刺激反应正常,但不能维持坚硬勃起。而副交感神经损害引起的自主性勃起功能障碍则所有类型的勃起均受损。

6. 药物性病因 近年来对药物导致 ED 的认识逐渐提高,但其机制尚未明了。部分可能引起 ED 的药物见表 9-1-3。

7. 其他病因 阴茎解剖或结构异常,如小阴茎、阴茎弯曲等可能导致 ED。肿瘤患者常因焦虑、抑郁或因肿瘤伴随疼痛、发热等症状,以及部分肿瘤能分泌激素从而影响内分泌代谢导致 ED。慢性肾功能不全可致性腺功能减退致 ED。原发性精索静脉曲张很可能是勃起功能障碍的危险因素,其继发的心理因素,也可以成为勃起功能障碍的心理病因之一。阻塞性睡眠呼吸暂停综合征(obstructive sleep apnea/hypopnea syndrome, OSAHS)进一步引起间歇低氧血症和睡眠片段化,长期可导致机体多个靶器官的损害,如高血压、缺血性心脏病、脑卒中等。而这些也是 ED 的危险因素,提示两者之间在发病上可能存在一定的联系。国内有报告输精管绝育术后阴茎勃起功能障碍 121 例,认为多数为心理性 ED。

8. 混合性病因 通常情况下,ED 是多种疾病不同病理过程中的一种表现,即 ED 可由一种或多种疾病和其他因素引起。常见的如糖尿病、高血压、心脑血管疾病、外伤、手术损伤等原发疾病,以及精神心理、药物、生活方式及社会环境因素等。各种疾病及致病因素通过各自不同的或共同的途径导致 ED 的发生。

9. ED 的危险因素 ED 与男性年龄老化密切相关,美国流行病学调查显示,小于 40 岁的患病率仅为 1%~9%,而 60~69 岁的患病率增高为 20%~40%,当年龄增高至 79~80 岁时其患病率高达 50%~75%。而吸烟、嗜酒、缺乏运动、性生活不规律等生活方式以及肥胖、脉粥样硬化、糖尿病、高血压和血脂异常代谢性疾病、抑郁症、下尿路症状(LUTS)、良性前列腺增生(BPH)等是影响其发生早晚和严重程度的重要因素。很多治疗高血压和精神障碍的药物也能够引起 ED。详见表 9-1-3。

表 9-1-3　阴茎勃起功能障碍的病因及危险因素

精神心理性
　情绪异常（兴奋性低，紧张，恐惧，压力大）
　心境障碍（焦虑、抑郁等）
　精神疾病（精神分裂症等）
内分泌性
　性腺功能减退症
　高泌乳素血症
　甲状腺功能亢进或减退
　其他（如 Cushing 病等）
血管性
　心脏疾病
　高血压
　外周血管病变
　盆腔或腹膜后手术或创伤（如前列腺癌根治术、骨盆
　　骨折等）
代谢性
　糖尿病
　高脂血症
神经性
　中枢神经
　卒中
　肿瘤
　Parkinson 病
　脊髓病变
　腰间盘疾病
　多发性硬化
　多发性萎缩
　周围神经
　糖尿病
　酒精中毒
　尿毒症
　多发性神经病变
　盆腔或腹膜后手术或创伤（如前列腺癌根治术、骨盆
　　骨折等）
阴茎解剖或结构异常
　小阴茎
　阴茎先天性或后天性弯曲
　尿道下裂、上裂
　阴茎硬结症
　阴茎白膜破裂
药物性
　抗高血压药（如利尿剂和 β-受体阻滞剂）
　抗抑郁药
　抗精神病药
　抗雄激素药
　抗组胺药
　毒品（海洛因、可卡因及美沙酮等）
危险因素
　吸烟
　酗酒
　超重
　缺乏锻炼

二、阴茎勃起功能障碍的分类

　　ED 有多种分类方法，可依据病史、病理生理机制、发病诱因、发病程度及有无合并其他性功能障碍等不同方法对 ED 进行分类。可参考本节前述部分进行相应分类。这些分类方法各有侧重，统筹考虑、准确分类有助于辨明原因、确定诊断、指导治疗方案及判断预后。下面仅补充介绍按照发病时间、病变程度和复杂程度的分类方法。

1. 按发病时间分类

　　（1）原发性 ED：指从首次性交即出现不能正常诱发勃起和（或）者维持勃起。包括原发心理性 ED 和原发器质性 ED。

　　（2）继发性 ED：是相对于原发性 ED 而言，是指有正常勃起或性交经历之后出现的勃起功能障碍。

2. 按是否合并其他性功能障碍分类

　　（1）单纯性 ED：指不伴有其他性功能障碍而单独发生 ED。往往仅有轻中度 ED 和 ED 病史较短的患者属于此种类型。

　　（2）复合性 ED：合并其他性功能障碍的 ED 称之为复合性 ED。常见合并发生的性功能障碍包括射精功能障碍和性欲障碍。其他性功能障碍可以和 ED 有共同的致病因素，同时发生，如前列腺癌去势治疗可同时导致性欲减退和 ED；也可序贯发生，如早泄患者长期病变可造成心理性 ED，严重的 ED 患者可造成性欲减退。

3. 按 ED 的病因分类　分为心理性 ED、内分泌性 ED、血管性 ED、代谢性 ED、神经性 ED 等。

第五节　阴茎勃起功能障碍的诊断

一、基本项目

　　1. 问诊　ED 的诊断主要依据患者的主诉，因此获得客观而准确的病史是该病诊断的关键。应设法消除患者的羞涩、尴尬和难以启齿的心理状态，鼓励患者的配偶参与 ED 的诊断。

　　（1）发病与病程：发病是突然，还是缓慢；程度是否逐渐加重；是否与性生活情境相关；有无夜间勃起及晨勃。

　　（2）婚姻及性生活状况：是否已婚，有无固定性伴侣，性欲如何；性刺激下阴茎能否勃起，硬度是否足以插入；阴茎勃起能否维持到性交完成；有无

早泄等射精功能障碍;有无性高潮异常等。偶尔出现性交失败,不能轻易诊断为勃起功能障碍。

（3）精神、心理、社会及家庭等因素:发育过程中有无消极影响与精神创伤;成年后有无婚姻矛盾、性伴侣不和或缺乏交流;有无意外坎坷、工作压力大、经济窘迫、人际关系紧张、性交时外界干扰等情况存在;是否存在自身不良感受、怀疑自己的性能力、自卑、性无知或错误的性知识、宗教和传统观念影响等因素。

（4）非性交时阴茎勃起状况:过去有无夜间勃起及晨勃;性幻想或视、听、嗅和触觉刺激有无阴茎勃起。

（5）伴随疾病、损伤、药物及不良习惯

1）伴随疾病:①全身性疾病:心血管病、高血压、高脂血症、糖尿病和肝肾功能不全等;②神经系统疾病:多发性肝硬化症、重症肌无力、脑萎缩和睡眠障碍等;③生殖系统疾病:阴茎畸形、阴茎硬结症和前列腺疾病等;④内分泌性疾病:性腺功能低下、高泌乳素血症、甲状腺功能异常等;⑤心理性疾病:抑郁、焦虑、恐惧和罪恶感等。

2）损伤:①神经系统疾病及损伤:脊髓损伤、脑外伤、交感神经切除术;②骨盆及会阴部损伤:生殖器和骨盆创伤、尿道与前列腺手术、盆腔脏器手术、腹膜后淋巴结清扫术和盆腔放射治疗等。

3）药物、不良生活方式及嗜好

（6）患者治疗预期:充分了解患者对阴茎勃起功能障碍的认识及治疗预期,有助于针对患者施行个体化治疗方案。

2. IIEF-5 量表及阴茎勃起硬度分级用于 ED 严重程度的评估 国际勃起功能问卷-5（international index of erectile function-5,IIEF-5）作为诊断工具。ED的严重程度可分为轻度、中度和重度（完全性）（见表9-1-4）。

表 9-1-4　国际勃起功能问卷-5（IIEF-5）

您在过去 3 个月中

	0	1	2	3	4	5	得分
1. 您在性交过程中,对阴茎勃起及维持勃起的信心如何?	无性生活	很低	低	中等	高	很高	
2. 受到性刺激后,有多少次阴茎能坚挺地进入阴道?	无性生活	几乎没有或完全没有	只有几次	有时或大约一半时候	大多数时候	几乎每次或每次	
3. 阴茎进入阴道后有多少次能维持阴茎勃起?	无性生活	几乎没有或完全没有	只有几次	有时或大约一半时候	大多数时候	几乎每次或每次	
4. 性交时保持阴茎勃起至性交完毕有多大困难?	无性生活	非常困难	很困难	困难	有点困难	不困难	
5. 尝试性交有多少时候感到满足?	无性生活	几乎没有或完全没有	只有几次	有时或大约一半时候	大多数时候	几乎每次或每次	

注:正常值:各项得分相加,≥22 分为勃起功能正常;12～21 分为轻度 ED;8～11 分为中度 ED;5～7 分为重度 ED。

按阴茎勃起硬度分级:Ⅰ级,阴茎只胀大但不硬为重度 ED;Ⅱ级,硬度不足以插入阴道为中度 ED;Ⅲ级,能插入阴道但不坚挺为轻度 ED;Ⅳ级,阴茎勃起坚挺为勃起功能正常。

3. 体格检查 体格检查的重点为生殖系统、第二性征及局部神经感觉。50 岁以上男性应常规行直肠指诊。既往 3～6 个月内如患者未行血压及心率检查,应行血压及心率测定。

（1）第二性征发育:注意患者皮肤、体型、骨骼及肌肉发育情况,有无喉结,胡须和体毛分布与疏密程度,有无男性乳腺发育等。

（2）生殖系统检查:注意阴茎大小,有无畸形和硬结,睾丸是否正常。

（3）局部神经感觉:会阴部感觉、提睾肌反射等。

4. 心血管系统疾病及性活动 ED 患者心血管疾病患病率较高,目前已有多项研究表明心血管及代谢危险因素与 ED 相关。根据心血管疾病危险因素分层将 ED 患者分为三类（表 9-1-5）,该分类可用于指导不同危险因素分层的 ED 患者进行性活动（图 9-1-1）。

表 9-1-5　心血管疾病风险因素分层

低危组	中危组	高危组
无症状、<3 个冠心病风险因素（除外性别因素）	≥3 个冠心病风险因素（除外性别因素）	高危心律失常
轻度、稳定型心绞痛［已就诊和（或）已接受治疗］	中度、稳定型心绞痛	不稳定性或反复发作的心绞痛
既往出现心梗但无并发症	近期出现心肌梗死（2~6 周内）	短期内出现心梗（<2 周）
左心功能不全/慢性心力衰竭（NYHA 分级 Ⅰ 级）	左心功能不全/慢性心力衰竭（NYHA 分级 Ⅱ 级）	左心功能不全/慢性心力衰竭（NYHA 分级 Ⅲ/Ⅳ级）
冠状动脉成功再通术后	动脉硬化性疾病的非心血管表现（如中风、外周血管病变）	肥厚梗阻性心肌病及其他类型心肌病
高血压控制良好		高血压控制不佳
轻度血管疾病		中到重度血管疾病

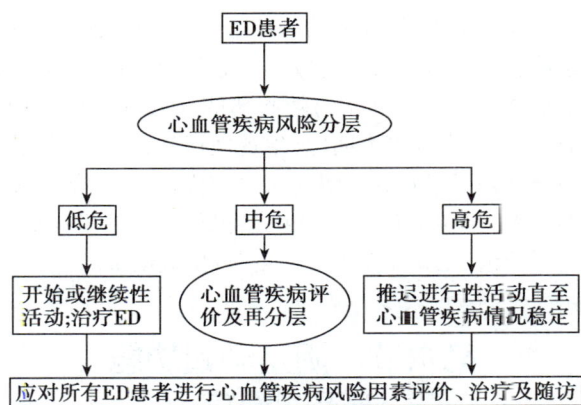

图 9-1-1　根据心血管疾病风险因素分层进行的 ED 治疗流程图

二、扩展项目

1. 阴茎勃起监测

（1）阴茎夜间勃起测试（nocturnal penile tumescence，NPT）：夜间阴茎勃起是健康男性从婴儿至成年的生理现象，是临床上鉴别心理性和器质性 ED 的重要方法。NPT 是一种能够连续记录夜间阴茎胀大程度、硬度、勃起次数及持续时间的方法，并可以在家中监测。正常人夜间 8 小时熟睡时阴茎勃起约 3~6 次，每次持续 15 分钟以上。勃起硬度 >70% 为正常勃起，40%~70% 为无效勃起，<40% 为无硬度性勃起。由于该监测方法也受睡眠状态的影响，通常需要连续观察 2~3 个夜晚，以便更准确地了解患者夜间勃起情况。

（2）视听刺激下阴茎硬度测试（visual stimulation tumescence and rigidity，VSTR）：近年来，有学者应用 VSTR 方法，在诊断记录患者口服 PDE5 抑制剂后阴茎勃起情况，适用于门诊患者快速初步诊断及评价患者对药物治疗的反应情况。

2. 实验室检查　实验室检查应根据患者其他主诉及危险因素行个体化安排，包括血常规、血生化、黄体生成素（LH）、泌乳素（PRL）、睾酮（T）及雌二醇（E2）等。

3. 阴茎海绵体注射血管活性药物试验（intra-cavernous injection，ICI）　阴茎海绵体注射血管活性药物试验主要用于鉴别血管性、心理性和神经性 ED。

注射药物的剂量常因人而异，一般为前列腺素 E1 约 10~20μg，或罂粟碱 15~60mg（或加酚妥拉明 1~2mg）。注药后 10 分钟之内测量阴茎长度、周径以及勃起阴茎硬度。勃起硬度 ≥Ⅲ级，持续 30 分钟以上为阳性勃起反应；若勃起硬度 ≤Ⅱ级，提示有血管病变；硬度 Ⅱ~Ⅲ级为可疑。注药 15 分钟后阴茎缓慢勃起，常表明阴茎动脉供血不全。若注药后勃起较快，但迅速疲软，提示阴茎静脉闭塞功能障碍。由于精神心理、试验环境和药物剂量均可影响试验结果，故勃起不佳也不能肯定有血管病变，需进行进一步检查。ICI 试验可发生低血压、头痛、血肿、海绵体炎、尿道损伤和异常勃起等不良反应。规范操作可以减少阴茎血肿及尿道损伤的发生。阴茎根部扎止血带可以降低低血压和头痛的发生率，如注药后阴茎勃起超过 1 小时患者应及时到医院就诊，避免因异常勃起给患者造成阴茎损伤。

4. 阴茎彩色多普勒超声检查（color doppler duplex ultrasonography，CDDU）　CDDU 是目前用于诊断血管性 ED 最有价值的方法之一。评价阴茎内血管功能的常用参数有：海绵体动脉直径、收缩期峰值流速（peak systolic velocity，PSV）、舒张末期流速（end-diastolic velocity，EDV）和阻力指数（resistance index，RI）。目前该方法还没有统一的正常值。一般认为，注射血管活性药物后阴茎海绵体动脉直径>0.7mm或增大75%以上，PSV≥30cm/s，EDV<5cm/s，RI>0.8为正常。PSV<30cm/s，提示动脉供血不足；EDV>5cm/s，RI<0.8，提示阴茎静脉闭塞功能不全。

5. 神经诱发电位检查　神经诱发电位检查包括多种检查，如阴茎感觉阈值测定、球海绵体反射潜伏时间、阴茎海绵体肌电图、躯体感觉诱发电位及括约肌肌电图等。目前相关研究甚少，应用价值尚需进一步临床验证。

目前应用较多的检查为球海绵体反射潜伏时间（bulbocavernosus reflex，BCR），该法主要用于神经性ED的间接诊断和鉴别诊断。该检查在阴茎冠状沟和其近侧3cm处分别放置环状刺激电极，而在双侧球海绵体肌插入同心圆针式电极记录反射信号；由直流电刺激器发出方形波刺激，测量并记录刺激开始至反应起始的潜伏时间。BCR的正常均值是30~45毫秒，超过均值三个标准差以上者为异常，提示有神经性病变的可能。

三、深入项目

1. 阴茎海绵体灌注测压及造影　阴茎海绵体造影术用于诊断静脉性ED。阴茎海绵体造影的适应证：①疑有阴茎静脉闭合功能不全，行静脉手术之前；②行阴茎动脉血管重建手术前，排除静脉阻闭功能不全；③疑阴茎海绵体病变者。注入血管活性药物前列腺素E1 10~20μg（或罂粟碱15~60mg/酚妥拉明1~2mg）5~10分钟海绵体平滑肌松弛，用80~120 ml/min流量快速注入造影剂。静脉功能正常者在海绵体内压100mmHg时，维持灌流速度应低于10ml/min，停止灌注后30秒内海绵体内压下降不应超过50mmHg。观察阴茎海绵体形态，阴茎和盆腔静脉回流情况。在注入造影剂后30~60、90、120及900秒时摄前后位片。静脉漏的X线表现：①阴茎背深静脉及前列腺周围静脉丛显影；②阴部内、外静脉系统显影；③阴茎浅静脉显影；④尿道海绵体显影；⑤少数患者可发现会阴丛显影。静脉闭塞功能正常者在海绵体外难以见到造影剂影像。先天性或创伤性静脉漏者，可分别在阴茎脚或损伤处显示静脉漏影像。海绵体或白膜病变性静脉漏的典型表现是阴茎所有静脉通道的弥漫性泄漏。

2. 阴部内动脉造影　选择性阴部内动脉造影术主要适应证：①骨盆外伤后ED；②原发性ED，疑阴部内动脉血管畸形；③NPT和ICI试验反应阴性，需要进一步诊断者；④彩色多普勒检查显示动脉供血不全并准备行血管重建手术者。选择性阴茎动脉造影可以明确动脉病变部位和程度，并可同时进行扩张或介入治疗。由于该技术并非绝对安全，可造成出血或动脉内膜剥脱等并发症，所以要慎重采用。

总之，ED的正确诊断应具备以下几点。①全局观：ED是身体状况的局部表现。多数ED为综合因素，综合心理因素与器质因素，综合神经因素、内分泌因素、血管因素和平滑肌因素。②发展观：ED的病因会发生变化，在一个阶段内，以某种因素主导。③科学观：目前的检查手段尚不能对ED精确定性、定位及定量，只能做到大概是什么原因，大概不是什么原因。个体的勃起功能在实际性生活中的表现，只有当事人明白，主观性很强，无法实景监测；ED是患者及其伴侣的认识和描述，只有他们是亲历者，医生的作用是分析、判断，不宜越俎代庖，妄下结论，尤其涉及司法鉴定时，更应慎重。

第六节　阴茎勃起功能障碍的治疗

一、治疗原则与治疗目标

治疗ED前应明确其基础疾病、诱发因素、危险因素及潜在的病因，应对患者进行全面的医学检查后确定适当的治疗方案。尤其应该区分出心理性ED、药物因素或者不良生活方式引起的ED，以上原因引起的ED有可能通过心理辅导或去除相关因素使之得到改善。器质性ED或混合型ED通常要借助药物等治疗方法。

作为一种同时影响生理和心理的慢性疾病，ED治疗的目标应该是全面康复：达到和维持坚挺的勃起硬度，并恢复满意的性生活。以往治疗以患者能够达到充分勃起、完成性交为目的，现在人们认识到勃起硬度与患者的自尊心、自信心及治疗满意度等相关。

ED的治疗不仅涉及患者本人，也关系到患者伴侣，因此应该既有和患者本人单独的沟通，也有与患者及其伴侣共同的交流。治疗应该基于患者及其伴侣的预期值，性生活满意度，总体健康满意度等要求。告知可选的治疗方法,有效性和风险,是否有创伤性。对治疗的经济性也应该适当考虑。由于 ED 的影响因素多,治疗方法的选择上应该同时考虑患者的经历,社会背景,家庭状况等社会因素。对不同患者制定个体化的方案会有更好的治疗效果。

二、基础治疗

建议患者改变不良生活方式应在治疗 ED 前或同时进行,特别是有心血管病或代谢性疾病(如糖尿病、高血压等)的患者。最近的研究结果证明:良好的生活习惯(如戒烟、适度有氧运动和规律性生活等)不仅对勃起功能有益,而且对整体健康有益。同时应当告知患者,部分 ED 经过有效干预或治疗是可以恢复正常勃起功能的。

1. 生活方式的调整　生活方式的调整应该是 ED 治疗的首要事项。增加体育运动,合理营养,控制体重,合理补充 ω-3 脂肪酸、抗氧化物、钙等可以改善血管功能和勃起功能。并且可以使患者对 PDE5i 的治疗产生更好的反应。基础研究和临床研究都证实增加运动和减肥可以有助于勃起功能的恢复,这种改善可能是通过减少代谢干扰(如炎性因子、胰岛素抵抗等)减少脂肪组织,改善血管功能等实现的。随着心血管和代谢系统功能的改善,患者整体健康水平也将提高。最新研究发现,地中海饮食(以水果、蔬菜、坚果、五谷杂粮、鱼为主,少量红肉和精细谷物)可以用来减少患心脏病的风险,而心血管疾病和 ED 有着共同的病理基础。

2. 基础疾病的控制　ED 是可以治疗的疾病,而且部分患者是可以治愈的。对于有明确基础疾病的患者,应治疗明确的病因,如:心血管疾病、糖尿病、内分泌异常、抑郁症等。并且应该与 ED 同时治疗或先于 ED 治疗。ED 和冠状血管疾病往往同时存在,二者有共同的危险因素。内皮功能下降是共同的病理基础。心血管疾病的治疗同样也使 ED 的治疗获益,甚至使勃起功能恢复。糖尿病是 ED 的重要危险因素,糖尿病控制可以延缓 ED 的发生。性腺功能减退患者,可以通过睾酮补充或替代治疗使血清睾酮达到正常水平,从而改善勃起功能。

但需注意的是一些治疗药物可能在治疗这些基础疾病的同时引起 ED,如某些降压药会引起 ED 等。

3. 心理疏导　与正常人相比,ED 患者更容易出现幸福感降低,自信心和自尊心的下降等心理问题。患者教育或咨询就可能使其恢复良好的性功能。如果患者有明显的心理问题,应该进行心理疏导或治疗。在与患者沟通时,应该尽量建立互相信任和良好的关系,使患者能够坦诚的陈述病情。同时要善于发现患者的情绪症状,对存在明显的情绪异常,怀疑有抑郁障碍或其他精神疾患时应该安抚患者并建议患者到精神科咨询。

对新婚或刚经历性生活的患者的咨询往往可以获得很好的结果。老年患者往往有很多复杂因素,年龄、伴发疾病、用药、伴侣关系、身体状况、性生活预期、心理社会因素等,需要泌尿科、妇产科、内科、精神科等多个科室协同诊断和治疗。

4. 性生活指导　首先,应该让 ED 患者理解性生活是生活质量的重要组成部分,并且应该和其伴侣共同面对这一问题。适当调动患者及其伴侣对性生活的兴趣,并鼓励他们在心理治疗或药物等治疗下适当增加性生活频率。逐步学习性生活的技巧,如可增加前戏等步骤。性生活频率则因人而异,并不完全具有可参考性。老年患者根据身体健康状况可以每月 1～4 次性生活,青壮年可根据自身和伴侣状况每周 2～6 次性生活。

三、5 型磷酸二酯酶抑制剂(PDE5 抑制剂)治疗

1. PDE5 抑制剂治疗　PDE5 主要分布在阴茎海绵体平滑肌中,能够特异性降解阴茎海绵体平滑肌细胞内 NO 诱导下合成的第二信使 cGMP,使其浓度降低,抑制阴茎海绵体平滑肌松弛,使阴茎保持疲软状态。性刺激促使阴茎海绵体神经末梢和内皮细胞释放 NO,增加 cGMP 的生物合成。口服 PDE5 抑制剂后,抑制 cGMP 的降解而提高其浓度,促使海绵体平滑肌松弛,引起阴茎海绵体动脉扩张,海绵体窦膨胀而血液充盈,强化阴茎勃起。5 型磷酸二酯酶(PDE5)抑制剂使用方便、安全、有效、易被多数患者接受,目前已作为治疗 ED 的首选疗法。

目前常用的 PDE5 抑制剂包括西地那非、伐地那非和他达拉非。3 种 PDE5 抑制剂药理作用机制相同,口服后有足够性刺激才能增强勃起功能,对 ED 患者总体有效率 80% 左右。近年有研究表明,长程治疗(chronic administration)可改善血管内皮功能,提高血管弹性,有助于促进患者勃起功能"正常化"(normalization)。

(1) 西地那非(sildenafil,商品名:万艾可):西地那非,1998 年上市,市场上第一个 PDE5 抑制剂。西地那非的剂量分别为 50mg 和 100mg。西地那非推荐起始足量,根据疗效与不良反应调整剂量。西

地那非 50mg 和 100mg 的有效率分别为 77% 和 84%，安慰剂有效率为 25%；西地那非对于糖尿病患者勃起功能改善率为 66.6%，性交的成功率为 63%；而安慰剂对照组分别为 28.6% 和 33%。西地那非在口服后 30～60 分钟起效，高脂饮食后可能影响吸收，饮食对药效影响不大，酒精对其药代动力学无明显影响。西地那非药物代谢动力学见表 9-1-6，不良反应见表 9-1-7。

（2）他达拉非（tadalafil，商品名：希爱力）：他达拉非，2003 年 2 月批准用于临床。他达拉非的结构与西地那非和伐地那非有明显差别，具有半衰期长（17.5 小时）的特点。他达拉非的有效浓度可维持 36 小时。饮食对其药效影响不大，酒精对药代动力学无明显影响。服用他达拉非 10mg 和 20mg 的患者，有效率分别为 67% 和 81%；安慰剂为 35%。统计显示，他达拉非可显著提高患者国际勃起功能指数（IIEF）、性生活日记（SEP）和综合评价

问题（GAQ）和满意度评分。他达拉非推荐起始足量，应根据疗效与不良反应调整剂量。他达拉非可使 64% 的糖尿病性 ED 患者勃起功能得到改善；对照组为 25%。他达拉非药物代谢动力学见表 9-1-6，不良反应见表 9-1-7。

（3）伐地那非（vardenafil，商品名：艾力达）：伐地那非，2003 年 3 月上市。伐地那非的结构与西地那非结构轻微差异，临床总体疗效和西地那非类似，脂肪餐可影响其吸收，酒精对其疗效无明显影响。伐地那非 10mg 和 20mg 的有效率分别为 76% 和 80%。临床研究结果显示伐地那非可以显著提高国际勃起功能指数（IIEF）、性生活日记（SEP）、综合评价问题（GAQ）和满意度评分；伐地那非推荐起始足量，应根据疗效与不良反应调整剂量。伐地那非可使 72% 的糖尿病患者勃起功能得到改善，安慰剂为 13%。伐地那非药物代谢动力学见表 9-1-6，不良反应见表 9-1-7。

表 9-1-6　PDE5 抑制剂药物代谢动力学

参数	西地那非 100mg	他达拉非 20mg	伐地那非 20mg
C_{max}	560μg/L	378μg/L	18.7μg/L
T_{max}	0.8～1h	2h	0.9h
$T_{1/2}$	2.6～3.7h	17.5h	3.9h
AUC	1685μg·h/L	8066μg·h/L	56.8μg·h/L
protein binding	96%	94%	94%
bioavailability	41%	NA	15%

C_{max}：最大浓度，T_{max}：最大血浆浓度达峰时间，$T_{1/2}$：半衰期，AUC：药时曲线下面积，protein binding：蛋白结合率，bioavailability：生物利用度

表 9-1-7　PDE5 抑制剂的常见不良反应

不良反应	西地那非	他达拉非	伐地那非
头痛	12.8%	14.5%	16%
面部潮红	10.4%	4.1%	12%
消化不良	4.6%	12.3%	4%
鼻塞	1.1%	4.3%	10%
头晕	1.2%	2.3%	2%
视觉异常	1.9%	–	<2%
背痛	–	6.5%	–
肌痛	–	5.7%	–

2. PDE5 抑制剂的安全性

（1）心血管安全性：临床试验和上市后的资料证实，接受 PED5 抑制剂治疗的患者没有增加心肌

梗死的发生率。在稳定性心绞痛患者，PDE5 抑制剂在运动试验中不影响总的运动时间和缺血时间。根据目前证据，西地那非不影响心肌收缩、心肌耗

氧量、心输出量。伐地那非可引起轻度 QT 间期延长，禁忌与Ⅰa类（奎尼丁、普鲁卡因胺）或Ⅲ类（胺碘酮）抗心律失常药合用。对有 QT 间期延长病史患者慎用。

（2）PDE5 抑制剂与硝酸盐类合用是绝对禁忌：有机硝酸盐（如硝酸甘油，单硝酸异山梨酯，硝酸异山梨酯等）与 PDE5 抑制剂合用可导致 cGMP 蓄积，引起顽固性低血压。

（3）抗高血压药物：PDE5 抑制剂与抗高血压药物（血管紧张素转换酶抑制剂、血管紧张素受体阻滞剂、钙通道阻滞剂、β受体阻滞剂、利尿剂）合用可产生轻微的协同作用。一般而言，即使服用几种抗高血压药物，PDE5 抑制剂也不会增加不良反应。

（4）α受体阻滞剂：所有 PDE5 抑制剂与α受体阻滞剂有一定相互作用，在某些情况下可能导致体位性低血压。如需联合使用，西地那非和伐地那非建议间隔 4 小时。

（5）视觉障碍：除他达拉非外，西地那非、伐地那非对 PDE5 有选择性抑制作用，可致视觉异常，主要表现为眩光、蓝视。前述不良反应通常是轻微、短暂的。PDE5 抑制剂有非动脉性前部缺血性视神经病变（NAION）的报告，但 NAION 与 PDE5 抑制剂的确切关系仍不明确。发生任何视觉障碍时，首先建议患者停药，并去眼科就诊。

（6）生殖安全：多项随机对照研究证实，PDE5 抑制剂对健康男性的精液量、精液黏稠度、精子密度、精子活动力及精子正常形态无明显影响。

（7）肌痛、背痛：服用他达拉非后，少数患者出现可能出现肌痛、背痛，其病理生理机制不详。

3. 手术或创伤后勃起功能的 PDE5 抑制剂康复治疗　手术或创伤后使用改善勃起的药物在恢复勃起功能方面是非常重要的。一些试验表明在根治性前列腺癌手术后接受药物治疗有助于患者勃起功能恢复。目前 PDE5 抑制剂是保留神经前列腺癌根治术（NSRP）术后 ED 的首选治疗。

NSRP 术后早期使用足量的西地那非可以保护阴茎海绵体平滑肌功能，术后每日服用西地那非与安慰剂相比，在自发性勃起、完成性交的能力有明显差别。NSRP 术后西地那非的疗效，在不同的试验为 35%～75%。NSRP 术后，口服他达拉非 20mg，勃起功能改善 71%，性交成功率是 52%；安慰剂分别为 24% 和 26%。意大利的一项随机Ⅱ期临床试验：他达拉非 20mg 按需服用以及 5mg 每日服用治疗前列腺癌根治术后 ED 的疗效及安全性对比，两组均显著改善勃起，且耐受性良好。每日服用 5mg，依从性更好，副反应较少，优于按需服用。北美一项多中心、前瞻性、随机、安慰剂对照研究，保留双侧神经的口服 10mg、20mg 伐地那非勃起功能改善分别为 60% 和 71%，在性交满意度，勃起硬度，性高潮，性生活的整体满意度明显优于安慰剂。

四、其他药物治疗

1. 雄激素治疗　雄激素缺乏可导致性欲降低或丧失，也可使阴茎夜间勃起的频率、幅度和持续时间减少。各种原因所致的原发性或继发性性腺功能减退症患者往往合并 ED，对此类患者给予雄激素治疗除可增强性欲，亦可改善勃起功能。睾酮水平较低的 ED 患者，雄激素补充治疗能改善初次对 PDE5 抑制剂无反应患者的勃起功能，与 PDE5i 合用有一定增效作用。雄激素补充治疗睾酮水平低下的 ED 患者是安全的，但对于前列腺癌或怀疑前列腺癌的患者，禁忌应用雄激素补充疗法。因此，在补充雄激素前，应常规进行前列腺直肠指检（DRE）、PSA 测定及肝功能检测。接受雄激素补充治疗的患者应定期进行肝脏功能、前列腺癌指标的检测。雄激素治疗改善勃起功能的效果与血清睾酮水平有一定的相关性，对于睾酮水平正常的 ED 患者，由于没有循证医学证据，不推荐采用睾酮治疗。

目前，用于 ED 治疗的雄激素主要有：十一酸睾酮胶丸、注射剂和贴剂等。

2. 中成药治疗　中药治疗阳痿有着几千年的历史，也是中华民族治疗阳痿的主要药物。目前市场上治疗阳痿的中成药的种类繁多，需要在中医辨病辨证论治的基础上应用，主要针对心理性及轻、中度器质性 ED 患者。主要证型及治疗中成药如下。

（1）命门火衰证：主要症候：阳痿不起，或举而不坚，或坚而不久。神疲倦怠，畏寒肢冷，面色㿠白，头晕耳鸣，酸软，夜尿清长。舌淡胖，苔薄白，脉沉细。中成药：主要有右归丸（胶囊）等。

（2）肾阴亏虚证：主要症候：阳痿不起，腰膝酸软。眩晕耳鸣，失眠多梦，遗精，形体消瘦，潮热盗汗，五心烦热，咽干颧红，大便干，小便黄。舌红少津，脉细数。中成药：左归丸、知柏地黄丸、六味地黄丸等。

（3）心脾亏虚证：主要症候：阳痿不起。心悸，失眠多梦，神疲乏力，面色萎黄，食少纳呆，腹胀便溏。舌淡，苔薄白，脉细弱。中成药：归脾丸等。

（4）肝郁不舒证：主要症候：阳痿不起，或起而不坚。心情抑郁，胸胁胀痛，脘闷不适，食少便溏，苔薄白，脉弦。中成药：逍遥散（丸）等。

（5）湿热下注证：主要症候：阴茎痿软，阴囊潮湿，瘙痒腥臭，睾丸坠胀作痛。小便赤涩灼痛，胁胀腹闷，肢体困倦，泛恶口苦，舌红苔黄腻，脉滑数。中成药：龙胆泻肝丸等。

（6）瘀血阻络：主要症候：阳痿不起，睾丸刺痛，胸胁胀闷窜痛，性情急躁，或腹、腰、阴部刺痛。舌质紫暗或有瘀斑瘀点，脉涩。中成药：血府逐瘀丸等。

3. 海绵体活性药物注射治疗

（1）海绵体内注射：对于口服药物治疗无效的ED患者，可以采用海绵体内注射疗法，其有效率高达85%。

（2）海绵体内注射的药物：前列地尔（PGE1）是国外第一个也是唯一一个获得批准海绵体内注射治疗ED的药物。目前也是单独应用于海绵体注射治疗最多的药物。其作用机制是通过平滑肌细胞表面受体刺激产生腺苷酸环化酶，该酶使ATP转化为cAMP，从而使阴茎海绵体平滑肌细胞内钙离子浓度下降，导致平滑肌松弛。有效治疗剂量为5~20μg，开始勃起的时间为5~15分钟，维持时间根据注射量的多少而定。主要副作用是：在注射时或注射后数分钟可引起疼痛。

罂粟碱（papaverine）：罂粟碱是非特异性磷酸二酯酶抑制剂，通过阻断cGMP和cAMP降解，使细胞内钙离子浓度下降，导致海绵体平滑肌松弛。罂粟碱注射剂量为15~60mg，其副作用主要有阴茎异常勃起和海绵体纤维化等。

酚妥拉明（phentolamine）：单独应用无明显改善阴茎勃起功能的效果，常与罂粟碱和前列地尔（PGE1）联合使用。

（3）联合疗法：利用药物不同的作用机制，减少每种药的使用剂量以减轻不良反应。

罂粟碱（7.5~45mg）加酚妥拉明（0.25~1.5mg）和罂粟碱（8~16mg）加酚妥拉明（0.2~0.4mg）加前列地尔（10~20μg）组合，已被广泛使用，并且提高了有效率。罂粟碱、酚妥拉明、前列地尔组合有效率最高，达到92%。该组合与前列地尔单药治疗有类似的副作用，但由于前列地尔的用量减少使阴茎疼痛的发病率降低。

（4）注射方法：注射时可采用TB针头，与皮肤成45°角进针，在海绵体侧方，避开表皮血管。注射后应局部压迫止血2分钟，全部操作过程应无

菌。患者自我注射：海绵体注射治疗勃起功能障碍一旦有效，也无持续性勃起等不良反应，应教会患者或其配偶如何进行阴茎海绵体注射治疗。医师应指导患者自我注射一次后，才能让其回家进行自我注射治疗。药物注射剂量因个体而定，力求用最小剂量达到满意性生活。应告知患者每周海绵体注射治疗不宜超过3次，若注射后阴茎勃起时间超过1小时应立即就医处理。应定期与患者交流，了解其注射治疗情况并根据情况作相应调整和指导，尽可能减少不良反应的发生。

4. 其他药物

（1）曲唑酮：曲唑酮（trazodone）是5羟色胺2C受体（5-HT2C）的激动剂，也是5-HT1A受体的阻滞剂。该药除作用于中枢神经系统外，还能阻断α_2受体。其发挥作用的机制可能是阻断α_2受体，松弛血管及海绵体平滑肌，从而使阴茎海绵体内的血供增加导致勃起。虽然有临床上报道曲唑酮治疗ED有效，但荟萃分析结果提示与安慰剂差异无统计学意义。

（2）育亨宾：育亨宾能选择性地阻断突触前的α_2受体，促进去甲肾上腺素的释放。它使海绵体神经末梢释放较多的去甲肾上腺素，减少阴茎静脉回流，利于充血勃起。在PDE5抑制剂应用治疗ED之前，曾经被广泛应用治疗ED，但其有效性及安全性尚未得到充分的评估。

五、器械（真空装置）治疗

1. 真空装置按需治疗 真空装置通过负压将血液吸入阴茎海绵体中，然后在阴茎根部套入缩窄环阻止血液回流以维持勃起。该方法适用于PDE5抑制剂治疗无效，或不能耐受药物治疗的患者，尤其适用于偶尔有性生活的老年患者。不良反应包括阴茎疼痛、麻木、射精延迟等。使用时应告知患者，负压助勃时间不宜超过30分钟。禁忌证包括自发性异常勃起、间歇性异常勃起和阴茎严重畸形患者。使用真空装置时，凝血障碍或接受抗凝治疗的患者出现瘀点、瘀斑和血肿的风险较高。单独应用PDE5抑制剂或真空装置治疗无效的患者，可以联合治疗。

2. 手术或创伤后勃起功能的真空装置康复治疗 ED是前列腺癌根治术（RP）后常见并发症。术后由于海绵体神经损伤和动脉灌注减少，导致海绵体组织缺氧、凋亡和胶原沉积，并最终导致静脉漏。真空勃起装置（vacuum erection device, VED）可通过扩张海绵体动脉，改善缺氧，预防阴茎海绵体

组织的凋亡和纤维化。术后早期应用 VED 可促进勃起功能的恢复,保持阴茎长度。VED 通常在术后 1 个月内开始使用,每日 1 次,每次 10 分钟,或连续两次负压吸引,每次 5 分钟,间隔短暂的吸引释放,连续 3~12 个月。与 RP 术后单独应用 PDE5 抑制剂相比,联合应用 PDE5 抑制剂和 VED 对勃起功能的康复效果更好。在术后 5 年仍然获得自然插入硬度的患者中,60% 患者将 VED 作为阴茎勃起早期康复疗法。

六、阴茎勃起功能障碍的血管手术治疗

1. 阴茎静脉漏的手术治疗　静脉闭塞功能障碍(静脉漏)性 ED 的血流动力学基本明确,但是较难鉴别功能性异常(平滑肌功能障碍)和解剖结构缺陷(白膜异常)。目前,对于静脉闭塞功能障碍性 ED,没有明确的标准化诊断程序,随机对照的临床研究结果并不充分,其手术的有效性尚待验证。

手术适应证:单纯静脉瘘,海绵体平滑肌及白膜结构及功能正常;阴茎海绵体动脉供血正常。

手术术式:阴茎背浅静脉结扎术;阴茎背深静脉结扎术;阴茎背深静脉白膜下包埋术;阴茎脚静脉结扎术;阴茎脚白膜折叠+静脉结扎术;阴茎背深静脉动脉化手术;阴茎海绵体静脉动脉化;尿道海绵体松解术;选择性静脉栓塞术;上述术式的组合;腹腔镜下腹膜外阴茎静脉结扎术。

并发症:阴茎头麻木;皮肤坏死;伤口感染;阴茎弯曲;阴茎短缩;腹股沟疝;阴茎水肿;栓塞后静脉性疼痛。

2. 动脉性 ED 的手术治疗　阴茎动脉重建手术:血管性 ED 的手术治疗已经有 30 多年的历史,手术方式多种多样,但是由于选择标准、疗效评价并未统一,其效果尚存争议,而显微外科技术的应用也未实现标准化,仅作为可选择的方法之一。

手术适应证:年龄小于 55 岁;不吸烟或已戒烟者;未合并糖尿病;无静脉瘘存在;阴部内动脉狭窄。

常用术式:腹壁下动脉-阴茎背动脉吻合术(血管成形);腹壁下动脉-阴茎背深静脉吻合术(静脉动脉化);腹壁下动脉-阴茎背深静脉吻合+静脉结扎术。

七、假体植入治疗

1. 适应证和禁忌证

适应证:口服药物及其他治疗无效的患者;不能接受或不能耐受已有治疗方法的患者。

绝对禁忌证:存在全身、皮肤或尿道感染者。

相对禁忌证:存在阴茎严重畸形、阴茎发育不良、阴茎血管瘤患者;未有效治疗的精神心理障碍患者。

拟接受阴茎假体植入手术的患者,术前准备的主要目的是降低感染风险。患者手术区域应无皮炎、伤口或其他表皮损伤。对于糖尿病患者,术前应严格控制血糖。

2. 阴茎假体和术式的选择　患者及其配偶应该充分了解阴茎假体植入手术的相关信息,包括:①阴茎假体植入术是 ED 治疗的最后选择,海绵体组织的破坏将使其他治疗(药物、注射、真空装置等)的基础丧失;②术后阴茎勃起与疲软感觉差异,包括阴茎短缩等;③假体类型的选择及其优缺点;④术后并发症,如感染、糜烂及机械故障的发生及处理后果;⑤二次手术可能性。

阴茎假体通常可分为 2 种类型,非膨胀性和可膨胀性。非膨胀性假体通常也指半硬棒状柱体。非膨胀性阴茎假体适合于严重肥胖或不能灵活操作者,或难以负担可膨胀性假体费用者,以及性交频率较低的老年人。可膨胀性假体适合于年龄较轻、社交活动较多、性生活频繁的患者,或阴茎硬结症患者,二次假体植入者,以及合并神经病变的患者。

阴茎假体通常通过三种路径植入:冠状沟下、耻骨下和阴茎阴囊交界部,路径的选择通常由假体类型、患者解剖条件、手术史和术者习惯决定。

3. 阴茎假体植入术并发症的防治　阴茎假体手术的并发症包括:感染、机械故障、三件套假体自发膨胀、龟头膨胀感差、勃起短缩、泵体或水囊移位、柱体糜烂穿入尿道等,其中最主要的两种并发症为感染和机械故障。

(1) 感染:是阴茎假体植入手术破坏性较大的并发症之一,目前可膨胀性假体设计改进的主要目的是降低感染风险,术中精细操作联合使用合适抗生素预防革兰阴性菌和阳性菌感染,可使感染率降到 2%~3%。抗菌涂层技术和亲水涂层技术的应用,感染率可降至 1%。糖尿病是感染的高危因素。在脊髓损伤患者,假体感染和糜烂发生率可达 9%。基于其他植入物手术的研究结果,使用革兰阴性和阳性细菌都适用的广谱抗生素,可有效延长植入物的使用期,较常用的抗生素包括:氨基糖苷类、万古霉素、头孢菌素类和喹诺酮类抗生素,通常于术前使用,并维持到术后 24~48 小时。术区备皮应安排在术前零时,如果备皮过早,皮肤上小的刀割伤

可能发生感染。备皮后,应于术区彻底消毒。

感染一旦发生,应该取出阴茎假体并使用抗生素,并于6~12个月后再行假体植入。如行同期二次假体植入,应在取出阴茎假体后,使用多种药物充分冲洗阴茎海绵体腔,再行假体植入,手术成功率可达82%。

(2)机械故障:随着设计的不断改进,最常用的三件套阴茎假体5年机械故障率低于5%。某些产品增加了关闭阀门,以防止自发膨胀。相关研究发现,改进型假体自发膨胀发生率1.3%,而无关阀门假体的自发膨胀率为11%。

以上内容概述了阴茎勃起功能障碍的治疗方法,总结见表9-1-8。

表 9-1-8　阴茎勃起功能障碍的治疗选择

基础治疗	生活方式的调整、基础疾病的控制、心理疏导、性生活指导、雄激素治疗
一线治疗	PDE5抑制剂、中成药
二线治疗	真空装置(VED)、海绵体活性药物注射(ICI)
三线治疗	动脉手术、静脉瘘手术、假体植入

第七节　阴茎勃起功能障碍治疗展望

随着对阴茎勃起的病理生理学的深入理解,ED的治疗也不断取得新进展。新兴治疗ED的方法旨在治疗潜在的微血管畸形,阻止海绵体的纤维化,促进内皮血运重建,调整神经调节通路,并且再生新的阴茎组织。以基因、细胞为基础的治疗方法被设计用来从细胞水平改善特种细胞和酶的功能,从而减缓并且(或者)逆转潜在的ED。此外,设计工艺学的发展产生了阴茎微血管支架,并且通过组织工程学和干细胞的研究使病变的阴茎组织再生和更新成为了可能。近年来,有关ED治疗的一些进展如下。

一、RhoA/Rho-A 激酶通路

许多研究表明鸟苷三磷酸酶和它的效应器,Rho激酶在不受钙离子调节的平滑肌收缩功能中起着重要的作用。Chitaley等提出Rho-kinase可不依赖一氧化氮而单独对抗受激大鼠的阴茎勃起,并且有可能成为治疗ED的方法。实际上,最近的文献资料报道因糖尿病、老年化和性腺功能减退等因素导致的RhoA/Rhokinase活性的增加导致了ED

的发生。Vignozzi等发现RhoA/Rho-kinase的过度表达导致了糖尿病性ED。RhoA/Rho-kinase抑制剂在多种动物模型中进行了大量实验并且获得了预期结果。习惯上应用的法舒地尔是一种口服RhoA/Rho-kinase抑制剂,它可以阻止血管性ED和盆腔动脉粥样硬化的进展,当Y27632 RhoA/Rho-kinase抑制剂联合多沙唑嗪应用于存在膀胱出口梗阻的患者时,发现Y27632 RhoA/Rho-kinase抑制剂对人类阴茎海绵体平滑肌收缩起作用。

二、促肾上腺皮质激素和黑皮质素的激动剂

刺激中枢神经系统的黑皮质激素受体可以启动并促进阴茎勃起。下丘脑中部的黑皮质素激动剂可能为多巴胺和催产素。5种黑皮质激素受体亚型中,MC4R被认为是黑皮质激素诱导勃起的最重要的媒介。美拉诺坦Ⅱ(Melanotan Ⅱ)是一种合成的促黑色素细胞激素类似物,精神性阳痿的男性皮下注射后可以产生效应。Diamond等报道说PT-141(一种黑皮质素受体激动剂)联合西地那非引发的勃起反应比单独服用西地那非要强烈得多。

三、血管的药物洗脱支架

外科的静脉结扎术在1980年后被广泛应用于治疗静脉瘘型ED,当该手术对ED有效的同时也出现了严重的并发症和ED的复发率。另一方面,阴茎动脉血运重建技术仍是一种治疗因局部动脉闭塞而后天获得性ED和没有全身血管疾病的ED的有效治疗方法。最近系统性的回顾阴茎血运重建术治疗ED后推断阴茎血管重建适用于外伤患者发生的血管性ED,但是需要进一步的进行随机对照试验评估各种阴茎血运重建技术的疗效。冠状动脉支架给治疗缺血性心脏病带来了一场革命,并且这种微创手术给那些因身体虚弱而不适合行心脏搭桥术的患者带来了新的希望。药物洗脱支架的出现和应用通过降低支架形成血栓造成阻塞的风险而进一步提高了它的临床疗效。最近,Rogers等报道指出通过对PANPI(pelvic angiography in non-responders to PDE5 inhibitors)实验得出勃起功能障碍与血管造影证实存在冠状动脉和阴部内动脉病变的男性有显著地相关性。在PANPI实验中,阴部内动脉狭窄就像冠状动脉狭窄一样,右侧阴部内动脉狭窄发生率平均为52%,左侧为60%。此外,大多数狭窄发生在阴部内动脉的中段和末段,因此,有利于行经皮血管重建术。ZEN实验(zotarolimuseluting 是一种用来治疗那些对 5 型磷酸二酯酶抑制剂反应低下的男性勃起功能障碍患者的外周支架系统)是第一种安全的、可行性的人体试验;于 2009 年在医疗器械商的赞助下开始实施。同时进行的 IMPASSE(incidence of male pudendal artery stenosis in suboptimal erections study,勃起功能低下患者阴部动脉狭窄率的研究)实验通过对确诊的或怀疑患有冠状动脉粥样硬化和外周动脉粥样硬化的男性患者进行诊断性血管造影时评估与勃起功能相关的动脉粥样硬化的情况。当 ZEN 实验被期待作为一种新的治疗 ED 的方法的时候,它似乎仅能应用于继发于局部阴部内动脉闭塞的而没有全身多发的血管疾病的后天性 ED。此外,在它作为一种安全有效的治疗 ED 的方法之前需要收集其潜在并发症和长期安全性及有效性的资料。

四、生长因子靶点:血管再生治疗

在过去的几年里,我们对血管功能和血管内皮功能障碍在 ED 中的作用的认识有了显著地提高。成人的血管床上的内皮细胞处于休眠状态,并且分泌一氧化氮等血管活性物质来维持血管壁的活性。正常血管收缩和舒张功能是通过血管的结构和功能来维持的。体外和体内试验已经证明血管生长因子增强了血管内皮对损伤的抵抗力,而血管内皮细胞的损伤可以造成不断恶化的血管功能障碍。因此,血管再生治疗利用血管生长因子来修复阴茎勃起功能障碍。有两种血管再生治疗方法:一种是血管发芽式再生,它由新的血管构成;另一种是血管分裂式再生,通过延伸毛细血管床到腔内而将血管一分为二。血管再生是一个复杂的过程,它包括初期 NO 引起的血管舒张,继而血管的通透性和增殖能力增加,血管内皮细胞和平滑肌细胞迁移来支持血管的生长。血管内皮生长因子对刺激内皮细胞的生长和其在体外的增殖以及调整体内的血管增生有着重要的作用。Shirai 等发现阴茎海绵体内注射血管内皮生长因子可显著提高由链脲菌素导致的糖尿病大鼠的阴茎海绵体内压,并且提出糖尿病引起的阴茎勃起功能障碍的大鼠勃起功能的恢复是通过一种胰岛素样生长因子和性激素受体发挥作用的。尽管血管内皮生长因子有激发血管再生的能力,但是它的应用受到很多因素的限制,例如:严重的炎症和组织的水肿以及肿瘤样的损害。

五、神经调节

神经营养素(神经营养因子),例如:碱性成纤维细胞生长因子,胰岛素样生长因子-1,胎盘生长因子,肝细胞生长因子,血小板源性生长因子,和它们的配体,被成功应用于血管再塑中。血管生成素、胎盘生长因子和肝细胞生长因子通过正性调节血管内皮生长因子来发挥它们的成血管作用,血小板源性生长因子和配体通过酪氨酸激酶发挥它们的成血管作用。脑源性神经生长因子对阴茎来说是一种非常重要的神经因子,通过腺病毒转导到海绵体神经损伤的大鼠模型中可以改善修复大鼠的性交能力。神经胶质细胞源性神经营养因子已经通过单纯疱疹病毒被应用于促进海绵体神经损伤动物模型勃起功能的修复。重组人蛋白,一种由雪旺细胞分泌的神经营养蛋白,在调节阴茎平滑肌细胞凋亡中起重要作用,它具有抑制大鼠海绵体平滑肌细胞凋亡、促进海绵体神经再生的潜能。Podlasek 等发现阴茎海绵体损伤后激活型的重组人蛋白减少了 1.2 倍;抑制重组人蛋白使阴茎中平滑肌细胞凋亡增加了 12 倍;在阴茎海绵体神经损伤时行剂量依赖方式的重组人蛋白治疗可以减少 1~3 倍的由该损伤诱导的凋亡。Bond 等指出亲水脂的肽技术同样地对阴茎重组人蛋白的释放有作用,同时对抑制阴茎海绵体神经损伤诱导的凋亡有显著地抑制作用。亲免素的发现,如:神经保护剂和神经再生剂,促成了免疫抑制配体(如:FK506)在神经海绵体损伤后的大鼠阴茎神经再生和勃起功能修复中的应用。最近更多的研究发现,红细胞生成素对阴茎海绵体损伤的动物模型和男性前列腺癌根治术后的勃起功能发挥着有效的保护作用。在这些神经调节生长因子有希望成为处理勃起功能障碍的治疗方法时,很多关于安全性方面的关注没有得到答复,例如:严重的炎症反应、致癌作用和长期治疗效果。未来的研究需要测试每一种生长因子的安全性、生长因子的最适剂量以及它们确切的作用机制和释放时间过程。

六、基因治疗

基因治疗包括通过取代或上调特定的基因来修复组织的损伤。虽然进行了多种关于基因治疗不同病因勃起功能障碍的临床前期的检查,例如:老年化和糖尿病,但是,除动物海绵体损伤模型外,只报道了一种一期临床试验。目前,基因治疗勃起功能障碍可以分为三个部分:神经系统激活剂、内皮生长因子启动子和平滑肌细胞离子通道的调制器。人类的阴茎组织为基因治疗的应用提供了良好媒介。处于体外、可限制血流量并且有着较慢的细胞更新速度使得阴茎成为一个理想的靶器官。全身副作用的风险很小并且缝隙连接的存在使身体的组织担任合体细胞的角色，允许细胞间多种与生理有关的细胞内第二信使和离子的非选择性交换。因此，对少数细胞进行基因治疗可以对邻近的细胞产生深奥的作用。基因载体可以分为血浆裸露 DNA、病毒性载体、器质性非病毒性载体。血浆裸露 DNA 可以直接安全的导入细胞，但是对大多数细胞的转染率很低。另一方面，病毒载体，例如：腺病毒载体，可以较容易的构建并且转染率较高。然而，它们与炎症反应、毒性反应和染色体整合的增加有关，这些反应可以引起转入的基因在几乎所有类型的细胞中任意表达。复制缺陷的 HSV 载体缺少多种必需的基因功能，并且有一种独特的维持其潜伏期活性的催化剂，允许有治疗作用的蛋白在病毒潜伏期内表达。这可以有效的将病毒 DNA 在没有染色体裂解的情况下接种到神经细胞体中。非病毒载体，例如脂质体，还没有在细胞中有效的得到转染。虽然一种多聚乙酰亚胺基因系统避免了病毒引发问题的风险，但是由于这些多聚复合体缺少与其他组织和血液结构的有效的相互作用从而限制了它们在治疗中的应用。除载体的选择外，组织的催动子和增强子同样也可以增强基因治疗的效果，并将不良反应降到最小。

七、组织工程学

用新组织取代受损的末端器官这一观念很有吸引力并得到了大量的关注。利用自体细胞（来源于患者自身）再造正常的阴茎组织，不仅在 ED 领域有深远的意义，而且在其他重建病例中也有重要的意义。Atala 首先提出利用离体的细胞补丁去支撑一个具有表面化学相匹配的结构通过诱导细胞重组和生长来使组织再生的尝试。Chen and colleagues 证明了在兔模型上将其自体的海绵体平滑肌细胞和内皮细胞种植于胶原基质上，通过多级步骤可以使其形成海绵体组织样的结构。事实上，设计的海绵体组织达到了与正常海绵体组织相当的结构和功能指标，并且接受移植物的雄兔可以使雌兔受精。同一实验小组报道了将人类的平滑肌细胞和内皮细胞种植在可生物降解的、非蜂窝状的供体兔身上，与未接受种植的对照组动物相比，前者通过在体内形成良好血

运的组织的能力展现出了较好的功能和形态学结果。除了设计的新宿主，海绵体神经切断的大鼠，当植入非蜂窝状的神经移植物后，第 3 个月达到了足够的海绵体内压并且神经鞘内浸入了宿主细胞。这些发现证明了在啮齿类动物中利用神经引导的通道系统可以加速并精确地进行海绵体神经再生，并展现出了一种替代存活状态下的自体神经移植的方式。尽管缺乏临床试验资料，组织工程和由动物研究结果显示出随着该项技术的发展，有希望治疗各种泌尿系统的和非泌尿系统的疾病。然而，利用非细胞的支架和基质定做生物工程器官的再生医学离理想水平还有较大的差距。

八、体外冲击波治疗

与治疗尿路结石时所用的高强度体外冲击波不同，低强度体外冲击波治疗表现出了可以增强一些器官的血流动力的作用。有许多关于体外冲击波（extracorporeal shockwave therapy，ESWT）提高血管供给和内皮功能机制的假说，包括诱导产生生理量的非酶产物 NO，激活细胞内的信号通路，进而促进 VEGF 及其受体——Flt-1 的表达，最终使新生血管形成。Vardi 等最近发表的一篇文章报道：低强度的 ESWT 在临床上是有效的，并且适用于患有血管性 ED 的高选择组患者。而且，这项试验性研究显示出阴茎内皮细胞得到了显著地提高，并且随访到 6 个月，50% 的男性患者可以在不服用 PDE5 抑制剂的情况下达到勃起状态。虽然 ESWT 的短期疗效很鼓舞人心，但是有许多问题还没有解决，例如：ESWT 对阴茎组织的长期影响。Müller 等最近发表的一篇文章指出：总的来说，在能量和剂量水平上，ESWT 导致的时间和治疗依赖性平滑肌细胞的变性可能会对勃起功能造成损伤。实际上，这项新颖的治疗方式在成为主要的治疗 ED 的方法之前，需要进行关于患者纳入标准和标准治疗方案的合理的双盲法和长期的对比研究。

在过去的 20 年里，在 ED 领域里取得了相当大的进展。尽管目前 ED 的治疗还远达不到理想状态，并且不能满足老龄化患者群体正在增长的医学上的需要。在未来的几年里，目前正处在发展阶段的新兴的 ED 治疗方法或许能够逆转、再生和取代处于病态的内皮细胞、神经细胞和阴茎血管平滑肌细胞。如果这些新兴的治疗方法被证明是有效的并且安全的，它们能够革新 ED 的治疗方法。

（白文俊　王晓峰）

参 考 文 献

1. 刘德风,姜辉,洪锴,等.近5年来中国11个城市门诊勃起功能障碍患者的流行病学变化.中华男科学杂志,2009,15(08):724-726.

2. 邵强,孙少鹏,BPC-BPH研究小组.北京市社区中老年男性性功能调查报告:BPC—BPH研究结果.中华泌尿外科杂志,2010,31(4):234-237.

3. 邱智,刘保兴,李宏军,等.北京地区老年男性性生活现状初步调查.中华男科学杂志,2010,16(03):223-226.

4. Ucok A,Incesu C,Aker T,et al. Sexual dysfunction in patients with schizophrenia on antipsychotic medication. Eur Psychiatry,2007,22(5):328-333.

5. 蒲春林,张杰,闵立贵,等.原发性精索静脉曲张与阴茎勃起功能障碍的相关性探讨.国际泌尿系统杂志,2011,31(1):27-28.

6. Shin HW,Rha YC,Hart DH,et al. Erectile dysfunction and disease-specific quality of life in patients with obstructive sleep apnea. Int J Impot Res,2008,20(6):549-553.

7. 赵如青.输精管绝育术后阴茎勃起功能障碍观察.广东医学,2007,28(7):1125-1126.

8. Arthur L BT,Travis DS,Bruce JT,et al. Serum biomarker measurements of endothelial function and oxidative stress after daily dosing of sildenafilin type 2 diabetic men with erectile dysfunction. J Urol,2009,181(1):245-251.

9. Giuseppe MCR,Antonio A,Cristiana V,et al. Chronic treatment with tadalafil improves endothelial function in men with increased cardiovascular risk. Eur Urol,2005,47(4 Pt 1):214-222.

10. Monica GF,Hugo HD,Istvan K,et al. Vardenafil prevents fibrosis and loss of corporal smooth muscle that occurs after bilateral cavernosal nerve resection in the rat. Urology,2006,68(2):429-435.

11. Wayne JG,Hellstrom,Marc Gittelman,et al. An evaluation of semen characteristics in men 45 years of age or older after daily dosing with tadalafil 20 mg:results of a multicenter,randomized,double-blind,placebo-controlled,9-month study. Eur Urol,2008,53(5):1058-1065.

12. Jarvi K,Dula E,Drehobl M,et al. Daily vardenafil for 6 months has no detrimental effects on semen characteristics or reproductive hormones in men with normal baseline levels. J Urol,2008,179(3):1060-1065.

13. Padma-Nathan H,McCullough AR,Levine LA,et al. Randomized,double-blind,placebo-controlled study of postoperative nightly sildenafil citrate for the prevention of erectile dysfunction after bilateral nerve-sparing radi-

cal prostatectomy. Int J Impot Res,2008,20(5):479-486.

14. Bannowsky A,Schulze H,van der Horst C,et al. Recovery of erectile function after nerve-sparing radical prostatectomy:improvement with nightly low-dose sildenafil. BJU Int,2008,101(10):1279-1283.

15. McCullough AR,Levine LA,Padma-Nathan H. Return of nocturnal erections and erectile function after bilateral nerve-sparing radical prostatectomy in men treated nightly with sildenafil citrate:subanalysis of a longitudinal randomized double-blind placebo-controlled trial. J Sex Med,2008,5(2):476-484.

16. Montorsi F,Nathan HP,McCullough A,et al. Tadalafil in the treatment of erectile dysfunction following bilateral nerve sparing radical retropubic prostatectomy:a randomized,double-blind,placebo controlled trial. J Urol,2004,172(3):1036-1041.

17. Engel JD. Effect on sexual function of a vacuum erection device post-prostatectomy. Can J Urol,2011,18(3):5721-5725.

18. Raina R,Pahlajani G,Agarwal A,et al. Long-term potency after early use of a vacuum erection device following radical prostatectomy. BJU Int,2010,106(11):1719-1722.

19. Jin L,Burnett AL. RhoA/Rho-kinase in erectile tissue:mechanisms of disease and therapeutic insights. Clin Sci,2006,110(2):153-165.

20. Vignozzi L,Morelli A,Filippi S,et al. Testosterone regulates RhoA/Rho-kinase signaling in two distinct animal models of chemical diabetes. J Sex Med,2007,4(3):620-632.

21. Diamond LE,Earle DC,Garcia WD,et al. Co-administration of low doses of intranasal PT-141,a melanocortin receptor agonist,and sildenafil to men with erectile dysfunction results in an enhanced erectile response. Urology,2005,65(4):755-759.

22. Babaei AR,Safarinejad MR,Kolahi AA. Penile revascularization for erectile dysfunction:A systematic review and meta-analysis of effectiveness and complications. Urol J,2009,6(1):1-7.

23. Rogers JH,Karimi H,Kao J,et al. Internal pudendal artery stenoses and erectile dysfunction:correlation with angio-graphic coronary artery disease. Cath Cardiovasc Interv,2010,76(6):882-887.

24. Shirai M,Yamanaka M,Shiina H,et al. Vascular endothelial growth factor restores erectile function through

modulation of the insulin-like growth factor system and sex hormone receptors in diabetic rat. Biochem Biophys Res Commun,2006,341(3):755-762.

25. Lysiak JJ,Kavoussi PK,Ellati RT,et al. Angiogenesis therapy for the treatment of erectile dysfunction. J Sex Med,2010,7(7):2554-2563.

26. Kato R,Wolfe D,Coyle CH,et al. Herpes simplex virus vector-mediated delivery of glial cell line-derived neuro-trophic factor rescues erectile dysfunction following cavernous nerve injury. Gene Ther,2007,14(18):1344-1352.

27. Podlasek CA,Meroz CL,Tang Y,et al. Regulation of cavernous nerve-injury apoptosis by sonic hedgehog. Biol Reprod,2007,76(1):19-28.

28. Bond CW,Angeloni NL,Arrington DA,et al. Peptide amphiphile nanofiber delivery of sonic hedgehog protein to reduce smooth muscle apoptosis in the penis after cavernous nerve resection. J Sex Med,2011,8(1):78-89.

29. Sezen SF,Lagoda G,Burnett AL. Role of immunophillins in recovery of erectile function after cavernous nerve injury. J Sex Med,2009,6(3):340-346.

30. Allaf ME,Hoke A,Burnett AL. Erythropoietin promotes the recovery of erectile function following cavernous nerve injury. J Urol,2005,174(5):2060-2064.

31. Burnett AL,Allaf ME,Bivalacqua TJ. Erythropoietin promotes erection recovery after nerve-sparing radical retropubic prostatec-tomy: a retrospective analysis. J Sex Med,2008,5(10):2392-2398.

32. Chen KL,Eberli D,Yoo JJ,et al. Bioengineered corporal tissue for structural and functional restoration of the penis. Proc Natl Acad Sci USA,2010,107(8):3346-3350.

33. Vardi Y,Appel B,Jacob G,et al. Can low-intensity extracorpo-real shockwave therapy improve erectile function? A 6-month follow-up pilot study in patients with organic erectile dysfunction. Eur Urol,2010,58(2):243-248.

34. Müller A,Akin-Olugbade Y,Deveci S,et al. The impact of shock wave therapy at varied energy and dose levels on functional and structural changes in erectile tissue. Eur Urol,2008,53(3):635-643.

35. 《中国阴茎勃起功能障碍诊断与治疗指南(2013版)》. 中华医学会男科学分会.

第二章 男性不育

第一节 生殖生理

一、下丘脑垂体轴

男性生殖功能是通过由下丘脑、垂体和睾丸组成的三级组织结构来控制。下丘脑和垂体均能产生促使下一级组织分泌促性腺激素或性激素的内分泌信使分子。位于视交叉前区的下丘脑神经元的轴突延伸至正中隆起,并分泌促性腺激素释放激素(gonadotropin-releasing hormone,GnRH)进入垂体门脉系统,即下丘脑垂体回路。垂体前叶含有促性腺物质,或者特异性分泌促性腺激素的细胞,GnRH可刺激促性腺物质的分泌活性。垂体促性腺激素细胞分泌两种促性腺激素,即黄体生成素(luteinizing hormone,LH)和卵泡刺激素(follicle-stimulating hormone,FSH)。除GnRH外,垂体的局部产物二聚体肽也可选择性地刺激FSH分泌。这两种促性腺素进入血流并且到达睾丸,LH通过刺激间质的Leydig细胞产生睾酮,而FSH通过刺激生精上皮的Sertoli细胞促进精子发生。睾酮的分泌量和生精的频率由睾丸与上位生殖轴之间的负反馈网络来协调。睾酮和其代谢产物,即雌二醇通过GnRH神经元和促性腺物质抑制其分泌活性。

(一) 下丘脑

GnRH神经元接受大脑其他部位包括杏仁核和嗅觉及视觉皮层的输入信号。GnRH的分泌量受三种节律性的影响:季节性,春季为高峰值;昼夜节律,清晨时睾酮水平最高;脉冲性,平均90~120分钟有一次峰值。脉冲式分泌GnRH的神经元尚未发现,但季节性和昼夜节律分别由来自松果体和视交叉上核的信号调节,在哺乳类24小时为一间隔。在胚胎发育过程中,GnRH神经元的前体从嗅球的基板移动到下丘脑的固定区域。在Kallman综合征,即促性腺激素分泌不足性性腺发育不全,GnRH前体神经元未能正常地移动到下丘脑而导致不能分泌GnRH。故伴随促性腺激素分泌不足的嗅觉缺失或唇腭裂可诊断为Kallman综合征。

(二) 垂体

垂体有两叶:后叶和前叶。后叶,即神经垂体,是发育过程中形成的位于下丘脑腹侧的囊袋样结构。分泌两种激素即缩宫素和加压素,受神经刺激调节。而垂体前叶是由血液中的因子来调控的腺体样结构。LH和FSH由垂体前叶的促性腺激素细胞分泌。除了促性腺激素细胞外,垂体前叶还有特异性地分泌其他糖蛋白激素的细胞:促皮质激素细胞分泌促肾上腺皮质激素(adrenocorticotropic hormone,ACTH);垂体催乳素细胞分泌催乳素(prolactin,PRL);亲躯体细胞分泌生长激素(growth hormone,GH);另外还有分泌促甲状腺激素(thyroid stimulating hormone,TSH)的细胞。这四类糖蛋白激素对男性生殖功能有显著的影响,ACTH在男性生殖系统中的功能尚未被确定。在鼠类,观察到ACTH对胎儿的Leydig细胞甾体合成的刺激作用,并被解释为肾上腺皮质和Leydig细胞共同来源于中肾间充质干细胞的迹象。四种糖蛋白激素LH,FSH,PRL和GH显著影响男性生殖功能,例如垂体腺瘤导致的PRL过剩分泌可抑制精子发生。在正常男性,LH以平均每2小时一次的脉冲式分泌,每次脉冲的幅度为6IU/L。血流中LH的水平为10IU/L,维持睾酮水平在5ng/ml。

(三) 下丘脑和垂体的类固醇反馈

GnRH的负反馈抑制是通过存在于下丘脑神经元和垂体的雄激素受体来产生(见文末彩图9-2-1)。

睾酮在靶细胞内并非必须的活性类固醇:睾酮可分别被芳香化酶和5α还原酶进一步代谢为雌二醇和双氢睾酮(DHT)。遗传学的突变导致的雄激素和雌激素受体功能的部分或完全缺失可引起垂体分泌LH增多,提示两种性激素均参与负反馈。在男性先天的5α还原酶活性缺失者其血清LH水平较正常者高,说明5α还原酶参与负反馈。然而另一些研究提示5α还原酶在睾酮通过DHT转变为更弱的雄激素即二氢雄酮这一代谢灭活过程中

459

起一定的作用。所以,起因于雄激素受体主要与睾酮结合,协同雌激素受体与雌二醇结合引起的类固醇负反馈是可能的。睾酮的反馈作用主要在下丘脑水平,而雌激素的反馈作用在垂体水平以调节 GnRH 节律引起的促性腺激素分泌。在男性,不同调节作用的促性腺激素分泌导致不同的类固醇激素分泌。而睾酮对 LH 的负反馈作用主要由雄激素本身来调节,对 FSH 的负反馈作用主要由睾酮的芳香化形式即雌二醇来调节。所以雌二醇是男性 FSH 分泌的主要调节因子。雌激素受体 ER$_\beta$ 在雌二醇的负反馈作用中显然不是必须的。A 型和 B 型雄激素受体的配体结合及转录活性是不同的,但目前对其在下丘脑中的表达是否不同尚不明确。

二、睾丸的结构和功能

(一) 大体结构

在健康青年男性卵圆形的睾丸体积大约 15 ~ 20ml,纵向长度 4.5 ~ 5.1cm。睾丸实质被由三层结构组成的囊包绕:最外面是鞘膜脏层,白膜,最里面是血管膜。白膜含有大量的平滑肌细胞组成的分支进入胶原组织中。这些平滑肌细胞赋予人类睾丸囊收缩的能力,因为通过电刺激和特殊的自律药物可引出离体人类和其他种属睾丸囊的收缩。在人类和其他一些种属,睾丸囊平滑肌的紧张性可影响进入睾丸的血流,因为睾丸动脉以一个倾斜的角度横跨睾丸囊。睾丸动脉穿透白膜在其下方沿着睾丸实质的表面的后方穿行,其分支向前方以多种横向的方式分布于睾丸的实质。较大的睾丸动脉分支也可到达睾丸的下级,穿行到前方并分支于睾丸表面。这种血管分布在临床上非常重要,因为在睾丸固定术或睾丸活检时会损伤血管。从内外侧正中切开睾丸可见少量血管,相比前后切开睾丸可见较多的血管。个别分布于小管的动脉在含有生精小管的中隔内穿行。

在睾丸囊内,睾丸被中隔分隔为独立的睾丸小叶。每个中隔分离一条生精小管并含有至少一支传出动脉。每个中隔有独立的生精小管,包含正在发育的生殖细胞和间质组织。间质由 Leydig 细胞,乳突细胞,巨噬细胞及神经、血管、淋巴管组成。在人类,间质组织占睾丸总容量的 20% ~ 30%。

生精小管是长的、高度卷曲的管道,其两端通常终止于睾丸网。人类睾丸的 600 ~ 1200 条小管加起来总长度约 250m。在睾丸网融合为 6 ~ 12 条输出小管,作为运输睾丸内体液和精子的管道进入附睾头。睾丸在局部可能具有固有的"阀门"机制推动体液和精子向附睾移动(图 9-2-2)。

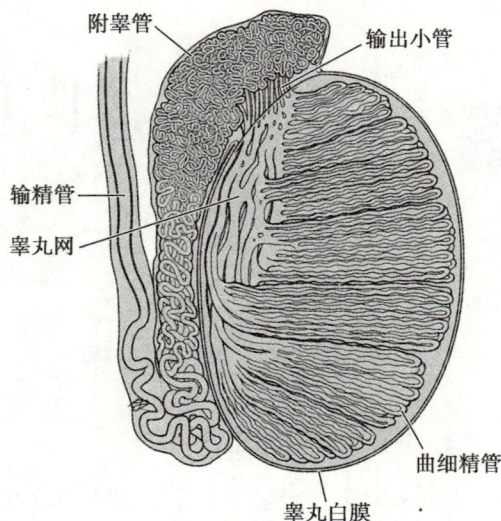

图 9-2-2 睾丸、附睾和输精管结构

人类睾丸和附睾的动脉供应有三个来源:睾丸动脉及其分支,输精管动脉,和提睾肌动脉。睾丸动脉起自腹主动脉上肾动脉的下方,成为内环以上精索的主要成分,且与最终形成蔓状血管丛的血管网密切相关。与动脉和静脉血流方向相反的蔓状血管丛在一些区域仅血管壁周围菲薄的组织相间隔,其血管分布有利于热量和小分子的交换。例如,睾酮从静脉到动脉的转运就是通过浓度梯度来实现的被动扩散过程。在正常人精索的热量交替传递以提供睾丸的血液温度较直肠温度低 2 ~ 4℃。导致睾丸内的温度较直肠内低 3 ~ 4℃。这种温度差异的缺失与睾丸功能异常的男性特发性不育,精索静脉曲张及隐睾症相关。

睾丸动脉在离开蔓状血管丛进入睾丸纵隔后变为高度卷曲状进入睾丸组织。在睾丸动脉和输精管动脉之间有广泛的相互联系,一些男性即使在睾丸动脉切断之后也不影响睾丸的功能。

(二) 睾丸的细胞结构和功能

1. 间质 间质含有血管,淋巴管,成纤维支持细胞,巨噬细胞,柱状细胞和 Leydig 细胞。最近发现睾丸巨噬细胞与睾丸实质细胞,包括 Leydig 细胞的调节有关。静息的巨噬细胞常通过释放类固醇前体 25-羟基胆甾醇来促进睾酮的生物合成。相反,在一些疾病情况下,睾丸巨噬细胞激活后释放促炎症反应细胞因子,比如白介素-1,可抑制 Leydig 细胞功能。立体分析结果显示,20 岁男性的睾丸大约含有 70 亿个 Leydig 细胞。仅 Leydig 细胞就占睾丸总体积的 5% ~ 12%。

Leydig 细胞可产生大量的类固醇产物。从类固醇前体胆固醇合成而来的睾酮是人类睾丸主要产生的类固醇激素,也产生 C$_{18}$,C$_{19}$,和 C$_{21}$ 几种类固醇。

睾酮产生的主要的,快速的调节作用依赖于 LH。通过产生环腺苷酸(AMP)和其他几种细胞内因子,LH 启动胆固醇向线粒体的转运。氢离子流出,钙离子进入,且磷脂释放花生四烯酸都对类固醇激素有快速的刺激作用。垂本肽除了 LH 外,FSH 和 PL 也可调节 LH-受刺的增多。可改变 Leydig 细胞激素产生的非垂体因素包括黄体生成素(LHRH),抑制素和激活素,表皮生长因子(EGF),IGF-1,和转移生长因子-β,前列腺素,和肾上腺素能刺激。然而大部分资料来自实验动物的体外试验,且这些因素的作用对人类正常睾丸功能的影响还不肯定。雌激素和雄激素对 Leydig 细胞的直接抑制作用可能存在。

男性外周血中睾酮浓度在不同年龄阶段有显著的不同。在妊娠 12 到 18 周间有一个峰值。另一个峰值发生于出生后 2 个月左右。睾酮在出生后第 2 个或第 3 个十年中达到最高浓度,然后是一个平台期,然后降低。另外睾酮浓度还有年和日中的节律存在。进一步观察外周血中睾酮的节律显示是没有规律的波动。

在一些种属已有详尽的研究,睾酮产生的主要时期代表着出现下列有序结果的短暂信号的发生:①胎儿生殖道的分化和发育;②新生儿雄激素依赖性靶器官的"烙印"形成,以保证其在青春期和成年后对雄激素产生适宜的反应;③男性青春期的雄性化;④维持成人雄激素依赖性器官的发育和功能。这种睾酮产生的短暂变化可部分地反映垂体和睾丸之间的复杂的相互作用。

2. 曲细精管 曲细精管及其生殖成分和支持细胞为精子的产生提供了独特的环境。支持细胞包括基低膜的支柱细胞和 Sertoli 细胞。生殖细胞由一群上皮细胞组成,包括一群分裂缓慢的原始干细胞,快速发育的精原细胞,可减数分裂的精母细胞和变形精子细胞(见文末彩图 9-2-3)。以下部分叙述曲细精管的组成及其中"血-睾屏障"的形成。

(1)小管周的结构:在人类曲细精管周围包绕着几层管周组织。外膜的纤维细胞层将间质和曲细精管分开。下一层由结缔组织薄膜和散在的肌样细胞组成。小管周的第三层结构是紧贴生精上皮下面的基膜的一层组织,由大量胶原组成。小管周组织分布于生精上皮(SE)的基膜(bm)和间质(IS)之间。共有三层:内层(IL),含有肌样细胞(MY)和丰富的微纤维(Mf)的肌层(M),和含有成纤维细胞(F)的外膜层。在人类小管周肌样细胞被认为主要有收缩功能。

(2)Sertoli 细胞:Sertoli 细胞的特征为具有不规则形状的细胞核,明显的核仁,低有丝分裂指数,Sertoli-生殖细胞结合,及相邻 Sertoli 细胞膜的独特的紧密结合复合物。Sertoli 细胞附着在曲细精管的基膜上,并伸出丝状的细胞质分支到达小管的内腔。生殖细胞在这些 Sertoli 细胞间的突出物之间排列。未分化的精原细胞靠近曲细精管的基膜,而发育更进一步的精母细胞和精子则连续地排列到这一上皮组织的更高水平。在这方面,Sertoli 细胞的功能如同两极分化的上皮细胞,其底部在细胞质环境,而顶部则在上述的曲细精管环境中。

通常认为,Sertoli 细胞支持生殖细胞的发育是通过:①创造生精上皮细胞层的特殊微环境,②通过 Sertoli 细胞和生殖细胞间的缝隙连接支持生殖细胞,③促进分化的生殖细胞在曲细精管中的运动。此微环境为血-睾屏障的层次之一。血-睾屏障存在于睾丸的不同水平。Sertoli 细胞间的连接被转变为允许"开放"和"关闭"的状态,以促进生殖细胞与 Sertoli 细胞间的连续的相互作用和生殖细胞向小管腔的运动。Sertoli 细胞功能明显地包括与精细胞直接接触、吞噬作用、体液分泌和各种分子的分泌。

雄激素结合蛋白(ABP)是已知最早的 Sertoli 细胞分泌产物之一。ABP 是 Sertoli 细胞内的雄激素载体。另外,它可作为曲细精管和附睾的雄激素储藏库,在附睾可能也有此功能。在体外 ABP 产物被证实是测定 Sertoli 细胞雄激素调节功能的良好的标记物。但是,ABP 或其他 Sertoli 细胞产物作为 Sertoli 细胞功能的标记物的测定在评估男性不育中的作用尚不明确。

(3)血-睾屏障:有学者观察到许多物质注入血流将很快出现在睾丸的淋巴液中,而睾丸网液中则没有。基于这种观察,形成了"血-睾屏障"的概念。超微结构研究显示一些种属相邻的 Sertoli 细胞间的特异性连接复合物可将生精上皮细胞分为基低层和发育层,包括人类。有研究显示 Sertoli 细胞间的紧密连接可阻止微小物质从睾丸间质向生精上皮的渗透。睾丸内的血-睾屏障有三个不同的水平。主要的水平由 Sertoli 细胞和不同于其他生殖细胞的减数分裂前的生殖细胞(精原细胞)间的紧密连接形成。另外两个血-睾屏障的水平存在于毛细血管的内皮细胞和小管周围的肌样细胞。

血-睾屏障功能上在精子发生初始发育形成。

然而生殖细胞的存在对血-睾屏障的形成并不是必须的。这一屏障似乎对减数分裂很重要,因为生殖细胞周围的液体比屏障外更稳定且明显不同。另外,血-睾屏障可隔离男性免疫系统不能识别的单倍体雄性配子。血-睾屏障的临床重要性只有在青春期后才被认识,因为通过减数分裂发育的生殖细胞-"抗原"-仅在青春期启动后存在。所以,睾丸损伤,比如活检,扭转,或创伤,如果发生于青春期前,将不会诱导抗精子抗体。但是,导致血-睾屏障物理中断的类似损伤和发育中的生殖细胞的免疫暴露会引起与生殖细胞相关(包括精子)抗体的免疫反应形成。实际的思考是不同的药物途径对屏障内细胞作用的可能性,包括化疗药物对曲细精管内肿瘤细胞有限的治疗作用。

(4) Sertoli 细胞和生殖细胞的关系:实验动物研究揭示睾丸内细胞间相互关系的复杂网络:Leydig 细胞和 Sertoli 细胞之间;Leydig 细胞和小管周细胞之间;Sertoli 细胞和小管周细胞之间(见前述小管周结构);和 Sertoli 细胞和生殖细胞之间。Sertoli 细胞和生殖细胞的物理接触可能在促使生殖细胞进入曲细精管腔中起到一定作用。而且,浓缩的精子细胞和 Sertoli 细胞顶部在精子发生中的密切关系与精子细胞成熟过程中残余的细胞质的脱去有关。最后,相邻 Sertoli 细胞间的连接复合物明显地形成血-睾屏障的重要组成部分。

3. 生殖上皮 男性曲细精管上皮每日可产生大约 123×10^6(从 21×10^6 到 374×10^6)个精子。这一精子产生的过程称为精子发生。包括在增殖期精原细胞变迁为代替其细胞数量(干细胞更新)或者产生成为精母细胞的子细胞,在减数分裂期精母细胞进行减数分裂,结果产生单倍体精子;在精原细胞期精子发生大小和形状的奇特的变形形成成熟的精子。

借助光学显微镜的组织学检查揭示人类睾丸有大量的生殖细胞排列在 Sertoli 细胞间且从曲精管基膜到管腔均有分布。形态学研究表明人类睾丸中至少存在 13 种可识别的生殖细胞类型。这些细胞被认为是代表发育过程的不同阶段。在从最初到最高分化的进程中,它们被命名为暗 A 型精原细胞(Ad);苍白 A 型精原细胞(Ap);B 型精原细胞(B);前细线期初级精母细胞(R);细线期初级精原母细胞(L);偶线期初级精母细胞(Z);粗线期初级精母细胞(P);次级精母细胞(S);和 Sa,Sb1,Sb2,Sc,Sd1,Sd2 型精子。

通过细胞质桥互相连接 B 型精原细胞有丝分裂形成最初的将进行减数分裂的精母细胞。互相连接的成熟精母细胞链存在于 Sertoli 细胞间紧密连接形成的血-睾屏障后的曲细精管的发育层。精母细胞完成随后的减数分裂。在大多数有机体减数分裂随后是中间分裂,导致子细胞群有单倍体的染色体数目,且重组后具有不同的遗传信息。在人类这一过程的结果是形成圆形的 Sa 精子(图 9-2-4)。

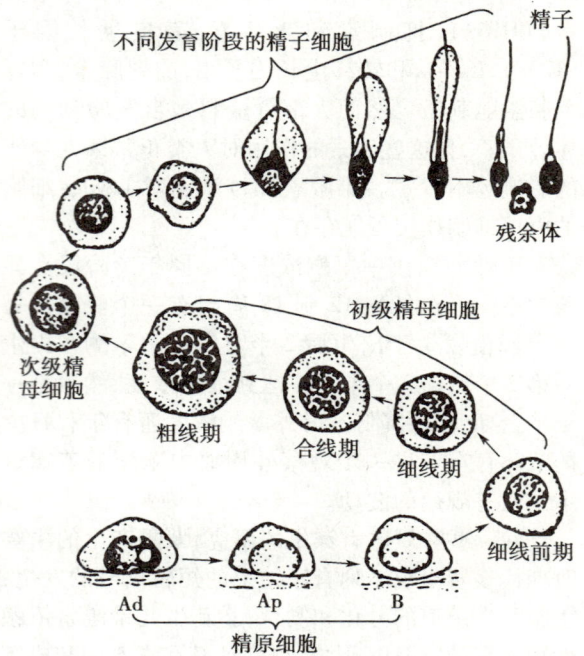

图 9-2-4 精子生成的模式图

(1) 精子发生:在精子发生过程中,减数分裂的产物圆形的 Sa 精子变形为成熟的精子。在变形过程中精子的细胞质和细胞核发生多方面的变化,但细胞不再分裂。包括细胞质的丢失,顶体的形成,鞭毛的形成,和成熟精子的细胞器向特定位置移动。如果人类与大鼠相似,精子的克隆与细胞质桥和 Sertoli 细胞间的外质膜的特殊性有关。

人类整个精子发生的过程大约 64 天。如果在固定的曲细精管点中观察精子发生,在 64 天的周期中发生可预测的和连续的形式,即六种可辨认的细胞(生精上皮周期的各阶段)共同存在并接连地发生。相应地,精子发生的增殖期(Ap 到 B 型精原细胞的分化)在周期中发生四次(每 16 天)并要求 Ap 型精原细胞分化为精子。结果是在人类睾丸内存在一或两群精原细胞,一或两群精母细胞,一或两群精子细胞。这种精原细胞的时期专一性保证每日数百万个精子产生。

（2）精子发生的激素调节：男性和其他哺乳动物睾丸的睾酮水平比外周血循环高近100倍。用外源性雄激素治疗严重的无精子症以维持外周血循环的睾酮水平支持人类男性睾丸内高雄激素浓度的重要性。与这种观察一致，20%～30%的不育男性外周血睾酮浓度低。睾酮（或GnRH促效剂）作为男性节育的使用已经受到限制，这些措施对于完全抑制垂体产生FSH是失败的。在灵长类模型中，睾酮诱导的生精抑制与FSH抑制的关系比睾丸的雄激素水平更大。

睾酮很确切地启动并维持人类精子的发生。目前人类男性的精子发生数量的保持尚不能完成，可能因为保持血睾酮的足够的高水平很难达到。

FSH在精子发生中的作用尚有许多争议。FSH受体缺失且几乎丧失功能的男性被报告有生育能力，尽管睾丸容量，精子浓度和形态已被严重损害。性腺功能减退症男性的研究也证实在缺乏FSH的情况下存在生育力。有研究提示通过一些了解很少的机制，FSH可促进青春期男性精子发生的启动和引发垂体摘除术后生精上皮退化的动物的精子发生。尽管FSH在低促性腺素性功能减退症男性的精子发生的启动中不是必须的，但最理想的数量和质量的精子发生要求FSH疗法。尽管睾丸内一些精子的发生是在缺乏FSH的情况下，但只有FSH和睾酮的联合才能产生质量和数量足够正常的精子发生。

（3）精子发生的遗传学基础：与精子发生有关的特异性基因的位置仍然是研究的热门课题。与精子缺乏男性相关的Y染色体区域微缺失的检出涉及5%～10%间隔的区域将人们的注意力集中于对精子发生关键因子（spermatogenesis factor）的位置。在Y染色体长臂上与AZFc（azoospermic factor）相关的基因是DAZ（deleted in azoospermia）。一项关于12位非梗阻性无精男性的研究证实AZFc区域包括DAZ基因的缺失。无精男性通常有Y染色体的其他缺失的区域，涉及AZFa和AZFb，但正常男性则没有。有AZFa完全缺失的男性出现精子缺失，睾丸活检可显示只有Sertoli细胞的结构。在所有严重精子发生损害的患者AZFa区域缺失的基因是DBY，一种转录调节的DEAD-box蛋白。AZFb区域对精子发生的完成是关键性的。没有AZFa区域完全缺失的患者睾丸内存在完全发育的精子。其他直接或间接地调节精子发生的自分泌和旁分泌因子可能包括：精子生长因子（SGF），基本的成纤维细胞生长因子（bFGF），IGF-1，Sertoli细胞分泌的生长因子（SCSGF），转化生长因子-α（TGF-α），白介素-1，抑素，减数分裂抑制物，和减数分裂阻挡物。

最近的研究显示男性配子的组成成分在胚胎发育中非常重要。胚胎生长的能力的显著的种间差异性已被揭示。然而，在人类胚胎有丝分裂的活性通常是通过父向衍化的中心体完成。对人类胚胎的观察支持男性配子不仅提供遗传信息而且赋予来自雄性配子的中心体的正常有丝分裂的活性。如果男性配子没有这些功能，男性胚胎的有丝分裂的活性是混乱的，且能生长发育的胚胎不能形成。进一步的观察和实验将对确切地描述男性配子中哪些成分对促进胚胎发育所必须是有必要的。

三、附睾的结构和功能

一般来说，睾丸内的精子不显示渐进的活力且不能形成受精卵。在进入附睾后，精子是有自动力的且可以与卵母细胞结合。然而，在流出管道阻塞时，睾丸精子不能获得渐进的活力。在没有阻塞的情况下，睾丸精子能显示强烈的活力并在应用细胞浆内注射精子时可形成受精卵。大量的实验和驯养的动物的研究证据以及少量人类的资料提示精子的功能是在附睾的运输过程后获得。不幸的是，附睾对运输中的精子的发挥作用的机制大多仍然不清楚。而且，对人类生殖管道在保存，释放精子后，以及阻塞后的生理学也不很了解。

（一）附睾结构

在男性，附睾管长3～4m。附睾管的整个长度都呈卷曲状包裹在白膜结缔组织形成的囊状鞘内。在解剖上，附睾可分为三个区域：头部，体部和尾部。在组织学原则的基础上，每个区域可被分为不同的更小的带。人类附睾头由8～12个输出小管和附睾管近端组成。输出小管的内腔在靠近睾丸时在某种程度上是大的和不规则的，在靠近与附睾管的结合部时变为窄的和椭圆形。尸检和活体的附睾显示结合部远端小管的直径轻微增加且保持相对的连续性。在附睾尾小管的直径明显增大管腔变为不规则形状。远端继续延伸，小管则逐渐成为有特征的输精管形状。

（二）附睾的功能

1. 精子的运输　据测算，人类精子在附睾中的运输需要2～12天。精子从附睾的头部到体部的运输时间与从附睾尾运输的时间类似。精子在附睾中的运输时间受到睾丸内每日精子产量的影响而不是年龄的直接影响。有学者研究发现精子在附睾内的运输时间在 20～49 岁和 50～79 岁两组之间没有不同。而且,他们观察到在每日高产精子的男性($137×10^6$每侧睾丸)精子在附睾内的运输时间平均仅为 2 天,而在每日低产精子的男性($34×10^6$每侧睾丸)平均为 6 天。

一般认为在无梗阻因素存在的情况下,人类精子在附睾腔中是不动的,其他机制一定参与精子在附睾中的运动。这种机制可从动物研究的结果中得到推断。最初,精子从睾丸网液被运到输精管是通过小管上皮细胞对水的在吸收促进液体的流动。这种重吸收是通过雌激素受体的作用来调节。能动的纤毛和小管周围肌样细胞的收缩也协助精子进入附睾。精子通过附睾的主要机制可能是附睾管周围可收缩细胞的自发性节律性收缩引起。平滑肌细胞的区域化,和上述的附睾内肾上腺素能的神经支配,使附睾管运输精子到输精管的能力得到完善。

2. 精子的储存 精子移动通过附睾头和体之后,精子在附睾尾的停留时间长短根据性活动的程度而不同。Amann 观察到在年龄为 21～55 岁的一组男性中,每侧附睾有平均 $155×10^6$ 到 $209×10^6$ 个精子。在人类,大约附睾内精子总数的一半在附睾尾部区域。

3. 精子的成熟 动物实验的研究结果提示除了作为精子输送和储存的场所,附睾还能使精子获得渐进的活动力和受精能力。

(1)精子活动力的成熟:当人类精子通过附睾移动时可获得渐进的活动力。这种活动力成熟的过程以精子活动力的改变表现出来,显示具有更"成熟"活动力精子的百分数也增加。Bedford 及其同事观察到从输精管取出的精子使其再悬浮于培养基中大部分是不能动的或者仅显示微弱的尾部运动。这些标本中的一些精子具有"不成熟的"尾部运动,特征是导致精子小幅度向前的宽的弧形"鞭打样"搏动。在附睾的初始节段精子获得这种不成熟的活动力的数目是增加的。在远一些,在附睾体的中部区域,精子可显示不成熟的活动力的比例下降,相应的具有"成熟"活动力的精子数量增加,特征是向前活动力的高频,低幅搏动。在附睾尾,当精子在培养基中稀释时 50% 以上获得成熟的活动力,其余的精子是不动的或者有类似附睾近端观察到的不成熟的活动力。将取自输精管,附睾头,附睾体近端,附睾体远端,或附睾尾部的精子在生理缓冲液中稀释,活动精子的比例分别为 0%,3%,12%,30%,或 60%。

在与近端附睾上皮细胞接触的期间精子有内在的产生一定活动力的能力,但是正常精子活动力的成熟可能是在通过更远端的附睾管区域期间与附睾的相互作用而形成。

(2)精子生育力的成熟:实验研究证据证明睾丸内的精子不能使卵子授精,除非采用细胞浆内精子注射的方法将其带到卵子内。大多数动物精子的授精能力是在精子进入附睾远端区域时逐渐获得。例如,Orgebin-Crist(1969)揭示取自家兔附睾头、体、尾的精子使家兔卵子授精的能力分别为 1%、63% 和 92%。使用无透明带的仓鼠卵子评估人类附睾内精子的生育力,证明从附睾近端区域取出的精子可与无透明带的卵子连接,只有从附睾尾取出的精子能够和卵子相结合并穿透卵子。总之,这些研究提示人类精子生育力的成熟很大程度上是在附睾体远端和附睾尾近端的水平完成。

(3)精子在附睾内成熟过程的生化改变:在通过附睾时精子经历繁多的生化和分子改变。精子在附睾内运输过程中其表面膜有逐渐增加的阴性剩余电荷。另外,精子膜上的巯基团经历氧化作用成为二硫化物结合物,精子头和尾结构中也有同样的巯基团。细胞内二硫化物结合物的形成可能提供精子尾和头向前活动力和成功穿透卵子所需的严密结构。

在附睾内运输期间精子也经历很多代谢的变化,如糖酵解能力增加的获得,细胞内 pH 值和钙离子含量的变化,腺苷酸环化酶活性的变更,磷脂和磷脂样脂肪酸含量的改变。

(三)附睾功能的调控

1. 影响附睾功能的因素 尽管附睾履行其精子转运,精子成熟和精子储存的机制尚不清楚,但这些过程受到附睾腔的体液和内分泌的影响。实验动物的研究表明附睾液的生化成分不仅与血浆不同,而且经历附睾内的局部变化。在附睾内不同的区域其渗透性,电解质含量,和蛋白质组分有显著的不同。这种体液的局域化不同可能反映附睾的复合功能特性且可能是沿附睾管的血管化不同,血-附睾屏障的半渗透性,沿小管长度体液成分选择性吸收和不同的分泌的结果。

附睾液的特殊成分已经在实验研究中被分离出来,包括 GPC(glycerylphosphorylcholine),肉毒碱,唾液酸。另外,附睾液含有对体外精子产生影响的蛋白质。这些蛋白质有向前活动力蛋白,精子存活因子,向前运动支持因子,精子活力抑制因子,酸性的附睾糖蛋白和诱导精子黏附于透明带的 EP2-

EP3 蛋白。其他蛋白分泌进入附睾的特殊区域并随后成为与精子有关的因素。

2. 附睾功能的控制 人类附睾内睾酮和 DHT 的浓度非常高。在附睾的不同区域没有显示雄激素的水平梯度变化。附睾内相对浓缩的 DHT 和高水平的 5-α 还原酶说明雄激素对附睾功能是重要的。动物研究表明附睾功能是雄激素依赖的。双侧去势不仅导致附睾蛋白雄激素依赖性的丧失而且导致附睾重量的丢失,组织学的紊乱和附睾液成分包括 GPC,肉毒碱,唾液酸的合成及分泌的变化。最后,附睾丧失了支持精子活动力和生育力成熟及精子储存过程的能力。大多数这些退化的过程可被雄激素替代治疗所逆转。然而,雄激素对附睾初始阶段的影响被认为是由睾酮与雄激素结合蛋白及可能的其他因子结合来调节。如果睾丸与附睾分离,阻止了高水平睾酮和雄激素结合蛋白的运输,外源性睾酮对睾酮的睾丸来源的丧失所造成的影响的逆转能力是有限的。外源性雄激素治疗几天后,可观察到精子功能的变化,这一观察支持雄激素水平对附睾功能的重要性。

用实验动物的研究揭示,与附属性腺相比,附睾需要更高水平的雄激素来维持其结构和功能。雄激素对附睾的调节作用似是依赖 DHT,附睾组织提取液的主要雄激素和(或)5α-雄烷-3α,17β-二醇(3α-diol)调控。Δ⁴-5α-还原酶催化睾酮形成 DHT 和 3α-羟基类固醇脱氢酶,将 DHT 转变为 3α-diol,这些酶存在于人类和实验动物的附睾且位于附睾匀浆的亚细胞成分中。

用大鼠的研究表明附睾功能也受到温度的影响。腹部位置的附睾,导致暴露于身体温度,引起精子储存和电荷转运功能的丧失。人类附睾的功能是否也受体温的类似影响尚不清楚。温度对人类附睾功能的可能的影响在研究精索静脉曲张或隐睾症和男性不育之间的关系中有重要意义。

近来的用大鼠的研究证据也表明附睾储存精子的能力受交感神经系统的影响。附睾的外科部分去神经导致附睾尾部精子的异常聚集和滞留精子直线和曲线运动的速度降低。这些结果提示化学或外科去除交感神经,或神经损伤,可能对随后的生育力有不利的影响。

(四)精子

成熟的精子储存在附睾尾。人类精子长度约 60μm。椭圆形的精子头部长约 4.5μm,宽 3μm,主要由细胞核组成,含有高度致密的染色质,和一个顶体,一种包含受精前穿透卵子外衣所需酶类的与细胞膜结合的细胞器。精子的中部节段是高度组织的含有螺旋状排列的线粒体的片段,包围着一组外周致密的纤维和特异性的 9+2 微导管结构的精子鞭毛轴丝。外周致密的纤维,富含二硫化物,被认为是给精子尾部(长约 60μm)提供向前活动力必须的刚度。精子线粒体含有氧化代谢和产生三磷酸腺苷(ATP)所需要的酶,是细胞的主要能量来源。精子鞭毛轴丝含有使 ATP 的化学能量变为机械能运动的转导所需要的酶和结构蛋白,导致活动力的形成。外周致密纤维和鞭毛轴丝的结构存在于中部,延伸到精子的主要片段而仅有轻微变化,并被纤维鞘包裹。在主要片段的远端外周致密纤维终止,剩余鞭毛轴丝作为末端区域的主要结构。除了末端区域,精子被高度特异的浆膜包裹,调节离子和其他分子的跨膜运动。此外,在大鼠的研究显示,包裹精子头部区域的浆膜含有在受精早期参与受精卵相互作用的特异性蛋白。特别是精子膜上的碳水化合物结合蛋白与卵子透明带的种族特异性蛋白相互作用,首先导致精子与透明带结合,随后引起顶体反应。另一个精子膜蛋白,PH3,存在于睾丸内精子,在精子迁移通过附睾的过程中变为活性形式,其功能是在受精过程中作为精子和卵子浆膜之间的融合蛋白。

四、输精管

输精管是组织学上源于中肾(woffian)管的管状结构。在人类,输精管长 30~35cm;起于附睾尾止于前列腺的射精管。输精管可被分为五部分:①没有鞘的附睾部分包含于鞘膜中。②阴囊部分。③腹股沟部分。④腹膜后或盆腔部分。⑤壶腹。在横断面,输精管包括含有血管和神经纤维的结缔组织外膜层,中间环行内外纵形所组成的肌层,和黏膜上皮组成的黏膜内层。输精管直径 2~3mm,无梗阻的输精管内径 300~500μm。

(一)血管和神经支配

输精管的血供来自膀胱下动脉的分支输精管动脉。人类输精管接受交感和副交感神经系统的神经纤维。胆碱能的神经支配在输精管的活动力方面起的作用较小。相反,人类输精管有丰富的交感肾上腺素能神经支配,源于骶前神经的腹下神经。

(二)输精管的功能

1. 精子运输 在即将射精前,精子从远端附睾和输精管发生快速有效的运输,这明显和交感刺激有关。在人类男性,附睾储存的精子总量约 182×10⁶

个,26% 在附睾头,23% 在附睾体,52% 在附睾尾。精子在通过附睾头、体和尾部的运输时间估计分别为 0.7、0.7 和 1.8 天。输精管中大约储存 $130×10^6$ 个精子。所以,人类射出的精液中大部分精子似乎储存在输精管中,不足一半储存在附睾尾部。

在性刺激和(或)射精后,输精管内容物被推回到近端附睾,甚至附睾尾部,因为输精管的远端部分收缩的幅度、频率和持续时间均较输精管近端显著。重要的是,这一过程在延长的无性欲期可被逆转,且来源于每日精子产量的附睾内过剩的精子再次被运输到远端。这些结果意味着家兔的输精管不仅在性活动期间对精子运输起重要作用,而且在维持附睾储存精子的过程也起重要作用。人类输精管在精子运输中是否有类似机制尚需观察。

2. 分泌和吸收 人类输精管的主细胞具有合成和分泌糖蛋白功能的细胞特征。人类输精管主细胞的硬纤毛,顶端的囊泡及主要和次要的溶酶体也是细胞涉及吸收功能的特征。大鼠的输精管可观察到从管腔内吸收糖蛋白。电子显微镜扫描的结果报道,人和猴的输精管壶腹区域的上皮细胞有精子吞噬体。在人类这种精子吞噬体的在壶腹区域和其他区域的数量是否足够排出过剩的精子仍需观察。

输精管的结构和功能可能依赖于雄激素的刺激,因为:①人类输精管转化睾酮为 DHT;②去势引起猴输精管的萎缩,雄激素治疗可恢复;③自发的和 α- 及 β-肾上腺素能刺激引起的输精管收缩可被去势和(或)睾酮治疗改变。

第二节 男性不育的病因

一、概述

1. 定义 夫妻规律性生活、未采取避孕措施 1 年内未怀孕称为不育症(WHO 2000)。

2. 流行病学和病因 大约有 25% 夫妇在 1 年内不能实现怀孕,其中 15% 的夫妇会因为不育而去寻求治疗,但最终仍有 5% 的夫妇不能怀孕。不育可能涉及到男女双方,其中因为男性因素导致的不育占 50%。在许多夫妇中同时存在男性和女性不育因素。如果仅存在一方不育因素,那么有生育能力的一方可能会弥补生育能力较差的一方。如果男女双方都存在不育因素那么不育就更明显了。这就解释了为什么在不育症的夫妇中同时存在双方的问题。

先天性或获得性泌尿生殖道异常、男性附属性腺感染、阴囊温度升高(如精索静脉曲张)、内分泌紊乱、遗传性疾病和免疫性因素都有可能降低男性的生育能力。有 40%~60% 的不育男性仅表现为精液质量异常,而病史、体格检查和实验室检查都没有发现其他异常,这称为特发性男性不育症(表9-2-1)。精液分析可发现精子数量减少(少精症),活力下降(弱精症)和精子形态异常(畸形精子症)。通常这些异常常同时存在,称为少-弱-畸形精子症(oligo-astheno-teratozoospermia,OAT)。

表 9-2-1 7057 例男性不育症的病因和比例

病因	比例(%)
未发现明确原因	48.5
性功能因素	1.7
泌尿生殖道感染	6.6
先天性畸形	2.1
获得性因素	2.6
精索静脉曲张	12.3
内分泌紊乱	0.6
免疫性因素	3.1
特发性精液异常(OAT 综合征)	26.4
其他异常	3.0

3. 预后因素 影响不育症预后的主要因素有:不育症的时间;配偶的年龄和生育状态;原发性或继发性不育和精液分析的结果。

在未采取避孕措施的情况下不育时间超过 4 年者,每月的怀孕率只有 1.5%。目前许多女性将怀孕时间推迟到完成学业或开始职业生涯以后。然而,35 岁女性的生育能力只有 25 岁时的 50%,38 岁时的生育能力只有 25%,而超过 40 岁时生育能力下降到不到 5%。女性年龄是影响辅助生殖结果的最重要的因素。在诊断和治疗男性不育时必须考虑到女性的生育机会,因为这有可能会决定最终的结果。

二、原发性生精功能障碍

原发性生精功能障碍是指除下丘脑和垂体疾病之外的原因导致睾丸内精子发生障碍。生精功能障碍在临床上常表现为严重的少-弱-畸形精子症(OAT),严重者表现为非梗阻性无精子症(NOA)。生精功能障碍患者的典型体格检查结果是睾丸体积小(每侧睾丸<15ml),和(或)FSH

升高,而血清睾酮在正常范围或较低水平。有些患者甚至出现第二性征异常和(或)男子乳房发育(表 9-2-2)。

表 9-2-2　生精功能障碍的原因

先天性因素	
1	无睾症
2	睾丸发育不全/隐睾
3	遗传性疾病(Klinefelter 综合征,Y 染色缺失)
4	生殖细胞发育不良(唯支持细胞综合征)
5	精子发生停滞(成熟停止)
获得性因素	
6	创伤
7	睾丸扭转
8	炎症后(睾丸炎)表现
9	外源性因素(药物、细胞毒性药物、放疗、高温)
10	系统性疾病(肝硬化、肾衰竭)
11	睾丸肿瘤
12	精索静脉曲张
13	损伤睾丸血供的手术
特发性因素	
14	OAT 综合征

三、梗阻性无精子症(OA)

1. 定义　OA 是由于双侧附睾或精囊或输精管梗阻导致精液和射精后的尿液中没有精子或生精细胞。当睾丸体积和 FSH 正常,而精液中没有精子或严重少精子时应该怀疑有精道梗阻。

2. 分类　据报道,OA 患者中 15% 为睾丸内梗阻,通常是由于睾丸网的炎症后梗阻所致。

附睾梗阻是 OA 最常见的原因,占 30% ~ 67%。先天性附睾梗阻少见,如输出小管与附睾体失去连接,附睾部分发育不良或闭锁。Young 氏综合征,也被称为鼻窦炎-不育综合征,是一种少见的症状组合,如支气管扩张、鼻-鼻窦炎及附睾梗阻,附睾梗阻是由于细胞碎片机械性阻塞近端的附睾管所致。在获得性原因中,附睾炎症是最常见的。另外,输精管结扎也是获得性附睾梗阻的常见原因,当输精管结扎超过 15 年时有 56% 的患者可能出现附睾梗阻。但在国内很多附睾梗阻的患者没

有发现明确的原因,这种附睾梗阻被称为特发性附睾梗阻。

输精管结扎后的输精管梗阻是最常见的输精管获得性梗阻。在这些患者中有 2% ~ 6% 以后需要行输精管复通。

先天性双侧输精管缺如(CBAVD)发生率 1:1600,绝大多数发生于有囊性纤维化(CF)的男性。至少 85% 患 CBAVD 的男性出现 CF 基因突变。因此 CBAVD 被认为是 CF 的一种较轻的生殖器表型。

射精管梗阻占 OA 的 1% ~ 3%。这些梗阻可以分为囊性或炎症后梗阻。囊性梗阻通常都是先天性的(苗勒氏管囊肿或尿生殖膈窦/囊囊肿),位于前列腺内、射精管之间。射精管的炎症后梗阻常继发于尿道前列腺炎。射精管或精囊的先天性或获得性完全梗阻通常表现为精液量少、精浆果糖减少或缺失和精液呈酸。

四、遗传性疾病

1. 染色体异常　一个来自 11 篇文献,包含 9766 位不育男性的综合资料调查发现,染色体异常的发生率为 5.8%,其中,性染色体异常占 4.2%,常染色体异常占 1.5%。相反,来自 3 个队列研究总计 94 465 个男性新生儿的调查发现,染色体异常的发生率只有 0.38%,其中性染色体异常 131 个(0.14%),常染色体异常有 232 个(0.25%)。核型异常的风险随生精功能障碍的严重程度而增高。精子密度$<10\times10^6/ml$ 的患者的主要常染色体结构异常的发生率比普通人群高 10 倍(4%)。根据不同精子密度患者出现染色体缺失的频率,建议无精子症和精子密度$<10\times10^6/ml$ 的少精子症患者进行核型分析。如果有反复流产、畸形或精神障碍家族史者,无论精子密度如何都应该进行核型分析。Klinefelter 综合征(克氏症)最常见于性染色体异常的男性。表型可以从外观正常的男性到雄激素缺乏的特征,如女性毛发分布、缺乏体毛、由于骨骺延迟闭合出现长臂长腿。但所有 Klinefelter 综合征的人都有小而坚硬的睾丸,Leydig 细胞功能常受损。睾酮水平正常或低下,雌二醇水平正常或增高,和 FSH 水平增高。随着年龄增长常需要雄激素替代。生精功能常受损,在青春期之后进一步恶化。大多数患有这个疾病的患者都表现为无精子症。然而,睾丸取精,尤其是显微镜下睾丸取精仍然可以达到平均 30% ~ 50% 的成功率,从而使得 Klinefelter 综合征患者通过 ICSI 可以生育遗传学上属于自己的孩子。根据近期的报道,Klinefelter 综合征父亲生

育的孩子都是健康的,只有 1 例 47,XXY 胎儿的报道。由于 Klinefelter 综合征患者的胚胎产生性染色体和常染色异常的风险明显增加,因此可以考虑将 ICSI 和胚胎着床前遗传学诊断作为一种预防措施。

2. Y 染色体微缺失 人类 Y 染色体长臂(Yq)上有几个基因与精子生成相关,目前存在几种形式的 Yq 缺失,称为 AZF 缺失,已经明确与生精功能障碍相关。AZF 缺失分为 AZFa、AZFb 和 AZFc 段缺失,是无精子症和严重少精子症最多见的分子遗传学原因。AZF 缺失的临床意义总结如下。

(1)精液质量正常的男性中未发现过典型的 AZF 缺失,因此 AZF 缺失与生精功能障碍有明显的因果关系。

(2) AZF 缺失在无精子症患者中最常见(8% ~ 12%),其次是少精子症(3% ~ 7%)。

(3)精子密度超过 $5 \times 10^6/\text{ml}$ 的男性极少出现缺失(0.7%)。

(4)最常见的缺失区域是 AZFc(65% ~ 70%),其次是 AZFb 和 AZFb+c 或 AZFa+b+c 段缺失(25% ~ 30%),而 AZFa 段缺失非常少见(5%)。

(5)完全 AZFa 和 AZFb 段缺失与严重的睾丸功能障碍相关,分别表现为唯支持细胞综合征和生精停滞。

(6)完全 AZFc 段缺失可导致各种临床表型,从无精子症到少精子症。

由于特异性和基因型/表型相关,意味着 Y 缺失分析既可以作为诊断工具,又可以作为睾丸精子提取成功与否的预测指标。所有精子密度少于 $5 \times 10^6/\text{ml}$ 的不育症男性都建议进行 Yq 微缺失筛查。Y 微缺失存在于睾丸或射出精液的精子中,必会传递给男性后代,因此,在生育前必须做遗传咨询。男性后代出现生精功能障碍的严重程度可能有很大差异,但 AZF 缺失会导致生精功能受损是很明确的,因此男性后代不可能出现正常的生精功能。已经有几个关于 AZFc 缺失传递给后代的报道,因此建议对 AZFc 缺失携带者的男性亲属都进行分析以查明这个缺失是新产生的。近期有 4 个荟萃分析证实有一种新型的 AZFc 缺失,称为 gr/gr 缺失,是影响精子产生的重要危险因素。在不同种族中这种微缺失的发生率和病理影响是不同的,因此对这种结果进行解释需要谨慎。

3. 囊性纤维化(CF)基因突变和男性不育症 CF 是一种常染色体隐性遗传疾病,也是白种人最常见的遗传性疾病。患有 CF 的男性由于有 CBAVD 表现为无精子症。单独的 CBAVD 被认为是 CF 的轻度外显形式,因此 >80% 的患者携带有 CF 跨膜传导调节蛋白(CFTR)基因突变。这个基因定位于 7 号染色体短臂上,编码一种膜蛋白。这种膜蛋白起到离子通道的作用,也影响着射精管、精囊、输精管和 2/3 的附睾生成(Wolffian 管结构)。所有的 CBAVD 男性都应该筛查 CFTR 突变,除了表现为肾脏发育不全或畸形的患者,因为这些患者可能与其他的未知基因缺陷有关。在欧洲家系的个体中 CFTR 突变携带率较高(1 : 25);因此有 CBAVD 而无先天性肾脏异常或有 CF 的男性的女性配偶在辅助生殖前也应该筛查 CF 基因突变。如果双方都检测到突变,那么后代出现 CF 的风险就较高。然而在大多数病例也很难做出准确的风险评估,因为不同个体间的相同基因型的外显程度不同。

五、精索静脉曲张

精索静脉曲张是一种可导致男科并发症的常见疾病:同侧睾丸生长发育障碍,疼痛和不适症状和生育功能下降。

1. 分类 在临床上常用如下的精索静脉曲张分度:①亚临床型:在安静或 Valsalva 呼吸时既触摸不到也看不到静脉曲张,但可以通过阴囊超声和彩色多普勒检查发现。②1 级:只在 Valsalva 呼吸时可以触诊到。③2 级:平静呼吸时可以触诊到,但不能看到。④3 级:平静呼吸时即可触诊到也可以看到。

2. 精索静脉曲张和不育 精索静脉曲张见于 11.7% 的精液分析正常的男性和 25.4% 的精液分析异常的男性。男性生育力下降和精索静脉曲张之间的确切关系不清楚,但荟萃分析显示在精索静脉曲张手术矫正后精液质量常有改善。当前的信息符合这个假说:在一些男性中精索静脉曲张可引起从青春期前就出现逐渐的睾丸功能损害,导致以后的生育力下降。精索静脉曲张还会增加精子 DNA 损伤,这种精子病理可能是继发于精索静脉曲张介导的氧化应激。有些研究已经显示精索静脉结扎可以逆转这种精子 DNA 损伤。

3. 精索静脉结扎术 精索静脉曲张修复是一个已经被讨论了几十年的话题。对于精索静脉曲张修复与观察相比能否提高自然怀孕率一直存在争议。2009 年循证医学数据库得出的结论是没有证据表明精索静脉曲张治疗可以改善配偶的怀孕率。但这个荟萃分析受到了质疑,因为它纳入了几个针对精液分析正常和亚临床型精索静脉曲张的研究。有 3 个随机对照研究(RCTs)证实对亚临床型精索静脉曲张的治疗是无效的。当然也有研究显示对精液质量正常的男性进行精索静脉曲张治疗不比单纯观察的效果好。不育的时间似乎也重要。最近的研究显示不育时间>2 年的夫妇治疗精索静脉曲张比不治疗的有明显更高的不孕率,但对于不育时间更短的夫妇就没有观察到类似的差异。近期的一个包含 4 个 RCT 研究的荟萃分析表明,精索静脉修复术对排除其他原因的少弱精子症有改善作用。

六、低促性腺性性腺功能低下

低促性腺性性腺功能低下是由下丘脑或垂体疾病所致,是先天的或后天获得的。特发性性腺功能低下可能是个独立疾病,也可能与嗅觉减退或嗅觉丧失有关(Kallmann 综合征)。有几种遗传性疾病可导致促性腺激素(LH 或 FSH)的先天性缺乏,但 70%的患者病因不清楚。先天性低促性腺性性腺功能减退正常是在成年之前就被诊断了,因为绝大多数男孩会有青春期延迟。但有部分患者因为只表现为生精功能障碍和轻度的雄激素缺乏,可能会延迟到成年后才被诊断。获得性低促性腺性性腺功能低下可由一系列作用于下丘脑或垂体的因素所致。临床表现取决于病因。大多数病例中,促性腺激素缺乏同时伴有其他的垂体激素缺乏或过多(如泌乳素瘤和类肢端肥大症)。

七、隐睾和睾丸肿瘤

隐睾是最常见的男性生殖器先天性异常,新生儿发生率为 2%~5%。在 3 个月时发生率自然降至 1%~2%。隐睾的原因是多因素的,可能与内分泌调节失常和基因缺陷都有关。睾丸正常下降需要正常的下丘脑-垂体-性腺轴。尽管大部分睾丸未降的男孩在出生后没有显示出内分泌异常,但妊娠期的内分泌异常有可能会影响性腺发育和睾丸下降。据推测可能由于在妊娠早期环境和(或)遗传的影响导致性腺发育异常,睾丸发育异常就可造成隐睾。这种睾丸发育异常综合征可造成睾丸下降异常、生育力下降、尿道下裂和恶变风险增加。

1. 与不育的关系 有隐睾病史的男性的精液参数常常受影响。2%~9%的不育症男性有隐睾病史。一般认为 3 岁以内进行隐睾的手术治疗对精液质量有积极作用。然而,单侧隐睾的男性生育率(89.7%)与没有隐睾的男性生育率(93.7%)几乎相当。而且,单侧隐睾的男性生育率似乎与睾丸固定术的年龄、术前的睾丸位置和睾丸体积都没有关系。在双侧隐睾的男性中,少精子症占 31%,无精子症占 42%,生育率仅有 35%~53%。

2. 生殖细胞肿瘤 隐睾是睾丸癌发生的一个危险因素,还与睾丸微石症(TM)和睾丸 CIS 有关。5%~10%的睾丸癌患者有隐睾病史。隐睾患者的生殖细胞肿瘤发生风险增高并影响生育:2%~6%的隐睾男性和 0.5%~1%的不育症男性发生睾丸肿瘤。

3. 睾丸微石症 0.6%~9%的男性在做睾丸超声时发现睾丸实质内有微结石。尽管在一般人群中微石症的真正发生率不清楚,这有可能是一种少见病。然而,在生殖细胞肿瘤、隐睾、睾丸发育不良、男性不育、睾丸扭转和萎缩、克氏症、性腺功能低下、男性假两性畸形、精索静脉曲张、附睾囊肿和非霍奇金淋巴瘤患者中超声检查常可以发现微结石。随着高频超声的应用,微石症的发生率似乎在增高。TM 和不育症的关系不清楚,但可能与睾丸发育不全有关,变性的细胞堵塞曲细精管而 Sertoli 细胞不能吞噬细胞碎片,继而发生钙化。睾丸中发现 TM 提示有发生恶变的风险,据报道,生殖细胞癌症患者中 TM 发生率为 6%~46%。这就导致这个假说:TM 可能是一种癌前病变。对 TM 男性进行睾丸活检发现原位癌(CIS)更多见,尤其是有双侧微石症和超声发现睾丸实质不均匀的患者。对于有 TM 同时有男性不育、隐睾或睾丸癌、睾丸萎缩的患者推荐在超声随访时进行睾丸活检。也鼓励和教育患者进行自我检查,这有助于早期发现睾丸生殖细胞肿瘤。对于单一的 TM 不建议常规进行肿瘤标志物、腹部和盆腔 CT 扫描或睾丸活检。

八、男性附属性腺感染

男性附属性腺感染是男性不育中可以纠正的病因,如尿道炎、前列腺炎、睾丸炎和附睾炎等。一般认为泌尿生殖道感染对精子质量和生育可能有不利影响。尿道炎和前列腺不一定与男性生育力降低或不育有关。在许多患者中,基本的精液分析并不能揭示附属性腺感染和精子功能受损的关系。而且,抗生素治疗常常只能根除微生物,但对炎症变化和(或)逆转功能缺陷或解剖和分泌功能障碍却没有肯定的作用。

九、特发性男性不育

许多男性不育症为特发性 OAT 或特发性无精

子症。特发性男性不育可能是由遗传和环境因素所致。据推测,超过1000个基因与精子生成有关,但只鉴别出非常少的一部分。遗传因素可能是不育的直接原因,也可能是诱发不育。遗传易感和环境因素(如环境污染和活性氧物质)可能共同作用导致睾丸生精功能障碍,影响精子生成。

第三节 男性不育的诊断

一、病史和体格检查

(一)男性病史询问

1. **性生活史** 不育的时间,之前怀孕的时间及细节,过去应用避孕的方法,性交的频率及时间均应详细记录。要询问患者夫妇是否知道月经中期才有排卵,且此时女方才具备受孕的能力。而在月经周期的其他时间进行性交是无法使女方受孕的。性交的时间不要求与排卵的时间完全吻合,但精子可在宫颈黏膜和阴道后穹隆存活48小时或以上。有研究证实在排卵前5天的性交可以导致受孕,但是由于卵子的生存时间太短,排卵后的性交不能导致怀孕。尽管这些观点还存在着一些争论,但大多数专家认为应在接近排卵期时每两天进行一次性交,以保证卵子在输卵管内的12～24小时有精子存在,保持受孕的能力。频繁的性交可导致阴道穹隆的精子储存减少,同样的也会减少受孕概率。对于排卵来说,性交的时间对孩子的性别无关。

勃起和射精功能也需要评价。另外也要注意性交时阴道内是否应用了润滑剂。大多数常用的润滑剂如 astroglide、lubafax、K-Y Jelly、Keri Lotion、Surgilube 和 Saliva 等均可影响精子活力。不影响精子活力的润滑剂包括:花生油、红花油、菜油和鸡蛋清。一般来说,只推荐在必要时性交使用那些不影响精子功能的润滑剂。

2. **发育史** 单侧隐睾轻微降低生育能力,双侧隐睾可严重影响生育。有试验和临床证据显示只要在青春期前,睾丸下降固定术的时间选择与生精异常无明显关联。青春期延迟或缺乏可能与内分泌或雄激素受体异常有关。男性乳腺增生可能与睾丸癌、高催乳素血症或雌激素代谢异常有关。

3. **手术史** 盆腔或腹膜后手术可影响勃起和射精功能。膀胱颈手术可导致逆行射精。睾丸癌的腹膜后淋巴结清扫可损伤交感神经,导致不射精或逆行射精。通过术式的改良或神经保留可保护交感神经支配的射精功能,临床上已使得大多数患者保留了射精功能。在疝修补术时不慎可造成输精管或输精管供应血管损伤。另外,任何阴囊手术均可造成输精管和(或)附睾损伤。睾丸损伤或扭转可导致睾丸萎缩;这些患者也可因感染形成抗精子抗体,虽然这方面尚缺乏足够的证据。

4. **既往疾病史** 患者应被询问泌尿系统感染或性传播疾病的病史。前列腺炎和(或)脓精病史也应了解,尽管没有证据证明这些因素可造成不育。尽管青春期前的流行性腮腺炎不影响睾丸功能,但是青春期后可发展为流行性腮腺炎并睾丸炎或其他病毒性睾丸炎。10%～30%的青春期感染患者可发生流行性腮腺炎并睾丸炎。双侧受累者为20%～60%。

5. **用药史** 越来越多的运动员滥用合成类固醇。大量使用合成雄激素可导致低促性腺激素的性腺低下。大多数情况下停药后可以恢复正常性腺功能,但也有例外。环境毒素的暴露如杀虫剂等也应注意,它们可能具备性腺毒性。许多药物或毒品如呋喃西林、西咪替丁、柳氮磺吡啶、可卡因、烟碱、大麻可损害精子生成。但停止用药后精子生成和(或)精子功能可恢复正常。睾丸温度较正常体温低1～2.5℃。已有试验证明高温可损害精液质量和精子生成。与之相似,频繁的热水浴可以使精子活力下降10%。因此,当精液分析在正常值以下时应避免桑拿和热水浴。没有证据显示内衣的穿戴可影响精子生成。

6. **吸烟史** 吸烟是否影响精子生成还不清楚。21项研究的统计学荟萃分析提示吸烟可降低精子密度的13%～17%,但也有其他14项研究未发现吸烟对精子生成的影响。但是,吸烟可以作为其他男性不育的共同因子。患者有性功能障碍的家族史时应考虑雄激素受体异常的可能。包括在雄激素受体基因在内,许多影响男性生育能力的基因都定位X染色体上。因此,家族史应主要集中在母性家族内。宫内己烯雌酚(DES)暴露可增加附睾囊肿的发生,而己烯雌酚可轻度增加隐睾的发生率,但未发生隐睾的患者精液质量仅轻微或无影响。最后,还需了解女性配偶的生育能力评价。

(二)女性配偶的评价

不育夫妇中女性的因素占了近3/4。其中卵巢功能紊乱约30%,输卵管异常25%,子宫内膜异位症4%～5%,宫颈黏膜异常和高催乳素血症各占4%。女性配偶的评价与男性一样,也需要详细的病史、体格检查及合理的化验检查。

（三）体格检查

体格检查主要是确定与不育有关的异常体征。应观察患者的体型和男性化特征。第二性征的异常可能提示着先天性内分泌紊乱如类无睾症应考虑 Klinefelter 综合征。

生殖器检查应予特别关注。阴茎检查应注意有无尿道下裂和痛性勃起。这些情况的出现可能影响精子进入宫颈附近,减少阴道内精子的储存。阴囊内容物的检查应该在温暖的房间,站立检查以使睾提肌处于松弛状态。睾丸应仔细触诊以确定睾丸的连贯性和排除肿物的存在。因为睾丸内80%为曲细精管和生精成分,当这些成分减少后可造成睾丸体积缩小或睾丸萎缩。

睾丸的直径也应该测定。睾丸直径可用睾丸测定器或超声测定。美国白人和黑人的睾丸大于4cm×3cm 或 20ml。亚洲人正常值要稍少些。睾丸

容积缩小,不论单侧或者双侧,均可影响生精功能。附睾的头、体、尾也应仔细触诊检查。当有附睾硬结、囊性扩张时提示有附睾梗阻的可能性。精液囊肿和附睾囊肿是常见的,但它们不会造成梗阻。输精管触诊可判断有无缺如和排除萎缩部位。

精索的检查应注意有无精索静脉曲张(图 9-2-5)。轻度精索静脉曲张(G1)仅在 Valsalva 方法可以摸到。中度精索静脉曲张(G2)在患者站立位时可以触摸到,而重度精索静脉曲张(G3)患者站立位时透过阴囊皮肤可以看到,触诊可摸到。精索不对称,经 Valsalva 法更明显,说明有轻度精索静脉曲张存在。如睾提肌反射敏感或高位睾丸,可轻轻牵拉睾丸通过 Valsalva 法可更准确地检查精索。平卧位精索持续增粗和不对称,提示可能有精索脂肪瘤或腹膜后肿瘤、肾肿瘤造成腔静脉梗阻。原发性精索静脉曲张平卧位后消失或缓解。

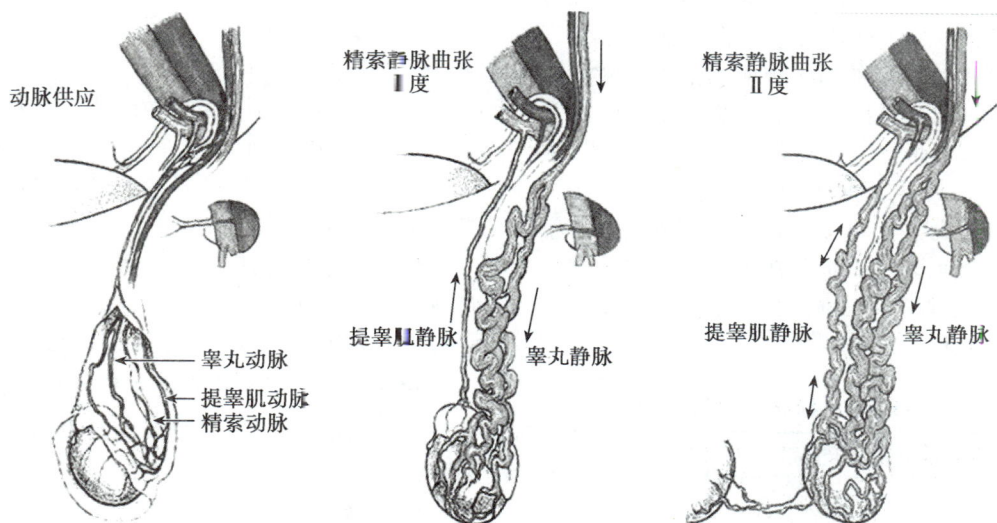

图 9-2-5　精索静脉曲张的临床分级

二、辅助检查

病史采集和体格检查后,不育夫妇的男性配偶应进行适当的实验室检查。所有患者应做 2～3 次的精液分析。

1. 精液分析　大多数样本通过手淫采集。手淫采集时应使用精液采集专用的避孕套,也可以性交时采集。普通的乳胶避孕套可影响精子活力,经常这些避孕套还含有杀精剂。性交中断精液采集不是一种理想的方法,因为这种方法会造成初段精液的丢失以及细菌和阴道酸性分泌物的污染。精液的实验室检查应在精液

采集的 1～2 小时内进行。采集器的标签上应注明患者的姓名、采集日期和时间及禁欲时间。大多数患者,几周内 2～3 次的精液检查可以对生精的基本功能有一个适当的评价。对于精液参数差异较大的患者,应在 2～3 月内进行追踪检查。

新鲜射出的精液呈胶冻状,5～25 分钟内液化。精子计数是指精浆中精子的浓度。利用精子计数器,有许多方法可以在一定模式下对精子进行计数。目前有许多种计数器可以应用。不同的计数器和方法其结果可以出现较大的差异。因为许多实验室缺乏质量控制,不同实验室精液分析

的结果可以出现很大差异。有些机构提供了精液分析技术的详细描述(WHO,1999)。当标本中未发现精子应离心后在沉渣中寻找精子。活率是指鞭毛样运动精子的比率。要求最好在射精后1~2小时内,室温或体温保存,以避免精子活率的降低。应注意精子前向运动质量的评价。一般精子活动率分为5级。0级指精子无活率,1级是指缓慢的或无积极运动的,2级是指缓慢的、迂曲前向运动的精子,3级是指中等速度直线运动的精子,4级是指快速直线运动的精子。目前大多数采用的是一种四级分级方法,"A"快速前向运动;"B"缓慢前向运动;"C"缓慢迂曲运动;"D"无运动。精子的形态学检查对于精子生成的质量和生育能力的判断是一项很敏感的指标。未染色的精液在普通光镜或位相显微镜可大体判断部分形态异常,但这样的检查敏感度较低。准确的形态学检查应进行精液标本染色。目前应用的多种系统精子形态分类,各实验室缺乏一致性。性交后子宫颈黏膜或透明带获取的精子被应用于正常精子形态的确认。旧的方法把精子分为几种,如正常(椭圆形头),异形(不规则型头),尖头,大头,小头及不成熟型头。这种分型系统正常形态精子大于60%,而不成熟型小于3%定义为精子形态正常。大多数的实验室目前使用的是更严格确定精子形态正常临界值的标准。处于临界值的精子被认为是异常(表9-2-3)。

表9-2-3 精液分析标准(WHO,1999)

精液分析标准(WHO,1999)	
体积	≥2.0ml
pH	7.0~8.0
精子密度	≥20×10⁶个/ml
精子数量	≥40×10⁶个/次
活力	前向运动精子≥50%,或射精60分钟内快速运动精子≥25%
形态学	正常形态精子≥14%
活度	活动精子≥50%
白细胞	<1×10⁶个/ml
免疫珠试验	黏附颗粒阳性精子<50%
混合抗球蛋白试验(MAR-test)	黏附颗粒阳性精子<50%

计算机辅助精液分析(CASA)定义为应用半自动化技术进行个体化和数字化统计来获得精子动态图像。计算机系统可以检测到手工无法检测到的参数。曲线速率是每个精子在动态位置单位时间内运动的距离。直线速率是精子前向运动的速率。这种前向运动的检测与手工检测的前向运动有相关性。线性的确定是曲线速率除以直线速率。其他的检测还包括侧头精子、鞭毛击打频率和环形运动分析。超活跃活动是精子获能后的一种活动状态,此时精子头和尾大幅度移动,并且呈较慢或不动的活力。尽管CASA检测系统有20余种不同的精液参数,但这些参数大多数的临床价值是有限的。CASA的优点在于可进行定量数据分析,并且有使精液分析标准化的潜力。但是,设备昂贵,技术仍然缺乏标准化。临床使用CASA并没有比手工检测有更准确预判病情或对治疗更大的指导意义。

2. 精浆检查 精浆中还可进行其他许多成分的检测如柠檬酸盐、肉毒碱、α-苷酶、果糖、粒细胞弹性蛋白、锌、PSA、葡萄糖、胃蛋白酶C、IGF、PGDS等。尽管有些成分与精子活力有关,但目前这些检测临床意义不大。

3. 精子功能检测 精子功能检查的目的是明确精子在女子生殖道内存活性和运输以及受精各步骤的异常情况。精子功能检查可分为:活力检查、体内体外精子黏液相互作用检查、及有关获能、顶体反应、透明带结合和穿透卵子各个步骤的检查。只有将这些结果结合起来才能判断精子的活力如何。虽然某些检查和体外受精妊娠率相关性很好,但目前尚无通用的标准检查方法组合。以下介绍常用的方法以及WHO手册推荐的方法。

(1)活力检查:HOS检查是一项检查精子尾部半透膜完整性和顺应性的简单实验。精液用低渗液稀释后水就渗透性地进入精子内部。完整的精子因肿胀呈现各种形状而死精子的膜不完整它们的尾部仍保持正常的形态。伊红检查法的原理是活精子可将伊红排出,死精子的膜已破坏可被特异地染色。

(2)精子-黏液相互作用检查:宫颈黏液是精子在女子生殖道内遇到的首道屏障。精子-黏液相互作用检查包括体内性交后检查和多种体外检查法。在宫颈取出黏液后即可根据WHO提供的标准进行评分,经过联合评分判断黏液是否适于精子穿过。体外精子黏液接触实验(SCMC Test)检查精子或黏液内有无抗体,以及黏液的其他决定性因素。

(3)精子获能:体外获能状态的测定方法是用IVF中所用的含白蛋白的培养基洗涤和孵育精子。除了检测获能状态以外,还能同时检测顶体反应。

(4)顶体反应:随着荧光显微镜的普及,以前顶体反应的染色方法如三联染色和台盼蓝染色法已经被能够产生更强、更清晰信号的染色方法所取代,如荧光植物凝集素和抗体染色法。因为在体内顶体反应发生在卵子的区带处,并且透明带是生理性的启动剂,所以有学者认为检查区带结合的精子相关性最好。

(5)区带结合实验(zona-binding assays):在半区带实验中透明带在超微操作器下被精确地切为两等份,一份和患者获能后的精子共同孵育,另一份和健康人获能后的精子共同孵育作为对照。结合力用半区带指数(HZI)来表示(HZI=患者结合精子数/健康人结合精子数×100)。

竞争性结合实验是将患者和捐献者的精子标记上不同的荧光素(绿色的FITC和红色的TRITC)和卵母细胞区带共同孵育。患者和健康人精子结合比率反映受试样本相对于对照样本的结合能力。

(6)仓鼠-卵子-穿透实验(HOP test):精子/卵子相互作用的最终步骤是精子结合到卵膜上最终两者的膜融合,精子细胞核进入卵浆内。检查精子这种功能的实验是用激素刺激仓鼠过度排卵后搜集卵子来进行的。仓鼠的卵母细胞分别用Hyarulonidase和胰酶去除卵丘和透明带。只有顶体反应后精子才能结合到卵膜上,所以WHO1999年手册指出在和仓鼠卵子孵育之前应将精子和离子载体A23187预先短暂或过夜孵育来诱发顶体反应。Aitken1994年指出虽然此项实验已在临床应用了数十年,但对它的诊断价值仍有争议,原因是此实验难以优化实验方案易造成假阴性结果。

(7)活性氧和精子功能:包括检测精液或精子产生的活性氧的量;精子清除活性氧的能力;抗氧化酶的保护能力:检测精子脂质过氧化程度。这些检查能否用于临床精液分析正在进行研究。对于是否应该对精子质量低于正常的患者应用抗氧化剂治疗仍有争议。

精液分析应该遵从WHO的指南和人类精液检查和处理实验室手册来进行。精液分析可以显示精子密度下降(少精子症)、活力降低(弱精子症)和精子形态异常(畸形精子症)。这些异常通常同时出现,称为少-弱-畸形精子症。精液量和pH值也可以提示一些疾病,如精囊和输精管发育不良。一般来说,精液分析不能很好的预测怀孕。通过精子染色质结构分析来评价的精子DNA完整性似乎是预测自然怀孕的一个有价值的指标。

4. 激素检测 男性不育患者激素评价的目的是为了确定有无内分泌紊乱影响男性的生育能力和获得生殖预后的信息。尽管男性的生殖功能主要受内分泌的调控,<3%的男性不育患者是因原发性激素紊乱的病因。男性不育大多数常规化验的激素异常为FSH升高。正常生精过程中,FSH的分泌被Sertoli细胞产生的抑制素负反馈抑制调节。当生精功能异常时FSH经常升高(也有例外)。因此,FSH升高提示生精功能受到损害,而FSH正常不能说明生精功能正常。当患者睾丸功能完全衰竭时影响Leydig细胞和Sertoli细胞功能,可引起促性腺激素水平升高,睾酮水平可正常或偏低。当患者下丘脑或垂体功能紊乱时患者血清促性腺激素和睾酮水平下降,生精功能缺乏(低促性腺激素性腺低下)。

促性腺激素释放激素(GnRH)以脉冲模式分泌,所以促性腺激素是间断分泌的,尤其是LH。一些临床医生认为为了准确评价激素水平,常规应间隔15分钟分段采集血液标本进行测定。尽管单次检查存在着不准确性,但临床患者很少因为单次检查判断内分泌结果是不准确的。我们推荐仅在激素检查结果与临床不符合时才采取分段检测。

整个少儿阶段促性腺激素和睾酮一直保持较低水平。6~8岁时LH和FSH开始上升。10~12岁开始睾酮水平开始上升。育龄期促性腺激素和睾酮保持相对恒定的水平。老年期,睾酮水平开始下降,尤其是游离睾酮,而促性腺激素开始上升。

激素筛查可以局限于检测卵泡刺激素(FSH)、黄体生成素(LH)和睾酮水平,对所有的不育症男性和可能增加性腺功能低下风险的疾病患者都应该进行激素检测。在无精子症中,激素检测对鉴别梗阻性和非梗阻性原因很重要。对于梗阻性无精子症患者来说,FSH和双侧睾丸体积都应该正常。但是,有29%FSH正常的男性的却表现为生精功能缺陷(如生精停滞)(表9-2-4)。

表 9-2-4　各种临床状态下的性激素水平

临床状态	FSH	LH	睾酮	泌乳素
生精功能正常	正常	正常	正常	正常
低促性腺性性腺功能低下	低	低	低	正常
生精功能异常	高/正常	正常	正常	正常
高促性腺性性腺功能低下	高	高	低/正常	正常
泌乳素性垂体瘤	正常/低	正常/低	低	高

5. 微生物学检查　有尿标本异常、尿路感染、前列腺炎、附睾炎、男性附属性腺感染和性传播疾病的男性应该进行微生物学检查。一般来说，微生物学检查对男性不育的诊断作用较小，而且，在精液中检测到白细胞的临床意义仍不明确。如果同时伴有射精量少，可能提示前列腺和精囊感染造成射精管部分或完全梗阻。

6. 超声检查　男性不育的阴囊超声检查主要用于精索静脉曲张的诊断。精索静脉曲张主要是通过体格检查，但有些患者体格检查无法确诊。与精索内静脉造影术相比，阴囊彩色多普勒超声属于无侵袭、并能客观的诊断精索静脉曲张。精索静脉曲张其他无侵袭的检查包括多普勒听诊器，阴囊热相图和放射性核素检查。诊断精索静脉曲张的初步标准为静脉增粗（>3mm）或 Valsalva 法时静脉逆流。与体格检查和静脉造影术相比，阴囊彩色多普勒超声精索静脉曲张诊断的准确率仅为 60%，进一步的研究还需继续。亚临床精索静脉曲张的修复对男性不育的改善作用有限。当体格检查未发现精索静脉曲张时没有必要进行影像学检查。对那些过于肥胖或睾丸过于敏感的患者无法进行适当的体格检查时，适合采用阴囊彩色多普勒超声。静脉直径>3.5mm 作为临床诊断精索静脉曲张的标准。阴囊超声还可对于低生育力患者进行睾丸肿瘤的排查，并且阴囊超声是最好的诊断方法。Leydig 细胞肿瘤触诊一般扪不到，生育力低下睾酮水平和（或）雌二醇水平升高或男性乳腺增生应怀疑该肿瘤的存在。对于阴囊超声睾丸肿瘤的检查应在病史、体格检查或激素检查的提示下进行。这不是男性不育的常规检查。

阴囊超声对评估睾丸大小是必须的，还可发现梗阻征象如睾丸网扩张、附睾囊性病变、输精管缺如。阴囊超声还可以发现不育症男性中的睾丸微石症，这可能提示睾丸原位癌（图 9-2-6）。

对于精液量少和怀疑远端梗阻患者，如精囊扩张、前列腺中线囊肿和射精管梗阻等，可以进行经直肠前列腺和精囊超声检查（图 9-2-7）。

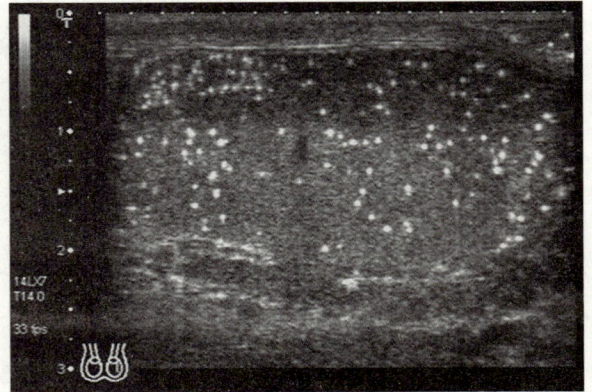

图 9-2-6　睾丸微石症的 B 超影像

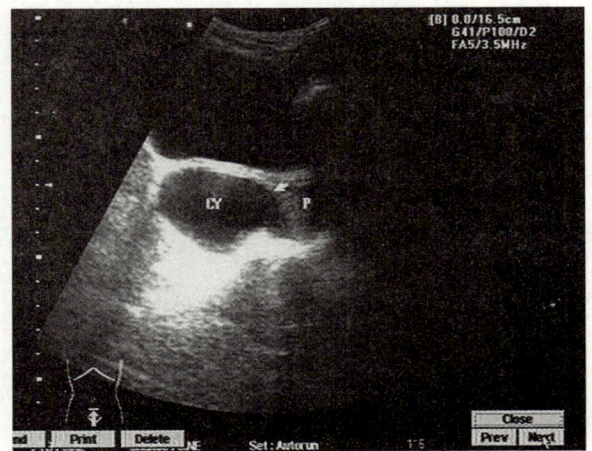

图 9-2-7　射精管梗阻
精囊扩张，射精管像"鸟嘴样"进入前列腺基底部

7. 睾丸活检　有两种睾丸活检术。第一种为诊断性睾丸活检术。对于精液中无精子、睾丸体积正常和生殖激素正常的男性可以进行诊断性睾丸活检以鉴别梗阻性无精子症（OA）和非梗阻性无精子症（NOA），另外睾丸活检也可用于前面所述的睾丸 CIS 的诊断。第二种睾丸活检术是为 IVF 获取精子进行的。睾丸内精子可以成功用于卵泡浆内

单精子注射(ICSI),因此强烈推荐进行睾丸组织冷冻保存[睾丸精子提取(TESE)]以备将来的ICSI。

(1) 正常睾丸:正常睾丸容积的构成主要是曲细精管,曲细精管间被一层疏松的间质分隔,间质内有Leydig细胞,血管,淋巴细胞和结缔组织。Leydig细胞是嗜酸的,圆的,多角形的,经常成群聚集,含有Reinke类晶体。支持细胞和精原细胞组成曲细精管的基底膜。各级生精上皮包括有丝分裂的干细胞,有丝分裂的生殖细胞(初级和次级精母细胞),精细胞或发育成熟的精细胞。生精上皮的各级生精细胞都应在曲细精管内观察到。但是,不是所有的小管都包含各期生精细胞。不像其他大多数哺乳动物的睾丸各期生精细胞沿小管呈波浪形,人生精上皮呈混杂模式。在梗阻性无精子症患者睾丸活检的标本可能是正常的。但是由于远端梗阻,呈现管腔拥挤和层次紊乱。另外,由于长时间梗阻可造成曲细精管扩张和管壁增厚(见文末彩图9-2-8A)。

(2) 生精功能低下:生精上皮低下的患者曲细精管内各种生精成分的数目均减少。组织学检查显示曲细精管内生精细胞层次减少。生精上皮结构中断,在某些病例管腔内有非成熟生精细胞。间质和Leydig细胞是正常的。生精上皮低下的患者经常表现为少精子症,严重者为无精子症。精子产生必须达到一定水平才可在射出精液中找到精子(见文末彩图9-2-8B)。

(3) 成熟阻滞:这些睾丸的组织学检查显示生精上皮停止在特殊时期的某一点,而在之前的分化是正常的,而之后没有更成熟的生精细胞。这种停止可以发生在初级精母细胞,次级精母细胞或精子细胞期。在这样的患者,这种障碍在睾丸内是典型一致的。晚期的成熟停止很难与正常生精上皮鉴别。在睾丸接触准备后正常生精上皮可以发现成熟精子而完全晚期成熟停止患者没有成熟精子。完全成熟停止发生在精子成熟的任何阶段均表现为无精子症,而不完全成熟停止表现为少精子症。在同一睾丸内经常发现成熟停止和生精上皮低下混合存在(见文末彩图9-2-8C)。

(4) 唯支持细胞综合征:睾丸组织学检查显示曲细精管内仅为支持细胞而生殖细胞完全缺乏。曲细精管直径缩小而间质轻微变化。唯支持细胞综合征患者睾丸体积可正常或缩小,FSH水平可正常或升高。这种情况无有效治疗方法。但是,许多睾丸活检诊断的唯支持细胞综合征患者在睾丸其他区域有低水平的生精上皮。这和情况很难与末期睾丸鉴别,末期睾丸是指硬化的睾丸某些小管为唯支持细胞综合征(见文末彩图9-2-8D)。

(5) 末期睾丸:末期睾丸的特征是小管和管周硬化。在硬化的曲细精管内无生殖细胞。正常细胞可有可无。在硬化的间质内可没有间质细胞或间质细胞数目减少。临床上,双侧睾丸萎缩而坚硬。Klinefelter综合征患者生精活动逐渐减少导致所有生殖细胞和支持细胞减少或消失(见文末彩图9-2-8E)。

第四节　男性不育的治疗

不育症治疗应该在未采取避孕措施2年以后开始治疗,除非有明确影响自然怀孕的问题存在,如严重少精子症或无精子症,不排卵,小管阻塞,女性年龄>35岁。

一、咨询

与生育男性相比,不育症男性有更高的并发疾病发生率。有些生活方式有时会精液质量,如肥胖、酗酒、大量抽烟、使用合成代谢甾体类药物、剧烈运动(马拉松或高强度体育运动),桑拿、盆浴或高温职业环境导致阴囊内温度升高等。许多药物也会影响精子生成。

二、药物治疗

(一) 激素治疗

没有证据表明人促卵泡生成激素(HMG)/人绒毛膜促性腺激素(HCG)、雄激素、抗雌激素(克罗米芬和他莫昔芬)、促泌乳素抑制剂(溴隐亭)可改善特发性OAT男性配偶的怀孕率。但是,低促性腺性性腺功能低下可以用激素治疗,标准治疗是HCG,后期可以根据最初的睾丸体积来补充HMG或重组FSH。在有些特发性低促性腺性性腺功能低下患者中已经观察到生殖功能的自发性逆转。

抗雌激素治疗是特发性少精子症最常用的药物。抗雌激素治疗封闭反馈抑制作用使垂体促性腺激素分泌增加,因此血清FSH、LH和睾酮水平升高。枸橼酸克罗米芬(25mg/d)是标准的推荐治疗。剂量过高可引起垂体系统下调,尽管这种情况偶然出现。有许多非对照研究报道克罗米芬可明显改善患者精液质量和配偶的怀孕率。但是大多数研究怀孕率<30%。自1970年以来有9组枸橼酸克罗米芬的对照研究,大多数的结果与安慰剂比较无明显差异。最近的两组研究确实发现精液质量和受孕率有明显提高。他莫昔芬(10~20mg/天)的对照研究没有明显效果。抗雌激素治疗特发性不育价

格低廉且口服制剂安全性好,这是其受欢迎的原因。因为其疗效仍存在疑问,长期的经验治疗不能作为有效的治疗模式。

各种雄激素制剂用于特发性不育的治疗,常用两种方案:大剂量反跳治疗和小剂量持续给药。如果有完整的下丘脑-垂体-性腺轴,雄激素治疗将降低睾丸内睾酮的浓度。

睾酮反跳治疗是给予大剂量的外源性睾酮抑制患者的垂体腺,抑制垂体的 LH 释放,依次进而降低睾丸内睾酮水平。然后停止雄激素治疗,希望通过性腺轴的反跳改善精子生成。这种方法只有一组对照研究,但未发现明显效果。目前已不采用这种方法,因为其他治疗可以起到同样甚至更好的效果,且这种治疗后某些患者可发生永久性无精子症。

小剂量持续睾酮治疗目的是补充睾酮刺激精子生成。1-甲氢睾酮是一种合成雄激素制剂在欧洲广泛应用于男性特发性不育的治疗,剂量范围 2~150mg/d。WHO 资助的一组双盲研究患者接受安慰剂或 1-甲氢睾酮 75mg/d 或 150mg/d。其结果如同其他四组对照研究一样,对男性不育患者没有阳性效果。像睾酮反跳治疗一样,持续雄激素给药通过降低睾丸内睾酮浓度可起到避孕作用,但不应该用于男性不育症的治疗。

(二)经验药物治疗(表9-2-5)

表9-2-5 特发性少-弱-畸形精子症 (OAT)的经验治疗

治疗方法	欧洲泌尿外科协会(EAU)推荐
激素类	
GnRH	矛盾的结果,不推荐
HCG/HMG	缺乏效果,不推荐
FSH	缺乏效果,需要进一步地试验证实
雄激素	缺乏效果,不推荐
抗雌激素(枸橼酸克罗米芬,他莫昔芬+十一酸睾酮)	可能有效,使用时必须权衡可能的副作用
非激素类	
促激肽药物	效果未证实,不推荐
溴隐亭	缺乏效果,不推荐
抗氧化剂	对部分患者可能有益
肥大细胞阻滞剂	有效果,需要进一步评估
α 阻滞剂	缺乏效果,不推荐
全身性皮质激素	缺乏效果,有高水平抗精子抗体的患者,在进入 ART 时使用
补充镁	效果未证实,不推荐

已经有许多经验性药物治疗方法,但这些经验治疗的科学证据等级较低。溴隐亭,HCG/HMG,α 受体阻滞剂,全身性的皮质类固醇和补镁对于特发性的 OAT 都是无效的。重组 FSH、叶酸和锌、抗雌激素可能对某些患者有效。循证医学的分析显示与安慰剂相比,口服抗氧化药物可以显著增加活产率。没有研究报告抗氧化物治疗有有害的副作用。有证据表明给不育症男性补充抗氧化剂可能会提高辅助生殖技术的活产率和怀孕率。需要进一步地头对头比较来鉴别是否一种抗氧化剂优于另外一种。

三、手术治疗

(一)精索静脉结扎术

正常男性中 15% 存在精索静脉曲张,其中 40% 的患有男性不育。大约 70% 继发性不育的患者精索静脉曲张是基本的病因。世界卫生组织认为精索静脉曲张与睾丸功能损伤和男性不育密切相关。精索静脉曲张的修复不但可以提高精子发生还能改善睾丸间质功能,精索静脉曲张被认为是最需外科手术校正的男性不育的病因。精索静脉曲张修复是治疗男性不育的常规外科手术。

1. 手术适应证 夫妇不育,女方生育能力正常或者女方不育可治疗,身体检查可触及精索静脉曲张或者疑似通过超声检查确诊,男性精液质量异常;患有精索静脉曲张的青少年男性如果同侧睾丸体积减小;重度精索静脉曲张导致阴囊坠胀疼痛等。

2. 手术入路

(1)阴囊入路:阴囊入路是精索静脉曲张修复手术最早的入路之一,但该式已经基本废弃,因为损伤睾丸动脉的风险高而且失败率高。

(2)腹膜后入路:Palomo 是最早描述在腹股沟管内环上方高位结扎精索静脉的人之一。在腹股沟内环水平的横切口,结扎全部的精索内静脉,实际操作中难以保留精索动脉,如果勉强保留动脉易增加精索静脉曲张的复发率。

(3)腹腔镜入路:与腹膜后入路程序基本一致。

(4)显微外科入路:显微外科技术多采用腹股沟或腹股沟下入路。术中保留睾丸动脉和淋巴管,更彻底结扎精索静脉(见文末彩图9-2-9)。

显微外科入路和非显微外科入路比较:显微外科手术与非显微外科手术入路的主要区别在于术后并发症显著减少,如睾丸动脉的损伤、阴囊水肿和精索静脉曲张复发。非显微外科手术治疗后睾丸鞘膜积液发生率3%~39%,而显微外科手术治疗中罕见报道,并发症的减少归功于更好地发现和保护了淋巴管。显微外科手术治疗后精索静脉曲张的复发率在1%~2%,而非显微外科手术的复发率为9%~16%(表9-2-6)。

表9-2-6 不同精索静脉修复术的并发症比较

术式	动脉保留	鞘膜积液(%)	复发率(%)
腹膜后入路	否	7	11~15
腹股沟入路	否	3~39	9~16
腹腔镜	是/否	5~8	11~18
介入栓塞	是	0	4~10
显微镜	是	0	<2

3. 结果 研究表明,精索静脉曲张手术治疗能阻止其对睾丸功能的进一步损害。大多数文献支持精索静脉曲张手术可有效治疗不育。前瞻性随机对照研究显示,精索静脉曲张术后患者精子密度有显著地提高,伴侣的怀孕率也有显著提高。研究表明,精索静脉曲张未治疗者的怀孕率低于20%,而进行精索静脉曲张手术治疗者的怀孕率可达30%~60%。一项由Goldstein及其同事进行的包括1500例精索静脉显微外科治疗的研究,报道术后1年有43%的患者配偶怀孕,第2年有69%,同时排除由于女方原因导致的不孕。

自然怀孕率增加主要归功于精液参数的改善。文献分析发现,精索静脉曲张术后精液参数总的提高率为51%~78%,术后总的怀孕率为24%~53%。一项包含2000例患者的荟萃分析提示,精索静脉曲张手术后精液参数改善率50%~60%,怀孕率30%~40%。甚至有研究证实,严重的精子生成过少或组织学上诊断成熟受阻的无精子症患者在精索静脉曲张手术后精液中重新出现精子。

精索静脉曲张矫正治疗不但能提高精子活力、密度和精子形态,还能提高血清中FSH和睾酮水平。精索静脉曲张手术作为一线治疗不育远远比IVF-ICSI辅助治疗不育症患者怀孕的代价低。荟萃分析指出:精索静脉曲张术后怀孕的可能性为29.7%,而IVF-ICSI则为25.4%,但IVF-ICSI的代价明显高于前者。

(二)精道复通手术

1. 输精管输精管吻合

(1)适应证:输精管结扎术后要求复通者;手术损伤输精管如疝修补术、阴囊手术等。

(2)基本手术步骤:取阴囊纵切口,将睾丸挤出切口外,于精子肉芽肿处向上和向下分别游离输精管,于精子肉芽肿两端分别切断输精管,向输精管的远睾端推注生理盐水。如果阻力大盐水不能注入,考虑输精管远端有梗阻,终止探查。如果生理盐水顺利推注提示输精管远睾端通畅,继续探查近睾端输精管,近睾端输精管内流出的附睾液镜下检查发现精子者行显微镜下输精管吻合术。采用4层吻合法,在无张力条件下,在两断端的黏膜层、肌层、浆膜层和被膜分别缝合6针。如果附睾端输精管内无附睾液流出或挤出"牙膏样"分泌物,考虑为附睾端梗阻,行显微镜下输精管附睾吻合术。

(3)结果:输精管输精管吻合术最好在显微镜下进行,这样能更有效地提高怀孕率。大样本的研究报道输精管吻合术后通畅率为75%~85%,配偶怀孕率为45%~70%。怀孕率可能与梗阻时间呈反比,在梗阻8年以后怀孕率<50%,然而,梗阻时间与继发梗阻后的输精管附睾吻合的相关性更小些。其他的预后因素有抗精子抗体的形成、精液质量和配偶年龄。大约有20%的患者在输精管输精管吻合后精液质量在1年内恶化至无精子症水平或严重少精子症。术后精液质量差影响了以后的自然受孕,这时建议采用ART。

2. 显微输精管附睾吻合术

(1)适应证:先天性或获得性附睾梗阻;输精管结扎后的附睾梗阻;阴囊手术所致的医源性附睾梗阻。

(2)手术技术:输精管附睾吻合术发明至今已有100余年历史。1901年宾夕法尼亚大学的外科教授Martin首创该术式来治疗附睾梗阻。最初的做法是在输精管壁和附睾分别做侧切口,然后用4根细银丝将输精管和附睾切缘吻合,做成所谓的"精液池",这不是输精管与附睾管的精确吻合,但这种术式一直被沿用直至1978年。

由于附睾体尾部只有一根附睾管,如果将附睾管直接与输精管吻合可以达到精确吻合。基于这个解剖基础,在1978年Silber首先使用显微技术进行输精管管腔与附睾管的端端吻合,揭开了显微镜下输精管附睾吻合术发展的序幕。此后,手术技术不断改良。端端吻合需要横断附睾,附睾管切开过多,出血多,后来又出现了输精管附睾的端侧吻合术,直接在附睾管上开窗,直接与输精管腔行端侧吻合,避免了过多切开附睾管和出血。但此吻合需要缝合8~10针,手术难度较大。

手术改良的目的在于更容易操作和更高成功率,套入吻合术的出现极大地简化了手术过程。Berger报道了3针输精管附睾端侧套入吻合法。游离扩张的附睾管襻,在附睾管上留置3针,呈三角形放置,在3针中间切开附睾管壁,将切口拉入输精管腔内,保证精确吻合。Marmar又将3针法改良为2针横向套入吻合法,进一步有效地简化手术。改良之处在于垂直附睾管留置2针,在2针之间切开附睾管壁。Chan等又提出2针纵向套入吻合法,平行附睾管留置2针。这种方式可以足够地切开附睾管壁,同时保证附睾管壁的支撑而减少精液漏的发生。Chan通过随机动物实验证实了这种术式的术后复通率高于前2种套入术式,而精液漏的发生率却低于前2种术式。目前,国内中心所采用的术式多为2针套入吻合法。

(3)手术效果:Chan等初次报道其中心开展显微镜下套入吻合术以来的术后复通率为84%,3年后再次报道时复通率已提高至92%。随访时间长短影响着术后复通率的判断。Chan等术后1个月时随访,复通率仅为60%,而延长至36个月时,复通率达84%。Jarow等分析了89例吻合术后患者,发现仅有35%的患者在术后3个月内能找见精子,而41%的患者延迟3~15个月才出现精子,平均延迟6个月。精子延迟出现可能与吻合口水肿、吻合口部分梗阻或精液漏形成精子肉芽肿有关。精子延迟出现并不影响精液质量和配偶的自然受孕率。Matthews等总结了100例输精管附睾吻合术病例,发现将随访时间延长>12个月时94%的复通患者可找见活动精子,因此建议输精管附睾吻合术后的随访时间至少12个月。北京大学第一医院男科中心在2009—2010年间共对73例特发性梗阻性无精子症患者施行显微镜下2针纵行套入输精管附睾吻合术,术后53例患者得到随访。总体复通率72.7%,怀孕率达33.3%。

复通率直接影响配偶的怀孕率。此外,怀孕率还与精液质量、配偶年龄等因素有关。只有有显微外科经验的泌尿科医生才可以开展这种手术。考虑到怀孕率不是很高(20%~30%),理想情况是在输精管附睾吻合术的同时进行显微附睾精子吸取和收获精子进行冻存以备未来的ICSI。

3. 射精管或中线前列腺囊肿的经尿道切开
生殖道远端梗阻通常是由于前列腺尿道和附属性腺感染或前列腺中线的囊肿所致。通过经尿道的囊肿或射精管切开治疗梗阻可提高精液质量,甚至达到自然怀孕。

四、辅助生殖技术

(一)适应证

辅助生育技术已经越来越多的在不育症夫妇中应用。这些技术包括精子或卵子或精子和卵子的操作,以改善受孕率和新生儿的出生率。大多数的ART用的是缩写而不是全称(表9-2-7)。ART主要用于特发性男性不育、无法解释的不育症或无有效治疗和治疗无效的患者。技术的范围包括仅进行精子操作到更为复杂的精子、卵子和(或)胚胎的操作。授精可发生在女性的体内或体外。控制性卵巢超刺激,也称为超排卵,指女性用激素刺激多个卵子同时发育,在大多数ART技术中起着关键作用。由于进行ART的中心越来越多和对严重男性不育应用ICSI进行IVF的技术越来越成熟,IVF已经出现跃居一线治疗的趋势。这种方式既没有考虑治疗男性也忽略了更为简单和价格低廉的治疗。从经济角度考虑,每个新生儿平均的花费还不支持这样的治疗。精索静脉曲张的修复已经显示是较IVF-ICSI更经济有效的治疗;相似的是,输精管造影后再进行重建的患者比IVF-ICSI更经济有效;如果一次输精管重建手术失败,再次的重建手术也比IVF-ICSI经济。附睾梗阻患者进行输精管附睾吻合术也比IVF-ICSI更经济。这些数据清楚的表明ART的治疗要有适当的选择,而不是全部治疗的替代。对于许多轻度或中度男性不育的夫妇,IUI或IVF是可行的选择。因为IUI的成本明显低,使它经常成为初始治疗,如果夫妇受孕失败可选择进行IVF。如果有可以确认的原因,精子在没有辅助的情况下不能使卵子授精,就可将IVF-ICSI作为初始治疗。这些病例包括男性没有足够数目的活动精子可用进行常规的IVF或IUI。另外,精子功能异常的患者如SPA评分为0分,可进行IVF而不是IUI。

表 9-2-7　辅助生殖技术名称和缩写

技术名称	缩写
子宫内人工授精	IUI
体外受精	IVF
卵泡浆内单精子注射	ICSI
显微镜下附睾精子抽吸	MESA
经皮附睾精子抽吸	PESA
睾丸精子提取	TESE
睾丸精子抽吸	TESA

（二）精液处理

在 ART 之前，精液必须进行处理。有各种的处理程序可以应用，包括简单的精子洗涤、上游法（使圆头精子进入上清液中）、沉淀法和梯度离心法。在这些程序中精浆被去除，其他方法还可将活动精子和不动精子及白细胞分开。

（三）宫腔内人工授精（IUI）

宫腔内人工授精应用是细的导管将处理过的精子通过宫颈注射入子宫内。这是希望绕过宫颈黏液，有更多的活动精子可以到达输卵管，增加受孕的机会。精液原液的注射是禁忌的，因为精液中的后清蛋白可引起严重的子宫痉挛，精液中的细菌污染还可导致盆腔感染。男性不育症、不能解释的不育症、宫颈黏液异常和解剖异常导致的精液储存在宫颈外口（严重的尿道下裂、逆行射精和某些勃起功能障碍）均是 IUI 的适应证。女性因素如宫颈因素的不育症、解剖异常导致的性交困难或心理性性功能障碍也可进行 IUI。女性进行 IUI 可通过自然排卵（自然周期的 IUI）和药物诱导的多个卵子成熟［超排卵或控制性超排卵（COH）］。自然周期的 IUI 适应于原发性精液进入阴道后不能适当的储存（尿道下裂、射精障碍和性功能障碍）。也适合于冷藏保存的精子在冷藏保存前精液参数正常。这些病例一般是供者授精或在化疗或放疗前冷藏保存的精子。当男性精液参数异常时自然周期授精效果不佳，但 IUI 结合 COH 怀孕率明显上升。活动精子计数上升到 $(10 \sim 20) \times 10^6/ml$ 怀孕率明显上升，但超过 $20 \times 10^6/ml$ 再无明显上升。我们的策略是精液处理后活动精子至少在 1 百万 ~ 3 百万才为夫妇提供 IUI。因为精液处理后精子仅存留 10% ~ 50%，在精液处理前一般至少有 500 万 ~ 1000 万的活动精子。IUI 的并发症包括子宫痉挛（一般为自限性的）、盆腔感染（发生率<0.5%）及罕见的对授精介质过敏。尽管诱导排卵可增加受孕率，但也可

导致多胎妊娠（发生率 15% ~ 20%）。多胎妊娠近 80% 为双胞胎，12% 为三胞胎，7% 为三个以上胎囊。偶尔有 HIV 阴性的女性要求与 HIV 阳性的男性受孕。HIV 存在于精液的白细胞而精浆中没有。已经有中心报道应用清除病毒后的处理精液成功 IUI 的病例。这种方法要求具备检测和处理精液中病毒 RNA 的条件。这种方法进行的 IUI 已经在欧洲广泛实行，在已进行的 4989 个循环出生的 500 个以上的新生儿中没有发现母体传播病毒感染的情况。ICSI 的 IVF 也用于这些夫妇中。也有丙型肝炎的男性应用类似方法的报道。

（四）体外授精

越来越多的不育夫妇实行 IVF，2002 年美国应用 IVF 技术出生的新生儿有 45 000 个。为了获得更多的卵子大多数中心应用促性腺激素进行 COH。通过超声检测卵泡的发育，在排卵前应用超声引导穿刺收获卵子。体外授精的进行是将处理过的精子和回收的卵子混合。标准的 IVF，授精完成后，发育的胚胎在培养液中孵育 2 ~ 3 天，然后通过子宫颈置入子宫内。仅有 20% ~ 30% 的转移胚胎可以被植入成为临床妊娠。最近，有培养 5 天的胚胎在胚细胞期进行转移的报道。胚细胞期转移种植成功率可能要高于标准的 3 天胚胎转移，但培养到 5 天只有少数胚胎可以存活。目前的研究提示这种方法对整体妊娠率无明显改善，但可减少多胎妊娠的发生。削弱透明带（辅助孵化）也被用于改善种植率，这可能有助于 IVF 亚组患者。当精子功能正常时，90% 以上的授精卵常规进行授精。但是，当男性因素存在时授精率明显下降。应用 IVF-ICSI，单精子注射进入单个卵子中。这种情况使得数量极低的精子授精成为可能。IVF-ICSI 可应用于严重的男性不育，当常规的 IVF 失败或授精率很差，或精子授精能力缺陷。临床妊娠的定义为通过超声检查至少在子宫内发现了胚囊的妊娠。这是相对于生化妊娠而言，尚未达到临床妊娠期。临床妊娠率应用于 IVF 结果的报告。ICSI 的 IVF 每个初始循环的临床妊娠率为 20% ~ 30%。女性年龄对 IVF 或 ICSI 的妊娠率影响很大。如疾病控制和预防中心 2002 年的调查在 IVF 和 ICSI 的循环中，35 岁以下妇女妊娠率为 36.9% 而 40 岁以上为 10.7%。应该清楚的是妊娠率不是活产率，因为不是所有的刺激排卵均可获取卵子和胚胎转移，流产也是普遍的。30 岁以下女性流产率为 14% 而 40 岁以上女性流产率为 30%。目前推荐的是每次 IVF 或 ICSI 循环种植不超过 2 ~ 4 个胚胎，胚细胞

期转移甚至更少。多胎妊娠发生率为45%。尽管大多数为双胞胎，7%为三胞胎或三胞胎以上的妊娠。

（五）精子获取

ICSI的IVF仍然要求有活力精子的存在。无精子症或精液中仅有无活力精子存在时，应考虑精子获取。这可在梗阻性无精子症或非梗阻性无精子症患者中进行。目前常用的是经皮穿刺和开放取精技术。梗阻性无精子症患者精子获取可在输精管道或睾丸实质进行，而非梗阻性无精子症仅能在睾丸内获取精子。

显微外科附睾精子穿刺（MESA）普遍用于梗阻性无精子症如CBAVD的附睾取精。一些学者提倡经皮附睾穿刺技术（PESA），作为一种侵袭较少的技术其不要求显微外科技巧。梗阻性患者，开放和经皮取精技术怀孕率相当，但MESA与PESA相比可以获取更多的精子（表9-2-8）。由于过量精子可以冷冻储存用于随后的IVF循环中，当需要进行多次的PESA后的循环时应采用MESA。对于梗阻性无精子症患者，冷冻和新鲜附睾精子怀孕率无明显差异。梗阻性无精子症患者的精子获取技术还包括精囊和输精管穿刺。这些技术仅限于远端梗阻或不射精患者。睾丸精子获取技术可用于梗阻性和非梗阻性无精子症患者。对无精子症患者，无论哪种取精技术对受孕率无明显影响，精子的获取可使用任何技术，但是，开放技术比经皮技术能获得更多的精子。然而，经皮技术不适用于非梗阻性无精子症。大多数的非梗阻性无精子症患者采用开放手术睾丸取精以获取精子，因为这能比经皮取精获得更多的精子。有些学者发现对非梗阻性无精子症应用显微外科手术技术有助于寻找到可能含有精子的较多的曲细精管。应用这种方法开放获取睾丸精子的精子获取率可达到45%～63%。最近的试验提示这种方法最适合于异质性曲细精管，而对均质性曲细精管不比多点开放活检更有优势。对非梗阻性无精子症患者推荐开放的睾丸取精。非梗阻性无精子症患者的怀孕率低于梗阻性无精子症。非梗阻性无精子症患者应用冷冻精子和新鲜获取的精子其怀孕率是一样的，其原因仍不清楚。目前的资料显示新鲜或冷冻的睾丸精子其怀孕率可能是相同的。非梗阻性无精子症患者如果无法获取精子，可使用长形的或圆形精子细胞。在有些中心已经有应用长形的精子细胞成功授精的报道。但是，因为存在着几个未解决的问题，圆形精子细胞的应用还存在着争议。准确的确认圆形精子细胞还存在困难，胚胎中心体也可能受到潜在损害（可能损害卵细胞活性）和未知的遗传异常传给后代。报道的怀孕率也很低，这种方法仍在试验阶段。

表9-2-8　各种精子获取技术的优点和缺点

精子获取技术	优点	缺点
MESA	临床怀孕率最高	需要显微外科专家
	可获得大量精子	费用增加
	非常好的冷冻保存结果	全麻或局部麻醉
	减少血肿的风险	有切口
		术后不适
TESE	不需要显微外科专家	获得的精子数量相对少
	局麻或全麻	多点活检时有睾丸萎缩的可能
	需要的设备少	
	快速和可重复	
PESA	不需要显微外科专家	获取的精子数少
	局麻	血肿的风险
	需要的设备少	可能损伤邻近的组织
	快速可重复	
	术后不适少见	
经皮睾丸活检，TESA，睾丸细针抽吸	不需要显微外科专家	获得的精子数量少
	局麻	睾丸萎缩的风险
	需要的设备少	血肿的风险
	快速可重复	
	术后不适少见	

在目前男性不育的处理中这种技术尽管代表了主要进展，但必须清楚的是这些技术是相对新的，其长期安全性还需进一步确认。尽管有些报道指出通过ICSI受孕的孩子出现了延迟性的心理问题，但最新的研究资料表明这与ICSI技术本身无关。另一个受到质疑的是先天性畸形的发生率增加，但目前还存在很大争议。尽管这些技术为许多其他方法无法治疗的夫妇提供了做父母的机会，但是仍有没有解决的安全性问题。临床医生必须合理的应用这些技术，并且尽可能地减少潜在危险因素的发生。

（彭靖　金杰）

参 考 文 献

1. Wein AJ, Kavoussi LR, Novick AC, et al. Campbell-Walsh Urology. 9th ed. Philadelphia: W. B. Saunders Co., 2007.

2. Dohle GR, Colpi GM, Hargreave TB, et al. EAU guideline on male infertility. Eur Urol, 2005, 48(5): 703-711.

3. Schauer I, Madersbacher S, Jost R, et al. The impact of varicocelectomy on sperm parameters: a meta-analysis. J Urol, 2012, 187(5): 1540-1547.

4. Mehta A, Goldstein M. Microsurgical varicocelectomy: a review. Asian J Androl, 2013, 15(1): 56-60.

5. Belker AM, Thomas AJ, Fuchs EF, et al. Results of 1469 microsurgical vasectomy reversals by the vasovasostomy study group. J Urol, 1991, 145(3): 505-511.

6. Chan PT, Li PS, Goldstein M. Microsurgical vasoepididymostomy. A prospective randomized study of 3 intussusception techniques in rats. J Urol, 2003, 169(5): 1924-1929.

7. Peng J, Yuan YM, Zhang ZC, et al. Patency rates of microsurgical vasoepididymostomy for patients with idiopathic obstructive azoospermia: a prospective analysis of factors associated with patency-single-center experience. Urology, 2012, 79(1): 119-122.

8. Practice Committee of American Society for Reproductive Medicine. Sperm retrieval for obstructive azoospermia. Fertil Steril, 2008, 90(5 suppl): S213-218.

第三章 精索静脉曲张

第一节 概　　述

精索静脉曲张(varicocele)是指精索内蔓状静脉丛的扩张、增粗和迂曲。人们对其认识的历史近2000年,早在第一世纪希腊 Gelus 医生在《De Medicina》中描述他的发现:膨胀扭曲静脉附着的睾丸,体积变得比对侧小。19 世纪末 20 世纪初,许多人发现并推测精索静脉曲张可能与男性生育功能有关,并有精索静脉曲张修复术后精液质量改善的报道。Tulloch 于 1952 年对一例双侧精索静脉曲张及无精症患者做精索静脉结扎手术并于一年后生育,自此以后,对于精索静脉曲张的诊断、治疗及对生育功能影响的研究方兴未艾。

精索静脉曲张多见于青少年,在普通人群中发病率约为 15%,青春期前及老年人很少发生,且 78% ~93% 的人发生左侧。由于青少年精索静脉曲张多无症状,而且上述流行病学资料多源自征兵体检和学生体检等特定人群,因此普通人群发病率可能更高。在不育人群中,其发病率为 30% ~40%,但并不意味着精索静脉曲张就是男性不育的致病因素之一,可能是因为对于不育症患者医生检查特别仔细,能发现极轻度或轻度曲张静脉,它们在普通体检中却很可能被忽视了。另外,由于缺乏统一"金标准",对于以超声或精索静脉造影为诊断基础的亚临床型精索静脉曲张的发病率目前仍不清楚。精索静脉曲张最被争议的问题是它与男性不育症的关系。不育症的常见治疗方法之一是精索静脉结扎切除。但大多数国外非泌尿外科不育症医生高度怀疑精索静脉曲张及精索静脉结扎术在男性不育症诊治中的作用,辅助生殖专家认为泌尿外科医生对精索静脉切除的热情可能耽误了年龄逐渐增大的不育症夫妇进行辅助生殖的最佳时机。文献中有许多可信的良好对照研究表明精索静脉结扎对不育症无效,但也有对照研究支持精索静脉切除术,它是当前泌尿外科领域最被争议的话题之一。令人震惊的是最早完成双侧精索静脉结扎术的医生之一被疗效不佳的患者杀害。有鉴于此,本章将以循证医学为基础,重点阐述精索静脉曲张及精索静脉结扎术或栓塞术在男性不育症中的作用。此外本章也简要概述欧美及中国精索静脉曲张诊治指南。

第二节 解　剖　学

精索静脉由精索内外静脉、提睾肌静脉及输精管静脉组成,于睾丸上方形成网状交通的蔓状精脉丛(图 9-3-1),睾丸附睾静脉丛于腹股沟管内汇成1~2条精索内静脉,后者大多数在左侧成直角汇入左肾静脉,另外,左肾静脉比右精索内静脉进入下腔静脉位置高 8~10cm,因此,左侧精索内静脉压比右侧高,血流相对缓慢。而右侧于右肾静脉下斜行进入下腔静脉。精索外静脉经腹壁下静脉汇入髂外静脉;而输精管静脉汇入髂内静脉。由于精索内静脉走行较长,血液回流阻力较大,因此临床诊断的精索静脉曲张主要是指精索内静脉曲张。静脉造影还证实双侧睾丸静脉互相交通。

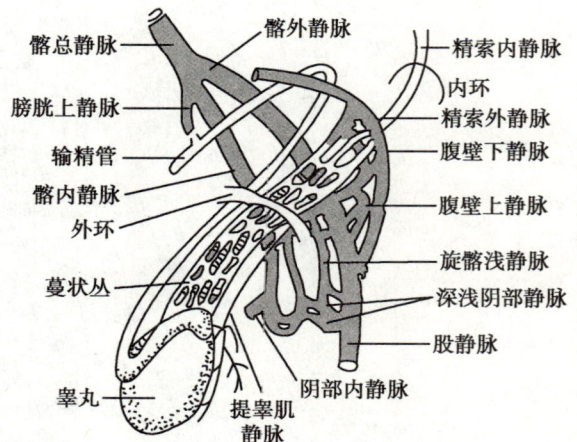

图 9-3-1　精索静脉曲张解剖

第三节　病　因　学

精索静脉曲张的发生及进展还不太清楚。不过与遗传、习惯姿势及瘦高体型有关。遗传是其发生的危险因素,但不一定是其严重性的危险因素。持续性的或自发性的精索内静脉反流与严重性相关。精索静脉曲张主要有三种病理解剖学致病因素。其一是静脉压的增加,除上文已述的左侧精索内静脉长及成角进入左肾静脉外,还包括:①近端"胡桃夹"(nutcracker)现象,即左肾静脉在肠系膜上动脉与主动脉之间被压;②远端"胡桃夹"现象,即髂总动脉压迫髂总静脉,导致血液向输精管静脉及精索外静脉逆流。其二是侧支迂回循环,它是胚胎静脉分化异常所致。其三是近端精索内静脉静脉瓣缺乏或功能不全,而左侧静脉压又高,致使精索静脉曲张发生,且好发于左侧。但是已发现有些男性静脉瓣功能不全,却不患静脉曲张;相反,有些人静脉瓣功能良好,反而发生曲张。因此,精索静脉曲张的病因并不完全清楚。

新近有人提出另一病因学假说,即青春期睾丸动脉血流超过静脉容量,致使静脉扩张。但是有些动物实验结果与之相悖,而且还未在人体证实。另一潜在致病因子是一氧化氮(NO),它是一种强有力的血管舒张因子,已发现其含量在蔓状静脉丛升高。

第四节　病理生理学

精索静脉曲张可能影响精子的生成,其损伤睾丸的病理生理机制如下。

1. **阴囊局部温度升高**　精索蔓状静脉丛于腹股沟管处环绕睾丸动脉,形成对流热交换,使来自腹腔内的动脉血在阴囊内降温,以适合精子的生成及睾丸内 DNA 的合成,许多精子细胞 DNA 合成的酶及精子的形成是温度依赖的(33~34℃)。曲张静脉内滞留的血液使阴囊内局部温度升高,使精子生成减少,生精上皮凋亡增多。不过 Green 和 Turrer 两位学者通过动物模型都独自发现精索静脉曲张可致睾丸内微血管血流增加,后者与睾丸内温度增加及组织学改变有关。睾丸内微血管血流量增加及温度升高可增加磷酸化酶活性及代谢,耗竭细胞内糖原的储备,最终可引起睾丸皮质损伤。

2. **低氧血症及肾上腺代谢产物的逆流**　蔓状静脉丛血液的瘀滞,可影响睾丸内气体交换及氧分压,但是缺乏强有力的临床与实验室证据。精索静脉曲张临床试验与动物实验均未发现睾丸内静脉血存在低氧血症。但的确发现精索静脉曲张患者有静脉血逆流至睾丸,因此假设肾上腺或肾脏代谢产物可损伤睾丸,但是,对精索静脉曲张的动物模型,如同时切除同侧肾上腺,并未发现它能逆转睾丸损伤,因此低氧与肾上腺代谢产物逆流可能不是精索静脉曲张睾丸损伤的病理生理机制。

3. **内分泌紊乱**　精索静脉曲张患者血清 FSH、LH 及睾酮浓度的变化各家报道不一,不过这些激素在外周血中的含量即使正常,也不能排除睾丸功能障碍,因为通常认为睾丸内睾酮的浓度对于精子形成的调节尤为重要。动物实验表明,精索静脉曲张可致睾丸内睾酮水平下降。最近有人对 1995 年至 2011 年行精索静脉结扎的 814 例患者进行 meta 分析,发现术后睾酮增加 100ng/dl 左右。不过,大多数研究是回顾性分析。由于下丘脑-垂体-性腺轴的负反馈或代偿机制,低水平的睾酮可引起 FSH 及 LH 对 GnRH 刺激的反应更为强烈。FSH 可刺激 Sertoli 细胞产生抑制素(inhibin)及激活素(activin),抑制素又通过负反馈调控垂体 FSH 的分泌,激活素与圆形精子细胞及精原细胞结合,影响精子生成。LH 的增加,可导致 Leydig 细胞的肥大,但是精索静脉曲张患者更多见的是不同程度的 Leydig 细胞萎缩。上述内分泌紊乱及激素相互作用及相互调控相当复杂,在精索静脉曲张的病理生理学机制中远未阐明,有待进一步研究。

4. **氧自由基及精子 DNA 损伤**　精索静脉曲张可能与氧自由基(ROS)增加及精液抗氧化能力降低及精子 DNA 损伤有关。最近研究表明精索静脉曲张手术提高了 DNA 质量。Zini 等报道 25 例不育症患者在显微镜精索静脉结扎术后 DNA 脆性指数改善。Vignera 等发现术后细胞凋亡减少。氧自由基及 DNA 脆性指数有望成为评估精索静脉曲张手术效果的新参数。但目前无 RCT 研究资料予以支持,因此 AUA 及 ASRM 目前并不推荐临床常规检测精子 DNA。

第五节　病　理　学

精索静脉曲张对睾丸的损害包括睾丸发育迟滞,精液异常,Leydig 细胞功能障碍,以及组织病理学的改变,如生精小管增厚,间质纤维化,精子生成减少及精子成熟迟缓。Lyon 及 Marshall 发现 77% 精索静脉曲张患者曲张侧睾丸体积小于对侧,

Steeno 证实了这一发现，并进一步表明Ⅱ度及Ⅲ度曲张的患者，睾丸发育迟滞的发生率分别是 34.4% 及 81.2%。睾丸体积在青春期是很少变化的，青春期开始时，其体积迅速增大，因此患者最易发现的是两侧睾丸大小不一致，部分患者曲张静脉结扎后，发育迟滞的睾丸可逆转。

青春期睾丸体积的增大部分归因于曲细管直径的增大及精子数目的增多，因此精索静脉曲张患者睾丸体积减小伴随精子计数降低也就不足为怪。另外还包括畸形精子增多，活力及密度下降。由于青少年很少进行精液分析，这个判断精索静脉曲张负性作用重要检查的实用性受限，而睾丸体积的测量，尽管相当不精确，而且睾丸体积缩小是晚期病理改变，但是更常用于指导临床治疗。

Leydig 细胞功能障碍某种程度上由睾丸内睾酮水平下降引起。Leydig 细胞受 LH 调控并产生睾酮，前文已述精索静脉曲张患者 LH 水平增加并对 GnRH 反应增强。Kass 检测 53 例青少年精索静脉曲张患者对促性腺激素释放激素的反应，发现促性腺激素反应异常与睾丸体积变化并不相关，提出血 FSH 及 LH 对 GnRH 反应增强意味着 Leydig 细胞及生精上皮不可逆的损伤。Hudson 及 Perez-Marrero 证实了这些发现，还发现促性腺激素对 GnRH 的超强反应与精子密度异常相关。

单侧精索静脉曲张并不育患者双侧睾丸组织可表现为精子生成减少，发育迟滞及生精管道增厚。另外，Leydig 细胞变化各异，可表现为萎缩或者肥大。虽然双侧睾丸可有上述变化，但主要在精索静脉曲张侧。曲细精管损害包括生精减少及 Sertoli 细胞不同程度的萎缩。当 Sertoli 细胞变化不是不可逆时，就存在 Leydig 细胞萎缩。但是当 Leydig 细胞出现肥大时，Sertoli 细胞的损害变得不可逆。

第六节 精索静脉曲张与男性不育

大多数治疗男性不育症的专家认为精索静脉曲张是男性不育的一个主要致病因素，曲张静脉纠正后能改善生育功能；但是也有很多医生对此持怀疑态度。据此本节讨论的内容包括精索静脉曲张是否影响男性生育功能、曲张静脉是否进行损伤男性生殖功能以及精索静脉曲张的严重度是否影响男性生育功能的愈后。

1. 精索静脉曲张是否影响男性生育功能？

前文已述精索静脉曲张在普通人群中的发病率估计为 15%~20%，但在不育症人群中高达 30%~40%。提示精索静脉曲张可能是男性不育症的一个致病因子，不过这是不同的检查者用不同的方法在不同的时间对不同的人群分别得出的结果。而且，医生可能对不育症患者的检查特别仔细，轻度精索静脉曲张也检查出来了，而在普通人群的体检中，轻度的精索静脉曲张可能被忽略了。有人对 841 例除男性不育原因外就诊于泌尿外科门诊的患者进行研究，临床精索静脉曲张发病率为 25%，同一时期同一医生对 821 例男性不育症患者进行检查，精索静脉曲张者占 29%。就精索静脉曲张的发病率而言，两者没有显著性差异。表明不育症人群的精索静脉曲张的发病率并不高于非不育人群。

精索静脉曲张对同侧甚至双侧睾丸产生负面影响，2000 多名年前 Celsus 就观察到曲张静脉使睾丸体积减小。许多临床研究也客观地证实精索静脉曲张致睾丸萎缩。睾丸主要由曲细精管构成，后者产生精子。睾丸体积减小，意味着精子生成减少。另外许多研究发现精索静脉曲张使精液参数异常。因此，大量的文献资料明确表明精索静脉曲张损伤睾丸，表现为睾丸体积缩小。

20 世纪 70 年代，通过部分结扎左肾静脉，建立了犬精索静脉曲张动物模型，以后相继建立了包括大鼠在内的多种动物模型。Turner 等用大鼠模型发现单侧精索静脉曲张，对双侧睾丸温度、血流及组织学均有影响，而且这些负面作用不是神经与免疫介导的，更为重要的是，曲张静脉纠正后，上述负性作用逆转。因此动物实验表明精索静脉曲张直接损害睾丸功能，并且能被精索静脉曲张修复术逆转。

关于精索静脉曲张的修复与精液质量以及生育功能的关系，已进行了大量的研究，不过这些研究绝大多数是无对照的病例报道。它们表明约 65% 的人精液质量改善，约 40% 的人生育功能提高，而且许多研究证实曲张静脉纠正后，睾丸体积恢复。不过，对照研究对此却有分歧。

（1）RCTs 研究质疑精索静脉曲张治疗的有效性：有两个较好的 RCTs 研究，否认精索静脉曲张修复术的有效性。其中 Nieschlag 等作了一个十分仔细的对照研究，125 对精索静脉曲张并不育症夫妇，62 例进行精索静脉结扎术，63 例进行心理安慰治疗，两组怀孕率没有差别，而且怀孕与精液参数、激素浓度、静脉曲张程度以及男性年龄无关,唯一相关的是女性年龄。Silber 等对梗阻性无精子症患者进行单精子卵母细胞内显微注射(ICSI)治疗,女方年龄也是显著影响受孕率的唯一因素。因此对男性不育,不管精子计数,不管是否存在精索静脉曲张,还是梗阻性无精症,除了不育病程外,女方年龄及卵巢功能是最主要的混淆因子。故在没有适当对照情况下,可能对于年轻夫妇进行精索静脉曲张修复术效果优于年长夫妇。Madgar 等做了一个与 Nieschlag 类似的很好的前瞻性随机对照研究,同样得出精索静脉曲张修复对不育症无效的结论。还有三个相似的 RCTs 研究,这里不再论述。

值得一提的是,这些 RCT 研究总体质量是有限的,它们的临床资料与统计学方法不一样,特别是随机化方法差。不过,实验的大部分还是可信的。

另外,Evers 等最近对 7 个 RTCs 研究进行 Meta 分析,入选标准是随机化对照研究,以怀孕率为主要观察指标。281 例不育症夫妇进行精索静脉曲张修复术,61 例怀孕(22%),对照组 259 例。50 例怀孕(19%),两组没有显著性差异。全文在权威杂志《Lancet》上发表,认为精索静脉曲张结扎术或栓塞术对改善生育功能无益。该结论直接导致 2006 版《欧洲泌尿外科学会男性不育指南》不建议精索静脉曲张修复术治疗男性不育,除非存在睾丸发育迟滞。由于此 meta 分析入选了精液数正常的精索静脉曲张及亚临床型精索静脉曲张患者,近年来饱受质疑。意大利精索静脉曲张研究组对 Evers 等入选的 RCT 进行重新 meta 分析,剔除精液参数正常及亚临床型精索静脉曲张的研究后,发现治疗组怀孕率显著高于对照组,不过作者也承认保留下来进行分析的 RTCs 异质性及失访率高,他们的论文也不是高质量的 meta 分析。

(2)RCTs 研究支持精索静脉曲张治疗的有效性:有三个对照研究支持精索静脉曲张修复术有益于男性不育。Marmar 及 Kim 回顾性分析了 466 例精索静脉结扎术及 16 例对照病例。实验组的不孕率为 35.6%,对照组仅为 15.8%。该研究的主要问题是对照组样本太小。Girardi 及 Goldstein 对1500 例不育男性进行精索静脉结扎术进行分析,47 例为对照,手术组 43% 的夫妇怀孕,非手术组为17%。而且结扎组精子计算也由 $40 \times 10^6/ml$ 上升到 $47 \times 10^6/ml$。与前一研究类似,对照组例数少。世界卫生组织试图解决精索静脉曲张修复治疗男性不育症是否有效的争端,于 1992 年组织了 24 个

国家多中心的近万名不育症夫妇参与的研究,发现精索静脉修复术对男性生育功能显著有益,遗憾的是研究结果一直未公开发表,主要问题是多个中心对一个高度争议的问题进行研究,很难坚持统一的严格的实验方案,但是为使实验结果可信,方案又必须非常严格。最近又有 2 篇 meta 分析发表。Marmar 等 meta 分析提示精索静脉曲张结扎手术组自然怀孕率显著高于观察或药物治疗组。该研究中心的另一篇 meta 分析显示手术组还能提高精子数目、活性等。Baazeem 等于 2011 年进行了新的meta 分析,表明精索静脉结扎术组怀孕率轻度高于对照组,但未达到统计学意义。不过显著改善精液参数,增加精子计数及活力,前瞻性研究证实结扎手术还能减少精子 DNA 损伤及精液自由基的生成。Abdel-meguid 等也于 2011 年进行严格的 meta 分析,发现治疗组自然怀孕率 32.9%,显著高于对照组 13.9%,同样显著改善精液质量,而且作者认为他们 meta 分析提供了循证医学 1b 级证据。鉴于此,2012 年《欧洲泌尿外科学男性不孕症指南》推荐对临床型精索静脉曲张,并少精症以及不孕病史2 年以上的患者行精索静脉曲张手术。

总之,由于缺乏高质量的 RCT 研究及 Meta 分析,目前很难对精索静脉曲张与男性不育症的关系做一个明确的结论,虽然精索静脉曲对患侧甚至双侧睾丸造成损害没有争议,但这种损伤是否足以造成男性不育,目前意见尚不统一。从循证医学的观点来看,要回答这个问题,应该以怀孕率作为终点观察指标,而不仅仅是精液质量的改善,对于这一问题的研究阻力主要来自于诊断标准和疗效判断标准无法统一,以怀孕率为终点观察指标的高质量RCT 研究很难完成,主要原因是失访率高,患者拒绝参与,特别女方年龄偏大时。我们寄希望于有关学会组织起来制定一个全国的大家都能接受的诊断标准和疗效判断标准。

2. 精索静脉曲张是否进行性发展?

另一个话题是精索静脉曲张对男性生育功能的负性作用是否进行性发展?此问题可从青少年及成人精索静脉曲张 2 个方面进行分析。有许多临床资料表明精索静脉曲张对青少年睾丸进行性损害。前瞻性研究发现曲张静脉使睾丸体积停止增长甚至缩小,而且随机化的前瞻性研究发现曲张静脉修复后,睾丸增长恢复。不幸的是精索静脉曲张及精索静脉曲张修复术对青少年精液参数影响的资料非常少,大多数医生不愿对青少年精液进行检查,另外,现在还没有青春期早期精液参数的正

常值范围。不过还是有 2 个研究发现精索静脉未治疗时,精液质量进行性下降。

成人精索静脉曲张也是进行性发展的,证据是继发性不育人群精索静脉曲张的发病率较原发性不育症人群高,可理解为能够生育的成人,随着时间的推移,变得不育了。但是继发性不育人群精索静脉曲张患病率的增加,可能是继发性不育并静脉曲张的人绝对增加,也可能是由于原发性不育其他病因减少引起的相对性增加。另一可能是女性生育功能随着年龄增加明显下降了,此时无进展的精索静脉曲张也可导致继发性不育。为了排除此混淆因子,有研究将妻子年龄超过 40 岁的不育者予以排除,继发性不育者精索静脉曲张的发病率仍然很高。不过此研究的缺陷是样本小,而且用 B 超来诊断精索静脉曲张。另有一个 2000 多名成年男性参与的多中心研究,其中 741 人患继发性不育,但是精索静脉曲张的患病率与原发性不育症者无差异,将配偶年龄大于 40 岁的予以剔除,实验结果无变化。因此成人继发性不育者精索静脉曲张的发病率是否高于原发性不育者仍存在争议。

Cheval 及 Purcell 等对成人精索静脉曲张患者精液参数回顾性分析的研究经常被引用,他们对 13 例患者随访 1~8 年,开始时这些患者精液参数正常或几乎正常而未进行精索静脉曲张修复术,的确观察到精液质量进行下降。但是此实验设计存在问题,首先是病例选择存在偏差,另一不足之处是缺乏对照,即没有观察有精索静脉曲张但最终生育的病例。目前仅有一个前瞻性研究分析未治疗的成人精索静脉曲张患者精液参数的变化,77 例无症状精索静脉曲张患者及对照,开始时,患者精液质量较差,随诊 8 年,精液参数无明显改变。

总之,现有文献资料表明精索静脉曲张对青少年睾丸功能进行性损伤,表现为睾丸体积减小及精液参数异常。相反,精索静脉曲张是否对成人睾丸功能也产生进行性损害,目前尚缺乏令人信服的资料。

3. 精索静脉曲张的严重程度与预后 Dubin 及 Mmelar 等早在 1970 年就对 111 例精索静脉修复术患者进行研究,观察精索静脉曲张严重程度对治疗预后的影响,发现静脉曲张的严重程度与治疗后精液质量改善或怀孕率无关。另外,Fogh-Andersen 等对 22 例无精索静脉曲张患者进行精索内静脉结扎术,发现精液质量及生育功能提高。此研究提示精索静脉修复术益处与是否存在精索静脉曲张无关,或者存在常规体检未发现的亚临床型精索静脉

曲张。这两个早期研究是倡导检查及治疗亚临床型精索静脉曲张的基础。亚临床型精索静脉曲张通过超声或造影诊断,44% 的生育功能正常的人及 60% 左右不育症患者存在不可扪及的亚临床型精索静脉曲张。如果这样,大多不育症患者及许多正常人都存在精索静脉曲张修复术适应证。

但是上述观点有 2 个不足之处,其一是缺乏亚临床型精索静脉曲张诊断的"金标准",其二是近期研究证实精索静脉曲张的严重程度对治疗预后有影响。Steckel 等观察到精索静脉曲张的严重程度与静脉结扎术后精液质量改善直接相关。同轻度曲张者比,他们发现严重静脉曲张患者,基线精液质量很差,但是治疗后改善更明显。Jarow 等研究也支持精索静脉曲张的严重程度与基线精液参数成反比,同治疗预后成正比。因此,当前文献资料支持精索静脉曲张严重程度与治疗预后相关。更为重要的是由于亚临床型精索静脉曲张不能准确诊断,争议很大,故不支持对亚临床型精索静脉曲张进行诊断与治疗。

第七节 临床表现与诊断

青少年精索静脉曲张大多是无症状的,常常在体检时发现,不明原因的阴囊团块多半是曲张的静脉,但是应与腹股沟斜疝、精索鞘膜积液、附睾囊肿及睾丸鞘膜积液相鉴别。少数情况下是以腹股沟或阴囊疼痛不适,平卧后缓解就诊。

体检应在温暖的房间内进行,取仰卧位及站立位,站立位检查时,还应进行 Valsalva 试验。未取站立位体检或未进行 Valsalva 试验,可能导致漏诊。体检通常发现睾丸上方,有些为睾丸周围无痛、可触及的团块。典型的描述是,像"一袋虫"样的实性团块,平卧后消失。根据体检特征分为三度:0 度(看不到也摸不到,包括进行 Valsalva 实验时也不能摸到,主要要通过阴囊超声如 Doppler 超声发现)。I 度(通过 Valsalva 试验才能扪及)、II 度(不进行 Valsalva 试验就可扪及)、III 度(通过阴囊皮肤就可见到)。可扪及的双侧精索静脉曲张不足 2%。

体格检查时重要一步是准确评估睾丸体积及质地,虽然质地评估非常主观,但睾丸体积可用睾丸测量器准确测量,并可重复。

通过 Doppler 超声来诊断亚临床型精索静脉曲张用处不大,主要是因为青少年亚临床型精索静脉曲张临床意义目前仍不清楚。尽管近半数 II 度及

Ⅲ度精索静脉曲张患者对 GnRH 刺激反应增强,但是 GnRH 刺激试验与青少年未来生育功能也是不清楚的,几乎没有小儿泌尿外科医生依赖激素刺激试验作为诊断或治疗精索静脉曲张的基础。

第八节　治　　疗

1. 治疗的适应证　精索静脉曲张多见于青少年,前文已述精索静脉曲张对青少年精液质量是否有影响的研究很少。另外,由于心理道德的原因,临床实践中很少对青少年进行精液分析,而且激素刺激试验也不为大多数人所接受,因此,睾丸体积的测量成为决定手术与否的主要手段,尽管睾丸体积的测量,即使用睾丸体积测量器,仍有些主观,但是对有经验的医生而言,还是可靠并有较好的可重复性。无论青少年还是成人,两侧睾丸体积几乎是等大的,两侧相差小于 2ml 或小于 20% 的体积,超过此范围即为手术适应证。对于有精索静脉曲张但无患侧睾丸体积缩小的青少年,应随访观察,每年客观测量睾丸体积,是否进行精液分析,目前仍有争议。

对于成人精索静脉曲张,特别是与不育症的关系,前文已提及,争议颇大。对于精索静脉曲张并不育的成人,美国泌尿外科学会与生殖医学会联合委员会于 2004 年及 2008 年编写的《精索静脉曲张与男性不育指南》建议是:对于精索静脉曲张并不育但试图生育的夫妇,手术或栓塞曲张静脉的前提条件包括:①可扪及的静脉曲张;②男性不育;③女伴生育功能正常或不孕但可治愈;④一个或多个精液参数或精子功能实验结果异常。美国的指南由 125 名医生与研究人员审议通过,他们分别来自泌尿外科、妇产科、生殖内分泌科、家庭医生、男科及生殖实验医学科。对于可扪及的精索静脉曲张及精液分析异常,但当前不想生小孩的成人,美国的指南也建议进行精索静脉曲张修复术。对有精索静脉曲张但精液分析正常的青年人则建议随诊,每 1~2 年复查精液分析一次。

2008 年版《欧洲泌尿外科学会男性不育指南》则不建议对不育症患者精索静脉结扎术,除非充分告知患者疗效不确定而又坚决要求手术者(推荐指数 B)。不过 2012 年版建议对临床型精索静脉曲张,伴少精症,不育症至少两年,且未发现其他原因的患者可予以手术治疗。不推荐对精液参数正常及亚临床型精索静脉曲张进行治疗。该指南还指出大多数青少年精索静脉曲张患者以后都可生育,

对这类患者进行治疗可能存在过度治疗的风险。

我国部分地方有过度治疗倾向。不过也于 2011 年出版了中国精索静脉曲张治疗的指南,主要观点如下。①精索静脉曲张不育者,存在精液检查异常,病史与体检未发现其他影响生育的疾病,内分泌检查正常,女方生育力检查无异常发现者,无论精索静脉曲张的轻重,只要精索静脉曲张诊断一旦确立,应及时手术。②重度精索静脉曲张伴有明显症状者,如长时间站立后即感阴囊坠胀痛等,体检发现睾丸明显缩小,即使已有生育,患者有治疗愿望也可考虑手术。③临床发现前列腺炎、精囊炎在精索静脉曲张患者中的发病率明显增加,为正常人的两倍,因此若上述两病同时存在,而且前列腺炎久治不愈者,可选择行精索静脉曲张手术。④对于青少年期的精索静脉曲张,由于往往导致睾丸病理性渐进性的改变,故目前主张对青少年期精索静脉曲张伴有睾丸容积缩小者应尽早手术治疗,有助于预防成年后不育。⑤对于轻度精索静脉曲张患者,如精液分析正常,应定期随访(每 1~2 年),一旦出现精液分析异常、睾丸缩小、质地变软应及时手术。⑥对于精索静脉曲张同时伴有非梗阻性因素所致的少精症的患者,建议同时施行睾丸活检和精索静脉曲张手术,有助于施行辅助生殖。

2. 治疗方法选择　精索静脉曲张的治疗方法包括手术结扎、分流及介入栓塞睾丸静脉。

(1) 腹膜后及腹腔镜结扎术:腹膜后结扎精内静脉仍是一个常用的方法,它手术时间短,恢复快。主要缺点是复发率高(约 15%),特别是当睾丸动脉保留时,它周围的静脉丛保留,这些静脉有时与大的精索内静脉交通。另一次要原因是在腹股沟管或腹膜后存在与精索内静脉平行的侧支。它们从睾丸出来,旁路被结扎的静脉。还有一原因是在腹膜后途径不能结扎扩张的提睾肌静脉。另外腹膜后途径很难分离与保护淋巴管,后者导致术后鞘膜积液的发生率为 7%~33%。

腹膜后途径可大束结扎或保留睾丸动脉而仅结扎静脉,由于位置深、睾丸动脉细、切口小,即使使用放大镜协助,保留睾丸动脉常较困难。不过,结扎睾丸动脉后,术后精索静脉曲张的复发率显著下降,而且睾丸动脉结扎后一般不会导致睾丸萎缩,这是因为还有提睾肌动脉及输精管动脉的侧支循环,但是对精子生成是否影响还不确定。

腹腔镜精索静脉结扎术的优缺点与腹膜后开放手术类似。由于腹腔镜有放大作用,大多数情况下能保护睾丸动脉与淋巴管,但是研究表明腹腔镜

手术价格贵、需要全麻,手术时间长、手术切口不比开放手术小,存在肠管血管损伤及气栓、腹膜炎等风险,而效果并不比开放手术优越。对于青少年患者有些学者不主张腹腔镜手术。对于双侧精索静脉曲张则是一个较好的选择。

(2)腹股沟及低位腹股沟结扎术:腹股沟及低位腹股沟结扎术是最常用的方法。腹股沟径路是在腹股沟管上做一个小切口,而低位腹股沟径路是在耻骨水平,外环下方进入,腹股沟管不用打开。此水平会碰到许多静脉分支,睾丸动脉更难分离。这两种手术径路的优点是可把精索提出切口外,睾丸动脉,淋巴管及伴随动脉的小静脉较易分离。另外,此途径还可分离精索外静脉及引带静脉,两者如果未结扎,可旁路精索而导致精索静脉曲张的复发。两种径路传统的手术方法导致术后鞘腹积液的发生率为3%～15%,平均为7%,它与淋巴管被结扎有关,至于睾丸动脉损伤致睾丸萎缩的发生率不清,实际上可能较高。目前有几种辅助技术可降低两种径路手术并发症。Doppler超声对于鉴别睾丸动脉比较重要,另一重要技术就是显微镜下结扎精索静脉,它已成为大多生殖专家的标准方法,在显微镜下,淋巴管更易于鉴别与保留,而且还能分离出0.5～1.5mm大小的睾丸动脉,减少术后睾丸萎缩的发生。当然,曲张静脉复发的可能性也可降低。因此,特别是对于青少年,应考虑使用显微镜下经腹股沟或低位腹股沟切口结扎精索静脉。不过,手术时间会长些,而且需要显微外科训练。还有一技术是术中精索静脉造影或注射亚甲蓝,对于防止复发有一定益处。

(3)介入栓塞术:通常是经股静脉进行精索静脉造影,然后用可分离球囊或不锈钢线圈堵塞静脉,但常要花几个小时才能完成。另外,由于青少年精索管腔相对小,潜在的血管并发症也就高了,包括球囊或线圈移动至肾静脉,导致一侧肾功能丧失,肺动脉栓塞,股静脉穿孔或血栓形成以及造影剂过敏。

目前已有RCTs及相应的meta分析将各种术式进行比较,认为腹腔镜下精索静脉结扎术同腹膜后开放手术比较并无优点,青少年最好禁用腹腔镜手术。精索静脉结扎术主要并发症是术后鞘膜积液、复发及睾丸萎缩。鞘膜积液发生主要与精索淋巴管被结扎有关,腹膜后途径较常见,特别是大束结扎精索时,而在介入栓塞时发生率最低,显微镜下结扎术可使精索静脉曲张复发率及并发症降至最低。另外还表明显微镜手术术后精液参数改善及自然怀孕率优于其他术式。虽然目前指南没有推荐哪种术式为最佳术式,但显微镜下经腹股沟或低位腹股沟切口精索静脉结扎术被认为是"金标准"。

第九节 展 望

综上所述,青少年精索静脉曲张仍留给我们许多困惑,包括精索静脉曲张是否会导致不育? 精索静脉曲张有无必要治疗? 什么时候开始治疗? 以及选择什么方法进行治疗? 现存文献中的RCTs研究对这些问题的回答是矛盾的。另外,由于这些研究方法学差异,人选标准不一致、样本小、中止实验的人较多或失访率高,因此对它们进行的Meta分析质量也就不高了。将来组织大规模的高质量的RCTs研究,一定会解决目前有关精索静脉曲张的争端。不过如何组织高水平的RCTs研究,特别是随机化时如何将病分入对照组(患者常常拒绝加入非治疗组),这将是RCTs研究面临的困难,也是必须克服的难题。

分子生物学快速发展,有助于提高我们对精子生成的生理学与男性不育的病理生理学的认识。现在我们认为单侧精索静脉曲张不会引起无精症,可能由精子生成相关的基因突变或缺失引起,因此将来应寻求办法检测出这些遗传缺陷,避免对此类患者进行精索静脉曲张结扎术。

因此,循证医学与基础研究的发展与结合,势必在不久的将来澄清精索静脉曲张遗留下来的谜团,特别是当前精索静脉曲张与男性不育所面临的挑战。

(张新华 付伟金 莫曾南)

参 考 文 献

1. Barthold JS. Abnormalities of thetestis and scrotum and their surgical management//Walsh PC, Retick AB, Vaughan ED, et al. *Campbell's Urology*. 10th ed. Phila- delphia,PA:WB Saunders;2010:3557-3596.

2. 郭宏骞,孙则禹. 精索静脉曲张//吴阶平. 吴阶平泌尿外科学. 济南:山东科技出版社,2004:1951-1953.

3. 章咏裳,曾进. 精索静脉曲张//郭应禄,胡礼泉. 男科学. 北京:人民卫生出版社,2004:1623-1631.

4. Wagner L, Tostain J, Comite Andrologie del. Association francaise d'urologie varicocele and male infertility: AFU 2006 guidelines. Prog Urol,2007,17(1):12-7.

5. Practice committee of the american society for reproductive medicine report on varicocele and infertility. Report on varicocele and infertility. Fertil Steril,2006,86(5 Suppl):S93-95.

6. Dohle GR, Colpi GM, Hargreave TB, et al. The EAU working group on male infertility: EAU guidelines on male infertility. Eur Urol,2005,48(5):703-711.

7. Ficarra V, Cerruto MA, Liguori G, et al. Treatment of varicocele in subfertile men: the cochrane review-a contrary opinion. Eur Urol,2006,49(2):258-263.

8. Male Infertility Best Practice Policy Committee of the American Urological Association. Practice Committee of the American Society for Reproductive Medicine Report on varicocele and infertility. Fertil Steril,2004,82(Suppl 1):S142-145.

9. Ding H, Tian J, Du W, et al. Open non-microsurgical, laparoscopic or open microsurgical varicocelectomy for male infertility: a meta-analysis of randomized controlled trials. BJU Int,2012,110(10):1536-1542.

10. Serefoglu EC, Saitz TR, La Nasa JA Jr, et al. Adolescent varicocoele management controversies. Andrology,2013,1(1):109-115.

11. Ficarra V, Crestani A, Novara G, et al. Varicocele repair for infertility: what is the evidence? Curr Opin Urol,2012,22(6):489-494.

12. Jungwirth A, Giwercman A, Tournaye E, et al. European Association of Urology Working Group on Male Infertility. European Association of Urology guidelines on Male Infertility:the 2012 update. Eur Urol,2012,62(2):324-332.

13. Al-Kandari AM, Shabaan H, Ibrahim HM, et al. Comparison of out-comes of different varicocelectomy techniques: open inguinal, laparoscopic, and subinguinal microscopic varicocelectomy: a ran-domized clinical trial. Urology,2007,69(3):417-420.

14. Baazeem A, Belzile E, Ciampi A, et al. Varicocele and male factor infertility treatment:a new meta-analysis and review of the role of varicocele repair. Eur Urol,2011,60(4):796-808.

15. Marmar JL, Agarwal A, Prabakaran S, et al. Reassessing the value of varicocelectomy as a treatment for male subfertility with a newmeta-analysis. Fertil Steril,2007,88(3):639-648.

16. Agarwal A, Deepinder F, Cocuzza M, et al. Efficacy of varicocelectomy in improving semen parameters:new meta-analytical approach. Urology,2007,70(3):532-538.

17. Wong J, Chan S, Pagala M, et al. Lymphatic sparing microscopic retroperitoneal varicocelectomy: a preliminary experience. J Urol,2009,182(5):2460-2463.

18. Abdel-Meguid TA, Al-Sayyad A, Tayib A, et al. Does varicocele repair improve male infertility? an evidence-based perspective from a randomized, controlled trial. Eur Urol,2011,59(3):455-461.

19. The Practice Committee of the American Society for Reproductive Medicine. Fertility preservation in patients undergoing gonadotoxic therapy or gonadectomy:a committee opinion. Fertil Steril,2013,100(5):1214-1223

20. Mehta A, Goldstein M. Microsurgical varicocelectomy:a review. Asian J Androl. 2013 Jan;15(1):56-60.

21. LaVignera S, Condorelli R, Vicari E, D'Agata R, Calogero AE. Effects of varicocelectomy on sperm DNA fragmentation, mitochondrial function, chromatin condensation, and apoptosis. J Androl 2012;33:389-396.

22. Al Bakri A, Lo K, Grober E, Cassidy D, Cardoso JP et al. Time for improvement in semen parameters after varicocelectomy. J Urol 2012;187:227-31.

23. Zini A, Azhar R, Baazeem A, et al. Effect of microsurgical varicocelectomy on human sperm chromatin and DNA integrity:a prospective trial. Int J Androl,2011,34(1):14-19.

第四章　鞘膜积液

鞘膜积液(hydrocele of tunica vaginalis)系指鞘膜囊内液体增多超过正常量而形成的囊性病变。对于鞘膜积液的认识,最早是由 Dupuytren 在 1834 年提出的,他首次将腹阴囊积水称为双囊性阴囊积水。1919 年,Bickle 正式将其定义为鞘膜积液。

本病是一种常见病,可见于任何年龄,在未成年人中的发生率要高于成年人。胚胎早期,睾丸位于腹膜后第 2～3 腰椎旁,随后逐渐下降,7～9 个月时睾丸经腹股沟管下降至阴囊。同时附着睾丸的鞘膜也形成鞘状突,出生前后鞘状突大部分闭合,仅睾丸部分形成一鞘膜囊,其紧贴睾丸表面的称为脏层,而靠近阴囊组织的称为壁层。在正常情况下睾丸鞘膜内含有少量液体,其可通过精索内静脉和淋巴系统以恒定的速度吸收,当鞘膜本身或睾丸、附睾等发生病变时,液体的分泌增加或吸收减少,鞘膜囊内积聚的液体超过正常量而形成鞘膜积液。本章节将从儿童鞘膜积液与成人鞘膜积液两个方面展开论述。

第一节　儿童鞘膜积液

一、发病率

儿童鞘膜积液可发生于各年龄段。新生儿鞘膜积液占足月男婴的 80%～94%。随着年龄增长,鞘膜壁层淋巴管吸收功能逐渐成熟,90% 先天性鞘膜积液常在 12～24 个月内被吸收;成人中患有鞘膜积液的概率约 1%。而在我国一份涉及 2782 名 0～7 岁出生缺陷儿童调查分析中,鞘膜积液排在第三位。鞘膜积液通常为单侧,双侧鞘膜积液占 7%～10%。

二、病因

在睾丸从腹腔下降至阴囊的过程中,前端有一个腹膜的膨出(即鞘状突)。正常情况下,鞘状突从腹股沟内环至阴囊上方都是闭合的,只在环绕睾丸周围的地方有一潜在的小腔隙。正常的胚胎发育包括睾丸下降及鞘状突的闭合,许多因素导致的胚胎发育异常都会引起鞘状突在腹股沟管或阴囊出现病理变化。在胚胎发育过程中,睾丸从腹后壁第 2～3 腰椎旁逐渐下降,同时在腹股沟管内环处带动腹膜,腹膜筋膜以及腹壁各肌层经腹股沟管下移,并推动皮肤而形成阴囊,随之下移的腹膜形成一鞘状突。右侧睾丸下移比左侧略晚,鞘状突闭锁也较迟,故疾病的发生右侧较左侧多见。在婴儿出生后不久,鞘状突下段成为睾丸固有鞘膜,其余部分则自行萎缩闭锁成一纤维索带。如果腹膜鞘突出生后不久未能闭锁,与腹腔相通,未闭的腹膜鞘状突就形成了交通鞘膜积液的囊壁。如果鞘状突已闭合而液体积存在阴囊的鞘膜腔里则形成睾丸鞘膜积液。如果鞘状突分节段闭合则形成精索鞘膜积液。

三、分型及治疗

1. 睾丸鞘膜积液　单纯的睾丸鞘膜积液是由于液体在鞘膜腔内积聚形成的,所有婴幼儿和儿童的睾丸鞘膜积液都是因为持续未闭或闭合延迟的鞘状突而引起的。单纯睾丸鞘膜积液常见于鞘状突已闭合而液体积存在阴囊的鞘膜腔里,常见于新生儿,且多为双侧的鞘膜腔积液,有时积液量很大。对于大多数出生时出现的单纯性睾丸鞘膜积液应予以长期观察,2 岁以内基本会消退。婴幼儿的睾丸鞘膜积液禁忌抽吸,因可能导致感染。

2. 睾丸精索鞘膜积液(婴儿型)　鞘状突在内环处闭合,精索处未闭合,且积液与睾丸鞘膜腔相通,睾丸及精索鞘膜积液同时存在,外环口因受积液压迫而膨大,但与腹腔不相通。

3. 精索鞘膜积液　鞘状突的异常闭合可能表现为鞘状突的分节段的闭合,导致精索的小腔性积液,伴或不伴与腹膜腔相通(如与腹膜腔相通则为交通性精索鞘膜积液),精索鞘膜积液通常表现为精索走行区域的无痛性包块,可出现在睾丸至腹股沟管上方的任何位置,包块可以活动并且可以透光,当与腹膜腔相通时,肿块的大小会有变化。腹股沟肿块的鉴别诊断也包括精索肉瘤、附睾组织、腹股沟疝(尤其是网膜填塞)。超声对其鉴别诊断有所帮助。精索鞘膜积液治疗方法是内环口处高位结扎未闭的鞘状突并切除,或进行囊肿去顶。

4. 交通性鞘膜积液 持续开放的鞘状突使得腹腔内液体可以自由地流入阴囊的鞘膜腔内,形成交通性鞘膜积液。对于交通性鞘膜积液经典的描述是积液囊随着活动出现大小的变化。大多数的交通性鞘膜积液在晨间较小,在白天逐渐变大。直立位、腹压增高以及发热时积液也会增大。在婴幼儿中,鞘膜液囊或厚或薄,较薄时可因为阴囊皮肤过薄而呈蓝色,透光试验阳性。积液张力过高会影响触诊睾丸,由于隐睾症多伴有未闭的鞘状突,故在交通性鞘膜积液的体检中切记勿漏诊隐睾症。交通性鞘膜积液可以通过病史及体格检查来诊断,如果积液囊可以被压缩且囊内液体可被挤压回腹腔,那么就存在未闭合的鞘状突。交通性鞘膜积液被认为是先天性的疾病,但临床上也可见于年龄较大的儿童甚至成年人。治疗方法是内环口处高位结扎未闭合的鞘状突。

5. 腹阴囊鞘膜积液 腹阴囊鞘膜积液临床上少见,表现为大而分叶的囊肿横跨腹股沟管内环口,由较大的腹股沟阴囊部及腹腔部两个部分组成,腹腔部被认为是腹股沟阴囊部仅通过一个短的闭塞的内环口与腹腔分隔而形成的,当囊内液体持续增多,囊肿就向相对低压的腹腔内扩展,形成鞘膜积液腹腔部分。对伴有可触及的腹腔包块的大鞘膜积液患儿,通过体格检查即可以进行诊断,按压腹部常可引起阴囊囊肿体积变大,超声有助于明确诊断。经腹股沟切口探查时,应当切除鞘膜积液腹腔部分,在疝囊近端将其离断,如果没有正确识别出腹腔部有可能成为引起复发的诱因。

第二节 成人鞘膜积液

一、病因

正常情况下,鞘膜腔内仅有少量液体,当鞘膜本身或邻近器官出现病变,渗出与吸收失去平衡,渗出大于吸收,导致鞘膜腔出现积液。最近国内学者报道,位于鞘膜壁层间皮细胞间存在着直径$1 \sim 2\mu m$的淋巴孔,该淋巴孔作为鞘膜腔与毛细淋巴管之间的通道,为鞘膜积液以及鞘膜肿瘤转移提供了形态学基础;再则,身体因物理机械压迫以及饮食不规律,营养不均衡,睡眠不充足等,都可致免疫下降,内分泌失调,加重睾丸鞘膜负担,使自身吸收和灭菌能力下降,致使睾丸(精索)鞘膜内积液。鞘膜积液有原发性与继发性两种。原发者病因不清,病程缓慢,病理学检查常见鞘膜慢性炎症反应,可能与创伤和炎症有关。继发者常伴有原发疾病,急性鞘膜积液多见于急性睾丸炎、附睾炎、心力衰竭等。慢性鞘膜积液见于睾丸附睾炎症、梅毒、结核及肿瘤等。在热带和我国的南方,可见因丝虫病或血吸虫病引起的鞘膜积液。

二、病理学

原发性鞘膜积液为淡黄色清亮液体,属渗出液,相对密度$1.010 \sim 1.025$,蛋白占$3\% \sim 6\%$,内含蛋白、电解质、胆固醇、纤维蛋白原、上皮及淋巴细胞。继发性急性鞘膜积液浑浊、呈乳糜状,有出血则为淡红或棕色,含大量红白细胞,炎症重时可为脓性。鞘膜壁常呈纤维瘢块、钙化、增厚改变,可见扁平或乳头状突起,当脏层和壁层黏连时,可发生"多房性囊肿"。文献研究报告,睾丸鞘膜的恶性间皮瘤患者中49.5%有长期鞘膜积液的症状,大约10%的睾丸肿瘤可出现反应性鞘膜积液,这也是鞘膜积液需早期手术的重要原因。寄生虫病患者,积液内可见卵及微丝蚴,并有炎性细胞。慢性鞘膜积液因张力大影响睾丸血运和温度调节,可引起睾丸萎缩,双侧积液时可影响生育能力。

三、分型

根据鞘膜积液所在的位置与鞘状突闭合情况可将其分为:①睾丸鞘膜积液;②精索鞘膜积液;③睾丸精索鞘膜积液(闭合型);④交通性鞘膜积液(图12-1-1)。

1. 睾丸鞘膜积液 是临床常见的一种,鞘状突闭合正常,但鞘膜腔内有较多积液,呈球形或梨形。因睾丸、附睾被包裹,体检时睾丸不易触及。睾丸下降不全者,积液在移位的睾丸部位,表现为腹股沟或耻骨旁的囊性肿物。

2. 精索鞘膜积液 鞘状突的两端闭合,而中间的精索鞘状突未闭合而形成囊性积液。积液与腹腔、睾丸鞘膜腔均不通,又称精索囊肿。肿物常在阴囊上部即睾丸上方或腹股沟管内,呈椭圆形或梭形,多囊时呈哑铃形,囊肿可随精索移动。

3. 睾丸精索鞘膜积液(闭合型) 睾丸及精索鞘膜积液同时存在,但不相通。

4. 交通性鞘膜积液 鞘状突未闭锁,上与腹腔相通,下与睾丸鞘膜腔相通,又称先天性鞘膜积

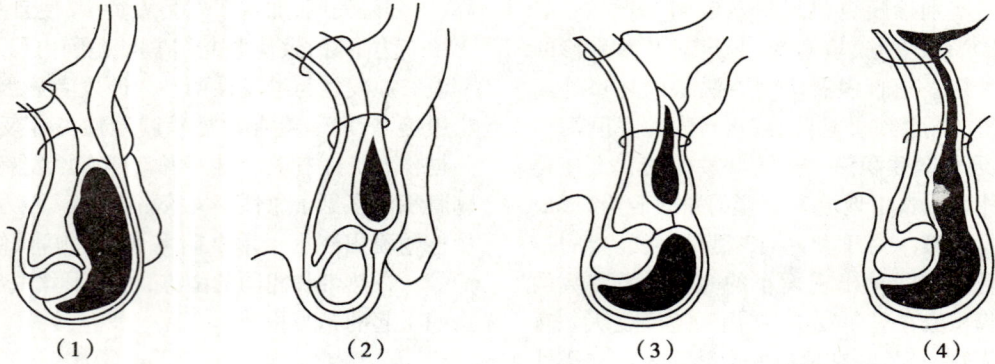

图 12-1-1　鞘膜积液分型
（1）睾丸鞘膜积液；（2）精索鞘膜积液；（3）睾丸精索鞘膜积液（闭合型）；（4）交通性鞘膜积液

液,其内积液实际为腹腔内液体,积液量随体位变化而变化,如鞘状突与腹腔的通道较小,积液变化缓慢;如鞘状突与腹腔的通道较大,肠管或大网膜可进入鞘膜腔出现腹股沟斜疝。

四、诊断

1. 症状　主要表现为阴囊内或腹股沟区有一囊性肿块。常在洗澡或体检时被偶然发现。当积液量较多、肿物增大及张力增高时,立位可有下坠感或轻度牵拉痛。巨大睾丸鞘膜积液时,阴茎缩入包皮内,影响排尿、性生活和行动。继发性鞘膜积液常存在原发病症状。

2. 体征
（1）视:睾丸鞘膜积液的肿物位于阴囊内,呈卵圆形或梨形,皮肤可呈蓝色,肿物较大时,阴囊皱襞变浅;精索鞘膜积液位于腹股沟或睾丸上方,与睾丸有明显分界;交通性鞘膜积液时,卧位时肿物可缩小或消失。
（2）触:睾丸鞘膜积液质软,有弹性和囊性感,触不到睾丸和附睾。精索鞘膜积液,可移动,其下方可触到睾丸和附睾。交通性鞘膜积液挤压积液囊可缩小或消失。

3. 检查
（1）透光试验阳性,但在继发炎症出血或积液为脓性、乳糜性时可为阴性。
（2）B超检查可进一步明确诊断,发现液性暗区时,有助于与睾丸肿瘤和腹股沟斜疝相鉴别,对疑为睾丸肿瘤等引起的继发性睾丸鞘膜积液也有重要意义。

五、鉴别诊断

根据病史与体格检查,鞘膜积液诊断一般不困

难,但应与下列疾病进行鉴别。

1. 睾丸肿瘤　睾丸肿瘤为实质性肿块,质地坚硬。患侧睾丸有沉重感,透光试验阴性,B超有助于鉴别。

2. 腹股沟斜疝　阴囊内或腹股沟可触及肿物。除非发生绞窄,一般疝内容物可还纳,立位时出现平卧时消失,外环口增大,咳嗽时有冲击感,叩诊呈鼓音,透光试验阴性。B超有助于鉴别。

3. 精液囊肿　常位于睾丸上方,附睾头部,多呈圆形,体积较小,一般在2cm左右,可清楚摸到睾丸,诊断性穿刺可抽出乳白色液体,内可含死亡的精子。

4. 睾丸梅毒　常有冶游史,睾丸肿大并有结节,质硬而无感觉,有面团感觉,血康华反应阳性。

六、治疗

（一）非手术治疗

1. 随访观察　适用于病程缓慢,积液少、张力小而长期不增长,且无明显症状者。婴幼儿鞘膜积液往往自行吸收,一般无需手术。因全身疾病引起的积液,当全身疾病痊愈后,积液可逐渐被吸收。

2. 保守治疗　针对原发性疾病的治疗成功后,鞘膜积液往往能自行消退而不需要手术。针吸抽液的方法由于并发症多、复发频率较高,目前已不常用。硬化疗法适用于积液量较少或有手术禁忌者。然而儿童及发育中的青年人由于硬化剂如四环素、乙醇等可能会对睾丸的发育造成远期影响,不建议使用。

（二）手术治疗

适用于各种类型的鞘膜积液。
手术指征:①鞘膜积液有临床症状影响生活质量者应予手术治疗,但应排除附睾炎及睾丸扭转等

引起的鞘膜积液;②继发性鞘膜积液如损伤性积血经对症治疗后积血仍较多者,或鞘膜积液中找到微丝蚴等控制感染后积液不见好转者。

鞘膜积液的主要手术方式如下。

1. 睾丸鞘膜翻转术 是临床最常用的手术方式,手术简单,效果好。尤其是睾丸鞘膜积液量不大、鞘膜无明显增厚的患者。但对于睾丸鞘膜积液体积较大者,将壁层鞘膜大部分切除,然后将其边缘翻转缝合在一起,可达到使鞘膜分泌减少,加快吸收的目的。

2. 睾丸鞘膜开窗术 鞘膜不做过多的游离,至切除鞘膜前壁的大部,手术简单,创伤小。如果鞘膜切除面小,窗口可再度被增生的纤维组织堵塞,从而导致鞘膜积液复发。

3. 睾丸鞘膜折叠术 适用于鞘膜比较薄、无并发症者。该手术是将壁层鞘膜切开后,再将其折叠缝合至睾丸附睾周围,同样可达上述手术目的。优点是操作简单,并发症少。

4. 鞘膜切除术 是临床常用手术方式,适用于鞘膜明显增厚者。因几乎切除全部鞘膜,手术复发机会少。鞘膜创缘必须充分缝扎止血以免形成血肿。

5. 交通性鞘膜积液 常采用腹股沟斜切口,在内环处高位切断及缝扎鞘状突,同时将睾丸鞘膜由切口挤出,行鞘膜翻转术或鞘膜切除术。目前常采用腹腔镜技术,其优点为气腹压力使内环口张开,易于寻找,必要时可挤压阴囊确认。此外,由于腹腔镜的局部放大作用,能清晰辨认内环口血管,缝合时可避免损伤。

第三节 展 望

尽管鞘膜积液经过了很长时间的研究与临床实践,在病因、发病机制、临床诊治等各个方面取得了长足的进展,但仍有大量的基础与临床问题亟待解决。首先鞘膜积液的原发病因并不完全清楚,需要进一步的研究与长期的随访观察。其次关于鞘膜积液对侧鞘状突未闭的发病率、单侧腹股沟疝修补术后再发腹股沟疝或交通性鞘膜积液的概率、腹股沟疝修补术对睾丸血供及输精管潜在的损伤以及睾丸鞘膜恶性间皮瘤的诱因等问题仍需要进一步的探讨及研究。现阶段对于鞘膜积液的治疗一般局限于开放手术,随着科技的发展,微创技术的逐步成熟,对于鞘膜积液的微创甚至无创治疗有待于进一步开展。

(徐万海)

参 考 文 献

1. 吴阶平. 睾丸鞘膜积液. 济南:山东科技出版社,2004:1953-1955.

2. Julia Spencer Barthold, MD. Abnormalities of the testis and scrotum and their surgical management. Campbell's urology. 10th ed. Vomule 1. 2012,3585-3595.

3. Wang J,Ping Z,Jiang T,et al. Ultrastructure of lymphatic stomata in the tunica vaginalis of humans. Microsc Microanal,2013,19(6):1405-1409.

4. Chen JL,Hsu YH. Malignant mesothelioma of the tunica vaginalis testis:a case report and literature review. Kaohsiung J Med Sci,2009,25(2):77-81.

5. Albino G,Nenna R,Inchingolo CD,et al. Hydrocele with surprise. Case report and review of literature. Arch Ital Urol Androl,2010,82(4):287-290.

6. Shan CJ,Lucon AM,Pagani R,et al. Sclerotherapy of hydroceles and spermatoceles with alcohol:results and effects on the semen analysis. Int Braz J Urol,2011,37(3):307-312.

7. 龚以榜,吴雄飞. 阴经阴囊外科. 北京:人民卫生出版社,2009:217-221.

8. Owings EP,Georgeson KE. A new technique for laparoscopic exploration to find contralateral patent processus vaginalis. Surg Endosc,2000,14(2):114-116.

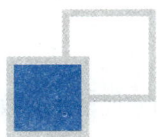

第十篇

肾上腺疾病

第一章 皮质醇症

皮质醇症即皮质醇增多症(hypercortisolism)，又名库欣综合征(Cushing's syndrome, CS)，是一种体内糖皮质激素过度增加而导致以向心性肥胖、满月脸、多血质外貌、紫纹、高血压、继发性糖尿病和骨质疏松等症状为表现的临床综合征。本病属一组综合征，病因多种，包括肾上腺皮质自主分泌皮质醇的肿瘤，垂体或其他脏器分泌过量促肾上腺皮质激素(ACTH)使双侧肾上腺皮质增生，从而分泌过量皮质醇。1912年，美国神经外科学家 Harvey Cushing 首先描述本病，至今已近一个世纪。库欣综合征分为内源性和外源性两类，后者主要是因为药理剂量的糖皮质激素所致。本章主要叙述内源性库欣综合征。

第一节 概述及流行病学

Harvey Cushing 是神经外科学的先驱，他发展了内分泌外科领域。1912年之后，他发现垂体前叶嗜碱性腺瘤伴随有一系列与皮质醇增多有关的症状和体征。1932年发表的对11名嗜碱性垂体腺瘤患者的权威报告描述了如今已成经典的库欣综合征的典型表现。Cushing 认为这个综合征是垂体肿瘤分泌的一种激素所致并引起双侧肾上腺皮质增生，他推测垂体引发肾上腺分泌激素而导致该综合征。这个推测后来证明是正确的，目前我们知道分泌促肾上腺皮质激素(ACTH)的垂体腺瘤是内源性皮质醇增多症最常见的原因，约占75%～85%，并称之为库欣病(Cushing's disease)。

库欣综合征是一种罕见的疾病，综合多个报道，年发病率在2～3/百万人口。在某些特殊人群如2型糖尿病、高血压病、骨质疏松、多囊卵巢综合征、不孕不育患者中，亚临床库欣综合征的比例较高。库欣综合征可发于任何年龄，但多发于20～45岁，成人多于儿童，女性多于男性，男女比例约为1:3～8。在国外，导致库欣综合征的垂体性肿瘤和肾上腺肿瘤更多见于女性，而 ACTH 异位分泌则多见于男性。国内肾上腺皮质癌发生率低于国外，异位

ACTH 综合征可能不及国外常见，但近年来发现数量增多，可能与本病认识加强有关。

库欣综合征患者若不完全控制可能会致命，研究表明死亡率较正常人群高4倍，因其最常见的并发症为高血压、糖尿病、骨质疏松及代谢综合征，这些并发症显著增加了心、脑血管疾病的危险性，导致 CS 患者的大多数死因为心、脑血管事件或严重感染。

第二节 库欣综合征分类

通常库欣综合征可按如下分类：

一、ACTH 依赖性库欣综合征

1. 分泌 ACTH 的垂体肿瘤(库欣病)
2. 异位 ACTH 分泌综合征
3. 异位 CRH 分泌综合征
4. 不明来源的 ACTH

二、ACTH 非依赖性库欣综合征

1. 外源性糖皮质激素治疗
2. 肾上腺腺瘤或肾上腺癌
3. 结节性肾上腺增生
4. Carney 综合征
5. 肾上腺受体表达异常
6. McCune-Albright 综合征
7. 假性库欣综合征

其中，以库欣病最为常见，据 Vanderbilt 大学医学中心的报道，库欣病约占库欣综合征患者的68%。其他 ACTH 依赖性疾病约占20%。

第三节 发病机制及病理生理

一、ACTH 依赖性库欣综合征

ACTH 依赖性库欣综合征指下丘脑-垂体或垂体以外的某些肿瘤组织分泌过量 ACTH 和(或)促

肾上腺皮质激素释放激素(CRH)以引起双侧肾上腺皮质增生并分泌过量的皮质醇。包括垂体源库欣综合征即库欣病、异位 ACTH 综合征和异位 CRH 综合征。其共同的致病机制为:过多的 ACTH 刺激肾上腺皮质细胞增生和分泌过多的类固醇激素(主要为皮质醇),也可伴有皮质结节甚或微腺瘤和大腺瘤,引起血浆糖皮质激素和肾上腺雄激素均升高。

1. **分泌 ACTH 的垂体肿瘤** 是库欣综合征最常见类型,多为垂体分泌 ACTH 细胞单克隆瘤性生长所致,腺瘤通常位于蝶鞍内,病因至今不明。血浆中 ACTH 前体阿黑皮素原(POMC)和 ACTH 原水平,通常并不增高,提示:本症的发生似乎并不是由于 ACTH 前体物的异常所致。但垂体 ACTH 瘤或增生的原发病因是否与下丘脑分泌 CRH 或其他刺激因子有关尚无定论。

2. **异位 ACTH 分泌综合征** 由垂体以外的肿瘤等异常组织细胞分泌大量 ACTH 使双侧肾上腺皮质增生和分泌过量皮质醇,这就是异位 ACTH 分泌综合征。引起 ACTH 异位分泌最常见的病因为小细胞肺癌,约占 50%;其他依次为胸腺癌、胰岛细胞癌、支气管类癌、甲状腺髓样癌以及嗜铬细胞瘤等。异位 ACTH 的分泌一般是自主性的,既不受CRH 的兴奋,也不受糖皮质激素的抑制。ACTH 是由其前体 POMC 水解生成的,POMC 的基因表达具有组织细胞特异性,生理情况下只有垂体和下丘脑的 POMC 基因能够在垂体特异性启动子作用下,编码具有生物活性的 POMC 蛋白质。但垂体特异性的启动子一旦在垂体和下丘脑以外的组织被激活时,这些组织细胞便会分泌具有生物活性的 POMC 相关蛋白,从而发生异位 ACTH 综合征。POMC 基因启动子区 CpG 岛甲基化的减少是发生异位 ACTH 分泌的另一原因。本病国外文献报道约占皮质醇症的 10% ~ 20%,国内近年来的统计较次为低。

3. **异位 CRH 分泌综合征** 此症极为罕见。某些恶性肿瘤证实含有 CRH,但不向细胞外分泌,故而不引起库欣综合征发生,但下丘脑转移性前列腺癌和鞍内神经节细胞瘤可异位分泌 CRH 而引起本症。也可同时分泌 CRH 和 ACTH。

二、非 ACTH 依赖性库欣综合征

又称为肾上腺源性的库欣综合征,包括单侧性病变(腺瘤和腺癌)和双侧性病变(原发性色素结节性肾上腺瘤、McCune-Albright 综合征)

1. **肾上腺皮质肿瘤** 肾上腺皮质腺瘤和皮质腺癌分别占皮质醇症的 20% 和 5% 左右。肿瘤具有自主分泌皮质醇的能力,下丘脑 CRH 及垂体前叶 ACTH 细胞处于反馈抑制状态,患者血中几乎测不到 ACTH,因此肿瘤以外的肾上腺,包括同侧及对侧,均呈萎缩状态。肿瘤多为单个,直径一般 2 ~ 4cm。腺癌则体积较大,常合并分泌雄性激素,有时患者的醛固酮、脱氧皮质醇及雌二醇的分泌量高于正常。

2. **原发性色素结节性肾上腺病(primary pigmented nodular adrenal disease,PPNAD)** 少见,约占库欣综合征的 1% 不到。以双侧肾上腺皮质多发性自主分泌的色素沉着结节及结节间皮质组织萎缩为特征。发病年龄早,临床症状轻,通常与 Carney 综合征相关联。Carney 综合征为一复杂的临床综合征,主要包括黏液瘤(以心脏最为典型)、点状色素沉着、内分泌腺功能亢进等在内的一系列症状和体征,可在家系中显性遗传。现已证实,cAMP 依赖性蛋白激酶 Aα 调节亚基基因突变是导致 Carney 综合征的主要原因,大约 45% 的家系及散发患者可归因于此。

3. **外源性库欣综合征** 由于各种原因,长期应用外源性 ACTH 或糖皮质激素等引起库欣综合征的临床表现,也称为库欣综合征。

三、假性库欣综合征

不像其他类型的库欣综合征,假性库欣综合征的病理机制至今尚未明确。推测由于较长时间的应激状态下,使下丘脑 CRH 分泌神经元活性持续升高,刺激垂体前叶 ACTH 分泌过多,导致双侧肾上腺增生或皮质醇分泌过多,表现为间歇性和轻、中度皮质醇增多症。

第四节 影 像 学

计算机辅助断层成像和 MRI 的发展彻底改进了肾上腺和垂体的成像术。旧的检查如静脉尿路造影联合断层造影、超声检查和肾上腺动静脉造影如今已经罕用。

一、肾上腺

肾上腺影像学检查在库欣综合征诊断中的地位十分重要。肾上腺 B 超可发现肾上腺增生或肿瘤,但只可作为辅助方法。肾上腺部分的病变,CT 检查较为敏感,肾上腺 CT 扫描可探测到大多数人

的正常肾上腺,并可区分肾上腺皮质增生与肿瘤。增生者的 CT 表现为肾上腺内外支弥漫性增厚和拉长,但双侧突出的腺体仍在正常范围内;PPNAD 双侧肾上腺多发性小结节,可呈小串珠或葡萄样,但肾上腺形态仍保持;二者均表现为双侧肾上腺增生,直径小(<2cm)、结节多发及双侧分布是区别于库欣腺瘤的特征性表现,较罕见的是大结节性增生,为两侧多发性结节,呈大串珠样,无正常肾上腺形态。肾上腺腺瘤则表现为界限清晰、质地均匀的直径>2cm 的圆形实质肿块,单发,常伴对侧肾上腺萎缩。肾上腺皮质癌则瘤体较大,边界不清,形态不规则,内部坏死或钙化,不规则增强,有的可出现转移灶。对于库欣综合征患者,怀疑肾上腺癌时,通常需做肾上腺 MRI,癌组织信号强度会远高于皮质信号强度,可精确地将腺瘤与癌区分开来。MRI 还可为判断邻近器官和血管侵袭提供有用信息。

二、垂体

在 ACTH 依赖性库欣综合征中,影像学检查用来识别和定位垂体微腺瘤,为下一步治疗提供依据。CT 扫描病变呈低密度,应用造影剂后病变不强化。但 CT 敏感性和特异性均不高,因大多数肿瘤<5mm。一项统计显示敏感性只有 47%,特异性为 74%。

依赖 ACTH 的库欣综合征患者均应行 MRI 增强,因为 MRI 具有软组织分辨率高的优势,增强后垂体腺瘤与正常垂体组织对比更加明显,尤其动态增强时,其早期正常垂体组织即可显信号增强,垂体瘤则呈相对低信号。MRI 检查要结合实验室结果来分析,目前比较一致的观点:对于大于 6mm 的垂体肿瘤,如果有典型的临床表现,而且实验室检查亦支持,MRI 检查即可确诊,无需其他侵入性检查。

有时垂体瘤与周围正常组织较难区分,但垂体呈现饱满或膨隆。垂体腺瘤还有某些"间接"征象,垂体瘤可侵蚀鞍底骨质,致其变薄,较大垂体肿瘤可使蝶鞍扩大并破坏,瘤体可挤压或牵拉垂体柄,而使垂体柄移位或偏斜。CT 对垂体微腺瘤的定位有一定的价值,可发现多数的微腺瘤,近年来的高分辨率 CT 能查出 3~5mm 的微腺瘤。CT 与 MRI 相比,CT 在显示肿瘤钙化、骨质变化和侵犯周围情况等方面优于 MRI,在垂体大腺瘤的诊断率与 MRI 相似。但 CT 的软组织分辨率查,易受伪影干扰,鞍区结构常显示欠佳,诊断垂体微腺瘤的敏感性和特异性上低于 MRI。使用 MRI 动态增强扫描技术,垂体微腺瘤检出率最高,可达 90% 以上,但必须对鞍

区进行局部薄层扫描。

近年来出现一种新技术,可提高 MRI 对肿瘤的检测率,称之为 1mm 稳态破坏性梯度回返采集(1mm spoiled gradient recalled acquisition in the steady state,SPGR)。该技术优点是采集速度快、薄层扫描、对软组织增强效果好。

三、骨骼系统

皮质醇增多症多数有明显的骨质疏松,有的还有病理性骨折,常见部位是肋骨及胸腰椎。所以,骨骼系统的 X 线检查也是必要的。

四、检测异位分泌 ACTH 部位

异位分泌 ACTH 的肿瘤很难定位,主要靠 CT、MRI 以及核素成像。导致异位分泌 ACTH 的常见肿瘤有支气管肺癌、肺小细胞癌、胰腺癌、胸腺类癌以及甲状腺髓样癌、嗜铬细胞瘤、胃泌素瘤等。以上肿瘤很多都在其细胞表面表达生长抑素受体,异位分泌 ACTH 肿瘤中最常见的是肺小细胞癌和支气管肺癌,前者一般易见,后者极难辨认,因肿瘤常小于 1cm,需薄层扫描才有可能发现,而且常被肺血管掩盖。尽管胸部是异位分泌 ACTH 肿瘤常见部位,但仍有必要对腹部进行广泛 CT 扫描。以期发现诸如胰岛细胞瘤、小肠类癌、嗜铬细胞瘤。

近年来出现一种新技术,称之为生长抑素闪烁成像技术(somatostatin receptor scintigraphy,SRS)。但不久人们觉察到,尽管 SRS 可发现异位分泌 ACTH 肿瘤,可是这些肿瘤经常规影像学检查也能发现。所以有作者质疑其应用价值,因对常规检查不能发现的肿瘤并不能显示其优越性,所以能否通过改进使其达到发现隐匿性肿瘤的目的。不过对复发患者来说,SRS 在随访中有其应用价值,因其假阳性率较低。

据多个报道 SRS 对异位分泌 ACTH 肿瘤的诊断敏感性在 33%~80% 之间。对小于 1cm 肿瘤辨认能力有限,可能与生长抑素受体表达较少有关。有人推荐,对复杂病例,SRS 与 CT、MRI 等常规检查一起使用有助于肿瘤准确定位,如果仍为阴性结果,每 6~12 个月重复检查。

第五节 诊断思路

确定库欣综合征的病因是一个复杂过程,这个过程涉及一系列多方位的检查的逻辑推理步骤,目的就是要有的放矢、合理治疗。

库欣综合征的诊断包括三步：第一步是确定库欣综合征的存在，即是否是"真性库欣综合征"。第二步是确定库欣综合征为何种类型，是 ACTH 依赖性还是 ACTH 非依赖性的。第三步是确定库欣综合征的确切原因。由于确定库欣综合征的检查方法和步骤繁多，所以需要使用合理的手段，用最少的花费获取最准确的诊断信息。目前实验室检查可对大多数患者进行准确诊断。岩下窦取血检测（inferior petrosal sinus sampling）技术以及 MRI 技术的发展极大提高了准确诊断水平。目前的不足是对轻症患者诊断还存在问题。需要指出的是目前还没有一种实验室检查仅凭单一指标就可诊断库欣综合征，每种检查都有其敏感性和特异性。

一、确定库欣综合征是否存在

（一）根据临床症状和体征

典型的皮质醇症临床表现对皮质醇的诊断可提供重要线索。有特殊意义的临床表现有向心性肥胖、宽大紫纹、皮肤菲薄等。80% 左右皮质醇症有比较典型的临床表现，所以没有典型临床表现者并不能排除皮质醇症。相反，有典型临床表现者不一定是自发的皮质醇症。长期应用较大剂量糖皮质激素引起的医源性皮质醇症必须小心排除；长期饮用酒精饮料也可引起类似皮质醇症的表现（表 10-1-1）。

表 10-1-1　库欣综合征的临床表现

表现	全部（%）*	库欣病（%）†	腺瘤或癌（%）‡
肥胖	90	91	93
高血压	80	63	93
糖尿病	80	32	79
向心性肥胖	80	–	–
虚弱	80	25	82
肌肉萎缩	70	34	–
多毛症	70	59	79
月经不调,性功能障碍	70	46	75
皮肤紫纹	70	46	36
满月脸	60	–	–
骨质疏松	50	29	54
早期皮肤擦伤	50	54	57
痤疮、色素沉着	50	32	–
精神异常	50	47	57
水肿	50	15	–
头痛	40	21	46
伤口愈合差	40	–	–

外源性库欣综合征首先要排除，治疗使用类固醇往往是引起外源性库欣综合征最常见的原因。患者常未意识到自己在使用含有类固醇的制品，尤其是膏剂或洗液。老照片有助于比较发病前后的变化。儿童最常见的体征是体重增加和生长发育迟缓。女性男性化或男性女性化要警惕肾上腺癌的可能。库欣综合征的临床表现如下。

大多数情况下从临床表现不能确定库欣综合征的病因，另外，每个患者的临床表现不尽相同，轻重不一，没有一种症状见于所有患者。垂体肿瘤患者症状一般要持续多年。而异位 ACTH 产生者起病突然，患者中出现肥胖少，一般表现为肌肉无力、高血压、低血钾性碱中毒、皮肤色素沉着以及潜在肿瘤所引起的恶病质。若患者出现代谢综合征的迹象，即使症状轻微，起病缓慢，也要想到库欣综合征的可能。库欣综合征与肥胖明显区别在于蛋白消耗的迹象，即年轻患者皮肤菲薄，容易擦伤，肢体近端无力，儿童患者主要以生长发育迟缓为著。

性别不同临床表现亦有区别，例如男性患者出现皮肤紫纹、肌肉萎缩、骨质疏松及肾结石者较多。所有患者中有 50% 可有肾结石，但一般没有明显症状。性腺功能障碍在两性中都常见。糖皮质激素过多可降低骨矿物质密度，有效治疗后会逐渐趋于正常。有研究表明原发肾上腺库欣综合征患者骨丢失较之垂体依赖性库欣综合征为重。一项研究还发现，3% 骨质疏松患者患有轻度库欣综合征。如果皮质醇升高不明显或间歇升高，其临床表现较之皮质醇升高幅度高者明显为少。因为肥胖、高血压、月经失调、多毛以及抑郁症等也常见于非库欣综合征患者中，这些征象不能作为预测库欣综合征的指标。但如果儿童出现高血压或成人高血压较难控制、或伴有低血钾的高血压患者、或临床表现与年龄组不相称或不能解释的现象（如青年人非创伤性骨折、皮肤萎缩等）仍要加以监测。对妇女多毛、血糖控制不佳者也要监测，因为其中 2% 者有库欣综合征。在症状不典型患者中，对患者的情绪以及认知能力的改变进行评价有助于诊断，据统计超过 70% 库欣综合征患者有轻重不一的精神症状。这些变化包括性欲的下降、失眠、焦虑、注意力不集中、记忆力尤其对近期事件记忆力下降、食欲改变等。情绪容易激动常是早期症状。而这些方面的变化容易被忽视。值得注意的是，库欣综合征治愈后常存在一定程度的精神病学障碍。这些情况发生与脑容量明显减少有关，皮质醇增多症纠正后可缓慢逆转。库欣综合征患者发生心血管意外的概率增加,即使皮质醇增多现象得以纠正后也不能降低。近端肌肉无力,患者常主诉上楼或从椅子上坐起困难。

此外有些症状和体征可提示库欣综合征病因。如女性男性化(包括阴蒂肥大、声音低沉、秃顶)或男性女性化常见于肾上腺皮脂腺癌患者;肌肉萎缩所致肢体无力常见于异位 ACTH 综合征患者。低血钾可加重肢体无力症状,这些现象提示有肾上腺皮脂腺癌或异位 ACTH 综合征可能。库欣综合征所致免疫抑制可引起机会性感染(隐球菌病、曲霉病、放线菌病、卡氏肺囊虫感染、坏死性筋膜炎)。良性颅内高压、青光眼、后囊下白内障、胰腺炎、骨骼无血管性坏死亦见于服用药理剂量类固醇的患者。

(二) 根据实验室检查

主要有两种方法:①血和尿中肾上腺皮质激素及其代谢产物的测定,包括 24 小时尿游离皮质醇测定、血浆总皮质醇测定、24 小时尿 17-羟皮质类固酮测定、24 小时尿 17 酮类固醇测定和唾液皮质醇测定;②下丘脑-垂体-肾上腺皮质轴功能的动态试验,主要指小剂量地塞米松抑制试验。

1. 血和尿中肾上腺皮质激素及其代谢产物的测定

(1) 24 小时尿游离皮质醇(24h urinary free cortisol,UFC):该检查为非侵入性,广泛用于库欣综合征的筛选诊断。正常情况下,血循环中皮质醇约 90% 是以与皮质醇结合球蛋白(CBG)相结合的形式存在的,仅 5%~10% 以游离皮质醇形式自尿中排出。该方法的原理是皮质醇增多时可导致尿中游离皮质醇及皮质醇代谢产物水平升高,而尿中游离皮质醇水平与血浆中游离皮质醇水平呈正相关,当皮质醇结合蛋白呈饱和状态(即血浆皮质醇浓度 >20μg/dl)时,皮质醇分泌只要少量增加即可使尿中游离皮质醇呈指数方式增加。利用这种放大效应测定 24 小时尿游离皮质醇浓度可区分患者是否处于皮质醇增多状态。UFC 正常上限为 90~100μg/24h,该方法既直接又可靠,敏感性高但非特异。处于间歇性皮质醇升高的患者若只测定一次则敏感性降低,所以需多次连续测定方能提高敏感性。多次连续测定的意义重大。一项报道中测定 146 例库欣综合征患者 24 小时 UFC,敏感性达 95%,但也有 11% 患者其 UFC4 次中有 1 次在正常范围。特异性差是该方法的明显缺陷,有研究显示 60 例抑郁症患者中有 40% 其 24 小时 UFC 升高。45 例多囊卵巢综合征患者中有 50% 24 小时 UFC

升高。UFC 测定不能区分各种原因所致的假性库欣综合征,因测定值范围二者几乎完全重叠。如果有外源性糖皮质激素用药史,还会出现交叉反应。

UFC 目前已取代尿中皮质醇代谢产物 17-羟皮质类固酮(17-hydroxycortisteriods,17-OHCS)和 17 酮类固醇(17-ketosteriods,17-KS)的测定。因这两项指标假阳性率太高。

需要注意的是如果肾功能受损(肾小球滤过率 <30ml/min)或尿液收集不完全,则 UFC 浓度会造成降低的假象。

正常人群 UFC 超过正常值上限 4 倍者极少见。如果三次 UFC 测定处于正常范围,则库欣综合征可能性不大。轻度升高可见于假性库欣综合征如长期焦虑、抑郁症、酒精中毒以及正常妊娠妇女。

UFC 常用测定方法有放射免疫测定法(RIA)、高效液相色谱法(high performance liquid chromatography,HPLC)、串联质谱法(tandem mass spectrometry)。后两者诊断准确率要高于 RIA 法,不过地高辛和卡马西平会导致测定值出现假性升高。质谱测定法(mass spectrometry)与气相层析法(gas chromatography)或 HPLC 合用可解决此问题,但价格昂贵,不能广泛应用。

(2) 血浆总皮质醇测定:正常人存在明显的皮质醇昼夜节律性,即清晨醒后最高,后逐渐减低,在午后 4 点左右可有一小高峰,后减低,至午夜最低。而库欣综合征患者皮质醇分泌正常节律消失。清晨皮质醇浓度常处于正常或稍高于正常水平,如果测定单次睡眠中午夜血浆皮质醇浓度 <50nmol/L(1.8μg/dl)可有效排除库欣综合征。即使小剂量地塞米松抑制试验出现皮质醇受抑制情况,如果血浆皮质醇超过 50nmol/L 要考虑库欣综合征。但进行该试验需住院,血标本需唤醒患者 10 分钟之内抽取。清醒状态时午夜血浆皮质醇浓度 >207nmol/L 可区分库欣综合征与其他原因引起的皮质醇增多症,但约 7% 的轻症患者可能被遗漏。很多因素可影响其测定值,如各种应激、某些药物(糖皮质激素类、雄激素类及口服避孕药等)和严重肝、肾功能不良等。

(3) 唾液皮质醇测定:唾液皮质醇可反映血中具有生物活性的游离皮质醇,不受血液 CBG 波动的影响,而且与皮质醇具有良好相关性,是一种有希望检测库欣综合征的手段。该方法简便易行,应用越来越广泛。据多个报道诊断敏感性和特异性都很高,在 95%~98% 之间。而且易重复取样、在室温下一周内保持稳定、不依赖唾液流量为其优点。清晨 8 时唾液皮质醇为 0.17 ~ 0.87μg/dl，16:00 唾液皮质醇测值为 0.12 ~ 0.44μg/dl，24:00 唾液皮质醇测值为 0.07 ~ 0.15μg/dl。

2. 下丘脑-垂体-肾上腺皮质轴功能的动态试验 小剂量地塞米松抑制试验（low-dose dexamethasone suppression test）该法于 1960 年由 Liddle 首次提出。目前仍是诊断库欣综合征的重要手段。有两种方法：过夜法和 48 小时法。Liddle 当时采用的是 48 小时法。

（1）48 小时法：每隔 6 小时于 0.5mg 地塞米松（分别于 9:00、15:00、21:00、3:00），服用两天。于开始试验时（9:00）及试验结束时抽血测皮质醇。排除 CS 的标准目前比较一致的看法为试验后血皮质醇浓度应 <50nmol/L（1.8μg/dl）。48 小时法虽繁琐，但特异性高。该方法早期是以尿中 17-羟质类固酮受抑制作为阳性指标。目前采用的 RIA 法测定血皮质醇方法更为简便，而且敏感性较高。Newell-Price 等一组 150 例库欣综合征患者，将界定值定于 1.8μg/dl，该试验的敏感性为 98%。另有一报道比较 39 例库欣综合征患者与 19 例假性库欣综合征血皮质醇浓度，结果显示该方法特异性 100%，敏感性 90%，而测定尿中皮质醇则敏感性只有 50% ~ 60%。

（2）过夜法：在 23:00 或 24:00 口服 0.5 ~ 2.0mg 地塞米松（常用 1mg），次日 8:00 或 9:00 抽血测血浆皮质醇浓度。该方法服药方便，广泛应用于监测试验。不足之处是特异性不高，有些库欣综合征患者易出现假阴性而被遗漏。一般情况下，要排除 CS 血皮质醇浓度应 <50nmol/L（1.8μg/dl）。

不论采用何种方法，要注意影响试验结果的各种因素，如有无导致地塞米松吸收减少的因素存在（胃肠道疾病）、是否服用了增加地塞米松代谢的药物（巴比妥类、苯妥英、卡马西平、利福平、甲丙氨酯、氨鲁米特、甲喹酮）、皮质类固醇结合球蛋白（CBG）浓度升高（应用雌激素、妊娠）、假性库欣综合征。皮质醇检测方法亦是一影响因素，因此检测方法必须有 ≤1μg/dl 的灵敏度。患者若服用雌激素必须停药 4 ~ 6 周方能行 LDDST。考虑到临床上有 3% ~ 8% 库欣病患者 LDDST 试验血皮质醇浓度低于 50nmol/L，而且据报道有些患者甚至一些正常人群众亦有 30% 的假阴性，所以如果高度怀疑库欣综合征，需重复试验或采用其他方法。

二、确定皮质醇增多时 ACTH 依赖性或 ACTH 非依赖性

要区分皮质醇增多是 ACTH 依赖性还是 ACTH 非依赖性，需测定血浆促肾上腺皮质激素浓度。如果浓度持续低于 5pg/ml（1.1pmol/L）则表明为不依赖促肾上腺皮质激素库欣综合征。如果浓度持续高于 15pg/ml（3.3pmol/L），则几乎为依赖 ACTH 者。ACTH 浓度介于 5pg/ml 和 15pg/ml 之间一般是依赖 ACTH 者。应采用较敏感的方法来测定血 ACTH 浓度。与放射免疫测定法相比。而放射免疫测定法测定血 ACTH 难度较大，因为血小板相关蛋白酶可降解 ACTH。所以采用此法时必须按推荐方法收集血标本，如需预冷取血试管、快速分离血浆。操作失当则可导致 ACTH 浓度偏低。而 IRMA 法检测速度快、可重复性强、测定 ACTH 敏感性高。采用这种方法检测，ACTH 浓度持续低于 5pg/ml 可见于产生皮质醇的肾上腺腺瘤、自主分泌的双侧肾上腺增生以及应用外源性糖皮质激素所致库欣综合征。

测定血 ACTH 及皮质醇浓度的最佳时间是当二者处于分泌最低点时（即午夜 12:00 与 2:00 之间）。原发肾上腺肿瘤或肾上腺增生者血浆 ACTH 不能测出或浓度较低（<5pg/ml），血浆皮质醇浓度高（>15pg/ml）；依赖 ACTH 的库欣综合征患者血浆 ACTH 浓度则高于 15pg/ml。分泌 ACTH 的垂体肿瘤患者 ACTH 浓度介于二者之间，而大多数异位 ACTH 肿瘤患者其 ACTH 浓度常超过 300pg/ml。ACTH 浓度高低可识别是否依赖 ACTH，但却不能区分库欣病与异位 ACTH 分泌者。另外，测定尿-17-酮类固醇有助于鉴别皮质醇增多的病因。尿 17-酮类固醇数值较低（<10mg/dl）提示肾上腺腺瘤可能；数值极高者（>60mg/dl）常见于肾上腺癌及异位 ACTH 患者。低血钾见于大多数异位 ACTH 患者以及 10% 库欣病者。

三、确定 ACTH 依赖性库欣综合征的确切原因

这一步主要是区分 ACTH 依赖性库欣综合征原因是库欣病还是异位分泌 ACTH 肿瘤。确定 ACTH 依赖性的库欣综合征的确切原因远比第二步要复杂得多，所以对实验室检查的依赖性大。

（一）非侵入性试验

1. 大剂量地塞米松抑制试验（high-dose dexamethasone suppression test，HDDST） 垂体的促肾上腺皮质激素肿瘤细胞对糖皮质激素的负反馈仍保持敏感性，而异位分泌 ACTH 的肿瘤则否。一般在小剂量地塞米松抑制试验不被抑制，确诊为库欣综合征的基础上，为进一步鉴定病因和定位，

需行次试验。方法:2mg 地塞米松,每 6 小时 1 次共两天,建议的服药时间是 08:00、14:00、20:00、02:00,并于最后一次服药后 6 小时(即 08:00)采血测皮质醇。并于服药前即服药时留取 24 小时尿液,用于 24 小时尿皮质醇和 17-羟皮质醇的测定。结果判定:若能被抑制(下降 50% 以上),则为库欣病;若不能抑制(下降未达 50%),提示肾上腺源库欣综合征或异位 ACTH 分泌综合征。一组库欣综合征患者(34 例为库欣病、7 例异位 ACTH 综合征)采用此标准,敏感性为 71%,特异性达 100%。尽管 HDDST 对诊断库欣病敏感性相对性较高,但却不能准确排除异位 ACTH 综合征,而且影响因素多;尿量收集不足、干扰物、个体差异。有作者还认为 HDDST 诊断价值有限,认为如果 48 小时小剂量地塞米松抑制试验证实血皮质醇受抑制率超过 30%,就没有进一步行 HDDST 的必要。因此,HDDST 不应作为单独检查手段,而应联合其他方法来鉴别 ACTH 依赖性库欣综合征。故除非不能获取双侧岩窦取血标本,不要常规使用 HDDST。

2. 甲吡酮试验 甲吡酮试验当初是检测垂体功能不全的方法。之后 Liddle 等使用该方法用于鉴别 ACTH 是来源于垂体或异位分泌。方法是甲吡酮 750mg 口服,每 4 小时一次,共 6 次。甲吡酮试验的原理是甲吡酮可阻断 11-脱氧皮质醇转变为皮质醇。库欣病患者血中皮质醇浓度应下降。作为代偿,垂体 ACTH 分泌增加,从而引起血中 11-脱氧皮质醇及尿中 17-羟皮质类固酮升高幅度很小或不升高。

一组大宗病例报告显示:170 例库欣病患者有 71% 17-羟皮质类固酮升高超过 70% 或血 11-脱氧皮质醇高于基线值 400 倍;而异位 ACTH 综合征中(15 例)无 1 例升高。他们统计该试验敏感性为 71%,特异性为 100%。甲吡酮试验与地塞米松抑制试验联合使用尽管诊断准确率不及 CRH 与 HDDST 合用的结果,但与单用 CRH 的结果相当,所以,在无 CRH 的情况下仍可替代。

3. CRH 兴奋试验 静脉推注 hCRH 1μg/kg,然后分别于注射前后 0、15、30 和 60 分钟采血测 ACTH 和皮质醇值。主要用于垂体性库欣综合征与异位 ACTH 综合征的鉴别诊断,原理是库欣病患者中垂体肿瘤促肾上腺皮质激素细胞(pituitary tumor corticotrophs)仍对 CRH 刺激有反应,而肾上腺肿瘤及大多数异位产生 ACTH 的肿瘤则无。

最初开展本试验时使用的是羊 CRH(oCRH)。于 19:00 ~ 21:00 之间予 oCRH,75 分钟后取血测

ACTH 及皮质醇。后来开始使用人 CRH(hCRH)于早晨开始试验。65 分钟后取血或之后任何时间都可取血。选择早晨试验的理由是考虑到库欣综合征皮质醇分泌的生理节律已消失,所以没有必要必须在夜间进行试验。该试验耐受性较好,20% 患者有面部发红,偶尔口中伴有金属味。据报道,该试验以 ACTH 值作为对照敏感性为 70% ~ 93%,以皮质醇值作为对照敏感性为 50% ~ 91%;特异性以 ACTH 值作为对照达 95% ~ 100%,以皮质醇值作为对照达 88% ~ 100%。各个报道中敏感性和特异性有差别的原因是遗传因素、取血时间及 CRH 类型。

NIH 一项大样本研究将诊断库欣病的标准定为应用 oCRH(1μg/kg)后 ACTH 升高 35%,皮质醇升高 20%。在开始使用 CRH 前 5 分钟和使用当时测定 ACTH 和皮质醇,用药后 15 分钟和 30 分钟测定 ACTH,用药后 30 分钟和 45 分钟测定皮质醇。结果显示:采用皮质醇升高 20% 的标准该试验敏感性为 91%,特异性为 88%;使用 ACTH 值升高 35% 作为标准,该试验诊断库欣病的敏感性提高到 93%,特异性达 100%。

该试验方法最早采用 RIA 法测定,目前已被更多敏感性高的、可重复的试验方法如 IRMA 法所代替。

总之,CRH 兴奋试验为一非侵入性的区分 ACTH 依赖性库欣综合征的方法,但单独使用价值有限。目前主要争论在于试验时间的把握和诊断标准值范围太多,而且有 7% ~ 14% 的库欣病患者对 CRH 无反应。不过,CRH 阳性结果与地塞米松抑制试验相结合可提高诊断率,比单独一种方法要好。有 98% 的库欣病患者可通过此法加以识别。但对试验无反应者仍需其他鉴别手段如 IPSS 和影像学检查方法。

抗利尿激素试验和去氨加压素试验等均因敏感性、特性性不及 CRH 试验,目前应用很少。

(二) 有创检查

1. 岩下窦取血(inferior petrosal sinus sampling,IPSS) 在分泌 ACTH 的垂体肿瘤患者中,CT 和 MRI 可正常,但应用 CRH 后进行双侧岩下窦取血测定 ACTH 浓度可检测到大多数垂体肿瘤,而且该方法可鉴别垂体肿瘤、异位 ACTH 肿瘤以及原发于肾上腺的皮质醇增多症。岩下窦取血方法是 1977 年由 Corrigan 等首次报道。库欣病患者中岩窦与外周静脉之间有一明确的浓度梯度,但在异位 ACTH 综合征或原发性肾上腺疾病患者中则无。需

要强调的是因为该试验不能区分正常人和库欣病患者,所以只有出现持续性皮质醇增多、CT 和 MRI 等影像学检查不能确定病因时方能使用。

方法是 1μg/kg 或 100μg 羊 CRH 应用前 1 分钟、0 分钟及应用后 3 分钟、5 分钟、10 分钟同时取双侧岩下窦静脉和外周静脉血测定 ACTH。据报道注射 CRH 前岩窦静脉/外周静脉 ACTH>2.0 可诊断库欣病,但考虑到 ACTH 分泌呈间歇性,而且有少数库欣病患者比值达不到 2.0,需要应用 CRH 加以刺激。这样若比值>3.0 即可诊断库欣病。大多数异位 ACTH 综合征患者应用 CRF 后该比值均小于 2.0。随着 IPSS 应用广泛,假阴性和假阳线率较最初报道有所增加。尽管双侧岩下窦取血试验仍是鉴别垂体性与非垂体性库欣综合征的金标准,但有一组报道 179 例患者有 2 例诊为库欣病但实际上为异位 ACTH 综合征;9 例假阴性患者实际上为库欣病。一项研究结合多个报道,包括 726 例库欣病患者和 112 例异位 ACTH 综合征患者,有 41 例为假阴性、7 例假阳线。诊断敏感性及特异性均为 94%。成功插管至岩窦是试验成功的保证。DSA 可确定插管位置是否准确,还可了解静脉走行情况。岩下静脉窦发育不全或异常是造成 IPSS 试验假阴性的原因之一。其他可造成假性结果的原因有间歇性异位 ACTH 分泌患者处于支质醇分泌正常时期,假阳线可因分泌 CRH 的肿瘤所致。有人报道 IPSS 时测定垂体前叶其他激素如催乳素可提高诊断率。

IPSS 为侵入性检查,价格昂贵,需要一定的技巧和经验,所以不应常规使用。并发症有血肿、感染、脑干血管损伤、静脉栓塞、肺栓塞、脑神经麻痹等。经验丰富的放射性医师可将并发症降至最低。所以有作者建议如果影像学证实有明确垂体肿瘤,以及 CRH 结果可证实库欣病,或者 HDDST 及 CRH 合用检查结果可诊断库欣病,因这些检查诊断准确率均接近 100%,此时就无需 IPSS。

应用 IPSS 定位垂体微腺瘤(即肿瘤位于左侧还是右侧)的价值存有争议,诊断准确率只有 70%。CRH 刺激后并没有显著提高定位的准确性,不过有趣的是,在儿童患者中肿瘤定位准确率要高于 MRI。

IPSS 定位垂体腺体内分泌 ACTH 肿瘤的作用有争议,有人认为 IPSS 优于影像学检查,但也有人持相反观点。

2. 颈内静脉及海绵窦取血试验　应用价值要逊于 IPSS,不能代替 IPSS。

第六节　治　疗

病因不同,皮质醇增多症的治疗方法有很大差别,库欣综合征患者的治疗应强调进行病因治疗。概括地讲,库欣病应行经蝶骨手术;垂体放疗只能用于手术失败者。对肾上腺肿瘤或异位分泌 ACTH 肿瘤患者来讲,手术切除是首要和主要治疗选择。对发生肿瘤转移者则需要放疗、化疗等的综合治疗。

一、不同类型库欣综合征的治疗方法

(一) 垂体性库欣综合征(库欣病)

1. 手术治疗

(1) 肾上腺切除术:该术式是治疗垂体性库欣综合征的经典方法。国外多采用双侧肾上腺全切除术,术后皮质醇症可立即获得缓解,但同时带来不少问题:手术危险性大,术中出血,术后急性肾上腺皮质危象可夺去患者生命;术后需终身补充肾上腺皮质激素,停药或应激情况下易诱发肾上腺危象;本病的病因在垂体,肾上腺手术不仅未解决病因,还可使已存在的垂体 ACTH 瘤加快发展。有 15%~20% 的垂体性皮质醇症在双侧肾上腺切除术后发展为 Nelson 综合征。所谓 Nelson 综合征,是指这类患者肾上腺手术后垂体 ACTH 瘤进一步长大,分泌大量 ACTH,并出现显著地皮肤黏膜色素沉着。在国内,由于大多数患者来自农村,经常性的术后随访太困难,也不能长期坚持替代量的肾上腺皮质激素,所以大多数医院采取了改良的办法,即肾上腺一侧全切,另一侧大部分切除(切除 90%~95%),再加垂体放射治疗。这样的办法使大多数患者的皮质醇症获得缓解。然而,切除多少为最佳方案很难确定,个体差异很大。有些患者切除 95% 还复发,有些患者一侧全切、一侧切除 80% 则显示肾上腺功能低下。垂体病变不可能解决,有 10% 左右变为 Nelson 综合征。近年来,国内有些医院开展了肾上腺自体移植手术,有相当多的病例获得不同程度的成功,多数能减少糖皮质激素替代的剂量。

(2) 经蝶骨腺瘤切除术:自从 19 世纪 70 年代初,Handy 首先应用手术显微镜进行经鼻经蝶窦垂体瘤摘除术获得成功以来,该术式因其具有不经颅腔、手术比较安全、能完全摘除限于蝶鞍内的垂体瘤的特点,目前已是治疗库欣病的主要手术方式。约 90% 分泌 ACTH 的微腺瘤可手术切除。手术技术和经验是保证较高成功率最重要的原因之一。

该术式可选择切除垂体微腺瘤而对剩余垂体无影响,多项研究表明术后早期缓解率为 60% ~ 80% ,大腺瘤缓解率<15% ,因为大腺瘤治疗上有困难,它可侵犯邻近硬脑膜或骨骼,致使手术完全切除率下降,经随访多年复发率达 20% 。有人还认为即使在最佳情况下,经蝶骨垂体微腺瘤切除术的复发率也在 42% ~ 86% 之间。手术例数多的医疗中心手术效果好,并发症和死亡率低。当然,产生这些数据差异的原因可能有:手术技术差异、术后复发或疾病持续状态的标准不同。患者如果术后发生肾上腺功能减退需要糖皮质激素替代治疗直至术后 6 ~ 18 个月后下丘脑-垂体-肾上腺轴完全恢复功能。

该术式术后并发症约 10% ,死亡率低(微腺瘤约 0.27% ,大腺瘤约 0.86%),大多数死亡的直接原因是下丘脑损伤,后期死因常与脑脊液漏和血管损伤有关。其他并发症包括暂时性或永久性的糖尿病性尿崩症、脑脊液瘘管、中风、视力丧失、脑膜炎、脑神经麻痹、抗利尿激素异常分泌综合征(SIADH)及暂时精神病。手术禁忌证有肿瘤大范围地疝入颅中窝、扩张的颈动脉突向中线,此时经颅手术更合适,可直视肿瘤。大腺瘤往往除手术外还需术后放疗。

术后立即测定皮质醇浓度可提供库欣病预后的信息。如果患者术后 24 ~ 72 小时之内皮质醇浓度降至不足 2 ~ 3μg/dl(55.2 ~ 82.8nmol/L),一般认为达到临床和生化意义上的缓解。如果术后 4 ~ 6 周没有发生继发性肾上腺功能不全则表明患者仍有持续性皮质醇增多情况,或者更可能复发。有人甚至主张再次手术以及对那些初次手术术后皮质醇抑制程度差的患者实施更彻底的垂体摘除术。但是这种方法还没有更多的数据支持。

2. 垂体放疗 垂体放射治疗对于垂体性皮质醇症是一种辅助治疗。过去肾上腺大部分切除术后一般加垂体放疗。对成年患者经蝶骨术后未能治愈或者不适合第二次行垂体手术者,垂体放疗是二线治疗手段中最合适的治疗选择。垂体传统放疗有[60]钴及直线加速器,剂量一般为 45 ~ 50Gy(4500 ~ 5000rad)一个疗程。疗效出现较晚,至少需要半年时间。传统的分次放疗非常有效,其缓解率在成人为 50% ~ 83% ,儿童为 80% ,但伴随长期垂体功能减退而使疗效延迟。国内一般都是两个野,英国专家主张三个野,并定做一个有机玻璃或透明塑料的头套,减轻垂体瘤外的损伤,疗效有明显提高。立体定向放射外科(stereotactic radiosurgery)也有报道。近年来有人试用 γ 刀来治疗垂体瘤,其疗效与常规放疗相似,缓解率为 76% ,复发率为 20% 。在治疗间歇期要使皮质醇分泌正常需肾上腺类固醇治疗 12 ~ 36 个月。垂体放疗的副作用虽然不常见,但如果发生可能很严重,包括发生第二种肿瘤星形细胞瘤、颞叶坏死、颞叶性癫痫,而且大多数患者会出现垂体前叶激素不足。

(二) 肾上腺源性库欣综合征

肾上腺手术:适用于肾上腺皮质腺瘤和癌、原发性色素结节性肾上腺病、ACTH 非依赖性大结节样肾上腺增生等非 ACTH 依赖性库欣综合征及库欣病不能经蝶窦手术或拒绝行经蝶窦手术、隐匿性异位 ACTH 综合征等。肾上腺切除术死亡率约 1% ~ 2% 。

开放手术入路包括前入路(双侧肋下切口或经腹正中切口)、胸腹联合切口及后入路(需切除肋骨)。腹腔镜手术包括侧入路和后入路。切口的选择要依肿瘤大小、生物学特性和生化特性而定。

开放手术最常用的手术入路是经腹切口,后入路主要用于小的良性肿瘤或肾上腺增生。前入路可探查腹部的肝脏以除外转移,还可了解对侧肾上腺以及腹腔内其他肿瘤病灶。大部分恶性肿瘤需胸腹联合切口,虽然入路对单侧病灶的暴露较清楚但对同时了解腹腔内脏器和对侧肾上腺疾病价值有限。该切口较长,术后恢复较慢,易发生机械性肠梗阻及肺部并发症,并且止疼剂用量大,所以除非肿瘤很大,别无选择时才用该入路。影像学技术的提高直接推动肾上腺肿瘤较准确定位,这使得更多的患者选择腹腔镜手术或后入路开放手术。后入路通畅用于切除<5cm 的良性肿瘤,与前入路开放手术相比,具有简便易行、输血少、恢复快、避免进腹、并发症少的特点,手术时一般需切除第 12 肋,甚至切除第 11 肋以利暴露。不足之处是不能处理较大的肿瘤,不能同时探查双侧肾上腺或腹腔脏器,如果要切除对侧肾上腺则需另一切口。

肿瘤切除后需行糖皮质激素替代治疗,不必使用盐皮质激素。糖皮质激素替代治疗要等下丘脑-垂体-肾上腺轴完全恢复方可,这个过程有时需两年。

术中如果发现肿瘤与肾脏、肝脏或者右侧与膈肌、左侧与胰腺关系密切则有必要切除部分或全部邻近器官。术前要从影像学检查[CT 或(和)MRI]对肿瘤侵犯范围有充分了解。CT、MRI 扫描应包括胸部,以除外膈上方转移,如果右侧肾上腺肿瘤压迫下腔静脉,此时行下腔静脉造影或超声检查有助于了解肿瘤侵及下腔静脉的程度。如果需切除一侧肾脏，必须了解对侧肾功能情况。若肿瘤侵犯肠道，术前应行肠道准备。术后应监测患者类固醇水平，为达到准确测定尿中类固醇水平需将激素替代药物由氢化可的松改为地塞米松，应行 CT、MRI 检查以了解有无局部复发或肺转移。若发现肿瘤复发，应再次切除。如果手术成功，UFC 应不能测出。肾上腺肿瘤患者应每 3～6 个月做 ACTH 刺激试验，如果该试验在正常范围，可放心停用氢化可的松。

对任何原因引起的 ACTH 依赖性库欣综合征，完整切除双侧肾上腺能立即缓解临床症状。术后需终身使用糖皮质激素和盐皮质激素。大多数患者每日氢化可的松 20～30mg，盐皮质激素使用 9α-氟氢可的松，每日 50～100μg，于静脉输注盐水停止时即应开始。库欣病患者双侧肾上腺切除后需要关注的主要问题是是否发生 Nelson's 综合征，这是一种局部进展性垂体肿瘤，特点是分泌高浓度的 ACTH，引起色素沉着。肿瘤进展究竟是肾上腺切除术后缺乏皮质醇反馈的结果，还是肿瘤从开始就表现为进展性特点尚存在争论。肿瘤本身可经手术治疗或放疗。

随着腹腔镜技术的发展，目前除了较大的恶性肾上腺肿瘤，几乎所有肾上腺手术都可通过腹腔镜完成。自 1992 年 Gagner 首次实施以来，该术式逐渐成为肾上腺手术的金标准。它具有疼痛轻、恢复快、肺部并发症少等优点。这些特点使后入路开放手术实施数量减少。同时，手术器械的改进进一步缩短了手术时间，失血量更为减少。

（三）异位 ACTH 综合征的治疗

能切除异位产生 ACTH 的肿瘤是治疗产生该综合征的最佳手段，尽早发现原发性癌肿，尽早手术是治疗原则，但往往肿瘤出现转移或为隐匿性而妨碍这种治疗方法，进而转为药物或肾上腺手术。肾上腺手术一是双侧肾上腺全切；二是一侧全切并药物治疗或一侧全切另一侧大部分切除并药物治疗。所选药物为肾上腺皮质激素合成抑制剂。

二、药物治疗

对于各种原因的库欣综合征来讲，上述治疗是第一线治疗，但有时药物治疗也是必需的。药物治疗一般用于术前准备以减轻糖皮质激素过度分泌，减少并发症。对手术失败者更为需要。而且放疗前或对发生转移患者均有利。库欣病患者垂体放疗后起效慢，有时需 10 年，在放疗起效前应用药物治疗极其有利。Albright 等于 1941 年报道睾酮可

以减轻库欣综合征患者的组织分解代谢，标志着现代药物治疗库欣综合征的开始。

（一）抗肾上腺皮质激素药物

抗肾上腺皮质激素药物的作用机制是抑制肾上腺皮质类固醇生物合成和分泌，可用于任何原因引起的皮质醇增多症。常见的有美替拉酮（metyrapone）、酮康唑（ketoconazole）、氨鲁米特（aminoglutethimide）、米托坦（mitotane）、依托咪酯（etomidate）、赛庚啶（cyproheptadine）。

1959 年，美替拉酮是作为库欣综合征的检查手段出现的，现已由更好的检查所取代，不过在治疗库欣综合征方面仍发挥作用。该药开始用于肾上腺癌，之后用于治疗依赖 ACTH 疾病。美替拉酮主要抑制 11β-羟化酶，从而阻断 11-脱氧皮质醇生成皮质醇，患者血清中 11-脱氧皮质醇则升高。该药疗效良好，主要不良反应有多毛、痤疮、眩晕、胃肠道不适以及肾上腺功能低下，肾上腺功能低下的表现需对患者事先宣教，对治疗要仔细监测。虽然低血钾、水肿以及高血压不常见，但一旦出现就需停药。

酮康唑是一口服抗真菌药，但在使用该药的患者当中出现男子乳腺发育的现象，说明酮康唑通过抑制类固醇性激素的合成发挥作用。治疗库欣综合征起始剂量为 200mg，每日两次。酮康唑起效慢于美替拉酮。用药后库欣综合征的临床表现诸如高血压、低血钾及高血糖很快消除，而且常可停用降压及降糖药。该药的主要不良反应是肝毒性。5%～10% 的患者血清转氨酶出现可逆性升高，严重肝损害的发生率为 1/15 000。肝毒性可能与特异体质有关。该药其他副作用有皮肤红疹、胃肠道不适及肾上腺功能不全。女性患者使用该药一定有好处，可避免使用美替拉酮所导致的多毛现象，但男子乳腺发育以及性欲减退在男性患者中则是一个大问题，此时需要替代药物。美替拉酮和酮康唑是酶抑制剂，起效快，但作用不能持久。所以这两种药物如果长期单独使用则疗效差，目前主要用于术前准备或术后辅助治疗及/或垂体放疗。

氨鲁米特于 1959 年是作为抗惊厥药出现的。当时发现它可引起甲状腺功能减退和肾上腺功能不全。它不仅抑制皮质醇合成，还抑制雌激素和醛固酮合成。而且还抑制一些将雄激素转换为雌激素的酶类。早期报道称该药疗效良好，但总的来讲，该药治疗库欣病的效果要逊于引起库欣综合征其他原因的病症。不足之处是持续治疗会产生耐

受,而且不良反应(如皮疹、发热、眩晕、嗜睡等)发生率高达58%限制了其应用。

米托坦(mitotane,邻、对二氯苯二氯乙烷)是杀虫剂DDD的异构体,因为观察到服用DDD的狗出现了肾上腺萎缩而得以开发。米托坦于1960年开始治疗肾上腺癌,一年后开始治疗库欣综合征。米托坦起效慢,但作用持久,亦用于不愿或不适合手术的患者。其除了具有和氨鲁米特相似的对皮质醇合成的抑制作用外,还可直接作用于肾上腺皮质的正常或肿瘤细胞,使束状带和网状带退变萎缩,对球状带影响较小。该药物用于肾上腺癌复发或出现转移时,该药有效率为20%~30%。若血药浓度>14μg/ml,则患者反应良好,存活时间可延长。不过该药有效药物浓度与出现梅毒反应浓度相差太小,且有药物蓄积效应,所以,血药浓度达到14μg/ml时即应停药。一般情况下,米托坦为化疗一线药物,包括顺铂在内的其他药物为二线药物。副作用有肾上腺功能不全、胃肠道不适、神经功能失调、肝酶谱升高、高胆固醇血症、低尿酸血症、男性乳腺发育、出血时间延长。而且会发生激素结合蛋白的变化。药物剂量减少可降低副作用的发生,对高胆固醇血症者如果有必要可应用辛伐他汀等药物。

美替拉酮、酮康唑及米托坦这三种药物对于异位分泌促肾上腺皮质激素(ACTH)的患者可长期服用,不过一些医学中心仍采用手术治疗。

依托咪酯是一种咪唑类麻醉剂,1983年报道其对肾上腺皮质有不良作用。该药物起效非常快,当发生严重皮质醇增多症不能口服药物需紧急处理时,临时使用可能非常有效,包括儿童患者。不足之处是必须胃肠外给药。

赛庚啶是血清素的拮抗剂,并有抗组胺作用,主要用于过敏性疾病。Krieger等报告本药对皮质醇症有效,有效率约50%,有效剂量为24mg/d,治疗持续3个月以上。其他国内外作者认为疗效没有这么好。本药的作用机制不太清楚,可能作用于下丘脑-垂体-肾上腺,抑制ACTH的释放。

(二)其他药物

患者有不依赖ACTH大结节肾上腺增生者,可通过以下手段控制皮质醇分泌:阻断异常表达受体如应用普萘洛尔抑制异常β肾上腺素能受体表达,或对抑胃肽有反应者可给予生长抑素类似物以抑制异常受体的配体,对黄体激素依赖的库欣综合征患者可给予醋酸亮丙瑞林。

促皮质激素细胞肿瘤也表达多巴胺2受体,每周1~3mg短期服用卡麦角林(cabergoline)可降低约40%患者的皮质醇增多情况,但还需大样本研究。目前还发现一种生长抑素类似物(SOM-230)可降低细胞培养模型以及人促皮质激素肿瘤细胞的ACTH分泌。现在正在等待来自人类的报道,初步结果令人鼓舞。

对于异位ACTH综合征生长抑素类似物奥曲肽(octreotide)和兰瑞肽(lanreotide)能直接抑制ACTH分泌,或与大剂量卡麦角林合用可能有效。对肾上腺皮质肿瘤一般无效。因许多神经内分泌来源的异位ACTH肿瘤表达生长抑素受体,奥曲肽治疗这些肿瘤有效。

第七节 库欣综合征主要并发症的处理

因皮质醇增多产生的各种并发症是库欣综合征患者死亡率高于普通人群的原因。所以及早纠正皮质醇增多现象是减少并发症发生、降低死亡率的首要目标。

库欣综合征并发症中最常见的是心血管并发症。导致心血管系统并发症的原因有高血压、糖耐量异常或糖尿病、高脂血症及血液高凝状态、肥胖等。对于高血压,传统降压治疗只对部分患者有效,而加用降低皮质醇的药物可较好控制血压。对于库欣综合征患者糖耐量异常易被忽视,所以提倡口服糖耐量试验。对于血液高凝状态,目前一致认为行IPSS时应予肝素,而且在围术期要考虑应用小剂量肝素。

骨质疏松是库欣综合征另一常见的并发症,常致病理性骨折。有研究表明,约30%~50%的库欣综合征患者要经历骨折的痛苦(尤其是脊柱骨折)。不过库欣综合征所致骨质疏松是可逆性的,但恢复极慢,需10年方能完全恢复。Alendronate为一有效药物,而且可用于术后持续性皮质醇增多以预防骨质进一步丢失。亦使用钙剂、维生素D以及性激素替代治疗,还可使用甲状旁腺素及生长激素。因皮质醇增多症纠正后发生骨折的危险仍持续一段时间,所以,停药时机的掌握要依赖临床监测及双能X射线吸收法(dual energy X rays absorptiometry,DEXA)测定骨密度。

对心理变化的治疗,最主要的仍是纠正皮质醇增多症,皮质醇增多症治愈后,仍有一些患者还存在一些遗留症状。

第八节　库欣综合征诊治中需了解的一些问题

一、周期性库欣综合征

Birke 等和 Bassoe 等先后报道了在库欣综合征患者中肾上腺皮质类固醇分泌时有波动现象。之后出现了周期性库欣综合征(cyclic CS)这个概念。引起周期性库欣综合征最常见的原因为 ACTH 依赖性垂体腺瘤,但亦见于库欣综合征的其他任何病因,如肾上腺腺瘤及异位分泌 ACTH 的肿瘤。该症发病机制不明。周期性库欣综合征发作的时间间隔短至数小时,长至数月,间隔期垂体功能完全正常。临床上可表现为仅有一种症状或数种症状,所以症状和体征疑为库欣综合征但皮质醇水平正常或出现波动、或对地塞米松抑制试验结果反常者要想到周期性库欣综合征的可能,必须进行动态监测。

二、亚临床库欣综合征

随着先进影像技术的应用,肾上腺偶发瘤的发现越来越多。而其中 5%~20% 可自主分泌皮质醇,并不完全受垂体反馈抑制,由此出现亚临床库欣综合征(subclinical CS)的概念。亚临床库欣综合征按照 NIH 的定义是指亚临床的、自主性分泌糖皮质激素增多的一类疾病。以往临床前库欣综合征(preclinical CS)常与亚临床库欣综合征互用,但目前认为称为亚临床库欣综合征更为准确,因亚临床库欣综合征发展为库欣综合征的情况很少。

亚临床库欣综合征诊断上有两处难点:①亚临床库欣综合征临床症状不明显,而目前各种辅助检查不易与各种检查的假阳性结果相区分;②许多检查方法对轻度的皮质醇分泌增多的检查敏感度不足,而且有些检查本身就有一些缺陷,造成检查结果出现偏差。所以不能理解在亚临床库欣综合征的诊断标准上存有分歧。

亚临床库欣综合征患者也常见皮质醇分泌节律消失,但清晨皮质醇水平正常,而 UFC 分泌异常的情况少见。原因是对轻度皮质醇增多症者目前所用的检测方法敏感性低。检测 ACTH 浓度可了解其受抑制的程度,但目前主要问题是技术手段不能检测极低浓度的 ACTH,从而影响发现具有自主分泌功能的肾上腺腺瘤。

地塞米松抑制试验一直广泛用于筛选亚临床库欣综合征,但许多研究不具可比性,因地塞米松用量以及抑制试验的界定值不统一。目前已提供 NIH 的标准,即应用 1mg 地塞米松,皮质醇浓度达到 5μg/dl(128nmol/L)为受抑制的界定值。也有人采用 3mg 甚至 8mg 地塞米松抑制试验,但经验尚少。地塞米松抑制试验阳性者应再采用其他检测方法加以证实。

治疗:无论肾上腺切除术还是密切观察均被作为临床上不明显的肾上腺腺瘤的治疗选择。肾上腺切除术虽然可纠正生化方面的异常变化,但手术长期效果以及对生活质量的影响还不清楚,如果治疗的目的是为了预防代谢方面的并发症以及心血管疾病的发生,手术与否得综合考虑,有时选择非手术治疗往往是明智之举。

三、假性库欣综合征

假性库欣综合征是指一些症状极似库欣综合征,并伴皮质醇分泌增多,而基础疾病原因清除后库欣综合征样状态会消失。假性库欣综合征有时与轻度库欣综合征鉴别很难。以下是一些常见假性库欣综合征的病因。

1. 肥胖　大多数肥胖患者易与库欣综合征患者区分,方法是应用 LDDST 及 UFC 测定。

2. 抑郁症　一些严重抑郁症患者如果同时伴有肥胖、高血压、糖尿病可能被误认为患有库欣综合征,因库欣综合征患者也有抑郁症症状,不过由抑郁症引发的 CRH 抑制作用以及皮质醇增多程度轻微且不完全,用胰岛素刺激而引起的低血糖反应可导致抑郁症患者血皮质醇水平升高,而库欣综合征患者不升高。抑郁症患者若对 LDDST 及 CRH 兴奋试验无反应,可排除库欣综合征。库欣综合征患者应用阿片拮抗剂纳洛酮后 CRH 释放水平低于假性库欣综合征患者,而且抑郁症患者血皮质醇水平夜间有一个最低点,库欣综合征患者常无此现象。测定午夜皮质醇若大于 5μg/dl 可排除库欣综合征。还有一个试验可区分库欣综合征与假性库欣综合征,小剂量地塞米松抑制试验 48 小时后应用 CRH,假性库欣综合征患者血皮质醇仍处于抑制状态,而库欣病患者则相反。方法是地塞米松(0.5mg/6h),自 12:00 开始应用 8 次,之后 CRH(1μ/kg)于次日 8:00(最后一次地塞米松应用后 2 小时)静注,假性库欣综合征患者皮质醇不会高于 39nmol/L。

3. 酒精中毒　酒精中毒有时临床症状与库欣综合征相似。酒精可影响皮质醇分泌,但其机制不清。戒酒后若临床症状消失,激素水平恢复正常是最简单易行的区分方法。

4. HIV 感染 假性库欣综合征症状可能与抗病毒治疗有关。

第九节 展 望

经过近百年的探索,我们对库欣综合征的认识越来越深刻,但目前面临的挑战仍然是对该综合征的诊断,尤其是对一些少见类型,例如对异位肿瘤、妊娠合并 CS、周期性 CS、亚临床 CS 等的诊断。

虽然对 CS 的诊断有多种检测方法,但尚无一种方法可单独诊断 CS。两种检测方法合用可提高诊断准确性,但目前的不足是对诊断标准值的界定值不统一,而且此项技术受到一些原因影响开展还不普遍,另外临床检测(如 CRH 兴奋试验)所用剂型、种类不同也影响着临床结果的可比性。所以,CS 诊断水平提高一是要发展新的检测技术方法,增加检测的敏感性和特异性;二是进行大样本标准化研究,包括统一受试者、统一检测试剂及其种类、统一样本抽取时间等,以制定 CS 诊断标准值;三是提高影像学仪器检查分辨率,在提高诊断率的同时,达到无创化。

(张骞 金杰)

参 考 文 献

1. Newell-Price J, Bertagna X, Grossman AB, et al. Cushing's syndrome. Lancet, 2006, 367(9522): 1605-1617.

2. Findling JW, Raff H. Cushing's syndrome: important issues in diagnosis and management. J Clin Endocrinol Metab, 2006, 91(10): 3746-3753.

3. Findling JW, Raff H. Screening and diagnosis of Cushing's syndrome. Endocrinol Metab Clin North Am, 2005, 34(2): 385-402.

4. Lindsay JR, NiemanLK. Differential diagnosis and imaging in Cushing's syndrome. Endocrinol Metab Clin North Am, 2005, 34(2): 403-421.

5. Ilias I, Torpy DJ, Pacak K, et al. Cushing's syndrome due to ectopic corticotropin secretion: twenty years' experience at the National Institutes of Health. J Clin Endocrinol Metab, 2005, 90(8): 4955-4962.

6. Locatelli M, Vance ML, Laws ER. Clinical review: the strategy of immediate reoperation for transsphenoidal surgery for Cushing's disease. J Clin Endocrinol Metab, 2005, 90(9): 5478-5482.

7. Isidori AM, Kaltsas GA, Pozza C, et al. The ectopic adrenocorticotrophin syndrome: clinical features, diagnosis, management and long-term follow up. J Clin Endocrinol Metab, 2006, 91(2): 371-377.

8. Terzolo M, Bovio S, Reimondo G, et al. Subclinical Cushing's syndrome in adrenal incidentalomas. Endocrinol Metab Clin North Am, 2005, 34(20): 423-439.

9. Sonino N, Bonnini S, Fallo F, et al. Personality characteristics and quality of life in patients treated for Cushing's syndrome. Clin Endocrinol(Oxf), 2006, 64(3): 314-318.

10. 吴阶平. 吴阶平泌尿外科学. 济南: 山东科技技术出版社, 2004: 1645-1655.

第二章 醛固酮症

第一节 流行病学及概述

当由于不同原因造成肾上腺皮质球状带分泌过量的醛固酮,使人体内分泌代谢产生一系列紊乱现象,临床上表现为特征性的高血压和低血钾的综合征,被称之为醛固酮增多症(hyperaldosteronism),又称为醛固酮症。其中由于肾上腺皮质球状带自身发生病变所导致的醛固酮症为原发性醛固酮症(primary aldosteronism,PA,简称原醛症),而由于肾上腺皮质以外的因素导致肾素-血管紧张素系统兴奋,使醛固酮分泌过多所导致的醛固酮症则称之为继发性醛固酮症(secondary aldosteronism,SA,简称继醛症)。在原醛症中,因为醛固酮是自主性或部分自主性分泌的,醛固酮分泌过多负反馈抑制了肾素的分泌和血浆肾素的活性,因此,有时称之为"低肾素性醛固酮症"。继醛症则是由于肾上腺外因素使肾素分泌过多,通过肾素-血管紧张素-醛固酮轴的作用而导致醛固酮分泌增多。因此,高水平的血浆肾素活性是继醛症和原醛症相鉴别的主要特征之一。

1952 年 Simpson 和 Reichstein 从肾上腺皮质提取液中分离得到了醛固酮。经研究发现其具有保钠排钾的生物学活性。从此醛固酮走进临床医师的视线,醛固酮的异常增多成为一类疾病的病因在临床上逐渐引起重视。1954 年美国密歇根大学 Conn 医师收治了一名女性患者,有 7 年间歇性肌肉麻痹和手足抽搐交替症状,伴有尿频和夜尿增多,并有 4 年高血压病史。实验室检查发现低血钾、高血钠,肾功能正常。他分析了上述症候后,怀疑该患者为肾上腺保钠排钾的激素醛固酮分泌增多所致。实验室血、尿醛固酮的测定进一步证实了患者体内醛固酮活性大大增加。随后 Conn 对其进行了肾上腺探查手术,发现了右侧肾上腺有一直径 4cm 的腺瘤,经手术切除后,患者得以康复,高血压症状也随之消失。次年,Conn 正式报道了该病例,称之为原发性醛固酮增多症,并指出其临床上以高血压

和低血钾为其特征。由于是 Conn 首先报道该病,并指出其病因是肾上腺皮质腺瘤,故本病又称为孔氏综合征(Conn's syndrome)。1957 年上海瑞金医院在我国首次报道了该病,在切除了肾上腺腺瘤后,患者也获得痊愈。此后该病的报道不断增加,到 2000 年 6 月上海瑞金医院刘定益等报道手术治疗原醛症 507 例。据该医院统计,原醛症占高血压住院病例的 2% 左右。在国外几个大型医学中心,主要使用测定血浆醛固酮与血浆肾素活性比率(见后述)的筛查结果显示:PA 发病率实际上高于从前的估计。自从引进醛固酮与肾素比率测定作为筛查基本方法以来,五个医学中心的 PA 发病报道增加了 5~15 倍,在所有高血压患者中 PAL 检出率从 3% 至 32% 不等。这种筛查基本方法的应用使更高比例的只有轻微实验室结果异常的 PA 患者得以发现,也说明为何只在 9%~37% 的患者中观察到低钾血症。此外,PAL 亚型的发病率也有了戏剧性改变。在引进醛固酮与肾素比率测定进行筛查之前,2/3 的病例报告称醛固酮分泌型腺瘤(APA)是引发原发性醛固酮增多症的原因,而之后双侧肾上腺增生患者的报告比例显著增加,APA 导致 PA 的发病率降低 9%~50%。然而使用醛固酮与肾素比率测定作为 PA 筛查的基本方法也有异议,而 PA 流行病学发生如此显著的改变,其真实性也受到质疑。

第二节 病因及分类

醛固酮症分为原发性和继发性两大类。

一、原发性醛固酮症

肾上腺皮质球状带本身发生病变,分泌过量的醛固酮,同时又反馈性抑制了肾素的分泌和活性,使人体内分泌代谢发生一系列紊乱,临床表现为特征性高血压和低血钾的综合征。原醛症按其病理又分为以下几种亚型,其中最为常见的是肾上腺皮质醛固酮瘤(APA)和特发性肾上腺皮质增生

509

（IHA，特醛症）。APA 主要为表现为局限性皮质球状带细胞异常增生形成腺瘤并有分泌醛固酮的功能，占原醛症的 60%～70%。这和孔氏综合征是同一个疾病概念。IHA 病理为双侧性肾上腺皮质球状带增生，表现形式可为局灶性、弥漫性或结节样增生。其血浆垂体促肾上腺皮质分泌激素（ACTH）与醛固酮无平行关系。该类型占原醛症的 20%～30%。但是需要注意的是，这两种亚型之间并没有绝对的界限，在临床上发现一个患者往往有这两种不同的病理类型同时存在，如单侧肾上腺腺瘤合并双侧肾上腺皮质球状带增生状态，或者伴有肾上腺皮质球状带结节性增生，该结节可能是功能性的也可能是无功能性的。

还有几种少见的原醛症亚型。①原发性肾上腺皮质增生：病理形态可与特醛症类似，但血浆 ACTH 与醛固酮有平行关系。病因仍可能是肾上腺自身因素所致。②肾上腺皮质腺癌：除分泌醛固酮外，往往同时分泌糖皮质激素和性激素。肿瘤发展快，体积大，预后极差。③糖皮质激素可抑制的醛固酮增多症（GRA）：属常染色体显性遗传疾病，病理上为微结节增生，常伴有性征改变。醛固酮水平与 ACTH 节律平行，但小剂量的地塞米松可使醛固酮分泌受到抑制。④肾上腺外分泌醛固酮的肿瘤：特指肾上腺外的一些肿瘤，其中含有肾上腺皮质细胞，并有分泌醛固酮的功能，临床上也表现为醛固酮增多的相应症状。

二、继发性醛固酮症

肾上腺皮质以外的因素导致肾素-血管紧张素系统兴奋，使血浆醛固酮分泌增多，同时又有较高的血浆肾素活性水平。肾素水平的高低是鉴别原醛症和继发性醛固酮症（secondary aldosteronism，SA，简称继醛症）的主要特征之一。

第三节　发病机制及临床表现

一、高血压

高血压是原醛症最主要和最先出现的症状。高血压一般在中等或稍严重的水平，多为良性高血压，恶性高血压少见，但在儿童，较易出现恶性高血压。患者对一般抗高血压药物的反应甚差。由体检发现的早期原醛症可无高血压表现。高血压原因主要是血浆容量增加和血管阻力增强，后者与血管壁内钠离子浓度增加，对加压物质反应增强有关。因此，原醛症患者的高血压程度与体内可交换的 Na^+ 量有关。高血压之所以不呈恶性型，可能是肾素-血管紧张素系统被抑制，以及体内一些排钠因素如心钠素、激肽-前列腺素系统被激活有关。现在发现有血压正常型原醛症，其机制不明，或许亦和排钠因子被高度激活有关。头痛、乏力、视力模糊等是高血压常见的症状，都不严重，眼底血管改变也很轻，但也可见到 Keith-Wagener Ⅲ 或 Ⅳ 型改变。

二、钠潴留

钠潴留与钾缺失是原醛症的病理生理学基础。水、钠潴留导致细胞外液容量扩张。原醛症患者其钠代谢可以不呈正平衡，无明显钠潴留，血浆容量也不增加，即在大量醛固酮作用下，出现钠"逃逸"现象。可能当机体滞钠到一定程度后，肾脏组织间液的压力增加，降低了肾小管重吸收 Na^+ 的能力，近曲小管处 Na^+ 的重吸收被抑制，还有一些上述的利钠因子被高钠及高血容量所激活，拮抗大量醛固酮的潴钠作用。血钠高时，患者有烦渴症状。

三、低血钾

在无并发症的高血压病例中很少见有自发性低血钾，因此，在高血压患者中见有自发性低血钾或非常容易促发低血钾，或不能解释尿钾排出增多现象时，首先要考虑到原醛症，原醛症钠潴留和血浆容量扩张可出现"逃逸"现象，钾丢失却不能。因钠潴留的"逃逸"现象主要是肾脏近曲小管重吸收钠减少，并不是远曲小管中 Na^+-K^+ 交换减少。醛固酮作用场所在远曲小管，故 Na^+-K^+ 交换继续进行，且高血钠及高血容量激发体内的各种利钠利水因子是针对钠的，对钾并无影响，故钾从尿中丢失是恒定的。低血钾常出现的症状为：肌无力及肌麻痹。

对心脏的影响：心电图变化与低血钾程度有关。可见有轻度心室肥大，ST 段时间延长，T 波增宽、变低或倒置，出现 u 波或 T 波、u 波相连成双峰型。可出现心律失常、期前收缩或阵发性心动过速，严重者可因室性纤颤而发生心源性脑缺氧症候群。

对肾脏的影响：长期缺钾可引起肾小管上皮细胞空泡样变性，表现为肾浓缩功能障碍，患者表现多尿，尤其夜间多尿。烦渴，尿比重低。夜尿增多除肾浓缩功能减退外，还与原醛症患者尿钠排泄的昼夜规律颠倒有关。正常人因体位关系，大多数钠在白天排泄，而原醛症患者大多数钠在夜间排泄，这种肾浓缩功能减退，用抗利尿激素不能奏效。

长期低血钾也影响胰岛素的分泌和作用，在原醛症患者中，约有 25% 空腹血糖升高。

四、酸碱平衡失调

细胞外液钾大量丢失，细胞内钾也丧失，Na^+由细胞内排出的效能明显减低，于是细胞内Na^+及H^+增加，细胞内pH值下降，细胞外液H^+相对减少，呈现碱中毒表现。

细胞外液碱中毒时，Ca^{2+}减少，可出现肢端麻木，手足搐溺。醛固酮还可促进镁的排泄，尿镁增多，血镁降低，更易引起或加重手足搐溺和痛性肌痉挛，Trousseau及Chvostek征阳性。手足搐溺和血钾浓度有关，在低钾明显时，由于神经肌肉应激性降低，手足搐溺较轻或不发生。补钾治疗后，手足搐溺可变得明显起来，此时宜同时补钙甚至补给镁离子。

一些患者还有不同程度的伴有肌无力、痉挛、头痛、心悸、烦渴、多尿或夜尿增多等症状出现。但随着病例积累的增多，临床发现有相当一部分的患者的血压或血钾始终处于正常或临界高限。有报道在归纳诸多关于原醛症与血钾关系后，发现原醛症患者同时有低血钾者，不足50%。疾病典型的临床表现的缺乏，给临床诊断工作带来了困难。

与原醛症相比，继醛症除了高血压、低血钾等特征性症状外，一般还具有其原发疾病的症状，并且具有较高的血浆肾素活性水平。

第四节　诊　断

原醛症的诊断一般分为以下三个步骤：筛选试验、确定诊断和不同亚型鉴别诊断。

一、筛选试验

低血钾是原醛症的晚期特征。有报道人为，早期发现和治疗原醛症，对终末器官的损害程度有明显保护作用，如肾上腺切除手术对原醛症患者的左心室肥厚有明显的改善，而单纯的药物治疗却缺乏该特点。在以前的文献中，认为原醛症患者占同期高血压患者的0.5%~2%左右。目前根据新的统计资料，有较多报道认为高血压患者人群中，原醛症的患者约占10%左右。故采用筛选试验在高血压患者人群中进行早期诊断是有必要的。但为了避免过度检查和医疗资源的浪费，当临床上出现下列情况时，应考虑原醛症的可能，需要进行筛选试验，做进一步检查：①儿童、青少年患高血压；②高血压用一般降压药疗效不显著甚至无效时；③高血压伴低血钾症，如：心电图提示低血钾症；高血压伴

肌无力和周期性麻痹；高血压患者应用利尿剂如氢氯噻嗪后出现肌无力和周期性麻痹；④高血压伴肾功能减退而尿液呈碱性者。

筛选试验选用血浆醛固酮浓度/肾素活性比（PAC/PRA）（aldosterone-to-renin ratio, ARR）的测定。在疾病早期，PAC及PRA均可在正常值范围内，只有当PRA极度抑制时，PAC才明显上升，但两者比例早期即出现改变，较为灵敏，故适用于疾病的筛查。当PAC>15ng/dl以及PAC/PRA>20［其中PAC单位ng/dl，PRA单位ng/(ml·h)］时（也有单位直接采用PAC/PRA>30作为阳性指标），原醛症可疑，须进一步做以下确认试验明确诊断。

为了尽量减小因ARR而导致误诊的风险，在ARR测定作为原发性醛固酮症筛查试验之前还有几个附加步骤需要进行。

1. 采血时患者应为坐位。

2. 应口服补钾以纠正低钾血症，因为低钾时醛固酮分泌减少，导致ARR假阴性。

3. 血浆（或血清）醛固酮浓度（plasma aldosterone concentration, PAC）高于15ng/dl。

4. 抗高血压药物治疗

ARR假阴性：利尿剂（阿米洛利、螺内酯、噻嗪类和髓袢利尿剂）刺激肾素分泌，应在ARR测定前4周停药以减少假阴性出现的机会。二氢吡啶类钙通道阻滞剂可抑制醛固酮和增加肾素分泌，应至少在测定前2周停药。

ARR假阳性：β-肾上腺素能受体阻断剂、可乐定和甲基多巴抑制PRA，应至少在测定前2周停药以减少假阳性结果的出现。

5. 卡托普利试验：血管紧张素转换酶抑制剂和血管紧张素受体阻断剂刺激肾素分泌，应至少在测定前2周停药以减少假阴性结果的出现，对于特发性醛固酮增多症或血管紧张素Ⅱ敏感型腺瘤患者尤应如此。然而数位研究者报告称快速给予单次剂量的卡托普利（测定血浆肾素和醛固酮水平前1~2小时给予25~50mg剂量）能够提高对原发性醛固酮增多症患者的诊断精度，并推荐此法用于筛查。

如需抗高血压药物治疗，维拉帕米和α-肾上腺素能受体阻断剂并不显著影响肾素或醛固酮分泌，因此扰乱ARR测定的可能性较小。

6. 如果ARR筛查试验结果为阳性（>25~50），则应进行盐负荷抑制试验（见后）。

二、确定诊断

由于PAC/PRA测定存在着一定的假阳性率，

故当出现患者 PAC/PRA 比率符合可疑原醛症时，就必须通过以下方法来确认原醛症的诊断，以免造成误诊。

1. 盐负荷试验(醛固酮抑制试验)　最为经典，其敏感性和特异性都比较高。具体方法为：试验前留 24 小时尿测定醛固酮、肌酐、皮质醇和钾、钠等。试验开始患者每餐增加氯化钠 2～3g，或每天进食氯化钠总量达 10～12g(其中钠的摄入量通过对 24 小时尿钠的排出量来控制，需保证大于 200mmol/L)，3 天后清晨留 24 小时尿重复测定上述生化指标。如为原醛症患者，则尿醛固酮>12μg/24h (33.3nmol/L)。由于该试验易致尿钾增多和低血钾，故试验开始前和进行中，需及时监测血钾水平。

2. 肾素活性刺激试验(醛固酮刺激试验)　当患者严重高血压，不宜行抑制试验时可采用本试验。具体方法为：给予低钠饮食或呋塞米 40mg/d，共 3～5 天，造成低钠和血容量不足，测定其血浆肾素活性增加应在 1.64nmol/(L·h)以上，如低于此数值则考虑原醛症之可能。

3. 氟氢可的松抑制试验　在临床需确认原醛症诊断时，目前国际上一般认为氟氢可的松抑制试验最为可信。具体方法为：给予氟氢可的松(0.1mg，4 次/天)以及氯化钠缓释药物(30mmol，3 次/天)，同时给予患者高盐饮食[确保尿钠 3mmol/(kg·24h)]，并适当补钾(保持血钾在 4mmol/L)，四天后于早上 10 点测定直立位抽血，如果直立位 PRA<1.0ng/(ml·h)，上午 10 点可的松血浆浓度测得值低于 7 点测得值，而且上午 10 点血浆醛固酮水平大于 6ng/dl 者为阳性。

综上所述，一位可疑为原醛症的高血压患者，通过上述检查，如证实其血和尿醛固酮水平增高且不受高钠抑制、有自发性低血钾伴尿钾排出增多、血浆肾素活性水平降低且不易被兴奋、糖皮质激素分泌正常，则原醛症的诊断即可基本确立。

三、亚型鉴定

原醛症亚型众多，治疗方法不尽相同，APA 须手术切除瘤体；而 IHA 可以采用药物干预治疗；GRA 可以通过小剂量地塞米松治疗，维持正常状态。故在原醛症的确认诊断明确后，还需要进一步检查，明确其病因，区分其亚型。

在临床工作中主要要区别 APA 和 IHA 两种亚型，临床上一般采用鉴别试验(体位试验、赛庚啶试验)、影像学检查(B 超、CT)、肾上腺静脉导管术这三类方法对两种亚型进行鉴别。

1. 体位试验　患者清晨未起床时采取血标本，起床后站立 4 小时，再采取血标本，同时测定两次血标本中的醛固酮、皮质醇、18-OHP、肾素活性和血钾并进行比较。IHA 患者站立体位时其血肾素活性、醛固酮分泌均升高(至少升高 33%)；而 APA 患者体位试验前后变化不大。

2. 赛庚啶试验　给予患者口服赛庚啶 8mg，于服药前后 30 分钟、服药后 60 分钟、90 分钟、120 分钟分别抽血检测醛固酮值。如血浆醛固酮值下降 0.11nmol/L 以上则该患者为 IHA；如血浆醛固酮值无明显变化，则为 APA。

3. 影像学检查　①肾上腺 B 超扫描检查：简便易行，费用便宜，为临床上常用的肾上腺肿瘤筛查和定位诊断方法。文献报道熟练和有经验的医师可在 B 超上发现直径>1.3cm 的皮质醛固酮瘤，1cm 以下者则显示正确率可能不足 50%。②肾上腺计算机断层扫描(CT)检查：CT 扫描可辨别 0.8～1cm 直径之腺瘤。当发现一侧肾上腺内有直径>1cm 肿物时，对诊断醛固酮瘤有较大价值。当腺瘤突出肾上腺一侧支末端时，表现为类似带柄的"樱桃"征；当腺瘤突出于肾上腺内外支夹角中时，表现为类似于"草莓果"征。腺瘤在平扫和增强时密度均低于肾上腺组织，但肾上腺组织增强后密度增加明显，而瘤体组织仅轻度增加，以此可产生明显对比，提高诊断率。特发性肾上腺皮质增生则显示为双侧肾上腺增大或呈结节样的改变。目前已在临床使用的高分辨率 CT 以及薄层扫描技术(层厚 0.3cm)，检出率更高。皮质腺癌一般体积都较大(直径一般>5cm)，瘤体内多有钙化或液化区，通常都合并有其他脏器的转移灶发现。③肾上腺 MRI 扫描检查：与 CT 相似，无放射性，适用于孕妇等，但价格较贵。④[131]I 胆固醇肾上腺扫描：注射[131]I-6-B 碘甲基-19-去甲胆固醇后，观察双侧肾上腺放射性碘浓集现象，在一般医院的放射免疫室都能完成该项检查。如一侧肾上腺区放射碘浓集，则提示有腺瘤可能；双侧浓集提示双侧腺瘤或增生性改变。⑤肾上腺静脉导管术：超选择性的行两侧肾上腺静脉插管，并分侧收集导管的血标本进行醛固酮的测定。一侧肾上腺静脉血醛固酮是对侧的 2 倍以上，或两侧浓度相差 5.548nmol/L 时，数值高的一例为醛固酮瘤。如两侧肾上腺静脉中血醛固酮浓度均增高，但浓度相差 20%～50%，可诊断为特发性肾上腺皮质增生。此法检验醛固酮含量的正确率较高，但作为常规检查仍有一定争议。部分患者 CT 显示为单侧肾上腺腺瘤患者，经肾上腺静脉导管术检查后，发现存在对侧肾上腺结节性增生即为 IHA 患者，并非单纯 APA。但该检查方法仍属于有创性检查,应该严格掌握检查适应证,不宜作为常规检查项目。⑥ACTH 兴奋试验,如原醛症患者发病年龄小,临床症状较轻,体位试验时血浆醛固酮水平无明显升高且有家族因素时,应不疑是 GRA,可行 ACTH 兴奋试验和地塞米松抑制试验以证实。ACTH 兴奋试验步骤:患者滴注 ACTH 后,醛固酮分泌呈过度增高反应。地塞米松抑制试验:每日予地塞米松 2mg,数日后升高的血醛固酮可降至正常水平,3 周后患者血压可恢复到正常,低血钾亦能得到显著的改善。其后小剂量地塞米松治疗(0.5mg/24h)可维持正常状态。APA 和 IHA 患者只能被地塞米松一过性的抑制,抑制时间短,由此可以与 GRA 相鉴别。

另外,GRA 是一种常染色体显性遗传疾病,国外医院已有相应诊断方法应用的报道,先用长链 PCR 反应试验,如果出现阳性,再加做 Southern Blot 试验进行确认。但此项检查目前在国内还没有应用至临床。

综上所述,对原醛症的亚型的区分,主要通过 CT 和 B 超,辅以 MRI、肾上腺静脉导管术或 ^{131}I 胆固醇肾上腺扫描,一般都能获得较为明确的诊断。

近年来,随着医学影像学的发展和向基层的推广,越来越多的原醛症患者在 B 超或 CT 检查时意外地发现了肾上腺占位,但还尚未出现激素增多导致的临床症状,表现为正常血压、正常血钾或处于临界高值,称为临床前醛固酮增多症,在临床工作

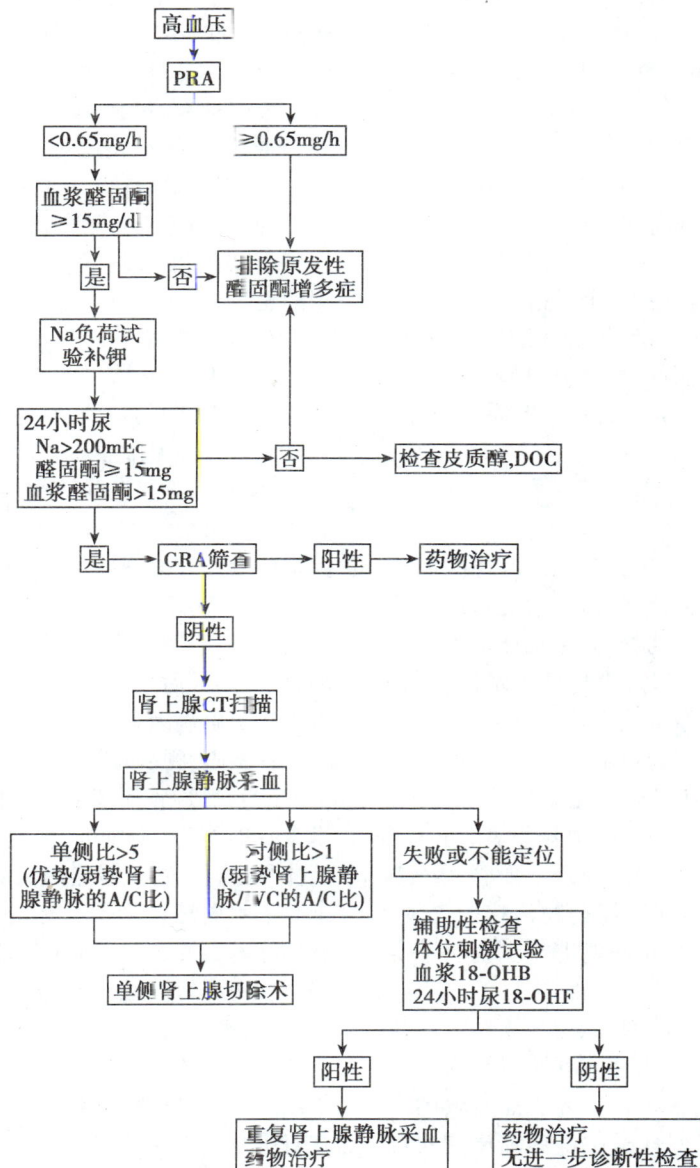

图 10-2-1　醛固酮症的诊断流程

中要注意不能漏诊这部分患者。

四、诊疗流程（图 10-2-1）

图 10-2-1 表示一个诊断系统，当生化筛查试验提示 PAL 时可用来指导治疗。PRA 低 [<0.65ng/(ml·h)] 的高血压患者应测定血浆醛固酮水平，在血压难以控制时更应如此。ARR 值高于 25~50 的患者应进行钠负荷试验，随后反复测定血浆或 24 小时尿醛固酮水平。钠负荷试验抑制醛固酮无效可诊断为原发性醛固酮增多症。为除外 GRA，应进行嵌合基因筛查，特别对于具有早期发作的高血压、中风或主动脉壁夹层形成的个人史或家族史的患者，如果结果为阴性，应行肾上腺静脉采样。肾上腺影像检查多行 CT 扫描，虽不能可靠地除外或证实 APA 诊断，但可帮助放射医师介入鉴别解剖标志，故属合理应用。不管肾上腺放射影像表现如何，只要单侧比值阳性或不太可靠的对侧比值阳性即提示病变属于外科手术可治范畴。若肾上腺静脉采样失败或结果无确诊作用，体位刺激试验阳性伴 18-羟皮质固酮和 24 小时尿 18-羟皮质醇水平升高则强烈提示患者属外科手术可治疗的诊断分型。对此分型的治疗，常先行 6~12 个月盐皮质激素受体拮抗剂药物治疗（如螺内酯、依普利酮），停药 4~6 周后再次进行肾上腺静脉采样测定。肾上腺切除术应在充分控制血压和纠正低钾血症数周后进行。

第五节 治 疗

对原醛症的治疗，取决于其病因。其中醛固酮腺瘤应该首选手术切除治疗；特醛症可通过药物治疗或先手术治疗然后辅以药物；如果临床上难以确定是醛固酮瘤还是特醛症时，应积极手术探查；肾上腺皮质腺癌则须作肿瘤根治性切除，必要时同时行肿瘤周围区域的淋巴结清扫术（详见有关章节）。有报道称，原醛症患者有明显高血压症状者，其心血管损害要明显大于同期普通高血压患者，而且原醛症患者行肾上腺切除后一年，发现心血管系统损害出现明显好转，但是单纯服用药物治疗的患者，却没有相应变化。这些研究发现进一步说明手术治疗对原醛症患者的重要性。

对继醛症的治疗，主要治疗其原发疾病。对球旁细胞瘤、肾母细胞瘤等患者手术切除肿瘤后其醛固酮的分泌即可快速趋于正常。继醛症所致的高血压、低血钾、水肿及代谢性碱中毒等临床症状可予以相应的对症处理，如采用低钠饮食，补充钾盐，应用醛固酮拮抗剂等药物，常可控制其症状。

一、手术治疗

1. 围术期处理

（1）纠正电解质紊乱，使血钾恢复正常服用螺内酯（安体舒通）40~60mg，3 次／日，并给予低盐饮食，同时每日补钾 4~6g，一般两周左右可以基本纠正。

（2）降血压：使用螺内酯后 1 周血压未明显下降者，可加用复降片、卡托普利、依那普利等药物。

（3）补充激素：对于醛固酮瘤患者手术中、后应适当适时地补充皮质激素，特别是对于拟行肾上腺全切除或次全切除术者，以免出现肾上腺危象。

（4）术前其他准备情况：全面了解患者的心肺功能、肝肾功能等情况，出现心律不齐等情况时，需及时用药至心电图恢复正常才考虑手术治疗。预防感染，同时给予患者营养支持等。

（5）术后处理：由于肾素-血管紧张素-醛固酮轴的长期抑制，醛固酮瘤切除后的患者储钠能力差，需要适当的补充氯化钠，并及时地监测血电解质水平，作为术后补液的依据。特醛症患者术后高血压、低血钾等未明显改善者，仍需继续药物治疗。皮质癌患者，根治切除肿瘤并清扫术后，应配合正规的化疗、放疗。

2. 手术方式

（1）开放性手术：开放手术可以选择 11 肋间切口或经 12 肋切口，也可选择经腹切口。可根据腺瘤的大小及病情具体情况，分别选择腺瘤剜除术、腺瘤及部分肾上腺切除术、肾上腺一侧切除术、肾上腺次全切除术、肾上腺全切除术。一侧腺瘤剜除术应动作轻柔，避免肾上腺水肿、渗血；部分肾上腺切除术，剩余的肾上腺应该妥善止血，切缘行扣锁缝合；一侧肾上腺切除术，应先从外侧与上极游离肾上腺，最后处理内侧和肾上腺静脉；肾上腺探查未能明确病因者，术中行双侧肾上腺组织快速冰冻切片检查，视病理结果而定。

（2）腹腔镜手术：与开放手术相比，腹腔镜手术具有损伤小、出血少、恢复快等优点。特别是对于体积小、位置深、暴露困难的肾上腺，经腹腔镜肾上腺手术更被认为是金标准术式。腹腔镜下肾上腺切除术主要通过经腹腔和经腹膜后两种手术径路。经腹膜后路径比经腹腔路径，出血量、术后疼痛更少，患者恢复更快，但对手术者的要求更高，因为缺乏熟悉的解剖标志以及更为狭小的操作空间等因素。术中注意腹腔镜下先暴露上半部分肾脏，在肾脏内上方深处寻找到肾上腺组织和醛固酮瘤体，分离时应注意严格止血，如出现出血不易止住，特别是可疑肾上腺静脉结夹滑脱或损伤腔静脉时，应及时转为开放手术。

在肾上腺切除术中使用显微腹腔镜器械,只需2个2mm和1个5mm直径的操作孔径,对患者的创伤更小。微创手术切除肾上腺的开展,患者恢复快,大大缩短了住院时间。国外更是出现了门诊腹腔镜下肾上腺切除术,而且报道的病例中无需二次入院手术的病例,深受患者欢迎。

虽然超过90%的患者的血压在术后得到控制,仍有40%~10%的患者需要抗高血压药物治疗。与单侧肾上腺切除术后持续高血压相关的因素包括年龄大于50岁、高血压持续时间、血清肌酐浓度升高、有直系亲属患高血压以及术后进行两种以上抗高血压药物治疗等。

二、药物治疗

在过去的30多年间,螺内酯作为非选择性醛固酮受体拮抗剂一直是原醛症的首选用药。起始剂量为饭后25~50mg,2次/天,可逐渐增大到200mg,2次/天。在服药期间,须经常检测血压、血电解质和血肌酐等指标。但由于该药对醛固酮受体的非选择性,带来了一些不良反应,如:痛性男性乳房发育、男性勃起功能障碍、女性月经不规则等。

2002年9月,美国FDA批准了依普利酮用于治疗高血压。依普利酮是类固醇类的高度选择性盐皮质激素受体竞争性拮抗剂,最近被批准用于原发性高血压治疗。与螺内酯相比,该药与雄激素受体亲和力为0.1%,而与孕酮受体亲和力小于1%,尽管有报告称依普利酮治疗原发性高血压有效,副作用与安慰剂相似,但尚未发表该药与螺内酯在原发性醛间酮增多症患者中的对比研究。依普利酮起始剂量为50mg,2次/天,最大剂量为200mg,2次/天。

对于螺内酯和依普利酮不能耐受的原醛症患者,可以选用阿米洛利来纠正血钾。用法为5~15mg,2次/天。若用小剂量氢氯噻嗪,能改善原醛症患者的高血容量状态,提高阿米洛利的疗效。

二氢吡啶类钙通道阻滞剂可快速降低本综合征患者的血压和醛固酮分泌。然而其他长期研究未能证实单一使用硝苯地平治疗可取得这些良好效果。酚妥拉明无快速降压效果,α-肾上腺素能受体阻滞剂的作用尚未明确。然而使用哌唑嗪对低肾素型原发性高血压进行长期治疗有效,提示α-肾上腺素能受体阻滞剂可能在PAL治疗中起到辅助作用。

对于特醛症患者的高血压,可以选用血管紧张素转换酶抑制剂(ACEI)类和血管紧张素受体拮抗剂类降血压药物。不能手术或手术切除后复发的皮质癌患者可以应用双氯苯二氯乙烷,用药后可致肾上腺皮质组织萎缩坏死,可延长患者生存期。

（张骞　金杰）

参 考 文 献

1. 杨勇,李虹.泌尿外科学.北京:人民卫生出版社,2008:545-551.

2. Wein,Kavoussi,Novick,et al. 坎贝尔泌尿外科学.第9版.北京:北京大学医学出版社,2009:1946-1957.

3. 吴阶平,郑崇达,张祖豹.吴阶平泌尿外科学.济南:山东科学技术出版社,2004:1655-1669.

4. Espiner EA,Ross DG,Yandle TG,et al. Predicting surgically remediable primary aldosteronism:role of adrenal scanning, postural testing, and adrenal vein sampling. J Clin Endocrinol Metab,2003,88(8):3637-3644.

5. Stowasser M,Gordon RD. Primary aldosteronism. Best Practice Research Clinical Endocrinology Metabolism,2003,17(4):591-605.

6. Mulatero P,Stowasser M,Loh KC. Increased diagnosis of primary aldosteronism, including surgically correctible forms, in centers from five continents. J Clin Endocrinol Metab,2004,89(3):1045-1050.

7. Stowasser M,Gordon RD. Primary aldosteronism-careful investigation is essential and rewarding. Molecular and Cellular Endocrinology,2004,217(1-2):33-39.

8. Mulatero P,Dluhy RG,Giacchetti G,et al. Diagnosis of primary aldosteronism:from screening to subtype differentiation. TRENDS in Endocrinology and Metabolism,2005,16(3):114-119.

9. Stowasser M. Primary aldosteronism. Best Practice & Research Clinical Endocrinology & Metabolism,2003,17(4):591-605.

10. Stowasser M,Gartside MG,Gordon RD. A PCR-based method of screening individuals of all ages, from neonates to the elderly, for familial hyperaldosteronism type I Australian and New Zealand Journal of Medicine,1997,27(6):685-690.

11. Young WF Jr. Primary aldosteronism-treatment opions. Growth Hormone &IGF Research,2003,13(Suppl A):S102-108.

12. Malcolm Ht,Wheeler MD,Dean A,et al. Diagnosis and management of primary aldosteronism. World J Surg,2003,27(6):627-631.

第三章　儿茶酚胺症

第一节　概　论

儿茶酚胺症是嗜铬细胞瘤（pheochromocytoma，PHEO）、副神经节瘤（paraganglioma，PGL）与肾上腺髓质增生（adrenal medullary hyperplasia，AMH）所表现出的因分泌过量儿茶酚胺（catecholamine，CA）引起的相似的临床症状的统称。一般认为，凡是可以分泌大量儿茶酚胺，血中儿茶酚胺浓度增高，引起高血压、高血糖、高代谢等临床症状的疾病，都属于儿茶酚胺症的范畴。

对儿茶酚胺症认识最早、最深的疾病是嗜铬细胞瘤，它是第一种在肾上腺发现的肿瘤。Felix Frankel 于 1886 年第一次描述了此病的一个死亡病例，该患者死于高血压、循环衰竭，尸体解剖发现双侧肾上腺肿瘤。这种髓质起源的肿瘤能被重铬酸钾染成黄色或褐色，因此称之为嗜铬细胞瘤。对于嗜铬细胞瘤切除术的尝试，在 20 世纪初早就进行，但未成功。1926 年，Cesar Roux 首次成功切除嗜铬细胞瘤，但术前他并不知道患者的诊断。20 世纪 50 年代之前，嗜铬细胞瘤外科切除的手术风险很大，死亡率超过 25%。直到 60 年代以后，α-受体阻断剂酚妥拉明、酚苄明和 β-受体阻断剂普萘洛尔应用于嗜铬细胞瘤患者的围术期处理，手术安全性显著提高。

对儿茶酚胺症的定性检查在该病认识的初期阶段一无所知。后来发现 70% 以上的嗜铬细胞瘤患者合并高血压的症状，提出继发性高血压可提示此病。20 世纪 30 年代以后，陆续开展各种功能试验如：冷加压试验、磷酸组胺试验、胰高血糖素试验、可乐定试验等，对该病的诊断有提示意义，但精确度不高，而且危险性大，可引起高血压危象、严重高血压、心律失常等，故现已废弃。酚妥拉明试验等抑制试验有一定的特异性。直至尿中儿茶酚胺及其代谢产物测定在临床中的广泛应用以及血中各种加压物质的定量分析，才使得儿茶酚胺症定性诊断的准确性明显提高。而内分泌肿瘤的实验室检查以及遗传学检查的开展对于恶性嗜铬细胞瘤、家族性嗜铬细胞瘤、遗传性嗜铬细胞瘤等特殊类型的儿茶酚胺症的诊断具有决定性的意义。

对于儿茶酚胺症的定位检查，早期开展了腹平片加静脉尿路造影、腹膜后空气造影，只有极少数患者得以诊断，腔静脉分段采血对该病的具体定位意义也不大，而且创伤较大、费用高，目前这些检查已基本淘汰。具有里程碑意义的是 B 超、CT、MRI 等影像学检查的应用，使其诊断的准确率达到 90% 以上。20 世纪 80 年代以后发展起来的定位核素诊断方法如^{131}I-间位碘苄胍（^{131}I-MIBG）和^{123}I-间位碘苄胍（^{123}I-MIBG）闪烁扫描以及正电子发射断层扫描术（PET）、生长抑素受体（SSR）显像则更加提高了诊断的敏感性和特异性。

儿茶酚胺症围术期处理在早期因对此病的病理生理学改变认识肤浅，诊断水平不高，多为探查性手术，所以术前无药物扩容准备。后来应用的普通降压药以及术前输血、输液扩容处理，效果并不理想。直至 20 世纪 60 年代，α-受体阻滞剂、β-受体阻断剂、钙离子通道阻滞剂及转化酶抑制剂的配合使用，才显著提高了手术的安全性，使其疗效以及预后得到极大提高。

第二节　嗜铬细胞瘤/副神经节瘤

嗜铬细胞瘤（pheochromocytoma，PHEO）是起源于肾上腺髓质嗜铬细胞的肿瘤。它持续或间断分泌大量儿茶酚胺类物质，导致高儿茶酚胺血症，从而引起高血压以及多个器官功能和代谢紊乱。副神经节瘤（paraganglioma，PGL）：起源于肾上腺外的嗜铬细胞的肿瘤，包括源于交感神经（腹部、盆腔、胸部）和副交感神经（头颈部）者。前者多具有儿茶酚胺激素功能活性，而后者罕见过量儿茶酚胺产生。

一、病因

嗜铬细胞瘤作为一种较少见的继发性高血压

病,其病因及发病机制尚不清楚。部分患者如家族性嗜铬细胞瘤、多发性内分泌腺瘤病Ⅱ型、Von Hip-pel-Linclau 病、遗传性嗜铬细胞瘤-副神经节瘤综合征已证实与遗传有关,其致病基因已明确定位。

二、流行病学

综合大量流行病学调查统计,嗜铬细胞瘤年度平均发病率为 2.1/100 万人 ~9.5/100 万人,尸检发现率为 0.09% ~0.25%,人群中 50% ~75% 的 PHEO/PGL 未被诊断。发病率女性与男性无明显差别。嗜铬细胞瘤可发生在任何年龄,最小年龄为 5 个月,最大为 82 岁,但绝大多数发生于成年人。20 ~50 岁为此病的高发年龄。家族性肿瘤更常见于年轻人。其中"偶发瘤"占 1.5% ~18%,一般是因为其他疾病的检查中或健康体检时发现的。PGL 占全部嗜铬细胞肿瘤的 15% ~24%。

嗜铬细胞瘤以往习惯被称为"10% 肿瘤",因为嗜铬细胞瘤的很多特性如双侧发生、肾上腺外、恶性嗜铬细胞瘤、多发性、家族性以及儿童嗜铬细胞瘤均约占嗜铬细胞瘤病例的 10%。近年来,由于采用了各种先进诊断技术,以往不易确诊的肾上腺外肿瘤,双侧瘤,多发瘤等检出率增高,都远远超过了 10% 的概率。所以,简单地把嗜铬细胞瘤概括为 10% 肿瘤已经不合时宜。有统计资料证明肾上腺内单发性嗜铬细胞瘤占 60% ~80%。

三、病理和病理生理学

PHEO/PGL 主要源自肾上腺髓质,9% ~24% 来源于肾上腺外,其中 95% 以上位于腹部和盆腔。PHEO/PGL 的病理可分为良性及恶性两类,PHEO 中 90% 以上为良性肿瘤,PGL 中 60% ~70% 为良性肿瘤。肿瘤直径一般在 3 ~5cm,也可超过 10cm,重量 5 ~4000g。一般呈圆形或卵圆形,表面光滑,有完整包膜,血供丰富。肿瘤可因主要营养血管梗塞而中心退行性囊变,也可因出血而瘤内形成血肿,肿瘤的大小并不与功能大小成正比。恶性肿瘤转移多见于淋巴结、肝、骨、肺等部位。

显微镜下肿瘤组织呈巢状或梁状结构或二者的混合。肿瘤细胞拉长、多形性,形成条索状或滤泡状,胞质颗粒显著,有明显的核仁。部分病例可见到核内包涵体。基质血管丰富。特异性诊断通常要根据细胞形态学及免疫组织化学证实。传统的银染和嗜铬反应并不具有特异性。

仅根据病理切片上的组织形态来决定 PHEO/PGL 的良恶性是比较困难的。往往在镜下呈恶性

改变的肿瘤,临床上却呈良性病程。相反,有的肿瘤呈良性改变,但术后 1 ~6 年可复发。恶性嗜铬细胞瘤在没有嗜铬组织的区域出现嗜铬细胞(转移灶),如骨、淋巴结、肝、肺等。局部浸润和肿瘤细胞分化程度均不能用于区分嗜铬细胞瘤的良恶性。

PHEO/PGL 主要分泌儿茶酚胺(CA)包括去甲肾上腺素(NE)和肾上腺素(E),极少数可分泌多巴胺。儿茶酚胺通过肾上腺素能受体对心血管系统、平滑肌、神经内分泌系统起广泛的生理作用。肾上腺素能受体可分为 α 及 β 两大类。α 受体兴奋时使血管收缩,消化道及膀胱的括约肌收缩,竖毛肌收缩,瞳孔散大,上睑收缩和中枢神经兴奋等。α 受体有 α_1 和 α_2 两种,α_1 受体位于突触后,兴奋时血管平滑肌收缩,阻力增加,血压升高。α_2 受体位于突触前,兴奋时抑制去甲肾上腺素从神经末梢释出,使血管扩张,血压下降。β 受体使血管扩张,子宫松弛,支气管平滑肌扩张,对心脏可增加心肌收缩力、加快心率等。β 受体也有 β_1 和 β_2 两种。β_1 受体使心脏兴奋、肠管抑制、脂肪分解,β_2 受体使支气管平滑肌扩张、血管抑制、糖原分解。肾上腺素有兴奋皮肤、黏膜、肾脏血管受体的作用,它又有兴奋骨骼肌血管以及心肌 α 受体的作用。降低周围血管阻力,增加心率、心输出量和脉压,使瞳孔扩大、上睑收缩、血糖及游离脂肪酸上升、氧耗量增加,药理剂量可抑制各种过敏反应,使支气管扩张等。去甲肾上腺素主要是兴奋 α 受体,是皮肤、黏膜、肾、脑、肝、骨骼肌等血管收缩,阻力增加,血压上升。它也能兴奋心肌 β 受体使冠状动脉扩张,血流量增加。

PHEO/PGL 还可分泌其他激素或多肽如 ACTH、血管活性肠肽、神经肽 Y、心房利钠素、生长激素释放因子、生长抑素、甲状腺素相关肽、白细胞介素-6 等而引起不同的临床症状。

CA 可被交感神经末梢再摄取而被灭活,也可转化为无活性的代谢产物,或经肾脏排泄灭活。NE 和 E 在儿茶酚-氧-甲基转移酶(COMT)作用下,分别被降解为 3-甲氧基去甲肾上腺素(normeta-nephrine,NMN)及 3-甲氧基肾上腺素(metanephrine,MN),并经单胺氧化酶(MAO)的作用生成终产物香草基扁桃酸(urinary vanillylmandelic acid,VMA)。CA 的这种代谢途径在也存在于嗜铬细胞瘤的瘤细胞内。甲氧基肾上腺素类物质(metanephrines,MNs)包括 MN 和 NMN。

四、临床表现

PHEO/PGL 症状多变,高血压是最常见的临床

症状,可伴有典型的头痛、心悸、多汗"三联征",但同时出现以上三个症状的不多见,少数不典型病例其他症状的严重性可能掩盖了高血压症状,形成特殊临床类型,容易被误诊。高儿茶酚胺血症影响机体的代谢以及造成全身血管和各器官损害,从而引起一系列临床症状。

(一) 高血压

本病最常见、最主要的临床表现为高血压,发生率为80%～90%。50%～60%为持续性,40%～50%为发作性,10%～50%可出现直立性低血压,5%血压正常。

1. **阵发性高血压** 此型具有特征性,患者平时血压正常,可由体位突然改变、腹压突然增高压迫肿瘤、吸烟、焦虑或有创性操作及某些药物治疗等引发。发作血压200～300/130～180mmHg。可伴有剧烈头痛、面色苍白、大汗淋漓、心动过速等临床综合征。发作频率可由1年1～2次到1天内频繁发作。

2. **持续性高血压** 为持续性儿茶酚胺分泌所致。约3/5～2/3患者为此种类型。持续性高血压型患者血压虽有波动,但波动幅度不大,一般患者本人感觉不到这种变化。其伴随的特殊临床征候群亦不明显。少数患者高血压程度可能很重,高达200/140mmHg以上。相当一部分患者病情发展迅速,呈急进性高血压。病程演进快,有严重高血压改变并伴有进行性心、肾、脑损害。患者最终可能发生卒中或心肌梗死。

(二) 心血管系统

1. **低血压、休克** 嗜铬细胞瘤患者不但可以出现高血压,而且可以发生低血压,甚至休克。其原因可能为:①高儿茶酚胺血症引起末梢血管持续强烈收缩,组织缺血、缺氧,毛细血管通透性增加,血浆容量降低,在儿茶酚胺作用去除时,血管扩张,因血容量不足而致血压降低;②心力衰竭或严重心律失常导致心排量减少;③部分患者肿瘤主要分泌肾上腺素,兴奋了β-受体,促使血管扩张。

2. **心律失常** 常见的有期前收缩、阵发性心动过速、心室纤颤等,部分患者有时出现心动过缓。

3. **急性心肌梗死** 高儿茶酚胺血症可影响冠状血管循环而导致心肌缺血。当阵发性高血压发作时,大量儿茶酚胺入血,引起冠状动脉持续性收缩,从而引起急性心肌梗死。

4. **心力衰竭** 主要表现为急性左侧心力衰竭、肺水肿。引起心力衰竭的原因是:①高血压、心脏负荷过重;②高儿茶酚胺性心肌病;③冠状血管

循环障碍,心肌缺血甚至梗死。

(三) 头痛、心悸、出汗

为大量儿茶酚胺突然释放入血所致。患者常伴面色苍白、震颤、恶心、衰弱和难以描述的紧缩感,从下腹开始,上升至颈胸部,最后至头部。患者可表现焦虑和恐惧感,发作终止时可出现迷走神经兴奋症状,如面颊及皮肤潮红、全身发热、流涎、瞳孔缩小等,有时会误诊为神经功能性疾病。已经证实的是,根据高血压并伴有头痛、心悸、出汗三联征诊断嗜铬细胞瘤的特异性为93.8%,敏感性为90.9%。

(四) 局部症状

少数患者可出现腰腹疼痛,疼痛一般为钝性,程度较轻。肿块一般很难触及,当肿瘤很大,直径>10cm时,可在季肋区扪及肿块。部分嗜铬细胞瘤患者肿瘤很大却没有高血压等症状,称之为"无功能"或"静止型"嗜铬细胞瘤。对于这部分患者,局部症状可能为其就诊的唯一症状。当肿瘤内破裂出血时,可出现剧烈绞痛,呈类似肾绞痛的急腹症情况。

(五) 代谢紊乱

儿茶酚胺刺激胰岛α受体,使胰岛素分泌下降,作用于肝脏α、β受体及肌肉的β受体,使糖异生及糖原分解增加,周围组织利用糖减少,因而血糖升高或糖耐量下降。儿茶酚胺还能促进垂体TSH及ACTH的分泌增加,使甲状腺素及肾上腺皮质激素的分泌增加,导致基础代谢增高,血糖升高,脂肪分解加速,引起消瘦。少数患者可出现低血钾,应与原发性醛固酮增多症相鉴别,并应警惕MEN-Ⅱ和恶性嗜铬细胞瘤可能。

(六) 神经系统

神经系统症状主要表现为精神症状、恐慌、极度焦虑,也可表现为脑出血、脑栓塞的症状。少数患者智力减退,这可能与肾上腺素进入网状结构长期兴奋大脑皮质有关。

(七) 消化系统

部分嗜铬细胞瘤患者可出现消化道症状,表现为:①腹胀、消化不良;②便秘;③消化道出血及急腹症:去甲肾上腺素可导致胃肠道壁内血管增殖性或闭塞性动脉内膜炎,从而引起肠坏死、出血、溃疡等,溃疡破裂穿孔后,可引起腹膜炎以及剧烈腹痛;④胆石症:嗜铬细胞瘤患者发生胆石症的概率较大,这可能与儿茶酚胺致胆囊收缩减弱、胆囊管口括约肌张力增强从而引起胆汁潴留有关。

（八）泌尿系统

主要表现为肾功能损害。病程久、病情严重者，肾内血管损害，晚期可出现肾衰竭。有报道肾动脉旁肿瘤压迫肾动脉而致使肾动脉狭窄者。膀胱内嗜铬细胞瘤患者可出现血尿，排尿时可诱发高血压发作。

（九）血液系统

嗜铬细胞瘤可分泌红细胞生成素（EPO）样物质而刺激骨髓，引起红细胞及白细胞增多。

五、诊断

嗜铬细胞瘤的诊断主要是根据临床表现对可疑的患者进行筛查，再进行定性、定位诊断等，对于有遗传倾向者尚需基因筛查。

（一）可疑病例的筛查

1. 对高血压患者，尤其伴有头痛、心悸、大汗等三联征的高血压者；顽固性高血压者；血压易变不稳定者；麻醉、手术、妊娠中血压升高或波动剧烈者；不能解释的低血压者。
2. PGEO/PGL 家族遗传背景者。
3. 肾上腺偶发瘤。
4. 特发性扩张型心肌病。

（二）定性诊断

由于假阳性、假阴性结果直接影响患者的治疗及预后，因此，高敏感性的检查方法是筛选试验的最佳选择。实验室测定血浆和尿的游离 CA 及其代谢产物如 VMA 是传统诊断嗜铬细胞瘤的重要方法。肿瘤释放 CA 呈间歇性，直接检测 CA 易出现假阴性。但 CA 在肿瘤细胞内的代谢呈持续性，其中间产物如 MNs 缓慢释放入血。血浆游离 MNs 和尿分馏的 MNs 的诊断敏感性优于 CA 的检测。

1. **24 小时尿 CA**　是目前定性诊断的主要生化检查手段，敏感性 84%，特异性 81%，结果阴性而临床高度怀疑者建议重复多次检测。

2. **血浆 CA**　血浆 E 及 NE 的测定受很多因素影响，因此假阳性率较高。E 和 NE 是主要的应激激素，任何应激状态包括紧张、恐惧、体位改变都可导致其大量释放。某些药物如大多数降压药和外源性儿茶酚胺类药物或食物如咖啡、巧克力等亦可影响儿茶酚胺类激素的释放及代谢，从而影响检测结果。

3. **血浆游离 MNs**　检测 MN 和 NMN，两者为 E 和 NE 的甲基衍生物。敏感性 97%～99%，特异性 82%～96%，适于高危人群的筛查和监测。阴性者几乎能有效排除 PHEO/PGL，假阴性率仅 1.4%，

无症状的小肿瘤或仅分泌多巴胺者，可假阴性。

4. **尿 MNs 检测**　有研究发现在部分无功能或隐匿型嗜铬细胞瘤患者中，MN、NMN 升高是提供诊断证据的唯一生化结果。鉴于有些嗜铬细胞瘤不分泌儿茶酚胺而直接分泌其代谢中间产物 MNs，其可作为诊断嗜铬细胞瘤的较佳指标。

5. **尿甲氧-4-羟杏仁酸**（vanillylmandelic acid，VMA）　敏感性仅 46%～67%，假阳性率 41%，但特异度高达 95%。24 小时尿 VMA 测定经济、简便、阳性率高，常作为定性诊断的主要指标。但尿 VMA 检查也可受药物、测定时机体状态等多种因素影响。因此，应反复测定，一般连续 3 天检测，可明显提高其精确度。

6. **血浆 ACTH**　除垂体外，嗜铬细胞瘤细胞也能合成 ACTH，表现为异位 ACTH 肿瘤。通过研究不同种类嗜铬细胞瘤免疫组化时发现，恶性肿瘤 ACTH 过度表达明显高于良性，家族性高于散发病例。ACTH 的高表达提示恶性嗜铬细胞瘤。

（三）定位诊断

目前最好的定位方法是先进行全身的肿瘤筛选定位，然后对肿瘤所在的具体部位行 MRI 或 CT 检查以获得更精确的定位并了解其毗邻关系。这种方法能定位大多数嗜铬细胞瘤。

1. **CT 平扫+增强**　是首先推荐的检查。CT 扫描具有密度分辨率高以及横断面扫描、容积扫描等特点，在确定肿瘤位置、形状、大小、血供以及与周围组织关系、有无转移等方面能提供直接详细的资料，能较好显示肾上腺及其病变，对肾上腺内嗜铬细胞瘤检出率为 90%～100%，因此被认为是肾上腺嗜铬细胞瘤定位诊断的金标准。计算机断层扫描三维成像为了解肿瘤的立体形态、血管分布以及周边关系提供了更直观准确的资料。肿瘤在 CT 检查中表现为肾上腺区圆形、椭圆形或分叶状肿块，CT 值 30～60Hu，较大肿瘤中央区可见液化、坏死的低密度区，部分肿瘤呈囊性改变，有钙化灶；增强后肿瘤强化明显，周边尤甚，中央增强不明显。

2. **MRI**　是一种安全、定位较可靠的一种检查方法，对嗜铬细胞瘤的检出率与 CT 相同。虽然对肾上腺嗜铬细胞瘤的检出率略低于 CT，但 MRI 对肾上腺外嗜铬细胞瘤的检出率要明显高于 CT。嗜铬细胞瘤的 MRI 特征为：信号不均匀、T1WI 多为低信号、T2WI 为特征性高信号，强化明显，较大者可见中央区坏死的改变。MRI 对肾上腺小肿瘤及肾上腺外嗜铬细胞瘤具有较高的诊断价值，对恶性嗜铬细胞瘤的诊断有一定意义。推荐以下情况代替

CT作为首选定位方案；CT造影剂过敏者；临床高度怀疑嗜铬细胞瘤但CT阴性者；肿瘤与周围大血管关系密切，评价有无血管侵犯。

3. B超 B超对直径超过1.0cm的肿瘤检出率接近100%，但对肾上腺外和小于1.0cm肿瘤的诊断仍较困难。肾上腺嗜铬细胞瘤的典型声像图特征为：肾上腺的中等大小肿块，呈圆形或类圆形，边界回声强而清楚，形态规则；较小肿块内部回声低而均质，较大肿块回声不均，中心常可见液化坏死形成的不规则暗区，实性部分血流信号较为丰富，肿块后方回声稍衰减或不变。局限性：敏感性低，但因为其简便、无创、价格低廉，可作为初筛检查，但不推荐用于定位。

4. 同位素间位碘苄胍（Meta-iodobenzylguanidine，I-MIBG） ^{131}I-间位碘苄胍（^{131}I-MIBG）是胍乙啶的芳烷衍生物，结构与去甲肾上腺素相似。MIBG可被肾上腺髓质和交感神经元摄取并储存，很少被代谢，亦不与受体结合而产生类似去甲肾上腺素的药理作用。^{131}I-MIBG检查前1～2周停用影响MIBG摄取的药物如利血平、可卡因、胰岛素及α-神经元阻断剂等，并口服碘化钾饱和溶液封闭甲状腺以减少碘对甲状腺的照射损伤。于注射^{131}I-MIBG后连续3天进行显像。正常肾上腺髓质在给予标准剂量^{131}I-MIBG（18.5MBq）后通常不显影，轻微显影者10%～16%。多数嗜铬细胞瘤在24小时显影，因肿瘤摄取消失较正常组织慢，故延迟显像更为清晰。有学者认为7天后重复扫描更有利于诊断。

^{131}I-MIBG显像反映的是嗜铬细胞瘤细胞数量的多少，并不受肿瘤有无分泌功能限制而直接判断是否有嗜铬细胞存在，具有特异性强、创伤小等优点，特异性可达95%～100%，敏感性为78%～90%。因此，它对嗜铬细胞瘤的定性及定位有重要的临床应用价值。对肾上腺外、转移或复发肿瘤的敏感性明显高于CT和MRI。

^{131}I-MIBG显像也存在一定的假阳性和假阴性，应用^{123}I-间位碘苄胍（^{123}I-MIBG）扫描为外科医生提供更优良的图像质量并降低了假阴性率，其敏感度和阳性预测值以及放射量测定值较高，检测效率亦高。更重要的是它能进行单光子发射计算机断层扫描，提供肿瘤三维空间的界限。但是，^{123}I-MIBG半衰期短而且非常昂贵，目前在国内无法开展。

MIBG显像可用于：①肾上腺外嗜铬细胞瘤；②无功能嗜铬细胞瘤；③鉴别良恶性嗜铬细胞瘤；④了解术后组织残留以及复发情况；⑤了解病变摄

取MIBG情况，为^{131}I-MIBG治疗作准备。

5. 正电子发射断层扫描术（PET） PET是利用正电子发射体标记的葡萄糖、氨基酸、受体的配体等为示踪剂，以功能图像方式，从分子水平显示机体及病灶组织细胞的代谢、功能、受体分布情况。PET常用的放射性核素主要有^{11}C、^{13}N、^{15}O和^{18}F。用于嗜铬细胞瘤定位诊断的PET技术包括以下几种。

（1）2-氟-18-氟-2-脱氧-D-葡萄糖（2-Fluorine-18-Fluoro-2-deoxy-D-glucose，^{18}F-Fluorodeoxyglucose，^{18}F-FDG）是葡萄糖的类似物，进入细胞后不能代谢而滞留在细胞内。在葡萄糖代谢平衡状态下，其滞留量与组织细胞葡萄糖消耗量大体一致，故可反映葡萄糖利用状况。^{18}F-FDG目前是最常用的PET示踪剂。^{18}F-FDG PET的敏感性据报道低于MIBG，但MIBG结果阴性的嗜铬细胞瘤可被^{18}F-FDG PET成功定位。因此，很多学者认为这两种方法在嗜铬细胞瘤的诊断中互为补充。由于FDG同时可被其他糖代谢增高的组织摄取，因此^{18}F-FDG PET诊断嗜铬细胞瘤的特异性较低。当高度怀疑嗜铬细胞瘤而MIBG扫描阴性时，^{18}F-FDG PET可做为探查的二线方法之一。

（2）11-碳羟基麻黄素（^{11}C-hydroxyephedrine，^{11}C-HED）是儿茶酚胺类似物，可聚集在交感神经分布的器官如心脏和肾上腺髓质。HED的摄取反映儿茶酚胺的转运、储存和神经元的再摄取。研究发现，^{11}C-HED PET诊断嗜铬细胞瘤的敏感性为91.7%，特异性为100%，均较MIBG更优越，它比^{131}I-MIBG能发现更多的病灶，而且影像对比度更好。但是^{11}C半衰期短（20分钟），全身扫描比较困难，当需要识别肾上腺外或恶性嗜铬细胞瘤转移灶时，其应用受到限制。此外使用^{11}C作为放射性核素的PET检查中心必须具备独立的回旋加速器生产此短半衰期放射性示踪剂，故^{11}C-HED PET技术还未被广泛接受和应用于临床。

（3）18-氟左旋多巴（^{18}F-dihydroxyphenylalanine，^{18}F-DOPA）和18-氟多巴胺（^{18}F-fluoro-dopamine，^{18}F-DA）。左旋多巴（DOPA）和多巴胺（DA）均为去甲肾上腺素转运体的底物。这项检查的基础是神经内分泌肿瘤对氨基酸及其生物源性胺类具有摄取、脱羧、储存的能力。Hoegerle等首先报道了应用^{18}F-DOPA PET使嗜铬细胞瘤成像。结果表明，^{18}F-DOPA PET与MIBG具有相似的特异性，且其高质量的影像能发现MIBG难以显示的微小病灶，敏感性高于MIBG。并且正常肾上腺对DOPA

没有任何摄取,这在另两项用^{18}F-DOPA PET探察甲状腺髓样癌和胃肠道良性肿瘤的病例研究中也同样观察到。因而,在这些研究中,每个有^{18}F-DOPA摄取的位点都可被认为是病理发现,但此假说需要更多更深入的大样本研究证明。新近一项对同样来源于副神经节组织的颈静脉球瘤的研究发现,^{18}F-DOPA PET定位诊断的敏感性亦高于MIBG。

DA是比DOPA更为特异的去甲肾上腺素转运体底物,^{18}F-DA的组织/血浓度比大于1000,可使组织清晰成像。但如果去甲肾上腺素转运系统改变(如未分化的恶性嗜铬细胞瘤去甲肾上腺素转运体缺失或减少),^{18}F-DA PET的应用将受到限制。

(4)其他PET如氟苄胍酸(p-^{18}F-Fluorobenzyl-guanidine,^{18}F-PFBG)PET、^{11}C-肾上腺素(^{11}C-epi-nephrine,^{11}C-E)PET等。其应用价值均有待进一步研究。

与MIBG相比,正电子发射器有利的物理条件使PET功能成像具有更高的空间分辨率,能在较短时间(约4小时)内获得高品质影像,放射性暴露少,并可在描绘组织的时间-动力曲线时对摄取动力学进行评估。PET的不足在于扫描设备要求高、价格昂贵,故目前其实用性仍受到很大的限制。

6. 生长抑素受体(SSR)显像　SSR显像是用放射性核素标记的生长抑素(SMS)类似物与神经内分泌肿瘤细胞表面表达的SSR结合,通过核医学显像仪器在体外追踪定性定位诊断肿瘤的方法。奥曲肽是人工合成的SMS类似物,它保留了对SSR高亲和力结合活性部分,而体内半衰期明显延长,广泛应用于SSR显像中。标记奥曲肽进行受体显像的放射性核素主要有3种:^{123}I、^{111}In和^{99m}Tc。研究发现^{111}In-奥曲肽和^{99m}Tc-奥曲肽在显像质量和对肿瘤诊断的敏感性方面均无显著差异,认为可以用价廉易得的^{99m}Tc-奥曲肽代替价格昂贵的^{111}In-奥曲肽。但^{99m}Tc标记较困难,如何进一步提高标记率,尚待继续深入研究。另外^{99m}Tc-奥曲肽对异位(如心脏部位)嗜铬细胞瘤和恶性多发病灶的探测明显优于^{131}I-MIBG显像,而对肾上腺嗜铬细胞瘤的探测远不及后者。

MIBG显像的敏感性受治疗药物等各种因素的影响较大,临床常有假阴性的结果,而SSR显像剂受药物的影响相对较小,故常常能够发现MIBG显像阴性的病灶。但由于SSR表达缺乏特异性,放射性核素标记的SMS类似物扫描诊断嗜铬细胞瘤的特异性并不高,与^{18}F-FDG PET一样仅适用于MIBG扫描和^{18}F-DOPA PET结果阴性的情况。故对临床怀疑为嗜铬细胞瘤而MIBG显像阴性的患者,可以用SSR显像进一步定性、定位诊断,两者互补可增加嗜铬细胞瘤诊断的敏感性。

六、鉴别诊断

嗜铬细胞瘤因发生部位涉及多系统、多器官,临床表现与肿瘤分泌的肾上腺素和去甲肾上腺素的量、比例及释放时间有关,故临床表现复杂多样。由于对其复杂多样的临床表现认识不足,极易发生误诊。

(一)原发性高血压

嗜铬细胞瘤误诊为高血压的发生率随发病年龄的增长有逐渐增高的趋势,尤以40岁以后误诊率增高明显,因40岁以后是原发性高血压病的高发年龄。对下列患者,应警惕:①35岁以下的恶性高血压;②剧烈活动、变换体位、按压腹部等因素诱发的高血压;③高血压、无甲状腺功能亢进,但基础代谢率高;④一般降压药无效;⑤麻醉诱导或手术中不能解释的高血压或休克;⑥高血压伴发低血压。

(二)冠心病

儿茶酚胺可引起儿茶酚胺性心肌病,伴心律失常,部分患者可发生心肌退行性变,炎性改变,坏死。心电图上可出现心肌缺血表现,临床上如考虑不全面易误诊为冠心病。但冠脉造影显示正常。

(三)肥厚性心肌病

儿茶酚胺可刺激心肌细胞的蛋白质合成增加造成心肌细胞肥大,主要表现为左室肥厚。手术切除病灶,儿茶酚胺水平恢复正常后,心肌肥厚明显好转,心功能得到改善。

(四)糖尿病

由于大量儿茶酚胺抑制胰岛素分泌,刺激胰高糖素分泌,促进肝糖原分解和糖异生,因此嗜铬细胞瘤常伴有糖代谢紊乱,出现血糖增高、糖尿、糖耐量降低而易误诊为糖尿病。但嗜铬细胞瘤所致的血糖增高,肿瘤切除后血糖即可恢复正常。

(五)慢性肾炎

嗜铬细胞瘤可引起阵发性蛋白尿、镜下血尿、管型尿,有时无尿,可出现氮质血症及低比重尿。少数病例表现为持续性进行性加重的蛋白尿,酷似慢性肾小球肾炎混合型,易误诊。但此时的蛋白尿用一般治疗无效,切除肿瘤后蛋白尿明显缓解有助于鉴别诊断。

(六)甲状腺功能亢进

甲状腺素和儿茶酚胺具有使氧耗量增加、心率加快及中枢神经系统兴奋等类同的生理作用,同时儿茶酚胺可促进甲状腺素分泌。因此嗜铬细胞瘤可表现心悸、消瘦、多汗等甲亢症状。有研究显示儿茶酚胺能通过促进体液免疫反应而致 Graves 病复发。

随着对该病认识的深入和诊断技术的提高,嗜铬细胞瘤的误诊率在不断下降。其实该病诊断并不困难,只要详细了解病史,合理选用或联合选用生化和影像学检查就可避免误诊和漏诊。

七、治疗

手术切除病灶是嗜铬细胞瘤治疗的最佳选择。由于儿茶酚胺对循环以及机体的影响,术前充分的药物准备、改善循环是非常重要的。

(一)术前准备

1. 控制高血压 包括 α-受体阻滞剂和钙离子通道阻滞剂。

(1)α-受体阻滞剂:可扩张血管、降低血压、扩张血容量以控制临床症状,而且它具有一定的镇静催眠作用,使患者平静和放松。在术中可减少血压的大幅波动,减少术后血压突然下降。常用的 α-受体阻滞剂主要是哌唑嗪,它是一种长效、高效的阻滞剂,一般从 0.5mg,每 8 小时 1 次开始,可逐渐加量,最大可用到 20mg/d(5mg,每 6 小时 1 次)。要求血压平稳至收缩压 120 ~ 140mmHg、舒张压 70 ~ 90mmHg。用药时要监测血压以及时调整剂量并警惕血压急剧的降低。选择性 α_1 受体阻滞剂的不良反应发生率低、症状轻微、持续时间短暂,与采用非选择性 α 受体阻滞剂的患者相比,选择性 α_1 受体阻滞剂可使术中血流动力学的变化更趋平稳,术中所需补充的血容量大为减少。也可选用特拉唑嗪,多沙唑嗪等其他 α_1 受体阻滞剂。

(2)钙拮抗剂:能够阻断 NE 介导的钙离子内流入血管平滑肌内,达到控制血压和心律失常的目的,它还能防止 CA 相关的冠状动脉痉挛,有利于改善心功能。其疗效与 α-受体阻滞剂类似,且无体位性低血压的副作用,可替代或与 α-受体阻滞剂合用。

2. 控制心律失常 对于有心动过速或室上性心律失常的患者,需加用 β-受体阻滞剂,使心率控制在 90 次/分以内,但 β-受体阻滞剂必须在 α-受体阻滞剂使用 2 ~ 3 天后,因单用 β-受体阻滞剂可阻断肾上腺素兴奋 β_2-受体扩张血管的作用,导致高血压危象、心肌梗死等致命并发症。常用的选择性 β_1-受体阻滞剂包括美托洛尔、阿替洛尔等。

3. 准备标准 合理应用包括 α-受体阻滞剂、β-受体阻滞剂和钙离子通道阻滞剂是保证患者安全度过手术的重要条件。一般患者在手术前需准备 10 ~ 14 天,若有心肌病变者术前准备时间应更长。药物准备应达到的目标是:血压稳定在 120/80mmHg 左右,心率<90 次/分;无阵发性血压升高、心悸、多汗;血糖正常;血细胞比容<45%;四肢暖及甲床红润等微循环灌注好的表现。

(二)手术治疗

嗜铬细胞瘤一经诊断并明确定位,除以下几种情况外均应手术切除或探查:①恶性嗜铬细胞瘤已有肝肺脑的远处转移;②肿瘤浸润广泛、固定,且侵犯周边重要脏器和大血管,无法切除;③患者机体状况不能耐受手术。

1. 麻醉选择 手术采用全身麻醉加气管插管,选用激惹性小的麻醉剂。术中充分给氧,并动脉置管、中心静脉测压。术中积极扩容的同时应注意防治心力衰竭。

2. 手术方式 根据肿瘤大小、部位与周围组织的关系和术者的经验选择合适的方式。

(1)腹腔镜手术:腹腔镜手术是近 10 余年发展起来的新技术,被认为是治疗肾上腺良性肿瘤的金标准。腹腔镜在术中血压波动小、创伤小、失血量少、恢复快、切口美观等方面是开放手术所无法做到的,是嗜铬细胞瘤的首选手术方式。腹腔镜手术方式的选择主要取决于肿瘤的大小及术者的经验,多数学者推荐肿瘤大小<6cm 时选择腹腔镜,但临床中术者可根据经验扩大选择范围。腹腔镜手术分为经腹及经腹膜后,效果没有明显差异,但后者术后恢复较快。

(2)开放手术:适用于巨大肿瘤,与周围组织粘连紧密,疑为恶性,需手术探查患者。开放手术需根据肿瘤位置选择合适的切口,对于定性诊断不明确的肿块,手术探查前需行药物准备后方可进行。

对于嗜铬细胞瘤,无论选择何种手术方式,均推荐尽可能保留肾上腺,特别是双侧、家族性的肿瘤,有报道称残留肾上腺复发率为 10% ~ 17%。

3. 术后护理

(1)术后监测生命体征,包括患者情绪变化、血压、心率心电波形、血氧饱和度、尿量等。收缩压控制在 120mmHg 左右。低血压多系肿瘤切除后血儿茶酚胺骤减所致,应与腹内出血鉴别。记录每小时尿量和 24 小时尿量,尿量<30ml/h 提示休克。

(2)注意常见并发症的观察和护理,如高血压危象、嗜铬细胞瘤危象、肾上腺皮质危象、低血容量性休克等。其中易被忽视的是肾上腺皮质危象，应高度警惕。

（3）注意营养支持，给予高热、高维生素、高蛋白饮食，必要时行全胃肠外营养。术后电解质和血糖的追踪检查应列为常规。

4. 预后及随访　良性患者术后 5 年生存率>95%，但仍有 50% 患者仍有持续高血压。复发率为 6.5%~17%，恶性嗜铬细胞瘤患者 5 年生存率约为 50%，有转移者预后差。嗜铬细胞瘤患者应长期随访，有学者建议终生随访。肿瘤可于局部或异位复发，残留肿瘤亦可继续长大。密切注意血压变化、定期复查 CT 及生化指标检测是必要的。

八、展望

嗜铬细胞瘤的发现迄今仅 100 余年，对于其病理、生理、临床表现、诊断以及治疗已经有较深刻的认识，但是在很多领域还存在着困扰医学家的问题。

（一）病因及发病机制

对于嗜铬细胞瘤的病因及发病机制虽然进行了大量的研究，但仅有少数类型如家族遗传性嗜铬细胞瘤被证明是因染色体或基因突变所致，而占绝大多数的散发性嗜铬细胞瘤其病因并不清楚。很多基础研究如肿瘤基因、肿瘤标记蛋白、各种细胞因子的测定以试图解释病因并阐述发病机制，但仍未明了。近年来研究发现，某些原癌基因的高表达与嗜铬细胞瘤的发生有密切关系，如 c-myc 和 bcl-2 基因，此类基因在恶性嗜铬细胞瘤的表达更高，表达强者预后更差。SDHB 基因是一种抑癌基因，若在嗜铬细胞瘤中发现 SDHB 基因突变，则恶性肿瘤的可能性较大，如果发现应进行更加密切的跟踪随访。

（二）诊断问题

随着生化检测和影像学检查技术的提高，嗜铬细胞瘤确诊率大大提高。然而仍存在一定量的漏诊及误诊。

1. 定性　目前开展的生化检查虽然敏感性和特异性较高，但无一种检测可达 100%。寻找新的检测指标或方法以进一步提高检测的敏感性和特异性，并且做到简单、易行是我们应该考虑的问题。

2. 定位　B 超、CT、MRI 是常规开展的定位检查方法，如何提高它们的检出率是需要解决的问题。目前开展的 16 薄层 CT 扫描三维成像技术在嗜铬细胞瘤立体描述、周围关系、血管分布等方面

的评估价值有待深入研究。放射性核素、PET、SSR 显像等虽提高了嗜铬细胞瘤尤其是多发、肾上腺外和非典型嗜铬细胞瘤的检出率，但是费用昂贵、操作复杂等原因制约了该项目的普及。

3. 嗜铬细胞瘤的检查是分定性和定位两步走，检查和诊断周期长。放射性核素、PET、SSR 显像的应用提示能否找寻一种新的检查方法既可准确定性又能精确定位，以减少繁琐的检查项目、缩短诊断周期并降低诊断所需的检查费用。

（三）治疗

手术切除病灶仍是最佳选择。非手术治疗对失去手术机会或不能耐受手术患者有重要意义。

1. 围术期准备　经典的围术期准备包括药物扩容和补液扩容，周期为 2 周。改进药物和补液方法能否安全地缩短周期？作者回顾分析本院所治疗的数百例病例资料，认为术前扩容 5~7 天即可安全耐受手术。新近报道的儿茶酚胺替代法为取消术前扩容准备提供了新的思路，但其临床应用价值及安全性还有待于考证。

2. 手术　腹腔镜技术的广泛开展有取代开放手术的趋势，恶性肿瘤、巨大肿瘤、复发肿瘤这些在短短几年前被认为是腹腔镜禁忌证的疾患目前亦可应用腹腔镜切除。作者曾应用腹腔镜切除直径>10cm 的肿瘤 12 例，发现患者术中血压平稳、术后恢复良好，术中患者并未出现血压"跳舞"（急骤波动），这表明腹腔镜切除巨大嗜铬细胞瘤在充分术前准备和具有熟练操作技术的前提下是安全有效的。但是术中气腹以及剥离肿瘤时对血儿茶酚胺浓度的影响有待研究。近年来达芬奇机器人手术系统的使用逐渐增多，已有泌尿外科的医生使用机器人切除了巨大的、位置深的、与大血管关系密切的嗜铬细胞瘤，该系统可提供高清的手术视野、7 个自由度能 360°~450°旋转的机器手术臂，使肿瘤的切除更加顺畅，从而减少血压的波动。随着外科手术器械的不断更新，相信以往的被认为是高危的嗜铬细胞瘤切除术会变得更加简单易行。

非手术治疗：受体阻滞剂的长期应用只能治标不治本，而且有副作用，不是权宜之计。介入治疗是手术治疗的有效补充，方法有 TAI、TACE、PEI、PAI 等。[131]I-MIBG 体内治疗嗜铬细胞瘤的应用研究也在深入开展。

第三节　特殊类型的嗜铬细胞瘤

了解嗜铬细胞瘤的特殊类型对于提高临床医

生对儿茶酚胺症的认识及诊断水平颇为重要。

一、非典型嗜铬细胞瘤

对于无高血压病史的肾上腺嗜铬细胞瘤命名目前尚未统一,有无症状、无功能、静止型或沉默型之称,有学者将其命名为偶发瘤。作者认为称之为非典型嗜铬细胞瘤较为恰当。非典型嗜铬细胞瘤可分为两种表现形式:功能隐匿性嗜铬细胞瘤和无功能性嗜铬细胞瘤。功能隐匿性嗜铬细胞瘤是指平时未表现出高血压等征象,但在严重外伤、感染、手术等应激条件下血压可急骤上升的嗜铬细胞瘤。无功能性嗜铬细胞瘤则是指在围术期和手术过程中均无血压波动的类型。由于在术前很难预测无高血压史的嗜铬细胞瘤患者在手术等应激状态下是否会出现急骤血压升高,所以有学者将其总称为"静止型嗜铬细胞瘤"。

非典型嗜铬细胞瘤的发生率为1.5%～23%。不产生临床症状的可能原因是:①瘤体不具有分泌功能或分泌功能低下;②大部分去甲肾上腺素分泌后储存在肿瘤的内部,很少进入血液循环中;③肿瘤分泌较多的多巴及多巴胺抢占了受体,由于多巴具有降压作用,对抗了肾上腺素和去甲肾上腺素的作用而不发生高血压;④肿瘤相对较大,肿瘤内部更容易出血、坏死,功能受到影响;⑤肿瘤虽然含有大量的儿茶酚胺类物质,但大多在肿瘤的内部代谢。

内分泌检查对非典型嗜铬细胞瘤的作用有限。少数不典型嗜铬细胞瘤仅见尿CA、VMA轻度增高,部分表现为血浆多巴胺水平轻度升高。对于怀疑非典型嗜铬细胞瘤的患者,可以行激发试验。有报道表明胰高血糖素刺激试验可以发现一些隐匿功能的嗜铬细胞瘤。非典型嗜铬细胞瘤在很大程度上依赖影像学检查。肾上腺非典型嗜铬细胞瘤直径常小于2cm或大于5cm,而功能性嗜铬细胞瘤多为2～5cm。一些CA正常的非典型嗜铬细胞瘤,[131]I-MIBG扫描可为阳性。[131]I-MIBG核素显像分析对于嗜铬细胞瘤与皮质肿瘤的鉴别和定性的特异性达100%。[131]I-MIBG核素显像还具有全身扫描的优点,多发的病例、CT禁忌或需要鉴别者,可选[131]I-MIBG核素显像。生长激素的类似物奥曲肽则具有更高的敏感性。有时MIBG扫描不显影,而[111]In-奥曲肽则可显影。

对于瘤体较大、性质不明确的肾上腺肿瘤,术前应该按嗜铬细胞瘤常规作药物准备,以减少手术的危险性。术后亦应长期随访。

二、恶性嗜铬细胞瘤

嗜铬细胞瘤约10%～16%为恶性,肾上腺外嗜铬细胞瘤恶性率可达30%或更高。恶性嗜铬细胞瘤生长迅速,并浸润或转移至淋巴结、肾上腺周围脏器、骨骼、肝、肺等处,预后极差。5年生存率32%～66%,中位生存时间94个月。其临床特点主要有:①病程可较长,进行性消瘦、红细胞沉降率快、多脏器受累表现;②肿瘤直径>5cm,重量>80g;③影像学多表现为界限不清、包膜不完整、密度不均匀;④局部疼痛或压痛;⑤可有异位ACTH症候表现;⑥肿瘤质硬、表面不平、周围浸润或粘连、瘤体剖面呈鱼肉样或烂肉样,有不规则出血坏死及囊性改变,可有多个肿瘤结节。

影像学检查在肿瘤良恶性的鉴别及分期等方面具有一定的价值,但无特异性。大的嗜铬细胞瘤常见坏死,钙化也并不少见,单凭CT表现肿瘤大和密度不均匀、坏死不能诊断为恶性。如果CT发现有浸润、局部淋巴结肿大或邻近脏器的转移则可肯定恶性。恶性嗜铬细胞瘤的MRI信号强度、增强表现多与良性嗜铬细胞瘤相似,但肿瘤形态不规则,包膜亦不完整,可侵犯局部血管或邻近组织,病灶周围也可出现小的卫星结节,局部淋巴结和远处转移也是诊断恶性嗜铬细胞瘤的重要依据。[131]I-MIBG对恶性嗜铬细胞瘤既可诊断又可治疗。文献报道,多巴胺水平明显增高、术后持续高血压、肿瘤>5cm、肿瘤内部不均、有液化、肾上腺外或多发性嗜铬细胞瘤者应考虑恶性可能。

恶性嗜铬细胞瘤的病理特点是侵及包膜,可达周围组织,小血管腔内有肿瘤细胞。病理检查可见肿瘤有囊性变、切面呈粗结节或多结节、融合、坏死,血管内部浸润,缺乏透明球。但是恶性嗜铬细胞瘤并没有可靠的肉眼和组织学特性。良性肿瘤中亦可见核异型性和瘤巨细胞,而形态学"良性"的肿瘤却可能发生转移,肿瘤包膜浸润或侵入血管也不能作为诊断恶性嗜铬细胞瘤的可靠指标,因此有病理学家认为单从细胞形态上很难鉴别。只有在广泛浸润邻近组织与脏器以及在没有嗜铬细胞的组织或器官内发现转移灶,才能诊断为恶性嗜铬细胞瘤。S蛋白阳性支持细胞的检测可作为诊断的辅助方法。

根治性手术切除原发灶以及可切除的转移灶是治疗恶性嗜铬细胞瘤并且防止复发的一线措施。外放射治疗对骨骼转移引起的骨痛的缓解有效,化疗对生存率的改善有效。有报道[131]I-MIBG内放射治疗可使部分患者受益,但效果只能持续 2 年,并没能治愈。但这也为恶性嗜铬细胞瘤尤其是晚期患者的治疗提供了新的思路。寻找一种新的内放射手段或制剂从而达到治愈或取得满意疗效应成为此病治疗研究的主要方向。

研究显示流式细胞仪 DNA 分析的研究发现四倍体和非整倍体肿瘤比双倍体 DNA 预示恶性的可能性要大。细胞遗传研究发现 11 号染色体的变更以及 6q、17p 的丢失在恶性肿瘤中常见。另有研究发现,在病理的免疫组化技术中缺乏神经肽的表达和(或)S-100 阳性的支持细胞有恶性倾向。[18]F-DA PET 技术能识别恶性嗜铬细胞瘤。分子生物学方面,线粒体琥珀酸脱氢酶 B 基因(SDHB)突变、原癌基因 c-myc 高表达、抑癌基因 p53 失活、凋亡抑制基因 Bcl-2 与促凋亡基因 Bak 表达紊乱等都可能是嗜铬细胞瘤恶性的预测因素。

三、复发性嗜铬细胞瘤

嗜铬细胞瘤的复发较少见,复发率为 4.6% ~ 10%。肾上腺外、儿童、多发嗜铬细胞瘤复发率较高,平均复发时间为 6 年,部分可多次复发。复发的部位几乎都在肾上腺外组织(肝、骨及淋巴结等),范围广泛、定位困难。这说明肾上腺外嗜铬细胞瘤(副神经节瘤)生物学特性活跃,易复发或转移。复发性嗜铬细胞瘤可能为单个复发,也可以是多个复发。首次发病为单个肿瘤的患者术后复发常常为单个复发,首次发病为多发肿瘤的患者术后复发常常为多个复发,并且复发时间较短。复发的原因可能有:①初次手术时未检出其他部位并存肿瘤;②初次手术肿瘤组织种植或残留;③肾上腺内部或外部副神经节组织中原发肿瘤的多中心、不同时发生;④恶性肿瘤转移;⑤原发肿瘤腹内破裂伴继发种植;⑥功能性肿瘤切除后,被原功能抑制静止小病灶的发展。复发性嗜铬细胞瘤容易恶变。在无嗜铬组织部位复发者或切除后局部复发浸润者常为恶性,复发于其他部位嗜铬体中的嗜铬细胞瘤多为良性肿瘤。

复发性嗜铬细胞瘤大部分有与原发病相同的临床症状。根据病史、内分泌和影像学检查不难作出诊断。对于非肾上腺部位的复发,放射性核素的诊断率较高。对于局部复发性嗜铬细胞瘤的治疗,仍可手术切除包括切除淋巴结转移灶。如果不能完整的切除病灶,则可采用 α 和 β 受体阻滞剂拮抗高儿茶酚胺症所引起的高血压。对于不能切除的复发性恶性嗜铬细胞瘤,也可用动脉栓塞的方法治疗。外放射及 ^{131}I-MIBG 治疗可以缓解肿瘤转移所带来的骨骼疼痛并可部分缩小瘤体。

复发性嗜铬细胞瘤虽不能与恶性肿瘤同等对待,但因其恶性倾向大,应密切随访。应用流式细胞术随访发现多倍体或非整倍体者约 1/2 有转移,而二倍体者则为良性。同时行尿 CA、VMA 的监测,以早期发现、早期治疗。复发性嗜铬细胞瘤的 5 年生存率为 32% ~60%。

四、肾上腺外嗜铬细胞瘤(副神经节瘤)

嗜铬细胞瘤是来源于交感神经系统的细胞,它既可发生在肾上腺髓质(约 80%),也可发生于肾上腺外(近 20%)。副神经节瘤可在从颅底到骨盆沿着副神经系统的任何一处出现,大部分位于腹腔,最常见于嗜铬体(Zuckerkandl 器)中,但也见于颈、咽、后纵隔、心脏、肝、肾,肾门和膀胱,也有见于脑和中耳的报道。可以这样理解,只要有嗜铬细胞的地方都有嗜铬细胞瘤发生的可能。副神经节瘤的临床症状除有儿茶酚胺血症的临床表现(如高血压、头痛、心悸、出汗等)之外,因其发生的部位、器官不同而表现出特殊的临床症状。副神经节瘤因其少见并且定位较困难,漏诊及误诊率较高,它的诊断同样包括定性诊断和定位诊断两方面,而定位诊断尤为重要,这决定了手术方案的制定以及疗效。常规的影像学检查 B 超、CT、MRI 对肾上腺外嗜铬细胞瘤的敏感性稍差,[131]I-MIBG、[123]I-MIBG、[18]F-FDA、[18]F-FDOPA、[18]F-FD 和 ^{11}C-EPINEPHINE 均有报道被用来进行肾上腺外嗜铬细胞瘤的诊治。这些功能性显像中,MIBG 显像具有较高的敏感性和特异性,而其中 ^{123}I-MIBG 优于 ^{131}I-MIBG 显像。手术切除病灶是其治疗原则,而术前的扩容准备亦是必须的。

(一)膀胱

膀胱的副神经节瘤来自膀胱壁副神经节细胞,约占肾上腺外嗜铬细胞瘤的 10%。肿瘤位于黏膜下或肌层内,外形规则,表面有包膜,多发生于膀胱颈或三角区。女性的发病率高于男性,多见于 10 ~30 多岁的人群,国外曾报道 1 例 7 岁儿童患该病。根据临床表现的不同,膀胱嗜铬细胞瘤可以分为症状型、隐匿型和无功能型。

1. 临床表现 常见的临床表现为肿瘤分泌大量儿茶酚胺所产生的全身症状,如头晕、头痛、阵发性或持续性血压升高。比较典型的是排尿后出现头痛、高血压、面色苍白、冷汗、心悸、视物模糊或上述症状加重,排尿时发作性头痛是因膀胱壁伸张(充盈时)与收缩(排尿时)刺激肿瘤分泌儿茶酚胺所致。其他情况如性交、腹部触诊、阴道检查时亦可出现上述表现。嗜铬细胞瘤血液供应较丰富,易破裂出血,故部分患者以肿瘤破裂出血引起的肉眼血尿为主要症状。少数患者因肿瘤刺激黏膜而引起尿急、尿频、尿痛等膀胱刺激症状。

2. 诊断

(1) 定性诊断:血尿儿茶酚胺及其代谢产物的测定对膀胱嗜铬细胞瘤的定性诊断有较重要的意义,表现为 CA 和尿 VMA 的升高。

(2) 定位诊断:B 超、CT 和 MRI 检查均对膀胱嗜铬细胞瘤的定位诊断有较高的敏感性。膀胱镜检查可表现为向膀胱内突起的半球形包块,表面光滑或粗糙,基底广。由于膀胱嗜铬细胞瘤多位于膀胱壁肌层内,肿瘤表面血管较丰富,术前活检阳性率低且易出血,另外刺激肿瘤易诱发高血压、头痛、头晕等临床症状,故不建议术前活检。

3. 治疗 手术治疗是膀胱嗜铬细胞瘤的最有效的治疗方法,通常采用膀胱部分切除术。如术前发现有转移应尽可能将转移病灶一并切除,因为膀胱嗜铬细胞瘤位于膀胱壁肌层而且血运丰富,经尿道电切很难将肿瘤完整切除。膀胱嗜铬细胞瘤多数具有内分泌功能,所以术前准备及术中处理尤为重要。对无法切除或转移的膀胱嗜铬细胞瘤,可采用[131]I-MIBG 大剂量放射治疗,化疗多不敏感。

(二) 心脏

心脏副神经节瘤临床罕见,文献报道仅 50 余例。该肿瘤多为良性并有功能,手术切除肿瘤可望获得症状的完全缓解,但由于该肿瘤的位置特殊,其诊断和准确定位较困难。心脏副神经节瘤可有包膜,但与周围结构分界多不清,其沿心脏副神经节分布(心底部及大血管壁)发生,大多数位于左心房顶部或后壁的心外膜,其他部位包括房间隔、心房腔内,极少见于心室内。

1. 临床表现 无特异性,与肾上腺嗜铬细胞瘤相同,亦表现为高血压、头痛、心悸、多汗等。部分患者有心律失常、心力衰竭表现。对于以下特点患者,要进行全面的相关检查。①具有心悸、大汗和头痛等因儿茶酚胺分泌增加所致的临床症状;②阵发性或持续性高血压;③嗜铬细胞瘤多中心起源者;④体检时发现中纵隔占位性病变,伴高血压、心悸等不适症状者。

2. 诊断 心脏嗜铬细胞瘤的定性诊断包括血尿儿茶酚胺及其代谢产物的测定。目前用于筛查

嗜铬细胞瘤实验室检查项目至少有 20 余种,99%的肾上腺嗜铬细胞瘤 24 小时尿甲基肾上腺素或儿茶酚胺高于正常水平,多数心脏副神经节瘤血或尿中儿茶酚胺明显升高,但文献报道心脏副神经节瘤实验室检查也可能正常。定位诊断包括以下几种。

(1) 超声心动图:超声心动图是明确心脏的解剖结构最常用的检查方法,可发现心脏以及心包内包括主动脉根部的异常病变。特别是经食管超声心动图可提供肿瘤与心脏周围组织的精确关系,对于决定是否适宜手术及手术方式提供有益的信息。但实际临床工作中,通过超声心动图首先发现的病例较少。

(2) CT 和 MRI:心脏嗜铬细胞瘤与相邻的心脏、大血管密度相近,因此肿瘤在 CT 平扫显示不明显,可见局部增大等异常征象,极少数瘤体内可有钙化。CT 增强后一般都能显示病变,由于血供丰富,肿瘤早期明显增强,多显示为边界清晰、增强欠均匀、边缘增强显著,半数肿瘤可见中心的低增强区,常为肿瘤的变性坏死灶。MRI 平扫即可显示病变,邻近的心血管结构因流空效应可显示为无信号,从而可清楚地勾勒出肿瘤范围。心脏嗜铬细胞瘤在 MRI 上显示为与肌肉相比略短或等 T1、长 T2信号,这与肿瘤细胞密集且胞浆丰富有关。肿瘤中心显示出长 T1、等 T2 信号改变与 CT 图像上的肿瘤中心纤维瘢痕相对应。如为囊变,在 MRI 上显示为长 T1、长 T2 信号,有时肿瘤出血坏死的演变过程,可以由 MRI 显示。

(3) 放射性核素。MIBG、PET 和 SSR 显像等的联合互补,在心脏嗜铬细胞瘤尤其是 B 超、CT、MRI 不能检出的病例中,其意义非常重大。

(4) 冠状动脉造影(CAG):心脏嗜铬细胞瘤是富含血管的肿瘤,CAG 可以帮助判断肿瘤的血供来源以及与冠状动脉的关系,有助于术前选择合适的手术方式。但它可能给患者带来甚至是致命的打击,可尝试用无创的冠脉 CT 血管成像或 MRI 血管成像来部分取代。

3. 治疗 一旦心脏嗜铬细胞瘤确诊后,绝大多数患者需要手术治疗,心脏嗜铬细胞瘤手术切除的成功率在 80% 以上。手术方式有以下几种:单纯切除、切除加心脏血管重建、切除后自体心脏移植和原位心脏移植。对于发生了远处转移或术后复发的恶性心脏嗜铬细胞瘤可考虑再次切除或[131]I-MIBG 内放射治疗。

(三) 肾脏及肾动脉旁

肾脏及肾动脉旁嗜铬细胞瘤亦罕见,其临床表

现特异性不大。影像学检查可于肾内或肾门处发现肿块,肾动脉旁嗜铬细胞瘤可压迫而导致肾动脉狭窄。治疗方法为切除肿瘤,必要时应切除患侧肾脏。

(四) 肝脏

原发于肝脏的嗜铬细胞瘤非常罕见,相关报道很少。原发性肝嗜铬细胞瘤的诊断需满足以下条件:①病灶在肝内;②术前肝外无病灶;③手术切除24小时后尿儿茶酚胺正常;④术后随诊2年肝外未发现其他病灶。手术治疗方案是肿瘤剜除或肝叶切除,对不能手术者应长期药物治疗或介入、内放射治疗。

肾上腺外嗜铬细胞瘤还可以发生在其他部位,如胸腔、胰腺、腔静脉内、远端输尿管、前列腺、精索、骶尾骨区、肛门、肾被膜、子宫阔韧带、卵巢和阴道壁,也有心包内副神经节肿瘤的报告。肾上腺外嗜铬细胞瘤通常是多中心的,约占17%~24%,复发率及恶性发病率亦高(29%~40%),临床上应予注意。

五、多发嗜铬细胞瘤

多发性嗜铬细胞瘤约占嗜铬细胞瘤的10%左右。多发有两种形式:①肾上腺多发嗜铬细胞瘤,可以表现为双侧肾上腺肿瘤和一侧肾上腺多个肿瘤;②肾上腺外多发副神经节,肿瘤都位于肾上腺外的嗜铬体中。儿童和肾上腺外的副神经节瘤多发较常见。家族性嗜铬细胞瘤、多发内分泌肿瘤、Von Hippel-Lindau 病易双侧多发。多发性嗜铬细胞瘤的诊断与一般嗜铬细胞瘤的诊断相同,但是肾上腺外腹膜后多发副神经节瘤由于发生范围广泛,肿瘤大小不一,B 超、CT、MRI 检查难以确定肿瘤的具体数目,[131]I-MIBG 做全身扫描,可以早期发现多发的微小嗜铬细胞瘤,尤其是发现肾上腺外多发嗜铬细胞瘤的功能表现优于 CT 和 MRI。另外PET 及 SSR 显影亦可明确。

在术中切除肿瘤之后血压下降不明显的情况下要考虑到多发性嗜铬细胞瘤的可能,应进一步探查腹膜后交感神经节、嗜铬体这些肿瘤好发部位。双侧肾上腺肿瘤的切除最好选择腹部切口以同时可探查双侧。首先切除体积较小、安全容易的肿瘤,术中应该注意保存正常肾上腺组织,以防止术后肾上腺皮质功能不全。对于出现双侧肾上腺嗜铬细胞瘤,需切除双侧肾上腺者,应充分做好肾上腺功能不全的防治。腹膜后多发副神经节瘤亦应采取腹部切口,有利于术中探查。

多发性嗜铬细胞瘤的预后与肿瘤发生的部位、首发肿瘤的数目密切相关。肾上腺内、外同时多发嗜铬细胞瘤预后较差。

六、妊娠合并嗜铬细胞瘤

妊娠期嗜铬细胞瘤较罕见,是嗜铬细胞瘤中较严重的一种状况,可严重危及母婴的生命安全。据统计,母亲确诊前死亡率可达48%,胎儿可达54%,而即使确诊并采取一定措施,母亲死亡率仍有17%,胎儿死亡率也可高达50%。死亡原因中,孕妇死亡多因脑血管意外、急性心力衰竭、肺水肿、休克及肿瘤恶性变所致,胎儿死亡多因自发性流产所致,因此早期诊断是十分重要的。

妊娠可加重由于嗜铬细胞瘤引起的高血压、心律失常、代谢紊乱等病理变化,麻醉、阴道分娩、子宫收缩、胎动均可导致致命的高血压。另一方面,升高的血儿茶酚胺可引起全身小血管重度痉挛,使胎盘灌注减少,造成胎儿生长迟缓、窒息甚至死亡。

早期及时产前诊断具有重要的临床意义。但是,妊娠期嗜铬细胞瘤产前诊断率仅为32%。有些患者预先无明显症状,而在分娩或产后突然出现血压增高或休克。因此,对妊娠期有高血压病的患者,应考虑到该病的可能。妊娠合并嗜铬细胞瘤与先兆子痫鉴别应注意:①前者可以在妊娠任何时期出现,仔细询问病史,妊娠之前即可能有表现,后者发生在妊娠20周以后;②前者可表现为发作性高血压伴三联征,后者则为持续性;③前者鲜有蛋白尿,后者多伴有蛋白尿;④分娩后前者高血压持续存在,后者高血压可恢复正常。由于分娩的刺激,大多数是产后突发的高血压或者休克才让医生认识到潜在的嗜铬细胞瘤。虽然患者先前有成功的分娩史,但是如果患者有不稳定的高血压或直立性高血压、充血性心力衰竭、心律失常,应该考虑嗜铬细胞瘤的诊断,并对患者做出相关检查,以便做出正确的诊断。

该病诊断步骤同一般嗜铬细胞瘤,但必须注意到 CT、血管造影、静脉肾盂造影及[131]I-MIBG 等放射性检查可对胎儿产生不利,应尽量避免。应可采用MRI 和超声波检查。MRI 检查嗜铬细胞瘤 T2 相多表现为异常高信号,对于肿瘤定性诊断亦有帮助。

对该病的处理,原则上妊娠 3 个月以内,最好先采取人工流产后再处理原发病灶。妊娠前半期争取手术切除,后半期用药物控制病情,等待足月分娩。不提倡阴道分娩,因其可诱发致命的高血压发作。应进行剖宫产,条件许可时还可一并手术摘除肿瘤。可以应用腹腔镜切除肿瘤。术前、术中及术后必须严密监护,合理应用 α 及 β 受体阻滞剂,用量不宜过大以免血压过低对胎儿有害。对足月分娩患者,症状缓解后应跟踪追查,以防再次妊娠时发作。

七、儿童嗜铬细胞瘤

嗜铬细胞瘤在小儿比较少见,约占儿童高血压患者的 1%,发病率为 0.2/100 万人,约占嗜铬细胞瘤的 10%(8.9% ~ 11.6%)。与成人发病在性别上相反,小儿嗜铬细胞瘤男性多于女性,男女之比为 3:2。男性儿童各年龄段的发病率是相同的,9 ~ 12 岁是该病好发年龄,平均发病年龄为 11 岁。女性儿童患者 62% 集中于月经初潮。儿童嗜铬细胞瘤的特点是多见肾上腺外(15% ~ 31%)及多发性(15% ~ 32%)。而双侧性病变可占 25%。儿童肾上腺髓质增生也有报告,可为独立性疾病,但也常与其他疾病合并存在如与多发性内分泌腺瘤(MEN)并发。在组织学上,儿童恶性嗜铬细胞瘤也多于成人。

儿童嗜铬细胞瘤有较强烈的家族遗传性,约占 10%。其特征是:①发病年龄比非家族性早;②双侧病例的家族发病率可达 47%;③家族成员中发病者在发病年龄和肿瘤部位往往相同;④常伴发与遗传基因相关的疾病,如多发性神经纤维瘤(Von Reckling-hausen 病)、Von Hippel-Lindau 病及与 APUD 的细胞发生相关的多发性内分泌肿瘤 MEN Ⅱ 型(或 Ⅱa,又称为 Sipple 综合征)及 MEN Ⅲ 型(或 Ⅱb)。

儿童嗜铬细胞瘤患者的表现和成人不同,头痛、恶心、呕吐、体重减轻、视觉困难较成人常见。成人少见的多尿、惊厥等在儿童的发生率可达 25%。手部的水肿、发红或发绀的表现也可达 11% 左右。90% 的患儿高血压呈持续性,阵发性高血压较少见,小于 10%。易发生高血压脑病,表现面色苍白、大汗、手足湿冷、乃至抽搐和昏迷。交替出现的血压过低可以导致低血压危象。高血压可损害眼底,发生视乳头水肿、萎缩和眼底渗出,患儿出现黑矇和视力障碍,往往是促使患儿就诊的原因。某些患儿初诊的原因是急性肺水肿或充血性心力衰竭。这是因为过多的儿茶酚胺对心肌的毒性,引发儿茶酚胺"心肌炎"。另外,儿茶酚胺增加心脏收缩和输出量,更加重了心肌损害。表现心律失常、心力衰竭或多种异常的心电图表现。患儿可出现白细胞总数增加,中性增加尤其明显,又可伴有发热和多汗,故常误诊为一般性感染或败血症。当然这类患儿也常伴感染而促发危象,给诊断增加困难。患儿常出现神经系统症状如惊厥、四肢麻木、双下肢痛,甚至间歇性跛行,但又缺乏神经定位的特征。这些症状与血中释放的大量儿茶酚胺有关。

由于疾病本身的复杂性和多样性、儿童期生理变化不稳定以及患儿的主诉表达受限,导致儿童嗜铬细胞瘤的诊断常较困难,易延误诊断。诊断的关键是掌握线索,对儿童患有高血压、头痛伴视力模糊、"心肌炎"及不明原因抽搐等,应该考虑儿茶酚胺增多症的可能。诊断亦包括两个部分,即定性和定位。视病情可同步进行,亦可先后进行。

目前,首选的诊断试验为分别测定血浆及(或)尿液中的 MN 和 NMN 水平,用该方法诊断交感嗜铬细胞瘤,其敏感性接近 100%。用质谱法测定血浆游离 MN 准确性更高。MN 测定的高敏感性是因为儿茶酚胺的代谢(即 NE 转化为 NMN,E 转化为 MN)在瘤体内进行,该过程与其释放无关,而儿茶酚胺的释放为间断性或速率很低。如测定结果超过正常值 4 倍,则肿瘤分泌儿茶酚胺的可能性几乎为 100%。对肾上腺内的嗜铬细胞瘤一般通过 B 超、CT 或 MRI 都能得到明确的定位诊断,而对肾上腺外及多发病灶、恶性嗜铬细胞瘤可采用放射性核素[131]I-MIBG 扫描。PET 有助于寻找异位肿瘤。

小儿嗜铬细胞瘤的治疗主要是手术切除。90% 以上的病例可通过切除分泌儿茶酚胺的病灶而治愈,对不能切除的或恶性嗜铬细胞瘤需进行长期的药物治疗。儿童嗜铬细胞瘤多双侧受累,应行保留肾上腺皮质的肿瘤切除术。由于儿童嗜铬细胞瘤的多发性和复发性,因此对儿童患者症状和血压的密切随访是十分必要的。手术以后要长期监测儿茶酚胺水平和血压以了解肿瘤是否复发。

八、家族性嗜铬细胞瘤

是嗜铬细胞瘤的一种特殊类型,由 Calkins 和 Howard 于 1947 年首先报道,占嗜铬细胞瘤的 6% ~ 10%。包括单纯家族性嗜铬细胞瘤、MEN Ⅱ 型 VHL 病及遗传性嗜铬细胞瘤-副神经节瘤综合征。

家族性嗜铬细胞瘤的特点有:①好发于儿童,发病年龄较早;②常为双侧发病,约占 50%,尸检双侧发生率可达 75%;③同一家族的发病成员,发病年龄和肿瘤部位往往相同;④恶性率较低,多数在肾上腺内且为良性,有完整包膜,易剥离,无肾上腺外转移;⑤临床主要表现为阵发性高血压伴间歇期血压正常,早期症状隐匿,后期多呈持续性或阵发性高血压,不同家族表现不一,同一家族也不尽相同,有45%患者无典型发作综合征,约有10%在阵发间期无症状,尿VMA测定亦可正常;⑥和一些家族性综合征的基因改变有关。可合并甲状腺髓样癌及/或C细胞增生、甲状腺瘤及/或增生(MEN-2),也可合并神经瘤等、视网膜血管瘤(Von Hippel-Lindau病)。而单纯家族性嗜铬细胞瘤不并发各种遗传综合征。因此,对青少年嗜铬细胞瘤患者,特别是双侧多发瘤,应注意其家族性倾向,应对其家系进行随访检诊。

家族性嗜铬细胞瘤与常染色体显性遗传有关,可由不同类型的基因缺陷造成,有高度外显率。目前的研究结果显示有9种基因(RET、VHL、NF1、SDHA、SDHB、SDHC、SDHD、SDHAF2或SDH5,TMEM127)的种系突变与家族性嗜铬细胞瘤的发病有关。家族性嗜铬细胞瘤的染色体1p、3p、17p和22q的等位基因缺失已有报道。有研究认为家族性嗜铬细胞瘤患者3号染色体短臂存在杂合性缺失并且在8个位点上存在限制性内切酶片段多态性。1号染色体1p32.3和1p32.1之间有一3.9Mb的片段与家族性嗜铬细胞瘤的发生亦有关系。有学者发现第15号染色体也存在缺陷,短臂加长,其HLA抗原单倍体存在异常,但其是否可作为家族性嗜铬细胞瘤的遗传标记仍有争议。

家族性嗜铬细胞瘤的诊断目前尚无能做出确诊的分子生物学依据,只能依靠家族史及一些临床特征做出诊断。该瘤并发其他内分泌器官的肿瘤都起源于神经嵴细胞的胚胎分化异常是被公认的。尿VMA测定及酚妥拉明抑制试验对家族性嗜铬细胞瘤的定性诊断很有意义。B超、CT、MRI对定位诊断帮助很大。国外学者对400例疑有嗜铬细胞瘤的患者行[131]I-MIBG扫描,结果显示其阳性率达90%以上,假阳性率仅为1%~2%。由此可见,对于儿童及双侧肾上腺嗜铬细胞瘤的患者,应对其及家属进行肿瘤[131]I-MIBG检查,以利于早期发现、早期治疗可能存在的家族性嗜铬细胞瘤患者。

手术切除是治疗本病唯一有效的方法。且对家族遗传性嗜铬细胞瘤的外科治疗仍有争议,因为双侧肾上腺全切的患者需要终身的皮质类固醇替代治疗并且有相关的Addison危象。肾上腺部分切除术可避免双侧肾上腺全切后的皮质类固醇替代治疗,但对残留腺体仍需定期生化检测以防复发。对于家族性嗜铬细胞瘤合并甲状腺髓样癌患者,其淋巴结转移出现较早,故一经确诊应先行嗜铬细胞瘤切除,然后再行甲状腺切除及淋巴结清除术,可

减少高血压危象的发生。

家族性嗜铬细胞瘤病因及遗传学的深入研究必将为家族性嗜铬细胞瘤诊治提供更多的有利的帮助,使该病能够及早准确诊断,拟定精确的个体化治疗方案,并进行有效的术后随访。

九、多内分泌功能性嗜铬细胞瘤

某些特殊型PCC起源于胚胎期的神经嵴细胞,属于APUD细胞系统产生的Apudoma,可分泌2种以上的内分泌激素。如,可自主性分泌类甲状旁腺活性激素而引起高血钙;分泌ACTH,表现为Cushing征,其儿茶酚胺和皮质醇均有增加。另外,还可分泌一种红细胞生成刺激因子、α-MSH、VIP、前列腺素和多种神经递质等。

十、分泌多巴胺的嗜铬细胞瘤

几乎一半的嗜铬细胞瘤,无论起源何处,都分泌一定量的多巴胺。然而,仅分泌多巴胺者较少见,约占10%。以恶性肿瘤居多,即使是分泌较少量的多巴胺的肿瘤中,恶性发病率也比较高($\geq 50\%$)。

临床症状除完全没有高血压之外,少数患者有发热、体重减轻、红细胞沉降率升高和罕见的干燥、刺激性咳嗽。这些症状无特异性,可能是因为肿瘤的坏死引起。患者血容量不高,但仍有严重心力衰竭的危险。α-受体阻断剂是禁忌的,甲基酪氨酸是唯一能用于仅分泌多巴胺的嗜铬细胞瘤的药物,它能抑制催化酪氨酸转变为多巴的限速酶酪氨酸羟化酶,剂量1~4g/d,能减少35%~80%的多巴胺合成。因恶性率高,手术治疗是最佳方案。

第四节　APUD系统与嗜铬细胞瘤

1964年,Pearse发现在各种内分泌器官中含有一种能产生内分泌性多肽物质的细胞,将其称为胺前体摄取和脱羧细胞系(amine precursor uptake and de-carboxylation,APUD),这类细胞能从血液中摄取胺前体物质,并在胞浆中进行脱羧合成各种胺类多肽激素。APUD细胞来源于胚胎外胚层神经嵴细胞,在机体各器官几乎都存在。当这种APUD细胞在发育过程中受到遗传因素影响产生变异时,会发生不正常的增生甚至形成肿瘤。神经外胚层细胞可以移向内胚层,着落至前肠、中肠、甲状腺、肺、胃、大小肠、胰、肾上腺髓质,交感神经系统、皮肤等

器官都可以发生此类肿瘤,故可遍布全身。有学者将这些肿瘤统称为 APUD(apudoma)。

一、APUD 细胞肿瘤的起源

APUD 细胞是否来自一个共同起源,尚有争议。公认的各种 APUD 细胞肿瘤的起源为:①来源于神经嵴的神经内分泌细胞包括有甲状腺 C 细胞、颈动脉窦 I 型细胞、成黑色素细胞、肾上腺和(或)肾上腺外的嗜铬细胞瘤;②来源于外胚层神经内分泌细胞,包括丘脑、松果体、甲状旁腺、脑垂体等激素细胞;③来源于外胚层神经母细胞内分泌细胞,主要为胃肠胰细胞系统。最常见的消化系统及泌尿生殖系统的 APUD 细胞瘤已确认为来自神经组织。

二、APUD 细胞的生理

APUD 细胞超微结构包括:①粗面内质网的含量水平低;②在成形的管泡中所含滑面内质网平面高;③大量游离形核酸糖小体;④电子密度深及固定不牢的线粒体;⑤附着于细胞膜的管泡内含有嗜锇酸物;⑥直径为 100~200nm 内分泌颗粒。

APUD 细胞在摄取内分泌性蛋白或非特异性吸收多巴胺初期,首先形成细胞内浆的网状质,继而转换成内分泌颗粒(Golgi 复合体)。Golgi 复合体在泡浆内可保持相当长时间,称为分泌储存期。当颗粒向细胞的一极移动并发展成为有膜的复合体时,可与细胞膜相融合并使之破裂而溢出细胞外,称为细胞排出期。若所形成的颗粒不被释放,或释放至体液后对靶细胞不起反应,可无临床征象。

APUD 细胞所合成的胺和肽激素都具有神经传递功能,从 35% 的神经内分泌细胞中可检测出活性激素的肽。由于 APUD 细胞的起源和类型不同,故合成的胺也各具特殊功能,而且在细胞内合成、储存和排入体液后对机体发挥激素活性作用时,尚受着神经、化学、生理以及体液等多方面的控制。当 APUD 细胞内含有的胺前体经被刺激的细胞膜的受体作用后,使细胞内信使增加,并经激素酶激活及钙离子强化,促使内分泌颗粒合成释放至体液内而产生内分泌功能。

三、APUD 细胞肿瘤的分类

50% 以上的 APUD 细胞可发展为 APUD 瘤,产生错综复杂的临床征象。根据肿瘤产生的激素可分为三类:①正统 APUD 瘤(orthoendocrine apudoma):各器官 Apudoma 所分泌的多肽激素和(或)胺与正常的内分泌器官细胞所分泌者相同,产生典型的临床征象;②旁分泌 APUD 瘤(paraendocrine apudoma):或称 paraendocrine syndrome(PES),此类肿瘤虽发生在内分泌器官的原位,却分泌不配称激素或肿瘤生长在异位腺体或组织,所分泌的激素可能是一种,也可能是多种;③多发性内分泌肿瘤(multiple endocrine neoplasia,MEN)。

四、与 APUD 系统相关的嗜铬细胞瘤

嗜铬细胞起源于神经嵴的神经内分泌细胞,属 APUD 系统。因此,APUD 肿瘤中往往合并嗜铬细胞瘤。与 APUD 系统相关的嗜铬细胞瘤包括:家族性嗜铬细胞瘤、肾上腺外嗜铬细胞瘤、多发性以及多内分泌功能性嗜铬细胞瘤和多发性内分泌肿瘤(MEN)、遗传性副神经瘤等。

(一)多发性内分泌肿瘤

多发性内分泌肿瘤综合征是一种常染色体显性遗传性疾病,可累及多种内分泌器官,两个或两个以上的内分泌腺体可同时或先后发生功能性肿瘤综合征,引起相应激素过剩的临床综合征。分为 MEN-1 型、MEN-2A 型、MEN-2B 型、MEN-1 和 MEN-2 混合型四型。MEN-I 型含有:①垂体腺瘤;②甲状旁腺瘤或增生;③胰岛细胞瘤,I 型不合并 PHEO。发生嗜铬细胞瘤的主要是 MEN-2 型。MEN-2 其病理学特征为甲状腺髓样癌(MTC)或甲状腺 C 细胞增生。根据不同的临床表现可分为 MEN-2A、MEN-2B、家族性甲状腺髓样癌(FMTC)及其他型。MEN-2A 占 MEN2 的 60%,以 MTC 为主要临床表现,约 50% 伴有 PHEO,30%~40% 伴有甲状旁腺增生或腺瘤(HPT)。MEN-2B 是在 MEN-2A 基础上伴有黏膜或黏膜下多发性神经瘤,少数还伴有肠道神经节母细胞瘤、类马凡综合征、角膜神经粗大、骨骼发育异常及发育延缓等。MEN-2 型 PHEO 之特点是多在 11~30 岁发病,且多为双侧性,其发病率可高达 70%,几乎均限于原位肾上腺髓质,且皆为良性。FMTC 则仅有 MTC,且患有 MTC 的家族成员不少于 4 个。MEN-2A 患者的发病年龄较轻,不同腺体的受累往往相继出现,若漏诊或延误病情,预后较差。

1. 病因 MEN-2 有明显的家族性,为常染色体显性遗传的单基因病,最初发现该病的致病基因位于 10 号染色体长臂的着丝粒,1985 年将其命名为 ret 原癌基因。ret 原癌基因是一种可经 DNA 重新排列而激活的致癌基因,位于 10 号染色体长臂($10q^{11.2}$),长 60kb,含 21 个外显子。98% 的 MEN-2A,95% 的 MEN-2B 和 88% 的 FMTC 家系有 ret 原

癌基因突变。

2. 发病机制 *ret* 原癌基因编码一组约 1100 个氨基酸的酪氨酸激酶受体（RTKR）超家族的跨膜蛋白（ret 蛋白）。RTKR 是一组跨膜受体，由胞外区、跨膜区和胞内区 3 部分组成，与很多基因导致的疾病相关。RTKR 的表达具有组织特异性，主要表达在来源于神经嵴细胞和神经母细胞的肿瘤中，如脑组织、交感与副交感神经节以及甲状旁腺和泌尿生殖组织。几乎所有的 MEN-2 均是由 *ret* 原癌基因突变引起的。*ret* 原癌基因的突变是 MEN-2 发病的分子病理基础，迄今为止尚未发现 *ret* 以外的基因突变。在 MEN-2 及其相关肿瘤中，*ret* 突变是通过增强 *ret* 的转化能力而致疾病表型出现。*ret* 原癌基因突变可影响到受体蛋白细胞内及细胞外两个区域，导致不同的临床表型。*ret* 的突变位点、碱基置换类型与疾病的表型密切相关。MEN-2 各亚型之间表型的差异提示不同的 *ret* 突变类型具有不同的组织特异性效应。*ret* 原癌基因突变常发生于 *ret* 第 8、10、11、13、14、15、16 外显子，最为常见的突变类型为错义突变，常累及受体蛋白胞外富含半胱氨酸的二聚体结构域（8~13 号外显子）和胞内酪氨酸激酶催化位点（15、16 号外显子）。8~14 号外显子的突变一般发生于 MEN2A 和 FMTC，而 15~16 号外显子的突变一般发生于 MEN2B。其中 3~11 号外显子突变导致受体自发形成二聚体，13~14 号外显子突变导致酶催化位点与底物异常结合，15~16 号外显子突变则使 ret 蛋白从一个膜受体变为细胞内受体，从而激活了胞内异常的信号传导途径。

95% 以上的 MEN-2A 患者有 *ret* 原癌基因的第 10 和第 11 外显子突变，其中有 10%~15% 的 MEN-2A 病例的基因突变位点位于 *ret* 原癌基因第 10 外显子的 609、611、618 和 620 密码子（胞外酪氨酸富集区），约 85% 的 MEN-2A 突变发生于第 11 外显子酪氨酸富集区的 634 密码子，且最常见的 634 突变类型为半胱氨酸替换为精氨酸（C634R）。11 号外显子发生重复或插入突变较少见。其余突变还可发生于 635、637 及 13 号外显子的 790 和 791、891 等密码子。以上突变导致正常状态下参与分子内二硫键形成的半胱氨酸残基被破坏，而与其他 ret 分子形成分子间键，导致 ret 二聚体化及酪氨酸激酶活化，从而引发细胞内的信号级联反应，导致肿瘤的发生。MEN-2A 中 *ret* 原癌基因第 11 外显子 Cys634Arg 的发生率最高。

ret 原癌基因不同的密码子突变对 MEN-2A 患者 MTC 的发病率并无影响。不同的位点突变有不同的临床表现（起病年龄、累及腺体、病程演变、预后等），但同一位点的碱基置换类型对临床表现无明显影响。半胱氨酸 634 位点（C634）的突变和 MEN-2A 中的肾上腺髓质和甲状旁腺病变关系密切，密码子 634 突变引起的基因的转录与表达的影响比其他密码子突变的作用都强。634 密码子突变的个体有发生嗜铬细胞瘤的高危性，但 634 密码子中无特定的碱基突变类型与之相关。确诊年龄也和特定的外显子相关，与同一个密码子中不同的碱基改变不相关。20% 的 MEN-2A 患者可发生 HPT，HPT 的发生和 634 位点的突变密切相关，而和密码子 609、611、618、620、790 及 791 关系不大。其中 C634R 突变与 HPT 的发生尤其密切。C634R 或 C634Y 突变与甲状旁腺病变相关，因此可用 634 位密码子突变及其类型来预测甲状旁腺发病的危险性。

MEN-2 的临床特点在同一家系不同成员之间存在变异，这说明还有其他因素影响 MEN2 的表型，除了单个碱基位点突变外，可能还存在多位点突变或杂合缺失（即 *ret* LOH）。有研究认为肿瘤组织学侵袭行为与第 2 次基因突变作用有关，即单个位点突变启动了原癌基因的活化，肿瘤细胞的再次突变从而加剧了肿瘤的侵袭能力。除了突变基因的蓄积效应外，也许还存在其他原癌基因功能的共同激活等情况以及环境因素的共同作用。这更有助于合理地解释临床表现的差异性。

3. 临床表现 MEN-2A 发病有以下几种形式：① MTC；② MTC + PHEO；③ MTC + PHPT；④ MTC + PHEO+PHPT。临床以甲状腺肿物及发作性高血压、头痛、心悸、出汗等儿茶酚胺增多症状为最常见。甲状旁腺受累者少有典型 HPT 症状。MEN-2A 临床的基本特征是 MTC，发病率几乎 100%，是由甲状腺 C 细胞增生导致的多中心肿瘤，常累及双侧甲状腺组织。MTC 恶性程度介于未分化癌和乳头状或滤泡癌之间。可迅速发展和广泛转移。临床症状多于 10 岁以后出现，随着年龄的增长，发病率逐渐升高。MTC 肿瘤细胞可以产生多种物质，包括降钙素、降钙素基因相关肽（CGRP）、癌胚抗原（CEA）、生长抑素、促肾上腺皮质激素（ACTH）、血管活性肽、前列腺素、5-羟色胺等，可产生腹泻、便秘、潮热等一系列非特异的早期临床表现。

MEN-2 中的 HPT 均出现在 MEN-2A 中，发生率为 20%~30%。MEN-2A 相关的 HPT 临床表现轻，大多数患者无症状，少数伴发肾结石。近一半患者仅有单腺体病变。多数 MEN-2A 患者是在手术室发现甲状旁腺增大，少数因 MTC 术后出现血钙异常而诊断。

肾上腺嗜铬细胞瘤的发生多见于甲状腺病变出现之后，见于约 50% 患者，双侧可间隔数年。MEN2 患者中大多数嗜铬细胞瘤为良性，极少为恶性，可为肾上腺髓质弥漫性或结节性增生及多发性嗜铬细胞瘤。甲状旁腺增生仅见于 10%～25% 患者，多于老年发病，仅表现为组织增生，极少见腺瘤或腺癌的发生。部分患者有类马凡体形及唇、舌的黏膜神经瘤。各个腺体起病先后和发病率的不同提示对激活后的 ret 原癌基因的敏感性有差异。

大多数患者以嗜铬细胞瘤症状为首发，可能是由于嗜铬细胞瘤所致心悸、高血压等症状易引起患者注意。甲状腺髓样癌病变虽发生早，但症状隐匿，多在就诊后检查中发现。

4. 诊断　主要依据临床表现、基因检测、内分泌实验室检查及影像学检查。

（1）临床诊断：MEN-2 型多见于青少年，MTC 是 MEN-2 型主要的最早出现的病变，占 80%～90%，一般出现在嗜铬细胞瘤和甲旁亢之前，其发病的主要特征是双侧和多中心病变。嗜铬细胞瘤多为良性，典型症状是阵发性高血压，伴有头痛、心悸、多汗，肾上腺以外及恶性嗜铬细胞瘤少见。MEN-2 甲旁亢的表现与一般的甲旁亢相似。MEN-2 分 A、B 两型，MEN-2A 型又称 Sipple 综合征，是最常见的类型，95% 发生 MTC，50% 发生嗜铬细胞瘤，20%～30% 发生甲状旁腺瘤或增生，并可出现新生儿巨结肠或皮肤苔藓淀粉样变。MEN-2B 型除有 2A 型表现外，还可合并口腔和胃肠黏膜神经瘤，消化道弥漫性神经节细胞瘤，骨骼畸形，马凡面容及体型等，很少有甲状旁腺病变。MTC 早期，特别是 c 细胞增生阶段，患者多无症状，以至贻误诊断。

（2）生化指标

1）降钙素：是主要的生化指标，用于 MTC 的诊断及术后随访。MTC 患者血降钙素水平高于正常。对有基因突变的 MEN-2A 家族成员，应随访血基础降钙素水平。手术治疗的 MTC 患者，若血降钙素水平降至正常则表明肿瘤被完整切除。若术后血降钙素水平升高，则提示手术不彻底或疾病复发。

2）CEA：在 MTC 患者中，血清 CEA-2 的升高往往与降钙素水平的升高一致。但 CEA 对 MTC 的诊断无特异性，若 CEA 异常升高与降钙素水平不平行，常提示其他组织的恶性肿瘤。

3）儿茶酚胺及其代谢物：对 MEN-2A 患者应经常测量血压，检测血或尿儿茶酚胺、甲氧基肾上腺素（MN）、甲氧基去甲肾上腺素（NMN），以确定有无嗜铬细胞瘤。

4）血钙及甲状旁腺素浓度：以确定有无甲状旁腺疾病。

（3）影像学检查：颈部摄 X 线片或 B 超可作为 MTC 定位诊断的筛查，MTC 的原发肿瘤及转移灶在 X 线片及 B 超上可表现为致密的钙化灶。对于伴发甲状旁腺疾病或肾上腺疾病的患者可行颈部或肾上腺的 CT 或 MRI 检查。[131]I-MIBG 有助于甲状旁腺腺瘤及嗜铬细胞瘤的定位。

（4）基因诊断：突变基因检测（ret 原癌基因）已成为 MEN-2 诊断的重要手段。DNA 直接测序法对临床诊断为 MEN2A 的先证者及其家系成员进行 ret 基因的突变筛查。

MEN2 的诊断标准来源于国际 ret 突变协会。以下 3 种情况可诊断为 MEN-2A：①家族中有同时罹患 MTC、PHEO 和 HPT 的患者，②家族中有同时罹患 MTC 和 PHEO 的患者；③家族中有同时患有 MTC 和 HPT 的患者。

5. 治疗　目前 MEN-2A 的治疗仍以手术为主，有 MEN-2A 临床表型的患者必须及早手术切除肿瘤。对同时有嗜铬细胞瘤和甲状腺髓样癌的患者，应先行嗜铬细胞瘤切除术。若先行甲状腺髓样癌手术，有可能诱发高血压危象或心力衰竭等不良事件发生。对 MEN-2A 基因携带者，建议进行早期预防性甲状腺全切。但是，目前对预防性手术的时机和手术范围尚无统一意见。高危组 634 位点的突变对 MTC 的早期发生有较高的危险性，因此对携带此突变位点的危险个体应进行早期预防性甲状腺切除以降低 MTC 的发生。但在已行预防性甲状腺切除的年轻患者中仍有侵袭性 MTC 的发生，因此有学者推荐在 5 岁之前即进行预防性甲状腺手术。在进行预防性甲状腺切除术前，颈部 B 超、基础降钙素水平升高等征象已怀疑有颈部淋巴结转移或患者手术时年龄已较大时，均应同时进行颈部淋巴结清扫。

6. 展望　MEN-2A 虽是一种少见的常染色体显性遗传性疾病，但我国是一个多民族的人口大国，若国内医学界能提高对此病的认识，相信会有更多的 MEN-2A 患者得到确诊，从而减少漏诊、误诊。基因诊断对 MEN-2A 的早期诊断、预防性治疗及改善预后有很大的价值。国外 MEN-2A 的基因诊断已作为常规手段，国内尚需进一步完善此项工作。

有文献报道即使在同样的遗传背景下，ret 原癌基因突变导致的临床表型间也有差异。因此对 *ret* 原癌基因突变导致 MEN-2A 各临床表型与发病机制方面还需进一步探明。只有掌握这些信息之后，才有希望对基因携带者采取最适合的治疗手段。

(二) 遗传性副神经节瘤综合征

遗传性副神经节瘤是软组织神经内分泌瘤，属于 APUD 瘤，起源于神经嵴细胞，能合成、贮存和分泌儿茶酚胺，产生多种肽类神经激素及嗜铬蛋白颗粒，主要分布于头颈、纵隔、肾上腺及腹腔后等有副神经节细胞聚集的部位。发病率约 1/300 000，为一组家族遗传性疾病。根据其发生的部位分为肾上腺内及肾上腺外两大类，同时还有功能性和非功能性之分，发生在肾上腺内的习惯上称为肾上腺髓质嗜铬细胞瘤，而发生在肾上腺外的，则通常以其解剖部位结合功能活性而命名。

目前对家系的研究发现 2 个可能与副神经节瘤相关的染色体位点，分别位于 11q13 和 11q23。嗜铬细胞瘤和副节细胞瘤多数是良性、生长缓慢的肿瘤。在缺氧的状况下，编码线粒体复合物 II 失活性的突变有可能存在于这些肿瘤中。分别编码线粒体复合物 II 的 4 个蛋白的基因为 SDHx 包括 SDHA、SDHB、SDHC 和 SDHD 与此病有关，目前已知 SDHB、SDHC 和 SDHD 的突变存在于部分嗜铬细胞瘤和副节细胞瘤患者中。琥珀酸脱氢酶(succinate dehydrogenase，SDH)是呼吸链中最小的复合物，由核基因编码，含有 FAD 辅基，2 个铁硫中心，1 个细胞色素 b。2 个催化亚基 SDHA(flavoprotein，Fp，黄素蛋白)、SDHB(Ip，铁硫蛋白)形成水溶性的具有催化活性的异二聚体，由两个跨膜蛋白 SDHC、SDHD 亚基铆定于线粒体内膜。SDHB 是由 280AAs 形成的大小 30kDa 的多肽链，SDHB 基因编码线粒体复合物 II 的铁硫蛋白，含有 8 个外显子，位于染色体 1q36-1q35，其突变见于嗜铬细胞瘤和副节细胞瘤。SDHC 基因编码细胞色素 b 的大亚基，含有 6 个外显子，位于染色体 1q21，其突变仅报道见于副节细胞瘤。SDHD 基因编码细胞色素 b 的小亚基，含有 4 个外显子，位于染色体 11q23，其突变见于嗜铬细胞瘤。SDHx 的突变为错义突变和无义突变，功能学研究表明，细胞色素 b 小亚基的缺失会减弱线粒体复合物 II 的作用，从而激动缺氧途径，进而在 HIF-1 的诱导下促进 VEGF、VEGRF 等基因的转录，参与肿瘤血管形成，在嗜铬细胞瘤的发病机制上可能起一定作用。SDHD、SDHC 及 SDHB 等已被确定为候选抑癌基因，但突变导致肿瘤的机制还有待进一步阐明。

第五节 神经外胚层综合征

神经外胚层异常是一组较少见的临床综合征，常伴有嗜铬细胞瘤，往往有皮肤病损，有明显的家族性。

一、Von Hippel-Lindau 病

Von Hippel-Lindau 综合征(VHL)是一种常染色体显性遗传病，表现为发生于神经系统或视网膜的血管母细胞瘤、肾透明细胞癌、嗜铬细胞瘤、错构瘤，以及肝脏、肾脏、胰腺、附睾等器官的多发性囊肿或肿瘤。由 Von Hippel 和 Lindau 首先报道。发病率为 1/500 000~1/360 000。患者的中位存活年龄是 49 岁，最常见的死亡原因是小脑血管母细胞瘤的中枢神经系统合并症或转移性肾癌。

VHL 分三型：I 型包括视网膜和中枢神经系统血管母细胞瘤(CNS Hb)、肾囊肿、肾癌和胰腺囊肿。II 型除视网膜和 CNS Hb 外，还包括胰腺嗜铬细胞瘤和胰岛细胞瘤。III 型包括视网膜和 CNS Hb、嗜铬细胞瘤、肾和胰腺疾病。

(一) 病因及发病机制

VHL 综合征呈常染色体显性遗传，患者的子女有 50% 的概率发病。它是由 VHL 基因突变所引起。VHL 基因是一个抑癌基因，位于染色体 3P25 区，编码一种含有 214 氨基酸、分子量为 30kD 的细胞蛋白。VHL 基因编码的蛋白参与构成一种多蛋白复合体，可以负性调节低氧诱导的如血管内皮生长因子(VEGF)等相应 mRNA 的表达。VHL 基因的突变可造成该蛋白功能丧失、VEGF 表达升高而发生血管母细胞瘤。VHL 基因突变事件主要局限于基因内突变的第一次打击(点突变、微缺失等)和第二次打击，第二次打击引起更大的缺失或有丝分裂的重组事件，导致杂合性丢失和甲基化。VHL 基因在 VHL 病中突变率为 75%。带 VHL 基因父母的子女有 50% 的机会带 VHL 基因。一些家庭子代患病率不到 50%；反过来子代患病，其父母也不一定发病，即基因被遗传但并不表达。也有许多病例是无症状的携带者。VHL 病患者自双亲遗传的突变或缺失的 VHL 基因形式多样，如错义突变、无义突变、插入和缺失突变，有时表现为染色体 3p 的杂合性丢失(LOH)。有意义的是，只有当位于易感器官的另一条野生型 VHL 基因也发生突变时才能发生肿瘤。为何肿瘤的发生具有组织特异性，其中的机制目前还不清楚。

基因型-表型相关性将 VHL 病分为两大临床亚型。1 型主要与大片段缺失或截断突变导致编码的蛋白质具有很少或没有活性有关,主要有视网膜和中枢神经系统血管母细胞瘤,肾细胞癌,但无嗜铬细胞瘤。2 型通常是与编码错义突变形成的有限的活性的蛋白质有关,这一型包括嗜铬细胞瘤。

小脑,脊髓,视网膜等易发生血管母细胞瘤,而周围神经嵴组织易发生嗜铬细胞瘤、神经节细胞瘤及胰岛细胞瘤。研究表明 VHL 病有其自然发展规律,病变发展曲线是随年龄增长而变化的,即最早出现视网膜血管母细胞瘤,接着是小脑血管母细胞瘤,肾细胞癌出现较迟,这些病变的平均发病年龄分别是 25 岁、29 岁和 37 岁。

(二) 临床表现

VHL 最常见的临床表现是视网膜、小脑及脊髓血管母细胞瘤、肾囊肿、肾癌、胰腺囊肿、附睾嗜铬细胞瘤和乳头状囊腺瘤。

肾细胞癌(RCC)在 VHL 病患者中往往是多发、双侧或复发性肿瘤。家族性血管母细胞瘤是 VHL 的标志,表现为视网膜剥离、黄斑水肿、青光眼、白内障、眼色素膜炎及交感性眼炎,晚期可出现失明。有些患者表现为内淋巴囊肿瘤引起的耳痛和感音神经性听力损失。

嗜铬细胞瘤在某些家族是主要的表现,占7% ~ 18%,发病平均年龄为 20.2 岁。有研究发现单纯的嗜铬细胞瘤实际有 19.5% 是 VHL。约50% ~ 80% 嗜铬细胞瘤是双侧的。VHL 患者也可并发副神经节瘤,病理上与嗜铬细胞瘤相似。常见的位置主要包括颈静脉球、颈动脉体、主动脉周围、脾周及肾内。VHL 病的嗜铬细胞瘤患者可无症状,血儿茶酚胺水平也不升高。有症状者包括阵发性或持续性高血压、头疼、心悸、间歇性出汗及焦虑。可被误认为焦虑或压抑。嗜铬细胞瘤可能引起高血压危象、心肌梗死、心力衰竭、中风及转移瘤。因此,VHL 患者术前均应排除嗜铬细胞瘤以避免麻醉诱发高血压危象。CS Gandhoke 首次阐述了该病患者表现为在怀孕期间表现为双侧嗜铬细胞瘤的病例。

(三) 诊断

影像检查对该病的诊断有重要价值。MRI 对小脑及中枢系统血管母细胞瘤有优势,主要表现为小脑及中枢系统的囊状结节混合或单纯囊性、单纯实质性病变,其他小脑肿瘤鉴别要点为病灶周围、实体内较多异常紊乱的流空血管。嗜铬细胞瘤的实验室检查包括血清和尿儿茶酚胺及代谢产物。影像检查包括 CT、MRI、[131]I-MIBG 等。多层螺旋 CT 以及动态增强扫描对胰腺、肝脏、肾脏占位有优势。其他病变(眼球病变、附睾病变等)应根据不同情况选择检查方法。同时医学影像学在追踪监测、发现新病灶和并发症上也起着重要作用。经过影像学详细检查,可以发现患者目前尚有病灶、病灶数目、并发症的危险程度。

VHL 诊断标准是:患者存在中枢神经系统血管母细胞瘤,以及①视网膜血管瘤、肾细胞癌、嗜铬细胞瘤或附睾囊腺瘤;或②任何一级亲属表现 VHL 病的损害;或③基因检查结果阳性。

(四) 治疗

该病能侵犯多个系统,部分病变症状隐匿,发病较晚;部分患者遗传外显率呈不完全或表现度有变异,常与临床所见不一致。因此凡确诊为 VHL 综合征的患者,应对其家族成员进行长期随访并定期全面体检,以尽早发现可能患病者并予以治疗。

由于 VHL 综合征临床表现多样,以致常造成漏诊。临床上根据患者的症状、体征和 B 超、CT 及 MRI 等影像学检查做出诊断时,病情已非早期,患者预后常较差。所以对于该病早期诊断和治疗显得尤为重要,目前临床应做到的是尽早发现肿瘤并彻底切除。良性肿瘤或虽属恶性但尚无播散的预后较好。随着基因研究的不断深入,产前基因诊断、预防和产后基因治疗提供了新的途径和良好的应用前景。

二、多发性神经纤维瘤病(neurofibromatosis,NF)

多发性神经纤维瘤病 I 型(neurofibromatosis,NF1) 又称 Von Reckling-hausen 病,是一种源于神经嵴细胞发育分化异常的疾病。有以下临床表现:多发性(6 个以上)咖啡色斑、多发的或丛状纤维神经瘤、多个虹膜错构瘤、骨损害及一级亲属患病。常有血管畸形,如主动脉缩窄、肾动脉狭窄或肾动脉瘤等,少数患者合并胃肠道类癌。现在亦有学者发现合并原发性甲状旁腺功能亢进的病例,嗜铬细胞瘤的发生率为 0.1% ~ 5.7%。嗜铬细胞瘤多为孤立病变,双侧病变<10%,副神经节瘤约占 6.1%。大多数患者有嗜铬细胞瘤相关的症状或者高血压,11.5% 有嗜铬细胞瘤转移或者局部浸润表现。6.0% 的患者死于怀孕、手术、高血压危象。因此,对神经纤维瘤病中高血压患者进行嗜铬细胞瘤筛选,防止在激发处置或怀孕中发生危险。嗜铬细胞瘤患者中,约 5% 伴有 NF1。最近的人口为基础的研究表明,多达32% 的患者有某个突变的易感基因

（包括 NF1 VHL，RET，SDHB，SDHD，SDHC），建议所有的嗜铬细胞瘤/副神经节瘤的患者都应该进行临床基因检测。

NF1 是一种常染色体完全显性遗传病。NF1 是由于 NF1 等位基因突变所引起。NF1 基因属抑癌基因，位于 17q11.2，有至少 60 个外显子。目前报道的 NF1 抑癌基因翻译后的产物为神经纤维瘤蛋白，该蛋白作为 Ras-GTP 酶的激动剂，加速 Ras-GTP 转变为 Ras-GDP。由于其序列较长（300kb），所以突变检测困难，仅有 15% 的患者被检测出存在突变。另外，有接近 50% 的突变都是新发现的，但没有明确的热点突变外显子，这给 NF1 基因的研究带来了困难。有研究认为白血病抑制因子有可能是 NF1 嗜铬细胞瘤中的一个重要的因子。遗传学的最新研究表明：TMEM127，MYC-相联的第 X 因子，缺氧诱导因子 2α 与 NF1、嗜铬细胞瘤/副神经节瘤的发病有密切关系。

目前已经能够对神经纤维瘤病进行基因检测，由于 NF1 基因突变位点较多，无法进行特异性突变检测。因此诊断仍主要依靠临床表现。

对患者进行密切观察，定期检查，尽可能做到恶变肿瘤早发现、早治疗，这是本病治疗的关键。对多发性神经纤维瘤病可不作处理，对伴有其他临床症状者，可行对症处理。纤维瘤结节较大或有疼痛疑有恶变者，应及时手术治疗，可施全切除或大部切除。中药桂枝茯苓丸治疗本病有一定疗效。新近应用法尼基转酶抑制剂可抑制 Ras 信号转导活化，抑制本病恶变发展。对本病的基因治疗，尚待进一步研究。

NF1 是家族性病，患者直系亲属有 50% 的患病风险。因此应对患者进行家系调查、系谱分析，并定期随访，对可疑患者进行早期预防性干预。

三、三叉神经多发性血管瘤

即 Sturge-Weber 综合征，又称脑-面血管瘤，是以脑部血管畸形、智力下降等为特征的一种神经皮肤综合征，属脑血管畸形的一种特殊类型，亦是错构瘤病的一种。该病临床上罕见，部分患者并发嗜铬细胞瘤。

Sturge-weber 综合征与遗传有关，但具体遗传方式未确定。一般认为系胚胎的 4~8 周时原始血管发育异常所致。仅在少数病例中发现有三倍体染色体。因此，本病系先天性疾病而非遗传性疾病。

临床表现如下。①颜面血管畸形主要表现为皮肤血管痣，其中面部焰色痣为典型表现。出生后即有，呈灰红或紫红色，压之不褪色，边缘清楚，扁平或略凹陷。也可表现为其他类型的血管瘤或淋巴管瘤。多位于颜面一侧，常沿三叉神经 1、2 支范围分布，或在口腔黏膜、颈部、躯干或四肢皮肤，在受累区可见偏侧肥大。②癫痫、偏瘫和智能减退是神经系统的主要表现。癫痫发作是最常见和最早出现的神经症状，多表现为血管痣对侧肢体局限运动性发作。可伴血管痣对侧中枢性瘫痪及对侧肢体发育较慢。智能障碍的程度不一，主要表现为注意力减退、记忆力下降、语言障碍、行为改变和智能低下。癫痫发作出现越早，智能和肢体功能障碍发生率越高。③眼部以青光眼最常见，多发生在面部血管瘤的同侧，与小梁发育异常和巩膜静脉压升高等有关。可伴眼球突出、同侧偏盲、角膜血管翳、视神经萎缩、脉络膜萎缩、晶体浑浊等。其中弥散性的脉络膜受累时可见"番茄酱"眼底。

Canpolat 的一项研究中，11 例 Sturge-Weber 综合征患者中的平均年龄为（61.82±39.73）个月。最常见的症状为抽搐，面部血管瘤、鲜红斑痣、癫痫，偏瘫、精神运动性迟缓和青光眼等。

Sreenivasan 等研究表明：尿液内的某些血管生成标志物可以用来判断该病的严重程度和进展情况，如尿中基质金属蛋白酶（MMP）-2、MMP-9；而碱性成纤维细胞生长因子水平可能对判断该病的神经系统方面治疗的是否有效有一定帮助。

治疗主要是针对癫痫的对症处理，如癫痫为难治性，或有反复出血者，则予手术切除脑部血管瘤。但由于患者一般血管瘤广泛，血管扩张和闭塞常并存，手术方法、效果很难肯定。放射治疗以闭塞硬化颅内病变血管可能起到一定的效果。对于合并嗜铬细胞瘤者应手术切除。

其他神经外胚层异常也应考虑有嗜铬细胞瘤的存在。包括：结节性硬化症（tuberous sclerosis，以多发性皮脂腺瘤样痣和智力减退为特征，同时可伴多发性血管瘤、癫痫发作，也可见脑血管畸形和囊肿）和 Carney 三联症（胃上皮样平滑肌肉瘤、肺软骨瘤和肾上腺外嗜铬细胞瘤）。

第六节　肾上腺髓质增生

肾上腺髓质增生（adrenal medullary hyperplasia，AMH）罕见，属儿茶酚胺症的一种。人们对 AMH 的认识始于 20 世纪 30 年代，但当时认为不伴肿瘤的肾上腺髓质功能亢进不是一个临床症候。有人认为髓质增生和嗜铬细胞瘤是一个疾病的不同发展阶段:肾上腺髓质弥漫性增生、结节增生、肿瘤形成是一个连续的过程,髓质增生是嗜铬细胞瘤的前期病变。20世纪60年代后,有学者发现有不伴有其他疾病而单独发生的AMH的存在,由此提出AMH可以是一个独立存在的疾病,其临床表现和内分泌检查结果与嗜铬细胞瘤结果相同。随着AMH认识的深入,AMH被分为两种:单纯性(或原发性)AMH和作为多发性内分泌肿瘤Ⅱ型(MENⅡ)组成部分的AMH。在中国,本病由吴阶平于1977年首次提出,并认为这是一种独立的疾病,并发现单纯的AMH和作为MENⅡ组成部分的AMH都是存在的,而且是两种不同的疾病过程。因此,普遍把AMH看作为一个独立的疾病。

一、病因和发病机制

AMH多为双侧性,其病因和发病机制仍不明了。AMH的病因与发病机制与环境因素、遗传因素、交感神经系统介导的药物作用等多种因素有关,可能是神经和激素综合作用的结果。实验发现,肾上腺髓质细胞在内源性和外源性因素影响下均可发展为弥漫性、结节性增生甚至形成肿瘤。内源性因素包括种系、年龄和性别,外源性因素包括各种长期的刺激如:药物、生长激素或泌乳素分泌过多、刺激胆碱能神经、高钙血症和环境因素等。AMH的发病可能是由于神经介质信号的异常持久及高强度的刺激,或信号转导通路的持续性激活。另外,缺氧及低气压也可刺激肾上腺髓质分泌儿茶酚胺,长期的内分泌活动旺盛导致髓质增生或新生物的形成。许多研究发现,基因突变主要是 *ret* 基因以及某些受体包括维生素D受体在肾上腺髓质增生中发挥着重要作用。AMH的发病也存在一定的地域性,1984年以后,我国只见单纯性AMH的报道,未见MENⅡ的临床报道,国外多见作为MENⅡ组成部分的AMH的报道,偶见单纯性AMH的报告。

二、病理

AMH的最后确诊有赖于病理学检查。通过形态学鉴定和分析可以判明肾上腺弥漫性或结节性增生。以肾上腺中央静脉作为肾上腺头体部分界线。Dobbie认为正常肾上腺髓质与皮质的比例为肾上腺头部1:5,体部为1:8至1:18,尾部没有髓质。正常肾上腺的髓/皮比值平均为12.5%,若超过20%即属髓质增生。正常人肾上腺髓质平均重量为0.43g,肾上腺髓质增生时,其重量和体积达到同年龄正常人的2~3倍。也有部分肾上腺髓质增生的患者,其髓/皮比值正常,但髓质绝对重量增加。Visser提出AMH诊断依据:髓质重量增加2倍以上;肾上腺髓、皮质比增大大于1:10;肾上腺尾部及两翼见到髓质。显微镜下髓质增生的病理表现是:腺体增大、圆钝,髓质比重增多,尾部可见髓质;髓质细胞增殖,伸入皮质,把皮质细胞分割成岛状;增生的细胞体积大,胞浆丰富,许多细胞内出现空泡,可见巨核及双核细胞;增生可表现为弥漫性、结节性或二者共存。

三、临床表现

AMH与PHE的临床表现基本相同。最主要的症状是高血压,患者多无代谢改变,在持续性高血压的基础上突然阵发性加剧较多见。与PHE相比,AMH的表现可能有以下差异:①精神刺激、劳累作为诱因的比例似略高;②压迫腹部不引起发作;③病程一般较长而且有时并不符合肿瘤的一般规律。

四、诊断

1. **实验室检查** 与嗜铬细胞瘤的实验室检查相同,尿或血中儿茶酚胺及其代谢产物升高,而且以肾上腺素含量增加为主。

2. **影像学** B超和CT可发现肾上腺增大,MRI对AMH敏感性较高,可以发现T2WI上可有信号异常。最重要的影像学检查是[131]I-MIBG,其敏感性和特异性都很高,对PHE和AMH可在形态上显示比较明确的区别。

最可靠的诊断还是术中肉眼所见和病理改变。AMH的诊断标准如下:①临床表现类似嗜铬细胞瘤,发作期伴尿儿茶酚胺升高;②髓质内无肿瘤;③增生的肾上腺髓质伸入到肾上腺的翼部或尾部,伴或不伴结节状增生;④髓质/皮质的比值增加,并且髓质重量增加;⑤髓质由增大的具有多形性或没有多形性的细胞组成。

五、鉴别诊断

由于AMH与PHE都起源于肾上腺髓质,均分泌过量的儿茶酚胺,实验室检测亦无明显差异,临床都表现为高儿茶酚胺血症的一系列症状,细胞形态学上亦无明显差异,鉴别上有一定困难。

由于嗜铬细胞瘤通常可表达胰高糖素受体因而临床上常用胰高糖素做激发试验其敏感性为83%,特异性为96%。但是阴性结果不能排除诊断。目前还不清楚在增生的肾上腺髓质是否也有胰高糖素受体表达。有学者对肾上腺髓质增生的患者进行胰高糖素兴奋试验结果为阴性,由此可见胰高糖素兴奋试验对鉴别嗜铬细胞瘤和髓质增生的价值有限。

另外 MRI 对于鉴别 AMH 具有一定价值,文献报道:MRI 扫描 T2WI 回波时间上两者有差异,嗜铬细胞瘤的 T2 回波时间在 70ms 以上均可显示,而 AMH 在 T2WI 回波时间为 58ms 时可见高信号灶显示。病理检查显示,嗜铬细胞瘤有一完整的包膜,其包膜发出的纤维条索伸入瘤组织内将其分隔成分叶状,而瘤体外的肾上腺髓质无明显变化或被挤压而萎缩,80% 以上为单侧病变;AMH 则呈弥漫性或小结节样改变,没有包膜,其增生的髓质细胞可伸入到两翼及尾部内,髓/皮质比值发生根本变化,且 80% 以上是双侧病变。核酸染料免疫荧光技术发现增生的肾上腺髓质其 DNA 分布是二倍体或整倍体的,而 80% 以上的良性和所有恶性的嗜铬细胞瘤 DNA 分布为非二倍体或整倍体。

目前认为 [131]I-间位碘代苄胍(^{131}I-MIBG)放射性核素髓质显像可能是 AMH 最敏感的检查手段,其敏感性和特异性都很高,是一种安全、特异和无创性的检查技术,对 B 超、CT 及 MRI 不能明确诊断者可采用此法。间位碘代苄胍(MIBG)是胍乙啶的类似物,与去甲肾上腺素有相似的吸收及储存机制,MIBG 与肾上腺素能受体有高度特异性结合能力,同时反映肾上腺髓质功能和形态,根据髓质显像及其分相对定量分析方法来区分正常、增生的肾上腺及嗜铬细胞瘤。

六、治疗

手术切除是 AMH 的最佳治疗手段。约 80% 的 AMH 为双侧性病变,但部分患者一侧增生而对侧增生不明显或正常,因此手术方式应视具体情况而定。单侧增生者行患侧肾上腺全切除术;双侧增生者行增生明显一侧的肾上腺全切除,对侧切除 70% 的肾上腺,尔后刮除剩余的髓质,再用福尔马林涂抹。这样手术后无需长期补充肾上腺皮质激素。也有人主张切除双侧肾上腺,术后长期补充肾上腺皮质激素。有些双侧增生患者,其一侧增生明显,而另一侧不明显,容易造成漏诊,故对单侧肾上腺髓质增生患者术中应仔细探查,并在术后进行长期的随访。

手术切除增生的肾上腺髓质不仅疗效明确持久,且术中探查及病理检查可以明确诊断。但在手术取活检时应仔细,因增生的腺体容易破裂,易使髓质流失而难以得到全面的病理结果。AMH 既可以是一独立的疾病,也可能是多发性内分泌腺病II型的表现之一。因此,对 AMH 患者要进行术后随访,不仅随访临床疗效(主要是血压情况及血尿儿茶酚胺水平)和手术并发症(如肾上腺皮质功能不全),还应注意有无甲状腺、甲状旁腺等其他内分泌腺体肿瘤的发生。

对于不能耐受手术者,可应用 α-受体阻滞剂等药物治疗。也有资料认为 ^{131}I-MIBG 在有效剂量下可产生放射治疗的作用,对 AMH 有一定的疗效。

七、展望

AMH 罕见,其病因和发病机制目前未明。在治疗上经验亦较少。国外动物实验发现某些药物如利血平、维生素 D_3 和钙短期可以诱导 AMH,长期可导致嗜铬细胞瘤的形成。其机制有待进一步阐明。

近年来人们从基因水平研究肾上腺髓质增生的发病机制。发现胚源细胞 ret 基因点突变可引起多发性内分泌肿瘤综合征、形成嗜铬细胞瘤或肾上腺髓质增生。但是目前并没有发现单纯 AMH 有特异性的基因改变。单纯 AMH 是否存在遗传基础有待于进一步考证。

手术虽然是目前较好的治疗方法,可产生持久疗效,同时可获得病理诊断。但对于双侧增生患者,手术打击大、手术方案较难确定、术后可出现复发以及皮质功能不全等危险。近些年开始腹腔镜治疗 AMH 取得良好的效果,也是一种方便可行的治疗途径。同时有学者运用生物酶消融治疗 AMH 大鼠取得一定的效果,可能为后面开展更佳的微创方法打下基础。另外 ^{131}I-MIBG 内放射治疗的发展也为此病的治疗提供了新的思路。

(齐　琳)

参 考 文 献

1. Esienhofer G, Lenders JW, Goldstein DS, et al. Pheochromocytoma catecholamine phenotypes and prediction of tumer size and location by use of plasma frree metanephrines. Clin Chem, 2005, 51(4):735-744.

2. Ilias I, Pacak K. Current approaches and recommended algorithm for the diadnostic localization of pheochromocytoma. J Clin Endocrinol Metab, 2004, 89(2):479-491.

3. Eisenhofer G, Bornstein SR, Brouwers FM, et al. Malignant pheochromocytoma: current status and initiatives for future progress. Endocr Relat Cancer, 2004, 11(3):423-436.

4. Brink I, Hoegerle S, Klisch J, et al. Imaging of pheochromocytoma and paraganglioma. Fam Cancer, 2005, 4(1):61-68.

5. Gimenez-Roqueplo AP, Favier J, Rustin P, et al. Consequences of a SDHB gene mutation in an apparently sporadic pheochromocytoma. J Clin Endocrinol Metab, 2002, 87(10):4771-4774.

6. Kouvaraki MA, Shapiro SE, Perrier ND, et al. Ret Proto-oncogene: a review and update of genotype-phenotype correlations in hereditary medullary thyroid cancer and associated endocrine tumors. Thyroid, 2005, 15(6):531-544.

7. Gertner ME, Kebebew E. Multiple endocrine neoplasia type 2. Curr Treat Options Oncol, 2004, 5(4):315-325.

8. Santoro M, Melillo RM, Carlomagno F, et al. Minireview: RET: normal and abnormal functions. Endocrinology,

2004, 145(12):5448-5451.

9. Park JI, Powers JF, Tischler AS, et al. GDNF-induced leukemia inhibitory factor can mediate differentiation via the MEK/ERK path-way in pheochromocytoma cells derived from nf1-heterozygous knockoutmice. Exp Cell Res, 2005, 303(1):79-88.

10. 吴阶平. 吴阶平泌尿外科学. 济南: 山东科学技术出版社, 2008.

11. Garcia Alonso MP, Balsa Breton MA, Paniagua Correa C, et al. Complete hormonal and metabolic response after iodine-131 metaiodobenzylguanidine treatment in a patient diagnosed of malignant pheochromocytoma. Rev Esp Med Nucl Imagen Mol, 2013, 32(6):390-393.

12. Al-Zahrani AA. Recurrent urinary bladder paraganglioma. Adv Urol, 2010:912125.

13. Park BK, Kim CK, Park SY, et al. Percutaneous radiofrequency ablation of renal cell carcinomas in patients with Von Hippel Lindau disease: indications, techniques, complications, and outcomes. Acta Radiologica, 2013, 54(4):418-427.

14. Merrill S, Fraker DL, Cohen DL, et al. Inherited mutations in pheochromocytoma and paraganglioma: why all patients should be offered genetic testing. Annals of surgical oncology, 2013, 20(5):1444-1450.

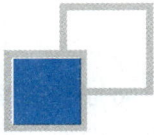

第十一篇

肾 移 植

第一章 肾移植发展史及其面临的挑战

第一节 概 述

在 20 世纪医学发展史上,器官移植作为一个新兴的、迅速崛起的学科格外引人注目。人类从 20 世纪初进行器官移植的初步尝试开始,经历了近百年的艰苦探索,最终将移植器官这一亘古的梦想变成了现实。如今,作为器官移植代表的肾脏、肝脏、心脏三种器官的移植已成为一些先进国家的常规手术。器官移植学科对社会的影响已远远超过了医学领域的范畴,因为它不仅带动了基础学科如免疫学、遗传学、分子生物学、病理生理学、生物工程学等相关学科的发展,也对传统的社会学、法律学、伦理学观念提出了新的课题与挑战。事实上,作为现代医学的集合成果,器官移植水平已成为衡量一个国家、地区整体医学实力的重要标志。

肾脏是人类最早移植成功的器官,肾移植也是目前临床开展最早、效果最好、例数最多、技术最成熟的实体大器官移植。

肾移植是目前治疗肾衰竭最有效的措施,100余年来经历了初期手术技术和无免疫抑制措施的探索,大量的实验和研究表明,肾脏移植手术是可行的,只要克服免疫排斥反应,可以用于治疗肾衰竭,这个阶段经历了半个多世纪的探索;从 20 世纪 60 年代开始进入试用免疫抑制剂预防排斥反应的阶段,随着各种新型免疫抑制剂的开发应用、器官保存以及配型技术等的发展,肾移植得以广泛应用,全球接受肾移植的受者近百万人,而且肾移植的基础和临床各项研究的进展也激励和推动了其他各种器官的移植。

近年来全球统计每年肾移植数量超过 3 万例,截至 2009 年底累计完成肾移植 90 万余例次。统计最长移植肾存活,亲属肾移植超过 47 年;尸体肾移植超过 41 年;活体非亲属超过 38 年;接受肾移植最小受者 4 个月,现已成活超过 20 年。

我国临床肾移植始于 20 世纪 60 年代,70 年代末逐渐开展起来,80 年代形成一定规模,至 1989 年

每年肾移植数量超过 1000 例次,到了 90 年代已形成较大规模。截至 2010 年,据中华医学会器官移植分会中国器官移植登记处统计,我国共施行各种实体大器官移植 12 万例次,其中肾移植占 85% 以上,累计 10 万余例次,其中活体肾移植 1 万余例,尸体肾移植最长有功能存活 3 例超过 35 年。

50 年来,全世界同种肾移植取得了长足进步,用于组织配型与肾脏保存方法的不断改进、强有力免疫抑制剂的问世、对移植免疫学认知的进展以及临床经验的不断积累,同种肾移植近期效果明显提高,超急性排斥反应已罕见,急性排斥反应大为减少,移植物近期丢失即早年影响移植效果的主要问题已基本解决,但当前肾移植仍面临着严峻的挑战,移植肾长期存活无明显提高,虽然使用各种诱导耐受的方案,但仍未取得确切的效果。此外,可供移植器官的严重短缺影响肾移植的开展,所以不得已采用扩大标准的供肾,包括心脏死亡供者的肾移植的应用,并选择合适亲属活体供肾和夫妻间供肾移植。

我们追溯肾移植的发展史,不仅可以进一步认识肾移植取得今天成就的来之不易,而且可以更深入了解肾移植在临床治疗中所需要克服的困难,通过学习和继承前辈的科学精神,更好地激励我们去征服和解决尚未解决的难题。

第二节 肾移植发展史

肾移植的发展是科学技术进步与人类社会文明发展的共同结果,它自幻想、实验、步入临床直至临床广泛应用的历史,是一个漫长而又艰辛的过程。而现代肾移植是在经历了三个重要的技术突破之后逐步发展起来的,首先是血管吻合技术的发展;其次是短期低温保存供移植用器官技术的成功;还有应用免疫抑制剂药物成功地控制了免疫排斥反应。

一、国外肾移植的发展历程

(一) 早期探索阶段

肾移植的首次文献报道是 1902 年奥地利维也

纳大学的 Ullmann 的报道,他进行了人类有记载的第一例肾的同种自体移植,他将狗的肾脏通过金属圆管套接到狗自体的颈部,开放动静脉后有尿液流出,表明肾脏转移在技术上是可行的,同年他还施行了将狗肾移植给山羊的异种移植实验。

1902 年法国医生 Carrel 在大量研究的基础上,成功地建立了现代血管吻合技术,并发表了他们关于血管吻合缝合技术的著名论文,通过这项技术可以保持血管内血流的长期通畅,使得器官移植外科在技术上有了一定的保障,为后来肾脏移植的外科技术奠定了基础,且此技术一直沿用到现在,由于 Carrel 在血管外科方面的研究成果对外科的贡献巨大,1912 年他被授予诺贝尔医学和生理学奖。

1906 年法国里昂 Jaboulay 使用猪和山羊的肾脏分别移植到两位女患者的肘窝,移植肾均无功能,患者分别在术后 3 天和 9 天死亡。同年,Papin 也尝试异种移植,也以失败告终,他们都归咎于外科技术问题导致的血管栓塞。

1909 年德国 Unger 将 1 只猕猴的肾移植到一名肾衰竭小女孩的腋窝部,但无尿液排出。1910 年他将猕猴的双肾移植给一名 21 岁肾衰竭的女患者腹股沟部,移植后 32 小时受者死亡,尸检显示血管栓塞,经过这个尝试使他认识到阻碍肾移植的成功并非完全是外科技术问题。

(二) 初步临床应用阶段

人类首次同种肾移植尝试者公认是乌克兰医生 Voronoy,1933 年他为一例汞中毒所致的急性肾衰竭女患者施行了尸肾移植,供者是头部创伤死亡,供肾热缺血时间长达 6 小时,且血型不合,术后移植肾仅排出少量尿液,很快丧失功能。在随后的十多年中他共施行了 6 例,均未成功,但他强调了应用尸体器官的益处。

1945 年,波士顿 Landsteiner、Hufnagel 和 Hume 等为一名因流产感染和出血所致的急性肾衰竭妇女施行了尸体同种肾移植,供肾移植至前臂,用桡动脉和头静脉作吻合,移植后移植肾随即排出尿液,在短时间内维持了肾脏的功能性存活,使患者度过了急性肾衰竭时期。

1950 年,Lawler 施行了美国首例尸体供肾原位移植,他将因肝病死亡的供者的肾移植给一位血型相同的因多囊肾导致肾衰竭的妇女,切除受者左侧多囊肾后行原位移植,术后有尿液生成,53 天后经靛胭紫静脉注射试验,提示移植肾仍有功能,但在 10 个月后手术探查时发现,移植肾缩小、变色,已被排斥。

1953 年,法国 Michon 和 Hamburger 施行了首例活体肾移植。16 岁的男子因孤立肾外伤破裂切除,他母亲执意要将她的肾移植给儿子,术后肾功能立即有功能,维持了 3 周,21 天突然无尿,因排异反应而失败。

在 20 世纪 30 年代到 50 年代这一阶段,虽然施行了一定量的临床同种肾移植,但因术者对免疫反应的认识不足,缺乏有效的抗移植排斥反应的措施,同时器官保存和手术技术尚不成熟,均未获得长期存活。肾移植令人失望的结果,使许多人灰心地认为肾移植治疗肾脏疾病几乎是不可能的或者是不合理的。

但是,在 Murray 同卵孪生肾移植获得成功后完全改变了这一观点。1954 年 12 月 23 日,在波士顿 Peter Bent Brigham 医院,由 Murray、Harrison 和 Merrill 共同完成了这例具有里程碑意义的同卵孪生活体亲属肾移植手术。成功地为受者 Richard 和供者 Ronald 实行了同卵双胞胎间的肾脏移植,术后肾脏以及心脏和肺部功能得到明显改善,首次证明肾移植可以挽救生命。该例受者术后与护理他的护士结婚,并做了 2 个孩子的父亲,该例存活 8 年,死于冠心病。这是移植医学史上首次获得长期有功能存活的病例。从此,肾移植成为临床治疗慢性肾衰竭的有效手段,掀开了现代医学器官移植的新篇章。Murray 医生也因其开创性的成就而荣获 1990 年诺贝尔医学和生理学奖。

(三) 稳步发展阶段

20 世纪 50 年代末 60 年代初由于免疫抑制治疗、组织配型和透析用于同种肾移植,使成功率大为提高。

1959 年法国 Hamburger、1960 年美国 Murry 分别对异卵孪生间或同胞亲属间的肾移植受者应用全身照射,作为术后免疫抑制治疗获得成功。

20 世纪 60 年代初,硫唑嘌呤及皮质类固醇的使用,使非亲属供肾移植的存活时间明显延长。1963—1964 年间 Starzl 在 64 例同种异体肾移植后,采取联合应用硫唑嘌呤及皮质类固醇的标准免疫抑制方案,使绝大多数移植肾有功能存活超过一年,取得了一个飞跃,该方案成为传统经典的免疫抑制方案。

1964 年 Terasaki 应用了微量淋巴细胞毒方法,奠定了 HLA 分型方法的基础,为选择良好的供受者间配对提供了可能。1966 年 Terasaki 等又开始用组织配型选择供受者,认识到交叉配型试验对于抑制排斥反应的重要作用。

器官保存液的不断改进也是推动器官移植发展的基本保障。1967 年 Belzer 最初用持续灌注法保存肾脏 3 天。随后相继研制了 Collins 液、改良 Collins 液、Euro-Collins 液。尤其是 1988 年 Belzer 等在美国 Wisconsin 大学研制出新型的器官保存液,名为 UW(University of Wisconsin)液。应用 UW 保存液实现了保存肝脏 30 小时,保存肾脏 72 小时,保存胰腺 72 小时。

1960 年血液透析用于慢性肾衰竭,使肾移植受者能在术前得到较充分准备,并可较长时间地等待适合的供肾。

自 20 世纪 60 年代后期到 70 年代,由于 HLA 配型的进一步提高、脑死亡概念的确立、器官保存技术的进步以及国家和地区的进一步协作,使肾移植稳定于较好水平,1 年肾存活率约 50% 左右。

(四)免疫抑制剂逐渐成熟发展阶段

1976 年,瑞士 Dreyfuss 从真菌中发现环孢素(cyclosporine),Borel 使用小鼠、大鼠和豚鼠同种皮肤移植证明环孢素 A(cyclosporine A,CsA)具有强大的免疫抑制作用,而且没有硫唑嘌呤和环磷酰胺的骨髓抑制作用等毒副作用。

1977—1979 年间英国剑桥大学的 Calne 首次将 CsA 应用在肾移植、胰腺移植和肝脏移植取得满意效果。

进入 20 世纪 80 年代,开展了 CsA 在器官移植领域的广泛临床应用和研究,并形成环孢素与皮质类固醇和硫唑嘌呤三联免疫抑制剂用药的常规。CsA 的应用大大提高了移植肾的存活率,尸体供肾一年肾存活率由原来的 50% 左右提高到 80% 左右。肾移植从此进入环孢素时代,CsA 微乳剂的应用,更提高了 CsA 的生物利用度,减少了个体差异。事实上 CsA 经历 30 余年迄今仍是预防排斥反应的主要免疫抑制剂之一。

到 1987 年日本 Kino 等在真菌中提取了一种物质当时命名为 FK506,体外实验中证明它具有免疫抑制作用。随后,在临床肝移植、心脏移植和肾移植中都证明 FK506 有预防排斥反应的作用。1994 年美国 FDA 正式批准日本藤泽公司研制的 FK506 上市,后正式命名为他克莫司(tacrolimus,TAC)。他克莫司的问世进一步推动了各种器官移植的发展。

随后,吗替麦考酚酯(mycophenolate mofetil,MMF)由瑞士罗氏公司研制,1995 年美国 FDA 批准用于肾移植,雷帕霉素(正式命名为西罗莫司)1999 年美国 FDA 批准用于肾移植,这些新型免疫抑制剂的开发和应用,能够为临床提供更多选择,便于更有效地实施个体化的治疗方案。多种免疫抑制剂联合使用,减少了各种药物的剂量,从而减少了免疫抑制剂的毒副作用,提高了移植效果。

20 世纪 90 年代以后强有力的免疫抑制剂不断出现。尸体供肾移植的一年肾存活率提高到 90% 以上,更新的免疫抑制剂的不断研发,将进一步推动肾移植的发展。

二、国内肾移植历程回顾

与国外相比我国的肾移植临床工作起步晚了近 10 年。

(一)20 世纪 60 年代起步

1956—1958 年间各地已有单位开展各种器官移植的动物实验,包括肾移植、肝移植等动物实验。

1960 年吴阶平等在北京医学院第一附属医院施行国内首例尸体肾移植,共行 2 例尸体肾移植,术后早期移植肾排尿,但当时对免疫抑制认识不足,移植肾存活了 3～4 周。

(二)20 世纪 70 年代逐步开展

1970 年,上海第一医学院中山医院熊汝成开始实施尸体肾移植。

1972 年,梅骅等在广州中山医学院第一附属医院与北京友谊医院于惠元合作,成功地进行了我国第 1 例活体亲属肾移植,受者存活一年后因重症肝炎死亡。

20 世纪 70 年代北京友谊医院于惠元、上海第一人民医院谢桐和武汉同济医院章咏裳等相继开展临床肾移植,不仅推动了他们所在地区肾移植的发展,也激励了其他地区如广州、杭州、西安、长春和南京等开展肾移植。

(三)20 世纪 80 年代后形成规模

1983 年 3 月由宋名通、章咏裳等 4 人组成的首次中国肾移植考察组赴前民主德国考察学习。此后国际合作和交流不断加强,不仅赴国外参观学习,而且邀请国际肾移植著名专家来访,一批中青年学者先后走出国门到国际先进的移植中心进修学习,他们陆续回国后成为我国肾移植事业发展的主要骨干和学科带头人。

1988 年我国从事肾移植工作的专业队伍已经形成,学科已逐步建立,开展肾移植的单位逐年增多,至 1989 年肾移植年移植量超过 1000 例次,肾移植累计达 4500 例次。

(四)20 世纪 90 年代迅速发展

20 世纪 90 年代,随着外科技术的进步和新型免疫抑制剂的应用,肾脏移植才进入了飞跃发展时期。1998年底,全国规模开展肾移植的单位已达80个,肾移植总数达到2万余例。其中,北京友谊医院、上海第二军医大学长征医院、广州中山医科大学附属第一医院、第一军医大学南方医院、武汉同济医科大学同济医院、广州第一军医大学珠江医院等单位年度移植数均超过百例。至1999年底肾移植累计达29 000余例。1993年到2002年的10年间,中国肾移植的增长率为322%

(五)21世纪健康有序发展

进入21世纪得到全面迅速发展,2000年肾移植数量超过5000例次,随后肾移植曾出现一个无限扩张和无序发展阶段,2004年曾经达到年肾移植超过10 000例次,为了进一步规范化管理和保证器官移植的质量,2007年国务院颁发了《人体器官管理条例》,卫生部审定了器官移植的准入单位,我国的肾移植事业进入有序的健康发展阶段。

截至2009年底,我国内地共实施肾移植10.1万例次,其中包括活体肾移植近6千例,尸体移植肾存活超过33年,移植数量已成为仅次于美国的第二大国。

第三节 肾移植未来的挑战

肾移植虽然取得了令人鼓舞的成就,但远未达到理想的水平,仍有许多问题亟待解决,如何进一步提高移植物的长期存活?如何诱导产生抗原特异性免疫耐受?如何突破器官短缺的瓶颈?都是需要时时面对的难题,也是在肾移植工作中面临的挑战。

一、晚期移植物失功能的预防

在过去的数十年间,移植肾的短期存活率有很大的提高,但长期存活率仍不乐观,移植肾长期存活一方面受到慢性排斥反应的影响,另外一方面受到很多非免疫因素的影响。如何维持长期良好的移植肾功能和生活质量,是目前器官移植领域的研究热点。

影响肾移植长期效果的因素很多且错综复杂,既有免疫因素,也有非免疫因素,既有来自于供者的因素,也有来自于受者自身的因素。慢性移植物肾病,移植物带功能受者死亡及复发性肾病是导致晚期移植物丧失的主要原因。

慢性移植物功能减退和丧失的防止依然是今后工作的重点。

慢性移植物丧失的组织学表现,不易与长期药物作用、功能性消耗等造成的血管间质病变相区别。随着模式生物学的发展,有望建立理想的动物模型,进一步分析免疫和非免疫因素在慢性移植物失功过程中的作用及相互影响,探索有针对性的治疗方法。例如研究缺血再灌注损伤、手术损伤、高血压、高血脂、糖尿病、药物等非免疫因素对移植物存活的长期影响。在探索有效和针对性治疗方法的同时,应以预防为基础,尽可能防止其发生。防止移植肾慢性功能障碍的发生发展,应贯穿于移植的全过程。探索防治措施,最大程度提高移植物存活时间和受者生活质量。

二、免疫抑制治疗的合理性和个体化

免疫抑制药物抑制排斥反应、促进移植物存活,但同时也会导致受者和移植物的毒性损伤,影响受者和移植物的存活。它的每一个新进展都推动了肾移植的发展。通过20多年来研究的经验积累,人们认为最佳的免疫抑制剂至少应达到3个目标:①选择性:即药物只抑制T细胞和B细胞的同种免疫反应;②协同性:即治疗方案中的每种药物以超附加的模式发挥作用;③特异性:即诱导受者特异性的对移植物的耐受。但是,当前临床应用的免疫抑制剂只是部分地满足这些目标。

在成功诱导免疫耐受之前,免疫抑制剂合理应用和个体化依然是移植工作者探索的方向。既要防止免疫抑制过度又要避免免疫抑制不足,这是长期以来不断探索和仍未获解决的难题。由于缺乏有效评估受者免疫状态的指标体系,而个体间免疫状态差异极大,目前免疫抑制剂的应用仍停留在依照普遍规律的基础上,缺乏有针对性的个体化合理治疗,随着免疫研究的深入,探索并解决这个难题应予以足够的重视。

近年来随着无肾毒性的新型免疫抑制剂雷帕霉素和抗CD25单抗开始进入临床应用,人们期望能使排斥反应进一步降低,在临床实践中必须注意防止免疫不足和免疫过度,应根据不同个体的实际情况,充分发挥免疫抑制剂的功效,并最大程度地减少不良反应。也有学者认为这些新型免疫抑制剂的出现虽使肾移植术后的长期存活成为可能,但在使用新型免疫抑制方案时应着重减少不良反应而不是单纯降低排斥反应发生率。

三、免疫耐受诱导策略的建立

器官移植临床和基础研究的一切免疫耐受策

略都来源于对免疫系统的认识。免疫反应也始终是器官移植的最终障碍。相对于生物学领域和其他学科,移植免疫学的发展明显滞后,随着分子生物学的发展,有望对免疫基因组学和蛋白质组学开展更深入的研究,认识免疫应答的细胞、分子特征,确定关键的作用靶位,指导科研工作,随着T细胞膜表面分子的发现以及对共刺激通路的进一步了解,以阻断为主的耐受诱导策略将继续探索。对免疫应答的免疫学本质的认识及免疫耐受诱导策略的建立是器官移植的最高追求目标。

四、供体短缺问题的解决

移植器官供需不平衡,导致边缘供肾数量尤其是心死亡器官捐献(donation after cardiac death,DCD)供肾数量增加。如何正确评估器官质量,减轻移植肾损伤,促进肾功能恢复以及合理分配使用供者是当今移植界的热点。

由于供体器官的短缺使人们开始积极探索异种移植。随着外科技术(血管吻合技术)、组织器官低温保存等技术的进步及免疫抑制药物(特别是环孢素)控制排斥反应的成功,肾移植最有前景的方向转移到了器官克隆及组织工程方面,这两种技术可以从根本上解决肾移植中面临的供体短缺以及肾移植组织配型困难,也减少了术后免疫抑制剂的不良后果。

(一)异种肾移植的研究

由于肾源的严重缺乏使异种肾移植具有非常广阔的应用前景,成为目前克服人类肾源不足的途径之一。虽然异种移植在实际应用方面仍面临很多问题如生理功能不相容及各种排斥反应等,但仍可能依靠分子生物学和免疫学的飞速发展加以克服。目前各国学者都纷纷投入到这方面的研究中,其中猪是研究的主要目标。以色列科学家Dekel等使用猪的胎肾组织块种植裸鼠体内,诱导形成了有功能的猪肾脏。另外异种移植关注的问题还包括:原本只能在动物间传播的病毒经由患者存在在人群间传播危险;被移植动物肾脏后的患者由于器官种属问题产生较大精神压力。

(二)非血管化组织的异种移植:

与血管化组织移植物相比较,非血管化组织移植物能够从猪移植到灵长类动物而不引起超急性或急性血管性排斥反应。例如猪的胰岛能够被移植到人类,同样猪的神经也能够被移植。新动物实验表明,胚胎肾移植后可以成长发育为有排泄功能的肾脏,而大部分血管来源于受体。而近些年来在后肾移植方面的研究表明,后肾可以被成功移植到许多部位包括鸟的绒毛膜尿囊的隔膜下、眼睛的前房、肾脏的包膜下。

(三)器官克隆及组织工程在肾移植中的应用

正常组织器官的发育是由胚胎干细胞分化成组织多能干细胞,进而形成组织器官的。利用人体胚胎干细胞克隆出与患者相同的肾脏是最理想的供体,可以解决肾脏移植中排异反应和供肾不足。目前,国内一些实验室正在探索如何在体外模拟肾脏胚胎发育过程,期望获得人类胚胎干细胞体外诱导分化的内外干预因素及其作用机制,从而为肾脏体外克隆提供理论依据。

组织工程学是一门新兴的交叉学科,它将体外培养扩增的、具有特定生物学功能的种子细胞与可降解生物材料相结合形成细胞-材料复合物,再把复合物植入病损的器官部位,随着生物材料逐渐被降解吸收,细胞形成新的相应组织和器官。目前组织工程学的关键技术尚待突破:寻找可靠细胞来源;获得符合需要的生物材料;解决大体积组织或器官的血运问题;构建体外培养系统。虽然目前组织工程学在肾移植领域尚处于基础研究阶段,但如能获得成功,将具有广泛的应用前景。

(韩文科)

参 考 文 献

1. Cecka JM, Terasaki PI. Chinical Transplant 2009. *Los Angeles*:*Terasaki Foundation Laborary*,2010,505-512.

2. Matevossian E, Kern H, Huser N, et al. Surgeon Yurii Voronoy(1895-1961) a pioneer in the history of clinical transplantation:in memoriam at the 75th anniversary of the first human kidney transplantation. *Transpl Int*,2009,22(12):1132-1139.

3. 朱洪荫,郭应禄. 肾移植. 北京:北京出版社,1980:5.

4. Korean OAG, Samia AE, Shadia AAD, et al. Compliance of kidneytransplant patients to the recommended lifestyle behaviours:singlecentre experience. Int J Nurs Practice,2008,14(5):398-407.

5. 邹本警,王赞滔,张永利,等. 免疫抑制剂在肾移植中的应用.中国组织工程研究与临床康复,2010,14(37):5829-5832.

6. Dekel B, Burakova T, Arditti FD, et al. Human and por-

cine early kidney precursors as a new source for transplantation. Nat Med,2002,9(1):53-60.

7.　刘荣耀,王东文.肾移植研究的新进展.国外医学·移植与血液净化分册,2005,3(1):23-25.

8.　张元芳,王翔.21 世纪中国器官移植的发展与思考.上海医学,2004,27(11):791-795.

9.　Goldstein SA. Tissue Engineering. Ann NY Aead Sci, 2002,9(6):183-192.

第二章　供体的选择与评价

第一节　活体肾移植

一、活体供肾的评估（evaluation of living kidney donors）

（一）告知内容

应当指出，活体器官移植实际上从根本上违背了医学伦理学的基本原则。决定贡献器官的人必须是有能力的（有决定能力）、自愿的、没有被强迫的，从医疗和社会心理学方面是适合的，供者完全被告知器官贡献的利弊。另外，对于供者来说捐献过程必须是自愿的，且可以随时终止捐献。

（二）活体供肾的评估

1. **必需检查**　活体供肾者术前必查项目包括以下几项。

（1）全面病史及体格检查。

（2）心理学评估。

（3）测量体重指数

（4）不同时间条件下的三个血压测定值。

（5）全面的血细胞计数、凝血酶原时间、部分促凝血酶原激酶时间、生化检查、尿液分析。

（6）快速血糖、快速胆固醇和甘油三酯。

（7）定时收集尿液测量肌酐清除率或利用放射性标记物检测肾小球滤过率（GFR）。

（8）24 小时尿蛋白。

（9）胸片、心电图。

（10）病毒血清学检测：艾滋病（HIV），乙肝和丙肝，人类亲 T 淋巴细胞病毒 I 型（HTLV-I），巨细胞病毒（CMV），EB 病毒，快速血浆试剂试验（RPR）或性病研究试验（VDRL）。

（11）肾脏影像学：螺旋 CT，CT 血管造影或核磁血管造影。

2. **选择性检查（在以上这些检查存在异常或年龄、病史需明确时，进一步对供者进行评估）**

（1）动态血压监测。

（2）超声心动图。

（3）24 小时尿蛋白定量或尿蛋白/肌酐比。

（4）结肠镜检查。

（5）乳房 X 线照片。

（6）前列腺特异性抗原。

（7）2 小时口服糖耐量试验。

（8）血液高凝性检查。

（9）结核菌素皮肤试验。

（10）有特殊接触史时，要筛查传染病（例：疟疾，锥形虫症，血吸虫病，类圆线虫病）。

（11）心脏应激试验。

（12）膀胱镜检。

（13）供肾活检。

二、供者的选择（selection of donors）

原则上，若家族中有多个供体可供选择，理论上应仔细评估谁的基因位点匹配的最好（如：两个位点相配比一个位点相配）。若供体的匹配位点相同的话（如：双亲和同胞都有一个基因位点相配），应该先选择双亲作为供体，因为考虑到如果第一次肾移植失败，年轻的兄弟姐妹可作为二次移植的供体。

三、社会心理学评估（psychosocial evaluation）

社会心理学评估在供者起始评估时是非常重要的。它能为正确进行评估提供有力保证，揭示供者动机，以除外强迫因素。严重的精神疾患，不仅可影响供者评估进行，还会由于手术应激引起负面影响，这是活体供肾的禁忌证。对于那些所谓的利他主义者或非血缘关系的供者来说，心理测试就显得格外重要，因为他们对这种利他行为所造成的放大效应并不感兴趣。

四、活体供肾的排除标准（exclusion criteria for living kidney donors）

（一）绝对禁忌证

1. 严重认知障碍，不能了解供肾的危险性。

2. 有明显的精神疾患者。

3. 吸毒和酗酒者。

4. 明显肾脏疾病(肾小球滤过率低,蛋白尿,不明原因血尿或脓尿)。

5. 严重肾动脉畸形。

6. 复发性尿石症或双侧肾结石。

7. 胶原血管病。

8. 糖尿病。

9. 高血压。

10. 曾患有心肌梗死或经治疗的冠状动脉疾病者。

11. 中到重度肺脏疾患。

12. 目前患有肿瘤(不包括:原位非黑色素性皮肤癌,宫颈或结肠)。

13. 有癌症家族史(肺,乳腺,肾或泌尿系统,黑素瘤,胃肠系统,血液系统)。

14. 肾细胞癌家族史。

15. 活动性感染。

16. 慢性活动性病毒感染(乙型或丙型肝炎,HIV,HTLV)。

17. 明显慢性肝脏疾病。

18. 明显神经系统疾病。

19. 需要抗凝治疗的疾病。

20. 怀孕。

21. 有血栓病史,未来存在危险因素(例如:抗心磷脂抗体,因子Ⅴ莱顿变异)。

(二) 相对禁忌证

1. ABO 血型不符。

2. 年龄<18 岁或>65 岁。

3. 过度肥胖,特别是体重指数(BMI)>35。

4. 轻度或中度的高血压。

5. 尿路结石症状发作一次。

6. 轻度尿路畸形。

7. 年轻供者其一级亲属中有多人患糖尿病或家族性肾病史。

8. 有妊娠期糖尿病病史。

9. 吸烟。

五、供者年龄(donor age)

供者年龄没有绝对要求,但是,从伦理学角度考虑,至少要在18岁以上(含18岁)。年龄上限没有严格界定,应当在供者的利益得到保证的情况下,考虑肾脏捐献的可行性。通常,供体年龄过大会增加围术期的风险,大多数移植中心都有一个供体年龄上限,超过此标准的人不能成为供者,但各

中心标准相差很大。据美国器官分享网(UNOS)统计有资质的移植中心报告:27%的移植中心无年龄限制,6%以55岁为上限,13%以60为上限,70%以70岁为年龄上限,3%以75~80岁为上限。使用这些年龄较大供者的肾脏其远期效果要比那些年轻供者的肾脏效果差。

六、肾功能评价(assessment of renal function)

(一) 肾小球滤过率(glomerular filtration rate)

多数移植中心收集24小时尿计算肌酐清除率或碘酞酸盐、二亚乙三胺五乙酸(DTPA)清除率以此来更准确地计算肾小球滤过率。允许供肾的肾功能下限不仅要考虑供肾后其肾小球滤过率至少应为75%,还要考虑随着年龄的增加肾小球滤过率降低的问题。因此,目前公认的肾小球滤过率下限为80ml/(min·1.73m^2)。

肾小球滤过率(GFR)是评估供者肾脏功能的重要指标之一,常用的计算公式有:

Cockroft Gault 公式,简称 C-G 公式,即[(140-年龄)×体重(kg)][×0.85(如果女性)]/72 ×Scr(mg/dl)]

肾脏疾病改良计算公式,简称 MDRD 公式,186×Scr$^{-1.154}$(mg/dl)×年龄$^{-0.20}$[×0.742(如果女性)]。肾小球滤过率(GFR)在正常情况下随年龄变化,各年龄段供者的GFR至少在附表所列范围(表11-2-1)。

表 11-2-1　不同年龄段供者 GFR

年龄	GFR[ml/(min·1.73m^2)]
40 以下	86
50	77
60	68
70	59
80	50

(二) 蛋白尿(proteinuria)

蛋白尿,一般来说是肾脏疾病的一个现象。因此若存在明显的蛋白尿,则不能成为供体。24小时尿蛋白大于250mg为异常。

(三) 血尿(hematuria)

血尿定义为红细胞每高倍镜视野多于5个,代表尿路系统中存在异常。尿沉渣镜检发现管形或异形红细胞伴或不伴蛋白尿均暗示存在肾脏疾病。

（四）高血压（hypertension）

一般来说，患有严重高血压的人不能成为供者。因高血压一般都伴有进展性慢性肾病，切肾后的孤肾高滤过状态会加大孤肾损伤的风险，使高血压更不易控制。但目前对于轻度高血压患者供肾后孤肾功能的长期风险尚无结论。因只有很少一部分轻度高血压患者其肾脏病变会进展，故一些移植中心将那些无导致肾病进展因素的人列为供者。因此可将患有轻度高血压且血压易控制，年龄大于50岁，肾小球滤过率大于80ml/min的白人作为供体。轻度高血压患者不应有微白蛋白尿或其他终末期器官损害。

（五）糖尿病（diabetes）

对糖尿病、糖尿病前期及糖尿病高危患者来说，供肾有可能加快糖尿病肾病的进展，一旦发生，在孤肾发展的速度更快。

（六）肥胖（obesity）

肥胖，定义为体重指数大于30。肥胖者的手术并发症危险增加。肥胖者更易发展为糖尿病，高血压或无高血压、糖尿病的伴白蛋白尿的肾小球肾病。此外，也有单侧肾切除后的肥胖者易患蛋白尿或肾功能不全的报道。在此人群中，其他因素例如：心血管疾病，睡眠呼吸暂停综合征，脂肪肝等因素的影响也应考虑。肥胖者在减肥后可进行供肾。大多数中心认为，体重指数大于35不能成为供者。

（七）尿石症（nephrolithiasis）

对既往有结石病史的人群来说，必须考虑供肾后若残余肾结石复发将会导致输尿管梗阻，甚至肾功能受损。然而，对于那些10年前有过单一结石发作、近期未发作，且没有代谢性疾病（如：高钙血症，代谢性酸中毒）的患者来说，可进行供肾。

（八）遗传性肾病（inherited renal disease）

预备供者，特别是亲属供者，应评估遗传性肾病的可能。一级亲属有肾病患者，增加了其患肾病的风险，若其一级亲属中有多人患肾病，则其风险大大增加。对供者应着重检查受体所患的肾病。

（九）奥尔波特综合征（Alport syndrome）（"家族性出血性肾炎"）

绝大多数奥尔波特综合征是X连锁隐性遗传病。有15%的患者是常染色体隐性遗传。有多种不同变异可引起奥尔波特综合征，但它们都是引起肾小球基底膜Ⅳ胶原 α_5 糖链的缺陷，此可导致肾小球硬化症和肾衰竭。这种变异可合并眼和听觉系统内感觉神经的基底膜损伤，可导致视觉障碍如圆锥形晶状体或耳聋。对有奥尔波特综合征家族史的人群进行供肾评估，应仔细检查血尿，高血压及听力和视力。若奥尔波特综合征患者的男性亲属尿检正常，则认为其无基因变异，可供肾。奥尔波特综合征患者的女性亲属若尿检正常，则其患病概率小，可供肾。若女性亲属有持久血尿，则其很可能是患病基因携带者。其患进展性慢性肾功能性衰竭的可能性会升高至10%～15%，不能作为供者。

七、活体供肾者的外科评估（surgical evaluation of the living kidney donor）

外科评估在这里狭义的定义为对供者肾脏的解剖特征进行评价，以确定肾切除是否能顺利进行，应切除哪一侧肾及应采取何种手术方式。术前行泌尿系统螺旋CT检查可发现绝大多数极动脉，提供功能及充足的解剖学信息。目前这种无创检查在绝大多数中心已代替静脉肾盂造影。一般选取左肾进行移植，因左肾静脉较长，便于手术操作，特别是在进行腹腔镜手术时。若左肾有多支动脉而右肾只有一支动脉，可选右肾进行移植。若双肾都有两支动脉，仍可选取一侧肾进行移植。

八、活体供肾的外科技术（surgical techniques for living donor nephrectomy）

腹腔镜技术及内镜辅助的活体肾移植是器官摘取的一大进步。从最初20世纪90年代中期只在一小部分中心谨慎的开展，到目前已发展到绝大多数中心都在开展。腹腔镜技术兴起的主要原因是因传统开放手术后的疼痛与不适。因康复时间不断缩小，越来越快的恢复工作，腹腔镜手术已成为推动活体肾移植的动力。两种手术方式，肾脏远期存活率无差异。腹腔镜手术推动了活体供肾数量的增加。

传统供肾切除采用开放式改良胁腹切口。多数医生均采用12肋下或11肋间，胸膜外，腹膜外手术切口。须仔细分离肾脏，保护所有肾脏动脉、静脉及输尿管周围血管。避免过多牵拉血管以防止血管痉挛。供者必须水化良好，术中给予甘露醇保证利尿。当肾血管安全结扎切断后，将肾脏取出并置于冰水混合物中以降低肾脏代谢。肾动脉插管灌注冰肝素化的生理盐水或乳酸林格液以代替供者全身肝素化。

九、肾切除后远期问题（long-term postnephrectomy issues）

肾切除后，因残留肾的高滤过率导致GFR代偿升高至原有双肾的75%~80%。代偿程度直接取决年龄依赖的肾脏储备功能。一项肾切除后长达35年的随访证实了该手术的安全性。肾功能的降低与那些同龄健康人的肾功能下降有相同趋势。伴随肾脏高滤过率，尿白蛋白分泌可升高，但幅度小，不会引起肾功能的损害。肾切除后高血压的发生，随着年龄增大有所增高，但多数研究表明其发生率在不同年龄群体中有差异。活体供肾者远期存活率并无明显降低，实际上还较正常死亡率低。造成这一结果最可能的原因是只有那些身体健康的人才能成为供者。

十、活体供肾的挑战

（一）无血缘关系供者（biologically unrelated donors）

无血缘关系的供者在我国只有一种现象是允许的，那就是夫妻之间的关系，除此之外的无血缘关系的供者是不允许的。但是，在有些国家是得到法律保护的。例如，美国非血缘关系供者数量稳步增长。其他国家的移植中心也相继报道活体非血缘关系的移植数量增多，例如：澳大利亚、德国主要也是夫妻之间进行移植。大部分的非血缘关系移植是有感情联系的，并与供者有显而易见的亲近或长期相处的关系（例如：夫妻，重要的、亲密的朋友，收养的兄弟等）。夫妻移植的效果非常好，因为不仅是受体的健康，而且是夫妻双方的健康都得到促进。法国和英国政府均对活体移植进行监督管理。例如法国，活体供肾只能由有能力的成年人供给父母，兄弟姐妹或孩子；夫妻移植只允许在紧急情况下才能施行。

（二）供受者不相容（incompatible donor and recipient）

目前一些中心对血型不符或交叉配型试验阳性的供受者之间有一些可供选择的方法。静脉用免疫球蛋白联合血浆置换可用来消除交叉配型阳性的问题。同样的技术也可联合脾切除用于ABO血型不符的供受者间的移植。A2或A2B血型的供者给O型或B型的受者，根据抗A滴度高低，以判断是否应用血浆置换。ABO血型不符移植经验最多的是日本，因风俗习惯的原因，供者数量很少，活体肾移植很迫切。

所谓的配对供者交换（例如：A给B可交换到B给A）被认为是解决ABO血型不符供肾的一个办法。虽然此方法有一定吸引力，但一些后勤方面的问题却限制了其应用。UNOS已发布了标准尸体供体分配法，若一个不相符的供者给一个在名单上等待时间很长的相符受者供肾，但被一个一开始便预期等待接受不相符肾移植的受者获得肾，因此减少了后者等待死亡供者器官的时间。这种创新的解决方法为那些有动机但不相符的供者提供了一些选择，尽管实际操作上的困难迫使要找到一些相符的供者。

（三）有偿供肾（paid donation）

在美国，对器官捐献直接给予经济方面的报酬违背了国家器官移植委员会（NOTA）的规定。国际上也有相同的立法，而且除了伊朗，世界上大多数移植中心也禁止这种报酬。

第二节　尸体供肾肾移植

在我国很长一段时间内的器官移植的供体主要来源于死刑犯的捐献，使我国的器官移植事业长期不能得到国际承认。2005年我国政府在洛杉矶世界肝移植大会上坦诚我国90%移植供体来源于死刑犯捐献，并承诺将不断规范我国移植管理。此后，自2006年起国家卫生部门等部门逐步制定了相关的法律法规，进一步规范器官移植。经过一系列措施后我国的尸体器官移植数量出现了大幅减少，而活体器官移植呈一定程度增加，但器官移植总体数量减少。这种减少并不是我国器官移植水平的下降，而是标志着我国器官移植事业向规范化发展的过渡。受这些措施的影响，未来供体器官从尸体供体的来源上较以前会受到一定的影响，活体供体、DBD供体和DCD供体的数量将会逐渐增加并成为供体器官的重要来源。

一、尸体供者

我国在器官移植规范发布前，很多移植器官来自于死刑犯人。目前已制定了相关的措施采保护这些人的权益。可以预见的是，随着我国器官移植规范的完善和未来可能发布的相关法律、法规，尸体供体的数量将逐渐减少。

二、脑死亡器官捐献（donation after cardiac death,DBD）

大多数尸体器官来自心脏仍在跳动的脑死亡患者，通常为颅脑创伤、致命的血管损伤、大脑缺氧和无转移的脑瘤。这些患者是最好的移植供体。与国际上发达国家相比，我国在脑死亡器官捐献方面差距巨大。在我国，由于缺少脑死亡的立法，虽然国家卫生管理部门虽然已经出台了脑死亡判定标准,但由于没有法律的支持,仍需等待撤除对供者的呼吸和循环支持,供者呼吸循环完全停止后才能进行器官获取。因此与欧美国家的 DBD 供肾相比,我国的 DBD 供肾不能保证肾脏必要的血流灌注,热缺血时间较长,移植肾肾小管发生缺血坏死的概率也较大,故可能会导致 DGF。

(一) 年轻供者(young donors)

因器官来源短缺,目前对传统供肾年龄的限制有所放宽。使用小于 5 岁儿童的肾脏进行移植手术其手术风险及破坏耐受发生移植物功能不全的能力都将增加。有文献报道将儿童的两个肾脏一起移植到较粗的血管

(二) DBD 供肾移植过程

1. 潜在供体的确认。
2. 通知器官获得组织。
3. 第一次脑死亡判定。
4. 第二次脑死亡判定(此次决定了死亡时间)。
5. 获得家属同意决定器官捐献。
6. 组织配型和 ABO 血型验证。
7. 准备切取器官。
8. 切取器官。
9. 撤除呼吸支持。
10. 撤除循环支持。
11. 器官切取完成并保存。
12. 用当地和全国的计算机联网查找受体。
13. 通过 ABO 血型验证和计算机网络器官共享积分系统选择最佳受体。
14. 在几个受体中进行全面体检,以除外禁忌证。
15. 确定最佳受体,并收入院。
16. 准备第二受体,以防第一受体抗群反应抗体滴度过高。
17. 供体的淋巴细胞和受体的血清交叉配型。
18. 术前病史和一般体检。
19. 术前胸片、心电图、ABO 血型和常规生化检查。
20. 必要时行术前血液透析。
21. 进行移植手术。

(三) 尸体供肾的禁忌证

1. 绝对禁忌证 慢性肾病;年龄大于 70 岁;有转移的恶性疾病;严重的高血压;未治愈的细菌败血症;最近有静脉注射吸毒者;HBsAg 阳性者;HIV阳性者;热缺血时间过长;急性肾衰竭的少尿期。

2. 相对禁忌证 年龄大于 60 岁;年龄小于 5岁;轻度高血压;易治愈的感染性疾病;无少尿期的急性肾小管坏死;B 型和 C 型肝炎血清学阳性;供肾患有内科性疾病(糖尿病、系统性红斑狼疮);小肠穿孔合并肠内容物外溢。

DBD 在我国的广泛实施还需要时间,需要政府和广大人民的努力。在当前形势下,我国器官供体的来源仍然主要是亲属和尸体。

三、心脏死亡器官捐献(donation after cardiac death,DCD)

在不断增长的移植等待人群压力下,鉴于我国 DBD 供体和活体供体所面临的种种困境,DCD 器官符合我国传统死亡观念,相对易被公众接受,另外国家卫生与计划生育委员会(原国家卫生部)于 2010 年出台心脏死亡供者捐献相关条例,这在脑死亡法未通过立法的情况下,为缓解我国器官移植与供体短缺的矛盾以及与世界移植接轨提供了一条出路。

(一) DCD 的定义与分类

1. DCD 定义 DCD 指公民在心脏死亡后进行的器官捐献,以往也称无心跳器官捐献(non-heartbeating donation,NHBD)。

2. DCD 分类 目前,国际上通常采用 1995 年荷兰马斯特里赫特(Maastricht)国际会议定义的 DCD 的分类标准。

Maastricht 分型:M-Ⅰ,入院前死亡者,热缺血时间未知;M-Ⅱ,心肺复苏失败者,这类患者通常在心脏停跳时给予及时的心肺复苏,热缺血时间已知;M-Ⅲ,有计划地撤除心肺支持治疗后等待心脏停跳的濒死者,热缺血时间已知;M-Ⅳ,确认脑死亡的患者发生心脏停跳,热缺血时间已知;M-Ⅴ,住院患者的心脏停搏(2003 年新增标准),主要为 ICU抢救过程中发生的非计划性、非预见性心脏停搏。

M-Ⅰ、M-Ⅱ和 M-Ⅴ类为不可控制型 DCD,不可控制型 DCD 的特点为供者死亡突然,缺乏充分的获取器官的准备,所以器官热缺血时间长,移植物预后差,移植后并发症发生率高。M-Ⅲ和 M-Ⅳ类为可控制型 DCD,撤去治疗的时间在严格的限定下是可选择的,在撤去之前可做好充分的准备工作,因此器官损伤较小,移植物远期预后与 DBD 相近。

(二) DCD 供体器官捐献过程

1. 决定停止治疗。
2. 决定在死亡后进行器官捐献。
3. 生命支持治疗的撤除,此后观察 60 分钟。

4. 如果循环停止,宣布死亡并进行器官捐献;如果超过 60 分钟循环未停止,继续支持治疗,终止器官捐献。

5. 循环终止,等待 5 分钟。

6. 切取器官。

7. 器官切取完成。

(三) 提高移植器官质量

由于 DCD 供者的器官热缺血时间较长,其器官质量低于 DBD 供者。如何在术前评估和改善 DCD 供肾质量,降低术后早期并发症的发生率是目前肾移植领域急需解决的关键问题。目前已有不少技术应用于临床,如对于不可控型的 DCD 潜在供者可以采用原位保存方法。该方法可避免热缺血时间过长,并且可以在法律的支持下,获取器官捐献同意之前实施,该技术通常可用于急诊室,为保护器官功能争取时间。对于可控型供者,一旦获准在停止治疗和心脏死亡后可使用体外膜氧合(extracorporeal membrane oxygenation,ECMO),可在心脏死亡后提供正常的组织灌注,从而改善器官的质量。虽然 DCD 供者的器官质量低于 DBD 供者,但是国际上大量研究表明:采用 Maastricht 分类的Ⅱ、Ⅲ型,即非可控型及可控型 DCD 的肾脏,虽然 DGF 发生率及维持期肌酐水平较 DBD 供者高,但长期的肾脏存活与 DBD 没有显著差异。

四、老年供体/边缘供体/扩大标准供体(older donors/marginal donors/expanded criteria donors)

(一) 老年供体

目前使用老年供体是一种趋势,2002 年,年龄大于 50 岁的供体占所有供肾者的 1/3,供体年龄是决定移植物长期功能的重要指标。20 多岁的供肾者与 60 多岁的供肾者相比,其移植肾 5 年存活率每隔十年下降 5%。但应注意到将老年供肾给老年人,其移植物远期存活率将降低。若老年人死亡的原因是血管性疾病而不是创伤,若供者有高血压病史,若死亡时肾功能受损,则老年供肾的远期存活率将更低。老年供肾更容易出现移植肾功能恢复延迟,特别在冷缺血时间过长时。

(二) 边缘供体和扩大标准供体

边缘肾是指那些有一种或多种影响移植物功能因素的肾脏,例如年龄过大,冷热缺血时间过长,肾脏摘取时肾功能受损等。扩大标准供体(ECD)特指为了增加肾脏来源,努力消除或减少冷缺血时间,否则应丢弃的一部分肾脏。ECD 肾是由供体本身特点决定的,同正常供肾相比其移植后两年内移植物失去功能的风险高 70%,但仍有较高的存活率接近 80%。值得注意的是与维持透析者比,接受 ECD 供肾的受者,其死亡率较高。所有年龄大于 60 岁供者的肾脏经定义均为 ECD 肾,50~60 岁的供肾若存在其他因素也被定义为 ECD 肾。应注意 ECD 肾的定义是基于获取肾脏时的。2003 年,美国尸体供肾者中有 24% 是 ECD 供者。

(三) 供体活检

供体肾脏活检可帮助决定是否进行供肾摘取。肾小球硬化率很容易计算。若有超过 20% 的肾小球硬化,则移植物的预后一般较差,这种肾脏一般不能进行移植,或两个肾脏给一个供者。虽然硬化肾小球数量能决定是否进行移植,但肾间质纤维化,萎缩和血管改变对预后也很重要。因快速诊断技术的应用,供肾活检受到限制。目前只有在活检的结果对决定是否摘取器官有重要影响时,才行供肾活检。

(四) 肾单位数量

供肾来源于男性、非黑色人中、中年及术后即刻恢复肾功能、组织配型好者,相对肾脏来源于女性、黑人、组织配型不好,年龄大于 60 岁或小于 3 岁伴有肾功能恢复延迟者不易患慢性移植肾衰竭,这一普遍现象可用移植的相对肾单位解释。对受体而言,目前尚无法确定给其移植多大体积的肾脏、多少肾单位的肾才合适。回顾性的统计分析也证明这种做法没有意义。

(张小东)

参 考 文 献

1. Adams P,Cohen DJ,Danovitch GM,et al. The nondirected live-kidney donor:ethical considerations and practice guidelines:a national conference report. Transplantation, 2002,74(1):582-587.

2. Davis CL. Evaluation of the living kidney donor:current perspectives. Kidney Dis,2004,43(3):508-530.

3. Delmonico FL. Exchanging kidneys:advances in living donor transplantation. N Engl J Med,2004,350(18):1812-

1815.

4. Delmonico F,Susman O. Is this live organ donor your patient?. Transplantation,2003,76(8):1257-1260.

5. Ellison M,McBride M,Taranto SE,et al. Living kidney donors in need of kidney transplants:a report from the organ procurement and transplantation network. Transplantation,2002,74(9):1349-1351.

6. Goyal M,Mehta RL,Schneiderman LJ,et al. Economic and health consequences of selling a kidney in India. JAMA,2002,288(13):1589-1593.

7. Henderson AJ,Landolt MA,McDonald MB,et al. The living anonymous kidney donor:lunatic or saint? Am J Transplant,2003,3(2):203-206.

8. Kahn J,Delmonico FL. The consequences of public policy to buy and sell organs for transplantation. Am J Transplant,2004,4(2):178-180.

9. Matas AJ,Bartlett ST,Leichtman AB,et al. Morbidity and mortality after living kidney donation,1999-2001-survey of United States transplant centers. Am J Transplant,2003,3(7):830-833.

10. Ramcharan T,Kasiske B,Matas AJ. Living donor kidney transplants:the difficult decisions. Transplant Rev,2003,17:3-8.

11. RamcharanT,Matas A,Long-term(20-37 years)followup of living kidney donors. Am J Transplant,2002,2(10):959-963.

12. Rule AD,Gussak HM,Pond G,et al. Measured and estimated GFR,in healthy potential kidney donors. Am J Kidney Dis,2004,43(1):112-119.

13. Textor S,Taler S,Larson T,et al. Blood pressure evaluation among older living kidney donors. J Am Soc Nephrol,2003,14(8):2159-2163.

14. 刘永锋. 中国心脏死亡器官捐献工作指南(第2版). 中华移植杂志(电子版),2012,03(12):221-224.

第三章 免疫抑制剂及其应用原则

第一节 器官移植成功的保证——免疫抑制剂

免疫抑制药物是一组具有抑制机体免疫应答能力药物的总称。在探究同种移植物排斥反应细胞和分子机制的同时,免疫抑制剂的发展也取得了长足进步。回顾当代免疫抑制治疗的发展历程,早在1953年氢化可的松就被应用于逆转犬同种异体肾移植中出现的急性排斥反应。但真正首先应用于临床的免疫抑制方案却是1959年进行的全身X线照射。20世纪60年代初,硫唑嘌呤被应用于临床。联合应用硫唑嘌呤、泼尼松和X线照射使移植肾存活得到明显提高,成为了当时标准的免疫抑制方案。此后,20世纪60年代中后期,多克隆抗体——ALG(抗淋巴细胞球蛋白)和ATG(扩胸腺细胞球蛋白)相继应用于临床,主要用于免疫诱导和治疗排斥反应。同时,由于配型方法和器官保存技术的进步,移植肾的存活率得到较大提高,1年存活率约为50%,受者死亡率为10%~20%。至1978年Calne首先将钙调磷酸酶抑制剂(CNI)——环孢素A(cyclosporine,CsA)应用于免疫抑制维持治疗方案后,移植肾1年存活率进一步提高至80%左右。"环孢素+泼尼松+硫唑嘌呤"成为当时标准的三联疗法。在这些药物得到逐步普及之后,全世界很多移植中心的肾移植成功率提高到90%以上,死亡率也大大降低。尽管环孢素的优势明显,但其依然存在一些明显的缺点:如对肝肾的毒性作用。1985年,第一个单克隆抗体制剂——OKT3(抗人T细胞CD3单抗)应用于临床,虽然药物毒性限制了它的应用,但的确它对那些耐激素的急性排斥反应具有良好治疗效果。

20世纪90年代后更加强力有效的免疫抑制药物不断出现,其中他克莫司(FK506)和霉酚酸酯(骁悉,MMF)的出现更是免疫抑制药物的又一重大进展。他克莫司作为一种全新的CNI在90年代早期即被应用于临床,与环孢素相比,它的急性排斥反应发生率更低,肝肾毒性更小,但对移植物的远期存活并没有明显优势。霉酚酸酯则是一种公认的比硫唑嘌呤更好的辅助药物,它与环孢素(或他克莫司)和皮质类固醇联用能够有效地降低急性排斥反应发生率,并提高移植物存活率。1999年西罗莫司(sirolimus)正式被列入免疫抑制药物名单,其免疫抑制效果强,并同时具有抗肿瘤和改善肾脏纤维化的作用。2000年以后抗白介素2受体单克隆抗体(daclizumab和basiliximab等)相继问世,为免疫诱导治疗提供了更多且更加安全的选择。此外,目前尚有一批新的化学和生物制剂正在研究中。随着免疫抑制药物的逐步发展,免疫抑制方案的组成也变得更加丰富多样。

第二节 提高器官移植效果的重要因素——合理使用免疫抑制剂

一、免疫抑制剂分类及其作用机制

免疫抑制药物按照使用时机可分为:诱导药物,维持药物和抗排斥药物。不同免疫抑制剂作用在免疫细胞细胞周期的不同环节,作用机制也不尽相同。

诱导药物可分为多克隆抗体和单克隆抗体,常用于围术期,多是静脉给药,在长期免疫抑制维持之前和(或)同时进行。诱导药物的主要目的是预防早期急性排斥反应的发生,也用于延缓使用具有肾毒性的药物,所以与维持药物相比,诱导药物具有更强的免疫抑制作用。但由于诱导药物免疫抑制效应较强,故不适合长期应用。维持药物包括钙调磷酸酶抑制剂、抗增殖药物和皮质激素。维持药物为术后长期使用,其主要目的是预防器官排斥反应。维持药物多联合使用,一般初始用量较大,移植后期可能逐渐减量。抗排斥药物包括所有用于诱导和维持治疗的药物,可用于治疗急性排斥反应。下面介绍一些常见免疫抑制剂的作用机制。

1. **多克隆抗体**　多克隆抗体主要抑制细胞和抗体介导的免疫应答，抗体与淋巴细胞表面受体结合，通过补体协助的抗体依赖性细胞介导的细胞毒性作用和胸腺内和移植物内的 T 细胞产生黏附作用从而清除循环内的 T 细胞，并持续抑制 T 细胞的增殖过程。目前应用于临床的主要是马抗人胸腺细胞球蛋白（ATGAM）和兔抗人胸腺细胞球蛋白（rabbit anti-human thymocyte globulin，rATG）。这类多克隆抗体既可用于诱导治疗，也能用于耐激素和抗体介导的排斥反应。

2. **钙调磷酸酶抑制剂**　钙调磷酸酶抑制剂可以选择性抑制免疫反应。它们的作用机制既不像皮质类固醇激素那样抑制中性粒细胞的吞噬活性，也不像硫唑嘌呤有明显的骨髓抑制。环孢素和他克莫司作用于细胞周期的 $G_0 \sim G_1$ 期的信号，影响致炎症细胞因子合成，使 T 细胞由 $G_0 \sim G_1$ 期的活化和增殖受阻。药物作用的发挥依赖于一种胞浆受体蛋白复合物的构成—环孢素为环啡啉（cyclophilin），他克莫司是他克莫司结合蛋白（FKBP）。钙调磷酸酶具有类似磷酸酯酶的作用，能够使细胞核的某种调节因子去磷酸化（如：活化 T 细胞核酸因子［NF-AT］），去磷酸化后，这些因子就可穿过核膜。环孢素与环啡啉、他克莫司与他克莫司结合蛋白形成的复合物均可抑制钙调磷酸酶的这一作用。钙调磷酸酶抑制剂就是破坏了那些在 T 细胞活化方面有重要作用的细胞因子基因的表达。这些因子包括：IL-2，IL-4，干扰素-γ（IFN-γ），肿瘤坏死因子-α（TNF-α）。其他基因的转录，如 CD40 配体、原癌基因 H-ras 和 C-myc，也都被阻断。总之，钙调磷酸酶抑制剂能够抑制大量细胞因子的产生，并抑制淋巴细胞的增殖。环孢素加强了转移生长因子-β（TGF-β）的表达，而后者可以抑制细胞因子 IL-2 及细胞毒性 T 细胞的增殖。TGF-β 可促进肿瘤细胞的增生，这在某种程度上能够解释应用钙调磷酸酶抑制剂后出现的癌变现象。

接受钙调磷酸酶抑制剂的患者可在成功获得免疫抑制的同时也保持着一定的机体免疫力，而这些免疫力足够维持患者的自我防御。这种相对的免疫抑制可能是因为钙调磷酸酶抑制剂的治疗浓度只能抑制体内 50% 钙调磷酸酶的活性，这样未被抑制的那一部分就可产生一定强度的信号，启动细胞因子表达，产生免疫效应。研究表明，在应用环孢素且病情稳定的患者体内，CD4$^+$T 细胞所产生的 IL-2 的量与药物浓度成反比。所以，钙调磷酸酶活性的抑制和 IL-2 生成的减少应保持在某一精确的平衡点上，否则会造成免疫抑制过度或抑制不足。

3. **哺乳类雷帕霉素靶分子（mammalian target of rapamycin TOR）抑制剂**　TOR 是细胞分裂过程中的关键酶。TOR 抑制剂是指两种均阻断这种酶且作用机制相似的免疫抑制剂。西罗莫司（rapamune），也称为雷帕霉素，为大环内酯类抗生素，与他克莫司的结构有相似之处。伊维莫司（certican），是一种与雷帕霉素相似但半衰期更短的复合物。TOR 抑制剂，其免疫抑制活性与钙调磷酸酶抑制剂有特异性差别。与钙调磷酸酶抑制剂相似的是，西罗莫司也与细胞浆蛋白（即与他克莫司结合蛋白 FKBP）结合。但是西罗莫司-FKBP 配体不会阻滞钙调磷酸酶。西罗莫司-FKBP 配体作用于雷帕霉素靶蛋白（TOR），因为它的发现与研究雷帕霉素的作用机制有关，所以命名为 TOR。TOR 是一个关键性调节激酶，TOR 受抑制会减少细胞分裂周期中 G1 和 S 期细胞因子依赖性的细胞增殖，并对造血及非造血细胞都会造成影响。由于西罗莫司与他克莫司有共同的结合蛋白，所以早期人们认为西罗莫司会影响他克莫司的药效，因而只能与环孢素共同应用。现在大量临床实践表明，人体有足够的 FKBP，所以西罗莫司与他克莫司合用时不会发生竞争抑制，而且小剂量联用两药的初步实验表明，会更为有效和安全。

4. **抗增殖药物**　阻断细胞周期 S 期。硫唑嘌呤（azathioprine，Aza）是 6-MP 的硝基咪唑衍生物，是嘌呤的同工异质体，为最早应用的抗增殖类药物，它竞争性地阻断核苷酸的从头合成途径和补救途径，阻断骨髓细胞和淋巴细胞嘌呤合成，抑制淋巴细胞增殖。硫唑嘌呤不会抑制基因激活，但它可抑制基因复制进而抑制 T 细胞激活。硫唑嘌呤是广谱的髓细胞抑制剂，它抑制骨髓中前髓细胞的增殖，从而使血循环中可以分化为巨噬细胞的单核细胞数量减少。硫唑嘌呤可较强地抑制原发免疫反应，并可减少急性排斥反应的发生。硫唑嘌呤对于已发生的排斥反应无效。

MMF（骁悉）是霉酚酸（MPA）合成酯类的前体药物，口服吸收后，被血浆脂酶水解转换为活性原药 MPA 而发挥作用，在肝脏中经过二磷酸尿苷葡萄糖醛酸转移酶代谢为无活性作用的葡萄糖苷 MPA，经胆汁排泄到肠道后，由酶和细菌转化为 MPA 被重吸收，形成第二个吸收峰。霉酚酸（MPA）为次黄嘌呤核苷酸脱氢酶（IMPDH）的可逆性抑制剂。在嘌呤合成和鸟嘌呤核苷酸的形成过程中，IMPDH 是重要的限速酶，MPA 抑制 IMPDH

从而抑制鸟苷酸的形成,因而选择性抑制淋巴细胞的增生。这是因为淋巴细胞对嘌呤合成的依赖性比其他类型的细胞更强,而其他类型的细胞还可通过"补救"途径合成鸟苷酸。与 Aza 相比它对抑制淋巴细胞增殖的特异性和选择性更高。此外 MMF 对抗体的生成也有抑制作用。咪唑立宾(mizoribin,MZR)是第三种已用于临床的抗增殖药物,其活性形式是 IMPDH 和鸟苷酸合成酶的竞争性抑制物。

5. 肾上腺皮质激素　肾上腺皮质激素有多种作用,对移植而言,最重要作用的是广泛的抗炎效应和阻断抗原提呈细胞功能以抑制抗原识别。阻断抗原提呈作用是通过阻断淋巴细胞、巨噬细胞及其他抗原提呈细胞如树突状细胞的细胞因子的基因转录,影响免疫系统的初始抗原识别功能而发挥免疫抑制作用。肾上腺皮质激素为疏水性物质,可弥散至细胞内与胞浆中的受体结合,而此受体与一种叫 90-kDa 的热休克蛋白相关联,所以当肾上腺皮质激素与胞浆受体结合时,90-kDa 热休克蛋白与胞浆受体分离,而肾上腺皮质激素与胞浆受体形成的复合物转运至细胞核,与被称为肾上腺糖皮质激素应答(GREs)的 DNA 片段相结合。GREs 片段可在多种细胞因子的 DNA 启动区发现,当肾上腺皮质激素与细胞浆受体形成的复合物与 GRE 结合时,将会抑制一些细胞因子基因的转录。肾上腺皮质激素还可抑制一种核因子(κB 因子)在核内的转位,这种转录因子在编码多种细胞因子基因的诱导中非常重要。肾上腺皮质激素还可抑制 IL-1、IL-2、IL-3、IL-6、TNF-α 和 γ 干扰素的基因表达。因此,T 细胞活化的各个阶段都可受到抑制。目前常用的药物有泼尼松和甲基泼尼松龙。

二、免疫抑制方案的制定

(一) 免疫抑制方案制定原则

肾移植后免疫抑制治疗的理想目标是人和肾的长期存活率达到 100%、不发生急性排斥反应、保持良好的肾功能,并且无药物相关的副作用。所有患者的寿命都能像同龄的普通人群一样,同时保持良好的脏器功能。在应用免疫抑制剂时应充分了解各种免疫抑制的特性、药效、用法和不良反应,根据患者之间的个体差异,尽可能做到个体化治疗和应用低毒性药物。

目前有多种免疫抑制剂供临床使用,所以可选择不同的药物制定免疫抑制方案。依据临床经验和当地需要,各器官移植中心通常会有自己的方案。医生应当灵活掌握用药方案,不能循规蹈矩,

应对不同的患者及根据不同的情况随时做出调整,而且要随着知识的更新及技术的进步而不断改进。但验证一种新方法是否具有实效,往往需要对数百例患者进行长期随访,因此对于不同治疗方案对移植物长期生存率的影响,目前的资料还比较有限。目前有关长期免疫抑制治疗方案设计的资料主要来源于回顾性的分析和对大宗资料库的分析,然而这种分析方法本身就存在缺陷。总的来讲,制定免疫抑制剂方案时应遵守以下一些基本要点。

1. 根据移植手术时间及时给予免疫抑制剂　肾移植一旦开放循环,供、受者之间的组织、细胞、抗原接触立即启动排异反应的过程。因此,为了尽可能地避免和减少排异反应的发生,有必要及早使用免疫抑制剂。如采用诱导治疗时,非清除性抗体的首剂使用时间应该在移植前的 2～24 小时内给予。几乎所有移植中心在移植术中和术后早期均会经静脉给予大剂量的糖皮质激素进行免疫抑制治疗,之后会转换为口服制剂,并逐渐减至小剂量维持。如果采用术后给药方案,骁悉也应在术后 72 小时内及时给予。CNIs 的给药时间和早期剂量取决于是否使用诱导治疗以及移植肾功能有无延迟恢复。

2. 应根据移植术后时间的长短来选择适量的免疫抑制剂种类和剂量　移植术后早期,尤其是术后 1～3 月以内免疫抑制剂的用量宜大。随着移植后时间的推移,在术后 3 个月,尤其是 1 年以后,受者体内的供体器官和受者免疫系统之间逐渐趋于互相包容的状态。此时的主要矛盾已经从排异反应转化为各种免疫抑制剂直接和间接的毒副作用(例如,感染、肝、肾功能异常、造血系统异常、肿瘤等)对移植物和受者产生的损害,故可考虑适当减少免疫抑制剂的用量。但是同种异体肾移植具有很长时间的免疫记忆,即使已用药 20 年或更长时间,为了保证移植物的功能正常,仍不能停药。因为停药可能会造成迟发性急性排斥反应或加速性慢性排斥反应的发展进程。对病情平稳的患者,在严密监测下逐渐减少用药量,甚至停用某一种免疫抑制剂也可能是安全的。

3. 应根据是否发生排异反应来及时调整免疫抑制方案　在术后随访期间,如果发生排异反应或在程序性活检时发现亚临床排异反应,均提示免疫抑制不足,除应积极处理和抗排异治疗外,还应在排异反应纠正后的一个阶段里,调整原有免疫抑制方案,适当加大免疫抑制的强度。待各种指标和临床表现稳定后再逐渐调整到合适的药物组合和用

量进行维持治疗。

4. 应根据是否发生药物毒副反应来调整免疫抑制方案 在术后免疫抑制用药期间，如果发生与某种免疫抑制剂相关的毒副作用，首先应确定毒副反应发生的原因，并根据不同原因采取相应的处理措施；其次，应明确毒副反应的程度，积极给予对症治疗。如果保守和对症治疗无效，就应该逐渐降低免疫抑制药物的剂量，甚至停药或更换免疫抑制剂。发生感染多提示存在免疫抑制过度，应选择性地减少免疫抑制剂的剂量或种类。免疫抑制剂减量时，应遵照优先减少或者撤除非特异性免疫抑制剂，尽可能适量保留特异性免疫抑制剂的原则。

5. 应根据受者个体情况来调整免疫抑制方案 不同患者如儿童、成年人、老年人的免疫系统功能强弱不等。虽然儿童对药物的吸收利用率与成年人并无太大差别，但儿童肝脏内单胺氧化酶的活性远远强于成人，对各种免疫抑制剂的代谢和清除速度显著快于成人。因此，儿童受者免疫抑制剂的剂量和用药频率应高于成年人。老年人的免疫功能降低，容易发生感染，肝脏药酶 P450 系统的活性明显下降，对免疫抑制剂的代谢能力也降低，因此，老年人心、肝、肾等重要脏器对药物毒性极为敏感。所以，老年人的免疫抑制剂用量应低于成年人。

6. 应根据有无高免疫风险来调整免疫抑制方案 ABO 血型不相容供受者之间的移植、HLA 明显错配、高 PRA 滴度、多次移植、多器官移植以及发生移植器官功能延迟恢复等情况均属于高免疫风险，这类患者容易发生排异反应，因此，对其的免疫抑制强度应加强，并且推荐使用诱导治疗。

(二) 常用免疫抑制方案

目前应用最广泛的免疫抑制方案是三种药物的联合治疗，常用方案为 CNIs+抗增殖药物+激素，即 CsA/Tac+Aza/MMF/MZR+Pred。也有应用二种药物或诱导治疗加三联治疗。现在免疫抑制剂可选择的范围很大，所以出现了一系列改良方案。另外随着对 SRL 应用和认识的逐步深入，CsA/Tac+SRL+激素或 SRL+MMF+激素联合应用也逐渐增多。总结国内外用药经验，常用免疫抑制剂的起始剂量如下：环孢素 $4 \sim 8mg/(kg \cdot d)$，他克莫司 $0.1 \sim 0.15mg/(kg \cdot d)$，骁悉 $1 \sim 2g/d$（体重 75kg 以上 2g，45kg 下 1g），硫唑嘌呤 $2 \sim 3mg/(kg \cdot d)$，西罗莫司负荷剂量 6mg，维持剂量 2mg/d，糖皮质激素用量不甚统一。

同种肾移植术后免疫抑制治疗的选择，是基于各种药物的不同作用环节、不同机制和不良反应，

以联合应用方式达到充分的免疫抑制效应，防止排斥反应的发生。由于在术后最初几周和几个月（诱导期）发生急性排斥反应的概率最大，而此后（维持期）排斥反应的发生逐渐减少，所以免疫抑制作用应在术后早期最强，而在以后的长期治疗中逐渐减弱。免疫抑制剂最令人担心的副作用——机会性感染和恶变的产生往往与免疫抑制剂总量密切相关，而非某一种药物的剂量，因此在术后各个时间段均需监测和考虑免疫抑制剂的总量问题，尽可能减少因免疫抑制过度而导致的感染或肿瘤以及药物的不良反应所造成的各种影响。由于对移植免疫的了解还不够深入，尚无有效的能真正反映免疫抑制状态的指标来指导用药，且由于各种免疫抑制药物问世的时间不同步，各种不同药物组合的疗效尚待进一步确定，加之个体对药物的吸收、分布、代谢、利用等差异大，到目前为止尚无统一和行之有效的方案。目前免疫抑制治疗更多是根据实际应用经验而定。免疫抑制治疗应根据不同药物的组合和术后时间的推移而调整，也应根据患者的免疫状态，供者来源和有无排斥等高危因素进行调整，尽可能做到免疫抑制剂的个体化应用。

(三) 免疫抑制治疗的适应范围

根据不同情况，同种异体器官移植术免疫抑制治疗可分为诱导治疗，急性排斥预防或免疫抑制维持治疗及抗排斥反应治疗。

诱导治疗是在器官移植时提供较强的免疫抑制从而避免或延迟急性排斥反应的发生，但并非所有患者都需要。常用的免疫诱导制剂包括有清除性抗体和抗 IL-2R 单抗，通常清除性抗体比 IL-2R 单抗更有效，因此在制定诱导治疗方案时，医生应综合患者情况决定诱导方案。诱导治疗一般在术前开始应用。在术后出现移植肾功能延迟恢复时，CNIs 的肾毒性会延长移植肾缺血再灌注损伤的恢复而加重肾损害，往往需减量或停用。但当发生移植肾功能延迟恢复时又易诱发急性排斥反应，此时为防止急性排斥的发生，也应考虑使用这类药物。此外，也可常规应用免疫诱导治疗。

急性排斥反应预防或免疫抑制剂维持治疗是用药物抑制受者免疫系统对植入器官的免疫反应，防止排斥反应的发生。由于急性排斥反应大多发生于移植术后早期，为此在这一阶段应给予足量的免疫抑制剂维持治疗，这有利于防止急性排斥反应的发生。当免疫抑制不够充分时，会导致亚临床排斥反应的发生，其虽无明显临床征象，但若病变持续存在，也是影响移植物长期存活的重要原因。大

多数受者的免疫抑制剂维持剂量随时间逐渐减少，这是基于免疫适应，即移植物逐渐被宿主接受这一概念的基础之上。当移植物处于稳定状态下，异体组织相容性抗原或致炎物质释放减少。在很少数情况下，移植物的血管系统可由宿主的成分再生。

抗排斥治疗是对经活检证实或临床诊断的急性排斥反应的针对性治疗。一般情况下，应用激素冲击治疗后，大多数能被控制，并可回复至维持治疗。当激素冲击治疗无效即耐激素排斥反应出现时，或证实为血管性排斥反应或体液免疫介导的急性排斥反应时，需要用抗体治疗。当发生抗体治疗无效即难治性急性排斥反应时，尤其是受者体内出现供者特异性抗体，可考虑应用血浆置换或免疫吸附治疗。

（四）免疫抑制剂的不良反应和毒性反应

免疫抑制治疗是器官移植获得成功的重要环节，移植物在免疫抑制状态下得以存活。但免疫抑制剂具有双面性，在防止排斥反应发生的同时，感染和肿瘤的发生率也会明显增加。同时免疫抑制剂本身的不良反应或毒性反应也不同程度地影响了机体各主要器官，引起高血压、高脂血症、心血管病、糖尿病、肝功能损害、肾毒性、骨髓抑制或神经毒性等。这些都是影响受者和移植物存活的重要因素。为此，如何充分利用其有益的一面而尽可能避免或减少不利的一面至关重要，也是决定移植成败的重要因素。对常用免疫抑制剂不良反应和毒性反应的了解是用好免疫抑制剂的前提。

肾上腺糖皮质激素是最早应用的免疫抑制剂，由于它的非特异性免疫抑制特性，对单核细胞、粒细胞和巨噬细胞均有明显抑制作用，长时间大剂量使用极易发生细菌和真菌感染。糖皮质激素使血脂和血糖增高，会影响心血管系统和易导致糖尿病，甚至发生胰岛素抵抗。糖皮质激素的水钠潴留和排钾作用，还可导致高血压和低血钾。同时，糖皮质激素抑制骨基质蛋白合成，抑制维生素 D，使肠道钙吸收减少，尿钙排泄增加，易导致骨质疏松及其相应的后果，如股骨头坏死等。药物性类皮质醇增多症的体征如向心性肥胖，脂肪异常堆积所造成的满月脸、水牛背，皮肤变薄脆弱，体重增加和肌肉萎缩等也是常见的不良反应。糖皮质激素还会引起应激性消化道溃疡和出血，也会引起药物性精神心理障碍。此外，尚可引起儿童青春期发育延迟，生长停滞。因每个人体内激素受体浓度不同，激素代谢的水平不同，所以出现上述并发症的个体差异也较大。就目前使用激素的用量而言，出现严

重并发症的可能性相对较小。在选择性更高、特异性更好的新型免疫抑制剂问世后，尽早减少激素应用剂量甚至撤除激素以减少不良反应和毒性反应，已成为移植界关注的焦点。

钙调磷酸酶抑制剂是最常用的免疫抑制剂，其免疫抑制特异性高。CsA 和 Tac 的不良反应和毒性作用并不完全相同。肾毒性是两者最常见的不良反应，高血压、高尿酸血症和痛风、高胆固醇血症、齿龈增生和毛发增多的发生率 CsA 高于 Tac，胰岛毒性、神经毒性、脱发和消化道反应 Tac 高于 CsA。CNIs 可造成与剂量相关、可逆性的肾血管收缩从而导致功能性肾血流及肾滤过量的下降。TGF-β 上调可产生条索状的间质纤维化，同时伴有肾小球动脉的损害，这些损害可引起慢性移植肾衰竭。血栓性微血管病是钙调磷酸酶抑制剂特有的血管毒性，可仅表现为肾脏的病变或是包括肾外器官的全身性病变。它可导致血栓形成性血小板增生性紫癜（TTP）。CNIs 所致肾毒性可表现为急性、亚急性和慢性三种类型。供肾质量差，围术期低血压，移植物功能延迟恢复等易发生 CNIs 肾毒性，应暂缓应用 CNIs。亚急性和慢性肾毒性与高水平药物暴露有关。亚急性肾毒性在调整剂量后能在 3～14 天内逆转，慢性肾毒性呈进行性移植肾功能异常，是移植物失去功能的主要原因之一。当肾活检证实后，应减少或停用 CNIs，加大骁悉剂量或转换为 SRL。CNIs 的肾毒性往往可通过减少剂量和应用相应的治疗而得到纠正。血药浓度监测和必要的移植肾活检，可及时发现并防治 CNIs 的不良反应。

抗增殖类药物中，骨髓抑制和消化道反应是 Aza 最常见的不良反应和毒性，常与剂量相关。Aza 可偶尔造成急性肝炎或胆囊炎，常表现为转氨酶及胆红素可逆性升高。如肝功能严重受损，则应停用或减少硫唑嘌呤的剂量。硫唑嘌呤导致胰腺炎的可能性极小。MMF 的安全性较高，它最常见的副作用是胃肠道反应。1/3 的患者会出现腹泻，近 20% 的患者会出现不同程度的恶心、消化不良、腹胀和呕吐。伴有消化道出血的食管炎、胃炎的发生率为 5%，可能与巨细胞病毒（CMV）感染有关。MPA 肠溶片剂型的消化道副作用要比普通剂型相对少一些。尽管 MPA 对淋巴细胞的抑制有相对特异性，但引起白细胞减少、贫血和血小板减少的频率与 Aza 仍然相似，因此有时需要调整药物剂量。抗增殖类药物可增加感染和肿瘤的发生率，尤以 Aza 为甚。应用这类药物时应密切注意不良反应的

发生。

有大约超过 50% 的患者在应用 TOR 抑制剂时会出现不同程度的高脂血症、高胆固醇血症和高甘油三酯血症。合用环孢素的患者更应被告知在移植后 2~3 个月,其血脂水平会达到高峰。大多数患者在应用他汀类药物后,血脂都会得到控制。TOR 抑制剂可造成血细胞减少,其程度与 MMF 和硫唑嘌呤相似,但血小板减少症报道更多一些。白细胞减少并不明显,一般多见于治疗的前 4 周,与血药浓度呈正相关,90% 左右可自然恢复。与 CsA 同时应用细菌、病毒、真菌感染的发生率会增加。TOR 抑制剂单独应用时,不会像钙神经蛋白抑制剂那样具有肾毒性。但与标准剂量的钙神经蛋白抑制剂合用时就会表现出一些潜在的肾毒性,这是因为 SRL 可抑制 CYP450 3A4 活性而会提高血和肾的 CsA 浓度。伤口愈合延迟和淋巴囊肿也是 SRL 的不良反应,这与抑制生长因子包括表皮生长因子(EGF)、成纤维细胞生长因子(FDGF)有关,在手术技巧提高后发生率明显减少。

多克隆抗体均为异种血清制品,因此副作用主要是由于外源性蛋白质引起的寒战、高热和关节痛等过敏反应。剂量大、应用时间长则 CMV 感染和淋巴细胞增殖性疾病(PTLD)的发生率明显增加。多克隆抗体还可引起血小板和白细胞减少。

抗 CD3 单克隆抗体可发生致命的副反应,这种反应可能是因为在功能性 T 细胞百分比骤降时,T 细胞产生了一系列细胞内子,包括 TNF、IL-2 和 γ 干扰素等释放入血引起的细胞因子释放综合征,在初次使用时出现这一现象的可能性为 50%。表现为发热、寒战、震颤、呼吸困难、胸痛、恶心和呕吐,严重者可发生肺水肿。应用 OKT3 还可能出现一系列神经系统并发症,严重程度从普通的偶发性轻微头痛到严重的脑病均可出现。OKT3 应用后的一个晚期副作用是易造成巨细胞病毒感染。在使用 OKT3 的过程中,出现急性排斥反应的比率接近 40%,但这些排斥反应一般都很轻微,常可被一次低剂量的激素冲击治疗所控制,原因一般是由于功能性 CD3 阳性 T 细胞在循环中再次出现所致。当 OKT3 的一个疗程结束时,一定要注意免疫抑制剂用量,由于应用 OKT3 后会出现人抗鼠抗体而影响再次治疗效果,故多不能再次使用,需再次治疗时必需检测有无这类抗体存在。单抗剂量大时易引起感染和 PTLD。

抗 IL-2R 单克隆抗体使用多无严重不良反应,也不引起细胞因子释放综合征。

不同免疫抑制剂都有各自的不良反应,尤其是肾毒性、代谢障碍、心血管事件、感染和肿瘤等。这些都是影响生活质量和移植肾长期存活的主要因素。为进一步提高疗效,使免疫抑制剂的双刃作用向有利方向转化,即免疫抑制效应的最大化和不良反应的最小化,并寻求最佳的联合治疗方案是今后需进一步解决的重要问题。

第三节 免疫抑制剂的发展趋势和展望

由于强效免疫抑制剂的问世,急性排斥反应大为减少,移植近期效果得到显著提高,肾移植一年存活率达 95% 以上。但由于这些药物的非特异性免疫特性及其不良反应的影响,导致了慢性移植物功能障碍和带功能肾死亡,长期效果并未得到同步提高。为此,研发新型免疫抑制剂和诱导免疫耐受,依然是当前和今后的研究热点和重点。新型免疫抑制剂的研究有下述四个方向:①特异性强,选择性高,不良反应小的药物;②能诱导免疫耐受的药物;③可防治慢性移植物功能障碍的药物;④适用于异种移植的药物。在研发新药的同时,探索高效低毒方案和个体化治疗策略以提高长期疗效,也是当前探索的重点。

(胡小鹏)

参 考 文 献

1. Meier-Kriesche HU, Li S, Gruessner RW, et al. Immuno-suppression: evolution in practice and trends, 1994-2004. Am J Transplant, 2006, 6(5 Pt2): 1111-1131.

2. Cornell LD, Smith RN, Colvin RB. Kidney transplantation: mechanisms of rejection and acceptance. Annu Rev Pathol, 2008, 3: 189-220.

3. Webster AC, Playford EG, Higgins G, et al. Interleukin 2 receptor antagonists for renal transplant recipients: a meta-analysis of randomized trials. Transplantation, 2004, 77 (2): 166-176.

4. Kumar MSA, Heifets M, Fyfe B, et al. Comparison of steroid avoidance in tacrolimus/Mycophenolate mofetil and tacrolimus/sirolimus combination in kidney transplantation monitored by surveillance biopsy. Transplantation,

2005,80(6):807-814.

5. Nankivell BJ, Borrows RJ, Fung CL, et al. The natural history of chronic allograft nephropathy. N Engl J Med, 2003,349(24):2326-2333.

6. Nankivell BJ, Borrows RJ, Fung CL, et al. Calcineurin inhibitor nephrotoxicity: longitudinal assessment by protocol. Transplantation,2004,78(4):557-565.

7. Ekberg H, Tedesco-Silva H, Demirbas A, et al. ELITE-Symphony Study: Reduced exposure to calcineurin inhibitors in renal transplantation. N Engl J Med, 2007, 357(25):2562-2575.

8. Guerra G, Srinivas TR, Meier-Kriesche HU. Calcineurin inhibitor-free immunosuppression in kidney transplantation. Transpl Int,2007,20(10):813-827.

9. Kandaswamy R, Humar A, Casingal V, et al. Stable kidney function in the second decade after kidney transplantation while on cyclosporine-based immunosuppression. Transplantation,2007,83(6):722-726.

第四章 影响移植肾长期存活的主要因素和对策

第一节 影响移植肾功能近期及远期疗效的因素

回顾近20~30年来同种异体肾移植的临床发展进程,移植效果有了明显提高。近期移植效果提高主要归功于强效的免疫抑制剂的应用,使急性排斥反应率和患者死亡率明显降低。但尽管移植肾一年存活率已经提高到90%以上,并且三年和五年存活率也有所提高,但是移植肾远期存活率仍无明显改善。下文将详细讲述影响近期及远期疗效的相关因素。

一、影响移植肾功能近期疗效因素

影响近期移植肾功能的因素主要有急性排斥反应、移植肾功能延迟恢复(DGF)、药物的肾毒性、感染、输尿管阻塞以及肾周积液。

急性排斥主要临床表现为发热、畏寒、移植肾区触痛和少尿,实验室检查可见肌酐值上升,行激素冲击治疗后部分患者的症状和指标可以迅速缓解。自从应用环孢素以后,很多急性排斥的患者仅表现为血肌酐值的升高。急性排斥反应主要发生在移植术后第1周至第3个月之间,90%是以细胞介导的排斥反应。其他有20%~30%体液排斥的成分,组织学表现为肾小管周围毛细血管(PTC)有补体退化成分C4d沉着,但也可表现为缺血损伤。

移植术后立即发生或早期其他时间发生的DGF是另一个影响移植肾功能近期疗效因素,尸体供肾DGF发生率为2%~50%,活体供肾DGF发生率为4%~10%。一般认为术后1周内至少需进行一次血液透析或术后1周内血肌酐未下降至400mol/L为诊断标准。DGF的发生主要有肾前性原因和肾源性原因两方面,肾前性原因是指术后严重的血容量不足伴随的低血压导致肾灌注不足。肾源性原因包括急性肾小管坏死、急性排斥、感染、血栓性微血管病、复发性肾小球病。

钙调神经酶抑制剂(CNI)中的环孢素和他克莫司(FK506)均可损害近期移植肾功能,表现为移植肾血流和肾小球滤过率(GFR)减少,甚至血栓性微血管病变。这种近期移植肾功能损害与全身性CsA素和FK506暴露水平较高有关。这使得肾移植术后的主要问题是维持免疫抑制剂疗效(预防排斥)和毒性(尤其是CNI肾毒性)间的平衡。

术后早期感染也是移植肾功能近期疗效不可忽视的因素,最常见的是泌尿系统感染和巨细胞病毒(CMV)感染(详见本章第二节)。另外移植肾动脉狭窄、动静脉血栓也会导致移植肾失功。

二、影响移植肾功能远期疗效因素

移植肾功能远期疗效提高的不理想,尤其是5年以后的移植物存活率未明显提高的主要因素较为复杂,大体分为免疫和非免疫因素,前者包括:急性排斥反应、组织配型情况、群体反应性抗体(PRA)水平等,后者包括DGF、肾单位不足、供者年龄、缺血再灌注损伤、高血压、高脂血症、药物毒性、病毒感染等(详见本章第三节)。除此还有移植中心效应。不同的移植中心,其移植肾半寿期从3年到25年不等。目前认为,移植中心效应是影响肾移植预后重要的因素之一。

第二节 带功能肾死亡对移植物长期存活的影响

肾移植受者因其他原因死亡时移植肾功能仍保持良好状态,即不是由于移植肾失去功能导致的死亡,称之为带功能肾死亡。随着肾移植相关技术的发展,带功能肾死亡的现象正逐渐增多。目前导致带功能肾死亡的常见原因有心血管病、感染和肿瘤。

一、心血管病

移植后,心血管疾病(cardiovascular disease, CVD)的发生对移植受者的生存有着重要影响。心血管疾病包括心脏疾病、脑血管病、高血压、高血脂等。常见的心脏疾病有缺血性心脏病、充血性心脏病和左心室肥厚。脑血管疾病包括脑血栓形成和脑出血。外周血管疾病包括肢体动脉闭塞性疾病。移植受者除了会受到引起一般人群心血管病的危险因素如生活方式（饮食、超体重、不运动和吸烟）、年龄、性别、遗传因素、糖尿病等的影响外，还具有肾移植受者所特有的高危因素，例如移植前原发病和透析，免疫抑制治疗以及移植肾功能异常所致的病变。这些特有的高危因素均增加了移植受者心血管病的发病率，并使移植受者较一般人群更易发生心血管病。例如原发性终末期肾病和透析引起的左心室肥大、高血压、贫血、高同型半胱氨酸（hyperhomocysteinemia）等，在移植术后仍可能对受者有持续影响；免疫抑制治疗会引起不良反应如高血压、高血脂以及糖尿病、感染等，移植肾功能异常也能引起高血压和高血脂等，这些都会导致心血管病的发生；CMV 感染和移植后蛋白尿也是引起心血管病发生的危险因素。这些相关因素都增加了移植肾受者发生心血管病的风险及危害。

根据目前国外大宗病例统计，带功能肾死亡者中由心血管疾病引起的超过 40%。其中，脑血管病占 7.4%，心肌梗死占 13.0%，其他心血管病占 25.3%。心血管疾病的高发病率提示在移植前及移植后应加强对心血管疾病的监测、预防和治疗，应谨慎对待心血管疾病对移植肾受者所带的生命危险。幸运的是，有些高危因素是可以被改变和纠正的，如通过戒烟，加强锻炼，控制体重，合理应用免疫抑制剂，控制糖尿病、高血压、高血脂而预防或治疗心血管疾病。降低心血管疾病的发生和死亡率不仅能提高受者的肾功能和生存率，也能提高生活质量和预期寿命。

二、感染

多年以来，感染一直是导致肾移植受者术后死亡的重要原因。44.9% 至 81% 的肾脏移植接受者出现移植后感染，包括了泌尿道感染（UTIs），菌血症，肺炎，伤口感染和巨细胞病毒（CMV）感染。近些年来，随着有效免疫抑制方法的进步，诊断和治疗感染的手段都有了不同程度的提高，感染所致的死亡率正逐渐下降。然而，时至今日，大多数肾移植受者仍然容易感染，特别是肾移植术后几个月内，肾移植术后患者发生一种或多种病原体感染的发生率仍然高达 53% ~ 70%；死亡率约为 3% ~ 10%，感染仍然是死亡的首要原因。防止致命感染的发生对肾移植后长期存活至关重要。预防措施

和注意事项应贯穿移植的全过程，尤其是围术期和术后近期。手术前对供受者的全面评估，术后对手术切口和各种引流管的正确护理，周围环境的尽可能净化，不与感染人群接触，加强个人卫生，避免与宠物和植物近距离接触，合理应用抗生素和免疫抑制剂都是预防感染的重要事宜。免疫抑制状态下感染的后果是十分严重的，应尽可能地采取有效措施预防感染，如果感染发生了，应尽快的确立病原生物学诊断和制定有效的治疗方案。

（一）肾移植术后常见的病原微生物

肾移植术后患者可能接触到的病原微生物包括革兰阴性菌、革兰阳性需氧菌、革兰阴性球杆菌、真菌、病毒、支原体、原虫和寄生虫。其中常见的移植术后感染分为两类：内源性和外源性感染。内源性感染的菌群有两种来源：一类是胃肠道菌群，包括鼻咽部及口腔黏膜的寄居菌群；另一类是口腔和肛门周围皮肤的病菌，可以通过伤口、入侵血管或淋巴造成全身感染。外源性感染则较为复杂。包括外界环境，周围人群，器官供者以及血液和血制品所带的病原体。

（二）移植术后感染发生的时间

1. 第 1 个月　移植术后第 1 个月，机会性感染少见。一些患者感染复发的主要原因在于受者或供者本身就存在感染，但没有被发现或相关处理不积极。发生在这个阶段的大多数感染是医源性细菌，气管内插管或伤口引流管、伤口、肺部、泌尿系统或血管装置的细菌或念珠菌感染。当移植肾的菌血症或真菌血症来自供者时，容易在血管缝线上产生真菌性动脉瘤导致动脉破裂，但这样的感染较少发生。

2. 1~12 个月　第 1 个月以后，移植受者持续的免疫抑制状态可能会导致来自病毒（特别是 CMV、EB 病毒、疱疹病毒和肝炎病毒）的感染，以及卡氏肺囊虫、曲霉菌、单核细胞增多性李斯特菌、隐球菌和念珠菌等机会性感染。此阶段常发生 CMV 感染，多数患者常具有"无法解释的发热"症状。肺部、中枢神经系统、视网膜、泌尿系统和胃肠道是最常见的感染部位。

3. 12 个月后　大多数患者，移植术后 12 个月内发生的感染类似于社区普通人的感染，特别好发于呼吸道感染。泌尿系统感染也是这一时期的常见感染，但预后较好。

由于高强度的免疫抑制治疗，5% ~ 10% 的患者容易发生机会性感染。预防性服用甲氧苄啶-磺胺甲噁唑（TMP/SMZ）和抗真菌药物能显著减少卡

氏肺囊虫和真菌感染。10% 的患者容易发生 CMV、EB 病毒、乙型或丙型肝炎、乳头瘤病毒感染。这些感染是侵袭性的,可导致脉络膜视网膜炎、淋巴瘤、肝衰竭或鳞癌、利什曼病、埃利希菌病和其他罕见的感染性疾病也会发生。

(三) 感染的发病部位

1. 肺部感染　在器官移植的并发症中,肺脏由于其特殊的解剖学特点而最易受累,除了致病原和细胞因子网络的参与外,还与机体免疫抑制药物的应用密切相关。常见肺部并发症包括急性呼吸窘迫综合征、肿瘤和肺部感染。肺部感染是移植术后的主要并发症,也是造成移植患者死亡的主要原因。病情严重者,应暂时减少或停用免疫抑制剂,增强免疫力,采用特效治疗。

近年来,尽管肺炎的发病率已下降,但是对肾移植受者来说,肺部感染仍然是最严重的感染性疾病,各种不同病原学肺炎通常缺乏特异的临床和影像学特点,有时需要有创检查,如纤维支气管镜及支气管肺泡灌洗液检查是最常见的检查方法,有些患者还需开放的肺部穿刺活检和经胸廓细针抽吸。常见的肺部感染有细菌性肺炎、社区性肺炎、肺结核、CMV 肺炎、卡氏肺囊虫肺炎(PCP)、真菌性肺炎、弓形虫病等。

2. 泌尿系统感染　泌尿系统感染仍是最常见的细菌性感染,预防性使用小剂量的 TMP-SMZ 可降低泌尿系统感染发生率。感染发生在移植术后 4~6 个月,通常伴有肾盂肾炎和菌血症,部分患者正规抗生素治疗 10~14 天后仍频繁复发。有学者提出无症状性菌尿也需要抗菌治疗至少 10 天,然后再行尿培养。如果是急性肾盂肾炎和(或)阳性菌血症需要抗生素治疗 4~6 周。大多数尿路感染由革兰阴性菌引起,开始治疗可以用头孢菌素、第三、四代硫霉素类抗生素,如亚胺培南、美罗培南和氨曲南。念珠菌感染通常用氟康唑治疗。

3. 中枢神经系统(CNS)感染　通常肾移植受者 CNS 感染发生在术后 1~12 个月内,其症状可呈亚急性表现,常缺乏系统性体征。能说明 CNS 感染最可靠的症状就是头痛和无法解释的发热,患者如有此类症状时应行头颅 CT 和腰穿检查。

大多数感染的病原菌是单核细胞增多性李斯特菌、新型隐球菌和烟曲霉菌。Fishman 和 Rubin 报道,CNS 感染有四种不同形式。①单核细胞增多性李斯特菌,通常引起急性脑膜炎,发热、感觉异常和头疼是最常见的症状。但是,40% 患者无脑膜刺激征,脑脊液中无大量白细胞和蛋白。1/3 患者有

局灶性神经病学体征,1/4 发展为癫痫,这些患者预后极差。治疗上可以静脉注射氨苄西林 14~21 天和氨基糖苷类 7~10 天。②亚急性或慢性脑膜炎,典型症状是发热和头痛,持续几天或几个月,伴有意识障碍,多由新型隐球菌引起,发生时间较晚,其他致病菌包括单核细胞增多性李斯特菌、荚膜组织胞浆菌、星球菌、结核杆菌。③局灶性的脑部感染可以发生癫痫或者是局灶性神经病学异常,最常见的原因是转移性曲霉菌感染。其他致病菌包括单核细胞增多性李斯特菌、星球菌。④侵袭性痴呆,伴有或不伴有局部异常,可由 BK 病毒或者更少见的单纯疱疹病毒、CMV、EB 病毒引起,有时会进展为多灶性的脑白质病(multifocal leukoencephalopathy)。

4. 伤口感染　在过去,伤口感染很常见,但近年来已经很少见。发生率下降的主要原因是外科手术技巧的提高和抗生素的应用,主要的易感因素是伤口血肿、尿漏和淋巴漏。治疗上需行持续外科引流和应用抗生素。但是,有时候深部的伤口感染通常是多种微生物感染,治疗上比较棘手。

三、移植后新发生肿瘤

(一) 流行病学

根据目前现有的病例资料统计,肾移植受者术后恶性肿瘤的发病率为 1%~6%,而患有先天性免疫缺陷疾病的患者恶性肿瘤发病率约为 4%,两者发病率相当。根据 Montagnino 等报告,若将移植后新发恶性肿瘤定义为器官移植 1 年后发生的恶性肿瘤,根据此标准,肾移植患者恶性肿瘤的发病率为 8.9%,比正常相同年龄人的恶性肿瘤的发病率高 3~4 倍。肾移植后恶性肿瘤发生率和类型在不同地区和国家不完全相同。欧美国家最常见的肿瘤是皮肤癌,淋巴组织增生性疾病(PLTD)和 Kaposi 肉瘤。我国则以泌尿及消化系统肿瘤最为常见,泌尿系统肿瘤中,原肾发生肿瘤的概率较高,尤其是上皮性肿瘤。

(二) 肿瘤的发病机制

移植术后恶性肿瘤的发生的因素可能与免疫抑制、慢性抗原刺激、病毒、老龄、环境、尿毒症的持续时间长短、遗传差异和移植手术的持续时间长短等因素有关。而免疫抑制治疗是最重要的致病因素之一,发生肿瘤的风险与免疫抑制的强度明显相关。

移植后新发生的肿瘤的一个特征是随术后时间的延长其发病率趋向升高,这可能与抗原持续刺

激的时间长短、移植人群的自然衰老过程和患者接触免疫抑制剂及病毒微生物的时间增加有关。根据目前现有数据表明,移植后患者发生恶性肿瘤的累积风险10年时为18%,20年时为50%。目前认为,由移植物和病毒感染导致的慢性抗原刺激是肿瘤组织发生的一个重要原因,至少15%的恶性肿瘤与病毒感染有关。而人类乳头瘤病毒(HPV)感染和皮肤癌、口咽癌、食管癌和膀胱癌的发病有关。EB病毒则是导致PTLD的主要病因,而乙肝病毒(HBV)和丙肝病毒(HCV)在肝细胞癌的致病作用已被证实。移植前尿毒症状态的延长可能是另一个导致恶性肿瘤发生的原因。一些肿瘤,如肝脏、甲状腺和结肠的腺癌,在透析患者和肾移植后患者中的发病率相同;另外一些肿瘤如会阴生殖器恶性肿瘤则在透析患者和肾移植后患者中的发病率相似。目前认为终末期肾脏疾病的患者易发生肿瘤与下列因素有关:①尿毒症被认为是一种免疫缺陷状态;②肾脏疾病和发生恶性肿瘤的风险之间可能有某种联系;③以前曾患过接受免疫抑制治疗的肾脏疾病,如原发性肾小球肾炎、狼疮性肾炎、脉管炎、混合性结缔组织病等;④长期使用有可能致癌的药物,如非那西汀。其他病因包括年龄、环境因素、遗传因素和移植后时间的长短。发生肿瘤的风险与受者的年龄相关,即年龄越老,发生肿瘤的风险越高。衰老的一个显著特征是,当遭受到紫外线辐射时,机体修复性的细胞增殖和对损伤DNA的修复能力下降,而且,暴露在致癌因子(医源性和病毒性)环境中的时间越长,发生肿瘤的风险就越高。

研究发现,一些肿瘤可能有遗传和种族的差异,一些HLA抗原如B27和DR7,与器官移植受者中皮肤癌的发病率较高有关。在环地中海国家以及来自这些国家的第一代和第二代移民中卡波西肉瘤比较多见。另一方面,环境因素可能在诱导卡波西肉瘤的病变发生过程中也起着同样重要的作用,因为在环地中海国家肾移植患者卡波西肉瘤发病率的持续增长可能与这些人群HHV-8的感染率不断增高有关。

(三)预防

肾移植后定期随访和筛选是早期发现肿瘤的重要手段。合理应用免疫抑制剂防止免疫过度和选用肿瘤发生率低的药物是积极有效的措施。移植后新发肿瘤的治疗与一般人群不完全相同,有其特殊性。应综合考虑肿瘤的危险性,治疗的危险性,移植物丢失的危险性。首要的是减少或停用免疫抑制剂,转换为肿瘤发生率低或有可能治疗肿瘤

的药物。不应过多考虑移植物丢失和回复到透析而影响对肿瘤的治疗。

第三节 移植肾慢性肾病

一、概述

(一)定义

慢性移植肾肾病(CAN)的定义为:在没有急性排斥反应、没有明显药物中毒、没有复发或新发特征性肾病的情况下,同种异体移植肾3个月以后所发生的具有特征性病理改变的移植肾功能减退。临床特征是肾功能进行性下降,常伴有高血压和蛋白尿。组织学特征是肾间质纤维化、肾小管萎缩和血管的改变,包括血管壁纤维内膜增厚和管腔消失。肾小球变化最常见的表现包括系膜沉积物和肾小球硬化。

(二)在肾移植术后的发生率

目前各移植中心所报道的CAN存在较大的差异。据统计,CAN的发生率1年为15%～22%,2年为20%～50%,5年为35%～70%,10年为50%～80%。值得注意的是,即使在移植肾功能正常的情况下,仍有许多患者经活检证实存在不同程度的CAN。

(三)对移植物长期存活的影响

近10年肾移植成功率明显提高。首次尸体和活体肾移植患者1年移植肾存活率分别为90%和95%。长期存活率也有所提高,移植肾半数存活时间是11.6年。

然而,大量的患者将发生慢性移植肾衰竭。慢性移植肾衰竭的并发症发生率和死亡率较高。肾移植术后的时间不同移植物失去功能的原因也不一样。术后1年移植肾失功的两个重要原因是急性排斥反应和患者死亡。后期移植肾失功的原因有多种,其中一个很重要的原因就是CAN。

二、发生的因素

(一)同种抗原依赖性因素

1. HLA配型 HLA错配对CAN的发生是非常重要的危险因素。HLA-A,B,DR六个位点中A组影响较小,B和D组重要,特别是B组二个位点全错配,易发生急性排斥后发展成慢性排斥,B和DR各有一个位点错配,辅助性T细胞Ⅰ型细胞增殖占82%,无错配仅为6%,同时发生错配者同种异体抗原肽释放增加10倍。从1到6之间不同的

HLA 错配数,在移植肾远期生存率上有明显的统计学差异,更说明了移植抗原依赖的因素在 CAN 发生中的重要性。肾移植术早期出现 1~2 次急性排斥,5 年肾存活率45%,无排斥者92%。HLA 错配,通过强有力量的免疫抑制剂应用,CAN 在术后两年可能不显示出来,少数由于受者体内出现微嵌合免疫耐受,移植肾可长期存活。虽然,移植肾内可以不存在供者 HLA Ⅱ类抗原的信使因子的白细胞浸润,但可产生抗 HLA Ⅰ类抗原的抗体脱落进入血循环内,导致亚临床排斥反应,时间久后便表现 CAN。

2. **抗体** 近来一些研究发现受体在移植时存在的一些抗体与其后发生的 CAN 之间存在着一定的关系,抗体和(或)T 细胞免疫反应可以引起 CAN,而目前术后所应用的免疫抑制剂主要是抑制 T 细胞,故抗体有可能是 CAN 的主要因素。在 CAN 时,移植肾内有大量的浆细胞存在,其所分泌的抗体可分别针对系膜细胞、病灶黏附斑、活化系膜细胞合成和分泌的分子或隐匿性基底膜抗原。当移植物受到损伤或激活时,抗体才会起损害作用。研究表明免疫球蛋白的跨膜区域基因缺陷,因不能产生成熟 B 细胞和抗体,也不产生移植物动脉粥样硬化。

群体反应性抗体(PRA)高敏受者发生免疫介导移植肾失功的危险性较高。常用 PRA 来衡量发生排斥反应的危险性。Kerman 等发现移植前 PRA >10% 的患者与术后 1、2、3 年移植肾存活率明显相关。研究发现,PRA 与远期存活有相关性,但较高 PRA 是否影响移植物半寿期却不清楚。另有研究表明 CAN 者含抗 HLA 抗体占57%,体外研究发现移植后抗供者 HLA Ⅰ类抗原的单克隆抗体可以诱导平滑肌细胞和内皮细胞的成纤维细胞因子的受体表达,因此推测抗体或许也可以作为 TGF-β 的载体分子。

3. **急性排斥反应** 最近从上千例移植后患者的结果中证实急性排斥反应的发生率是影响移植物长期存活的一个重要因素。从未发生过急性排斥反应的患者中 CAN 不常见。

但并非所有的急性排斥反应都导致 CAN。主要取决于以下几个特征:移植后早期发生的急性排斥反应比后期(60~90 天)出现的排斥反应影响小;估计肾小球滤过率下降大于 50% 的急性排斥反应增加了发生 CAN 的危险性;耐激素性排斥反应和需要使用抗体制剂的排斥反应往往预后不良;组织学特征为血管性排斥反应,往往对早期和后期移植物失功产生不良影响;反复发生的排斥反应明显地减少了移植物长期存活时间;抗排斥反应治疗反应良好的受者,其血肌酐正常并且在移植后 1 年仍然保持稳定的患者较移植后半年到 1 年血肌酐升高者移植物长期存活率高。

另外研究证实,亚临床排斥反应(移植肾功能正常但经活检证实有急性排斥反应)也是导致 CAN 的一个重要因素。

(二) 同种抗原非依赖性因素

1. **缺血再灌注损伤** 缺血和再灌注损伤是由于供者长时间的低血压和使用血管紧张素,或过长的冷热缺血时间造成移植肾内氧自由基及其他炎性介质(包括细胞因子、化学因子和补体成分,如 C3a 和 C5a)释放所致早期炎性反应。黏附受体、生长因子和辅助调节因子上调表达,激活内皮细胞导致额外的白细胞进入移植肾内。内皮细胞促进抗原呈递细胞分化,同时增加 MHC 在移植肾内的表达,激活 T 细胞引起亚临床免疫反应,造成动脉炎,肾单位减少,单核/巨噬细胞浸润及间质纤维化。

2. **肾单位减少** 肾移植后各种原因所致的肾单位减少,形成肾小球高滤过,早期代偿性肾小球肥大和渗出增加,加重了肾小球硬化的进展,尽管移植肾功能正常,但不易维持受者内环境稳定,可逐渐形成移植肾衰竭。造成肾单位减少与下列几种因素有关:①供/受者间体积不匹配,或肾重量/体重比率不恰当;②低龄或高龄供者,其肾质量欠佳,前者肾单位不成熟,不耐受成人肾灌注压力,后者肾血管硬化,肾单位减少;③性别差异,女性供肾 3 年生存率比男性供肾低 5.0%。

3. **巨细胞病毒(CMV)病毒感染** CMV 感染患者术后 1 年内急性排斥反应发生率较高而移植物 1 年存活率低。分析大量肾移植患者时发现血清学证实 CMV 感染的供者移植肾长、短期存活率均较低。发生急性排斥反应的患者使用更强的免疫抑制剂,使 CMV 感染危险性增加。尚不能证实 CMV 感染是否引起人类 CAN,动物模型中发现 CMV 感染可加速 CAN 的进展。其机制如下:CMV 的立刻早期基因能编码定序成同源蛋白,与 HLA-DR-β 链起免疫交叉反应,增强受者对供者抗原的自动免疫反应;此外,CMV 编码的一种糖蛋白,与 MHC Ⅰ类抗原重链同源性,能与其轻链结合后发生反应。活动性 CMV 感染,毛细血管内皮细胞上 VCAM-1 表达增强,白细胞黏附和浸润,可长期影响移植器官功能;CMV 感染炎症反应的细胞因子也可增加内皮细胞的损害和血管的病理改变。

4. 药物的肾毒性　早在 CsA 进入临床使用以前，就已经注意到了它的肾毒性，它可以潜在性地引起终末肾衰竭。FK506 的肾毒性与 CsA 相似。几种与使用 CsA 相关的肾毒性类型包括：急性肾功能不全、溶血性尿毒症综合征和不可逆性间质纤维化。其机制可能与下列因素有关：①刺激肾素-血管紧张素系统，引起血浆肾素活性增高；②引起线粒体钙离子转运障碍，造成线粒体内钙离子聚集，形成微小钙化灶，可以使血管内皮细胞分泌 PGI_2 减少，引起血管内皮损伤；③减弱 Na^+-K^+-ATP 酶活性，造成肾小管基底膜损害；④环孢素 A 的相对不溶，易于在肾小管细胞沉积形成空泡，引起栓塞。

5. 其他因素（高脂血症、高血压等）　有资料显示下列几种因素与 CAN 有关。①血压升高与移植肾衰竭有关。当然，是移植肾衰竭导致高血压，还是高血压导致 CAN 和移植肾衰竭还不清楚。也没有相关的随机实验证实。②吸烟是另一个造成移植肾血管病变的因素，并可以导致慢性移植肾失功，但对于肾移植患者中吸烟对移植物影响的研究很少。③流行病学认为，肾移植后持续蛋白尿发生率大约20%，其中有约2/3 的患者有 CAN。一些研究已经证实，蛋白尿是导致 CAN 的肾脏损害使得移植物丧失的重要危险因素，这可能与持续性蛋白丢失，耗竭上皮细胞的修复功能，并导致其萎缩以及继发纤维化有关。④一般认为高脂血症是肾脏疾病进展的一个危险因素。它可以改变巨噬细胞功能，导致血管活性物质的分泌，诱发动脉硬化和增加氧化作用，氧化低密度脂蛋白的毒性，可致平滑肌细胞增殖和移动，加重血管病变导致移植肾损害。

三、病理学变化

（一）大体标本

早期移植肾体积可无明显变化，后期可明显缩小，表面色泽暗淡、苍白、粗糙，有大小不一的瘢痕。质硬韧，包膜明显增厚粘连，剖面皮质萎缩。

（二）光镜观察

CAN 的组织学特征是肾小球硬化，肾小管萎缩，肾间质纤维化和血管内膜增殖的改变。

1. 肾小球　肾小球可呈排斥反应性肾小球肾炎或复发性肾小球肾炎改变。部分病例呈现明显的增生性肾小球肾炎，肾小球系膜区增宽，内皮细胞肿胀，基膜分层和内皮下腔隙增宽，致使毛细血管袢增厚。

2. 肾小管　肾小管萎缩是 CAN 中最常见的小管病变，小管基膜皱缩、增厚，上皮细胞扁平、单层化，小管外径缩小。小管萎缩的分布不规则，若间质存在较多的细胞浸润，则萎缩的小管也可见"小管炎"，提示肾实质损害仍在进行。

3. 间质　肾间质弥漫或局灶性纤维组织增生是此型最突出变化，病变从肾皮质开始逐渐扩展到肾髓质。肾间质呈不同程度的基质增生，细胞稀少，可见数量不等的淋巴细胞、单核细胞浸润。

4. 血管　以细动脉和小动脉受损最为严重，可波及叶间动脉和弓形动脉。可见小叶间动脉和入球动脉以及较大的动脉内膜呈不同程度的平滑肌和成纤维细胞增生和纤维化，内膜明显增厚，管腔狭窄，甚至闭塞。增生的细胞大多来自原有的内膜成纤维细胞，平滑肌细胞则由内膜平滑肌细胞增生而来，两者最终产生胶原纤维。部分病例可见靠内皮下方平滑肌细胞以管轴为中心的"同心圆样"增生。动脉的严重病变可影响肾脏的血液供应，致使多发性梗死以及肾实质缺血性萎缩、肾间质硬化。

（三）免疫荧光观察

免疫球蛋白 IgG、IgM 及 C3 沉积在肾小球毛细血管壁和间质小血管壁上，特别是在闭塞性血管炎中，浸润的炎细胞含有强荧光的 IgM。

（四）电镜观察

肾小管周围毛细血管基底膜多处断裂，这是 CAN 特征性表现。毛细血管袢内皮与基底膜间隙明显增宽，其间电子致密物呈线状或颗粒状沉着，基底膜明显增厚。肾小管基底膜亦有多量线状或颗粒状沉着。系膜基质及其周围的基底膜明显增厚，常呈曲折图像。细小动脉胶原纤维增多，平滑肌细胞、成纤维细胞增生。平滑肌细胞质内脂滴增加，肌丝减少，并演变为成纤维细胞，部分转化为泡沫细胞。

四、发病机制

在 CAN 发生可概括为四个阶段：①由抗原或非抗原依赖性因素所导致的损伤，启动受者产生免疫应答；②T 细胞及随后的巨噬细胞、B 细胞等免疫效应细胞活化、增殖和分化；③不断产生效应分子，并作用于移植肾；④在这调节和反应过程中，肾实质和血管发生纤维化。这一过程受多种因素调控，关键调节分子似乎是细胞因子、化学因子以及肽生长因子，后者在对损伤反应时主要由内皮细胞合成。原有的损伤、缺血引起再灌注损伤；组织非相容性和不充分的免疫抑制治疗导致免疫反应；急性排斥、炎症和其他对内皮的损伤参与诱导炎性细胞、T细胞、单核细胞和血小板在血管壁聚集，因此发生血管内皮持续性轻度损伤。血管壁炎症细胞和实质细胞两者协同作用，通过对损伤反应分泌不同种类的生长促进肽，如IL-1、IGF-1、PDGF、bFGF等，与平滑肌细胞相互作用造成后者由收缩至合成型转变及其从血管中层游走至内膜并增殖。细胞因子IL-4、IL-10、TGF-β等生长因子升高，可促使细胞外基质积聚、纤维增殖，导致血管腔变窄，间质纤维化，呈典型的CAN改变。

（一）体液免疫因素所起的作用

抗体可以通过传统的途径，如活化补体和AD-CC作用参与移植排斥，即抗体在与移植抗原结合后，激活补体，活化补体-血凝系统，直接导致破坏靶细胞、扩张血管、形成血栓等一系列病理性变化，产生移植物排斥。虽然这种作用在超急性排斥中最为典型，但是已证实CAN移植肾血管内皮增厚和血管壁坏死区，有补体、免疫球蛋白和抗内皮细胞的存在。异基因识别的间接通路的强化，辅助性T细胞Ⅱ型（CD4$^+$Th$_2$）产生的IL-4、IL-10涉及体液免疫反应，辅助T细胞表面的抗原特异性TCR激活后启动细胞内的反应过程，合成有针对性地新抗体，在CAN中起主导作用，是诱发和维持慢性排斥的免疫反应的关键。

（二）细胞免疫因素所起的作用

肾移植术后早期急性排斥时，CD4$^+$T细胞直接识别移植肾上MHCⅡ类抗原，即CD4$^+$Th$_2$直接递呈；CD8$^+$T细胞直接识别移植物上MHCⅠ类抗原（直接递呈），其免疫反应所产生的细胞和细胞因子反应强烈，临床表现急性排斥反应。而CAN是通过CD4$^+$Th$_2$（间接递呈）产生不那么强烈的反应。但有些学者认为，急性排斥经用免疫抑制剂处理后，急性排斥被阻止，诱导了CD4$^+$Th$_2$反应，发展成慢性排斥，尽管移植肾内细胞浸润消失，但其效应细胞因子如Rantes，它是巨噬细胞的化学诱导剂，可持续呈低度免疫反应，引起内皮细胞的亚临床反应损伤。CD4$^+$Th$_2$细胞因子，特别是IL-4、IL-10和TGF-β，抑制平滑肌细胞和巨噬细胞上金属基质蛋白酶的合成，该酶可调控细胞的基质沉着/降解，释放数种生长因子和细胞因子，受抑制后血管内皮细胞的基质堆积，逐渐发展成动脉硬化。虽然此过程偏向CD4$^+$Th$_2$反应，但还必须有其他类型细胞参与，包括内皮细胞、CD8$^+$T细胞、NK细胞和巨噬细胞，如CD8$^+$T细胞可激活在内皮细胞上交叉连结同种异体Ⅰ类抗原，产生IL-4、IL-10和TGF-β。

五、诊断

（一）病史和临床表现

CAN多发生在肾移植术后6个月至数年后，临床表现主要为蛋白尿、高血压、尿量减少、进行性贫血、血肌酐缓慢升高及移植肾功能进行性减退。术后有缺血再灌注损伤，早期存在多次急性排斥反应或移植肾功能延迟恢复，CMV感染等病史，有助于诊断。

（二）影像学检查

1. B超检查　移植肾体积开始增大，以后逐渐缩小，长径常小于9cm，肾实质回声增强、增粗，皮质变薄，肾实质与肾窦分界不清，晚期肾结构紊乱。彩色多普勒血流显像（CDFI）频谱示血管数量减少，晚期严重者叶间及弓形动脉血流信号消失。当结果正常或RI<0.7时，超声检查不能排除CAN，彩色多普勒能量图（CDE）示肾血管灌注减低，以皮质为明显。

2. 其他　放射性核素显像：移植肾肾影减小，灌注、摄取、排泄功能均受损，摄取功能受损突出，放射性核素扫描肾图显示灌注减少。血管造影及数字减影（DSA）：肾内动脉数目减小，显示的动脉狭窄变细并呈串珠样，肾实质相密度不均匀呈半片状改变。

（三）肾穿刺病理诊断

目前最直接、可信的诊断手段。但在临床应用过程中，还必须密切结合各种临床表现和其他免疫、生化及影像学检查的结果予以综合分析判断。活检主要经皮常规粗针穿刺或细针抽吸活检。

六、鉴别诊断

复发性肾小球肾炎在移植肾中重新出现，可通过受者原有的病理检查来识别。排斥反应性肾小球肾炎与局灶性肾小球肾炎需借助血管病变来区别。严重的排斥反应性肾小球，肾小球毛细血管丛基底膜明显增厚，应与膜性肾小球肾炎区别，可通过PAS或PASM染色在光镜下鉴别，排斥反应性肾小球肾炎基底膜上皮表面无钉突样沉积物，而呈现双层基底膜现象。

CAN的血管硬化须与动脉粥样硬化鉴别。前者血管内有典型的同心层环状平滑肌增生和内弹力膜离断，但无胆固醇结晶出现；后者内膜纤维排列紊乱，且有明显的胆固醇结晶存在，易于鉴别。

CAN的间质硬化有时很明显，需与慢性间质性肾炎鉴别。前者核极度稀少，纤维疏松似间充质结构,很少有炎性细胞浸润。后者纤维较致密,极丰富,并有一定的炎性细胞浸润。

七、治疗和预防

(一) 治疗

1. 免疫药物治疗　目前任何药物均不能逆转CAN。所以寻求新型免疫抑制剂来控制早期亚临床排斥显得十分重要。临床证实白介素-2受体的单克隆抗体显著地减少了肾移植术后早期(3个月)亚临床排斥反应的发生。然而,有少数报道应用抗白介素-2受体的单克隆抗体在移植半年后与对照组排斥反应发生率没有差异。

大量的报道显示雷帕霉素可以延缓CAN发展成为移植物功能衰竭。雷帕霉素似乎没有肾毒性,它是抗真菌的大环内酯类抗生素,在细胞内可与FK结合蛋白(FKBP)结合形成Rapa-FKBP复合物。该复合物不仅能够阻断S6蛋白激酶达到抑制细胞增殖的作用,而且也能阻断CD28/CTLA4共刺激途径。雷帕霉素具有抑制B细胞免疫球蛋白合成和抗体依赖的细胞毒性作用,而且能抑制因T、B细胞激活而对CsA耐药的几条旁路。Kahan给一组患者应用雷帕霉素、骁悉和泼尼松联合方案,从而避免使用钙调神经素抑制剂,结果并无急性排斥反应。这也许可作为钙调神经素抑制剂能够被取代的证据,延缓或减少CAN的发生。

莱氟米特(lelfunomide)在伴有慢性血管性排斥的啮齿类心脏移植模型中的疗效非常显著,其可减少和逆转移植心脏的慢性血管性病变。与其他免疫抑制剂不同,莱氟米特的一大优点是无致糖尿病作用。此药尚未应用于临床,但有可能为今后治疗CAN提供一方法。

多聚不饱和脂肪酸如鱼油等在实验和临床研究中证实可以调节免疫反应,在鼠心脏移植中,给予ω-3多聚不饱和脂肪酸,可明显延长移植物的成活时间。但事实上,移植物成活时间的延长与ω-6脂肪酸含量减少相关,可能饮食中ω-3/ω-6脂肪酸的比值比某一种脂肪酸的水平起更重要的作用。ω-3多聚不饱和脂肪酸可能具有多种免疫调节机制:抑制IL-1/TNF的效应,改变DR抗原的表达,减少血管平滑肌细胞的增生和减少血管的通透性。另有一项研究证实使用ω-3多聚不饱和脂肪酸(如鱼油)和β-甲基-β羟基戊二酰-辅酶A(HMG-CoA)还原酶抑制剂作为一种辅助治疗,可减少移植物排斥的发生率。与目前用于治疗CAN的各种免疫抑制剂相比,上述制剂无明显毒副作用。

2. 抗凝治疗　由于慢性肾功能不全患者多存在凝血障碍,研究表明抗凝治疗可以延缓肾脏疾病的进程。最近国外有动物实验研究表明低分子肝素能有效改善慢性肾病的功能及形态学状态,但其确切机制有待于进一步阐明。另外还可以采用活血化瘀的中药如丹参、川芎等,其对于CAN的治疗具有一定的疗效。但这些疗法的临床应用前景还需要更多的实验研究和临床观察来证实。

3. 中医中药　百令胶囊、雷公藤多苷片在CAN中的治疗作用在国内已受到高度重视,服用后有助于保护残存的肾单位和改善CAN时的肾功能,但其作用机制尚不明确,应深入研究其作用机制及其在人体内的药代动力学过程,探讨最佳用药方案及合适剂量,提高中医学在器官移植中的地位。

4. 饮食疗法　饮食疗法的主要目的是通过饮食控制最大限度地减少代谢废物的产生,供给患者最基本的生理需要量,调整和纠正已存在的营养物质代谢失调,从而达到减轻残余肾单位内压力,改善血流动力学紊乱,延缓肾脏疾病的进展。包括:①低蛋白饮食;②给予必需氨基酸(EAA);③低磷饮食和补钙;④补充维生素和部分微量元素。临床和实验研究证实低蛋白饮食和必需氨基酸疗法,可使大多数CAN患者的病程得到延缓。据报道一组CAN的患者,当使用低蛋白饮食后血肌酐重吸收率降低。

(二) 预防

目前由于没有有效治疗CAN的方法,所以预防十分重要。

1. 增加供肾单位数量　尽可能提供给每一个受者最高数量的有效肾单位。已经有人建议给受者移植两个而不是一个尸体供肾,移植后肾功能将会更好。据报道使用老年供者两个供肾的短期移植效果较好。儿童整块肾脏移植提供了额外的肾单位,于是移植后长期效果较好。使用扩大肾源的两个供肾移植是否能提高移植物长期存活率目前还不清楚。

2. 减少缺血和再灌注损伤　取肾时采取有效措施,得到高质量的供肾。尽可能减少冷、热缺血时间。术中高质量血管吻合技术,尽可能避免恢复血循环后再次阻断血流是减少缺血/再灌注损伤的重要因素之一。尸体供肾肾移植手术时使用重组超氧化物歧化酶(RH-SOD)200mg,可减少自由基损伤,降低移植物免疫力,抑制MHCⅡ抗原和黏附分子上调,可减少急性和慢性排斥反应。

3. 干预同种抗原识别过程的环节 移植肾在发展为 CAN 过程中免疫识别非常重要。CTLA4Ig 是一个重组黏附蛋白,可以阻断 B7-CD28 的相互作用。在动物模型试验中发现用 CTLA4Ig 阻断 B7-CD28 之间相互作用可以延长移植物的存活时间,同时可以防止 CAN 发生。在某些情况下,可以介导供者特异性免疫耐受。阻断 APC 细胞内 CD40 和 T 细胞上 CD40 配体之间的相互作用,也可以延长移植物的存活时间。动物模型研究显示同时阻断 B7-CD28 和 CD40-CD40 配体之间的相互作用可以防止 CAN 的发生。

4. 细胞因子基因型的多态性 细胞因子是急性和慢性排斥反应及炎症最重要的介质。最近研究显示所研究的细胞因子基因的调节区存在多态性。细胞因子多态性与细胞因子产生的不同水平相关。发生急性排斥反应的肾移植患者的基因型和产生 $TNF\alpha$、白介素-10、γ 干扰素多少相关。CAN 患者细胞因子的基因型与高水平的 γ 干扰素和转化生长因子 β(TGF-β)相关。所以在移植术后治疗应当采用个体化免疫抑制方案,对于一些相关细胞因子产生较高的移植患者应当密切注意病情并且强调免疫抑制治疗。另一方面,对于细胞因子产生较少的患者,适当地减少免疫抑制剂的用量以避免恶性肿瘤和感染的发生。

5. 排斥反应的监测——有计划的定期活检 延迟急性排斥反应的治疗对移植肾的长期存活是非常有害的。临床医生最能接受急性排斥反应的早期指标是血肌酐升高。但是在移植后 3 个月内具有稳定肾功能的受者进行移植肾活检时发现有 30% 组织学改变和急性排斥反应一致。这些患者的排斥反应称为亚临床排斥反应。在移植后 1 年评价这些亚临床排斥反应的患者时发现其移植物组织和功能变坏的危险性较高。有研究发现移植后前几个月进行有计划的活检发现排斥及时处理的患者,两年内肌酐保持较低的水平,而未进行经常活检的对照组在进行活检和治疗时,肌酐水平较高。目前临床上诊断急性排斥反应的方法不够敏感,容易忽视亚临床排斥反应,最终发展为 CAN。因此扩大移植肾穿刺活检的范围很重要。未来研究应当阐明,常规组织学和分子生物学检测阻断损害移植物的特异性介质,是否可以减少 CAN 的发生率。

6. 预防 CMV 病毒感染 使用抗病毒药物更昔洛韦可以有效地防止 CMV 感染,以防止 CMV 所诱发的 CAN。有报道移植后一些患者发生急性排斥反应合并 CMV 感染,在使用更昔洛韦治疗后,这些患者的移植肾功能得到了改善。

7. 使用 HMG-CoA 还原酶抑制剂 CAN 表现为血管内膜中层增生,类似于普通人群的动脉粥样硬化。他汀类(statins)常用于降脂治疗,不论患者的脂质水平高低,此类药物均具有良好的保护作用。研究表明这类药物除降低胆固醇外,还可以刺激血管内皮细胞释放一氧化氮,恢复内皮细胞功能,改善肾内血流动力学,也可以抑制血小板凝聚,减少血栓形成。据报道,辛伐他汀可减少鼠心脏移植模型冠心病的发生率,其可能是通过减少 TXA_2 的产生而起作用。他汀类是通过保护移植肾受者的血管从而间接地减少 CAN 的发生率。

8. 控制高血压和蛋白尿减缓 CAN 的进程 钙通道阻滞剂治疗肾移植后高血压特别有效,因为钙通道阻滞剂可以有效地降低血压,同时可以改善使用 CsA 后所产生的入球小动脉狭窄继而出现的肾血流量和肾小球滤过率的下降。使用钙通道阻滞剂的患者 1 年移植物存活率较高。加用钙通道阻滞剂是否对移植物长期存活有益目前还不清楚。血管紧张素转化酶抑制剂(ACEI)专门扩张出球小动脉降低肾小球高血压。ACEIs 可以有效地降低蛋白尿和延缓糖尿病和非糖尿病肾病的进程。ACEIs 可以减少肾移植患者的超滤过和蛋白尿。阻断肾素-血管紧张素通道是否影响移植肾存活还不清楚。

9. 采纳防止不依从的策略 有不少观察研究表明,依从性差是 CAN 的一个重要的、不可避免的因素。为此有研究提出以下有效的办法。其包括教育患者使其明白不规律服药会导致移植肾失功,帮助患者建立一个提醒他们服药的系统,与患者保持密切的联系等。

(王 玮)

参 考 文 献

1. Mengel M. The kidney transplant:new horizons. Curr Opin Nephrol Hypertens,2010,19(3):260-265.

2. Heinbokel T,Hock K,Liu G,et al. Impact of immunosenescence on transplant outcome. Transpl Int, 2013, 26

(3):242-253.

3. Lentine KL, Hurst FP, Jindal RM, et al. Cardiovascular risk assessment among potential kidney transplant candidates: approaches and controversies. Am J Kidney Dis, 2010,55(1):152-167.

4. Karuthu S, Blumberg EA. Common infections in kidney transplant recipients. Clin J Am Soc Nephrol. 2012, 7 (12):2058-2070.

5. Stengel B. Chronic kidney disease and cancer: a troubling connection. J Nephrol,2010,23(3):253-262.

6. Iñigo P,Lario S,Campistol JM,et al. Role of transforming growth factor beta-1 gene polymorphisms in the development of chronic allograftnephropathy in renal transplant recipients. Nefrologia,2003,23(4):312-320.

7. Veronese FV,Noronha IL,Manfro RC. Prevalence and immunohistochemical findings of subclinical kidney allograft rejection and its association with graft outcome. Clin Transplant,2004,18(4):357-364.

8. Nankivell BI,Borrows RJ,Fung CL,et al. Calcineurin inhibitor nephrotoxicity: longitudinal assessment by protocol histology. Transplantation,2004,78(4):557-565.

9. Lynn DC,Robert BC. Chronic allograft nephropathy. Curr Opin Nephrol Hypertens,2005,14:299-234.

10. Dupont PJ,Manuel O,Pascual M,et al. Infection and chronic allograft dysfunction. Kidney Int Suppl, 2010, (119):47-53.

11. Nocera A,Tagliamacco A,De Palma R,et al. Cytoline mRNA expression in chronically rejected human renal allografts. Clin Transplant,2004,18(5):564-570.

12. Brian JN,Jermy RC. Chronic allograft nephropathy: current concepts and future directions. Transplantation, 2006,81(5):643-654.

第五章　活体肾移植

第一节　活体肾移植发展概述

肾移植经历了半个多世纪的发展,其在治疗终末肾病方面的优势有目共睹。1954 年 12 月,Murray 等首次在一对同卵孪生兄弟间成功实施了肾移植,供者手术是医学史上第一次对一名健康个体施行非治疗性重大手术。术后移植肾功能良好,受者健康存活 8 年,后不幸死于心肌梗死。结果表明,无论对供者还是受者单肾足以维持机体正常功能。1959 年和 1962 年 Hamburger 等先后成功完成了异卵孪生间活体肾移植和表亲间活体肾移植,2 例患者均健康存活 10 余年。有研究表明,亲属和非亲属活体肾移植术后移植肾的 4 年存活率均超过98%。活体供肾肾移植是指移植肾来源于与患者有血缘关系(亲子、兄弟、姊妹等)或无血缘关系(亲密朋友、夫妻)的健康供体。目前我国活体器官移植仅限于直系血亲、三代以内的旁系血亲或者配偶,或有证据证明与活体器官捐献人存在因帮扶等形成亲情关系的人员。

近年来,由于供移植的尸体器官来源严重短缺,等待移植患者的数量不断增加。随着医学科学技术和社会及经济的发展,在供肾短缺日益加剧的今天,为解决器官的紧缺问题,活体供肾肾移植越来越备受重视,已是移植医学界关注的焦点,移植工作者大力提倡活体器官捐献。在欧美、东南亚等国家,亲属活体肾移植占有相当大的比例,其中美国每年活体肾移植占 50% 左右;日本和韩国活体肾移植占 70% 以上;中国台湾和中国香港特区占20% 左右,亲属活体肾移植已成为一种世界性趋势。我国大陆活体肾移植近几年发展迅速,比例呈明显上升趋势,据不完全统计,每年全国肾移植数7500 ~ 8500 例次,其中活体肾移植占 30% 左右,与世界发达国家活体肾移植相比差距逐渐缩小,但仍存在一定的差距。影响我国亲属肾移植发展的原因主要有以下几点:①传统观念束缚,文化知识水平偏低;②医疗知识匮乏,对自身捐献供肾后的生活缺乏信心;③家庭(配偶、子女)和生活压力较大;④医疗保险和社会福利制度不够健全,不能从制度上保护所有捐献者长期的健康和利益;⑤宣传力度不够等。

对待活体器官供者,必须把握"尊重生命自主权"、"绝对自愿"和"无偿捐献"的原则,绝对避免供者受到来自家庭内外的压力或诱导以及经济利益因素的驱动而做出不符合本人意愿的决定。鉴于此,为规范化器官移植管理,禁止器官买卖,卫生部于 2006 年 3 月 21 日通过了《人体器官移植技术临床应用管理暂行规定》,并与 2006 年 7 月 1 日实施;国务院于 2007 年 3 月 21 日颁布第[491 号令]《人体器官移植条例》等相关法律文件,并与 2007年 5 月 1 日实施。国家卫生管理部门于 2010 年 10月重新公布了具有人体器官移植资质的医院名单,共计 163 家。开展活体肾移植的医疗机构仅限于国家卫生管理部门准入和指定的机构,活体肾移植限于配偶、直系血亲或三代以内的旁系血亲,或有证据证明与活体器官捐献人存在因帮扶等形成亲情关系的人员。同时,器官捐赠者必须满 18 岁,具有完全民事行为能力。由于活体供肾肾移植涉及法律、伦理、宗教等问题,必须严格遵守相关法律法规和基本道德规范,供、受者均必须知情同意,捐献器官不可带有强迫、欺骗或商业交易行为。

总之,活体器官移植是今后器官移植的重要发展趋势,不但能够缓解器官供体不足,而且成功率高,效果好,费用低,必定会给那些等待器官的患者带来新生的希望。

第二节　活体肾移植的优势及风险

亲属活体肾移植作为解决供体紧缺的途径已被越来越多的医生和患者接受。活体亲属肾移植的 1、3、5 年肾存活率最高,分别为 96%、95% 和92%,活体非亲属肾移植的人/肾存活率与其相似,均明显高于尸体肾移植。研究显示,活体非亲属供肾的肾移植,即使 HLA 配型为 6 位点完全错配,其长期存活也好于或等于 0 错配的尸体肾移植。Terasaki 等报道美国 97 个移植中心的活体非亲属供者的肾移植,在移植后 3 年,其肾脏功能与 HLA 相匹配的同胞供肾相比,差别较轻微,配偶间为 85%,其他活体非亲属供者为 81%,HLA 相匹配的同胞90%(此项研究中尸体移植为 70%)。活体非亲属肾移植其远期效果出色,已被各个移植中心证实。香港 Tang 等报道配偶间肾移植病例与活体亲属肾移植病例的临床研究,两组移植肾功能延迟恢复的发生率、住院时间、移植后前 6 个月被穿刺活检证实的急性排异、5 年时人、肾的存活率、肌酐水平。结果显示移植肾功能延迟恢复、住院时间两组无显著性差异,移植后前 6 个月内急性排异发生率配偶间肾移植组 23%,亲属肾移植组 17%,两组比较差异无显著性。5 年时,配偶间肾移植组人、肾存活率分别为 100% 和 86.4%,亲属移植组分别为 91.7% 和 79.2%。

一、与尸体肾移植相比,亲属活体肾移植存在以下几点独特优势

1. 供-受者双方组织相容性好　组织配型的相配程度是影响移植肾能否长期存活的主要原因。活体亲属供肾移植大部分来源于和受者有直系三代内血缘关系的亲属,根据遗传学规律,父母与子女之间有一半相同,兄弟姐妹的同胞之间存在着部分相同甚至有时会有完全相同的基因遗传,如同卵双生子之间,由于遗传特性完全相同,就可能不发生排斥反应,手术后仅应用少量的免疫抑制药物,在无其他并发症情况下,远期效果极为满意。夫妻间虽无血缘关系,但夫妻间亲属活体肾移植也有很大优势,因为夫妻间由于生活习性相近,常发生的体液接触行为可诱导夫妻间不同程度的免疫耐受,因而术后发生排斥反应的风险也相对较低,其移植效果和存活率均较高,平均生存 14.5 年。因此,亲属供肾供受者之间有较好的组织相容性,能显著降低术后排斥反应发生率,远期免疫抑制剂的维持用量可能较尸体供肾用量小,降低了免疫抑制剂的药物不良反应和毒性作用,从而获得更高的人/肾存活率。

2. 活体供肾质量较尸体供肾好　供肾质量直接影响移植效果,其取决于供肾切取前有无休克、热缺血和总缺血时间、供肾的完整性、灌洗情况等。活体亲属供肾术前有足够的时间对供者进行全面检查,术前供者有较好的生理状况,能确保受者得到健康的肾脏。术前充分了解供肾动脉、静脉、肾盂及输尿管有无解剖变异,从而保证所取供肾的完整性。灌洗时间和灌洗容量可准确控制,供受体同时手术可缩短总缺血时间,热缺血时间控制在 1~2 分钟之间,显著降低热缺血时间,最大程度地减少缺血性损伤。保证良好的供肾质量,使术后移植肾的早期功能得到较好的恢复。

3. 缩短透析和等待移植的时间　由于器官来源紧缺,尿毒症患者术前需要在长期透析过程中等待肾源,透析时间越长,肾移植术后并发症的发生率、病死率和移植物丢失的风险越高。患者透析累积时间越长,或透析质量较差,透析不充分,心血管及肺部疾病的危险因素也不断增加,很多患者在等待移植的过程中死于各种并发症。活体供肾肾移植扩大了供肾来源,由于亲属活体肾移植不需要等待供体,移植前透析和等待肾源的时间相对缩短,甚至术前没有透析的优先肾移植,有利于提高其临床疗效。有研究表明,与尸肾移植相比,活体肾移植可获得较高的人/肾存活率,特别是一于始做透析时就行活体肾移植术效果更好。

优先选择,从容安排手术时间。术前准备时间充足,有足够的时间完成血型检测,PRA、HLA 等免疫学检查;可以调整供受体致较好状态,易于耐受手术,减少术中及术后并发症的发生。在移植前对受者可进行充分的免疫诱导干预,最大限度地提高手术成功率和移植肾存活率,更有利于术后恢复。

4. 术前可诱导受者对供者特异性免疫耐受　如可对受者进行移植前预治疗,如给予免疫抑制剂、供体特异性抗原输注受者(输血、输骨髓细胞或造血干细胞),更有利于长期高质量存活。

5. 术后免疫抑制药物用量相对减少　由于亲属供肾供-受者双方组织相容性好,术前能充分了解供受者免疫状态,适当地对供、受体进行免疫学处理,术后排斥反应的发生率明显降低,免疫抑制剂用量(包括药物冲击治疗)相对尸体供肾减少,从而降低了药物的毒副作用、不良反应以及患者的经济负担。

6. 亲属供肾摘取创伤小,热缺血时间和冷缺血时间均明显短于尸体肾移植　亲属供肾发生急性肾小管坏死的可能性极低,供肾质量明显优于尸体供肾,术后早期肾功能恢复较快。

受者术后短期疗效及长期人肾存活率均优于尸体供肾。HLA 抗原一致的同胞间移植肾生存率最高,对于尸体肾移植 HLA 抗原相容性好与差对移植物存活有显著影响。根据美国器官移植网络

和美国器官移植分配网络（OPTN/UNOS）数据显示：19675 例活体供肾受者中，移植肾 5 年和 10 年存活率分别为 80.5% 和 67.0%，移植肾半寿期为 17.8 年；而 54 840 例尸体肾 5 年和 10 年存活率分别为 68.8% 和 50.9%，移植肾半寿期为 10.8 年；5943 例扩大标准的尸体肾移植 5 年和 10 年存活率分别为 51.8% 和 32.9%，移植肾半寿期为 6.8 年，可见亲属供肾受者移植肾存活率显著高于尸体供肾。

7. 能显著减轻患者的经济负担。因为供受者组织相容性佳，受者术后恢复快，并发症少，患者的经济负担明显低于尸体供肾肾移植。

8. **术后受者并发症发生率低**　活体肾移植术后急性排斥、移植肾功能延迟恢复（DGF）、慢性排斥、伤口延迟愈合、感染、肝功能损害、糖尿病等主要并发症的发生率显著低于尸体肾移植。这一方面是由于活体供肾的热缺血和冷缺血时间短，供肾质量高，故术后 DGF 的发生率明显降低。另一方面国内活体肾移植绝大部分为 3 代以内的直系亲属捐肾，供受体的组织相容性较好，故术后急性排斥和慢性排斥的危险性较尸体肾移植显著降低，因此活体肾移植患者术后服用免疫抑制剂的剂量可较尸体肾移植减少 1/3 左右，这样大大减少了免疫抑制剂导致的肝功能损害、肾毒性、糖尿病和感染等并发症的风险。

但在选择受者时需注意以下方面。①再次或多次移植的效果相对于初次移植明显较差，其 5 年肾存活率分别为 64% 和 75%，半寿期分别为 8 年和 14 年，其肾的存活率差异比尸体肾移植大。故对存在致敏因素或再次移植的受者须谨慎。②在配偶间移植中，男性肾脏体积大，可提供良好的肾功能，故主张由男性作供者，但目前认为不论丈夫还是妻子作供者，其肾功能、肾长期存活均无明显差异。③研究显示妻子作供者的数量为丈夫作供者数量的 2 倍，可能部分原因为妻子在怀孕期间可产生针对丈夫 HLA 抗原的抗体，而导致丈夫作为供者时淋巴毒试验阳性而被剔除，分析已进行的移植中，两者并无差异，其中包括曾经怀孕的妻子，且经产妇作为受者其肾长期存活率也高于尸体肾移植。目前认为即使存在高危因素如：HLA 错配、再次移植、多次输血、抗体水平高，活体非亲属肾移植的近期、远期效果也好于或等于无高危因素的尸体肾移植。

二、供者的风险

肾脏储备功能强大，事实上，只要有 1 个肾脏正常工作就可以满足人们正常生活和学习，供者捐出器官后总的身体健康状况是良好的。对活体供者术后长期随访预后的研究表明，健康人捐献出自己的一侧肾脏后，罹患疾病和死亡的风险不会加大，最终导致供者死亡的原因与正常人死亡原因相同，为死于心脑血管疾病或肿瘤，与正常人寿命长短比较无差异。尽管如此，我们仍应该清醒的认识到，活体供肾切取术是对供者没有任何益处的手术，术后供者呈"孤立肾"状态，供者在外伤、感染、肿瘤侵袭等情况下，将面临肾功能不全甚至成为"无肾人"的危险，而且在供肾的摘取前后也有发生各种并发症的可能性。

相比尸体肾移植，活体肾移植手术难度更大。由于活体肾移植供者为健康人，故保障供体的安全性始终应放在第一位。尽管如此，仍有供肾者死亡的事件发生，在捐献肾脏的过程中死亡使人们感到极为失望和异常痛心。来自美国 2 个较大的研究报告和多个单中心报道的活体肾移植的供者死亡率为 1/3000；伊朗的活体肾移植研究显示，2003 年伊朗完成活体肾移植 15 000 余例，手术期间供者死亡 3 例，死亡率为 0.02%。同样在我国也有供者死亡的不幸事件发生，早期报告摘取供肾手术围术期死亡率为 0.03%，最常见的死亡原因为肺栓塞，通过早期活动和抗凝治疗预防，已降至 0.01%，其他导致死亡的原因为心肌梗死、心律失常、肝炎和严重的感染等，但已经很少见。

其他方面供者常见的手术并发症也应使移植医师高度重视，这些并发症可分为围术期并发症和远期并发症，供者肾切取并发症极低，小于 0.2%，供者围术期并发症主要包括出血、肠梗阻、肠管损伤、感染、切口疝、胰腺炎、脾脏损伤、伤口神经性疼痛、下肢深静脉血栓形成和肺栓塞、气胸、皮下气肿、切口延迟愈合等，极少数严重者需要再次手术探查或二次手术治疗，甚至有一定的生命危险，上述并发症的总体发生率为 4% 左右。而远期并发症，发现有极少部分供者术后会出现蛋白尿、高血压、肾炎、肾结石等，甚至出现慢性肾衰竭，但国内外的多项研究已证实单侧健康肾脏的安全性，与对照组人群相比并不增加供者远期死亡率。长期追踪，供者生存与普通人无差异，捐赠后 20 年 85% 的供者仍健康存活，比预计生存率（66%）高，可能与术后定期健康检查有关，死亡者原因与普通人群相同，与捐献肾脏和手术无关。活体供者经 20 年以上追踪，除有出现轻微镜下蛋白尿和轻度高血压的报道外，不会发生进行性肾功能不全。尽管如此，为保障供者的健康,术后应定期监测尿常规、肾功能、血压、血糖以及必要的肾脏影像学检查等。一旦出现相关并发症应给予积极治疗。同时应尽量避免饮食、生活习惯、医疗及日常活动中存在的对肾脏有损伤的危险因素,从而从多方面保护供者的术后健康。

第三节　活体供者的种类及免疫学特征

目前肾移植的人/肾存活率有了很大提高,但供肾短缺仍是存在的主要问题,随着肾移植的广泛开展,等待肾脏移植的患者数量巨大,供求矛盾必将更趋尖锐。在我国,拓展器官来源除了利用边缘供者,大力开展亲属活体器官捐献是最可能突破困境的现实途径,这使得肾移植的焦点逐渐转向活体肾移植,特别是亲属活体肾移植。

一、活体供者的种类

肾移植术按照供者的种类可分为尸体肾移植和活体肾移植两大类。活体肾移植又可分为活体亲属肾移植和活体非亲属肾移植。早期的活体肾移植是由活体亲属肾移植开始的,目前各移植中心又逐渐开展了活体非亲属肾移植治疗,而且近年有明显增加的趋势。

1. 亲属活体供肾　与受者有血缘关系的亲属供肾,血缘关系愈接近,遗传物质愈相同,排斥反应愈弱,移植物长期存活率愈高。

(1) 同卵双生同胞间的移植:移植物质主要组织相容性抗原和次要组织相容性抗原完全相同,肾移植术后不会发生排斥反应,不必使用免疫抑制剂,是最理想的供者。但某些与免疫紊乱和遗传相关的疾病复发率高于非同卵双生间的移植。

(2) 非同卵同胞间及父母子女间移植:非同卵同胞间的主要组织相容性抗原 HLA 单倍体有 1/4 机会完全相同(2HM),1/4 机会完全不相同(OHM),1/2 机会半相同,父母子女间至少有一单倍体相同(1HM)。这类移植物均存在不同程度的排斥反应。

(3) 非近亲血缘间的移植:属于非直系血缘亲属,抗原相符合者减少,比如三代或以上者,免疫学优势很少,但有手术、供肾质量等明显优势,移植效果明显优于尸体供肾。

2. 非亲属活体供者　如夫妻间、帮扶关系间供肾,也称为情感性供肾,此类供肾占活体供者中的 20% 左右。

此外,我国活体亲属供肾移植中,供者群体存在以下特点,女性供给男性居多,父母供给子女居多,多数家庭经济困难,移植费用比尸体肾移植相对较低。

二、活体供者的免疫学特征

移植免疫是指将供者的组织或器官移植到受者后,移植物和受者之间相互作用所产生的免疫应答。在异体移植物上识别的外来抗原称为异体抗原。识别异体抗原并活化的淋巴细胞称为异体活化的淋巴细胞。肾移植术后同种异体肾移植排斥反应反映了机体抵抗外来移植物的一种自我保护机制,也反映了机体通过免疫系统识别外来抗原,如人类主要组织相容性复合体抗原(MHC)和次要组织相容性复合体抗原(mHC)区分"自身"和"异体"。因此,充分理解移植物排斥反应的机制,对肾移植术后优化临床治疗方案极为必要。本节主要阐明活体肾移植的免疫学特征。

1. 人体白细胞抗原(human leukocyte antigen,HLA)配型在活体肾移植中的作用　HLA 配型在活体亲属肾移植中的作用:HLA 配型在活体亲属肾移植中的作用目前为大家所公认,在活体亲属肾移植中,不但其主要组织相容性抗原相容程度较高,次要组织相容性抗原相容程度也较高。活体亲属肾移植一般为父母与子女、兄弟姐妹之间为供受者,HLA 错配点数为 3/6 ~ 4/6,父母与子女间为 50% 位点相配,兄弟姐妹之间为 25% 相配。总的亲属间的 1、2、3 年移植肾存活率分别为 96%、95% 和 92%。HLA 配型在活体非亲属肾移植中的作用:HLA 配型在活体非亲属肾移植中的作用有争议,认为 HLA 配型作用重要的证据为:在第 1 年随着 HLA 错配位点数量的增加,急性排异的发生率亦增加,从 0 错配到 6 位点错配,第 1 年急性排异发生率从 11% 逐渐增加至 35%,而这种超过 20% 的增加率与尸体肾移植 HLA 错配后急性排异发生率的增加相同。反对意见为:在活体非亲属肾移植中,虽然其 HLA 匹配程度较差,但其人、肾长期存活率与活体亲属肾移植相近,明显高于尸体肾移植。目前认为 HLA 配型有助于提高移植物的长期存活率,HLA-A 和 HLA-B 相配的位点数越多,移植物存活率越高,尤其是移植手术后的第 1 年。在尸体肾移植中,HLA-A、HLA-B、HLA-DR 完全匹配者移植肾半数寿命期达 12 ~ 20 年;仅 1 个点不相匹配者为 10 ~ 12 年;2 个点以上不相匹配者 7 ~ 10 年。在移植肾功能延迟恢复(delayed graft function, DGF)方面,HLA 的作用亦较显著,活体移植 DGF 的发生率平均水平为 7%,而尸体肾移植为 24%,随着 HLA 出现错配,活体肾移植 DGF 的发生率上升 7%,而尸体肾移植升高约 3%。HLA 配型在配偶间肾移植中的作用:目前认为 HLA 相容在配偶间肾移植中的作用不明显,虽然配偶间移植如果 HLA 配型 0-1 错配,1 年肾存活 95%,2 年肾存活 94%,3 年肾存活 91%,接近于同胞间移植的水平;2-3 错配,1 年肾存活 92%,2 年肾存活 87%,3 年肾存活 83%,但在不同的文献报道中均提示即使活体非亲属肾移植中 HLA-A、HLA-B、HLA-DR 位点的错配数量增加,HLA 错配点数为 4/6 ~ 5/6,其也有与活体亲属肾移植相近的人、肾存活率,1 年肾存活 90%,2 年肾存活 85%,3 年肾存活 82%。故目前无证据显示 HLA 相容在配偶间移植中起作用,多数移植中心对配偶间肾移植效果良好的原因归纳为:除亲属活体肾移植的优点外,因供受者共同生活在一起,在服用免疫抑制剂方面有良好的依从性。

2. 血型在活体肾移植中的作用　血型匹配是目前公认的活体肾移植的必备条件,血型不符易导致超急性排异反应,故主张活体肾移植的条件之一为血型匹配。目前日本的移植中心开展了 ABO 血型不符的肾移植治疗。其在移植前 4 周应用骁悉治疗,普乐可复作为移植后的首选免疫抑制剂,认为术前应用骁悉可以明显降低体液性的超急性排异反应,提高肾移植的成功率,已有人、肾长期存活的报道,但目前尚缺乏大宗病例报道,需进一步观察其治疗的有效性。

3. 群体反应抗体以及淋巴毒在活体肾移植中的作用　群体反应抗体以及淋巴毒结果阴性是活体肾移植的必备条件,已为大家所公认。目前只有在特殊情况下出现的淋巴毒阳性结果时,可以考虑行血浆置换等方法进行治疗,一些移植中心报告了移植前特异性的输注供者血液所导致的淋巴毒阳性,经双滤过血浆置换疗法配合环孢素以及激素治疗,使淋巴毒结果转阴,可取得较好的效果,移植后无严重的并发症以及超急性排异反应出现,配合使用 15-脱氧精胍菌素(15-deoxyspergualin, DSG)可以减少致敏患者加速性排异反应的发生率,同时研究显示 DSG 在非致敏患者中可以减少慢性排异反应的发生率,提高移植物长期存活率。考虑 DSG 作用机制为在 T、B 细胞活化、增殖的后期起作用,另有研究显示 DSG 可以作用于树突状细胞,阻断其在淋巴结内的成熟,抑制其抗原递呈功能。

第四节　活体供者术前准备

尽管供肾切取对供者是安全的,但对一个健康个体实施非治疗性的侵袭性手术,术前对拟供者进行严格的评估和筛选是必要的。供体评估包括两个基本目的:①确保供体手术的安全开展;②供体可给受者提供合适的供肾。供体的安全是临床肾移植最重要的出发点。因此如何在保证供体的安全基础上选择移植肾是临床医师所面临的一个主要问题。

供体的评估程序:供者的术前评估是保证对供肾的医学伤害减少到最低程度的基本保证。亲属活体肾移植为择期手术,术前应有充分的准备和评估。除供者的一般状况和精神心理评估外,供者的重要脏器功能、供肾解剖形态和供肾功能的多项目检测,都是术前常规检查项目。对待活体器官供者,必须在自愿-知情的前提下进行,绝对避免供者受到来自家庭内外的压力或诱导而做出不符合本人意愿的决定。一般应是患者家属或志愿者本人要求了解活体肾移植的一般情况,主动提出实施活体肾移植的要求,夫妻间移植要进行社会公证。术前对供者应单独进行谈话,详细告之有关潜在的短期和长期手术风险,进手术室前的再次确认被认为是必须。供者和受者均必须签知情同意书。对每一例拟供体作综合全面评估,以确定无供肾禁忌证。供者检查过程中,应采取分步进行,重要的、必须的、决定性的、费用低廉的检验检查安排在最前面,如血型、传染病等指标,贵重的影响学检查安排在后边,从医学经济学角度,成功选择一个合适的供者费用更为低廉,医疗资源耗费更少。

1. 一般评估及基本筛查　作为活体供者在详细问询病史、体格检查的基础上,做如下实验室筛查项目(表 11-5-1)。

2. 病史、体检及辅助筛查　经初步筛选合格者,进而再次详细了解病史、体格检查和相关实验室及特殊检查。血液学检查排除存在感染性疾病,如有必要静脉尿路造影和动脉造影了解今后有无潜在发展成高血压和肾脏疾病的危险。以下是供体病史和检查中的禁忌证(表 11-5-2)。

3. 年龄的评估　目前供者年龄多主张在 18 ~ 65 岁,但最大年龄限制尚未达成共识,有中心报道供者年龄达 80 ~ 85 岁。KUMAR 等比较了 112 例供者年龄>55 岁的供肾和 98 例年龄<45 岁供肾的移植肾预后情况,两组受者的移植肾 1 年、5 年存活

表 11-5-1　活体供者实验室筛查项目

血液检查项目
　　血常规、肝肾功能、电解质、血凝实验、血脂、血糖、
　　PSA（>60 岁男性）
病毒检测
　　CMV、EBV、HBV、HCV、HIV、梅毒等
供、受体需检查项目
　　ABO、Rh 血型鉴定、淋巴细胞毒实验、HLA 分型
尿液检查项目
　　尿常规、尿蛋白定量和定性、血细胞
其他检查项目
　　粪便常规、动态血压检测、心电图、胸部 X 线片或
　　CT、腹部和泌尿系统（女性还包括子宫及附件）彩
　　超、超声心动图（老年供者或有心血管危险因素
　　者）、结肠镜检查（粪便隐血试验阳性者）、乳房 X
　　线片（女性供者必要时需排除乳房肿瘤者）、2 小
　　时口服糖耐量试验及糖化血红蛋白测定（血糖异
　　常或有糖尿病家族史者）、其他传染病筛查，如疟
　　疾、锥形虫病、血吸虫病、类圆丝虫病等（有特殊
　　接触史者）、结核菌素皮肤检查（怀疑结核者）、膀
　　胱镜检查（高度怀疑膀胱肿瘤者）、供肾活检（有
　　肾脏疾病可能者）等

表 11-5-2　活体供者禁忌证

年龄<18 岁或>65 岁
高血压高于 140～150/90～95mmHg 或用药物治疗
糖尿病（或糖耐量试验异常）
蛋白尿（>250mg/24h）
血型不同或组织配型不合
HIV 携带者
乙肝、丙肝病毒定量高于正常值者
肌酐清除率（Ccr<80ml/min）
体重指数（BMI）>30/m^2
镜下血尿
反复泌尿系统感染
供肾畸形或结石
慢性肺部疾病
恶性肿瘤
血栓形成史或其他栓塞病史
感染性疾病未被控制
精神异常
智力发育不良
某些肢体残疾

率，供者术后 1 年 Scr 水平、移植肾 GFR 等均差异无显著性，提示利用老年供者的移植肾也可获得满意的存活率和肾功能。Gabolde 等调查了法国 46 家移植中心活体肾移植术供受双方情况，认为供者年龄根据具体情况可放宽至 75 岁，心血管疾病、糖尿病和血栓倾向者不宜供肾。我们主张供者年龄最好小于 60 岁，这主要是从供者安全角度考虑，若供者身体条件许可，年龄限度可适当放宽。

4. 糖尿病的评估　所有捐赠者需测定空腹血糖。WHO 和美国糖尿病协会推荐在确定某人糖耐量分类前，在不同日期重复测定空腹血糖。空腹静脉血糖>7.0mmol/L 表示糖尿病，不适合捐赠。空腹血糖在 6.1～7.0mmol/L 之间提示空腹血糖损害，需进一步评估。葡萄糖测值在此范围，且有 2 型糖尿病家族史（同胞或父母），5 年患糖尿病的发生率为 35%，禁忌捐赠。对于活体捐赠者，空腹葡萄糖损害，需行标准的 2 小时口服糖耐量试验。餐后 2 小时血糖>11.1mmol/L 表明为糖尿病，禁忌捐赠；>7.8mmol/L 表明葡萄糖耐量降低，需综合分析。糖尿病患者除外，应对捐赠者临床糖尿病和糖尿病肾病的风险因素进行评估和讨论。

5. 高血压的评估　高血压是不适合捐赠的最常见原因之一。血压水平和心血管危险率密切相关。最近，英国高血压协会和欧洲高血压协会制定的指南将在没有其他心血管危险因素或其他器官损伤的依据下将血压高于 140/90mmHg 定义为高血压，同时强调高血压的治疗必须考虑到全部所有心血管疾病的危险因素，并依据英联邦协会心血管疾病风险预测图合理的预测捐赠者的心血管疾病风险率。且在活体供肾评估过程中，应更深层次的考虑，如肾切除后高血压发生率会明显增加。众所周知，正常人群血压也会随年龄增加而增高，性别相关的高血压阈值也有所不同。老年捐赠者可接受的收缩压阈值为 140mmHg。但血压的测量与情绪、精神等相关，故对血压的测量应多次并随机进行，故推荐 24 小时动态血压监测（ABPM）作为首选检查方法。对于血压高于 140/90mmHg，但低于药物治疗临界值的捐赠者的医疗鉴定是最难抉择。如果有终末器官损害的证据，如高血压视网膜炎病变、异常心电图或超声心动图或胸片，证实捐赠者有高血压，禁忌捐赠。如没有终末器官损害，重复测量和 24 小时持续监测具有重要的临床指导意义。故分类总结：①如超过上述高血压阈值，肾脏捐赠应延缓，治疗血压下降后再考虑捐赠；②对于有临界高血压的捐赠者，应提醒其肾切除后可加速高血压疾病发展的可能；③合并终末器官病变、恶性高血压和需多种药物协同控制的高血压患者禁忌捐赠。

6. 肾脏疾病评估　成人供者镜下血尿应作为供肾的禁忌，需仔细评估。相差显微镜检查有助于判断血尿来源，如畸形红细胞>75%～80%，支持肾

小球源性血尿;如大部分为正型红细胞则支持非肾小球疾病,如感染、结石、尿路畸形、血管病变、肿瘤等,40岁以上出现血尿须注意排除泌尿系统恶性肿瘤。无症状镜下血尿作供者,应做系统全面检查,包括肾活检,以除外IgA肾病等肾脏疾病。肾结石一直被认为是活体供肾的绝对禁忌证,原因是存在肾结石复发和发生尿路完全性梗阻的危险。阿姆斯特丹活体肾移植论坛认为无症状的单个结石者排除形成结石的代谢因素及泌尿系统感染者可以考虑作为供者,但结石须<1.5cm或者可在肾移植术中取出。如果供体具有很高的结石复发危险,或结石>1.5cm者也不能作为供体。对以往曾经发生过无症状性肾结石的供体应做相关检查以便于进一步评估,主要包括血钙、血肌酐、血浆白蛋白、甲状旁腺素、尿胱氨酸分析、尿常规、尿培养以往结石成分分析等。

7. 肾脏功能检查 供者肾脏功能必须进行充分的术前评价,由于我国的国情与家庭结构特点,大部分拟供者年龄偏大,因此更有必要对肾脏功能进行细致的评估,以确保术后供、受者都能有良好的肾功能,这也是拟供者评估中最重要的内容之一。供者肾功能的检查既要确定供者良好的肾功能,也要保证受者移植供肾后可以获得良好的肾脏功能。

血肌酐虽然是临床监测肾功能的主要指标,但它并不完全反映肾小球的滤过功能,发生异常变化也滞后于Ccr和肾小球滤过率(GFR),不能早期预测肾功能损害。GFR是测定肾脏功能相对最综合最全面的指标,以往菊粉清除率是公认的估计GFR的金标准,但测定繁琐和不经济,除科研课题外,现临床基本不采用。关于GFR最准确的评估方法推荐采用核医学(SPECT)测定GFR,检测结果相对准确、可靠、方便。常用的核素标记物为^{99m}Tc-DTPA测定GFR,主要因为^{99m}Tc-DTPA是临床核医学科最常用的肾脏显影剂之一,来源丰富,价格比较便宜,半衰期短(6.03小时),安全性较高。放射性核素标记物清除率法较内生肌酐清除率等方法准确,而且可测定分肾功能,为选择切取肾脏提供依据。

对GFR多数临床研究结果显示,正常成人肾功能的波动范围较广,研究数据显示,成人双肾GFR平均为103ml/(min·1.73m²),40岁之后肾功能可以预测性的模式下降,GFR大约以0.9ml/(min·1.73m²)的速度逐渐下降。这对供者有两方面的提示:一方面19~61岁供体残存肾脏可以代偿性增加,术后可维持移植前肾功能的75%;另一

方面捐赠后肾功能的下降与未捐赠原双肾功能下降无明显差异。但应注意年龄相对大的捐赠者肾切除后肾功能恢复速度及程度较年轻者慢,但对于60岁以上捐赠者不具显著性意义。虽然对活体供者Ccr的下限没有统一规定,结合我国的现状,父母是亲属活体肾移植的主要供者来源,一般认为合适的GFR应能保证供者术后通过留存肾代偿反应达到术前GFR的75%,即供者GFR不应低于80ml/(min·1.73m²)。英国活体肾移植指南认为,供者术前GFR选择的标准是确保供肾者80岁时GFR能达到37.5ml/(min·1.73m²),捐赠者年龄可不受限制。为达这一目标,对于40岁以下供者,其GFR应大于86ml/(min·1.73m²);对于60岁供者,其可接受的最低GFR为68ml/(min·1.73m²)。以下为供者GRF和年龄相关性的具体数值(表11-5-3)。

表11-5-3 捐赠者合适捐赠的校正的GFR值

捐赠者年龄 [ml/(min·1.73m²)]	捐赠前可以接受 校正的GFR值
>40	86
50	77
60	68
70	59
80	50

对于供者首选肾小球滤过率(GFR)测定,也可以检测血肌酐水平,并根据肌酐的数值简单地计算出血清肌酐清除率(Ccr)(如采用Cockroft-Gault方程)。但大量研究表明,由于存在收集和测量尿液的误差及部分患者肾小管分泌肌酐等因素的影响,其并不能非常准确地反映肾功能水平。对于肾功能严重受损者,Ccr的准确性会不同程度下降。因此,在临床中肌酐清除率不是首选的评估肾功能的检测方法。如没有提示双侧肾脏体积、解剖有较大差异或功能上无明显差异,推荐GFR低者作为供肾。

8. 影像学对肾脏解剖学评估 一般检查无法了解双肾形态和功能特征,有创主动脉造影(DSA)可显示双侧肾动脉解剖状态,但有一定并发症发生率。目前对肾脏解剖学评估包括双肾血管条件,双肾体积,确认异常肾脏疾病如双肾集合系统异常、肾积水、肾盂输尿管交接部狭窄和泌尿系结石。现代增强螺旋肾血管三维成像(SCTA)和磁共振血管成像(MRA),可以清楚地了解肾脏血管解剖情况。

第五节　供肾手术

活体供肾的切取,目前主要分开放手术和腹腔镜手术两种。传统开放取肾手术主要是经腰或经腹膜外切口,手术方式非常成熟,是目前最常用的手术方式。然而由于其切口长、创伤较大、住院时间长、围术期疼痛等,使得大多数供者对开放手术产生顾虑。腹腔镜手术因创伤轻、术后恢复快、疼痛小等优点更易被供者接受。1995 年 Ratner 等完成了首例腹腔镜活体取肾手术,此后 10 余年,关于腹腔镜活体取肾的手术器械、手术途径和操作技术取得了极大地丰富和发展,腹腔镜取肾逐渐被越来越多的供者所接受。目前美国每年的活体供肾移植数量占肾移植总数的 50% 以上,而在美国的几个主要器官移植中心,每年腹腔镜活体取肾手术数量占活体取肾手术总数的 50% 以上。

活体供肾摘取的基本原则如下:①必须最大限度地降低供者死亡率;②最大限度地减少手术并发症;③保持供肾的解剖完整和功能。

一、开放活体供肾的切取

一般采用腰部切口。取侧卧位,术前置尿管,逐层切开腹壁各层,将腹膜向前推移即可见到肾脂肪囊。剪开肾周脂肪囊至肾表面,沿肾表面从各方向肾门方向游离,肾表面出血点充分电凝止血。肾下极游离时不能直接至肾门,应在输尿管游离后进行。输尿管在肾下极脂肪囊内寻找,游离时应格外小心其系膜的完整性,向下游离至髂血管水平切断,膀胱端结扎。首先游离肾静脉,左肾静脉应注意生殖静脉、肾上腺中央静脉、腰静脉分别汇入肾静脉,应一一结扎切断,右肾静脉较短,应游离至肾静脉根部。动脉在静脉的后上方,小心游离。动脉游离时容易发生痉挛,使肾脏处于热缺血状态,导致术后发生肾功能延迟恢复。因此操作过程中要动作轻柔,避免反复翻动牵拉肾脏和动脉。首先阻断动脉,再阻断静脉,分别切断结扎肾动、静脉,将肾脏快速放入 $0 \sim 4℃$ 灌注液中,灌洗备移植。右肾静脉切除时,可用心耳钳夹住腔静脉,同时切去部分腔静脉,以延长右肾静脉。

二、腹腔镜活体供肾切除术

随着腹腔镜活体取肾手术的日渐成熟,腹腔镜手术因创伤轻、术后恢复快、疼痛小等优点已被大多数供者接受。目前临床上采用的腹腔镜取肾手术主要有:①经腹腹腔镜活体供肾切除术;②经腹膜后腹腔镜活体供肾切除术;③手辅助腹腔镜活体供肾切除术。

(一)经腹腹腔镜活体肾切取术

1. 体位　斜卧位,背部与手术床面呈 70°,腰部垫高。

2. 放置 trocar　在脐与髂前上棘连线中点(A 点)放置 10mm trocar,置入腹腔镜,建立人工二氧化碳气腹,压力不超过 2kPa,在腹腔镜监视下置入后续 trocar。第二个 trocar 选择在锁骨中线肋缘下(B 点,5mm),第三个 trocar 选择在 A 点与 B 连线中点(C 点,10mm 或 12mm),必要时于腋前线肋缘下放置第四个 trocar(D 点,5mm),术中协助暴露。

3. 手术步骤

(1)显露肾脏腹侧:打开结肠旁沟腹膜,将结肠充分剥离,使其自然垂下,完全显露肾脏腹侧。

(2)显露肾静脉:取左肾时应于腹主动脉左侧切开 Toldt 筋膜,显露跨过腹主动脉的左肾静脉,向足侧分离显露性腺静脉并以超声刀离断,此时注意避免损伤汇入肾静脉的腰静脉引起出血。也可首先显露性腺静脉。向头侧分离显露肾上腺静脉并以超声刀离断。游离肾静脉至腹主动脉前方。取右肾时首先游离十二指肠降段,显露其后方的下腔静脉,于下腔静脉的右侧找到肾静脉,右肾静脉较短,小心分离其头侧缘和足侧缘,注意避免损伤汇入肾静脉与下腔静脉交角处的生殖静脉和肾上腺静脉。

(3)显露肾动脉:取左肾时根据左肾静脉后方的动脉搏动辨认左肾静脉,小心分离,注意避免损伤左肾静脉。左肾动脉较短,尽量将其分离至腹主动脉起始处。取右肾静脉后方分离至右肾动脉,右肾动脉较长,一般分离至下腔静脉右侧。

(4)游离输尿管:于肾下极水平找到输尿管,注意保留输尿管的血供,尽量向远端游离至近髂血管处。

(5)游离肾脏:打开肾周脂肪囊,以超声刀于肾包膜外游离肾脏,注意保留肾门处脂肪组织。

(6)切断输尿管:于髂血管前方以钛夹夹闭输尿管,在钛夹近端剪断输尿管。

做下腹部取肾切口:在下腹部沿皮纹做 8cm 斜切口,切开皮肤、皮下组织和腹外斜肌腱膜,顺腹内斜肌纤维走行拉开肌肉,不打开腹横筋膜,保持气腹。此时应做好肾脏灌注的一切准备工作。

(7)切断肾动脉:将肾脏下极背侧向头侧掀起有利于显露肾动脉,2 枚 Hem-O-lock 可吸收夹阻断肾动脉近端,于可吸收夹远端剪断肾动脉。施夹过程中注意避免损伤肾静脉。

(8) 切断肾静脉:肾动脉离断后,以 2 枚 Hem-O-lock 可吸收夹阻断肾静脉近端,于可吸收夹远端剪断肾静脉。

(9) 取出肾脏:肾静脉离断后迅速打开下腹部切口,用手将肾脏取出,体外低温灌注,备移植用。

(10) 缝合切口:查术野无活动性出血,肾门处放置引流管自 D 点 trocar 戳口引出体外。逐层关闭切口。

(二) 经腹膜后腹腔镜活体供肾切除术

1. 体位 侧卧位,腰部垫高。

2. 放置 trocar 于腋中线髂嵴上一横指处(A点)切开皮肤 1.5cm 钝性分离皮下组织,肌肉和腰背筋膜达腹膜后,以手指简单分离出个较小的空间,放入自制气囊,充气约 500ml 扩张腹膜后腔,然后在手指引导下于腋前线肋缘下(B 点)置入 5mm trocar,于腋后线肋缘下(C 点)置入 10mm 或 12mm trocar,必要时于腋中线肋缘下置入 5mm trocar,术中协助暴露。A 点放入 10mm trocar,缝合切口,自该 trocar 置入腹腔镜。建立人工二氧化碳气腹,压力不超过 2Kpa。取右侧肾脏时,B 点与 C 点 trocar 大小相反。

3. 手术步骤

(1) 显露肾动脉:于肾周筋膜外沿腰大肌游离肾脏背侧。根据动脉搏动辨认肾动脉,小心分离,左肾动脉短,尽量将其分离至腹主动脉起始处。右肾动脉较长,分离至下腔静脉后方即可。

(2) 显露肾静脉:取左肾时一般于左肾动脉的前下方寻找左肾静脉,分离时避免损伤其属支,以超声刀离断性腺静脉。取右肾时一般先于肾下极水平分离出下腔静脉,向头侧追踪找到肾静脉。右肾静脉短,其与下腔静脉交角处常有小的静脉属支,注意避免损伤。

(3) 游离输尿管:于肾下极水平找到输尿管,注意保留输尿管的血供,尽量向远端游离至近髂血管处。

(4) 游离肾脏:打开肾周脂肪囊,以超声刀于肾包膜外游离肾脏,注意保留肾门处脂肪组织。

(5) 切断输尿管:于髂血管前方以钛夹夹闭输尿管,在钛夹近端剪断输尿管。

做取肾切口:于 A、D 两 trocar 连线间做切口长 8~10cm,钝性分离肌肉,暂不切开腰背筋膜,维持气腹。此时应做好肾脏灌注的一切准备工作。

(6) 切开肾静脉:2 枚 Hem-O-lock 可吸收夹阻断肾动脉近端,于可吸收夹远端剪断肾动脉。施夹过程中注意避免损伤肾静脉。

(7) 切断肾静脉:肾动脉离断后,以 2 枚 Hem-O-lock 可吸收夹阻断肾静脉近端,于可吸收夹远端剪断肾静脉。右肾静脉短,尽量靠近其起始部位阻断并离断。施夹过程中注意避免损伤下腔静脉。

(8) 取出肾脏:肾静脉离断后迅速打开取肾切口,用手将肾脏取出,体外低温灌注,备移植用。

(9) 缝合切口:查术野无活动性出血,肾门处放置引流管自 C 点 trocar 戳口引出体外。逐层关闭切口。

(三) 手辅助腹腔镜活体供肾切除术

与完全腹腔镜技术相比手辅助腹腔镜技术有其独特的优势:①同开放手术一样,可以发挥手的触觉作用,尤其便于术中寻找动脉;②手指协助显露手术部位具有其他操作器械无可比拟的灵活性;③术中用手指做钝性分离安全性更高;④术中出血,可马上用手指压迫止血,并可方便地显露出血部位,有利于快速止血;⑤对于处理粘连较重的部位,手指协助暴露、分离和止血的优势更为突出。手辅助腹腔镜可以减少手术并发症的发生率,并能够节省手术时间。因此,不少手术将其应用于活体供肾切取术。

手辅助装置通常采用强生公司生产的"工"字形双面一体化装置,俗称"蓝碟"。一面置于体外,另一面置入腹腔内。将手自"蓝碟"的通道放入腹腔内,顺时针转动"蓝碟"的体外部分能够关闭通道,维持气腹。

在手辅助腹腔镜活体肾供肾切取术中,手辅助装置切口通常位于腹正中线,切口长度 6~8cm。由于手的帮助,使得腹腔镜下显露肾蒂血管、游离肾脏和离断肾动脉、静脉更为方便。离断肾蒂血管后,逆时针旋转"蓝碟"的体外部分,打开通道,用手迅速将供肾取出,体外低温灌注以备移植。

第六节 肾移植术

目前肾移植术式已标准化,即将供肾至于髂窝部,将供肾动脉与受者髂内动脉端端吻合,移植肾静脉与受者髂外或髂总静脉端侧吻合,输尿管直接种植于膀胱。由于尿毒症患者有出血倾向,全身情况较差,且术后需大量应用免疫抑制剂,因而其组织愈合能力及抗感染能力都显著减低,为此,术者应熟练掌握局部解剖并具有熟练地外科基本功,具有过硬的小血管吻合技术及输尿管种植技术。术中要求止血完善,严格无菌操作,每个步骤做到准确无误,以防止外科手术并发症。

肾移植手术要点如下。

1. 切口 首次肾移植一般选择右下腹弧形切口。上缘切口与脐水平,下缘在耻骨联合上缘。依次切开皮肤、皮下组织,切开腹外斜肌腱膜,向内侧推开腹直肌,在腹直肌外缘间隙分离进入,结扎腹壁下动、静脉,男性游离出精索,女性切断并结扎子宫圆韧带。钝性分离腹膜并向上、向内侧推开,暴露腹膜后及髂血管。

2. 游离髂血管 首先将髂外动脉牵引,游离适当长度的髂外静脉,将其外膜纤维组织尽量逐一结扎,选择合适的吻合口位置。游离髂内动脉远端至分叉处,逐一结扎各分支。

3. 血管吻合 首先吻合动脉(哈巴狗)血管钳阻断髂内动脉近心端,在远心端分叉处剪断,肝素生理盐水冲洗管腔,修剪血管残端。用6-0双针血管缝合线将供肾动脉于髂内动脉端-端吻合,必要时可扩大切口,采用两定点固定后前后壁连续缝合,吻合完毕之前用肝素水冲洗血管腔,排出空气。然后吻合静脉,取心耳钳阻断髂外静脉,在其前壁纵行切开适当长度小口,用肝素生理盐水冲净血管腔。用5-0血管缝合线两点固定后连续缝合前、后壁,完成前使用肝素生理盐水冲洗血管腔,排出空气。吻合完毕后,用(哈巴狗)血管钳在供肾静脉上阻断,移去心耳钳,检查吻合口有无漏血,必要时补针缝合。(若供肾动脉与髂外动脉吻合,方法同髂外静脉,吻合顺序则需要先吻合静脉,然后再吻合动脉。一是减少下肢的缺血时间,二是减少长时间阻断对动脉肌层及内膜的损伤。)按先静脉后动脉顺序开放移植肾血流,维持适当血压保证肾脏高灌注。肾实质迅速转为红润,供肾温度、张力、搏动正常。输尿管营养血管充盈,1~10分钟可见到尿液流出。

4. 尿路重建 结扎输尿管营养血管残端,剪开约1cm输尿管腔,放入双J管。术前留置尿管,庆大霉素盐水充盈膀胱。选择合适的吻合部位,用组织钳牵开膀胱壁,电刀切开膀胱外膜及肌层直至黏膜,长度约2cm,排空膀胱,剪开膀胱黏膜,经双J管一端放入膀胱,使用5-0可吸收缝合线将输尿管与膀胱黏膜两点固定后连续缝合,肌层包埋输尿管约2cm。

5. 缝合切口 切口内充分止血,清点物品无误后,放置引流管,逐层关闭切口。

第七节 术后处理及常见合并症

肾移植术后处理范畴较广,包括肾移植术后早期观察、外科处理、水电解质和酸碱平衡维持以及免疫抑制剂的治疗方案等。为确保移植受者的生命安全及避免并发症的发生,应重视术后早期处理和规范化术后管理。

一、一般处理

肾移植患者术后常规应置于消毒的隔离病房,并由专门的护理人员严密监护。

(一) 观察生命体征

体温是观察排斥反应和感染的敏感指标,体温的突然升高伴随尿量的减少和移植肾区的胀痛提示排斥反应的发生,需要化验血肌酐及检验对呋塞米(速尿)的反应情况来明确诊断。缓慢的体温升高而无尿量的减少和血肌酐的升高往往提示感染的存在,如切口、肺部感染等,需要加强抗生素的使用,必要时行血液及引流液培养,明确诊断。

移植术后早期由于麻醉、移植肾新建立的血液循环及水电解质、酸碱代谢不平衡、移植肾的多尿或少尿等原因,患者生命体征不平稳或易波动,因而,应严密观察生命体征的变化,详细记录生命指标,做到尽早发现问题并及时处理。

大多数患者术前都有高血压的症状,术后早期轻度的高血压对患者移植物的血液灌注是有利的,然而过高的血压会加重心脏的负担,继发出血和损伤移植肾功能,要通过药物适当的控制血压。术后监测中心静脉压,了解血容量的变化情况,可以适当的补液或者限制入水量。

脉搏呼吸等基本生命体征的变化也是和血压密切相关的。脉搏增快和血压降低提示入液量不足或者有出血的可能,而脉搏增快和血压升高伴随呼吸困难往往提示左心衰竭的发生,需行相关检查已明确诊断。因为急性左心衰是造成DGF和围术期受者死亡的重要原因之一。

(二) 准确记录出、入量

肾移植术后多尿、少尿甚至无尿均可能发生,而且每个患者差异很大、变化很快,因而,准确记录出、入量非常重要。包括尿量、引流量和入液量的监测。尿量和颜色是观察移植肾功能的主要指标,可以敏感反映输入液量和肾功能恢复情况。术后应监测每小时出入量,及时了解尿量的变化。术后早期应尽量维持出入量的平衡,液体入量过多可导致水肿和充血性心力衰竭,过少则影响移植肾的血流灌注。通过监测中心静脉压来了解容量情况。

尿量的减少除与容量有关外,还和低血压、急性肾小管坏死、急性排斥反应、免疫抑制剂肾毒性、急性输尿管梗阻或肾血管并发症等有关。需要及时的明确诊断,及时处理。

(三) 伤口和引流液情况

术后常规放置引流管,当引流量多时,应注意创口出血情况,有无尿外渗和淋巴漏等,严重时需外科手术干预。伤口周围皮肤瘀斑、隆起往往提示手术野出血,需注意有无急性排斥导致移植肾破裂,或其他原因引起的出血可能。引流管的拔出时机视引流量而定,一般尽快拔除减少感染机会。出现尿漏情况应放置导尿管和引流管,加强引流自愈,必要时手术处理。

(四) 血常规和生化测定

血常规应重点注意白细胞、血红蛋白、血小板和淋巴细胞的变化,血红蛋白的突然降低提示有出血的可能。术后大剂量激素的应用往往会导致白细胞的升高,并不一定提示感染或者排斥反应。而吗替麦考酚酯、ATG等细胞毒类药物应用可能会导致骨髓移植和白细胞下降,可适当给予粒细胞集落刺激因子应用,必要时可停用细胞毒类药,减少感染发生。

肾功能的化验应贯穿围术期,它是判断移植肾功能的直接指标。肝功能化验能反映多种免疫抑制剂造成的肝功能的损害以及营养状态指标。电解质和酸碱平衡的监测和维护是移植肾发挥功能的内环境保证。

(五) 彩超监测

彩超监测是目前移植肾不可缺少的项目,可以直接了解移植肾的整体情况,血管、输尿管情况。排斥反应是血流阻力指数一般会升高,但不具特异性,需结合临床症状、体征等综合判断。

(六) 术后饮食

术后胃肠功能恢复后可开始流质饮食,并逐渐过渡到正常饮食,避免生、冷、剩、硬的食物,避免胃肠炎和消化道出血的发生。建议高蛋白饮食,有利于体力的恢复和移植肾功能的恢复,尽量避免因低蛋白水肿出现 DGF 症状。

二、免疫抑制剂的应用及检测

免疫抑制剂在肾移植排斥反应的预防和治疗中起着关键作用。肾移植术后应常规使用免疫抑制剂,以预防和减少排斥反应的发生,提高移植肾存活率。根据治疗目的的不同,免疫抑制剂治疗分为免疫抑制预防治疗和抗排斥治疗。预防治疗可以从移植手术开始直至患者终生,对患者的存活起到决定性作用。

一般在术前 3 天给予小剂量或半量 CsA/FK506 诱导治疗,术中给予甲强龙 1000mg+兔抗胸腺细胞免疫球蛋白(ATG)50～100mg 应用;术后 24 小时给予甲强龙 500mg+ATG 50～100mg,同时给予口服 MMF 1.0～1.5g/d,分两次口服;48 小时再给予甲强龙 375mg+ATG 50mg,甲强龙依次递减。当血肌酐下降到约 300μmol/L,将 CsA 改为 6～8mg/(kg·d)或者 FK506 改为 0.1～0.15mg/(kg·d)直至 CsA/FK506 浓度达到有效浓度,停用 ATG,或视情况。

围术期应每 3 天检测环孢素或者他克莫司浓度,及时调整剂量,防止药物浓度过高造成肝肾毒性,过低则引起排斥反应。CNI 类药物的使用应尽量做到个体化,结合配型情况、是否发生 ATN、肝肾功能等情况,调整免疫抑制剂的使用计量。

三、常见合并症

随着对移植免疫机制的进一步了解和免疫抑制治疗的发展,排斥反应导致的移植物丢失逐渐减少。移植后外科合并症的发生率为 2%～20%,这些合并症可能损害移植肾功能,因此越来越引起重视。引起这些合并症的原因有供受者因素和外科技术因素。由于内在疾病或者药物引起的凝血功能障碍、血小板功能障碍的患者,术后出血或血肿的危险增加。肥胖患者发生伤口感染、伤口不愈合等合并症的风险增加。

(一) 出血或血肿

早期出血来自伤口、移植肾动静脉吻合口、分支血管结扎线脱落、动脉血栓和移植肾破裂。迟发性出血为动脉瘤破裂。尿毒症易出血,加上术前血透时使用肝素,故术中应彻底止血,出血也可来自移植肾表面,特别是肾门区,当血管吻合口开放后,修肾时漏扎的小血管处于痉挛状态不出血,术后才呈现活动性出血,与修肾技术有关。术后早期血压下降、引流液血性、量多、多尿转少尿、切口疼痛、B超提示肾周血肿或吻合口破裂至休克,应立即手术。

术后出血可导致早期休克,表现为烦躁、心率加快、血压下降、引流液血性增多、切口区可触及包块或 B 超证实血肿。此时,部分患者仍有尿液从导尿管流出,但应快速补充血容量,静脉注射肌苷 2g,

及早送入手术室探查,清除血肿。

(二) 尿漏

尿漏的发生率为2%~10%,原因包括:输尿管支架管扭曲、纤维蛋白或血块阻塞、部分吻合口漏缝、导尿管阻塞,以及取肾或修肾时损伤支配输尿管血液供应的血管或急性排斥,导致供肾肾盂血管栓塞,引起输尿管坏死。部分尿漏也可发生在拔除输尿管支架后,尿液从支架膀胱壁出口或吻合口漏出。

(三) 输尿管膀胱吻合口狭窄梗阻

早期原因包括膀胱壁输尿管隧道不够宽、输尿管扭曲、缝合不良、支架管扭曲,后期输尿管缺血也表现输尿管狭窄。术后早期不明原因少尿、无尿、移植肾区疼痛、氮质血症、B超、放射性核素肾动态摄影或静脉肾盂造影检查显示肾盂积液、示踪剂排出受阻、膀胱镜逆行插管不易成功、考虑吻合口狭窄或梗阻。

(四) 血管并发症

常见的有肾动静脉血栓、股静脉及髂静脉血栓、肾动脉瘤破裂出血、动静脉瘘等。

1. **肾动静脉血栓**　动脉血栓发生率约为1%,静脉为4%,常见于术后1个月内,高峰期在1周内。易发生于年龄<18岁和>55岁的患者、再次肾移植、血栓史和凝血功能系统异常、血液呈高凝状态者。血栓形成也可能和环孢素的应用有关,它可减少肾血流、血栓素浓度升高、损伤血管内皮细胞、前列环素减少、诱发血小板集聚。肾动脉血栓形成除了技术性原因外,持久低血压、脱水状态、高敏受者、持久肾血管痉挛或动脉硬化肾灌注不良、肾动脉狭窄或髂血管血栓移行均为诱因。深静脉血栓形成多由于静脉扭曲或者受压所致。

2. **股、髂静脉血栓**　形成多位于植肾侧。多与移植肾周血肿或移植肾出血压迫所致,主要表现为患侧下肢肿胀。

3. **肾动脉瘤**　常因吻合口裂开所致,可能手术时部分吻合口未全层缝合、吻合口真菌感染、术中切除吻合口动脉硬化斑块至管壁变薄已形成动脉瘤。表现为局部胀痛和压迫感,也可无症状,受者女性妊娠时易引起动脉瘤破裂出血。

4. **动静脉瘘**　移植肾术后动静脉瘘形成与反复多次肾穿刺活检有关,多无症状,移植肾可听到杂音,偶尔出现血尿,B超可诊断,介入血管栓塞效果满意。

(五) 切口感染

肾移植患者,术后免疫抑制剂治疗,因合并症多次手术,易导致切口感染。发现肾周血肿、积液和脓肿时应及时引流。

第八节　血型不合的活体肾移植

随着肾移植技术的进步,肾移植的成功率和移植肾的存活率均明显提高,供体需求的矛盾日益突出,进行ABO血型不配的肾移植能在很大程度上缓解这一矛盾,可为更多等待肾移植的患者提供一个机会。ABO血型不合的肾移植最早开始于1955年,Hume等进行了10例ABO血型不合的肾移植,其中8例在移植后几天就发生了移植肾不可逆的排斥而失败,以后ABO血型不合的肾移植发展缓慢。但从20世纪90年代开始,这种状况逐渐得到改善,许多研究资料都表明,经过适当的移植前后处理,ABO血型不合的肾移植术成功率已基本接近ABO血型相容的肾脏移植术,因此ABO血型不合的肾移植重新受到了关注。随着血浆置换、免疫吸附等技术的发展,国内外相继开展了ABO血型不相容的实体器官移植,包括肾移植、肝移植、心脏移植和肺移植

一、定义和原理

ABO血型相容曾被视为器官移植的先决条件和首要原则,ABO血型不相容是指供、受者的血型组合不符合输血原则。A、B抗原是血型抗原最重要的一种,其抗原决定簇是低聚糖链结构,广泛表达于各种组织细胞表面,包括内皮细胞和上皮细胞等。当血型不合的供者器官植入后,受者体内的天然抗体——A、B凝集素与移植物血管内皮细胞上的抗原结合,形成抗原抗体复合物,激活补体系统,迅速破坏移植物血管网,引起广泛栓塞(超急性排斥反应),或引发一系列的急性和慢性排斥反应,最终导致移植物功能丧失。ABO血型不相容的实体器官移植的机制包括:①移植物血型抗原表达低下者为供者,如A2血型供者,其仅表达少量A抗原;②移植前受者的血型抗体表达较低,如婴儿与儿童还没有产生抗A、抗B抗体,或者抗A、抗B抗体的滴度较低,且补体系统发育不全,故婴儿ABO血型不相容的实体器官移植的成功率高于成人;③移植前,通过血浆置换、免疫吸附及脾切除术等尽可能清除体内的血型抗体,并联合新型免疫抑制剂如吗替麦考酚酯、他克莫司及利妥昔单抗等抑制免疫细胞活性,以提高移植物的存活率,移植后抑制受者血型抗体表达至少3~6周。

二、ABO 血型不相容的实体器官移植的临床价值

1. ABO 血型不相容的实体器官移植能够有效缓解供、受者血型比例失调的矛盾,为更多等待器官移植的患者提供机会。

2. ABO 血型不相容的亲属活体器官移植可缓解供者器官短缺。

3. 对于不能有效替代治疗的危重症患者,ABO 血型不相容的器官移植可作为挽救性治疗,或作为"桥梁"手术维持器官功能,直至找到符合血型的供者。

4. 儿童器官移植同时受限于 ABO 血型不相容以及供、受者器官尺寸不匹配,有效供者器官非常稀缺,而跨越 ABO 血型屏障能够提高儿童器官移植中供者器官的利用率。

5. ABO 血型不相容的实体器官移植能够为异种移植的探讨积累经验。

三、现状

目前世界上以日本的 ABO 血型不相容肾移植数量最多,到 2005 年超过 700 例。Takahashi 和 Saito 对 1989 年至 2003 年日本 60 个移植中心治疗的 564 例 ABO 血型不相容肾移植患者进行了回顾性研究,发现患者 1、3、5、10 年生存率分别为 94%、91%、88%、81%;移植肾存活率分别为 86%、82%、71%、53%。对照组是 1055 例血型相合的活体肾移植患者,患者 1、3、5、10 年生存率分别为 98%、97%、94%、87%;移植肾存活率分别为 96%、89%、81%、56%。1、3、5 年对照组移植人、肾存活率均好于血型不相容移植组,但差异无统计学意义;10 年结果显示两者人、肾存活率均无显著性差异。以上结果提示,在目前技术条件下,血型不相容肾移植的人、肾存活率与血型相容肾移植相比均无明显差异。

四、跨 ABO 血型肾移植的抗排斥策略

1. **血浆置换或免疫吸附**　移植术前尽可能清除体内的抗 A、抗 B 抗体,因为这是导致急性排斥反应的主要因素。血浆置换常用双重滤过血浆置换法(DFPP),这是一种将血浆分离器分离出来的血浆再通过膜孔更小的血浆成分分离器将分子量大的蛋白去除,留下分子量小的蛋白,加上补充液输回人体的方法。本法价格相对便宜,但不能

选择性去除血浆抗体。Shishido 等在患者等待供肾的同时,测定血清抗 A/抗 B 抗体的滴度,根据抗体滴度的高低分别于术前 6 天、4 天、2 天和 1 天共进行 3～4 次 DFPP,置换血浆量 2500～3000ml,儿童为 50ml/kg,用含 3%～5% 白蛋白的生理盐水补充血容量,儿童同时补充 γ-球蛋白。最后一次置换时补充 AB 型新鲜血浆补充补体和凝血因子,中和体内残留的同种凝集素。术前 DFPP 既可以有效清除毒性抗体,同时也明显降低血清补体水平,因此有利于预防术后超急性排斥反应和急性排斥反应。

2. **脾切除**　脾脏是人体重要的外周免疫器官,是对血源性抗体应答的主要场所,脾切除可以有效地降低血浆中抗 A、抗 B 抗体的滴度。在日本,98% 的病例术前接受脾切除术。但在欧美,A2 型肾脏移植到非 A2 型受者则不用切除脾脏。

3. **免疫抑制剂**　对于跨越 ABO 血型肾移植的患者,免疫抑制剂的使用要比血型相容者更严格。免疫抑制剂诱导治疗:术前应用免疫抑制剂是 ABO 血型不配肾移植的常规治疗方案。主要有以下几种方案。①三联诱导治疗:在移植前 7 天开始使用普乐可复(FK506)+霉酚酸酯(MMF,骁悉)+甲泼尼龙(MP)联合诱导。②四联诱导治疗:FK506+MMF,两者移植前 1 周与 DFPP 同时应用;daclizumab(赛尼哌),2mg/kg,于手术当天术前应用,术后 1mg/kg 每隔 1 周 4 次,连续用 4 次。甲强龙 500mg 术中应用,术后 125mg/6h,连用 6 次,以后减至维持量:泼尼松 30mg/d。此外,单用环孢素 A,或加用抗淋巴细胞球蛋白(ALG),术前 1～3 天开始用药。同时配合大剂量糖皮质激素如甲基泼尼龙或琥珀酸氢化可的松冲击治疗。抗淋巴细胞球蛋白 ATG/ALG、T 细胞特异性单克隆抗体 OKT3 以及抗 IL-2R 单克隆抗体均可用于术前免疫抑制治疗。

4. **其他治疗**　包括基因治疗、抗感染治疗、抗凝治疗、放射治疗等,其中基因治疗更具有研究前景。

五、展望

虽然 ABO 血型不合肾移植通过以上方法联合处理,其存活率已和 ABO 血型相容肾移植接近,但受者仍要产生针对血型抗原的抗体,术后仍要长期使用免疫抑制剂。如果能够通过基因治疗诱导受者对血型抗原的耐受,跨越肾移植时的 ABO 血型不合的障碍,使受者不再产生针对血型抗原的抗体,从而避免免疫抑制剂的使用和脾切

除,也不需在移植前血浆置换或免疫吸附。那么基 带来深远的影响。
因治疗将为我们开辟一个崭新的领域,对肾移植

（丰贵文）

参 考 文 献

1. Park YH,Lee JN,M in SK,et al. Clinical outcome of living unrelated donor kidney transplantation. Transplant Proc,2003,35(1):152-153.
2. Taylor GS,Prather JC,Norman DJ,et al. Living unrelated donor renal transplantation:a single center experience. JUro,2005,174(1):223-225.
3. Tanabe K,Tokumoto T,Ishida H,et al. Excellent outcome of ABO-incompatible living kidney transplantation under pretransplantation inmunosuppression with tacrolimus,mycophenolate mofetil and steroid. Transplant Proc,2004,36(7):2175-2177.
4. Kwon OJ,Kin YH,Ahn BK,et al. Long-term graft outcome of living donor renal transplantation:single center experience. Transplant Proc,2005,37(3):690-692.
5. DELMONICO F. A reportofthe amsterdam forum on the care of the live kidney donor:data and medical guidelines. Transplantation,2005,79(Supp16):S53-S66.
6. Akioka K,Okamoto M,Ushigome H,et al. An attempt to extend the donor criteria for successful living-related kidney transplantation from a donor with membranous nephropathy. Transplant Proc,2009,41(1):446-449.
7. Seino Y. Present condition and future prospects in diagnosis of and therapy for diabetes mellitus. Nippon Naika Gakkai Zasshi,2009,98(4):713-716.
8. Bunt JC,Krakoff J,Ortega E,et al. Acute insulin response is an independent predictor of type 2 diabetes mellitus in individuals with both normal fasting and 2-h plasma glucose concentrations. Diabetes Metab Res Rev,2007,23(4):304-310.
9. Neville C,House AA,Nguan CY,et al. Prospective comparison of magnetic resonance angiography with selective renal angiography for living kidney donor assessment. Urology,2008,71(3):385-389.
10. Galliford J,Game DS. Modern renal transplantation:present challenges and future prospects. Postgrad Med J,2009,85(1000):91-101.
11. Raut V,Uemoto S. Management of ABO-incompatible living donor liver transplantation:past and present trends. Surg Today,2011,41(3):317-322.
12. West LJ. ABO-incompatible hearts for infant transplantation. Curr Opin Organ Transplant,2011,16(5):548-554.
13. Takahashi K,Saito K. Present status of ABO-incompatible kidney transplantation in Japan. Xenotransplantation,2006,13(2):118-122.

第六章 肾移植病理检查的重要性及肾移植病理

第一节 肾移植病理检查的重要性

随着新型免疫抑制剂的不断出现,肾移植的近期成活效果已非常好,如何提高肾移植的长期存活,减少免疫抑制剂的毒性,减少肿瘤、感染的发生率将是移植医生今后需要面临的主要问题。但是,移植肾在手术后除了会发生肾病复发以外,还要面临排斥反应、免疫抑制剂肾毒性、病毒感染以及肾脏在切取、运输过程中发生的缺血再灌注损伤等因素的影响。我们如何评价移植肾脏的功能?迄今为止,还没有一种快速、准确、简易的检查方法能够代替病理学检查,程序性活检(protocol biopsy)仍然是肾移植术后急、慢性排斥反应,慢性移植肾肾病(CAN)等疾病诊断的金标准。

在肾移植领域讨论程序性活检需要考虑到最近肾移植领域的进展。第一,临床排斥反应的减少和1年内移植肾存活率的提高并没有提高移植肾长期存活效果。第二,血肌酐是监测肾功能最广泛应用的指标,然而,用它对移植肾早期的病理改变却是迟钝的,并且不能用来评估免疫抑制用量是否足够。第三,基因组学、蛋白质组学和代谢组学的进展,开辟了了解肾移植生物学和其他领域基本进展的时代。程序性活检是这一新时期的需要,因为它使不同免疫抑制方案的移植肾组织学和功能提供了客观的研究。

程序性活检对于监测意外的急性病理改变(例如,亚临床急性排斥反应)和诊断早期慢性改变(主要是间质纤维化和肾小管萎缩)有很大帮助。最近的文献提示亚临床急性排斥反应、间质纤维化和肾小管萎缩可能是以后移植肾功能障碍和失功的前奏。适时地认识这些早期的组织学改变可以优化免疫抑制方案,提高短期和长期人/肾存活率。

以上讨论的是程序性活检的潜在益处,同时也要考虑到它的风险。最近两项欧洲的研究报道了程序性活检的主要并发症发病率,在大约2500例活检中包括需要输血和置管的发病率为0.4%和1%,只有一例移植肾丢失。

Banff分类是对移植肾评分应用最广泛的系统,它要求标本里最少要有10个肾小球和2个动脉,通常要求2条,因为早期的研究表明如果只穿一条的话,有10%~25%的急性排斥反应会被遗漏。最近,一项研究调查慢性组织学改变的进程,在一系列病理中,得到的结论是取样误差的发生率是25%。所以,在诊断急性和慢性病理改变时,应考虑到系统误差的因素。

第二节 移植肾病理

近年来,新型强效免疫抑制剂的广泛应用,急性排斥反应的症状和体征越来越不典型,单纯凭临床症状和体征已难明确移植肾功能不全的原因,因此移植肾活检已成为诊断和鉴别肾移植后急性肾衰竭原因的主要方法,比如超急性排斥反应、加速性排斥反应、急性排斥反应、急性肾小管坏死、CNI肾毒性等。移植后肾功能减退与疾病复发以及新发病变互为交织,到底是供肾本身的问题还是与移植后损伤等因素交织存在,这些仅凭临床诊断显然难以明确。移植肾活检成为诊断这些疾病的金标准。

一、移植肾活检术

移植肾活检的准备与一般肾活检类似。活检前应检查患者的凝血功能,同时控制好患者的血压。

1. 穿刺前准备 向患者和家属说明移植肾活检的意义、手术的安全性及可能出现的并发症。详细了解患者的出凝血情况。伴有高血压的肾移植患者应将血压控制在正常范围,以减少术后并发症的发生。对伴有严重氮质血症行血液透析的患者,可在行无肝素透析后12小时行移植肾穿刺活检。

2. 移植肾活检术 现代多选用经超声引导下经皮移植肾穿刺活检。穿刺时患者取仰卧位,于移植肾区行穿刺前超声检查及初步定位,常规消毒,麻醉,铺洞巾,嘱患者平静呼吸状态下屏气,在超声引导下避开血管及肠管等重要结构,选取合适的穿刺部位和角度,进针皮肤皮下至移植肾表面,然后按活检枪扳机击发穿刺针并迅速拔针,每肾取材2次,穿刺标本送病理科。穿刺后轻压患者穿刺部位15分钟后加压包扎,嘱患者平卧2~4小时。

3. 移植肾活检术后并发症及处理

(1) 肉眼血尿:极少见,多在术后立即出现,发生率不到1%。肉眼血尿一旦出现,应对症处理,可采取水化治疗等,以防血凝块堵塞输尿管和尿道,引起腹痛及尿潴留。严重者需应用止血药物。

(2) 肾周血肿:多发生在移植后早期(2周内)。此时移植肾与周围组织还没完全粘连,患者移植肾功能恢复不良、凝血机制较差、需血液透析、移植肾肿胀等多种不利因素存在时,极易导致肾周血肿。肾周血肿发生后,应动态观察血肿的变化,根据血肿的严重程度采取不同的治疗措施,必要时手术止血。轻度血肿可在2~3个月内吸收,不会留有后遗症。

(3) 动静脉瘘:可自发愈合。遇有严重血尿和(或)肾周血肿、顽固性高血压及移植肾周血管杂音时,应行相关检查及治疗。严重动静脉瘘以致危及生命者可选择动脉栓塞治疗。

(4) 移植肾破裂:肾移植术后,移植肾代偿性增大,若同时存在急性排斥反应等并发症时,移植肾可急剧增大,此时行移植肾活检有可能引起移植肾破裂。但在长期观察中,只要严格掌握适应证,仔细操作,可以避免上述并发症。

(5) 感染:极少发生。

二、移植肾病理染色

常规移植肾组织病理染色包括以下几种。

1. H-E 染色(苏木素-伊红染色)　观察移植肾组织基本结构,特别是可以清晰地反映细胞核的变化,分辨细胞种类。

2. PAS 染色(过碘酸-雪夫反应)　肾小球、肾小管基底膜和系膜基质均呈粉红色,可显示基底膜和系膜基质的变化。

3. PAM 染色(六胺银染色)　肾小球、肾小管基底膜和系膜基质均呈黑色,作用与 PAS 染色相似,但染色更为清晰,易于反映细微病变。

4. Masson trichrome 染色(甲苯胺蓝或亮绿染色)　是在染色机的配方中加入了甲苯胺蓝或亮绿,使肾小球、肾小管基底膜和系膜基质呈蓝色或绿色。

三、肾移植排斥反应的组织学改变

从发病机制的角度,对移植肾病理进行分类,分抗体介导和 T 细胞介导的排斥反应,但实际病例中,有时二者可同时存在,称混合 T 细胞和抗体介导的排斥反应。

(一) 超急性排斥反应(hyperacute rejection)
如果移植前的交叉配型是阴性的,由细胞毒抗体引起的超急性排斥反应并不多见。它可在血管吻合后立即出现,也可延迟在术后第3天出现。快速而大范围血栓形成是其特点,主要影响动脉、小动脉和肾小球,通常在栓子中可发现多形核细胞。肾脏一般质软,呈青紫色和轻度水肿。尿量突然减少或从开始就无尿。如果不立即切除肾脏,大量细胞将坏死,随后24小时则出现大范围的皮质和髓质梗死。

(二) 急性排斥反应(acute rejection)
我们所讲的急性排斥反应通常是指急性细胞介导的排斥反应,但是有两种免疫病理机制参与急性排斥反应:细胞介导的免疫和抗体(体液)介导的免疫,区分这二者至关重要。

1. 细胞介导的急性排斥反应(cell-mediated acute rejection)　早期排斥反应的最常见形式是细胞介导的急性排斥反应,有小管间质的和血管的两种形式。光镜和 C4d 免疫染色是诊断的主要方法。发生在肾小管间质的细胞介导的急性排斥反应,病变集中在间质,呈弥漫性水肿和大量白细胞浸润,主要是成熟和变形的淋巴细胞(T4、T8),同时伴有少量的单核细胞和浆细胞,没有嗜酸细胞或仅有少量呈集中分布。肾小管周围毛细血管扩张并充满了淋巴细胞,可见到它们向间质迁移。当淋巴细胞和单核细胞侵入肾小管壁和肾小管腔时,将出现一种与肾小管上皮变性相关的典型病变,成为肾小管炎。

在细胞介导的血管性排斥反应中,淋巴细胞、单核细胞和泡沫细胞会破坏动脉的内皮细胞,但很少侵及肌层。虽然动脉的内皮细胞肿胀并呈空泡样变性,但这种急性排斥反应很少发生动脉壁的坏死。这种血管性排斥反应有时会与肾小管间质的排斥反应同时发生。

2. 抗体介导的急性排斥反应和 C4d 染色　有两种抗体介导的急性排斥反应,一种是经典的血管型排斥反应,另一种更为常见的类型是 C4d 染色阳性但未侵及血管。血管型急性排斥反应并不常见,它主要以坏死性动脉炎为特点,伴有动脉壁类纤维蛋白坏死,和包括淋巴细胞、单核细胞和中性粒细胞增殖在内的各种炎症反应。内皮细胞严重损伤甚至缺失,腔内常有血栓形成。这种病变往往导致伴间质灶性出血的皮质梗死。尽管上述的超急性排斥反应也是抗体介导的,但它却有别于抗体介导的血管型排斥反应,因为在它的周围没有炎性和纤维蛋白的成分。

广泛的肾小管周围毛细血管补体成分 C4d 染色阳性,是抗体排斥反应的标记之一。在 20 世纪90 年代早期,C4d 最早被发现与移植肾排斥相关,随后又发现与供体特异性的抗体和体液排斥反应发生有关。认识 C4d 染色的重要性,是理解抗体在排斥反应发生中所起作用的重要一步。因此 C4d 被称为是体液排斥反应的印迹。

C4d 是经典的补体级联反应中 C4 的裂解产物。C4d 被覆于肾小管周围毛细血管的内皮细胞和基底膜的胶原上,是与体液排斥反应有关的补体激活的一个标志。这种类型的排斥反应可以表现在不同的组织中,通常分散在肾小球、肾小管周围毛细血管以及肾小管间质的中性粒细胞上,它也可仅在急性肾小管坏死和细胞介导的排斥反应中出现。诊断这种抗体介导的排斥反应的唯一方法就是 C4d 免疫染色,而 C4d 最可靠的就是取材于失功的移植肾冰冻切片标本。这种排斥反应的治疗和预后都有别于细胞介导和经典的血管体液排斥反应。

(三)慢性移植肾肾病

慢性移植肾肾病(chronic allograft nephropathy,CAN)是慢性排斥反应更准确的名称,但后者用得更为广泛,它以动脉、肾小管、肾间质和肾小球的慢性病变为特征。其病因是多方面的,可能是明显或不明显的急性排斥反复发作的结果(异基因因素),并因移植肾供者和受者间非免疫因素作用而进一步恶化(非异基因因素)。各种免疫和非免疫因素介导的移植肾慢性损伤都能造成这种慢性病变,包括慢性排斥反应、慢性钙调磷酸酶抑制剂中毒、肾硬化病、尿路不全梗阻、反流和慢性感染。因此,无论从临床还是病理上看,慢性移植肾肾病这一称谓比慢性排斥确切。

病变主要发生在肾皮质,肾小管萎缩或消失,与肾间质呈片状纤维化及伴淋巴细胞、浆细胞和肥大细胞浸润有关。近端小管基底膜可能有Ⅳ型胶原 A3 链和层粘连蛋白 B2 新的表达。动脉壁因严重的纤维化而增厚,有时也呈中度纤维化,各种单核淋巴细胞(包括泡沫细胞)所致炎性反应和内弹性层的破坏增殖,这些都将造成动脉管腔的狭窄。免疫荧光显示动脉壁上存在 IgG、IgM、C3 和纤维素。此外,肾小球旁器的增生也提示有大动脉的受累。

在慢性移植肾肾病中,肾小球往往异常并呈各种不同病变,其中许多构成了慢性移植肾肾小球病变,一般在移植 4 个月后出现。这些异常大部分是从急性移植肾肾小球病变发展而来,它们的出现表明可能存在慢性肾小球排斥反应。毛细血管壁增厚呈双影状,血管系膜基质和血管系膜细胞分别或同时增多。肾小球可呈分叶状和节段性硬化。偶尔发生血管系膜溶解或血管系膜基质分解,导致微毛细血管瘤形成。免疫荧光可发现血管系膜和毛细血管壁 IgM、C1q 和 C3 颗粒样沉积,以及纤维素沿毛细血管壁呈线形分布。当同时出现节段性硬化时,上述免疫分子则以颗粒或无定形状的形式呈节段性分布。

(四)钙调磷酸酶抑制剂的肾毒性

环孢素和 FK506 对肾脏结构和功能都有类似影响,病理科医生难以区分这两种药物所致的肾毒性改变。

1. **急性中毒** 急性钙调磷酸酶抑制剂中毒很少出现结构异常,肾功能不全极可能与钙调磷酸酶抑制剂所致的肾血流改变有关。可出现肾小管扩张、肾小管细胞变平和偶尔出现的个别细胞坏死,很少或没有间质水肿和炎症。有时出现巨大线粒体和局部肾小管钙化。与急性排斥病变不同,如有淋巴细胞,通常仅局限于肾小管周围毛细血管和间质中的小病灶,它们很少出现于肾小管和其他血管部位。均质、透明和等大的小泡可见于数目不等的近端肾小管细胞中,常只涉及少量肾小管截面的细胞。

钙调磷酸酶抑制剂可引起许多血管结构性的病变。动脉病变包括各种不同的,分别或同时发生的异常。偶尔可出现肌细胞的坏死,经常伴随着大量血浆蛋白的沉积,这些典型的玻璃样变主要表现于小动脉壁外膜上。

2. **慢性中毒** 慢性钙调磷酸酶抑制剂中毒的病变类似慢性肾缺血的改变。最典型的形式是局部纤维化,或条带状的间质纤维化和不伴有炎症的肾小管萎缩。间质可有Ⅲ型和Ⅳ型胶原的增加,以及Ⅰ型胶原的少量增加。可出现肾小球缺血性萎缩或完全硬化。因为动脉病变并不显著,所以这些病变非肾内动脉狭窄的结果。因此,若动脉正常且伴有间质纤维化,则高度提示慢性钙神经蛋白抑制剂中毒。球旁细胞器同时可伴有明显增生。

(五)其他的移植肾病变

1. 急性肾小管坏死　移植肾急性肾小管坏死的组织病变与正常肾脏类似,但可能有更多的上皮细胞坏死和非固缩的坏死上皮细胞脱落进入肾小管腔。这种病变在肾移植后1个月左右,因肾功能延迟恢复而行肾活检中最常见。除了常见的肾小管坏死外,也可出现间质淋巴细胞浸润。

2. 感染　移植肾中可出现各种各样的感染,但通过常规组织检查很难做出诊断。这不包括一般形式的急性细菌性间质性肾炎(急性肾盂肾炎),此时肾间质和肾小管有显著的多形核淋巴细胞浸润。但在一些罕见的非化脓性细菌性感染中,其特点是肾小管和肾间质的单核淋巴细胞浸润。病毒感染的典型病变是单核细胞性小管间质性肾炎,形态上类似于细胞介导的急性排斥反应。

人类多瘤病毒感染:人类多瘤病毒BK作为免疫抑制患者的感染源,已日益受到人们的重视。临床上表现为肌酐水平增加,类似于严重的急性排斥反应。若诊断不明确,而加大免疫抑制剂用量,会使肾功能进一步恶化。多瘤病毒感染也可引起输尿管狭窄。

3. 复发性病变　肾小球病变:虽然许多肾小球肾炎在肾移植后复发,但这种复发的免疫病理意义似乎更大于临床意义,且不影响移植肾的存活和功能。这些病变包括:IgA肾病、Ⅱ型膜增殖型肾小球肾炎(强沉积性疾病)和少见的膜性肾小球肾炎。局灶性和节段肾小球硬化可在移植后早期复发,是最易导致移植肾丢失的复发性病变。抗肾小球基底膜疾病很少复发,但当一正常肾植入Alport综合征患者时则可出现。血管炎也可在肾移植后复发。

四、移植肾活检的 Banff 分类方法

1991年国际知名的肾脏病理学家、肾脏病学家和肾移植外科专家云集加拿大的Banff城,首次提出了移植肾排斥反应的诊断分类标准,即Banff93,为临床诊断、治疗和临床试验提供了重要依据,在国际上广泛被接受。此后每2年举行一次Banff会议,对Banff分类标准进行重新修订,Banff97分类诊断标准则是综合了依据Banff 93和Banff 95分类诊断标准进行的临床试验结果、美国国立卫生研究院(National Institutes of Health,NIH)和CCTT(Cooperative Clinical Trail in Transplantation)分类标准进行的临床试验结果,以及第2~4次Banff会议讨论结果而重新修订的。Banff 97仍保留了原来的基本框架,即对急性/活动性排斥反应和慢性/硬化性移植肾肾病进行半定量分级。Banff 97规定合格的标本应包括皮质、肾小球≥10个和2条动脉,至少应包含7个肾小球和1条动脉。此后的分类标准在Banff 97基础上进行细微的调整,近年主要是在抗体介导的排斥反应方面逐渐细化(表11-6-1)。

表11-6-1　移植肾2007年Banff分类的修订方案

1. 正常
2. 抗体介导的排斥反应(可与3、4、5、6伴随)
  A. 急性抗体介导的排斥反应
    C4d+循环中抗供者抗体阳性,急性组织损伤的形态学证据
    分级
    Ⅰ. 急性肾小管坏死样病变,轻度浸润
    Ⅱ. 管周毛细血管和/或肾小球内细胞浸润(ptc/g>0)和(或)栓塞
    Ⅲ. 动脉病变V3
  B. 慢性活动性抗体介导的排斥反应
    C4d+循环中抗供者抗体阳性,慢性组织损伤的形态学证据
3. 邻界改变:可疑性T细胞介导的排斥反应(可与2、5、6伴随)无动脉内膜炎,仅见灶性小管炎(t1、t2或t3)和轻度间质浸润(i0或i1)或间质浸润(i2、i3)伴轻度小管炎(t1)
4. T细胞介导的排斥反应(可与2、5、6伴随)
  A. 急性T细胞介导的排斥反应
    分型(分级)　　组织学改变
    ⅠA　明显间质浸润(>25%间质受累,i2或i3)和灶性中度小管炎(t2)
    ⅠB　明显间质浸润(>25%间质受累,i2或i3)和灶性重度小管炎(t3)
    ⅡA　轻-中度动脉内膜炎(v1)
    ⅡB　重度动脉内膜炎伴>25%的动脉管腔狭窄(v2)

续表

  Ⅲ 跨壁性动脉病变和/或纤维素样坏死,中层平滑肌坏死伴有淋巴细胞浸润(v3)

  B. 慢性活动性 T 细胞介导的排斥反应

5. 间质纤维化和肾小管萎缩,无明确病因

  分级 组织学改变

  Ⅰ级 轻度间质纤维化和肾小管萎缩(<25%的皮质区)

  Ⅱ级 中度间质纤维化和肾小管萎缩(26%~50%的皮质区)

  Ⅲ级 重度间质纤维化和肾小管萎缩(>50%的皮质区)

6. 其他:与急性和/或慢性排斥反应不相关的病变;可与 2~5 伴随

(王 刚)

参 考 文 献

1. Furness PN, Philpott CM, Chorbadjian MT. Protocol biopsy of the stable renal transplant:a multicenter study of methods and complication rates. Transplantation, 2003, 76 (6):909-910.

2. Schwarz A, Gwinner W, Hiss M. Safety and adequacy of protocol biopsies. Am J Transplant, 2005, 5(8):1992-1996.

3. Sorof JM, Vartanian RK, Olson JL. Histopathological concordance of paired renal allograft biopsy cores. Effect on the diagnosis and management of acute rejection. Transplantation, 1995, 60(11):1215-1219.

4. Seron D, Moreso F, Fulladosa X. Reliability of chronic allograft nephropathy diagnosis in sequential protocol biopsies. Kidney int, 2002, 61(2):727-733.

5. Solez K, Axelsen RA, Benediktsson H. International standardization of criteria for the histologic diagnosis of renal allograft rejection:the Banff working classification of kidney transplant pathology. Kidney int, 1993, 44(2):411-421.

6. Racusen LC, Solez K, Colvin RB. The Banff 97 working classification of renal allograft pathology. Kidney int, 1999, 55(2):713-723.

7. Solez K, Colvin RB, Racusen LC. Banff 05 meeting report: differential diagnosis of chronic allograft injury and elimination of chronic allograft nephropathy (CAN). Am J Transplant, 2007, 7(3):518-526.

8. Solez K, Colvin RB, Racusen LC. Banff 07 classification of renal allograft pathology:updates and future directions. Am J Transplant, 2008, 8(4):753-760.

中英文名词对照索引

H

J

M

N

O

P

Z

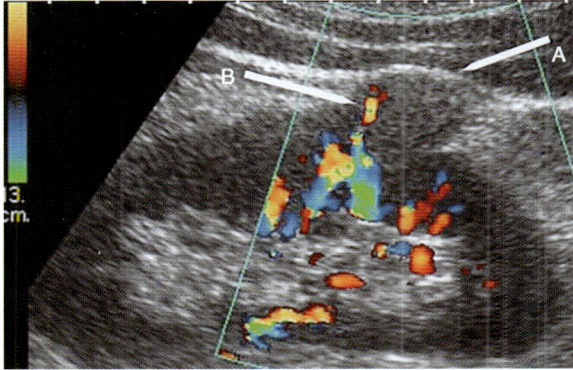

图 1-2-10　多普勒超声

图中箭头所示为肾脏肿物,通过多普勒超声可以检查肾脏及肾肿物的血管情况

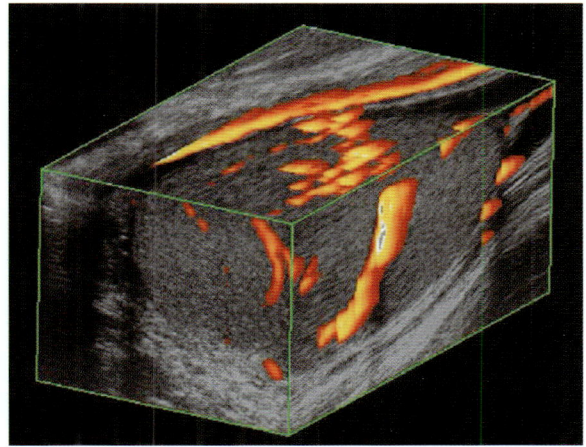

图 1-2-11　三维超声

睾丸三维超声,显示睾丸内的血管情况,其优点是可以任意调节观察角度,明确病变的状态

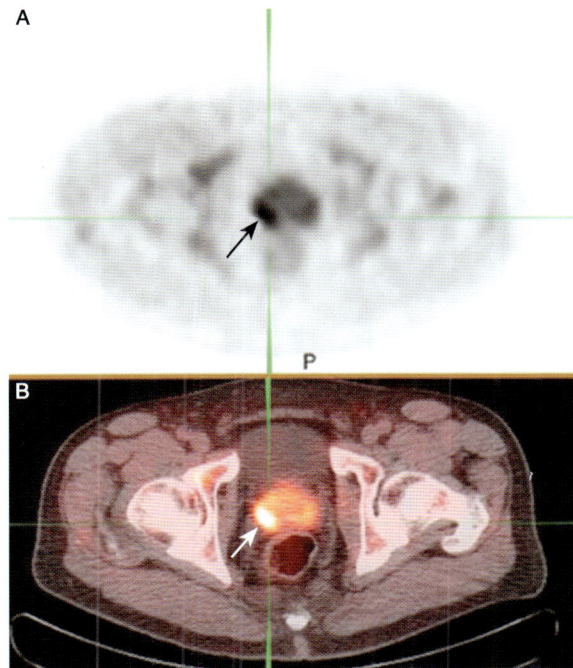

图 1-2-18　PET-CT

A. ^{11}C 醋酸盐 PET 扫描;B. PET-CT,箭头所示患者前列腺右侧叶高代谢区,考虑为前列腺恶性肿瘤

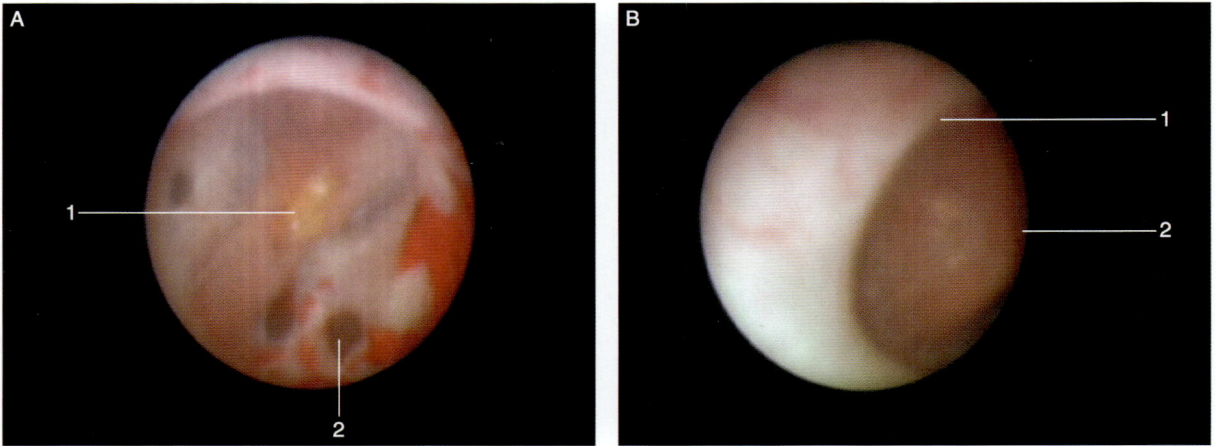

图 1-3-10　软输尿管镜观察肾盏情况
A. 1 为肾乳头钙化,2 为缩窄的肾盏盏颈;B. 1 为正常肾盏盏颈,2 为肾乳头

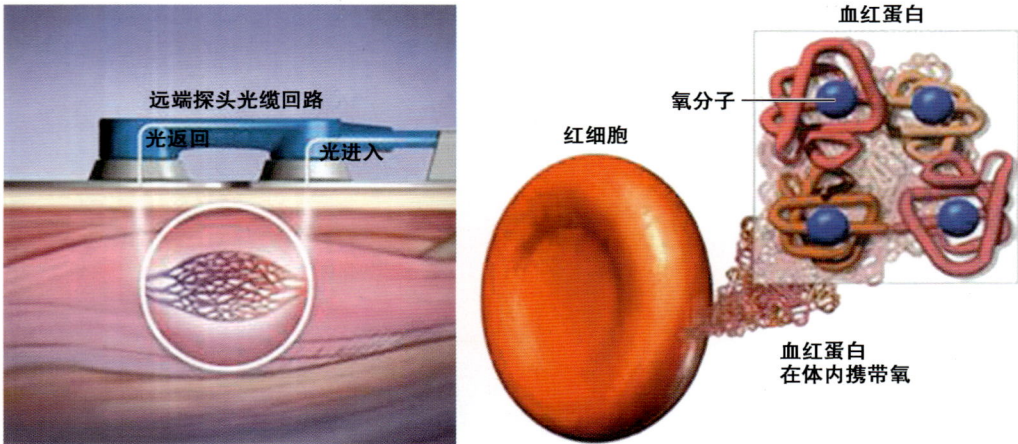

图 1-4-40　应用近红外光谱检测膀胱组织内氧合血红蛋白示意图

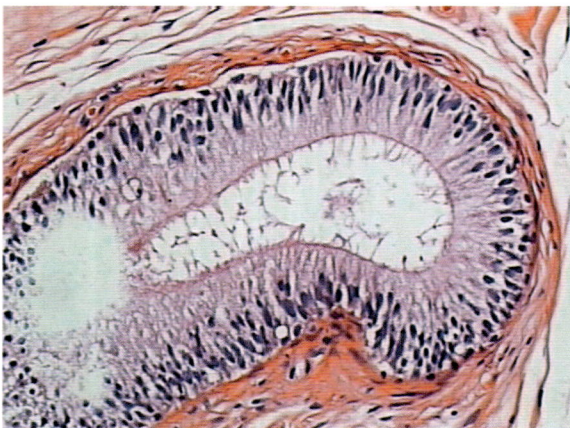

图 2-4-1　Ⅰ型病理改变(×200)

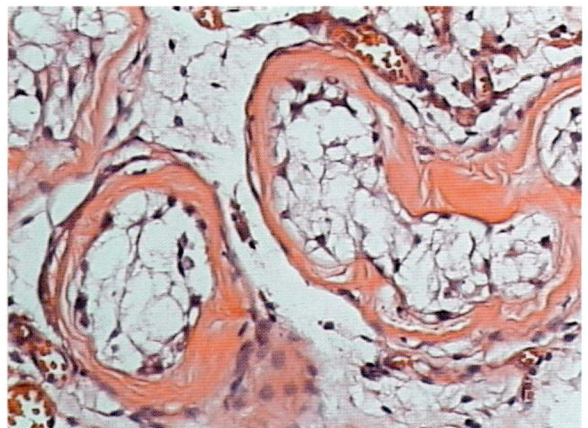

图 2-4-2　Ⅱ型病理改变(×200)

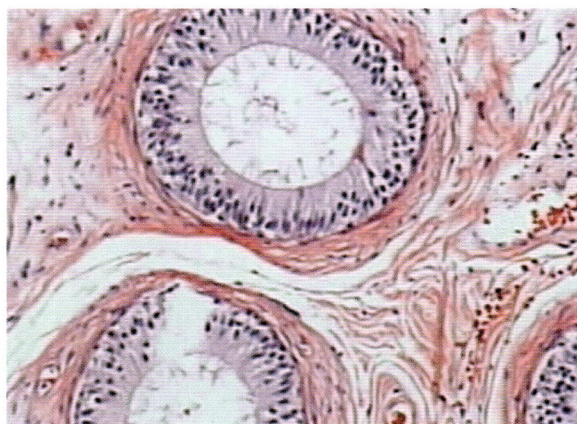
图 2-4-3　Ⅲ型病理改变（×200）

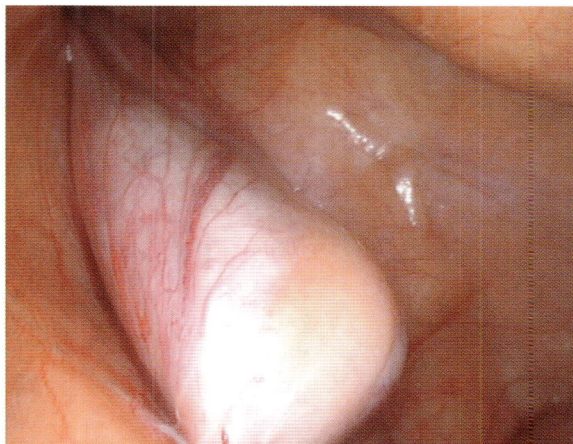
图 2-4-12　腹腔镜下定位睾丸

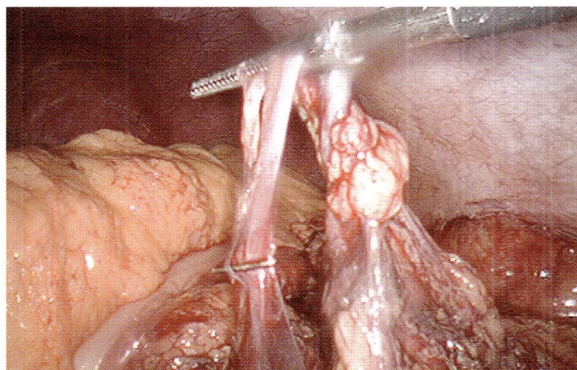
图 2-4-13　腹腔镜下松解、游离睾丸

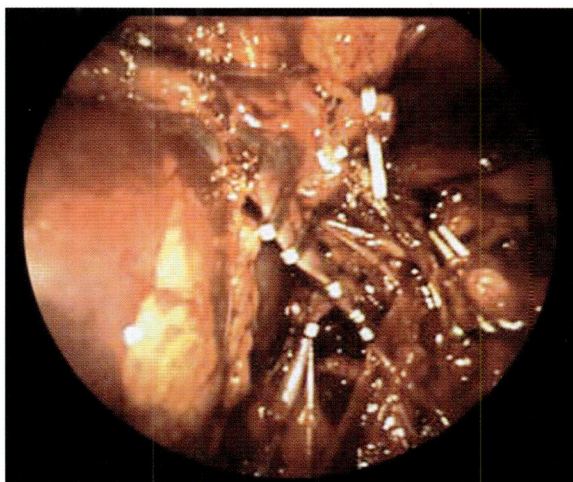
图 2-4-14　腹腔镜下睾丸离断、切除

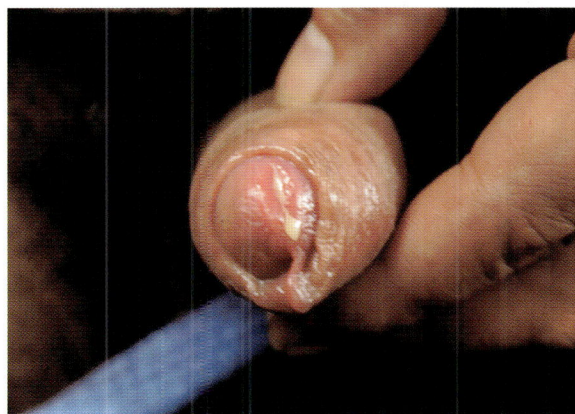
图 4-2-1　淋菌性尿道炎的尿道分泌物

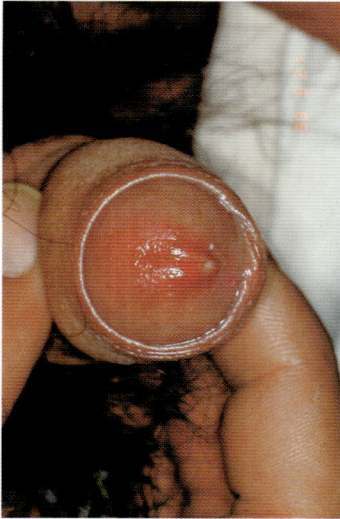

图 4-2-2　非淋菌性尿道炎的尿道分泌物

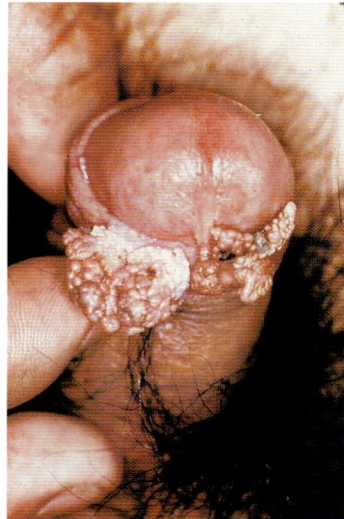

图 4-2-3　包皮尖锐湿疣

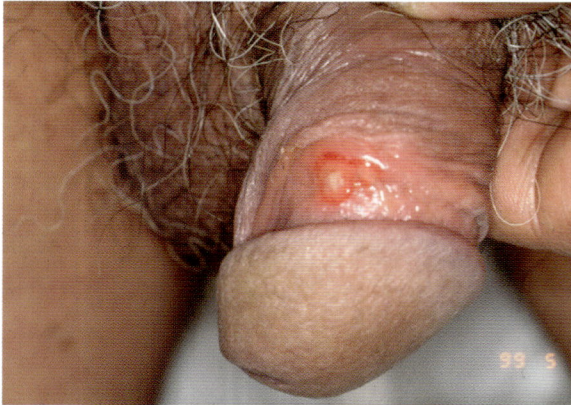

图 4-2-4　一期梅毒硬下疳

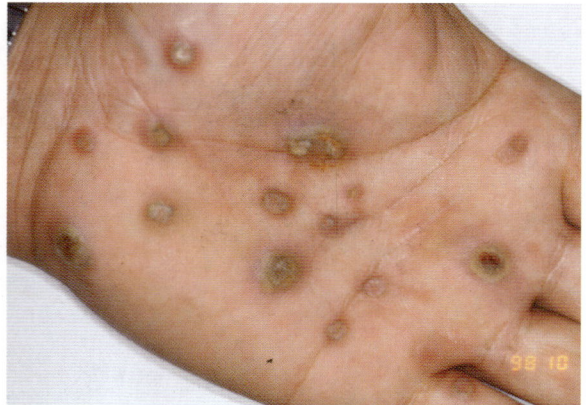

图 4-2-5　二期梅毒的皮肤损害

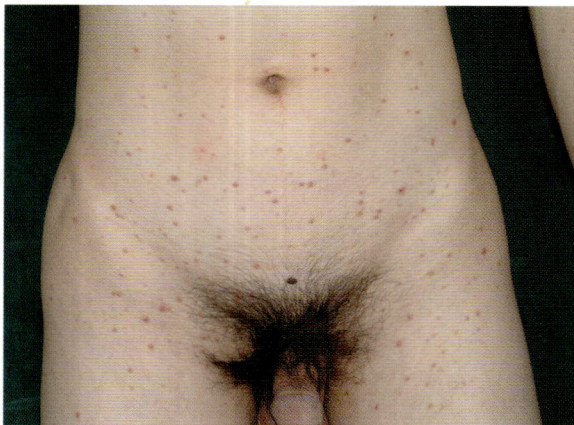

图 4-2-6　二期梅毒的皮肤损害

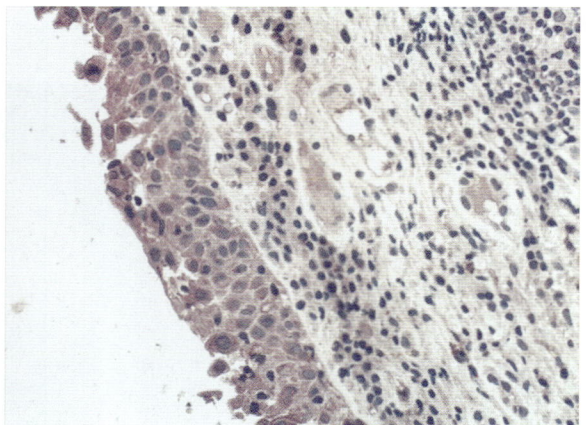

图 4-5-1　BPS/IC 患者膀胱壁病理

可见尿路上皮破损,黏膜下及浅肌层存在广泛的炎症细胞浸润

资料来自首都医科大学北京朝阳医院病理室(HE,×40)

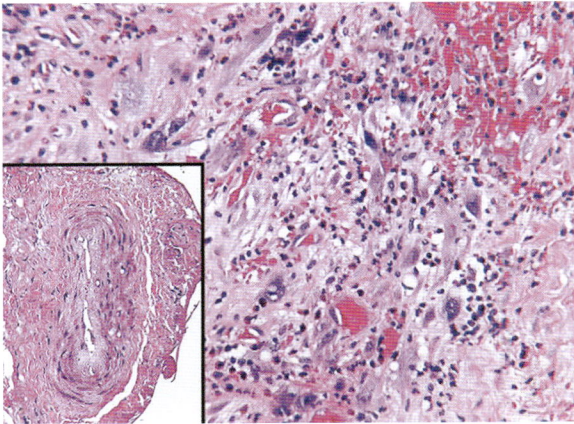

图 4-5-3　膀胱放射损伤切面，可见急慢性炎症细胞浸润，血管肌内膜增厚。基质细胞排列紊乱

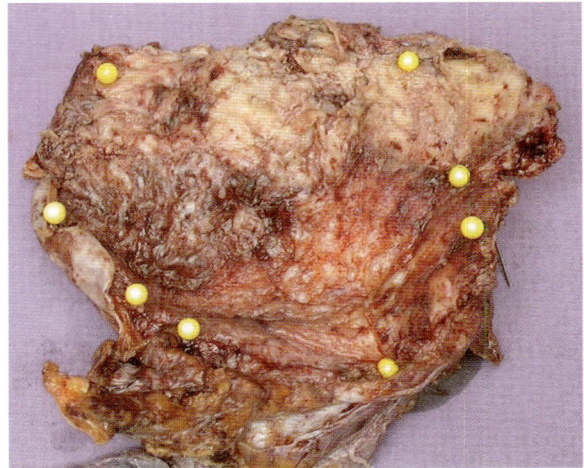

图 4-5-4　放射性膀胱炎膀胱挛缩切除标本，见膀胱壁均为纤维化，无正常肌纤维结构

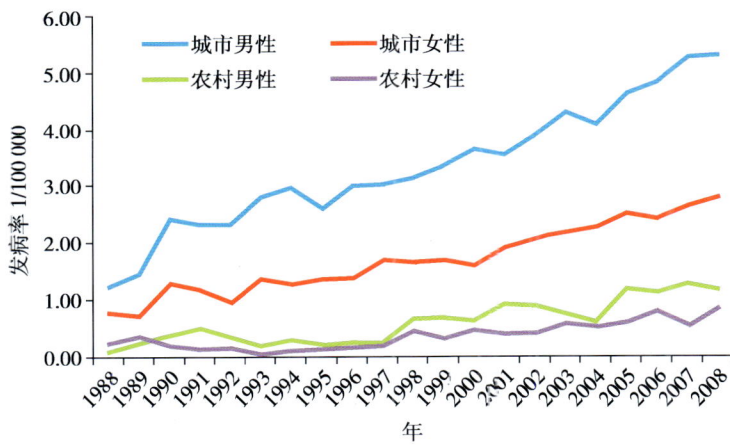

图 6-2-1　1998—2008 年中国试点县、市肾癌发病率和死亡率流行趋势

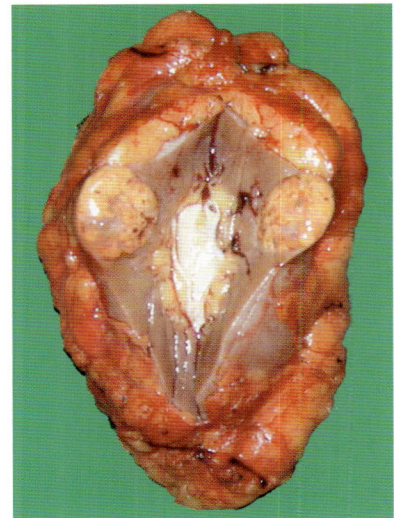

图 6-2-2　肾透明细胞癌

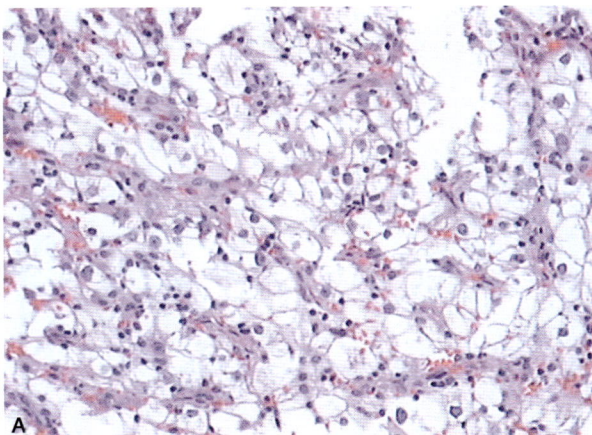

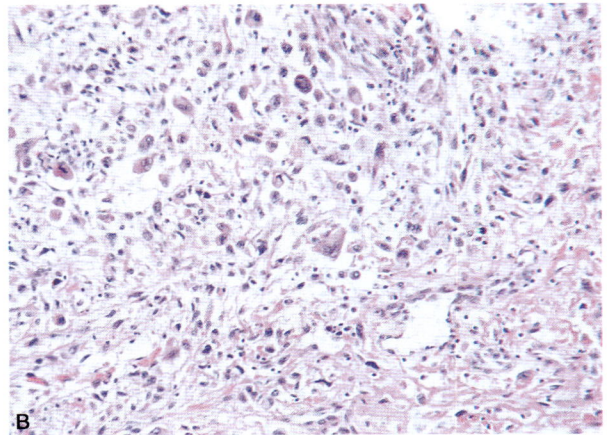

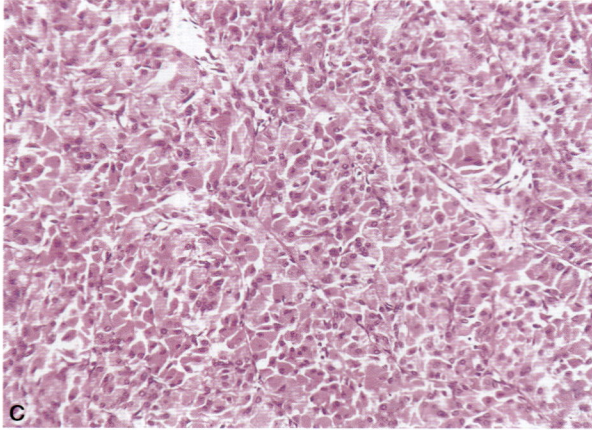

图6-2-3 肾透明细胞癌 组织形态学
A:癌细胞胞浆透明,胞膜清楚;由薄壁血管构成的网状间隔(HE染色,200×)。B:低分化透明细胞癌内的肉瘤样成分,呈现梭形细胞和瘤巨细胞的组织像(HE染色,200×)。C:肿瘤细胞具有丰富的嗜酸性胞浆,瘤细胞核分级较高

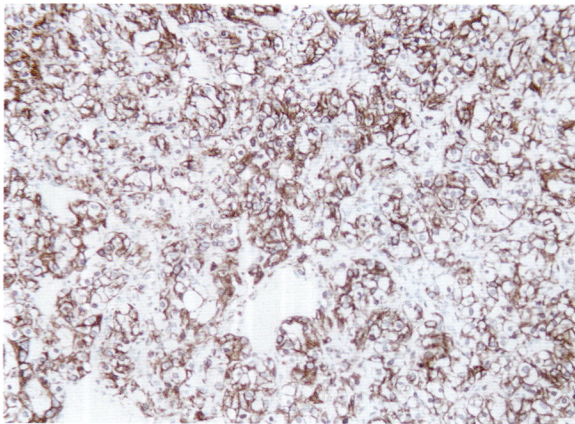

图6-2-4 肾透明细胞癌免疫组化 CK18 提示有胞膜强阳性表达(SP法,200×)

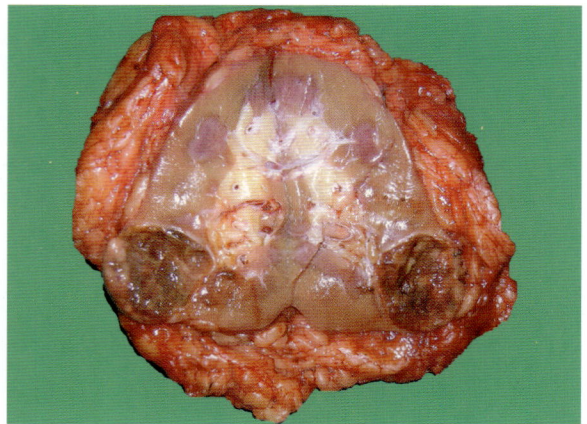

图6-2-5 乳头状肾癌大体所见肿瘤为囊实性,肿瘤内侧有多个大小不等的囊腔,外侧为灰褐色肿瘤组织,可见小灶状出血、坏死区

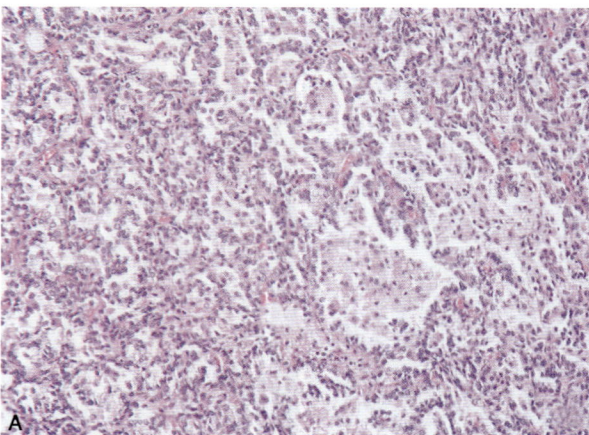

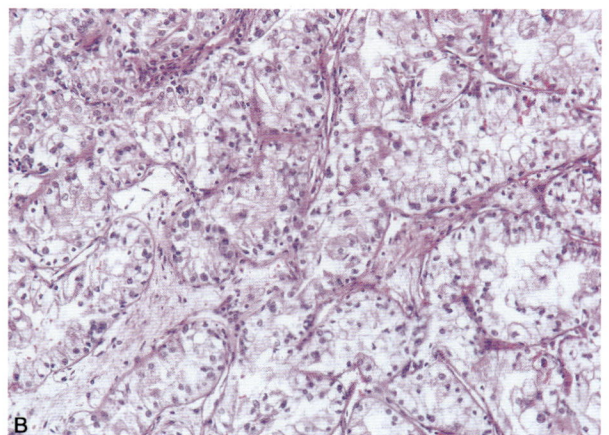

图6-2-6 乳头状肾细胞癌组织形态学
A:乳头状肾细胞癌Ⅰ型,肿瘤细胞较小,胞浆稀少,可见泡沫样巨噬细胞(HE染色,200×);B:乳头状肾细胞癌Ⅱ型,肿瘤细胞胞浆丰富、嗜酸性,瘤细胞核分级高(HE染色,200×)

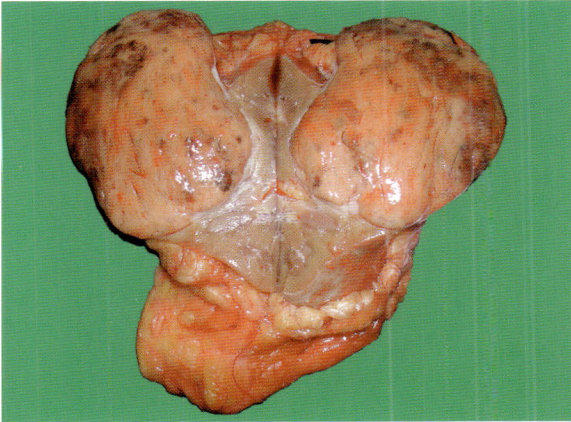

图 6-2-7　嫌色性肾细胞癌大体所见
肿瘤切面呈褐色,质地均匀,可见小灶状出血区

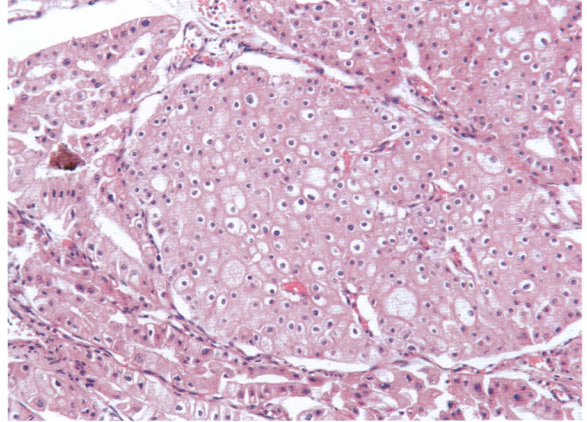

图 6-2-8　嫌色细胞癌组织形态学
肿瘤细胞大,呈多角形,胞浆透明略呈网状,细胞膜
结构清晰(HE 染色,200×)

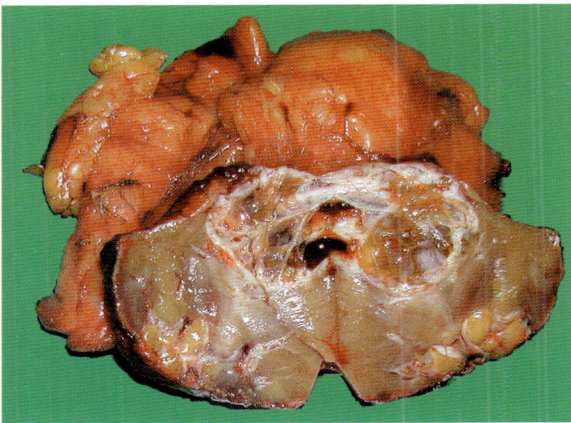

图 6-2-9　多房性囊性肾细胞癌肾部分切除术大体所见
肿瘤组织边界清楚,囊腔大小不等,肿瘤有纤维性包
膜与周围正常肾组织分隔

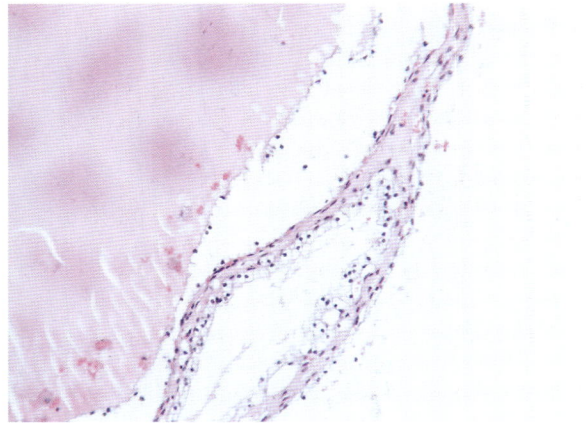

图 6-2-10　多房性囊性肾细胞癌组织形态学
纤维性囊壁间隔,可见被覆有异型的透明细胞

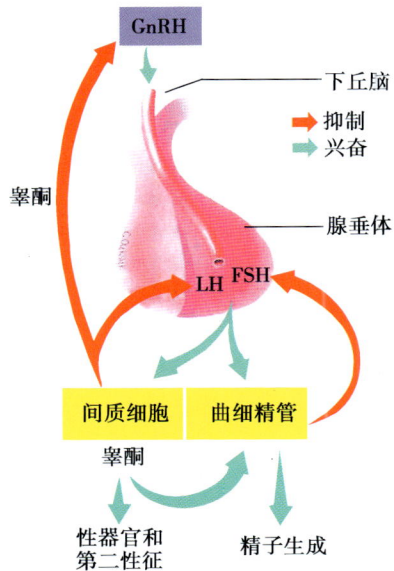

图 9-2-1　下丘脑-垂体-睾丸轴的反馈调节

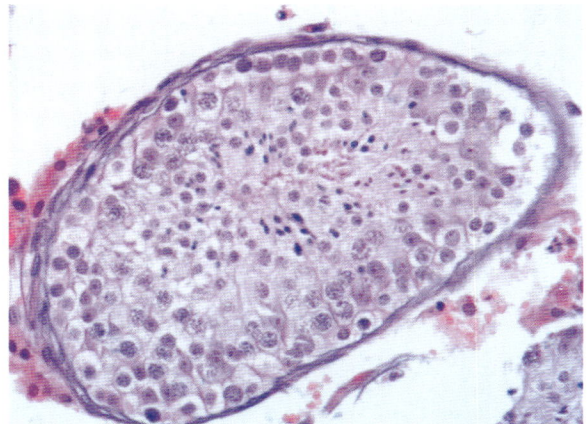

图 9-2-3　生精功能正常的曲细精管

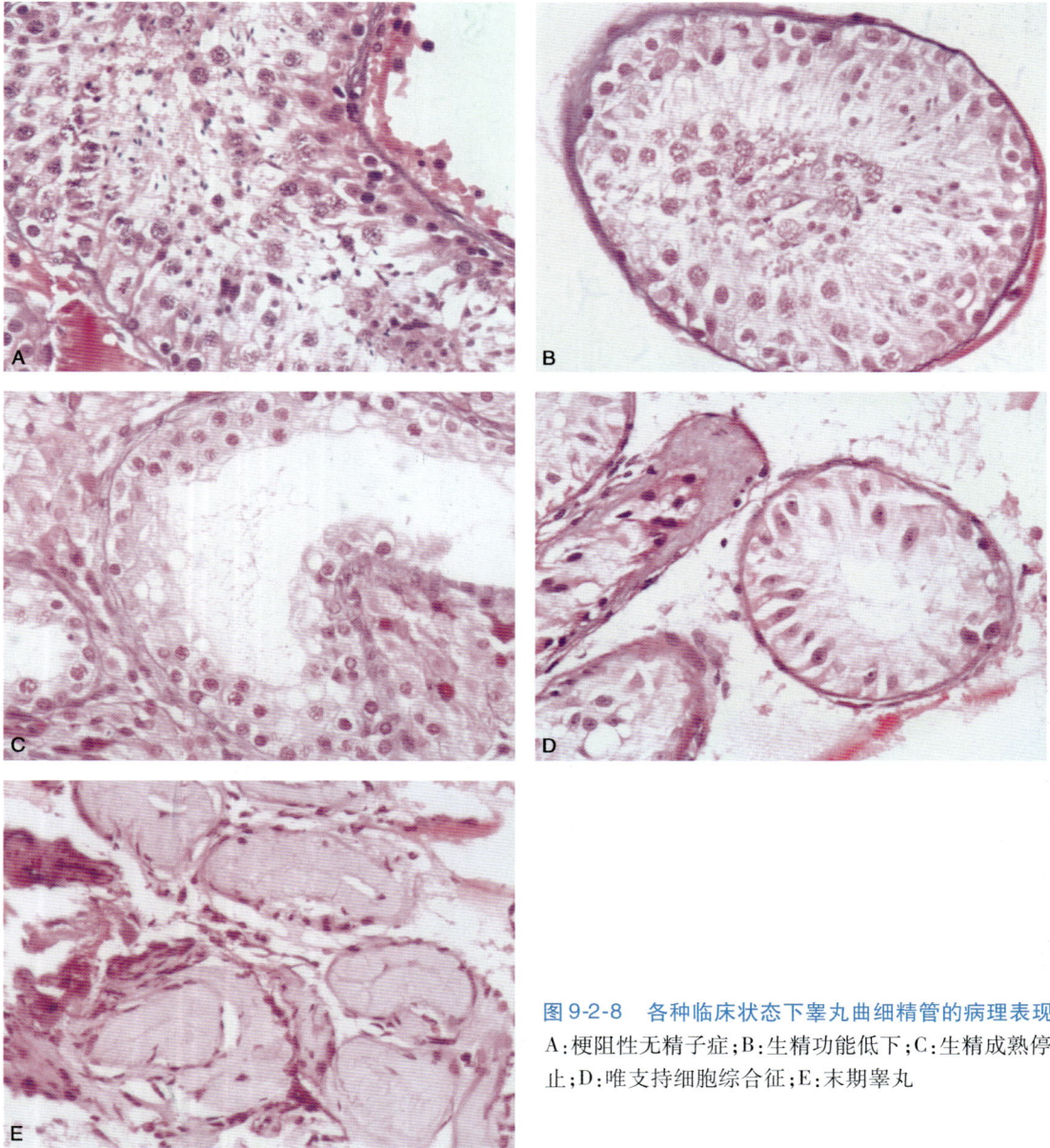

图9-2-8　各种临床状态下睾丸曲细精管的病理表现
A:梗阻性无精子症;B:生精功能低下;C:生精成熟停止;D:唯支持细胞综合征;E:末期睾丸

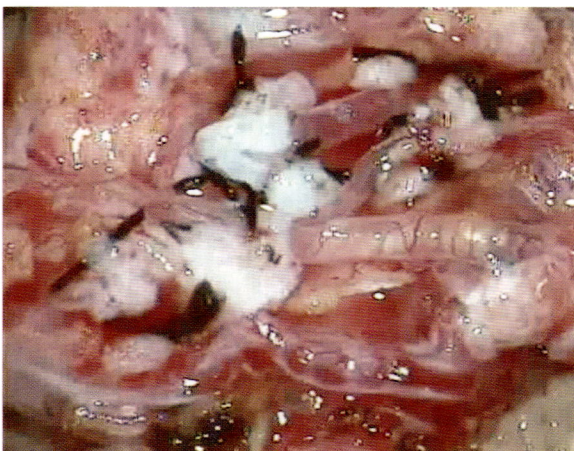

图9-2-9　显微镜下精索静脉结扎术中保留的动脉和淋巴

40检